TRAITÉ

DE

GÉOGRAPHIE ET DE STATISTIQUE

MÉDICALES

ET DES MALADIES ENDÉMIQUES

TOME SECOND.

Paris. — Imprimerie de L. MARTINET, rue Mignon, 2.

TRAITÉ

DE

GÉOGRAPHIE ET DE STATISTIQUE MÉDICALES

ET DES MALADIES ENDÉMIQUES

COMPRENANT

LA MÉTÉOROLOGIE ET LA GÉOLOGIE MÉDICALES
LES LOIS STATISTIQUES DE LA POPULATION ET DE LA MORTALITÉ
LA DISTRIBUTION GÉOGRAPHIQUE DES MALADIES
ET LA PATHOLOGIE COMPARÉE DES RACES HUMAINES

PAR

J. CH. M. BOUDIN

Médecin en chef de l'hôpital militaire du Roule
Officier de la Légion d'honneur

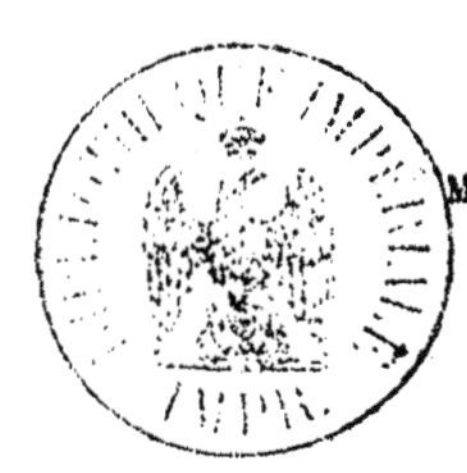

Avec 9 Cartes et Tableaux

« Je tiens impossible de connaître les parties sans connaître le tout, non plus que de connaître le tout sans connaître en détail les parties. »
(PASCAL.)

TOME SECOND

PARIS

J.-B. BAILLIÈRE ET FILS

LIBRAIRES DE L'ACADÉMIE IMPÉRIALE DE MÉDECINE,

Rue Hautefeuille, 19.

LONDRES, H. BAILLIÈRE, 219, REGENT-STREET. | NEW-YORK, H. BAILLIÈRE, 290, BROADWAY

MADRID, C. BAILLY-BAILLIÈRE, 11, CALLE DEL PRINCIPE.

M DCCC LVII

TRAITÉ

DE

GÉOGRAPHIE ET DE STATISTIQUE MÉDICALES.

LIVRE DIXIÈME.

DE LA LUMIÈRE ET DE SON INFLUENCE.

CHAPITRE PREMIER.

DISTRIBUTION DE LA LUMIÈRE, ET DE L'INFLUENCE DE LA COULEUR SUR LE CALORIQUE ET LES ODEURS.

ART. Ier. — Distribution de la lumière.

La lumière exerce une influence aussi puissante que variée sur l'ensemble de la nature. Dans le règne minéral, une foule de combinaisons chimiques sont subordonnées à son action. L'image photographique se forme un peu plus promptement à 7 heures du matin qu'à 5 heures de l'après-midi, à 8 heures qu'à 4 heures, à 9 heures qu'à 3 heures, malgré la hauteur semblable du soleil au-dessus de l'horizon, et par des circonstances atmosphériques en apparence identiques. Dans le règne végétal, les plus importantes fonctions de la plante sont sous la dépendance de la lumière ; dans le règne animal, elle préside à l'évolution normale des formes en même temps qu'elle représente le stimulant spécial de l'organe de la vue ; enfin, on peut affirmer que la lumière exerce une influence prononcée sur les dispositions intellectuelles et morales de l'homme.

Dans les régions polaires la lumière est pâle, les rayons sont obliques ; mais, pendant tout le temps de la végétation, l'atmosphère est éclairée, et la longueur de la période lumineuse compense peut-être la faiblesse de son intensité. Sous le 45e degré de latitude, la végétation n'affecte pas la marche continue de la zone torride, mais la périodicité des contrées du nord ; dans les lieux les plus rapprochés du pôle, l'obscurité n'est jamais complète. Dans l'île Melville, par 75 degrés de latitude nord, le capitaine Parry a vu le soleil disparaître sous l'horizon le 11 novembre 1819 et ne se montrer de nouveau que le 3 février 1820 ; néanmoins, à l'époque de la plus grande déclinaison australe de cet astre, la lumière crépusculaire permettait encore de lire de très petits caractères à midi (1).

La connaissance de la durée du crépuscule intéresse à la fois le médecin et le magistrat, en ce sens qu'elle peut répandre un certain jour sur la perpétration de quelques crimes, sur la possibilité de prolonger des travaux, etc. Les physiciens ne sont pas d'accord sur sa durée : elle dépend de la quantité angulaire dont le soleil est abaissé au-dessous de l'horizon ; mais elle est modifiée en outre par plusieurs autres circonstances, dont la principale est le degré de sérénité de l'atmosphère. Immédiatement après le coucher du soleil, la courbe qui forme la séparation entre la zone atmosphérique directement illuminée par le soleil et celle qui n'est illuminée que secondairement et par réflexion reçoit le nom de *courbe crépusculaire*. Quelque temps après le coucher, cette courbe traverse d'orient en occident la région zénithale du ciel : cette époque forme la fin du crépuscule civil, et c'est le moment où les planètes et quelques étoiles de première grandeur commencent à paraître. La moitié orientale du ciel étant soustraite à l'éclairement solaire, la nuit commence pour toute personne placée dans un appartement dont les fenêtres regardent à l'orient. Plus tard la courbe crépusculaire disparaît elle-même à l'horizon occidental ; c'est alors la fin du crépuscule astronomique ; il est nuit close. On peut estimer que le crépuscule civil finit lorsque le soleil est abaissé de 6 degrés sous l'horizon, et qu'il faut un abaissement de 16 degrés pour produire la fin du crépuscule astronomique (2).

ART. II. — De l'absorption et du dégagement du calorique selon la couleur des objets (3).

Les corps présentent, pour le calorique et les odeurs, des facultés absorbantes qui varient selon leur couleur. M. Stark, d'Édimbourg, ayant entouré la boule d'un thermomètre de laine, de soie ou de coton, plaça le ther-

(1) *Ann. de chim. et de phys.*, t. XX, p. 435.

(2) Voyez *Patria*, t. I, p. 30.

(3) Voyez le mémoire communiqué le 20 juin 1833 à la *Société royale de Londres*, par sir David Brewster.

momètre dans un tube de verre d'environ trois quarts de pouce de diamètre, et neuf pouces de long. Le tube de verre fut ensuite plongé dans un vase contenant de l'eau bouillante, et l'expérimentateur nota exactement le temps que mit le thermomètre à s'élever d'un point donné à un autre. Dans toutes ces expériences le thermomètre marquait 50 degrés F., ou 10 degrés centigrades, avant d'être plongé dans l'eau bouillante, et on le laissa s'élever jusqu'à 170 degrés F. = 76°,66 centigrades. Enfin, l'appareil ressemblait à peu près à celui dont s'était servi Rumford ; seulement le tube de verre employé par ce dernier se terminait en boule, pour correspondre à celle du thermomètre. La première substance avec laquelle on expérimenta était de la laine diversement coloriée et de la même finesse autant que possible. Les couleurs étaient le noir, le vert foncé, l'écarlate et le blanc. On avait pris trente grains de chaque substance (1).

Le thermomètre, avec la laine noire, mit...... 4m 30s

pour s'élever de 50 à 170 degrés F., ou de 10 degrés à 76°,66 centigrades.

Avec la laine vert foncé, il mit..............	5m	0s
Avec la laine écarlate......................	5	30
Avec la laine blanche.......................	8	0

M. Stark répéta l'expérience avec les mêmes couleurs, mais en se servant seulement de vingt grains de chaque laine, et il obtint les résultats suivants :

La laine noire mit........................ 6m 35s

pour s'élever de 50 degrés F. à 170 degrés.

Laine vert foncé..........................	7m	43s
Laine écarlate............................	8	3
Laine blanche.............................	8	45

Une nouvelle série d'expériences fut faite avec le thermomètre à air, gradué à un dixième de pouce en série descendante, sur la boule duquel il fit arriver du calorique au moyen de la lampe à gaz d'Argand, et de réflecteurs d'étain poli, d'environ trois pouces de diamètre. La boule du thermomètre fut entourée, au moyen d'un petit pinceau, d'une couche de couleurs différentes. La couleur noire lui fut donnée avec de la fumée de bougie. Au commencement de l'expérience le fluide colorié était à 1 degré. Dans une moyenne de quatre expériences, le thermomètre :

(1) *Annales d'hygiène publique*, 1re série, t. XII, p. 57. Paris, 1834.

Avec la couleur noire, descendit à.	83°
Le brun foncé, moyenne de trois expérience à....	74
Le rouge orange, *id.*, à........................	58
Le jaune, *id.*, à	53
Le blanc, *id.*, à..............................	45

Ces expériences prouvent que la couleur, indépendamment de la substance employée, exerce une puissante influence sur l'absorption du calorique.

Dans une seconde série d'expériences, M. Stark étudia l'influence de la couleur sur le rayonnement du calorique. Il se servit encore de laine noire, rouge et blanche, et prit trente grains de chaque. Il en entoura complétement la boule d'un thermomètre, plaça celui-ci dans un tube de verre, comme il l'avait fait dans la première expérience, et plongea le tout dans un vase contenant de l'eau, à la température d'environ 190 degrés F. = 87°,77 centigrades. Quand le mercure fut descendu, dans le thermomètre, à 180 degrés F. = 82 degrés centigrades, il plongea celui-ci dans de l'eau à 45 degrés F. = 7°,22 centigrades, et nota très exactement les différences de refroidissement. Il obtint les résultats suivants :

La laine noire mit.	21m

à descendre de 180 à 50 degrés F., ou de 82 à 10 degrés centigrades.

La laine rouge mit...........................	26m
La laine blanche.	27

D'où il résulte que la température baissa à peu près dans les mêmes proportions qu'elle s'était élevée dans les expériences précédentes.

Une seconde expérience avec vingt grains seulement des mêmes espèces de laines, à la température de 170 degrés F., donna pour résultat :

La laine noire mit........................	15m 45s

à descendre de 170 à 60 degrés F., ou de 76°,66 à 15°,56 centigrades.

La laine rouge............................	17m 0s
La laine blanche..........................	18 30

M. Stark se servit ensuite de farine de froment colorée en noir, en brun, en jaune et en blanc. Il prit cent grains de chaque échantillon, et les mit dans un tube d'environ trois quarts de pouce de diamètre; il enfonça ensuite la boule du thermomètre dans la farine, et chauffa le tube de verre dans de l'eau bouillante, jusqu'à ce que le thermomètre marquât

190 degrés F. Lorsque le mercure fut descendu à 180 degré F., il plongea le tube dans de l'eau à 45 degrés F., et nota la différence de refroidissement. Il obtint les résultats suivants :

La farine noire mit	9[m] 50[s]

à descendre de 180 à 50 degrés F., ou de 82 à 10 degrés centigrades.

La farine brune mit	11[m] 0[s]
La farine jaune	12 0
La farine blanche	12 15

Le docteur Stark entreprit une troisième série d'expériences, en recouvrant de différentes couleurs la boule du thermomètre à air, et il obtint des résultats qui confirmèrent ceux qu'il avait obtenus déjà. Au reste, l'eau elle-même se refroidit plus ou moins lentement dans un vase, suivant la couleur de ce vase.

Franklin déjà pensait que les vêtements noirs conviennent moins dans un climat ou une saison chaude que les blancs ; que les soldats et les matelots devraient porter un uniforme blanc dans les pays situés entre les tropiques ; que dans l'été on devrait porter des chapeaux blancs, et que les murs des jardins à espalier absorberaient plus de calorique s'ils étaient noircis. Rumford et sir Everard Home sont arrivés à une conclusion tout à fait contraire. Le premier dit que s'il avait à habiter un climat très chaud, il se noircirait la peau ou porterait une chemise noire ; le second, d'après des expériences faites sur lui-même et sur la peau d'un nègre, donne comme une chose évidente que les surfaces noires ont la faculté d'empêcher les rayons solaires de brûler la peau des animaux, quoique la chaleur absolue soit plus forte, eu égard à l'absorption des rayons. Sir H. Davy pense que le calorique rayonnant, dans les rayons solaires, se convertit en calorique sensible.

Dans les pays septentrionaux, plusieurs animaux changent de couleur à l'approche de l'hiver. Dans les climats tempérés, il est des hivers rigoureux pendant lesquels les lièvres deviennent blancs. Un vêtement de cette couleur retient le calorique plus longtemps qu'aucun autre, et sert ainsi à conserver la température animale.

Dans deux expériences entreprises pour déterminer les proportions dans lesquelles la rosée se déposait sur des substances diversement coloriées, M. Stark trouva que :

Trente grains de laine noire avaient gagné	32 grains.
Trente grains de laine écarlate	25
Trente grains de laine blanche	20

La même expérience, répétée quelques jours plus tard avec dix grains de laine, après un léger dégel, donna les résultats suivants :

La laine noire avait gagné	10 grains.
Laine vert foncé	9 5/10
Écarlate	6
Blanche	5

ART. III. — De l'absorption des odeurs selon la couleur des objets.

La faculté absorbante des corps pour les odeurs varie d'une manière notable selon leur couleur, et la démonstration de cette proposition est due encore aux travaux du docteur Stark. Se trouvant un jour en habit et pantalon noirs à l'amphithéâtre d'anatomie, il fut frappé de l'odeur insupportable que ces vêtements avaient contractée, et qu'ils conservèrent pendant plusieurs jours, tandis que rien de pareil n'avait lieu avec des habits d'une autre couleur. Des expériences le conduisirent à constater que la couleur des corps, indépendamment de la nature de la substance, modifie notablement la faculté qu'ont les surfaces d'absorber et d'exhaler les odeurs. Ainsi il trouva que le noir absorbe le plus, ensuite le bleu, puis le rouge, puis le vert ; le jaune fort peu, et le blanc à peine sensiblement. Toutes ces expériences furent faites avec de la laine dans laquelle on avait mis du camphre ou de l'asa fœtida. Mais on ne pouvait s'en rapporter qu'à l'odorat, les substances employées n'ayant pas acquis une augmentation de poids appréciable. En conséquence, le docteur Stark avisa à un moyen de s'assurer par une augmentation réelle de poids, si une couleur attirait invariablement plus d'une substance odorante qu'une autre. Il se servit d'un vase d'étain en forme d'entonnoir, ouvert aux deux extrémités. Cet entonnoir fut placé sur une plaque de fer, au milieu de laquelle il mit du camphre. Il introduisit ensuite, par l'ouverture supérieure de l'entonnoir, les différentes substances, dont le poids avait été pris exactement, et qui étaient fixées à un bout de fil de fer recourbé. Ensuite il recouvrit l'entonnoir avec un morceau de verre, il chauffa légèrement la plaque pour volatiliser le camphre ; lorsque celui-ci fut volatilisé, et que l'appareil fut refroidi, il pesa exactement les substances, et nota la différence en poids. Le pouvoir des couleurs de renvoyer les odeurs était en rapport exact avec le rayonnement du calorique dans des circonstances semblables. Ainsi, il pesa très exactement des petites cartes colorées en noir, en bleu foncé, en brun, etc., et les exposa à la vapeur du camphre, puis il les pesa de nouveau en les sortant de l'appareil. Il les laissa dans sa chambre pendant vingt-quatre heures, et en prit le poids au bout de cet espace de temps.

Il trouva que le carton noir avait perdu.........	1 grain.
Le bleu à peu près autant.	
Le brun..............................	9/10
Le rouge..............................	8/10
Le blanc..............................	5/10

Six heures après, le noir et le bleu avaient totalement perdu leur camphre ; le blanc en retenait encore 1/30 de grain. « Les murs des hôpitaux, des prisons, ou des appartements occupés par un grand nombre de personnes, devraient donc, dit M. Stark, être blanchis à la chaux ; les tables, bois de lits et chaises, ainsi que l'habillement des infirmiers des hôpitaux, devraient être d'une couleur blanche. Un pareil règlement aurait le double avantage de forcer à la propreté, et d'offrir la surface la moins absorbante aux émanations méphitiques. D'après ce principe, il paraîtrait aussi que les médecins, en adoptant la couleur noire pour leurs vêtements, ont malheureusement choisi celle qui absorbe les exhalaisons odorantes avec le plus de facilité, et qui est la plus dangereuse pour eux et pour leurs malades. »

CHAPITRE II.

DE L'INFLUENCE DE LA LUMIÈRE SUR LES ÊTRES ORGANISÉS.

ART. Ier. — Action de la lumière sur les végétaux.

La lumière joue un rôle très important dans la végétation. A l'exception des plantes parasites, c'est sous l'influence de la lumière que se décompose l'acide carbonique dans les parties vertes des végétaux ; son impression se manifeste aussi dans le sommeil des fleurs et des feuilles.

Un grand nombre de plantes, de même que les oiseaux et les lépidoptères nocturnes, fuient la lumière du jour ; les champignons, les parasites et la plupart des fougères sont dans ce cas. Les forêts qui favorisent l'extension géographique des espèces végétales qui recherchent l'ombre, nuisent au développement des plantes pour lesquelles la lumière et le grand air sont un besoin; plusieurs espèces supportent de grandes différences de lumière. Les plantes sont d'autant plus éclairées que leur altitude est plus considérable; plusieurs espèces réclament toute la lumière qui frappe le sommet des montagnes, aussi ne descendent-elles pas dans les plaines et ne croissent-elles jamais dans les lieux abrités. Les arbres exigent en général une vive lumière (1).

La lumière agit principalement sur les couleurs. Aussi voit-on, dans les montagnes, des fleurs vives et brillantes portées sur des tiges courtes et rabougries, tandis que dans des lieux couverts on ne rencontre rien de semblable. On trouve encore des couleurs éclatantes dans les grandes plaines de la Sibérie où manque la végétation arborescente et où la longueur des jours remplace la vivacité de la lumière.

L'absorption de l'eau par les racines obéit également à l'influence de la lumière. Dans l'obscurité, une plante absorbe moins d'eau et n'exhale rien ; sous l'influence de la lumière du jour l'eau pénètre par les racines, et les feuilles en dégagent une partie. Il résulte des faits qui précèdent que l'aire de végétation d'une espèce végétale et sa dispersion sont plus ou moins dépendantes de l'action de la lumière.

En faisant germer une plante dans une chambre éclairée par une seule ouverture, M. Payer l'a vue s'incliner vers celle-ci ; si la chambre avait deux ouvertures, la plante s'inclinait vers celle qui offrait la lumière la plus intense. D'après les expériences de M. Orfila, le *Rhus toxicodendron* ne dégage son principe âcre que dans l'obscurité ; au soleil, il n'exhale que de l'azote et de l'eau.

La plupart des plantes épanouissent leurs fleurs et procréent pendant la journée. Les fleurs de l'*Oxalis* ne s'ouvrent qu'au soleil ; cependant Bory de Saint-Vincent assure que la lumière artificielle les fait également s'épanouir. Le *Convolvulus ipomœa* possède une si grande irritabilité, qu'il ne supporte qu'une faible lumière solaire, et qu'il n'ouvre ses fleurs que pendant la matinée. Le fleur s'ouvre le matin, entre trois et cinq heures, dans le *Tragopogon ;* vers sept heures, dans le *Nymphœa alba*, qui la sort alors de l'eau, pour l'y replonger le soir, après l'avoir fermée ; de onze heures à une heure dans le *Portulaca oleracea*, la plupart des plantes grasses et plusieurs autres végétaux. D'autres fleurs, qui demeurent closes dans la journée, s'ouvrent vers le soir, où, après avoir été fanées et inodores jusqu'à ce moment, elles déploient leur beauté, tandis qu'autour d'elles voltigent pendant la nuit des insectes qui avaient passé la journée dans le repos et la retraite : le *Silena noctiflora* s'épanouit à cinq heures du soir, et le *Mirabilis jalapa* à huit heures ; l'*Œnothera biennis*, qui se referme le matin, reste ouvert dans les temps froids et couverts (2).

(1) Lecoq, *Traité de géographie botanique*. Paris, 1854, t. II.
(2) Burdach, *Traité de physiologie*, t. V, p. 184.

ART. II. — Action de la lumière sur le règne animal.

La génération est liée, chez divers êtres organisés, à un certain moment de la journée. On en a la preuve dans la génération dite spontanée : jusqu'à dix heures du matin, on n'aperçoit aucune *Cercaria ephemera*, et vers midi l'eau en fourmille ; le soir, ces animalcules meurent, et le lendemain matin il en renaît d'autres. Nitzsch a observé ce phénomène six jours de suite. Le *Cercaria major* devenait visible vers dix heures du matin (1). Beaucoup d'insectes, tels que les mouches, les papillons diurnes, s'accouplent principalement au soleil, et vers midi. Le *Cyprinus rutilus* et d'autres poissons ne fraient ordinairement que vers le milieu de la journée. C'est aussi l'époque de l'accouplement des chauves-souris. Les chamois ressentent plus vivement le besoin de la copulation depuis dix heures du matin jusqu'à cinq heures du soir. Les éphémères, les cousins, les coléoptères, les papillons crépusculaires et nocturnes, s'accouplent vers le soir ; les vers de terre, après le coucher du soleil ou à la suite d'une averse ; les chats, le blaireau, le renne, pendant la nuit ; la taupe et le rat d'eau à la clarté de la lune. Le coq de bruyère, fait entendre son appel pendant la nuit, et la femelle se rapproche de lui dans la matinée ; les petits tétras se réunissent avant l'aurore et se dispersent peu après le coucher du soleil ; la biche, que le mâle poursuit dès le soir, lui cède principalement le matin. On dit avoir remarqué que les juments qui ont été fécondées dans la matinée ont une gestation plus régulière, ou mettent bas à une époque plus déterminée, après onze mois et dix jours (2).

Les vers luisants veillent la nuit ; certains mollusques phosphorescents passent la journée dans les profondeurs de la mer, et ne viennent à la surface que pendant la nuit, de même que les phalènes, les guacharos, les martinets, le *Corvus pyrrhocorax*, fuient la lumière et nichent dans des cavités souterraines (3) ; mais le rossignol, quelques merles et le gros-bec, chantent aussi de préférence pendant la nuit, et la chouette sait trouver sa proie durant les étés sans nuit des contrées arctiques ; le hérisson et la taupe, animaux ennemis de la lumière, ne vont à la recherche de leur nourriture que la nuit, comme le renard, la martre, la loutre,

(1) *Beiträge zur Infusorienkunde*. Halle, 1817, p. 45.
(2) Bechstein, *Gemeinnützige Naturgeschichte*, t. I, p. 255.
(3) Humboldt, *Reise in die Æquinoctialgegenden*, t. II, p. 107.

le blaireau, la souris; non-seulement des animaux carnivores profitent de la nuit pour aller surprendre leur proie, mais encore le guacharo, qui ne vit que de grains, est un oiseau nocturne; quelques espèces de *Dipus* veillent pendant la nuit; le castor travaille même pendant l'obscurité, bien qu'il préfère le clair de la lune (1).

Chez les animaux inférieurs, le sommeil est moins lié à des époques fixes que chez ceux des classes supérieures. La plupart des oiseaux, les ruminants et les quadrumanes dorment régulièrement depuis le soir jusqu'à l'aurore; quelques animaux ont coutume aussi de dormir à midi, comme le lion et plusieurs oiseaux palmipèdes et échassiers. Beaucoup d'entre eux, par exemple le souslic, dorment quand le temps est couvert.

C'est pendant la nuit que la transpiration est le moins abondante. Stark et Reil (2) l'évaluent, terme moyen, à une once par heure de nuit, et à une once sept gros par heure de la journée, ce qui donne la proportion de 1 : 1,87. Cette proportion a été, pendant l'année entière, de 1 : 1,54, selon Keil et Linning, et de 1 : 1,30, d'après Martin. Reil assure qu'elle ne varie pas, soit qu'on dorme ou qu'on veille, et que même la différence du genre de vie, la diversité des influences extérieures, ne l'altèrent point d'une manière sensible. Mais la transpiration arrive à son minimum vers minuit. Elle augmente aussi, indépendamment de la veille, dans la matinée, presque toujours vers sept heures, et atteint son maximum avant midi, époque de la journée à laquelle elle est deux ou trois fois plus considérable qu'après midi. Ensuite elle va un peu en diminuant, s'accroît de nouveau pendant le flux du sang vers le soir, et baisse enfin aux approches de la nuit. La sécrétion urinaire semble suivre la même loi. La quantité d'urine rendue pendant la nuit, comparée à celle qui se produit durant le même laps de temps pendant la journée, est, terme moyen, pour toute l'année, de 1 : 1,20, selon Keil, et de 1 : 1,07, suivant Lining (3).

ART. III. — De l'influence de la lumière sur la production de l'acide carbonique des animaux (4).

D'après M. Moleschott, la quantité d'acide carbonique produite sous un

(1) Hearne, *loc. cit.*, p. 164.

(2) *Deutsches Archiv. für Physiologie*, t. VII, p. 359 à 369.

(3) *Op. cit.*, p. 376. — Voy. aussi P. Rayer, *Traité des maladies des reins et des altérations de la sécrétion urinaire*. Paris, 1839, t. I, p. 63.

(4) *Comptes rendus des séances de l'Académie des sciences*, t. XLI, 1855, p. 363 et 459.

faible degré de lumière est à celle qui est exhalée sous une intensité de lumière très forte comme 545 : 645 = 1 : 1,18. La valeur moyenne de la température a augmenté, lorsque le papier photomètre dont s'est servi M. Moleschott a indiqué les plus hauts degrés. Or, il est aujourd'hui démontré que, au moins pour l'homme, la quantité d'acide carbonique expiré diminue lorsque la température ambiante augmente. L'augmentation de l'acide carbonique correspondante à une forte action de la lumière ne saurait donc être expliquée par l'influence de la chaleur.

Pour mesurer la quantité d'acide carbonique exhalée par des grenouilles (*Rana esculenta*), M. Moleschott a enfermé les animaux dans un verre de la contenance d'un litre environ, traversé par un courant d'air qui était privé d'acide carbonique, ayant passé par un appareil de Woulff à moitié rempli d'une solution de potasse. Le courant d'air était produit à l'aide de l'aspirateur de M. Brunner, et, dans le réservoir des grenouilles il allait de bas en haut, parce que le tube qui conduisait l'air du verre à potasse dans le vase des grenouilles touchait au fond de celui-ci ; tandis que le tube par lequel l'air devait sortir, se terminait tout près du liége par lequel le verre était bouché. Ce dernier tube fut mis en communication avec un appareil de Woulff contenant de l'acide sulfurique concentré, et prolongé par un tube à chlorure de chaux. Après avoir traversé ces substances desséchantes, l'air entrait dans un appareil de M. Liebig, renfermant la solution de potasse destinée à recueillir l'acide carbonique. L'appareil de M. Liebig était uni à un appareil rempli de morceaux de potasse sèche et celui-ci à l'aspirateur. L'aspirateur renfermait de l'huile dont M. Moleschott faisait écouler $2^{lit},5$ par heure. L'air traversait donc l'un après l'autre, une solution de potasse, le flacon des grenouilles, l'acide sulfurique et le tube à chlorure de chaux, puis l'appareil de M. Liebig, n'y déposait rien que de l'acide carbonique produit par les grenouilles ; tandis que la vapeur d'eau que l'air emportait était retenue par les morceaux de potasse sèche séparant l'appareil de M. Liebig de l'aspirateur de M. Brunner. En pesant les deux derniers appareils à potasse, avant et après l'expérience, il trouva la quantité d'acide carbonique produite dans une heure, durée de chaque expérience, par un poids connu de grenouilles. Pour réduire l'acide carbonique aux mêmes unités de poids et de temps, M. Moleschott a calculé combien d'acide carbonique serait exhalé par 100 grammes de grenouilles en vingt-quatre heures. Les bouchons nécessaires pour ajuster les tubes au flacon et à l'aspirateur étaient garnis d'un lut, préparé avec deux parties de colophane et une partie de cire jaune. La jonction des tubes de verre entre eux était facile au moyen d'un tube de caoutchouc vulcanisé.

Le nombre des grenouilles enfermées varia de deux à quatre. L'étude de l'action de la lumière fut d'abord faite par des jours sereins. On fit deux parts des grenouilles, dont l'une fut gardée en pleine lumière, l'autre dans l'obscurité. Lorsque les individus de la dernière catégorie respiraient dans le flacon, ce dernier était entouré d'un écran de carton gris, qui, en prévenant l'entrée de la lumière dans le flacon, réglait si bien la température, que celle-ci ne différait que fort peu pour les expériences faites à la clarté ou dans l'obscurité. La température fut mesurée par un thermomètre qui perçait le bouchon fermant le réservoir des grenouilles. Dans les expériences comparées à celle-ci, les grenouilles étaient soumises à la lumière du jour réfléchie, et non à la lumière directe du soleil, qu'elles ne sauraient supporter sans succomber avec les symptômes d'une inflammation de la peau très violente.

D'après les nombres obtenus en 34 séries d'expériences, la valeur de l'acide carbonique produit dans l'obscurité est à celle de l'acide carbonique exhalé à la lumière, comme 522 : 654 = 1 : 1,25; tandis que la température dans le verre était plus grande de 2°,93 à la clarté que dans l'obscurité. La différence des valeurs d'acide carbonique ne peut être expliquée par la différence des températures, puisque la quantité d'acide carbonique expiré par l'homme diminue lorsque la température s'augmente. Par des journées très claires, M. Moleschott a trouvé une quatrième partie d'acide carbonique de plus sous l'action de la lumière que dans les ténèbres. Il en était autrement par un temps pluvieux, ou même si le ciel était couvert de nuages. En comparant les nombres moyens pour l'acide carbonique (512 et 504 milligrammes), on trouve que par un ciel obscur l'action de la lumière du jour réfléchie n'est pas assez forte pour augmenter l'acide carbonique produit par des grenouilles (1).

Après avoir reconnu que l'augmentation de l'acide carbonique exhalé par des grenouilles, produite sous l'influence de la lumière par un temps serein, ne se montre pas sous un ciel pluvieux ou couvert de nuages, M. Moleschott a cherché à mesurer l'intensité de la lumière propre à exercer cette influence sur la respiration des animaux. Dans ce but, M. Moleschott a observé le degré de la décomposition du nitrate d'argent, en exposant à la lumière un papier épais non collé, imbibé d'abord pendant

(1) *Comptes rendus des séances de l'Académie des sciences*, t. XLI, p. 459.

trois minutes d'ammoniaque caustique, puis séché entre des feuilles de papier joseph pendant une minute et demie, ensuite imbibé d'une solution ammoniacale concentrée de nitrate d'argent. Les bandelettes de ce papier photomètre étaient conservées pendant une demi-heure dans une boîte fermée, et vers le milieu de l'expérience respiratoire, elles restaient exposées à la lumière, devant le flacon de grenouilles, pendant cinq minutes. M. Moleschott s'était muni d'une échelle de vingt couleurs comparables à celles du papier dont le nitrate d'argent était décomposé. Le premier degré de cette échelle correspondait à la couleur la plus faible; le vingtième degré, au noir le plus foncé obtenu par le papier photomètre.

Il résulte d'une série de 24 expériences faites sur des grenouilles intactes, pendant que l'intensité de la lumière était mesurée, que la quantité d'acide carbonique produite sous un degré de lumière de 3,27 en moyenne, est à celle qui a été exhalée sous une intensité de lumière, de 7,38 en moyenne, comme 545 : 645 = 1 : 1,18. La valeur moyenne de la température s'est élevée de 1°,65, lorsque le papier photomètre a marqué les plus hauts degrés. Or, M. Vierordt a démontré que, pour le corps humain, l'acide carbonique expiré diminue, lorsque la température ambiante va en croissant. L'augmentation d'acide carbonique qui correspond à une forte action de lumière ne saurait donc s'expliquer par l'action de la chaleur, et M. Moleschott conclut que l'influence exercée par la lumière du jour réfléchie, sur la production de l'acide carbonique des animaux, peut être assez grande pour faire augmenter celle-ci d'environ un cinquième.

ART. IV. — De l'influence de la lumière sur l'évolution du corps.

L'influence puissante de la soustraction à la lumière sur le développement de la graisse n'avait pas échappé à l'observation des anciens. Pour engraisser les poules et les oies, Columelle (t. VIII, 7) recommande les règles suivantes : « Locus ad hanc rem desideratur maxime calidus, et » minimi luminis in quo singulæ caveis angustioribus vel sportis inclusæ » pendeant aves, sed ita coarctatæ, ne versari possint. » Ailleurs il ajoute : « Sintque calido et tenebroso loco, quæ res ad creandas adipes multum » confert. »

En général, le développement qui a lieu jusqu'à la naissance, époque où l'animal se débarrasse de ses enveloppes, et se met, pour la première fois, en rapport avec le monde extérieur, s'effectue dans l'obscurité. Cependant il est des animaux dont les œufs, fécondés au dehors, ne laissent pas d'éclore, quoiqu'ils soient exposés aux rayons du soleil : de ce nombre sont les batraciens. M. W. Edwards a cherché quelle est l'influence de la lumière, indépendamment de la chaleur, sur ce genre de développement. A cet effet il plaça des œufs de grenouille avec de l'eau dans des vases, dont l'un était rendu imperméable à la lumière par des enveloppes et un couvercle de papier noir, l'autre était transparent. Il les exposa de manière que leur température fût sensiblement égale, et que le vase transparent reçût les rayons du soleil. Les œufs exposés à la lumière se développèrent successivement. Il n'en fut pas de même des œufs dans l'obscurité; aucun ne vint à bien. On observa cependant, sur quelques-uns, des marques non équivoques du développement de l'embryon.

Mais c'est surtout après la naissance qu'il était intéressant de déterminer les effets propres de la lumière sur le développement du corps, parce qu'alors presque tous les animaux y sont plus ou moins exposés. W. Edwards a cherché à déterminer leur influence respective, d'abord en mettant des têtards de grenouilles dans deux grands vases contenant une dizaine de litres d'eau, tous deux capables d'admettre la lumière : l'un de verre, mais avec un diaphragme à fleur d'eau, pour empêcher la respiration aérienne ; l'autre ouvert, pour laisser aux animaux la liberté de monter à la surface, et respirer l'air de l'atmosphère. Les uns et les autres jouissaient de la lumière ; il n'y eut de différence que dans le défaut de respiration par les poumons. Ceux qui en étaient privés se transformèrent, à la vérité, plus tard ; mais ce délai fut si court, que l'influence de la cause que l'on voulait apprécier parut très faible. Il résulte de la comparaison de ce fait et du précédent, que l'absence de la lumière avait la plus grande part dans le retard de la transformation des deux têtards plongés sous l'eau, et dans la persistance de la forme de tous les autres. M. Edwards soumit cette conclusion à une contre-épreuve : il fit l'expérience sur des têtards de crapauds accoucheurs ; il laissa à tous la liberté de respirer à la surface ; il en enferma dans des vases où la lumière ne pénétrait pas ; il en mit beaucoup d'autres dans des vases transparents. Il savait déjà, par le fait rapporté plus haut, que la transformation pouvait avoir lieu en l'absence de la lumière : aussi un de ceux qui en étaient privés parvint-il à un développement complet ; mais l'autre persista dans sa forme première, caractéristique du premier âge, tandis que tous ceux qui jouissaient de la présence de la lumière subirent le changement de forme qui appartient à l'adulte. « Il est très important, dit M. Edwards, d'observer que cette influence de l'obscurité sur la forme ne provient pas d'un dépérissement de l'individu. Il paraissait en parfaite santé, et, ce qui est très remarquable, il acquit de grandes dimensions. J'avais observé le même phénomène chez les têtards de grenouilles qui ne s'étaient pas transformés dans la boîte de fer-blanc submergée dans la Seine. Voici ce que je remarquai. J'avais eu la précaution de peser chaque têtard avant de le placer dans un compartiment particulier, afin de pouvoir reconnaître le poids de chaque individu. A l'époque où je commençai l'expérience, ils avaient à peu près acquis le volume où ils sont près de se transformer, lorsque les conditions extérieures sont favorables à ce changement. En effet, ceux qui jouissaient de la lumière et de la liberté de respirer à la surface se métamorphosèrent promptement. En pesant de temps en temps les têtards qui ne se transformaient pas sous l'eau, dans la boîte de fer-blanc, je trouvai qu'ils augmentaient successivement de poids ; et plusieurs d'entre eux grandirent au point d'acquérir le double et le triple de leur poids primitif (1). »

Dans les climats où la nudité n'est pas incompatible avec la santé, l'exposition de toute la surface du corps à la lumière est très favorable à l'évolution régulière du corps : cette remarque est confirmée par une observation de M. de Humboldt, dans son *Voyage aux régions équinoxiales* (in-4°, Paris, 1814, p. 471). Voici comment il s'exprime en parlant des Chaymas : « Hommes et femmes ont le corps très musculeux, mais charnu, à formes arrondies. Il est superflu d'ajouter que je n'ai vu aucun individu qui ait une difformité naturelle ; je dirai la même chose de tant de milliers de Caraïbes, de Muycas, d'Indiens mexicains et péruviens, que nous avons observés pendant cinq ans. Ces difformités du corps, ces déviations, sont infiniment rares dans de certaines races d'hommes, surtout chez les peuples qui ont le système dermoïde fortement coloré. Je ne puis croire qu'elles dépendent uniquement du progrès de la civilisation et de la mollesse de la vie, de la corruption des mœurs. » Quelle que soit la multiplicité des causes qui peuvent y influer, on ne saurait douter que l'action de la lumière sur toute la peau n'y contribue. D'autre part on peut aussi conclure que le défaut d'une lumière suffisante doit faire partie des causes extérieures qui produisent ces déviations de forme dans les parties molles et dures chez les enfants affectés de scrofules.

(1) W. Edwards, *De l'influence des agents physiques sur la vie*. Paris, p. 400.

ART. V. — Influence indirecte de la lumière sur l'organisme, par suite de son action sur les yeux.

On aurait tort de regarder les yeux comme uniquement destinés à la perception des couleurs, des formes et des dimensions ; leur sensibilité exquise pour le fluide lumineux doit les rendre plus aptes que toutes autres parties du système nerveux à transmettre cette action de la lumière qui influe sur toute l'économie. La lumière, en agissant sur les yeux, ne se borne pas aux sensations de la vision, puisque l'impression d'une lumière, même modérée, sur ces organes, produit l'exacerbation générale des symptômes dans plusieurs maladies aiguës.

La science possède plusieurs exemples de paralysie des membres, qui ne se manifestaient que pendant la nuit, et qui cessaient le lendemain matin, dès que le jour paraissait. On a pu voir d'ailleurs en 1855, à l'hôpital de la Charité, à Paris, une jeune fille atteinte d'anesthésie de la main ; pour mouvoir cette partie du corps, elle avait besoin de la voir, mais elle devenait incapable de donner la main, dès qu'on interposait un corps opaque entre ses yeux et sa main.

Le lac souterrain de Zirknitz, en Carniole, est peuplé de poissons ; on y remarque aussi des canards provenant des individus entraînés par les eaux dans ces immenses cavernes, et qui sont, lorsque les eaux s'accroissent extraordinairement, rejetés à l'ouverture du gouffre comme un corps léger vient à la bonde d'un tonneau plein. Alors ces canards sont aveugles et dépourvus de plumes ; mais, après quelques jours, ils recouvrent la vue, et, après quelques semaines, ils sont revêtus de plumes noires.

ART. VI. — Influence attribuée à la lumière de la lune.

On a attribué à la lumière de la lune la propriété de noircir le teint. Cependant une lame recouverte de chlorure d'argent, soumise pendant un temps prolongé, non à la lumière naturelle de la lune, mais à cette lumière condensée au foyer d'une immense lentille, ne perd rien de sa blancheur primitive. Le noircissement de la peau semble donc ne pouvoir être attribué à une action directe de la lumière lunaire. Comme l'a fait remarquer Arago, quand l'homme reçoit la lumière de la lune, le ciel est serein, et il doit s'opérer à la surface de peau tous les effets de rayonnement vers l'espace, dont la conséquence nécessaire est un abaissement notable de température. La peau, exposée à la lumière de la lune, semble donc devoir être, comme des substances mortes placées dans les mêmes circonstances, de 6, de 7, de 8 et peut-être même de 9 degrés au-dessous de la température de l'air. Il est vrai que la chaleur animale vient, à chaque instant, sur notre figure, sinon combler entièrement, du moins atténuer le déficit résultant du rayonnement ; il est vrai encore que le refroidissement total n'est presque jamais assez fort pour que la peau se couvre de rosée. Néanmoins, qui oserait affirmer que les conditions physiques dans lesquelles un froid local très intense place l'épiderme n'altéreront pas la texture, ne modifieront pas sa nuance? Le hâle du bivouac, ce hâle qui se manifeste exclusivement dans les nuits sereines, ne semble-t-il pas ne pouvoir être considéré que comme l'effet du rayonnement de la peau? Dans cette hypothèse, la lune n'exercerait dans ces phénomènes aucune espèce d'action, et n'y figurerait que comme indice d'un ciel serein ; son rôle se réduirait à celui déjà attribué par M. Arago à la *lune rousse* (1).

Suivant Sanctorius, l'homme en santé gagne une ou deux livres en poids au commencement du mois lunaire, et il les perd à la fin. Sanctorius fit les expériences sur lui-même, mais peut-être ne les continua-t-il pas assez longtemps pour avoir le droit d'en tirer une conclusion générale. Ramazzini rapporte que les personnes atteintes d'une fièvre épidémique qui régna dans toute l'Italie en 1693, périrent en grand nombre le 21 janvier, au moment d'une éclipse de lune. En août 1654, beaucoup de personnes s'enfermèrent, par ordonnance du médecin, dans des chambres closes, bien échauffées et parfumées, afin d'échapper aux mauvaises influences de l'éclipse de soleil qui arriva ce jour-là. Les ecclésiastiques, tant la consternation était grande, ne pouvaient suffire à confesser tous les effrayés ; ce qui fit dire à un curé, au prône, que l'éclipse avait été remise à la quinzaine, et qu'on pouvait en toute assurance ne pas tant se presser. Vallisnieri assure qu'étant à Padoue, convalescent d'une longue maladie, il éprouva lui-même, le 12 mai 1706, pendant une éclipse de soleil, des faiblesses et des tremblements inusités ; Bacon s'évanouissait, dit-on, pendant les éclipses de lune, et ne recouvrait ses sens qu'à mesure que l'astre revenait à la lumière. Maurice Hoffmann dit avoir vu la fille d'une mère épileptique, à qui le ventre enflait tous les mois pendant que la lune croissait, tandis qu'il diminuait au contraire, dans la période du décours. Mead cite un enfant qui éprouvait toujours des convulsions au moment de l'op-

(1) *Annuaire du Bureau des longitudes pour* 1833, p. 230.

position de cet astre; Menuret enregistre un cas d'épilepsie dont les accès revenaient à la pleine lune (1). Quoi qu'il en soit, toutes ces observations, même supposées justes, sont loin de prouver l'influence de la lumière de la lune sur l'organisme, car rien ne démontre que la lumière soit le seul moyen d'action de cet astre à distance.

ART. VII. — Étiolement, albinisme et mélanisme.

En végétant à l'ombre, les plantes jaunissent et blanchissent, et l'influence immédiate de l'ombre sur la peau humaine se manifeste, comme chez le végétal, par la pâleur. Chez l'Européen la lumière affecte les parties du corps dénudées : les mains et la face ; les autres parties, protégées par des vêtements, ne changent pas sensiblement. Les citadins des deux sexes sont encore plus blancs sous le linge qu'aux parties exposées à la vue. « Dans le même pays, les habitants des campagnes sont plus hâlés que ceux de la ville ; aux latitudes un peu distantes, les peuples de la province ou de la nation diffèrent de teinte dans une proportion sensiblement en rapport avec l'intensité de la lumière solaire. Les peuples de l'Europe offrent trois variétés de couleur ; le brun olive avec œil noir, chevelure et barbe noires ; le châtain à barbe fauve, œil azuré ; le blond à barbe blonde, cendrée, œil bleu de ciel (2). »

Les peaux blanches laissent voir plus facilement les altérations imprimées par la lumière et la chaleur ; mais, pour être moins perceptibles, les phénomènes du hâle et de l'étiolement ne s'arrêtent pas là. « La race scythe arabe, dit M. de Salles, n'a qu'une moitié de ses représentants en Europe et dans l'Asie centrale ; le reste descend vers l'océan Indien, en continuant à marquer, par des teintes brunes croissantes, les ardeurs graduelles des climats. Les Indous de l'Himalaya sont presque blonds ; ceux du Deccan, du Coromandel, du Malabar, de Ceylan, sont plus foncés que plusieurs tribus nègres. Les Arabes, olives et presque blonds en Arménie et en Syrie, sont basanés dans l'Yémen et le pays de Mascate. »

Les Égyptiens offrent une gamme chromatique ascendante du blanc au noir en partant des bouches du Nil et rebroussant vers ses sources ; même remarque pour les Twariks du versant méridional de l'Atlas, qui sont simplement olivâtres, tandis que leurs frères de l'intérieur de l'Afrique sont noirs. Les monuments antiques de l'Égypte nous montrent cette nuance

(1) *Annuaire du Bureau des longitudes pour* 1833, p. 242.
(2) E. de Salles, *Hist. gén. des races humaines*. Paris, 1849, p. 229.

des sexes encore plus prononcée par la différence d'habitudes et par les ressources du bien-être. Les hommes sont toujours représentés rouge brun; ils vivaient en plein air; les femmes, toujours renfermées, n'ont que la teinte jaune. Un fard jaune dont la coquetterie aurait recouvert le corps entier de la femme, même la plante des pieds, est, selon M. de Salles, un rêve de quelques archéologues embarrassés de la différence de teinte que les deux sexes offrent dans les monuments.

Barrow assure que les Tartares mandchous sont blanchis par leur séjour en Chine. Rémusat, Pallas, Gutslaff, décrivent des femmes chinoises remarquables par un teint blanc digne de l'Europe. Les juives du Caire ou de Syrie, toujours cachées sous des voiles ou dans des maisons, ont le teint blafard des poupées chinoises et de quelques comédiens. Les abris, les maisons que plusieurs insulaires de l'Océanie possèdent déjà depuis quelques générations, commencent à produire leur effet sur le teint des hommes, et plus encore sur celui des femmes, que la coquetterie a bientôt exercées à l'hygiène. Dans les races jaunes des îles de la Sonde et des îles Maldives, les femmes abritées ont le teint d'une pâleur de cire ou de suif. Le teint hâlé se plombe ou prend une couleur bouguinée que les Hollandais du Cap attribuent à la race boschimane, par analogie avec la nuance des Bouguis de l'île Célèbes. L'étiolement joue donc un rôle très important dans l'élaboration de la beauté féminine, et les belles femmes, comme les beaux fruits, sont un produit de l'industrie humaine (1).

Dans les races basanées de l'archipel indo-chinois, il naît souvent un individu blanc, qui grandit, vit et meurt avec un teint blanc mat, et qui, à cela près, ressemble à ses parents par les traits. Le même accident est assez commun à Ceylan, où J. Davy l'a observé chez une jeune fille ayant toutes les apparences d'une blonde finlandaise. M. Combes l'a vu chez plusieurs races nègres et Gallas de l'Abyssinie, à son second voyage. Abdallatif en cite un exemple chez un Cophte. Les albinos sont très connus dans l'Indo-Chine sous le nom de *Kacrelas;* à Ceylan, sous le nom de *Bedas;* en Afrique, sous celui de *Dondos;* dans l'Amérique espagnole, sous l'appellation même adoptée par la science. Banks et Solander, qui en avaient rencontré chez les races océaniennes, en virent aussi dans l'Amérique moyenne; et l'on s'est rappelé que l'empereur Montézuma entretenait dans son palais des hommes offrant cette singularité, recherchée encore aujourd'hui par le roi de Bantam chez certaines femmes de son sérail. L'albinisme est commun chez les animaux, che-

(1) *Op. cit.*, p. 233.

vaux, lapins, pigeons. A Siam, il attaque parfois l'éléphant, auquel il procure, comme on sait, les honneurs divins (1).

CHAPITRE III.

DE L'HÉMÉRALOPIE OU CÉCITÉ NOCTURNE.

Parmi les affections qui rendent souvent un grand nombre de militaires et de marins temporairement impropres au service actif, l'héméralopie occupe incontestablement un des premiers rangs. Deux opinions sont aujourd'hui en présence : l'une attribue cette affection à l'action prolongée d'une vive lumière sur la rétine ; l'autre tend à rattacher sa production aux causes générales du scorbut. La première de ces opinions a été soutenue dans ces derniers temps par M. Fleury, la seconde par M. Grimal, tous deux chirurgiens de la marine. On comprend de quelle importance il serait, sous le rapport de l'hygiène militaire et navale, d'être fixé sur ce point étiologique, dont dépend nécessairement le choix des mesures à adopter en cas d'épidémie d'héméralopie. La solution du problème dépend essentiellement de la juste interprétation de faits nombreux et bien observés. Les documents suivants nous paraissent laisser la question encore indécise.

Rappelons d'abord succinctement les principaux traits de l'héméralopie. La pupille est largement dilatée, sans déformation, mais insensible à l'impression de la lumière : ces signes ne sont apparents qu'après le coucher du soleil, c'est-à-dire à l'heure où la cécité commence. Un ciel nébuleux, cachant le coucher du soleil, n'empêche pas le malade de sentir le moment de ce coucher. Les yeux à iris bleus ou gris présentent ces signes plus prononcés que les autres. La figure présente un air hébété, et, si la vue reste insensible à la lumière d'une lampe ou de la lune, elle peut arriver à une cécité complète.

Un rapport de M. Saillour sur le service médical de la division de l'océan Indien constate d'une manière particulière la coexistence de l'héméralopie et du scorbut sur plusieurs navires, et surtout à bord de la *Reine-Blanche*, où ces deux affections ont régné épidémiquement pendant une longue traversée à Bombay et à l'île de la Réunion. M. Saillour signale la chaleur humide et la mauvaise alimentation comme ayant été la cause évidente de leur

(1) *Loc. cit.*, p. 236.— Prichard, *Hist. nat. de l'homme.* Paris, 1843, t. I, p. 52, 106.

développement ; il ajoute que les officiers et les maîtres, qui échappent à l'héméralopie, sont aussi les moins atteints par le scorbut (1).

En 1831, la corvette *la Bayonnaise*, chargée d'une croisière dans le golfe de Guinée, va successivement de la Méditerranée à Fernando-Po, puis à Sierra-Leone et à Gorée, et revient en France, n'ayant eu qu'un de ses hommes atteint d'héméralopie. La corvette *la Favorite*, exécutant un voyage autour du monde pendant les années 1830, 1831 et 1832, n'eut à bord que deux héméralopes. L'affection se déclara devant la presqu'île de Malacca ; elle est attribuée par M. Eydoux à l'extrême humidité produite par les vapeurs accumulées sur les immenses forêts de cette presqu'île. Dans une station faite à Gorée de 1831 à 1832, M. Guillard, chirurgien-major de la frégate *l'Hermione*, constate dix-sept cas d'héméralopie. En 1832, M. Néboux, chirurgien-major de la corvette *la Marne*, mouillée dans la rade de Fort-Royal, en signale un seul cas. Pendant un voyage de deux années dans l'Inde, M. Gaudfernaut, chirurgien-major de la corvette *l'Isère*, n'en observe qu'un seul cas.

Partie de France le 13 octobre 1836, la frégate *l'Andromède*, qui devait accomplir cinq années de navigation dans l'océan Pacifique, se rend directement à Rio-Janeiro, où elle passe la plus grande partie de l'été ; de là elle se rend aux États-Unis et mouille à Hampton, le 30 mars 1837. De retour à Rio le 24 mai, elle se met en route pour Valparaiso le 24 juin, double le cap Horn par une température de 3 à 8 degrés au-dessous de zéro, arrive à Valparaiso le 30 juillet, et va jeter l'ancre, le 17 août, dans la rade de Callao, où vingt hommes de son équipage sont presque subitement atteints d'héméralopie. Tant que dure ce mouillage, et malgré des soins de toute nature, l'héméralopie persiste ; mais, à peine a-t-on fait voile pour Valparaiso, que l'affection se dissipe comme par enchantement. L'année suivante et vers la même époque, l'*Andromède* retourne à Callao, et l'affection reparaît plus intense ; cinquante-cinq hommes sont frappés simultanément. Nouveaux soins, même ténacité de la maladie, qui ne se dissipe tout à fait que dans la rade de Talcahoeno, où le navire est assailli par des pluies torrentielles. De cette rade, l'*Andromède* revient à Valparaiso et va mouiller un peu plus tard devant Arica, où la chaleur était excessive, sans que l'héméralopie reparaisse ; mais, à peine a-t-elle pour la troisième fois reparu devant Callao, que,

(1) Dutrouleau, *Études sur les maladies maritimes* (*Gazette médicale*, 1850, p. 608 à 610, passim).

pour la troisième fois aussi, les héméralopes abondent. Cette fois encore, la maladie ne disparut que lorsqu'on eut fait voile pour Valparaiso. Néanmoins on était loin d'en être complétement débarrassé ; car, dit M. Audouit, si l'équipage traversa sans rechutes d'héméralopie les parages de Coquimbo et les froids du cap Horn, à peine fut-il arrivé dans la rade de Rio-Janeiro, qu'il y eut aussitôt près de quarante récidives, et que depuis Rio jusqu'en France, les trois quarts de l'équipage furent atteints de cécité nocturne.

D'après M. Loher, chirurgien-major du brick *le Ducouédic*, qui resta pendant trois années en station devant Bourbon, de 1846 à 1849, l'héméralopie, très commune à bord des bâtiments compris dans la station de Bourbon, n'a atteint qu'un petit nombre d'hommes à bord du *Ducouédic*, elle s'est montrée exclusivement chez les matelots ayant les yeux bleus. Un héméralope s'étant présenté, il lui fut prescrit pour toute médication de descendre dans le faux pont, aussitôt le coucher du soleil, et de ne remonter sur le pont que le matin, après le branle-bas ; au bout de cinq ou six jours, la guérison était complète, et l'on peut croire que si la guérison avait eu lieu après l'emploi de médicaments nombreux, il ne devait leur en revenir qu'une très faible part, les malades ayant été exempts de quarts de nuit pendant toute la durée de leur affection. A partir de cette époque, le même moyen produisit le même résultat.

Dans les six premiers mois de son voyage, de 1847 à 1851, la *Poursuivante*, qui comptait 476 hommes d'équipage, mouille successivement à Malaga, à Algésiras, à Ténériffe, à Gorée, à Rio-Janeiro et à Valparaiso, sans qu'un seul homme soit atteint d'héméralopie. En 1848, elle va jeter l'ancre devant Callao, qui, sous le rapport de la cécité nocturne, avait été si fatal à l'*Andromède*. Elle visite ensuite Coquimbo, Talcahoeno, les Marquises, Taïti, et les îles Sandwich, et, durant toute cette année, pas un seul héméralope ne se présente. L'année suivante, elle parcourt les deux Amériques, stationne de nouveau devant Callao, puis va visiter la Californie, et toujours avec la même immunité. Cette immunité se maintient encore durant les premiers mois de 1850, en dépit d'un nouveau séjour devant Callao ; mais, vers la fin d'août, arrivée devant Bombay, après avoir visité Manille, Singapore et Pondichéry, l'équipage est frappé d'une véritable épidémie de cécité nocturne.

Durant le voyage en Océanie que fit la frégate *la Sirène*, de 1846 à 1850, l'héméralopie débute aussitôt l'arrivée du navire sous la zone torride, et se perpétue durant toute la campagne. A Taïti, le nombre des héméralopes s'élève parfois jusqu'à trente, et dans les environs de Rio-Janeiro, il est plus considérable encore; la maladie cesse tout à coup, quand le navire, parti de cette rade pour gagner la France, se trouve entre le 26e et le 27e degré de latitude sud : néanmoins une douzaine d'héméralopes rechutent dans les parages des Açores. La campagne de près de quatre ans que fit la corvette *la Bayonnaise*, de 1847 à 1850, dans l'archipel malais, la Chine et l'Océanie, fut marquée par dix-neuf attaques d'héméralopie (1).

Sur la frégate *la Reine-Blanche*, dont M. Lefrapper était le chirurgien-major, les premiers cas d'héméralopie se manifestèrent dans la traversée de Valparaiso aux îles Marquises, après trois mois de campagne dans l'Amérique du Sud et le Chili; l'affection se perpétua durant tout le séjour aux îles Marquises. Dans la rade d'Otaïti, où l'équipage put abondamment se pourvoir en vivres de toute espèce, l'équipage cessa d'être affecté par l'épidémie, et il en fut de même pendant une station de six mois dans l'Amérique du Sud. Pendant toute cette station sur différents points de la côte ouest de l'Amérique méridionale, l'héméralopie ne se reproduisit pas. Cependant on naviguait dans les mêmes latitudes, la chaleur du jour était brûlante, les matelots exécutaient toujours les mêmes travaux; chaque soir, ils quittaient leurs hamacs, pour venir s'étendre sur le pont, à peine vêtus, et quittant la température tiède du navire, le corps couvert de sueur; les nuits étaient très fraîches, et les vapeurs que le soleil avait formées pendant le jour se déposaient en se condensant sur ces hommes endormis pêle-mêle. Toutes ces causes, si souvent regardées comme les seules capables de produire cette affection, l'exposition même aux rayons de la lune, également considérée, par les marins, comme la cause de l'héméralopie, se trouvèrent réunies pendant cette traversée. Mais l'alimentation avait été bonne à la côte d'Amérique; en partant de ce point pour aller aux îles Marquises, plusieurs têtes de bétail furent embarquées et distribuées en rations deux fois par semaine. La scène change aux îles Marquises : l'équipage est de nouveau soumis à de rudes travaux; l'alimentation est encore une fois composée entièrement de lard salé pris à la côte d'Amérique, de légumes secs de la même provenance, et de fromage. L'équipage, déjà fatigué de la longueur de la campagne, se trouve de nouveau soumis à l'action d'une foule de causes très débilitantes : aussi l'héméralopie se manifeste d'une

(1) Thèse de M. E. Audouit, *Sur l'héméralopie*. Paris, 2 février 1855.

manière fréquente, après un mois de séjour; elle résiste longtemps aux divers agents, et elle reparaît brusquement, après une cessation complète (1).

Quelle que soit l'importance des faits qui précèdent, nous ne les croyons pas assez décisifs pour trancher la question étiologique; nous pensons même que l'on serait plus près de la vérité en admettant le concours des deux influences, c'est-à-dire : lumière vive agissant en même temps que les causes ordinaires du scorbut. Encore ne serait-ce là qu'un simple rapprochement de la vérité, rapprochement dont le médecin n'est au reste que trop souvent réduit à se contenter dans l'interprétation des endémies comme dans celle des épidémies.

CHAPITRE IV.

DU MIRAGE ET DU RAGLE OU HALLUCINATION DU DÉSERT.

ART. Ier. — Du mirage.

Les objets éloignés, considérés dans certaines circonstances, peuvent donner lieu à des images droites obliques ou renversées, dont l'apparence, sans réflecteur visible capable de les produire, constitue le phénomène appelé mirage. Dans la basse Égypte, et jusqu'à une grande distance vers le désert, on remarque de loin en loin de petites éminences sur lesquelles s'élèvent des édifices ou des villages. En temps ordinaire, lorsque l'air est calme et pur, au lever du soleil, les objets éloignés se distinguent avec netteté, et l'on peut alors embrasser un vaste horizon, qui n'a rien de monotone, malgré son uniformité ; mais, lorsque la terre est échauffée par le soleil et que les couches inférieures de l'atmosphère participent à la haute température du sol, des courants s'établissent, et il se produit dans l'air un mouvement ondulatoire prononcé : tous les objets éloignés ne donnent plus que des images mal définies, qui semblent se briser et se recomposer à chaque instant. Ce phénomène, qui s'observe aussi dans nos climats pendant les chaleurs de l'été, n'est pas encore le mirage. Si le vent ne souffle pas, et si les couches d'air qui reposent sur la plaine restent parfaitement immobiles pendant qu'elles s'échauffent au contact de la terre, alors le phénomène du mirage se produit dans toute sa magnificence. L'observateur qui regarde de loin distingue encore l'image directe des éminences, des villages et de tous les objets élevés; mais au-dessous de ces objets, il voit leur image renversée, et cesse de voir le

(1) Thèse de M. Lefrapper. Paris, 13 avril 1850.

sol où ils reposent. Ainsi tous les objets élevés semblent situés au milieu d'un lac immense, et l'aspect du ciel vient compléter cette illusion, car on le voit aussi comme on le verrait par réflexion sur la surface d'une eau tranquille. A mesure que l'on avance, on découvre le sol et la terre brûlante au même lieu où l'on croyait voir l'image du ciel ou de quelque autre objet. Puis, au loin devant soi, on retrouve le même tableau sous un autre aspect. Ce phénomène, souvent observé pendant l'expédition de l'armée française en Égypte, n'est qu'un jeu de la réfraction de la lumière, dont Monge a donné le premier une théorie satisfaisante (1).

Toutefois ces manifestations sont loin d'appartenir exclusivement à l'Égypte, et des exemples du mirage s'observent même dans le nord de l'Europe. Quand de Ramsgate on regarde du côté de Douvres, on aperçoit, par un beau temps, les sommets des quatre plus hautes tours du château de Douvres ; le reste de l'édifice est caché par une colline dont la crête se trouve à peu près à douze milles de l'observateur ; la moitié de cet aspect est occupée par la surface de la mer. Le 6 août 1806, M. Vince, établi à Ramsgate, à peu près à 70 pieds au-dessus de la surface de la mer, fut surpris, lorsqu'en regardant du côté de Douvres, vers sept heures du soir, il aperçut non-seulement les quatre tours du château comme à l'ordinaire, mais le château lui-même dans toutes ses parties et jusqu'à sa base, aussi distinctement que s'il eût été tout d'une pièce transporté sur la colline du côté de Ramsgate. Le phénomène connu à Naples et en Sicile sous le nom de *Fata morgana* paraît n'être qu'un phénomène de mirage.

ART. II. — Du ragle ou hallucination du désert.

Ce nom a été proposé par M. d'Escayrac de Lauture pour désigner une hallucination particulière à laquelle sont sujets les voyageurs qui parcourent le désert. La description qui suit est empruntée à une récente publication de cet auteur (2).

Le mot *ragle* est dérivé du mot arabe *ragl*, رَجْلٌ. Les Arabes emploient l'accusatif adverbial *raglan*, رَجْلًا (en ragle), pour désigner celui qui est sous l'influence du ragle. Le verbe *ragala*, رَجَلَ signifie : il a subi l'action du ragle. Ce verbe, à sa quatrième forme, a la signification de : il a traversé le désert, il a marché rapidement.

(1) Pouillet, *Éléments de physique*, 6e édit. Paris, 1853, t. II, p. 733.

(2) Voyez *Mémoire sur le ragle, ou hallucination du désert*, adressé à l'Académie des sciences. Paris, 1855.

Une longue privation de sommeil et la fatigue qui en résulte sont les causes ordinaires du ragle, qui peut se développer aussi sous l'influence d'une soif excessive, de la faim, peut-être même du chagrin, de la crainte, etc. Les sens sont émoussés, leurs perceptions deviennent confuses et ne satisfont pas l'esprit, qui cherche à les compléter ; une sensation imparfaite sert de point de départ et devient le rudiment sur lequel s'élèvent les constructions de la fantaisie ; l'enchaînement des idées accomplit cette transformation, qui a lieu suivant la pente des aspirations habituelles du sujet ou dans le sens de ses préoccupations du moment. Les aberrations peuvent se rapporter à la vue, à l'ouïe, au goût, à l'odorat, peut-être même au toucher. Celles de la vue sont de beaucoup les plus fréquentes. L'œil, en effet, se fatigue à chercher au sein d'une demi-obscurité, ce qu'on a appelé des ténèbres visibles, le détail ou la véritable forme des objets. Les autres sens sont rarement soumis à une cause analogue de fatigue. Le cas peut se présenter pour l'ouïe, lorsqu'au milieu du tumulte d'un combat, à travers le grondement de l'artillerie, l'éclat de la mousqueterie, l'ébranlement communiqué au sol et à l'air par le galop des chevaux et le roulement des voitures, à travers les cris des blessés, les appels qui se heurtent et se confondent, le bruit des tambours, le vacarme des clairons, le soldat cherche vainement, avec une attention soutenue, à distinguer la voix de ses chefs.

La nature des aberrations ne présente pas, pour un même sujet et dans les mêmes circonstances, une grande variété. En général, pour ce qui concerne la vue, les pierres deviennent des rochers ou des édifices; les traces des animaux, les ornières, donnent à la route l'apparence d'une terre labourée ou d'une prairie. Les ombres portées, lorsqu'il y a clair de lune surtout, figurent des puits, des précipices, des ravins ; des ombres moindres présentent l'aspect d'êtres animés. On voit passer devant soi de longues files de chameaux, des voitures, des troupes nombreuses, des bataillons dont on distingue les uniformes. On voit encore souvent s'élever devant soi et autour de soi toute une forêt d'arbres très minces et peu touffus, mais d'une grande hauteur, et dont le feuillage cache une partie du ciel, sans voiler pourtant les étoiles. Suivant que l'œil est plus ou moins ouvert, ces objets prennent des apparences différentes. Les images paraissent souvent ne pas être éloignées de l'œil de plus de cinquante centimètres à un mètre ; elles ne s'en rapprochent guère davantage. « Il m'est arrivé, dit M. d'Escayrac, de traverser des murailles qui reparaissaient toujours devant moi ; mon bras allongé plongeait dans la maçonnerie, mon corps ne la rencontrait jamais, elle s'ouvrait pour lui donner passage.»

Une aberration fréquente est le redressement des surfaces horizontales : des treillis s'élèvent aux côtés de la route ; l'horizon devient un mur, ou une enceinte, ou une immense cuve ; quelquefois il semble que l'on se trouve au milieu d'un cratère, au milieu du val del Bove, ou de quelque gorge resserrée des Alpes. Un fait d'une nature analogue est la transformation de la partie du ciel qui est devant nous en une longue et étroite bande de gaze. Les rochers, les maisons et tous les objets qui présentent une surface verticale, paraissent plus élevés qu'ils ne le sont, sans paraître plus larges ; une maison d'un étage paraît en avoir au moins deux. Si l'on se trompe quelquefois sur la nature des étoiles, on ne se trompe jamais sur leur nombre, leur situation, leur grandeur.

Le ragle se montre quelquefois le matin, le soir et même en plein jour ; alors l'aberration de la vue est causée par l'éclat insupportable d'une lumière éblouissante. Le phénomène est alors habituellement compliqué du mirage de la première espèce, à savoir : indécision sur la forme et la dimension des objets, déplacement et flottement des images. Les aberrations de l'ouïe, beaucoup plus rares que celles de la vue, atteignent surtout ceux qui sont à jeun, les voyageurs soumis à l'influence du simoun, dont les oreilles sont fatiguées par le vent, irritées par le sable, les gens sujets aux bourdonnements d'oreilles, les malades qui ont eu recours au sulfate de quinine, etc. Des sons réels, confusément perçus, sont transformés par l'imagination : le frôlement des herbes du désert, le choc d'un caillou, le mugissement du vent, deviennent des chants mélodieux, des cris de détresse, des coups de fusil, etc. Cet enchaînement d'idées a lieu suivant la pente des aspirations naturelles du sujet, ou dans le sens de ses préoccupations du moment. Les aspirations naturelles d'hommes appartenant à la même race, ayant reçu une éducation à peu près pareille, ne sauraient différer beaucoup ; il en sera de même de leurs préoccupations, lorsqu'ils se trouveront soumis à l'empire des mêmes circonstances. De mêmes rudiments seront pour eux la source d'aberrations à peu près semblables. Aussi arrive-t-il presque constamment que des voyageurs pris simultanément de ragle voient se dérouler devant eux les mêmes images : si l'un voit des montagnes, l'autre en verra aussi ; si l'un voit une maison, l'autre verra également une maison. Toutefois les montagnes de l'un et les montagnes de l'autre, la maison de l'un et la maison de l'autre, pourront différer les unes des autres, et différer notablement.

Chez des gens de race et d'éducation différentes, les hallucinations présenteront, dans les mêmes circonstances, une certaine analogie, mais elles seront rarement semblables. Ainsi un Bédouin qui n'aurait jamais vu d'arbres, et il y en a beaucoup dans ce cas, ne saurait voir s'élever autour de lui une forêt : là où nous verrons une voiture, l'Arabe verra un chameau ; là où nous verrons un clocher, il verra un minaret, et ainsi de suite. Un médecin qui se trouvait au Caire fut appelé de nuit aux Pyramides pour donner ses soins à un voyageur grièvement blessé. Il partit ; mais le sommeil appesantissait ses paupières, l'impatience d'arriver assez à temps pour arracher un malheureux à la mort lui faisait trouver la route d'une longueur excessive. Préoccupé du moment où il verrait distinctement les pyramides se dresser devant lui, il ne tarda pas à les voir surgir du sein des ténèbres, et il allait les atteindre quand elles firent place au vide ; il les revit encore, elles s'évanouirent de nouveau, et cette vision se renouvela plus de vingt fois en deux heures, sans qu'il lui fût possible de s'en débarrasser. Un des plus récents martys de la science, James Richardson, s'était perdu dans le désert. « J'étais accablé de fatigue (dit-il dans la relation de son voyage), mes sensations ressemblaient à celles d'un homme ivre (*my senses began to reel like those of a drunken man*) ; tantôt je croyais entendre des voix qui m'appelaient, tantôt je voyais des lumières, tantôt encore un homme à dromadaire envoyé à ma recherche : ce qu'il y avait de plus singulier, c'est que toutes ces impressions étaient d'une vérité complète ; elles appartenaient bien à ce monde, non à un monde surnaturel. Je voyais à chaque instant des gens qui me cherchaient ; je les entendais m'appeler sans relâche : Yakob ! Yakob ! J'étais d'autant plus le jouet de ces illusions qu'il faisait grand jour et que je ne croyais qu'aux déceptions de la nuit ; chaque bouquet d'herbe, chaque buisson, chaque butte de sable devenait un chameau, un homme, un mouton, un être animé, etc. » Dans les tristes circonstances où il se trouvait, la préoccupation constante de James Richardson était de retrouver sa caravane : de là toutes les hallucinations dont il parle.

M. d'Escayrac rencontra un jour dans le désert des Bycharas un noir qui s'y était égaré. Depuis une soixantaine d'heures, ce malheureux n'avait rien pris. En proie au ragle, il n'apercevait autour de lui que des sources d'eau vive, dont il croyait s'abreuver sans cesse ; l'air sec du désert lui apportait des effluves humides ; il marchait avec précaution sur le sable, se croyant sur un sol détrempé. Quelquefois il apercevait le

Nil et le sentait ; il courait alors ou se traînait jusqu'à ce que ses forces vinssent à le trahir. Cet homme ne dormait pas ; il n'était pas le jouet de rêves, mais d'hallucinations ; il avait beaucoup de fièvre, mais le délire avait commencé avant la fièvre. Les perceptions du ragle ont une vérité pareille à celle de nos rêves ; elles sont si distinctes, qu'on les rapporte aux sens ; si subtiles, qu'on saisit les moindres détails, les plus fugitives apparences des objets créés par l'imagination. M. d'Escayrac, marchant une nuit au milieu d'une vaste plaine, il lui semblait côtoyer de hautes montagnes ; à une profondeur immense, il voyait se dérouler une riche vallée ; sur les bords d'un ruisseau coulant au milieu de cette vallée, il voyait un champ de trèfle, il comptait les folioles de ce trèfle imaginaire, il distinguait même les étamines de ces fleurs ; mais là commençait le rêve, le ragle faisait place au sommeil. Les sens cependant perdent en clairvoyance tout ce que gagne l'imagination. L'œil, par exemple, quoique ouvert, ne voit plus ou presque plus, et les plus grands efforts ne suffisent pas toujours à faire apercevoir l'objet le plus rapproché. « Une nuit, dit M. d'Escayrac, je voyageais sans domestiques et accompagné d'un seul guide, sur une route très fréquentée et très apparente ; le guide se tenait à quelques pas en arrière de moi ; j'étais en proie au ragle. — Tu n'es plus dans la route, me cria tout à coup mon guide, appuie à gauche. J'appuyai à gauche et coupai la route sans la voir ; rappelé de nouveau, je pris à droite et coupai encore la route sans la voir davantage. — Je ne vois plus le sol, dis-je alors à mon guide ; passe devant, je te suivrai sans peine. Lui-même était bientôt le jouet des mêmes aberrations, et devait descendre de son dromadaire pour chercher la route avec ses pieds et ses mains, à défaut de ses yeux. Les sens sont émoussés, l'imagination folle ; la raison, cependant, toujours en éveil, n'est pas trompée par les jeux de la fantaisie. On voit un palais, on en compte les fenêtres ; mais on sait à merveille qu'il n'y a point là de palais. C'est en vain pourtant qu'on se roidit pour ne point voir ; les plus beaux raisonnements n'y font rien. On sait qu'il n'existe pas, on agit comme s'il n'existait pas, mais on le voit toujours, à moins qu'on ne vienne à penser à autre chose ou que l'imagination ne fasse du palais une forteresse ou une ville. Au milieu du ragle, j'ai déclamé des vers ou psalmodié le Coran sans me tromper d'une syllabe ; j'ai soutenu des conversations très longues sans le moindre embarras, comme aussi sans le moindre soulagement ; j'ai essayé de résoudre des problèmes de mathématiques, et j'y ai réussi. J'ai fait mieux : dans mon dernier voyage, pendant que le ragle m'obsédait, je tirai de ma poche un petit carnet, et comme j'écris facilement à dromadaire, je m'amusai à noter sur ce carnet toutes les impressions que je recevais du ragle. J'en étais réduit à écrire à tâtons; je ne voyais le carnet que par intervalles, il prenait presque constamment à mes yeux l'apparence d'un grand album couvert de très beaux dessins. Je relus le lendemain mes notes de la nuit; leur rédaction témoignait de la parfaite lucidité qui y avait présidé.

» Lorsqu'on parcourt une route sur laquelle on sait qu'il n'existe pas de forêts, on peut donc, par l'effet du ragle, s'en voir entouré, sans que la raison s'y trompe un seul instant; mais si l'on parcourt une route inconnue, on peut fort bien ajouter foi à des impressions contre la fausseté desquelles on n'est point prémuni à l'avance, croire, par exemple, qu'il existe un fossé là où l'on en voit un. On peut enfin connaître bien la route, l'avoir suivie mille fois, et cette route étant bien frayée, ne pas la voir où elle est et la voir distinctement où elle n'est pas, et tout en ne dormant pas, tout en chantant, en causant, s'égarer complétement dans le désert. Cette observation servira à résoudre une question de médecine légale susceptible d'être portée devant un conseil de guerre : Un guide qui ne peut prétexter son ignorance et qui ne dormait point, a égaré de nuit la colonne qu'il devait conduire ; peut-on, sur ce seul fait, le déclarer coupable de trahison ? Non évidemment ; car il pouvait être sous l'influence du ragle. La chose n'a rien d'improbable si ce guide est un paysan fatigué des travaux de la journée, requis le soir sans avoir eu le temps de souper, peu habitué au cheval et très effrayé des menaces qu'on lui a faites.

» On saura qu'un homme ragle, si on le voit étendre les bras en avant comme pour écarter un obstacle, écarquiller les yeux, chanceler sur sa selle, agir sur la bride sans motif apparent, ou s'il est à pied, marcher comme un homme ivre et se détourner pour éviter des objets imaginaires. C'est sur les étoiles que les Arabes se guident presque toujours quand ils voyagent de nuit dans le désert; les étoiles ne trompent jamais ceux qui subissent le ragle; d'ailleurs, la caravane a reconnu tout de suite l'étoile choisie par le guide, et s'il venait à s'endormir, elle ne sortirait pas pour cela du bon chemin. Les Arabes, qui prennent habituellement peu de sommeil et sont brisés à toutes les fatigues du désert, souffrent moins que nous du ragle, mais ils en souffrent aussi. Leur manière de vivre si misérable est ce qui les y expose surtout : le Bédouin ne mange pas tous les jours.

» Le ragle se produit surtout entre minuit et six ou sept heures du matin, il disparaît habituellement pendant le jour; le ragle de jour est affreux, parce qu'il ne se montre jamais que si la fatigue est excessive. Le ragle se manifeste ordinairement par accès, dont la moindre durée est de quelques minutes. L'accès commence subitement, sans qu'on puisse s'en défendre ; il cesse tout d'un coup, presque toujours sans cause appréciable. Au début, quelques distractions, des lotions d'eau fraîche, etc., peuvent mettre fin à un accès de ragle. On obtient quelquefois ce résultat en fixant les étoiles ; le café peut être employé avec avantage, mais la fatigue générale et l'irritation nerveuse en sont accrues, et le seul véritable remède que je connaisse au ragle, c'est le sommeil : un sommeil de quelques minutes procure un soulagement considérable. Mais souvent l'irritation nerveuse rend le sommeil impossible. Le ragle précède le sommeil de l'homme et en marque la fin ; c'est pendant cet état de somnolence que des esprits crédules ou timorés aperçoivent des fantômes, entendent des voix mystérieuses : la faiblesse d'esprit, ordinaire à ceux qui éprouvent ces hallucinations, fait quelquefois passer à l'état de maladie mentale des aberrations passagères chez d'autres.

» Le ragle présente une grande analogie avec l'ivresse produite par les boissons alcooliques, par l'usage de l'opium, du haschich, du safran, de l'ambre gris, de la belladone, de l'éther, avec le délire de la fièvre et les hallucinations de quelques fous. C'est une espèce bien caractérisée d'un même genre. Le ragle, l'ivresse, l'hallucination diffèrent du rêve : 1° en ce qu'ils se produisent en dehors du sommeil sans que l'éréthisme normal des organes de la vie animale soit suspendu entièrement, et sans que la raison perde entièrement sa puissance ; 2° en ce qu'ils procèdent toujours directement de la sensation confuse de quelque objet, en un mot d'un rudiment réel, tandis que le rêve prend sa source dans le simple souvenir. Il est vrai que ces souvenirs se présentent à l'esprit par suite d'un enchaînement d'idées, dont la première est née de quelque sensation qui a précédé le sommeil ; mais il n'y a aucun rapport entre cette sensation et le rêve. La vision du ragle diffère de celle du mirage en ce que, dans ce dernier phénomène, ce que l'on voit existe réellement: ainsi, si l'on croit voir de l'eau, c'est qu'il s'est produit réellement l'image d'une surface bleue miroitante et un peu agitée ; l'esprit se trompe seulement en supposant que l'existence de l'eau est inséparable de la production d'une telle image (1). »

(1) *Mémoire sur le ragle*, p. 24.

CHAPITRE V.

DE LA FRÉQUENCE RELATIVE DU SUICIDE SELON LES HEURES ET SELON LA LONGUEUR DU JOUR.

Pour 33 032 suicides constatés à Paris de 1835 à 1846 inclusivement, M. Petit a trouvé la répartition mensuelle suivante (1) :

	Température moyenne de Paris.	Temps pendant lequel le soleil est sur l'horizon. h. m.	Moyenne mensuelle des suicides par 24 heures.
Janvier........	2°,05	269 20	6,06
Février........	4°,75	281 7	6,48
Mars..........	6°,48	353 50	7,71
Avril.........	9°,83	407 33	8,43
Mai...........	14°,55	470 52	9,46
Juin..........	16°,97	480 30	10,07
Juillet........	18°,61	484 32	9,48
Août..........	18°,44	442 4	8,09
Septembre.....	15°,76	375 48	6,93
Octobre.......	11°,35	332 19	6,55
Novembre......	6°,78	274 4	5,83
Décembre......	3°,96	255 50	5,32

On voit que le nombre des suicides augmente avec la durée des jours, et diminue à mesure qu'ils décroissent.

D'autre part, en étudiant les suicides par suspension, en France, sous le rapport des heures du jour, M. Guerry a trouvé la répartition suivante (2) :

De minuit à 2 heures.	77	De midi à 2 heures..	32
2 à 4......	45	2 à 4......	84
4 à 6......	58	4 à 6......	104
6 à 8......	135	6 à 8......	77
8 à 10......	110	8 à 10......	84
10 à 12......	123	10 à minuit...	71
			1000

Il résulterait de cette répartition que les suicides par suspension seraient quatre fois plus nombreux de 6 à 8 heures du matin, que de midi à 2 heures du soir. Nous nous bornons à constater ces faits, sans admettre pour cela une relation démontrée de cause à effet entre la lumière et leur manifestation.

(1) *Thèse sur le suicide.* Paris, 1849.

(2) *Annales d'hygiène publique.* Paris, 1831, t. V, p. 222.

DEUXIÈME PARTIE.

DE L'HOMME CONSIDÉRÉ AU POINT DE VUE GÉOGRAPHIQUE.

LIVRE PREMIER.

LOIS STATISTIQUES DU SOL ET DE LA POPULATION.

CHAPITRE PREMIER.

DU CADASTRE, DE LA DENSITÉ ET DU GROUPEMENT DE LA POPULATION.

ART. Ier. — Du cadastre.

La statistique est l'arsenal des sciences économiques et de l'hygiène publique. Sans elle, aucun fait social ou hygiénique ne se démontre, et son importance trouve une preuve décisive dans son adoption par tous les peuples civilisés. On en rencontre la première trace sous le nom significatif d'*arithmi* dans le Pentateuque ; on sait d'ailleurs qu'au rapport de Tacite, Auguste avait écrit de sa propre main la statistique de son empire. En tête des opérations de la statistique on peut placer le cadastre et le recensement de la population.

Le cadastre a pour objet de déterminer l'étendue de la surface du sol, la nature des terres et la valeur de leurs produits. Il est prouvé par de nombreux témoignages historiques que l'ancienne Égypte était cadastrée. Lors de son expédition en Perse, Alexandre emmena avec lui Diognète et Beton, géomètres arpenteurs, qu'il chargea du cadastre des provinces conquises. Jules César en fit autant dans les Gaules.

Voici quelle était, en 1852, d'après M. Hain, la superficie des principaux États de l'Europe, évaluée en milles géographiques carrés (1) :

Russie	95 000	France	9 525
Suède et Norwége	13 747	Espagne	8 598
Autriche	12 120	Grande-Bretagne et Irlande	5 712

(1) J. Hain, *Handbuch der Statistik des Oesterr. Kaiserstaates*. Vienne, 1852, t. I, p. 104.

Prusse avec les deux Hohenzollern	5 104	Belgique	536
Danemarck et Islande	2 451	Toscane	402
Deux-Siciles	2 033	Wurtemberg	360
Portugal et Açores	1 724	Bade	278
Bavière	1 394	Saxe (royaume)	272
États sardes	1 373	Meklembourg-Schwerin	228
Romagne	748	Hesse électorale	209
Suisse	718	Hesse Darmstadt	153
Grèce	718	Oldenbourg	114
Hanovre	699	Parme	113
Hollande	641	Modène	110

D'après les derniers travaux du cadastre, la France présente une superficie totale de 52,153,149 hectares 64 ares. Cette superficie, qui ne comprend pas la Corse, dont le cadastre n'était pas terminé au moment de la publication du dernier volume officiel, se subdivise ainsi :

Terres labourables	25,500,075
Prés	5,159,179
Vignes	2,088,048
Bois	7,688.286
Vergers, pépinières, jardins	627,704
Oseraies, aunaies, saussaies	64,429
Carrières et mines	3,566
Mares, canaux d'irrigation, abreuvoirs	17,372
Canaux de navigation	12,272
Landes, pâtis, bruyères, tourbières, marais, rochers, montagnes incultes, terres vaines et vagues	7,138,282
Étangs	177,168
Olivets, amandiers, mûriers, etc	109,261
Châtaigneraies	559,029
Routes, chemins, rues, places et promenades publiques.	1,102,122
Rivières, lacs, ruisseaux	439,572
Forêts et domaines non productifs	1,047,684
Cimetières, presbytères, bâtiments publics, églises	14,742
Autres terrains non imposables	150,458

ART. II. — De la densité de la population.

M. Hain évalue ainsi qu'il suit la population spécifique de l'Europe en 1852 (1) :

(1) *Op. cit.*, p. 285.

Nombre d'habitants par mille géographique carré.

Belgique	8103	Bavière	3243
Saxe (royaume)	6928	Prusse	3213
Hesse-Darmstadt	5571	Autriche	3013
Hollande	5039	Hanovre	2516
Wurtemberg	5006	Oldenbourg	2439
Bade	4902	Meklembourg-Schwerin	2354
Grande-Bretagne et Irlande	4835	Portugal	2170
Toscane	4614	Espagne	1650
Modène	4391	Turquie	1600
Parme	4221	Grèce	1407
Deux-Siciles	4214	Danemarck	960
Romagne	3881	Danemarck sans l'Islande et les Feroë. 2000 à	3000
France	3678	Russie	626
Hesse électorale	3635	Suède et Norwége	345
États sardes	3581		
Suisse	3330		

D'après M. Legoyt, la densité de la population des principaux États de l'Europe varierait entre 6,02 habitants par kilomètre carré en Norwége et en Suède, dont plusieurs parties sont à peu près inhabitables, et 147,4 en Belgique, maximum de densité constaté en Europe. Après la Belgique viennent par ordre décroissant : la Saxe, 130; la Hollande, 93,6; le Wurtemberg, 90,23; l'Angleterre, 112,7; la Suisse, 58,63; la Bavière, 58,04; le Portugal, 41,62; le Hanovre, 37,02; le Danemarck, 36,95; Russie, 12,27. Signe d'un développement industriel, commercial ou agricole prononcé, la densité des populations peut exercer sur les principaux phénomènes économiques, et notamment sur les salaires, une influence qui mérite d'être étudiée (1).

En France, la population spécifique était :

En 1836, de 64,12 habit. par kilom. carré.
1841, de 64,87
1846, de 67,09
1851, de 67,46

Voici quel était, en 1851, le nombre d'habitants par kilomètre carré dans chacun des 86 départements de la France :

(1) *Dictionn. de l'économ. politique*, Paris, 1854, t. II, art. POPULATION.

Tableau de la population spécifique en 1851.

DÉPARTEMENTS.	NOMBRE d'habitants par kilomètre carré.	RAPPORT avec le nombre moyen 67,461.	DÉPARTEMENTS.	NOMBRE d'habitants par kilomètre carré.	RAPPORT avec le nombre moyen 67,461.
Ain	64. 25	0. 952	Lot	56. 82	0. 842
Aisne.	76. 00	1. 126	Lot-et-Garonne.	63. 75	0. 945
Allier.	46. 08	0. 682	Lozère.	28. 01	0. 415
Alpes (Basses-).	21. 91	0. 325	Maine-et-Loire.	72. 34	1. 072
Alpes (Hautes-).	23. 86	0. 354	Manche	101. 27	1. 501
Ardèche.	69. 94	1. 037	Marne.	45. 63	0. [illegible]76
Ardennes.	63. 27	0. 938	Marne (Haute-).	43. 15	0 640
Ariége	54. 65	0. 810	Mayenne.	72. 56	1. 076
Aube.	44. 92	0. 666	Meurthe	73. 91	1. 096
Aude	45. 91	0. 680	Meuse.	52. 74	0. 782
Aveyron	44. 97	0. 667	Morbihan.	70. 29	1. 042
Bouches-du-Rhône.	83. 45	1. 237	Moselle.	85. 61	1. 269
Calvados	88. 98	1. 319	Nièvre	47. 99	0. 711
Cantal.	43. 84	0. 650	Nord	203. 89	3. 022
Charente	64. 40	0. 955	Oise.	68. 98	1. 022
Charente-Inférieure.	69. 08	1. 024	Orne	72. 10	1. 069
Cher	42. 54	0. 631	Pas-de-Calais	104. 91	1. 555
Corrèze.	54. 70	0. 811	Puy-de-Dôme	75. 00	1. 112
Corse.	27. 01	0. 400	Pyrénées (Hautes-).	58. 11	0. 862
Côte d'Or.	45. 70	0. 677	Pyrénées (Basses-).	57. 62	0. 854
Côtes-du-Nord.	91. 88	1. 362	Pyrénées-Orientales	44. 15	0. 654
Creuse	51. 56	0. 764	Rhin (Bas-).	129. 10	1. 914
Dordogne.	55. 22	0. 818	Rhin (Haut-)	120. 31	1. 783
Doubs	56. 74	0. 841	Rhône.	205. 97	3. 053
Drôme	50. 09	0. 743	Saône (Haute-).	64 98	0. 963
Eure	69. 70	1. 033	Saône-et-Loire.	67. 11	0. 995
Eure-et-Loir.	51. 55	0. 704	Sarthe.	76. 23	1. 130
Finistère	91. 95	1. 363	Seine	2,990. 67	44. 332
Gard	70. 05	1. 038	Seine-Inférieure	126. 14	1. 870
Garonne (Haute-)	76. 36	1. 140	Seine-et-Marne.	58. 40	0. 866
Gers	48. 96	0. 729	Seine-et-Oise.	84. 21	1. 248
Gironde.	63. 08	0. 935	Sèvres (Deux-).	53. 94	0. 800
Hérault.	62. 81	0. 931	Somme	92. 64	1. 373
Ille-et-Vilaine	85. 42	1. 266	Tarn	63. 19	0. 937
Indre.	39. 95	0. 592	Tarn-et-Garonne.	63. 83	0. 946
Indre-et-Loire	51. 63	0. 765	Var	49. 53	0. 734
Isère	72. 79	1. 079	Vaucluse	74. 45	1. 104
Jura.	62. 73	0. 930	Vendée.	57. 06	0. 846
Landes	32. 42	0. 480	Vienne	45. 50	0. 674
Loir-et-Cher.	41. 24	0. 611	Vienne (Haute-)	57. 89	0. 858
Loire	99. 07	1. 468	Vosges	70. 30	1. 042
Loire (Haute-)	61. 39	0. 910	Yonne	51. 31	0. 761
Loire-Inférieure	77. 92	1. 155			
Loiret.	50. 41	0. 747	France entière. Moyenn.	67. 46	1. 000

ART. III. — Du groupement de la population.

La population de la France était répartie :

En 1836 entre 37 140 communes.
1841 37 040
1846 36 819
1851 36 835

Sur 10 000 habitants en Europe, 2 019 appartiennent à la population des villes et 7 981 à celle des campagnes. C'est en Suède, en Suisse, en

Norwége et dans le Wurtemberg que le chiffre de la population urbaine est le moins élevé, puisqu'il ne dépasse pas, en moyenne, 946 sur 10 000. C'est en Hollande, en Saxe, en Prusse, dans les États sardes et en Belgique (les documents anglais ne fournissent pas de renseignements analogues) que paraît se trouver la population urbaine la plus considérable; elle est, dans ces États, de 3 584, 3 500, 2 807, 2 683 et 2 519 sur 10 000. Pour la France, d'après le dénombrement de 1851, et en considérant comme appartenant à la population urbaine les habitants des villes de 5 000 âmes et au-dessus, au nombre de 6 413 393, elle est de 1 792 sur 10 000 (1).

Lorsqu'il fut question, en 1848, de mettre en application la nouvelle loi électorale, le gouvernement français dut procéder à un classement des communes basé sur le chiffre de la population. Il fut constaté que la France comptait, d'après le recensement de 1846 :

431	communes ayant moins	de	100		habitants.
2,528		de	100	à	200 inclusivement.
4,075		de	201	à	300
4,654		de	301	à	400
4,049		de	401	à	500
11,908		de	501	à	1,000
4,413		de	1,001	à	1,500
2,100		de	1,501	à	1,999
877		de	2,000	à	2,499
539		de	2,500	à	2,999
815		de	3,000	à	4,999
275		de	5,000	à	9,999
96		de	10,000	à	19,999
59		de	20,000	et	au-dessus.
36,819					

On voit que, sur 36,819 communes, il en est 7 434, ou un peu plus d'un cinquième, qui comptent moins de 301 habitants.

En Europe, on compte en moyenne 2 163 familles pour 10 000 habitants, soit 4,62 personnes par famille. C'est en France que ce rapport est le plus élevé, 2 429, et en Prusse qu'il l'est le moins, 1 948. La formation des familles semble obéir dans toute l'Europe à des influences qui en déterminent uniformément le nombre. Celui des maisons ne présente pas le même caractère. Il varie entre 2 476 pour 10 000 habitants

(1) *Dictionn. de l'économ. politique*, art. POPULATION.

dans le Portugal (1) et 414 seulement en Belgique. Il est en moyenne, pour 11 États (2), de 1 546, soit un peu moins de 6,5 personnes par maison. En rapprochant le nombre des ménages de celui des maisons, on constate, en moyenne, l'existence de 6 522 ménages pour 10 000 maisons. Les États qui comptent le moins de maisons, à population égale, et où l'on doit, par conséquent, supposer aux habitations des dimensions plus considérables, sont : la Belgique, 414 pour 10 000 habitants; la Prusse, 1 191 ; la Saxe, 1 179 ; le Hanovre, 1 424 ; l'Autriche, 1 451 ; le Piémont, 1 455. Les trois pays qui comptent le plus de maisons sont : le Portugal, 2 476; la Sardaigne, 2 093 (3).

En 1851, le nombre total des maisons en France était de 7 462 545. Il résulte de là que la population moyenne des maisons était au-dessous de 5 habitants. On comptait :

313,691	maisons ayant	une seule ouverture.
1,805,422	—	deux ouvertures.
1,433,642	—	trois ouvertures.
996,348	—	quatre ouvertures.
692,685	—	cinq ouvertures.
2,220,757	—	six ouvertures et au-dessus.

Le nombre moyen d'habitants était en 1851 :

	Pour une maison.	Pour un ménage.
En France..............	4,84	3,95
Dans les villes...........	9,05	3,58
Dans Paris..............	35,17	2,99

Le territoire de la France est divisé en 126 210 194 parcelles appartenant à 11 053 702 propriétaires.

CHAPITRE II.

DES RECENSEMENTS DE LA POPULATION.

ART. Ier. — Historique des recensements et sources à consulter.

On entend par recensement ou dénombrement, l'opération administrative destinée à faire connaître la population d'un pays. Le seul raisonnement démontre que dès qu'un gouvernement régulier a existé, il a dû

(1) Recensement de 1838.

(2) Prusse, Belgique, France, Angleterre, Piémont, Sardaigne, Saxe, Hollande, Autriche, Hanovre, Portugal, mêmes dates qu'à la note précédente.

(3) *Dict. de l'économ. politique*, art. POPULATION.

procéder à la constatation du nombre des habitants, ne fût-ce même que pour donner une base à l'assiette de l'impôt. Aussi l'histoire des recensements remonte-t-elle à une haute antiquité. On appelle mouvement de la population, les mutations incessantes qui maintiennent, accroissent ou diminuent le chiffre des habitants d'un pays. La constatation de ces mutations remonte également à des temps très reculés. Ainsi, à Rome, une loi de Servius Tullius prescrivait de déposer, à chaque naissance, une pièce de monnaie dans le temple de Junon Lucine, une autre, à chaque décès, dans le temple de la déesse Libitine ; enfin une troisième, dans le temple de Juventa, pour chaque jeune homme qui prenait la robe virile. Pendant tout le moyen âge, la constatation du mouvement de la population fut confiée au clergé.

Voici la liste des principaux documents à consulter sur la population des divers États de l'Europe moderne :

FRANCE. — Statistique générale de la France, nouvelle série, vol. XV ; cadastre, population. Paris, 1855.

COLONIES FRANÇAISES. — Notices statistiques sur les colonies françaises.

ALGÉRIE. — Tableaux des établissements français dans l'Algérie. Paris, 1837-1855.

SUÈDE. — Rapports quinquennaux au roi ; recensement et mouvement de la population. (Kongel, Tabellcommissionens underdaaniga femaarsberaettelser.)

NORWÉGE. — Statistike Tabeller for Kongeriget Norge. Christiania, 1847.

BELGIQUE. — 1° Mouvement de l'État civil, publié par le ministre de l'intérieur, années 1841 à 1850.

2° Recensement général, 15 octobre 1846, publié en 1849.

SUISSE. — 1° Tableaux de la population de la Suisse, dressés d'après les résultats du dernier recensement fédéral, 18-23 mars 1850.

2° Franscini, Neue Statistik der Schweitz. Berne, 1848.

ANGLETERRE. — 1° Annual reports of the Registrar general of births, deaths and marriages, de 1839 à 1855.

2° Census of Great Britain, 1801, 1811, 1821, 1831, 1841 et 1851.

PRUSSE. — Tabellen und ämtliche Nachrichten über den Preussichen Staat für das Jahr 1855, herausgegeben von dem statistischen Bureau.

AUTRICHE. — 1° Statistische Mittheilungen, herausgegeben von der Direction der administrativen Statistik, 1841 à 1851.

2° J. Hain, Handbuch der Statistik des Oesterreichischen Kaiserstaates. Wien, 1852.

SAXE (royaume de). — 1° Statistische Mittheilungen aus dem Kœnigreich Sachsen, herausgegeben vom statistischen Bureau des Ministerium des Innern. Dresde, 1851.

2° Stand der Bevölkerung nach der Zählung vom 3 December 1849. Dresde, 1851.

BAVIÈRE. — Beiträge zur Statistik des Königreiches Baiern aus amtlichen Quellen herausgegeben von doctor Herman. München, 1850.

HANOVRE. — Tellkampf, Die Verhältnisse der Bevölkerung im Kön. Hanover. Hanover, 1846.

WURTEMBERG. — Bickes, Bewegung der Bevölkerung. Tubingen und Stuttgart, 1833.

DUCHÉS DE SCHLESWIG, HOLSTEIN ET LAUENBURG. — Statistisches Tabellewerk. Koppenhagen, 1846.

DANEMARCK. — 1° Zæhlung von 1er februar 1850.

2° Statistik tabelværk ny Rekke, første bind. Kjobenhavn, 1850.

HOLLANDE. — Statistisch jaarboekje voor het koningryk der Nederlanden uitgegeven door het departement van binnenlandsche zaken, 1851.

PORTUGAL. — 1° Revisao do recenseamento da populaçao de Portugal en 1838, publicado no diario do governo de 21 de abril de 1840.

ÉTATS SARDES. — 1° Informazioni statistiche raccolte dalla regia commissione superiore, per gli Stati di S. M. in terra ferma (Censimento della popolazione, 1839, movimento della popolazione, 1843).

2° Censimento del regno di Sardegna, per l'anno 1848.

3° Censimento della popolazione dell'isola di Sardegna, 1846.

4° Neugebauer, Sardinien. Berlin, 1853.

ITALIE. — Annuario italiano, 1852.

G. Ferrario, Statistica medica, 1838-1840.

ILES CANARIES. — Minutoli, Die Canarischen Inseln. Berlin, 1854.

ART. II. — Du recensement dans les principaux États.

En Angleterre, le premier dénombrement remonte à l'année 1086. Il fut exécuté d'après les ordres de Guillaume le Conquérant, et les résultats en sont consignés dans le célèbre *Domesday book*. Aujourd'hui, les recensements sont décennaux et s'opèrent le même jour, et dans toute l'étendue du pays, par des bulletins imprimés que les propriétaires ou locataires des maisons sont tenus de remplir exactement. En Angleterre, le dénombrement, au lieu d'être laissé aux soins des autorités locales, est confié aux agents de l'état civil laïques, vaste administration placée sous la main du gouvernement et dont la sphère d'action embrasse toutes les paroisses de la Grande-Bretagne. Il est vrai que le système anglais coûte à l'État environ 800,000 francs, mais l'inconvénient de cette dépense est peut-être compensé, dans une certaine mesure, par la confiance qu'inspirent les renseignements recueillis.

En Belgique, il ne s'est fait, depuis son érection en État indépendant, qu'un seul recensement, qui est celui de 1846. Il comprend le sexe, l'âge, l'état civil, le lieu d'origine, la langue, le culte et la profession des individus. En Belgique, comme en Angleterre, le refus de répondre est frappé d'une pénalité. En Hollande, les dénombrements sont décennaux et comprennent le sexe et l'état civil des individus, l'origine, le culte, le nombre des familles.

Dans les États sardes, les dénombrements sont décennaux et s'exécutent sous la haute direction d'une commission centrale et de commissions provinciales de statistique, institution empruntée depuis par la Belgique. Les deux plus récents ont eu lieu en 1838 et 1848. Un dénombrement spécial de l'île de Sardaigne a été effectué en 1846.

Une décision de l'assemblée fédérale du 22 décembre 1849 a prescrit le premier dénombrement général qui ait été exécuté en Suisse. Il a eu lieu en mars 1850, par les soins combinés du conseil fédéral et des gouvernements cantonaux. En Prusse, les dénombrements sont triennaux comme dans les autres États du Zollverein. On en compte 13 de 1816 à 1852. En Autriche, la forme et l'époque du dénombrement ne sont pas les mêmes pour tout l'Empire. Il est triennal depuis 1831 dans les provinces soumises au recrutement. Les deux derniers dénombrements généraux du Hanovre ont eu lieu les 1ers juillet 1842 et 1848. Le dénombrement est une institution déjà ancienne en Suède. En 1749, un bureau spécial fut chargé de centraliser et de dépouiller les documents sur la population préparés par le clergé. En Norwége, l'opération du recensement est également confiée au clergé dans les campagnes ; il y est procédé par les magistrats municipaux dans les villes. En Danemarck, les renseignements recueillis par l'autorité comprennent : le sexe, l'âge, la profession et les familles. Des recensements annuels ou généraux s'opèrent en Russie pour assurer le recrutement ; mais aucune publication officielle n'a encore indiqué sous quelle forme ils ont lieu et les divers renseignements (autres que le sexe et l'âge) qu'ils ont pour but de recueillir. La population du Portugal a été dénombrée en 1820, 1838 et 1841. Le nombre des habitants en bloc et des maisons paraît seul avoir été constaté. En Espagne, aucun relevé numérique des habitants n'a été fait depuis les dénombrements de 1798 et 1803. Dans les États romains, le dernier dénombrement paraît remonter à l'année 1845 ou 1846. Enfin, aux États-Unis, le recensement est décennal : le premier a été effectué le 1er août 1790 ; le dernier et le septième le 1er juin 1850 ; il est opéré directement par les agents fédéraux, sous la direction d'une commission spéciale, et comprend une statistique très détaillée de la population (1).

(1) *Dictionn. de l'économ. politique*, t. II, Paris, 1853, art. RECENSEMENT.

En France, le premier recensement est mentionné en 1700 par Phelippeaux, intendant de la généralité de Paris. « Du temps du roi Charles IX, dit cet auteur, il s'est fait un dénombrement des peuples et habitants du royaume de France, qui se trouva monter à 20 000 000 d'habitants. » Le second dénombrement connu a eu lieu vers la fin du XVIIe siècle, par les soins des intendants des généralités. D'après ce document, publié en 1720, la France, qui ne possédait pas encore la Lorraine ni la Corse, comptait alors 39,016 paroisses, et 3 547 940 feux, lesquels, à raison de 5 1/2 personnes par feu, donneraient 19 millions 1/2 d'habitants. Le recensement de 1762 porte la population de la France à 21 769 163. En 1784, M. de Necker, admettant qu'une naissance réponde à 25 1/2 d'habitants, évalua la population française à 24 800 000 habitants. Nous croyons cette estimation au-dessous de la réalité, car elle forcerait d'admettre un accroissement par trop considérable pendant la période de la révolution, après laquelle, en 1800, le recensement porta la population de la France, ramenée à sa superficie actuelle, à 27 349 003 habitants. Toutefois ce dernier chiffre ne mérite lui-même qu'une médiocre confiance, si l'on considère qu'en 1805, le gouvernement, dans une circulaire aux préfets, faisait observer « que, parmi les auteurs du dénombrement de 1800, les » uns avaient exagéré la population, croyant par là donner plus d'impor- » tance aux localités, les autres l'avaient diminuée, dans l'espérance de se » dérober aux charges publiques. » Le recensement de 1806 donne une population de 29 107 425 habitants; celui de 1821 la porta à 30 471 875. D'après une ordonnance royale de 1822, un dénombrement général devait avoir lieu tous les cinq ans; mais, en 1826, le gouvernement se borna à ajouter au tableau de 1821 l'excédant des naissances sur les décès, et déclara ce résultat, nécessairement très inexact, authentique pour une nouvelle période de cinq ans. Le recensement de 1831 porta la population à 32 569 223, ce qui donnait un accroissement de 6,92 pour 100 sur la période décennale de 1821 à 1831. Le dénombrement de 1836, opéré avec soin, donne une population de 33 540 910; celui de 1841 de 34 240 717 habitants. Les instructions pour 1846 furent délibérées par une réunion de statisticiens, qui exigèrent le signalement du sexe, de l'état civil, de l'âge et de la profession; le résultat du recensement conduisit au chiffre de 35 400 486 habitants.

Les dénombrements de 1801 à 1846 n'avaient constaté la population que par sexe et par état civil; le recensement de 1851 y ajouta l'indication de l'âge, du culte, de la nationalité et des infirmités extérieures et visibles. Le dénombrement de 1851 est le huitième qui ait été effectué en France depuis le commencement de ce siècle. La population s'élevait à 35 781 628 âmes, et s'est accrue, depuis 1846, de 381 142 ou de 76 228 par an. C'est une augmentation de 1,08 pour 100 pour la période quinquennale entière, et d'un peu plus de 0,21 pour 100 par an. Cette augmentation est notablement plus faible que celle des dénombrements précédents.

CHAPITRE III.

COMPOSITION DES POPULATIONS SELON LES AGES.

ART. Ier. — Populations des divers États en général.

Sur 100 000 individus de la population générale, on en compte 33 199 de moins de 15 ans; 9264 de 15 à 20; 8 911 de 20 à 25; 8264 de 25 à 30; 7135 de 30 à 35; 6524 de 35 à 40; 5847 de 40 à 45; 5296 de 45 à 50; 4 476 de 50 à 55; 3 489 de 55 à 60, et 7684 de 60 et au-dessus. Le chiffre des individus de moins de 15 ans varie entre 36047 en Angleterre, et 27 307 en France. Toutefois ce dernier terme de comparaison mérite peu de confiance, le dénombrement des âges en France, en 1851, ayant éprouvé des résistances qui en ont compromis l'exactitude. Les États qui, après l'Angleterre, comptent le plus d'individus de moins de 15 ans sont : la Prusse, 34 711; les États sardes, 34 210; le Danemarck avec les duchés, 34 001; la Saxe, 33 388; la Styrie, 32 830; la Belgique, 32 300. C'est encore en Angleterre qu'on trouve le plus d'individus de 15 à 20 ans, 9 962, et en France que l'on en rencontre le moins, 8 808. Pour les autres États, le chiffre des habitants de cet âge n'offre pas de différence sensible. Même résultat en ce qui concerne les adultes de 20 à 30 ans, dont le maximum se trouve en Angleterre, 17 871, et le maximum en France, 16 346. Pour les autres États, il est de : 17 698, en Saxe; de 17 280, dans les États sardes; de 17 260, en Styrie; de 17 071, dans le Danemarck et les duchés; de 16 910, en Belgique. La France occupe la première place, et l'Angleterre la dernière, dans la série des États qui ont le plus d'habitants de l'âge de 30 à 40 ans. Les chiffres afférents à ces deux États sont : pour le premier, de 14 753 ; pour le second, de 12 182. La France est suivie par les autres États dans l'ordre suivant : États sardes, 14 610; Styrie, 14 210 ; Saxe, 13 773; Belgique, 13 530; Danemarck avec les duchés, 13 289. La France et l'Angleterre conservent le même rang pour les individus de 40 à 50 ans : le premier de ces États en compte 12 465, et l'Angleterre seulement 9 629. Viennent ensuite : la Belgique, 11 830 ; la Styrie, 11 080 ; le Danemarck et les duchés, 10 923 ; la Saxe, 10 863 et les États sardes, 10 830. Le même ordre se maintient pour les individus de 50 à 60, la France en comptant 10 170 (nombre exceptionnellement élevé et d'une exactitude douteuse), et l'Angleterre seulement 6 426. Le nombre des individus de cet âge varie, pour les autres États, dans les proportions suivantes : Styrie, 8 140 ; Danemarck et les duchés, 7 686 ; États sardes, 7 770 ; Belgique, 7 680 ; Saxe, 7 608. C'est encore en France que l'on trouverait, s l'on pouvait ajouter foi au dénombrement de 1851, le plus grand nombre de vieillards de 60 ans et au-dessus, 10 149. La Prusse occupe le dernier rang, 5 979. Les autres États se classent ainsi par ordre de longévité : Belgique, 8 690 ; Danemarck et duchés, 7 483 ; États sardes, 7 160 ; Styrie, 7 240 ; Saxe, 7 136 ; Angleterre, 7 123 (1).

La race semble exercer une influence considérable sur la composition des populations au point de vue de l'âge. Ainsi, d'après le recensement de 1840, on comptait sur 10 000 habitants aux États-Unis d'Amérique (2) :

	Gens de couleur libres.	Esclaves.	Blancs.
Moins de 10 ans.........	2,884	3,394	3,161
De 10 à 24 ans.........	2,831	3,141	3,027
De 24 à 36 ans.........	1,993	1,910	1,786
De 36 à 55 ans.........	1,519	1,144	1,414
De 55 à 100 ans........	756	406	612
De 100 ans et au-dessus...	17	5	»
	10,000	10,000	10,000

Il est digne de remarque que cette composition, que nous sommes loin toutefois d'attribuer exclusivement à une influence de race, est toute à l'avantage de la population libre de couleur.

ART. II. — Population de la France en particulier.

Le tableau suivant résume la population de la France, classée par âge, par sexe et par état civil, d'après le recensement de 1851.

(1) *Dictionn. de l'économ. politique*, art. POPULATION.

(2) E. Jarwis, *Notice of some vital statistics of the United States* (*Journal of the statistical Society of London*, t. IX).

De la population française classée suivant les âges, d'après le recensement de 1851.

AGES.	SEXE MASCULIN.				SEXE FÉMININ.				TOTAUX
	Garçons.	Hommes mariés.	Veufs.	Totaux.	Filles.	Femmes mariées.	Veuves.	Totaux.	GÉNÉRAUX.
Au-dessous de 1 an	332,938	»	»	332,938	322,233	»	»	322,333	655,271
Age de 1 an	326,493	»	»	326,493	312,498	»	»	312,498	638,993
— 2 ans.	364,932	»	»	364,932	355,328	»	»	355,328	720,260
— 3 ans.	336,017	»	»	336,017	328,897	»	»	328,897	664,914
— 4 ans.	322,604	»	»	322,604	319,777	»	»	319,777	642,381
— 5 ans.	331,945	»	»	331,945	321.885	»	»	321,885	653,830
— 6 ans.	339 933	»	»	339,933	333,815	»	»	333,845	673,748
— 7 ans.	340,952	»	»	340,952	325,914	»	»	325,914	666,866
— 8 ans.	339,594	»	»	339,594	327,483	»	»	327,483	667,077
— 9 ans.	323.866	»	»	323,866	309,834	»	»	309,834	633,700
— 10 ans.	334,892	»	»	334,892	326,467	»	»	326.467	661,359
— 11 ans.	310,198	»	»	310,198	299,796	»	»	299,796	609.994
— 12 ans.	330,702	»	»	330,702	315,997	»	»	315,997	646.699
— 13 ans.	302.587	»	»	302,587	294,171	»	»	294,171	596,758
— 14 ans.	323.961	»	»	323,961	307,656	»	»	307,636	631,617
— 15 ans.	334.712	»	»	334,712	322,208	265	2	322,475	657,187
— 16 ans.	317,486	4	»	317,490	311,005	2,168	7	313,180	630,670
— 17 ans.	321,668	»	»	321,713	299,953	5,960	46	305.961	627,674
— 18 ans.	326,138	845	52	327,035	310,099	16,437	155	326,689	653,724
— 19 ans.	290,927	1,966	100	292,993	258,243	27,353	365	383,965	578,956
— 20 ans.	286,337	4,747	231	291,335	274,241	51,897	757	326,895	618,230
— 21 ans.	264,071	10,990	292	275,353	213,914	65,430	1,196	280,540	555,893
— 22 ans.	270,147	26,993	447	297,587	219,179	96,088	1,654	316.901	614,488
— 23 ans.	248,593	43,725	800	293,120	183,885	108,944	2,021	294,850	587,970
— 24 ans.	250.810	64,762	1,095	296.667	167,760	133,277	2,632	303,669	600,356
— 25 ans.	216,203	89,277	1.550	307,630	158,332	154,266	3,480	316,078	623,408
— 26 ans.	180,032	102,504	1,946	284,482	128,030	160,865	3,988	292,881	577,363
— 27 ans.	168,038	148,273	2,282	288,593	107,607	165,817	4,743	278,167	566,760
— 28 ans.	155,158	143,004	3,041	301,203	109,121	188,508	5,694	303,323	604,526
— 29 ans.	117,039	133,654	2,814	253,507	77,456	159,161	5,387	242.204	495,711
— 30 ans.	136,028	196,938	4,719	337,705	112,728	250,075	10,150	352,933	690,638

De la population française classée suivant les âges, d'après le recensement de 1851.

AGES.	SEXE MASCULIN.				SEXE FÉMININ.				TOTAUX
	Garçons.	Hommes mariés.	Veufs.	Totaux.	Filles.	Femmes mariées.	Veuves.	Totaux.	GÉNÉRAUX.
Age de 31 ans.	82,602	153,460	3,817	239,879	58,930	161,745	6,667	227,340	467,219
— 32 ans.	87,016	187,697	5,119	279,832	69,903	198,417	9,466	277,786	557,618
— 33 ans.	67,150	170,516	4,731	242,397	54,999	177,328	9,411	241,738	484,135
— 34 ans.	63,224	184,430	5,417	253,071	55,246	185,931	11,655	252,232	505,303
— 35 ans.	70,284	218,975	7,056	296,315	64,342	218,980	14,353	297,675	593,990
— 36 ans.	59,135	213,733	7,042	279,910	54,664	208,845	14,728	278,237	558,147
— 37 ans.	47,825	196,030	6,693	250,548	42,216	182,358	13,561	238,115	488,663
— 38 ans.	46,600	199,941	7,681	254,222	43,827	192,882	15,901	254,610	508,832
— 39 ans.	34,643	171,616	6,857	213,116	33,155	159,771	14,285	207,211	420,327
— 40 ans.	55,267	260,732	11,931	327,930	64,808	245,742	27,459	338,009	665,939
— 41 ans.	29,482	168,161	7,648	205,291	29,031	151,664	15,564	196,259	401,550
— 42 ans.	34,519	200,933	10,089	245,541	56,784	178,694	20,390	255,868	481,209
— 43 ans.	27,397	165,068	9,009	201,474	29,127	151,482	17,992	198,601	400,075
— 44 ans.	25,626	169,781	9,319	204,726	29,198	155,890	19,865	204,953	409,679
— 45 ans.	34,349	219,938	14,002	268,289	43,349	189,961	30,179	263,489	531,778
— 46 ans.	24,826	168,451	11,353	204,630	28,935	149,870	23,326	202,131	406,761
— 47 ans.	21,465	157,118	11,202	189,785	25,487	156,308	21,918	183,713	373,496
— 48 ans.	23,710	174,060	13,628	211,398	32,493	157,665	28,474	218,632	430,030
— 49 ans.	19,611	147,740	12,316	179,667	25,542	128,898	24,247	176,687	356,354
— 50 ans.	30,583	233,238	22,908	286,729	49,638	203,280	52,214	305,132	591,861
— 51 ans.	17,841	153,480	14,834	186,155	21,665	121,587	28,009	171,061	357,216
— 52 ans.	18,303	167,897	17,661	203,861	25,535	136,046	35,840	197,421	401,281
— 53 ans.	15,878	146,824	16,734	179,436	20,907	121,591	31,522	174,020	353,456
— 54 ans.	16,063	149,363	17,994	183,420	21,926	122,557	35,565	180,048	363,468
— 55 ans.	18,539	170,698	23,483	212,720	30,020	140,480	47,804	218,304	431,024
— 56 ans.	13,662	128,396	18,652	160,710	20,451	111,090	39,035	170,576	331,286
— 57 ans.	11,003	99,563	16,045	126,615	17,393	96,159	34,781	148,333	274,946
— 58 ans.	11,768	100,801	18,747	131,316	20,039	101,177	42,698	163,914	295,230
— 59 ans.	9,384	81,908	15,438	106,730	15,508	79,252	35,647	130,407	237,137
— 60 ans.	14,840	128,053	28,439	171,332	33,146	123,202	75,975	232,323	403,655
— 61 ans.	8,172	75,720	16,531	100,423	14,093	67,495	37,105	118,693	219,118
— 62 ans.	5,211	82,766	20,131	111,108	15,735	71,121	43,381	130,257	241,365
— 63 ans.	8,096	76,304	19,711	104,111	13,731	64,673	41,708	120,112	224,223
— 64 ans.	7,592	75,483	20,973	104,030	13,435	61,504	44,894	119,830	223,880

— 65 ans.	8,493	84,379	26,667	119,539	17,029	66,353	58,833	142,215	261,754
— 66 ans.	7,039	70,424	23,690	101,153	12,471	51,234	47,190	110,895	212,048
— 67 ans.	5,876	59,089	21,772	86,737	10,329	42,543	40,853	93,725	180,462
— 68 ans.	6,081	59,398	24,135	89,614	11,465	42,593	46,712	100,770	190,384
— 69 ans.	5,171	47,571	19.883	72.625	8.608	31,942	37,791	78,341	150,966
— 70 ans.	6,746	64.069	32,581	103,396	14,005	39,262	63,291	116,558	219.954
— 71 ans.	4,035	37,771	19,279	61,085	7,068	23,317	33,876	64,261	125,346
— 72 ans.	4,323	40,484	24,016	68.823	8,394	23,701	41,873	73,971	142,794
— 73 ans.	3,213	27,809	19,074	50,096	5,764	17,665	30.864	54,293	104,389
— 74 ans.	3,303	27.702	19,285	50,290	6.127	16.169	32,695	54,991	105,281
— 75 ans.	3,553	29.424	23,150	56,127	7,098	16,518	41,031	64,647	120,774
— 76 ans.	2,761	18.347	15,755	36,863	4,639	11,464	28,462	44,565	81,428
— 77 ans.	2,395	14,680	12.582	29,657	3.587	8,556	24,374	36,517	66,174
— 78 ans.	2,078	13.346	12,852	28,276	3.804	8,027	25,676	37,507	65,783
— 79 ans.	1,484	9.242	9,252	19,978	2.461	5,360	17,755	25,576	45,554
— 80 ans.	1,817	10,941	13.250	26.008	3,902	5,735	27,149	36.786	62,794
— 81 ans.	883	5,715	7,017	13,615	1,652	2,977	12,770	17,399	31,014
— 82 ans.	862	5.264	7,358	13,484	1,854	2,669	13,344	17,867	31,351
— 83 ans.	716	3.718	5,747	10,181	1,295	1,669	10,065	13,029	23,210
— 84 ans.	633	3.461	5,956	10,050	1,279	1,578	10,278	13.135	23,185
— 85 ans.	596	2,692	5,118	8,406	1,048	1,132	8,620	10.800	19,206
— 86 ans.	426	1,768	3,550	5,744	727	808	5,633	7.168	12,912
— 87 ans.	306	1,341	2,606	4,313	524	595	4,406	5,525	9,836
— 88 ans.	310	952	2,116	3,378	409	435	3,683	4,527	7,905
— 89 ans.	211	607	1,385	2,203	341	303	2,585	3,229	5,432
— 90 ans.	182	588	1,367	2,137	337	276	2,507	3,120	5,257
— 91 ans.	106	295	721	1,122	178	136	1,302	1,616	2,738
— 92 ans.	91	250	640	981	142	183	1,129	1,454	2,435
— 93 ans.	68	143	352	563	90	97	690	877	1,440
— 94 ans.	70	125	289	484	107	84	597	788	1,272
— 95 ans.	51	123	305	479	89	70	590	749	1,228
— 96 ans.	39	70	212	321	72	60	353	485	806
— 97 ans.	30	43	138	211	47	41	213	301	512
— 98 ans.	24	43	129	196	30	28	191	249	445
— 99 ans.	17	23	61	101	23	8	91	122	223
— 100 ans.	11	7	44	62	18	7	93	118	180
Au-dessus de 100 ans.	7	6	27	40	10	»	52	62	102
Age non constaté	8,676	7,689	1,587	17,952	3,878	5,301	2,512	11,691	29,643
TOTAUX.	9,972,232	6,986,223	836,509	17,794,964	9,351,795	6,948,828	1,687,583	17,988,206	35,783,170

Il résulte de ce tableau, que l'on compte :

De l'âge de.....	99 ans,	101 hommes	et 223	femmes
De l'âge de.....	100 ans,	62	— 180	—
Au-dessus de...	100 ans,	40	— 102	—

Parmi les hommes mariés, on trouve :

4 hommes de 16 ans.
845 — 18 ans.
1,986 — 19 ans.

Parmi les femmes mariées :

265 ont 15 ans.
2,168 ont 16 ans.

On compte :

52 veufs de 18 ans.
100 — 19 ans
231 — 20 ans.

Parmi les femmes, nous avons trouvé :

2 veuves de 15 ans.
7 — 16 ans.
16 — 17 ans.
153 — 18 ans.

CHAPITRE IV.

DE LA COMPOSITION DES POPULATIONS SELON LES SEXES.

Divers recensements de la population ont donné les nombres ci-après de personnes du sexe féminin, pour 1 000 individus du sexe masculin :

Danemarck, 1845.........	1023	Hanovre, 1848...........	1009
Suède, 1805 à 1835.......	1081	Saxe, 1834 à 1843........	1057
Norwége, 1835...........	1070	Wurtemberg, 1833 à 1837.	1050
Écosse, 1851.............	1105	Bavière, 1849............	1051
Angleterre, 1851.........	1045	Sardaigne, 1848..........	981
Irlande, 1851............	1005	Toscane, 1832 à 1836......	965
Belgique, 1846...........	1005	Prusse, 1849.............	1001

En France, voici quelle a été, depuis un demi-siècle, la proportion relative des deux sexes sur 100 habitants :

	Sexe masculin.	Sexe féminin.
1801....	48,67	51,32
1806....	49,17	50,82
1821....	48,57	51,42
1831....	49,00	50,00

	Sexe masculin.	Sexe féminin.
1836	49,07	50,18
1841	49,50	50,51
1846	49,55	50,45

Le nombre des personnes du sexe masculin était, en 1851, de 17 794 964; celui du sexe féminin s'élevait à 17 988 206.

Depuis 1801, les divers recensements de la population française ont constaté les excédants ci-après, en faveur du sexe féminin :

Années.	Excédants.	Années.	Excédants.
1801	725,225	1836	619,508
1806	481,725	1841	445,382
1821	868,325	1846	318,738
1831	669,033	1851	185,890

Ainsi, à mesure que l'on s'éloigne de l'époque des guerres de la République et de l'Empire, on voit se rétablir l'équilibre entre les deux sexes, inévitablement rompu par la grande consommation d'hommes que faisait la guerre.

On comprend que la proportion des sexes ne saurait être celle de l'Europe dans les pays dont le peuplement est tout artificiel, tel que celui des colonies. Voici quelle était la composition de la population des colonies françaises en 1850 (1).

Population des colonies françaises en 1850.

	Sexe masculin.	Sexe féminin.	
Martinique.	57,961	64,859	122,820 (2)
Guadeloupe et dépendances.	61,042	67,943	128,985 (3)
Guyane française.	8,475	9,123	17,598 (4)
Réunion.	60,197	40,514	100,711 (5)
Sénégal et dépendances.	6,226	8,631	14,857 (6)
Établiss. français dans l'Inde.	88,668	91,864	180,532 (7)
Mayotte et dépendances.			27,915 (8)
Saint-Pierre et Miquelon.	1,312	884	2,196 (9)
			595,604

(1) *Notices statistiques sur les colonies françaises.* Paris, 1851, Imp. impériale.

(2 et 3) Non compris les fonctionnaires et leurs familles, et la garnison.

(4) Non compris les Indiens indigènes et la garnison, les sœurs à voile, les fonctionnaires, les Madériens et la population flottante.

(5) Non compris les cultivateurs indiens et chinois et les autres travailleurs étrangers, les fonctionnaires, les sœurs à voile et la garnison.

(6) Non compris les fonctionnaires et la garnison.

(7) Y compris les fonctionnaires, les sœurs et la garnison.

(8) Non compris les fonctionnaires, les sœurs et la garnison.

(9) Y compris les fonctionnaires et les ouvriers, les gendarmes, les marins de la station, les pêcheurs hivernants, et 35 Anglais des deux sexes.

En Algérie, la population européenne a offert depuis 1834 la composition suivante :

	Hommes.	Femmes.		Hommes.	Femmes.
1834	5,480	1,890	1846	40,600	25,000
1837	9,600	3,290	1847	44,800	30,200
1842	17,300	8,200	1848	48,700	32,700
1844	32,600	18,400	1849	46,700	32,300
1845	40,100	23,200	1851	53,351	38,047

Au 31 décembre 1854, cette même population européenne comptai 50 662 hommes, 30 112 femmes et 51 613 enfants des deux sexes âgés d moins de 15 ans.

La population indigène comptait au 31 décembre 1851 :

	MUSULMANS.			NÈGRES.			JUIFS.			Total général.
	Hommes.	Femmes.	Enfants.	Hommes.	Femmes.	Enfants.	Hommes.	Femmes.	Enfants.	
Province d'Alger.	7,330	5,599	5,829	19	6	8	1,704	1,790	3,767	37,814
— d'Oran.	6,618	5,071	4,019	609	530	448	2,758	2,186	3,947	26,186
— de Constantine.	14,558	11,670	8,901	857	745	266	2,012	1,555	1,301	41,865
	28,506	22,340	19,185	1,485	1,281	722	6,474	5,531	9,015	105,865
	81,329			3,488			21,048			

Si l'on suppose ces chiffres exacts, on est contraint de reconnaître l'im possibilité matérielle de la polygamie dans la population musulmane d l'Algérie, au moins comme pratique générale.

On peut en dire autant de plusieurs autres populations parmi lesquelle de récents dénombrements ont constaté un excédant considérable d'indi vidus du sexe masculin. Ainsi, le recensement de la population de Bomba et de Colaba, après le 1er mai 1849, a fourni la composition suivante pa sexes (1) :

	Sexe masculin.	Sexe féminin.	En tout.
Jains, Lingaëts et Bouddhistes...	1,083	819	75
Sectateurs de Brahma et Hindous d'autres castes..............	196,979	99,952	50
Musulmans.................	77,359	46,796	60
Parsis.....................	60,967	53,731	88
Juifs......................	612	520	84
Chrétiens indigènes...........	4,810	2,646	55
Indo-européens...............	4,013	2,707	66
Européens (purs).............	3,495	1,593	45
Nègres africains..............	739	150	20
Autres castes................	4,003	3,115	77
Totaux.....	354,090	212,029	59

(1) *Census of the Islands of Bombay and Colaba, on the 1er of may* 1849. — *Journ. de la Soc. de stat. de Londres*, t. XV, p. 336.

On voit ici une prédominance numérique marquée du sexe masculin, non-seulement pour l'ensemble de la population, mais encore pour chacun de ses éléments pris en particulier. Le tableau suivant donne le nombre des personnes du sexe féminin par 100 individus du sexe masculin, à trois époques différentes de la vie.

	Personnes du sexe féminin pour 100 individus du sexe masculin.		
	Au-dessous de 14 ans.	Au-dessous de 31 ans.	Au-dessous de 81 ans.
Jains, lingaëts et bouddhistes.......	124	60	88
Secte de Brahma et autres Indous....	60	48	58
Musulmans....................	84	48	98
Parsis.........................	99	82	90
Juifs..........................	89	81	89
Chrétiens indigènes.............	110	42	71
Indo-européens.................	89	59	76
Européens.....................	77	42	46
Nègres africains................	55	13	138
Autres castes..................	111	67	89
Totaux........	82	53,5	74,5

Bien que l'infériorité numérique du sexe féminin soit à peu près générale, on voit qu'elle varie d'une manière notable, non-seulement selon la race, mais encore selon l'âge. Il est à regretter que ce curieux document ne soit accompagné d'aucun renseignement explicatif dans la source à laquelle nous puisons.

CHAPITRE V.

DES MARIAGES ET DE L'ÉTAT CIVIL.

ART. Ier. — Du nombre annuel des mariages et de sa fixité.

Dans les 14 principaux États de l'Europe, le rapport des mariages à la population, est de 1 sur 133,3 (Russie non comprise). Les extrêmes de ce rapport se rencontrent en Russie où il est de 1 sur 49,3, et dans les États sardes où il est de 1 sur 55, pour la période 1828-37. Les autres États se classent dans l'ordre suivant : Belgique, 1 sur 154, pour la période 1842-46 ; Bavière, 1 sur 151,3, pour la période 1835-39 ; Bade et Wurtemberg, 1 sur 141, pour la période 1833-42 ; royaume de Naples et Toscane, 1 sur 140, pour la période 1833-42 ; Portugal, 1 sur 143, pour la période 1840-49 ; Suisse, 1 sur 133 ; Hanovre, 1 sur 131, pour la période 1832-41 ; Danemark et Suède, 1 sur 129, périodes 1824-33 pour le Danemark et 1831-35 pour la Suède; Norvége, 1 sur 127, période 1826-35 ; France, 1 sur 123, période 1840-50 ; Saxe et Angleterre, 1 sur 121, périodes 1832-38 pour la Saxe et années 1845 et 1846 pour l'Angleterre ; Autriche, 1 sur 110, période 1846-49 ; Prusse, 1 sur 112, moyenne des années 1840, 43, 46 et 49. Sept pays catholiques occupent le premier rang des États qui comptent le moins de mariages; un État protestant occupe le dernier (1).

En tête des circonstances qui exercent une influence sur le nombre annuel des mariages, on peut placer les années de disette, les épidémies, la proportion des individus âgés de 20 à 30 ans, le chiffre du contingent annuel du recrutement, etc. Ainsi, en 1847, année de cherté, le chiffre des mariages descend, en France, de 270 633, en 1845, à 249 797, et en Angleterre, de 145 664 à 135 845; soit une diminution de 8 et 7 pour 100. En 1833 et 1835, années qui ont suivi les ravages du choléra, le chiffre des mariages s'élève, en France, de 254 254, moyenne des cinq années antérieures, à 264 061 en 1833 ; et de 273 025, moyenne des cinq années antérieures, à 297 583 en 1850. Dans les trois années antérieures à 1849, en Angleterre, la moyenne des mariages avait été de 138 238; en 1850, ils atteignent le chiffre de 152 738. Le très petit nombre de soldats qu'entretient l'Angleterre, par rapport à sa population, contribue à expliquer le chiffre élevé de ses mariages; mais ce chiffre est surtout déterminé par celui des adultes de 20 à 30 ans, qui est considérable en Angleterre.

Le rapport des mariages à la population varie d'une manière sensible, suivant le culte et la race. Ainsi on a compté, en Prusse, les nombres ci-après d'habitants pour un mariage :

	Protestants.	Catholiques.	Mennonites.	Juifs.
1831	129	136	95	155
1834	102	103	190	129
1837	110	109	131	142
1840	112	113	141	127
1843	107	113	137	123
1846	112	122	151	134
1849	107	111	130	174

Un fait très remarquable est sans contredit la fixité annuelle du nombre des mariages entre les diverses catégories d'âge, comme le montre le tableau suivant dans lequel M. Quételet a résumé les mariages contractés en Belgique de 1841 à 1845 inclusivement.

(1) *Dict. de l'écon. politique*, art. cité.

	AGES.	1841.	1842.	1843.	1844.	1845.
Hommes de 30 ans et au-dessous et femmes	30 ans et au-dessous..	12,788	12,422	12,368	13,024	13,157
	30 ans à 45 ans......	2,630	2,626	2,406	2,375	3,438
	45 ans à 60 ans......	93	121	125	129	102
	60 ans et au-dessus...	7	6	8	5	5
Hommes de 30 à 45 ans accomplis et femmes........	30 ans et au-dessous..	5,122	5,803	5,617	5,948	5,810
	30 ans à 45 ans.....	5,531	5,396	5,100	5,205	4,981
	45 ans à 60 ans.....	529	542	479	493	532
	60 ans et au-dessus...	18	12	18	21	21
Hommes de 45 à 60 ans accomplis et femmes........	30 ans et au-dessous ..	376	346	380	355	346
	30 ans à 45 ans......	896	879	896	951	993
	45 ans à 60 ans......	461	447	433	462	460
	60 ans et au-dessus...	23	19	29	36	28
Hommes de 60 ans et au delà et femmes...	30 ans et au-dessous..	46	35	43	41	36
	30 ans à 45 ans......	139	147	133	112	145
	45 ans à 60 ans......	133	170	137	112	145
	60 ans et au delà. ...	62	52	48	50	31
		29,876	29,023	28,220	29,326	29,210

Assurément il est peu de circonstances dans la vie où l'homme ait plus d'intérêt à agir avec circonspection et à user de son libre arbitre, que lorsqu'il s'agit de son mariage. Certes, le jeune homme de moins de 30 ans, qui épouse une femme de 45 à 60 ans et au-dessus, n'est point mû par une passion aveugle, irrésistible; et cependant, dit M. Quetelet, il vient chaque année, payer son tribut à cet autre budget fixé à la fois par sa propre organisation et par celle de la société. Il y a plus, ce tribut matrimonial, l'homme l'acquitte avec plus de régularité que celui qu'il paye à la mort et au trésor de l'État.

ART. II. — Répartition mensuelle des mariages.

Les mariages sont très inégalement répartis entre les divers mois de l'année, comme le montre le tableau suivant :

Moyenne mensuelle des mariages en France et en Italie.

	France, 1831-40.	Milan, onze années avant 1846.	Turin, 1828-37.	Gênes, 1828-37.	Naples, 1838-45.	Piémont, 1828-37.
Janvier.	30,345	1,529	863	581	1,262	47,122
Février......	43,156	2,120	1,010	1,061	1,539	62,128
Mars.......	15,236	436	451	280	1,046	13,053
Avril.......	16,217	1,141	840	874	1,270	32,108
Mai........	20,301	1,127	757	344	1,711	23,715
Juin.......	25,237	732	671	734	1,774	22,938
Juillet......	21,230	563	664	487	1,670	16,728
Août.......	16,208	658	653	559	1,602	16,891
Septembre...	18,852	1,198	662	569	1,788	17,798
Octobre.....	22,436	1,690	609	497	1,508	18,336
Novembre...	31,871	839	679	767	1,480	26,031
Décembre. ..	14,132	365	480	208	1,356	10,054
Totaux...	275,221	12,398	8,339	6,961	18,006	306,902

On voit qu'à l'exception de Naples, les maxima correspondent au mois de février, et les minima au mois de décembre. Mais, ne perdons pas de vue que le tableau qui précède ne comprend que des pays catholiques (1).

En Angleterre et en Suède, pays protestants, le plus grand nombre des mariages est célébré en octobre, novembre et décembre. Le minimum des mariages tombe en janvier, février et mars, en Angleterre, en février, juillet et août, en Suède; en août, mars et décembre dans les autres États. Il semble donc évident que l'époque des mariages est généralement déterminée par des intérêts locaux.

ART. III. — Des populations selon l'état civil.

Sur 10 000 habitants, on compte en moyenne, en Europe, 3 062 enfants ou célibataires du sexe masculin; 2 918 du sexe féminin; 1 726 hommes et 1 722 femmes mariées; 182 veufs et 435 veuves. C'est dans les États sardes, que l'on constate le rapport le plus élevé des hommes mariés aux femmes mariées. Il est comme 3 094 à 2 711. C'est en Saxe que ce rapport est le plus faible (2 949 à 2 951).

On comptait en France, en 1851 :

	9,972,232	garçons.
	6,986,223	hommes mariés.
	836,509	veufs.
	9,351,795	filles.
	6,948,828	femmes mariées.
	1,687,583	veuves.
Total....	35,783,170	habitants.

On voit que le nombre des veuves est juste un peu plus du double de celui des veufs, ce qui s'explique assez naturellement par cette double circonstance : 1° que les hommes se marient généralement à un âge plus avancé que les femmes; que les hommes exercent des professions qui les exposent à une mortalité exceptionnelle. Ceci soit dit sans préjudice d'autres causes dans l'examen desquelles ce n'est pas ici le lieu d'entrer.

ART. IV. — Du mariage considéré chez les divers peuples; polygamie, polyandrie.

« A Benin et au Mexique, on trouve, dit Burdach (2), des hommes

(1) Les documents relatifs à l'Italie sont empruntés à M. Ferrario (*Statistica medica*. Milano, 1846), les autres ont été puisés dans la *France statistique*, de M. Legoyt.

(2) *Traité de physiologie*, t. II, p. 56.

qui ont jusqu'à cent femmes; chez les nègres, un homme du commun en a deux à dix, un grand trois cents à mille. On prétend ordinairement que la polygynie est conforme à la nature dans ces climats, parce que le nombre des femmes y surpasserait celui des hommes; cependant la question n'est nullement décidée, et l'on ne raisonne que par hypothèse, puisqu'on n'a point de recensements officiels (1). On cite quelques calculs à l'appui de l'opinion qu'il y a plus de femmes que d'hommes dans les pays chauds; on dit, par exemple, que la proportion des hommes aux femmes est de 1 : 1,10 à la Nouvelle-Hollande, de 1 : 1,16 au Caire, de 1 : 1,20 à Quito, au Japon et aux Indes orientales, de 1 : 1,25 au Mexique et dans le centre de l'Asie, de 1 : 1,40 parmi les Guarines, en Amérique (2). Mais, en supposant ces évaluations exactes, il ne s'ensuivrait pas encore que la polygynie fût conforme à la nature. On assure que la polyandrie règne chez quelques sauvages du nord de l'Amérique, au Neypal, au Thibet (3), au Boutan, à Ceylan. Il existe, dit-on, sur les montagnes Bleues, au nord des Indes orientales, un peuple pasteur, celui des Todevis, chez lequel les frères, quel que soit leur nombre, ne prennent jamais qu'une seule femme en commun (4). Les peuples les plus civilisés de la terre ont vécu dans la monogamie; le concubinage, substitué à la polygynie, n'a dominé qu'aux époques de décadence. Chez tous les peuples civilisés, le mariage a été considéré comme une chose sainte, consacré par des cérémonies religieuses et contracté pour la vie. Le mariage n'est qu'une union temporaire à Camboge, à Calicut, dans quelques-unes des îles Canaries et chez les Pehuares, au Brésil.

» En Grèce, au siècle de Périclès, les parents ne vendaient plus leurs filles, comme jadis; mais ils les mariaient, sans les consulter, à des hommes qu'elles ne connaissaient pas, et cette coutume existe encore aujourd'hui en Chine. Chez les Romains, le mariage n'était une solennité que dans les familles patriciennes; pour le peuple, il consistait à acheter une femme, ou à la garder pendant une année. Chez les peuples tartares, on achète les femmes, et lorsqu'elles ont atteint leur quarantième année, on les réduit à la condition de domestiques.

» Chez la plupart des nègres, le mariage n'est qu'un simple marché.

(1) Les derniers recensements de la population mauresque dans les villes de l'Algérie donnent 5 femmes pour 7 hommes.

(2) *Dict. des sciences méd.*, t. XIV, p. 582.

(3) Malte-Brun, *Précis de la géogr. univ.*, 2e édit., t. IX, p. 301.

(4) *Dict. des sciences méd.*, t. XIV, p. 506. — Virey, *Hist. nat. du genre humain*, t. I, p. 218.

Chez les Hébreux, les Turcs, les Persans, les Hindous, les Chinois, les Tartares, les Égyptiens, les Maures, les Marocains, les Grecs de l'Archipel, les Russes, etc., l'homme exige de sa nouvelle épouse les signes physiques de la virginité (1). L'autre extrême se trouve à Goa, à Calicut, aux îles Philippines, où l'homme en fait l'abandon à d'autres; à Madagascar et chez quelques sauvages du Pérou, il choisit de préférence son épouse parmi les filles déflorées (2). »

CHAPITRE VI.

DE LA FÉCONDITÉ.

ART. Ier. — Fécondité dans le règne végétal et dans le règne animal.

La fécondité se détermine : 1° d'après le nombre des individus qui naissent dans un seul et même acte de procréation ; 2° d'après le nombre d'actes de procréation qui ont lieu pendant un laps de temps déterminé, ou pendant la vie de l'individu procréateur. Sous le premier de ces deux points de vue, il y a généralement quelque chose de fixe dans chaque espèce, c'est-à-dire qu'il se produit à peu près un nombre égal d'individus dans un temps donné. Plus ce nombre est considérable, et plus aussi il y a de latitude pour les variations individuelles (3). Une tige de maïs porte deux mille graines, et un pied d'*Helianthus annuus* quatre mille. Il y a des cas où un pied d'orge donne quatre-vingt-dix épis, contenant chacun quatre-vingts grains. On parle de cent mille graines fournies par un platane, trois cents mille par un orme, trois cent soixante mille par un pied de tabac, et sept cent mille par un giroflier (4).

D'après Burdach, « une *Ascaris nigrovenosa* contenait sept cents petits vivants (5); un *Distoma hepaticum* trois à quatre cents œufs, d'après Ramdohr; un *Echinorhynchus gigas*, plus de cent mille (6). Poli a trouvé un million d'œufs dans l'ovaire de l'*Ostrea cristata*, et deux millions dans l'*Arca Noæ*. C. Pfeiffer a vu une mulette rendre, dans l'espace de cinq heures, cinquante masses dont chacune contenait mille à onze cents œufs, et

(1) Virey, *Hist. nat. du genre humain*, t. I, p. 259.
(2) *Dictionn. des sciences médicales*, t. XIV, p. 481.
(3) Burdach, *Traité de physiologie*. Paris, 1838, t. II, p. 103.
(4) Treviranus, *Biologie*, t. III, p. 356.
(5) Rudolphi, *Entozoorum hist. nat.*, t. I, p. 322.
(6) Cloquet, *Anat. des vers intestinaux*, p. 97.

il a trouvé quatre cent mille petits dans les branchies d'une anodonte (1). Les papillons pondent de trois à cinq cents œufs, les fourmis quatre à cinq mille, les abeilles cinq à six mille. Réaumur a trouvé vingt mille petits dans le corps d'une espèce de mouche ; on évalue à trente mille le nombre des jeunes guêpes qui sont engendrées annuellement dans un nid de médiocre volume, attendu que ce nid contient dix mille cellules, et qu'il se produit trois générations par année (2). Une écrevisse donne environ deux cents œufs. Les raies et les squales produisent cinquante petits. Suivant Bloch, le *Cyprinus barbus* contient huit mille œufs, le *Dobula* vingt-six mille, le *Vimba* vingt-huit mille, le *Ballerus* soixante-sept mille, le *Rutilus* quatre-vingt-quatre mille, l'*Erythrophthalmus* quatre-vingt-onze mille, le *Jeses* quatre-vingt-douze mille, le *Carassius* quatre-vingt-treize mille, le *Blicca* cent mille, le *Brama* cent trente mille, le *Tinca* deux cent quatre-vingt-dix mille, le *Gibelio* trois cent mille, le *Carpio* trois cent trente mille, mais parfois aussi six cent mille ; la *Perca vernua* soixante-quinze mille, la *fluviatilis* deux cent quatre-vingt mille, la *Lucioperca* trois cent quatre-vingt mille ; le *Salmo salar* vingt-sept mille, l'*Esox lucius* cent trente-six mille, le *Gadus morhua* de quatre à neuf millions (3). De tous les reptiles, les batraciens sont les plus féconds. La *Salamandra terrestris* pond quarante à quatre-vingt œufs, le *Triton niger* deux cents (4) ; le *Bufo calamita* douze cents (5).

» Il n'y a pas d'oiseau qui ne ponde qu'un seul œuf. On en compte six à huit dans les *Lanius minor*, seize dans les *Tetrao perdix*, *rufus* et *coturnix*. Faber (6) assure que ce nombre est toujours exactement le même chez certains oiseaux ; que la bécassine, par exemple, n'en pond jamais ni plus ni moins de quatre. Quelques-uns, le cygne chanteur entre autres, en donnent cinq ou sept, et jamais six. Parmi les mammifères, la vache, l'aurochs, le chameau, le dromadaire, la biche, le renne, le bouquetin, le chamois, la chèvre, la brebis, l'éléphant, le rhinocéros, l'hippopotame, la baleine, le dauphin, le phoque, la jument, le zèbre, l'ânesse et les grands singes ne font qu'un petit ; la plupart des chéiroptères, les petits singes, l'élan, le chevreuil, l'ours, le raton en mettent bas deux ; la souris et le

(1) *Naturgeschichte deutscher Mollusken*, Weimar, 1821, t. I, p. 115.
(2) Smellie, *Philosophie der Naturgeschichte*, t. II, p. 96.
(3) *Naturgeschichte der Fische*, t. II, p. 217.
(4) Rathke, *Beitræge zur Geschichte der Thierwelt*, t. I, p. 29.
(5) Spallanzani, *Expér. sur la génération*, p. 33.
(6) *Ueber das Leben der hochnordischen Vœgel*. Leipzig, 1825, p. 168.

hamster jusqu'à dix ; le surmulot, la musaraigne et le cochon jusqu'à quinze (1). Un couple de lapins, déposé dans une île, avait produit six mille descendants en deux années, au dire de Worton. Suivant Réaumur, un puceron comptait déjà cinq mille neuf cent quatre millions de descendants à la cinquième génération.

Parmi les mammifères, certains rongeurs, comme les souris, les lapins, les cochons d'Inde, mettent bas toutes les cinq à six semaines, pendant l'été. Les plantes annuelles et un très grand nombre d'insectes ne peuvent se reproduire qu'une seule fois dans leur vie ; tandis que le chêne, le tilleul, etc., portent des fruits pendant plusieurs siècles. L'aptitude à procréer varie chez les animaux, sou le rapport de sa durée. Dans ceux qui sont en état de se reproduire dès la seconde année, elle dure six ans chez la chèvre, sept chez la vache, huit chez la chatte, neuf chez la martre, dix chez le renard, onze chez la brebis, quatorze chez la chienne. Parmi ceux qui ne peuvent se reproduire que dans la troisième année, elle dure neuf ans chez le lama, dix-huit chez la jument, le zèbre et la louve, vingt-sept chez l'ânesse.

La fécondité est moindre dans les premiers et derniers temps de l'aptitude à procréer. L'élan, l'ours, etc., ne font d'abord qu'un seul petit, mais ils en ont presque toujours deux, et sur les derniers temps un seulement. Le jeune hamster ne met bas que trois à six petits, tandis que celui d'un âge plus avancé en fait huit à seize. La truie est dans le même cas.

« La polygamie est polygynique ou polyandrique. Un seul mâle pour plusieurs femelles constitue la polygamie. On compte pour un seul mâle deux à cinq femelles chez l'autruche, trois à quatre chez le faisan à l'état de liberté, dix à vingt chez le coq domestique, vingt chez la mésange à longue queue, quatre chez l'éléphant, six à huit chez le lapin, six à dix chez le renne, huit à quinze chez le cerf, dix à douze chez le sanglier, dix à quinze chez l'âne, quinze à vingt chez le cheval, dix à trente chez l'ours marin, vingt à vingt-cinq chez le mouton, vingt à trente chez le cochon domestique, vingt à quarante chez les bêtes à cornes, trente à cinquante chez les chèvres. La polyandrie, ou la combinaison dans laquelle une femelle a plusieurs mâles, implique contradiction avec l'idée de la féminité. Aussi la nature ne nous en offre-t-elle que l'apparence chez les abeilles et les fourmis, où la fonction génitale femelle est répartie chez des individus différents. On compte, dans une ruche, environ cinq cents mâles et cinq

(1) Burdach, *Op. cit.*, t. II, p. 105.

mille femelles, mais dont une seule, la reine, sert pour ainsi dire d'organe commun de copulation, tandis que les autres remplissent toutes les autres fonctions de leur sexe (1). »

ART. III. — De la fécondité chez la femme.

Pour calculer la fécondité des mariages, la plupart des statisticiens se sont bornés à prendre le quotient résultant de la division du nombre annuel moyen des naissances par le nombre annuel moyen des mariages. Il est à peine nécessaire de faire remarquer combien cette manière d'opérer est défectueuse. En effet, il y a lieu non-seulement de séparer les naissances illégitimes du chiffre total des naissances, mais encore il faudrait tenir compte de l'âge des individus mariés et de la durée moyenne des mariages. M. Sadler, en étudiant la fécondité dans une série de familles de pairs d'Angleterre, a trouvé la répartition suivante :

Age de la femme.	Nombre d'enfants par mariage.
12 à 15 ans	4,40
16 19	4,63
20 23	5,21
24 27	5,43

On voit déjà que la fécondité pourrait bien différer selon l'âge de la femme. Mais ces documents ne comportent point de déduction, en ce sens qu'ils gardent le silence sur les mariages inféconds.

D'après M. Hain, on compte le nombre de naissances ci-après par mariage (2) :

France	de 1817 à 1848	3,50
Prusse	de 1840 à 1849	4,16
Autriche	de 1830 à 1847	4,29
Hanovre	de 1823 à 1843	4,03
Bavière	de 1836 à 1844	4,26
Angleterre	en 1849	4,07

D'après M. Legoyt, le nombre moyen des naissances (enfants-mort-nés compris) par mariage a été, en France, dans la période 1841-45, de 3,22 ; et dans la période 1846-50, de 3,20. La diminution est de 0,62 pour 100 ; elle est donc peu sensible. En Belgique, la différence a été plus notable, puisqu'elle s'est élevée de 4,32 dans la période 1841-45, à 4,12, de 1846 à 1850. C'est une diminution de près de 5 pour 100. En Prusse, les naissan-

(1) Burdach, *op. cit.*, t. II, p. 103.
(2) *Op. cit.*, p. 410.

ces ont diminué en même temps que les mariages, dans le rapport de 4,25 de 1816 à 1821, à 4,10 de 1834 à 1849; diminution, 3,66 pour 100. En Autriche, le nombre des naissances s'est accru dans le rapport de 4,30 de 1833 à 1844, à 4,42 de 1845 à 1847; c'est une augmentation de 3,80 pour 100. En Angleterre, il a diminué dans le rapport de 3,82 de 1842 à 1845, à 3,70 de 1846 à 1840, ou de 3,24 pour 100. En Hollande, dans le rapport de 4,65 de 1840 à 1845, à 4,40 de 1845 à 1849, ou de 5,68 pour 100 (1).

Voici d'après Moser (2), quel a été dans d'autres États le rapport des naissances aux mariages (3) :

Suède, 1821-26	4,03
Pays-Bas, 1825-30	4,83
Belgique	4,40*
Meklembourg-Schwerin, 1836	4,69
Wurtemberg, 1821-25	4,27*
Courlande, 1828	4,23*
Islande, 1825-27	5,18
Genève, 1814-33	2,75

Tous ces documents ne peuvent être considérés que comme approximatifs, par les motifs indiqués plus haut.

Suivant Marc (4), deux ou trois enfants seulement par année naissent de deux mille prostituées. Les filles que les Anglais envoient à Botany-Bay, et qui s'y marient, acquièrent dans ce nouvel état, au rapport de Péron, une fécondité qu'elles n'avaient pas eue auparavant (5). L'homme peut assurément procréer plus d'enfants avec plusieurs femmes qu'avec une seule, et l'on assure qu'il se trouve dans la Guinée des pères qui en ont soixante-dix à cent.

D'après Burdach, la fécondité serait faible dans les pays fort avancés vers

(1) *Dict. de l'écon. politique*, art. POPULATION.

(2) L. Moser, *Die Gesetze der Lebensdauer*. Berlin, 1839, p. 208.

(3) Les chiffres marqués d'un * sont ceux dont on a déduit les naissances naturelles.

(4) Parent-Duchâtelet, *De la prostitution dans la ville de Paris*, t. I, p. 234 et 242, élève ce nombre bien plus haut, et le porte à 21 enfants sur 1,000 prostituées. Il ajoute que les filles publiques sont plus aptes à la fécondation qu'on ne l'a cru jusqu'ici, mais qu'il faut, pour que celle-ci ait lieu, une réunion de circonstances, notamment le concours de la volonté et du laisser-aller, que d'ailleurs beaucoup de prostituées avortent par le fait ou de l'exercice du métier, ou de manœuvres criminelles.

(5) Cette remarque a été pleinement confirmée par Parent-Duchâtelet, *loc. cit.*, Paris, 1837, 2e édit., t. I, p. 242, sur les prostituées de Paris.

le nord, du soixante-dixième au quatre-vingtième degré de latitude, chez les Lapons, les Groënlandais, les Esquimaux, les Samoïèdes, les Ostiaques, les Jakutes, les Kamtchadales. La race à laquelle un peuple appartient est aussi une source de variétés. En Prusse, on compte selon Henke, 4,3 enfants par mariage parmi les chrétiens, et 5,2 parmi les israélites. Suivant Bicker, les nations slaves sont plus fécondes que les peuples germaniques. Les négresses aussi sont très fécondes ; elles conçoivent aisément, font souvent des jumeaux et accouchent avec une grande facilité et aiment beaucoup les enfants, ce qui fait qu'elles sont excellentes nourrices (1). Certaines familles se font remarquer aussi par une grande fécondité. Une femme qui avait eu trente-deux enfants en onze couches était venue elle-même au monde avec trois autres, et sa mère avait eu trente-huit enfants. Une autre femme accoucha de cinq enfants à la fois, et sa sœur de trois. Derham parle d'une femme qui avait eu seize enfants, dont onze seulement se marièrent ; cependant, lorsqu'elle mourut, à l'âge de quatre-vingt-treize ans, elle comptait cent quatorze petits-enfants, deux cent vingt-huit arrière-petits-enfants et neuf cents enfants de ces derniers, en tout douze cent cinquante-huit descendants (2).

CHAPITRE VII.

DES NAISSANCES.

ART. Ier. — Rapport des naissances à la population.

Le rapport moyen des naissances à la population, calculé pour 20 États, est en Europe de 1 sur 29,09 habitants. Les deux termes extrêmes de ce rapport se rencontrent, le plus élevé en Russie, où il est de 1 sur 22,4 habitants ; le plus faible en France où il n'est que de 1 sur 36. Les autres États se classent dans l'ordre suivant : Bavière, 1 sur 35,07 ; Belgique, 1 sur 32,9 ; Suisse, 1 sur 32,7 ; Danemark, sans les duchés, 1 sur 31,21 ; États sardes, 1 sur 31,9 ; Suède et Norwége, 1 sur 31 ; duchés de Schleswig et de Holstein, 1 sur 30,68 ; Hanovre, 1 sur 30,03 ; Portugal, 1 sur 29,1 ; Angleterre, 1 sur 28,9 ; Hollande, 1 sur 28,4 ; royaume de Naples, sans la Sicile, 1 sur 27,3 ; Prusse, 1 sur 25,66 ; duché de

(1) *Dict. des sciences méd.*, t. XIV, p. 517.
(2) Burdach, *Traité de physiologie*. Paris, 1838, t. II, p. 114.

Bade, 1 sur 25,7; Autriche, 1 sur 25,04; Saxe, 1 sur 25,0; Wurtemberg, 1 sur 23,3 (1).

En France le rapport des naissances à la population est descendu de 1 sur 35,6 dans la période de 1840-45, à 1 sur 36,7 de 1845 à 1849; c'est une diminution de 3,1 pour 100 d'une période à l'autre. Une diminution aussi caractérisée ne se retrouve dans aucun autre pays. En Angleterre, les naissances ont augmenté, dans la dernière période décennale, de 1,74 pour 100. En Prusse elle diminue de 1834 à 1846, pour augmenter dans l'année 1849. En Autriche elles ont augmenté. Un accroissement peu sensible, après diverses oscillations, s'est manifesté en Hanovre, en Bavière, en Danemarck et dans le grand-duché de Bade. On constate une diminution notable dans les États sardes, moins sensible dans le Wurtemberg et dans les duchés danois. Elle est plus forte en Hollande, où elle a été de près de 10 pour 100, dans la période décennale 1840-49, mais comme il a été également constaté une diminution des mariages dans le même pays, celle des naissances en est la conséquence naturelle. Ce n'est donc qu'en France que la diminution des naissances coïncide réellement avec l'accroissement des mariages (2).

ART. II. — Mort-nés.

Le nombre des mort-nés, pour 12 États étudiés par M. Legoyt, est de 444,6 sur 10 000 naissances. Les deux termes extrêmes de cette moyenne se trouvent : le plus faible dans les États sardes, où il est de 107,6 ; le plus fort en Hollande, où il s'élève à 526,3. Les autres pays se classent ainsi qu'il suit : duchés danois, 488,1 ; Belgique, 438,6; Saxe et Norwége, 408,8; Hanovre, 389; Prusse, 385; France, 310,5; Bavière, 300; Suède, 264; Danemark, 235. En France, pour la période 1840-49, on constate 308 mort-nés 10 000 naissances, et 534 dans les villes. Même résultat en Hollande, en Belgique.

ART. III. — Des naissances multiples.

« Dans l'espèce humaine, dit Burdach, la proportion entre les naissances simples et les naissances doubles est, en Allemagne, d'après Süssmilch, de 60 ou 70 : 1 ; en France, de 70 ou 80 : 1 ; en Angleterre, de 72 : 1 ; à l'hospice de la Maternité, de 91 : 1 ; à l'Hôtel-Dieu, de 100 : 1.

(2) *Dict. de l'écon. politique*, art. POPULATION.

(2) *Ibid.*

On voit une naissance triple sur six à sept mille naissances simples ; une naissance quadruple sur vingt-cinq à cinquante mille, et une naissance quintuple sur plusieurs millions de naissances.

Le tableau qui suit résume le nombre des naissances doubles, constatées dans divers États de l'Europe (1) :

		Jumeaux.	Nombres des naissances pour 1 naissance double.
Saxe	1831—35	3,917	78
Prusse	1826—31	33,556	87
Wurtemberg	1821—25	2,547	86
Westphalie	1826—29		87
Courlande	1831	281	63
Russie	1836	1,319	50
Berlin	1825—27	275	88
Leipzig	1801—31	443	86
Hambourg	1823—29		80
Kœnigsberg	1837	35	60
Stuttgardt	1750—1822		92
Dublin	1757—1824	2,156	50

En ce qui concerne le sexe des enfants, on a compté sur 1000 naissances doubles.

	Garçons.	Filles.	Garçon et fille.
En Prusse	335,6	302,3	362,1
Dans le Wurtemberg	306,4	339,7	353,9
En Saxe	357,0	319,3	323,7

Le rapport des naissances doubles ou triples aux naissances simples, d'après les recherches faites par M. Legoyt pour sept États (Belgique, Prusse, Angleterre, Saxe, Bavière, Suède et Norwége) ne paraît être soumis à aucune loi. C'est en Angleterre qu'il est le plus faible : 1 à 108 pour les naissances triples. C'est en Suède et en Norwége qu'il est le plus élevé : 1 naissance double pour 64 en Suède ; 1 pour 65 en Norwége.

ART. IV. — Du sexe des enfants.

On compte en France 17 naissances masculines pour 16 naissances féminines. Voici les résultats constatés dans plusieurs autres États de l'Europe.

(1) L. Moser, *Die Gesetze der Lebensdauer*, Berlin, 1839, p. 217.

	Naissances mascul. sur 1.000 naissances féminines.		Naissances mascul. sur 1,000 naissances féminines.
Prusse, 1820-34	1,060	Corfou	1,116
Prusse, population juive	1,112	Belgique, 1816-25	1,065
Pays-Bas	1,064	Berlin, 1789-1810	1,069
Russie, 1812-27	1,089	Vienne, 1789-1810	1,041
Naples, 1821-28	1,062	Kœnigsberg, 1789-1810	1,072
Autriche	1,061	Genève, 1814-1833	1,038
Wurtemberg, 1820-28	1,057	Copenhague, 1831-32	1,068
Bohême	1,054	Leipzig, 1815-28	1,061
Grande-Bretagne	1,048	Stuttgard, 1815-28	1,000
Suède, 1816-25	1,046	Amsterdam, 1816-29	1,056
Courlande, 1831	1,023	Palerme, 1816-25	1,051
Milan	1,076	Livourne, 1818-24	1,038
Meklembourg	1,071	Philadelphie, 1821-30	1,080

Dans l'opinion de Ch. Bernouilli, le rapport des garçons aux filles serait déterminé par l'âge relatif des parents. Si le père est plus jeune ou du même âge que la mère, ce rapport sera plus petit que l'unité; il s'élèvera avec l'âge du père. Si les deux époux sont jeunes, il sera plus grand que s'ils sont d'un âge moyen, mais beaucoup plus faible que s'ils sont d'un âge relativement avancé.

ART. V.— Rapport des naissances naturelles aux naissances légitimes.

Dans plusieurs États de l'Europe, le rapport des naissances légitimes aux naissances naturelles se trouve représenté par les nombres suivants :

	Période.	Naissances légitimes sur 100.	Naissances natur. sur 100.
Piémont	1828—37	97,9	2,0
Suède	1831—35	93,4	6,5
Norwége	1831—35	93,3	6,6
Angleterre	1842	93,2	6,7
Belgique	1842	93,2	6,7
France	1849	93,0	7,0
Prusse	1841	92,8	7,1
Danemark	1835—39	90,6	9,3
Hanovre	1842	90,1	9,8
Autriche	1842	88,6	11,3
Wurtemberg	1842	88,2	11,7
Saxe	1841	85,0	14,9
Bavière	1838—39	79,4	20,5

D'après les documents de M. Legoyt, ce rapport, pour 14 États européens (1), peut être ainsi exprimé : pour 10 000 naissances en Europe, on

(1) États sardes, France, Belgique, Hollande, Angleterre, Autriche, Prusse, Bavière, Saxe, Wurtemberg, Hanovre, Danemark sans les duchés, Suède, Norwége.

trouve en moyenne 899 naissances naturelles et 9 101 naissances légitimes, ou en d'autres termes, un peu moins de 1 naissance naturelle sur 10 naissances. Ce rapport varie très sensiblement dans les divers pays que nous avons examinés. Le maximum des naissances naturelles se trouve en Bavière, où le rapport qui nous occupe est de 2 083 pour 10 000 naissances, ou de plus du cinquième. Ce fait s'explique probablement par l'âge moyen très avancé relativement au mariage dans ce pays. Le minimum se rencontre dans les États sardes, où il n'est que de 212 ou de 1 sur 47. Voici dans quel ordre se classeraient quelques autres pays : Saxe, 1 369 naissances naturelles sur 10 000 naissances; Wurtemberg, 1 162; Autriche, 1 070; Hanovre, 939; Danemark, sans les duchés, 892; France, 709; Belgique, 745; Prusse, 729; Norvége, 684; Angleterre, 675; Suède, 657; Hollande, 505. En Autriche, de 1830 à 1838, sur 10 000 naissances, 962 étaient naturelles, et de 1839 à 1847, 1 070. En France, de 1840 à 1845, 761; de 1845 à 1849, 772. Dans le Hanovre, de 1824 à 1833, 813; de 1834 à 1843, 1 065; en Prusse, 705 en 1825 et 737 en 1849. En Bavière, 2 050 en 1826 et 2 101 en 1840. En Danemark, de 1835 à 1844, 1 098; de 1845 à 1849, 1 148. En Hollande, de 1840 à 1845, 498, et de 1845 à 1849, 505. En Belgique, de 1841 à 1845, 694, de 1845 à 1850, 797.

CHAPITRE VIII.

DE L'ACCROISSEMENT DE LA POPULATION.

Voici quel serait, d'après M. Legoyt, l'accroissement annuel moyen de la population dans divers États de l'Europe :

	Sur 100 habitants.	
	D'après les recensements.	D'après l'excédant des naissances sur les décès.
Suède	0,83	1,14
Norwége	1,36	1,30
Danemark	»	0,95
Russie	»	0,61
Autriche	0,85	0,90
Prusse	1,84	1,18
Saxe	1,45	0,90
Hanovre	»	0,85
Bavière	»	0,71
Wurtemberg	0,01	1,00
Hollande	0,90	1,03
Belgique	»	0,76
Sardaigne	1,08	»
Grande-Bretagne	1,95	1,00
États-Unis	3,27	»

En ce qui concerne la France, il résulte des recensements mêmes que sa population s'est accrue depuis un demi-siècle dans les proportions ci-après :

Années.	Population.	Accroissement.	Accroissement p. 0/0 pour la période entière.	Par an.
1801	27,349,902	»	»	»
1806	29,107,425	1,758,422	6,43	1,28
1821	30,471,875	1,354,450	4,65	0,51
1831	32,569,223	2,107,348	6,92	0,69
1836	33,540,910	971,687	3,00	0,60
1841	34,240,178	689,268	2,05	0,41
1846	35,400,486	1,170,307	3,42	0,68
1851	35,781,821	381,335	1,08	0,21

Plusieurs économistes ont cherché à se rendre compte du temps nécessaire à une population pour doubler son effectif ; c'est ce qu'on a appelé *période de doublement*. Il est certain que le chiffre de l'accroissement annuel une fois connu, le calcul est très simple. Mais, a-t-on bien réfléchi que tout accroissement d'une population est subordonné à l'accroissement des moyens de subsistances ? Or ces derniers, dit Malthus, croissent en progression arithmétique, alors que l'accroissement de la population se fait selon une proportion géométrique.

Quoi qu'il en soit, selon M. Legoyt, la période moyenne de doublement de la population des 16 États les plus importants de l'Europe, d'après la proportion d'accroissement constatée pendant les périodes diverses, serait, en chiffres ronds, de 109 ans. Ce terme varierait entre 49 ans pour l'Angleterre et 185 ans pour la Bavière. Après l'Angleterre, les États pour lesquels la période de dédoublement est le plus rapide sont : la Norvége, 54 ans ; la Saxe, 59 ; la Prusse, 69 ; le Danemark, 72 ; la Suède, 78 ; la Belgique, 82 ; la Suisse, 101 ; la Hollande, 104 ; le Hanovre, 107 ; le Wurtemberg, 120 ; le Portugal, 123 ; les États sardes, 124 ; la France, 128 ; l'Autriche, 172 ; la Bavière, 185. Il est assez remarquable que c'est dans les pays du nord que la population s'accroît le plus rapidement.

Colbert, Pitt, Napoléon lui-même, ont voulu accorder des primes aux producteurs de nombreuses familles, et le Parlement sarde abrogeait seulement en 1852 une loi rédigée dans cet esprit. Un édit de Louis XIV, de novembre 1666, offrait une exemption de charges publiques à ceux qui se mariaient avant vingt ans, ou qui auraient dix enfants légitimes. En 1797 Pitt proposa un bill pour récompenser les pères de famille nombreuses. Napoléon Ier promit à toute famille qui aurait sept enfants mâles, d'en prendre un à sa charge. En 1819, le roi de Sardaigne exemptait de toute contribution royale et mobiliaire, tout habitant du pays de Gênes ayant douze enfants. Au lieu d'encourager ainsi une multiplication sans rapport avec les ressources des familles, peut-être serait-il plus sage de recommander la prévoyance et la chasteté.

CHAPITRE IX.

VIE PROBABLE ; VIE MOYENNE ; TABLES DE MORTALITÉ.

ART. Ier. — Vie probable ; vie moyenne et longévité.

On appelle *vie probable*, l'âge auquel la moitié des individus qui naissent a cessé d'exister ; on entend par *vie moyenne*, le nombre d'années que chacun vivrait, si la vie était la même pour tous, ou le quotient dont le dividende serait la somme des années vécues, et le diviseur le nombre des individus décédés.

Voici quelle serait, d'après M. Hain (1), la vie moyenne dans quelques États de l'Europe :

		Années.
Prusse	1849	28,18
Hanovre	1833 à 1843	36,8
Bavière	1840 à 1844	34,3
Angleterre	1849	35
Danemark	1845 à 1849	37,6
Schleswig, Holstein et Lauenbourg	1840 à 1845	39,8

Bernoulli a donné les nombres suivants pour quelques autres Etats de l'Europe :

	Années.
Royaume de Saxe	29,05
Bade	32,75
Wurtemberg	30
Pays-Bas	34,05
Naples	31,65
France	36,45

Il résulte des calculs de M. Ch. Dupin (2) sur deux séries d'années, de 1776 à 1803 et de 1803 à 1843, que pendant cette période de 67 années, il y a

(1) *Op cit.*, t. I, p. 470.

(2) *Comptes rendus des séances de l'Acad. des sciences*, 12 juin 1851.

eu en France, un allongement moyen annuel de 60 jours et une fraction. Cette constante pour une période de deux tiers de siècle semble indiquer un temps considérable avant que l'accroissement moyen de la vie, dans l'avenir, disparaisse ou subisse des diminutions très notables. Cependant M. Dupin constate des variations annuelles très sensibles dans l'allongement de la vie. Par exemple entre 1803 et 1843, c'est à 1823 que l'allongement annuel de la vie se trouve le plus petit possible. Avant l'année 1813, l'allongement de la vie croît plus vite que l'allongement moyen de 1803 à 1843. De 1813 à 1836 l'allongement de la vie croît moins vite que l'allongement moyen. Enfin, à partir de 1836 jusqu'à 1843, l'allongement de la vie reprend une marche ascendante supérieure à l'accroissement moyen. En s'arrêtant sur le premier résultat, on voit un accroissement moyen et constant qui semble représenter une amélioration régulière et continue de la santé, du bien-être et des habitudes propres à l'ensemble de la population française. Cette amélioration pendant deux tiers de siècle (67 ans) produit un allongement de longévité qui n'est pas moindre de onze années. Voulût-on n'évaluer la longueur de la vie que par le rapport de la population totale au chiffre des naissances annuelles, cet accroissement de la longévité serait encore de neuf ans et demi.

On cessera d'être surpris de cet énorme changement éprouvé dans l'existence de la population française, ajoute M. Dupin, si l'on veut comparer cinq années consécutives prises vers l'origine de l'époque dont nous mesurons le progrès, et l'année la plus malheureuse de ces derniers temps, l'année 1832, où l'invasion du choléra asiatique a sévi si rigoureusement sur notre territoire. Pendant cinq années consécutives du XVIIIe siècle, sans qu'aucune épidémie extraordinaire ait sévi sur la population française, la perte annuelle l'emporte de 9,167 décès, par million d'habitants, sur la perte occasionnée en 1832 par l'immense invasion du choléra : la perte éprouvée au XVIIIe siècle est de 33 pour 100 supérieure à la perte éprouvée au XIXe siècle dans l'année du choléra.

Si l'on compare cinq années des plus heureuses du XVIIIe siècle à l'année 1832, on trouve que, pour les premières, la perte est encore de 10 pour 100 supérieure à la mortalité de 1832, la pire année du choléra. Enfin, pour avoir une idée plus complète du sort de la population française au XVIIIe siècle, M. Dupin a pris le total des décès pendant les quinze années, pour lesquelles on les trouve consignés dans les *Mémoires de l'Académie des sciences*, et trouve par million d'habitants :

Décès................ 33,840

Après avoir constaté, par cet ensemble de faits et d'observations, la supériorité si remarquable acquise par la longévité de la population française durant lecours de deux tiers de ce siècle, examinons de plus près les différences profondes qu'offre cette longévité dans les diverses parties des quarante-cinq années, 1801 à 1845, pour lesquelles nous possédons des documents statistiques continus et complets. C'est en 1824 que l'allongement progressif de la vie est réduit à son minimum, et ce minimum ne s'élève qu'à 19 jours et demi. A partir de 1824, il faut reculer de 11 ans, 58, c'est-à-dire jusqu'en 1813, pour revenir à l'allongement moyen de la vie pendant les quarante années, c'est-à-dire 60 jours un tiers. Il faut pareillement avancer de 11 ans, 58, c'est-à-dire jusqu'en 1836, pour atteindre de nouveau l'allongement moyen de la vie pendant les quarante années. De 1803 à 1813 et de 1836 à 1843, l'allongement annuel de la longévité varie en suivant une marche beaucoup plus rapide qu'entre les deux époques intermédiaires de 1813 à 1836.

A quels ordres de faits, physiques ou sociaux, faut-il rapporter les grandes inégalités périodiques dont nous venons d'indiquer l'alternance et les limites? Le temps écoulé de 1801 à 1803 est une époque de paix. Les combats considérables ne recommencent qu'en 1804 pour finir en 1815. L'influence de la guerre appartient surtout à la première période ; les trois suivantes sont presque entièrement remplies par 28 années et demie de paix générale. L'introduction de la vaccine a produit son plus grand effet sur l'allongement de la vie moyenne dans la première période comprise de 1803 à 1813 ; il a dû se ralentir vers la fin de cette même période. A partir de 1813, ou si l'on veut de 1815, où les grandes causes perturbatrices sont écartées, combien sont grandes encore les inégalités progressives observées dans l'allongement annuel de la vie, allongement qui descend, entre 1813 et 1824, de 60 à 19 jours, puis il remonte, entre 1824 et 1835, de 19 à 60 jours, et qui, de 1836 à 1843, s'élève de 69 à 130 jours par année, c'est-à-dire fait plus que doubler en sept ans.

Quelles ont été les grandes causes retardatrices dont l'effet s'est manifesté de 1803 à 1815, en les ajoutant à l'état de guerre, et de 1815 à 1824, en les ajoutant à l'état de paix? M. Dupin a voulu savoir si les deux années de disette, 1817 et 1818, peuvent ou non compter au rang des causes de la diminution progressive de l'allongement de la vie, entre 1813 et 1824. Mais il résulte de ses calculs que la mortalité, loin d'avoir été plus considérable dans les deux années de disette que dans les deux années de prix tolérable, se trouve moindre. M. Dupin signale encore un autre fait digne de remarque, relativement à la mortalité dans la période comprise entre 1824 et 1836. Avant l'apparition du choléra, depuis sept ans les mortalités avaient pris un accroissement considérable dont on est frappé si l'on en fait la comparaison avec les sept années précédentes. Quelle cause puissante a pu produire ce changement si brusque et si considérable de mortalités, qui se manifeste d'une période à l'autre par un accroissement de décès annuels égal, en valeur moyenne, à 51,800 ? Dans les premiers temps qui ont suivi la révolution de 1830, quelques causes retardatrices, dues peut-être à des circonstances, à des temps de trouble et de pénurie, ont pu s'opposer à l'allongement progressif de la vie, mais, dès 1834, ces causes disparaissent, et c'est ailleurs qu'il faut chercher les causes de cet allongement. Pendant le cours de onze années, les institutions restent les mêmes ; les arts se développent graduellement ainsi que l'agriculture, sans néanmoins offrir aucune de ces découvertes qui changent la nourriture des hommes ou qui modifient profondément leurs habitudes.

M. Dupin termine ainsi : « Les périodes de onze à douze années dont nous avons signalé la succession, périodes si diverses dans la marche de la longévité, correspondent-elles à quelques modifications appréciables dans la santé, dans le régime de la population française ? Des maladies importantes ont-elles prédominé dans les époques de retardation pour s'affaiblir dans les époques d'accélération qu'offre l'allongement de la vie des Français? Quelle part faut-il attribuer aux influences extérieures et variables des saisons et des années, considérées par séries, aux modifications météorologiques ? »

ART. II. — Des tables de mortalité (1).

Il existe, pour la formation des tables de mortalité, deux méthodes distinctes, mais que l'on confond haituellement : l'une, plus expéditive, emploie les listes mortuaires seulement ; l'autre, rigoureuse et directe, em-

(1) On pourra consulter sur cette question les ouvrages suivants :
Dictionnaire de l'Économie politique. Paris, 1854, t. II, art. TABLES DE MORTALITÉ.
Natural and political observations upon the bill of mortality, etc. — (Observations physiques et politiques sur la mortalité, principalement à Londres), par le capiaine John Graunt, 1re édit. Londres, 1662, in-4 ; 5e édit., Londres, 1676, in-8.
Observations concerning the increase of mankind peopling of countries. — (Observations sur l'accroissement des hommes, sur le peuplement des pays, etc.), par Benjamin Franklin. Philadelphie, 1751, in-8.

ploie, avec les listes mortuaires, les chiffres de la population de chaque âge.

La méthode des listes mortuaires admet implicitement l'hypothèse que la population de chaque âge reste annuellement la même, et, par suite, que les décès de chaque âge présentent aussi annuellement les mêmes chiffres : les listes mortuaires ne font que se reproduire identiquement d'année en année, et, en connaître une c'est nécessairement connaître toutes les autres. Cependant, comme dans la pratique, des circonstances accidentelles frappent parfois de préférence l'un ou l'autre âge, on prend, pour éliminer ces anomalies fortuites, plusieurs listes annuelles dont on déduit une liste moyenne qui représente la mortalité normale. C'est ainsi que Halley construisit la plus ancienne table de mortalité connue.

La méthode directe sépare la population par âges et calcule directement la mortalité de chaque groupe. Ainsi, pour la France, on compte combien d'individus sont âgés de moins d'un an, de 1 à 2 ans, de 2 à 3 ans, etc., puis combien chaque groupe produit annuellement de décès : les rapports entre les premiers nombres et les derniers font connaître la mortalité de chaque âge.

Essai sur la probabilité de la vie humaine, par Déparcieux. Paris, 1746, in-4. Un supplément parut en 1760.

Gœttliche Ordnung in den Verænderungen des menschlichen Geschlechts, etc. — (L'ordre divin des mouvements de la population prouvé par la comparaison des naissances et des décès), par J. Pt. Süssmilch, 4e édit. Berlin, 1775-76, 3 vol.

An essay on the principles of population, as it affects the future improvements of society. — (Essai sur le principe de population, etc.), par le révér. T.-R. Malthus, 1re édit. Londres, 1798, 1 vol. in-8.

Analyse et tableau de l'influence de la petite vérole sur la mortalité à chaque âge, et de celle qu'un préservatif tel que la vaccine peut avoir sur la population et la longévité, par M. Duvillard. Paris, 1806, in-4.

Recherches sur la population, les naissances, les décès, les prisons, les dépôts de mendicité, etc., dans le royaume des Pays-Bas, par J. Quetelet. Bruxelles, 1827, in-8.

Eilert Sundt om Dodeligheden in Norge. Christiania, 1855.

Recherches sur la reproduction et la mortalité de l'homme aux différents âges, et sur la population de la Belgique (premier recueil officiel), par J. Quetelet, en société avec M. Ed. Smits. Bruxelles, 1832, in-8.

Die wahrscheinliche Lebensdauer des Menschen, etc. (La durée probable de la vie dans les diverses professions), par Caspar. Berlin, Dummler, 1835, 1 vol. in-8.

Die Gesetze der Lebensdauer (Les lois de la durée de la vie), par Louis Moser. Berlin, 1839, 1 vol. in-8.

Researches into the physical history of Mankind. — (Recherches sur l'histoire physique de l'homme), par J.-C. Prichard. Londres, 1841-44, 4e édit., 4 vol. in-8.

Handbuch der Populationistik (Science de la population), par Christophe Bernoulli. Ulm. Stettin, 1841, 1 vol. in-8.

On part en général d'un nombre rond, 10 000 ou 100 000, qui représente le nombre des naissances; ce nombre, après la première année, doit être réduit proportionnellement à la mortalité de cet âge. Ce second nombre, à son tour, doit être réduit après la deuxième année et ainsi de suite. Ainsi, trois éléments concourent ici aux calculs : les naissances, les décès par âges et la population par âges.

La méthode des listes mortuaires est beaucoup plus prompte dans la pratique, car elle n'emploie pour éléments de calcul que les décès de chaque âge, et elle suppose le nombre des naissances égal à la somme de tous les décès. Aussi en a-t-on souvent fait usage; mais elle admet implicitement une condition qui se réalise rarement : c'est celle d'une population stationnaire pendant toute l'étendue d'un siècle.

Ainsi que nous l'avons dit plus haut, on appelle *vie probable* le nombre d'années après lequel la probabilité d'exister et celle de ne pas exister sont les mêmes, ou bien le nombre d'années après lequel les individus d'un même âge se trouvent numériquement réduits de moitié. D'après la table de Smart, la vie probable des enfants naissants était, pour la ville de Londres, vers le milieu du siècle précédent, de 4 ans seulement, c'est-à-dire qu'au commencement de la quatrième année, de 1 200 enfants supposés nés en même temps, il n'en restait plus que 600. D'après la table de Finlaison, la vie probable pour l'enfant naissant, chez les tontiniers, était de 55^{ans},6, c'est-à-dire environ 14 fois plus longue; cette différence est énorme. Elle est plus grande encore si l'on compare la vie probable déduite de la table de Finlaison à celle déduite de la table de Sussmilch pour la ville de Vienne en Autriche, laquelle n'est que d'un an et demi environ; le rapport est de 36 à 1. Quand un élément statistique peut varier entre des limites aussi larges, il est impossible de l'employer comme base de calculs offrant quelque valeur dans la pratique.

Le tableau qui suit fait connaître la longueur de la vie probable aux différents âges; les nombres sont classés en commençant par les plus favorables (1).

(1) *Dict. de l'économ. polit.*, art. TABLES DE MORTALITÉ.

Vie probable d'après les différentes tables de mortalité.

DÉNOMINATIONS.	Naissances.	5 ans.	10 ans.	20 ans.	40 ans.	60 ans.	75 ans.
Equitable Society	41,8	46,4	53,0	44,8	29,4	16,5	7,7
Carlisle, Milne	41,5	57,0	53,3	44,8	28,8	14,1	6,0
France, Deparcieux	—	54,1	51,8	44,2	29,0	14,0	5,8
Angleterre, Farr	45,4	55,8	52,3	44,1	28,5	13,5	5,7
— Finlaison	55,6	53,4	49,4	41,6	28,0	13,9	6,6
France, Demontferrand	42,0	56,0	52,5	44,1	28,2	12,9	5,2
Belgique, Quetelet, B	41,6	53,5	50,0	42,4	27,1	12,9	5,6
— — A	22,9	47,3	45,9	40,1	27,0	13,1	5,7
Hollande, Kerseboom	30,9	47,0	44,9	38,0	25,9	13,8	6,0
Suède, Wargentin	33,2	51,3	48,8	40,7	25,5	12,2	5,3
Brandebourg, Sussmilch	25,5	51,3	49,5	41,7	25,7	11,8	4,7
Canton de Vaud, Muret	41,0	52,9	49,3	40,6	24,8	10,7	4,4
Allemagne, Baumann-Sussmilch	17,7	46,2	43,8	36,0	22,5	10,8	5,5
France, Duvillard	20,3	45,7	42,9	35,8	23,3	11,1	4,8
Northampton, Price	7,9	41,6	40,4	33,6	21,3	12,8	5,9
Breslau, Halley	—	43,1	41,5	34,3	22,0	11,9	4,6
Paris, Dupré de Saint-Maur	8,1	41,4	40,1	33,5	21,8	10,2	4,5
Leipsig, Hulsse	21,1	44,2	41,0	33,4	20,8	9,7	4,0
Berlin, Casper	21,1	43,0	39,7	30,9	20,0	10,3	4,6
Londres, Smart	4,0	35,4	33,2	26,9	17,6	10,8	—

Les statisticiens font souvent usage de la *vie moyenne* dans leurs recherches relatives à la population. Cet élément se calcule en supposant qu'on fasse un partage égal de tous les âges des individus que l'on considère dans les tables de mortalité ; ainsi, d'après la table de Duvillard, la vie moyenne pour l'enfant naissant, est de 28 ans et demi. On remarquera que, dans ce calcul, on attribue la même valeur à une année quelconque, soit qu'elle appartienne à l'existence d'un enfant ou à celle d'un adulte.

On peut, au moyen d'une table de mortalité, déterminer la probabilité de vivre encore un certain nombre d'années, à un âge quelconque. Si l'on demandait quelle est la probabilité de vivre encore 12 ans pour un Français âgé de 30 ans, on chercherait, dans la table de Demontferrand par exemple, combien il reste de survivants à 30 et à 42 ans, et l'on trouverait les nombres 560 et 500 : ainsi le Français de 30 ans a 500 chances sur 560 d'arriver à l'âge de 42 ans, et la fraction $\frac{500}{560}$ exprime la probabilité demandée.

CHAPITRE X.

DE LA MORTALITÉ.

ART. Ier. — Mortalité selon les lieux.

La mortalité donne à la fois la mesure de la vie des hommes et celle de la salubrité d'un lieu ; c'est dire quelle est l'importance de son étude. Elle varie selon les temps et les lieux, selon l'âge, le sexe, la race et la nationalité des individus.

En consultant un grand nombre de documents officiels, nous avons trouvé la mortalité répartie ainsi qu'il suit, dans divers Etats.

Mortalité annuelle sur divers points du globe.

		Un décès sur	Nombre de décès sur 1,000 habitants.
Islande (1)	1840—45	37 habitants.	27,0
Norwége	1826—35	54,1	18,4
Norwége	1836—45	55,7	17,9
Suède	1841—50	49,5	20,2
Suède	1849	50,8	19,6
Russie		26,68	37,4
Danemark	1840—49	47	21,2
Schleswig-Holstein et Lauenbourg	1840—45	49	20,4
Iles Shetland	1835—45	103,6	9,6
Iles Orcades	1835—45	67	14,9
Écosse (campagne)	1835—45	49,2	20,3
Angleterre	1843—52	44,4	22,5
Angleterre (année de choléra)	1849	39,9	25,13
Hollande	1815—24	38,9	26,3
Belgique	1841—50	44,2	22,7
Prusse	1825	37,4	26,7
Prusse	1840	35,1	28,4
Prusse	1843	34,8	28,7
Prusse (année de choléra)	1849	32,7	30,5
Autriche	1839—43	33	30,3
Bavière	1836—44	33,62	29,7
Saxe (royaume)	1832—36	33,1	30,2
Bade		29,4	34,0
Wurtemberg	1828—36	29,5	33,8

(1) P.-A. Schleisner, *Island undersögt fra et lægevidenskabeligt Synspunkt*. Copenhague, 1849.

		Un décès sur	Nombre de décès sur 1,000 habitants.
Hanovre	1834—43	43,59 habitants.	22,9
Suisse		44,43	22,5
Naples (royaume)	1820—30	36	27,7
Piémont	1828—37	35	28,5
France	1817—50	40,59	24,9
France	1846—50	41,97	24,0
France (année de choléra)	1849	35	27,7
France, villes (Paris compris)	1846—50	37,32	26,8
France, Paris	1846—50	32,35	30,9

En ce qui concerne les colonies françaises, nous avons trouvé les résultats suivants (1) :

			Un décès sur	Décès sur 1,000 habitants.
Algérie, population européenne,		de 1842 à 1853 inclus.	19,3 h.	51,6
Algérie, population française,		de 1847 à 1853 inclus.	16,1	61,9
Martinique, pop. bl. pop de coul.,		de 1843 à 1852 inclus,	36	27,7
Guadeloupe,	id.	id.	31	31,3
Guyane,	id.	id.	32	30,8
Réunion,	id.	id.	30	32,9

Il résulte des documents qui précèdent que la mortalité annuelle est extrêmement variable selon les pays.

Son minimum est représenté par les îles Shetland, 1 décès sur 103,6 hab.
Son maximum par l'Algérie (pop. franç.), 1 décès sur 16,1 hab.

D'après M. Legoyt, le rapport moyen de la mortalité à la population, en Europe, calculé pour 17 États, serait de 1 sur 37,93. Les deux termes extrêmes de ce rapport sont 1 sur 25,68 en Russie et 1 sur 51,25 en Norwége. Les autres États se classent dans l'ordre suivant : Angleterre, 1 sur 46,14 ; Suisse, 1 sur 44,53 ; Suède, 1 sur 43,79 ; Hanovre, 1 sur 43,59 ; Danemark, 1 sur 41,49 ; France, 1 sur 40,92 ; Belgique, 1 sur 39,71 ; États sardes, 1 sur 38,67 ; royaume de Naples, 1 sur 36 ; Hollande, 1 sur 35,69 ; Prusse, 1 sur 35,47 ; Bavière, 1 sur 33,62 ; Saxe, 1 sur 33 ; Autriche, 1 sur 30,43 ; Bade, 1 sur 29,4 ; Wurtemberg, 1 sur 28,87. Le rapport des deux sexes dans la mortalité est en moyenne de 1 039 masculins pour 1 000 décès féminins. Les deux extrêmes de ce rapport se trouvent : le plus faible en Belgique, où il meurt presque au-

(1) Voyez *Tableaux des établ. franç. dans l'Algérie*, in-fol. Paris, 1837-55 ; et *Tableaux de population, de culture*, etc., formant pour l'année 1852 la suite des tableaux insérés dans les notices statistiques sur les colonies françaises. Paris, Imp. impériale, septembre, 1855.

tant de femmes que d'hommes, 1 000 : 1 001 ; le plus fort en Angleterre, où il meurt 1 085 hommes pour 1 000 femmes. En France, on compte 1 décès sur 31 dans les villes chefs-lieux d'arrondissement et 1 sur 50 dans le reste de la population; en Belgique, 1 sur 35,70 et 1 sur 42,15; en Prusse, 1 sur 35,45 et 1 sur 34,46 (1).

Voici quelques exemples de diminution et d'accroissement : en 1838, le rapport des décès à la population en Angleterre était de 224 décès sur 10 000 habitants; en 1845 il était déjà descendu à 208. En France, on comptait, en 1841, 1 décès sur 42,49; en 1846, 1 sur 42,57. En Belgique, la diminution des décès est à la fois absolue et relative, 97,108 en 1841 et 92,820 en 1850. Même observation pour le Piémont, où la diminution est plus considérable encore. On constate également une diminution sensible dans le Hanovre : 231 sur 10 000, de 1824 à 1830, et 229 de 1834 à 1843; en Danemark, 221 en 1835-44 et 204 en 1840-45; en Autriche, 359 en 1830-32 et 320 en 1839-47. En Prusse, au contraire, les décès se sont assez régulièrement élevés de 1 sur 36,06 en 1816, à 1 sur 34,05 en 1846; en Bavière, de 1 sur 34,6 en 1830-39 à 1 sur 33,4 en 1836-44; en Hollande, de 1 sur 39 en 1840 à 1 sur 32 en 1850.

ART. II. — Mortalité selon les mois.

Cette question ayant été déjà traitée en partie dans le tome premier, nous nous bornerons ici à rappeler quelques données relatives à l'Europe.

Le maximum des décès dans les États sardes, en Prusse et en Angleterre, tombe dans les mois, ramenés à un nombre égal de 30 jours, de janvier et de février; en Hollande, dans les mois de février et de mars; en France et en Belgique, dans les mois de janvier et de mars; en Autriche, dans les mois de février et de mars; en Suède, dans les mois d'avril et de mars.

A Paris, les décès se répartissent ainsi selon les mois :

	Température moyenne du mois de 1806 à 1826.	Nombre moyen des décès par jour de 1839 à 1848 inclus.
Janvier. . . .	2°,5	89
Février. . . .	4,75	90
Mars.	6,48	96 maximum.
Avril.	9,83	94
Mai.	14,55	87
Juin.	16,97	79

(1) *Dict. de l'écon. politique*, t. II, art. POPULATION.

	Température moyenne du mois de 1806 à 1826.	Nombre moyen des décès par jour de 1839 à 1848 inclus.
Juillet.....	18°,61	74
Août......	18,44	72
Septembre..	15,76	69
Octobre....	11,35	68 minimum.
Novembre..	6,78	70
Décembre..	3,96	79
		80,5

ART. III. — Mortalité selon l'âge et le sexe.

De 0 à 15 ans la mortalité, calculée pour 10 États, varie entre 5,647, maximum, en Saxe, et 3,414, minimum, en Suisse, sur 10 000 décès. Les autres États se classent ainsi : États sardes, 4,987 ; en Prusse, 4,825 ; Angleterre, 4,589 ; Hollande, 4,355 ; Suède, 4,030 ; Norwége, 3,954 ; Belgique, 3,900 ; France, 3,808. La moyenne pour 8 de ces 10 États est de 4 524, dont 2 406 du sexe masculin et 2 118 du sexe féminin ; ainsi on compte près de la moitié des décès depuis la naissance jusqu'à l'adolescence. De 15 à 20 ans, la moyenne des décès est de 211,7 dont 105,2 hommes et 106,5 femmes. A cet âge, qui est celui de la puberté, les décès féminins sont plus nombreux. De 20 à 25 la moyenne est de 344, dont 186 hommes et 158 femmes. Les femmes reprennent ici l'avantage pour le perdre deux fois, d'abord de 30 à 35 ans, âge auquel la moyenne des décès est de 329 dont 163 masculins et 166 féminins ; puis de 55 à 60 ans, où l'on compte 206 décès masculins et 208 décès féminins. On constate même un excédant de décès féminins, de 35 à 40 ans, en France, en Angleterre et en Hollande, et de 30 à 40 ans, dans ces trois pays d'abord, puis dans les États sardes, en Prusse et en Saxe. Il semble donc exister pour la femme trois âges critiques : le premier à l'époque de la puberté, le second à la maturité et le troisième au terme de la fécondité. La plus grande viabilité de la femme, déjà si évidente aux premiers âges, ne se manifeste pas moins dans les âges avancés, puisque de 60 ans et au-dessus, le rapport des décès féminins aux masculins est comme 1 138 à 1 317. L'âge auquel les hommes ont le plus de chances de vie est de 25 à 35 ; on pourrait dire qu'ils ont également deux âges critiques, l'un de 20 à 25, époque de la virilité, et l'autre de 50 à 60, au seuil de la vieillesse.

Une des plus importantes applications de la mortalité relative de l'homme aux divers âges de la vie se trouve dans la composition des armées. Quel est, par exemple, au point de vue de la résistance aux maladies, l'âge le plus propre au service des armes ? Le tableau suivant, qui résume la mortalité de l'armée anglaise de 1830 à 1836, dans un grand nombre de possessions britanniques, nous semble répondre d'une manière péremptoire à cette question (1).

	Décès sur 1000 hommes				Proportion sur 1000 hommes de tout âge.
	De 18 à 25 ans.	De 25 à 33 ans.	De 33 à 40 ans.	De 40 à 50 ans.	
Royaume-Uni. Dragons	13,9	14,0	17,8	26,7	15,3
Royaume-Uni. Cavalerie *household*	14,7	11,4	16,3	22,8	14,5
Royaume-Uni. Infanterie de la garde	22.3	22,5	17,7	27,5	21,6
Gibraltar	18,7	28,6	29,5	34,4	22,3
Malte	13,0	23,3	34,0	56,7	22,3
Iles Ioniennes	12,2	20,1	24,4	24,2	19,8
Antilles	50,0	74,0	97,0	123,0	67,0
Jamaïque	70,0	107,0	131,0	128,0	91,0
Bermudes	16,5	42,0	42,0	76	28,9
Canada supérieur et inférieur	19,7	27,7	37,7	35,7	25,7
Nouvelle-Écosse et Nouveau-Brunswick	14	22,5	30,8	41,5	20,3
Cap de Bonne-Espérance	9	20,0	29,7	82,0	17,6
Ile Maurice	20,6	38,0	52,7	86,7	34,7
Ceylan	24,0	55,0	86,4	126,6	18,3
Nouvelle-Galles du Sud	9,8	18,2	17,6	20,9	14,1
Bombay	18,2	34,6	46,8	71,1	33,1
Madras	26	59,3	70,7	86,5	52,2
Bengale	23,8	50,3	50,6	83,3	44,5

Ainsi, contrairement à l'hypothèse généralement admise, on voit que la mortalité exerce ses plus grands ravages parmi les vieux soldats. Il est vrai que pour un grand nombre de garnisons comprises dans le tableau qui précède, la prolongation de séjour dans les pays chauds vient compliquer l'influence de l'âge, mais on remarquera que l'accroissement de la mortalité selon l'âge existe même parmi les troupes qui ne quittent presque jamais le Royaume-Uni.

ART. IV. — Mortalité selon la race.

La race exerce une influence prononcée sur la résistance de l'homme aux agents qui l'entourent, et par conséquent, sur sa mortalité. Voici

(1) Nous sommes redevable de ces documents à feu H. Marshall, ancien inspecteur général de l'armée anglaise, à qui la science doit d'importants travaux sur la statistique médicale. — Voy. aussi H. Marshall, *Military miscellany*. Londres, 1846, in-8°.

quelle a été de 1817 à 1836 inclusivement la mortalité annuelle, 1° des troupes blanches et des troupes nègres; 2° de la population civile nègre dans les possessions anglaises des Indes occidentales.

	Décès sur 1000 individus		
	Troupes blanches.	Troupes nègres.	Nègres civils des deux sexes et de tout âge.
Guyane...........	84	40,6	34
Trinité...........	106,3	39,7	30
Tabago...........	152,8	34,2	47
Grenade..........	61,8	28,4	36
Saint-Vincent.....	51,9	36,2	34
Barbades.........	58,5	46	31
Sainte-Lucie.......	122,8	42,7	35
Dominique........	137,4	35	35
Antigoa..........	40,6	28,9	30
Saint-Christophe...	71	46,3	30
Moyenne....	78,5	40	30

On voit ici une infériorité numérique prononcée du nombre proportionnel des décès parmi les troupes nègres, comparées aux troupes blanches; d'autre part, on remarque parmi les troupes et la population nègres une certaine fixité numérique de mortalité sur les divers théâtres, qui ne se rencontre pas dans les troupes blanches.

Dans la province de Madras, la mortalité annuelle moyenne, de 1829 à 1838, a été représentée par les nombres ci-après parmi les troupes anglaises et indigènes (1).

Décès annuels sur 1000 hommes.

	Choléra compris :		Choléra non compris :	
	Anglais.	Cipayes.	Anglais.	Cipayes.
Littoral......	37,4	15	33,3	12,2
Plaines......	34,9	13,5	32,4	9,9
Plateaux.....	41	14,2	39,3	11,4

On voit que dans chacun des trois ordres de stations la mortalité du cipaye est trois à quatre fois plus faible que celle du soldat anglais.

Lorsque le gouvernement anglais entreprit en 1840 l'expédition du Niger, les équipages des trois bateaux à vapeur furent composés de 145 blancs ayant tous navigué déjà dans les pays tropicaux, et de 158 nègres

(1) G. Balfour, *Statist. report on the sickness and mortality among the troops serving in the Madras presidency*, 1847 (*Edinburgh med. and surg. Journ.*)

tous nés aux Antilles ou en Amérique. Le tableau suivant donne une idée de la différence des pertes éprouvées par l'une et par l'autre race à bord de chacun des trois navires de l'expédition.

	Albert.	Wilberforce.	Sudan.	Totaux.
Blancs ; effectif.....	62	56	27	145
Atteints de fièvres ..	55	48	27	130
Morts............	23	7	10	40
Nègres ; effectif.....	91	46	21	158
Atteints de fièvres ..	6	3	2	11
Morts............	»	»	»	»

Il résulte de ce document que sur 145 blancs on a compté 130 malades et 40 morts, tandis que 158 nègres n'ont pas eu un seul mort et n'ont compté que 11 malades.

Dans les îles de Bombay et Colaba on a trouvé de 1849 à 1851, la mortalité répartie de la manière suivante entre les divers éléments de la population civile (1).

Mortalité moyenne des années 1849, 1850 et 1851.

	Décès sur 1000 hab.
Bouddhistes, sect. de Brahma, Lingaëts.	109,2
Hindous.........................	22,9
Musulmans........................	21,5
Parsis...........................	6,4
Chrétiens indigènes, juifs, Indo-européens.	36,4
Européens........................	52,3
Mortalité moyenne..	21,1

En l'absence de tous renseignements sur la situation relative des divers éléments de population, on comprend qu'une grande réserve est commandée dans les déductions que pourraient comporter ces faits.

ART. V. — Morts accidentelles, exécutions.

Sur 10 000 décès, 85 en France, 71 en Autriche, 140 en Prusse, 108 en Suède et 358 en Norwége, sont le résultat d'accidents. Sur 100 décès par accident, 11 seulement, à peu près le dixième, sont féminins. En France, le nombre moyen annuel des morts accidentelles a été :

(1) *Census of the Islands of Bombay and Colaba, on the 1st of may 1849, by captain Baynes, Superintendent of Police* (t. XV du journal de la *Société de statistique de Londres*, p. 327).

En 1826—30, de.. 4781
1831—35, de... 5271
1836—40, de... 6462
1841—45, de... 7681
1846—50, de... 8691

Depuis 1836 on a indiqué dans les comptes généraux la nature des accidents qui ont déterminé les décès. Le plus fréquent est la submersion : 49 854 individus se sont noyés accidentellement de 1836 à 1850; c'est 3 324 par année. On compte, année moyenne, 648 individus écrasés par des charrettes ou des chevaux; 630 victimes de chutes d'un lieu élevé, échafaudages, arbres, etc.; 337 individus asphyxiés par le feu ou brûlés; 72 tués par la foudre; 263 victimes de l'usage immodéré du vin et des liqueurs alcooliques, etc.

De 1825 à 1839, on a compté en France les nombres suivants de condamnations capitales et d'exécutions :

Années.	Condamnations capitales.	Exécutions.	Années.	Condamnations capitales.	Exécutions.
1825	131	114	1828	114	75
1826	150	111	1829	89	60
1827	109	76			
		Nombre moyen..	87.		
1830	92	38	1833	50	34
1831	108	25	1834	25	15
1832	90	41			
		Nombre moyen..	31.		
1835	54	39	1838	44	34
1836	30	21	1839	39	22
1837	33	25			
		Nombre moyen..	28.		

Ainsi 114 exécutions à mort avaient paru indispensables à la sécurité publique en 1825, et 15 seulement furent jugées suffisantes dix ans après.

ART. VI. — Du suicide et des moyens employés par l'homme pour se donner la mort.

« C'est en Hanovre, dit M. Legoyt, que l'on compte le plus grand nombre (1) de suicides, 50,78 sur 10 000 décès, et en Danemark que l'on en constate le moins, 16,40. Les documents officiels en attribuent 46,82 au Piémont; 45,22 à la Norwége; 36,20 à la Prusse; 28,20 à l'Angle-

(1) Les données de M. Legoyt sur le Hanovre et le Danemark, étant contraires à celles que nous a fournies l'examen direct des documents officiels, nous soupçonnons ici une erreur typographique.

terre; 25,90 à la Suède et 24,10 à la France. Sur 100 suicidés on ne compte que 18 femmes; ce n'est pas tout à fait le cinquième. Dans le Hanôvre on compte 30, en France 32 et en Angleterre 45 suicides féminins pour 100 masculins Ce sont les États où la proportion est la plus forte; c'est en Piémont qu'elle est la plus faible 14,9 pour 100 (1). »

Nos recherches personnelles nous ont donné sur 100 000 habitants le nombre suivant de suicides (2) :

Désignation des pays.	Période d'observation.	Suicides sur 100000 habitants.
Islande (3).........	1846	2,0
Autriche...........	1839—47	3,5
Bavière............	1842—44	4,9
Angleterre	1840	5,7
Suède.	1841—50	6,7
France.............	1851	10,1
Prusse.	1835—41	10,2
Norwége (4).	1841—50	10,8
Danemark (5)... ...	1845—49	23,1

Rien de plus libre en apparence que le choix des moyens à l'aide desquels l'homme se donne la mort, et cependant ce choix présente une remarquable fixité annuelle, lorsque les conditions d'âge, de sexe, de race et de nationalité se ressemblent. Dans la jeunesse, l'homme a recours à la suspension; plus tard, il se sert de l'arme à feu; le vieillard revient à la suspension (6).

Partout le suicide s'accomplit par des moyens variés, mais chaque peuple a son procédé de prédilection, et le caractère national perce jusque dans la préférence accordée à l'eau, à la corde ou au feu. Pour mettre un terme à ses jours, le Français se *brûle la cervelle* 3 à 4 fois plus souvent que l'Anglais, le Saxon, le Norwégien, le Danois; il se noie 2 à 3 fois plus que l'Anglais; la corde semble préférée par les peuples d'origine germanique. En effet, on compte sur 1000 suicides les moyens répartis ainsi qu'il suit :

(1) *Dictionn. de l'économ. politique*, art. POPULATION.

(2) Il importe de ne pas perdre de vue que les époques d'observation ne sont pas identiques pour les divers pays, et que le suicide, loin d'être stationnaire, affecte au contraire presque partout une marche croissante d'année en année.

(3) Schleisner, *Island undersögt fra et lægevidenskabeligt Synspunkt*. Copenhague, 1849.

(4) *Eilert Sundt, om Dødeligheden in Norge*. Christiania, 1855.

(5) Kayser, *Om Selvmord*. Copenhague, 1846.

(6) A.-M. Guerry, *Essai sur la statistique morale de la France*. Paris, 1833, p. 68.

Pays divers.	Période d'observation.	RÉPARTITION DE 1000 SUICIDES par suspension et strangulat.	par submersion	par coup de feu.	par d'autres procédés.
France......	1835—37	300	327	199	174
France......	1838—40	310	335	164	191
France......	1841—43	323	348	156	173
Irlande......	1831—41	392	252	80	276
Angleterre...	1840	440	124	52	384
Belgique.....	1836—39	471	272	158	99
Bade, 1835 et	1840—43	483	180	184	153
Saxe........	1830—34	630	224	77	69
Norwége.....	1836—40	646	215	52	87
Norwége.....	1841—45	650	201	49	100
Danemark....	1835—39	660	240	41	59
Danemark....	1840—44	666	227	41	66

Les moyens employés pour la perpétration du suicide diffèrent aussi selon le sexe, comme le montre le tableau suivant qui résume les suicides commis en France pendant la période de 1835 à 1849 inclusivement :

HOMMES.		FEMMES.	
Strangulation, suspension...	11,240	Submersion..............	5,010
Submersion..............	9,443	Strangulation, suspension...	2,931
Armes à feu..............	6,917	Asphyxie par le charbon....	1,385
Asphyxie par le charbon....	1,739	Chute d'un lieu élevé.......	671
Instruments tranchants, piquants...............	1,500	Poisons..................	320
Chute d'un lieu élevé.......	1,073	Instruments tranchants, piquants...............	249
Poisons..................	668	Armes à feu..............	106
Moyens divers............	203	Moyens divers............	38
Total.......	32,783	Total.......	10,710

Ainsi, parmi les hommes, près du tiers des suicides a lieu par strangulation ou par suspension, plus du quart par submersion; chez la femme, la moitié des suicides a lieu par submersion ; l'arme à feu est chez elle un moyen exceptionnel, mais elle a recours, plus souvent que l'homme, à l'asphyxie et au poison.

ART. VII. — De l'influence de l'art médical sur la mortalité des populations.

« S'il est vrai, dit M. Quetelet, que le taux de la population soit réglé sur le taux de la production, quelle est donc la mission de l'art de guérir ? Si je réponds qu'il ne peut sauver les uns qu'aux dépens des autres, et que si à force de soins il parvient à fermer quelques-unes des cent portes ouvertes à la mort, les autres ne font que s'ouvrir davantage, et qu'il s'en ferme de nombreuses au besoin, j'aurais l'air de parler par scrupule, et cependant je n'aurais fait qu'exprimer la vérité. »

Nous nous sommes proposé de soumettre l'examen de ce problème à l'épreuve de la statistique; voici quelques faits qui pourront contribuer à sa solution. De 1822 à 1849 la proportion des décès en Prusse et le nombre des médecins, par rapport à la population, se trouvent représentés ainsi qu'il suit :

	Nombre d'habitants pour 1 médecin.	Nombre d'habitants pour 1 décès.		Nombre d'habitants pour 1 médecin.	Nombre d'habitants pour 1 décès.
1822	2,892	37,0	1837	2,928	32,1
1825	2,955	37,4	1840	2,990	35,6
1828	2,991	34,1	1843	2.876	34,8
1831	3,005	28,1	1846	2,832	34,0
1834	3,073	31,8	1849	2,787	32,7

Ainsi, la proportion des décès est loin d'avoir diminué avec l'accroissement du nombre des médecins. Ainsi, tandis que la mortalité n'était que de 1 décès sur 37 en 1822 et en 1825, époque à laquelle la Prusse n'avait que 1 médecin pour environ 2 900 habitants, la mortalité était, en 1846 et 1849, de 1 décès sur 33, bien que le chiffre des médecins, comparé à celui des habitants, se fût élevé à 1 sur 2 800. On pourrait objecter que c'est moins le nombre absolu que la répartition des médecins qui peut exercer une influence sur la mortalité d'un pays. Nous ne parlerons pas de la qualité des médecins, élément d'une plus grande importance encore, attendu qu'il n'est pas admissible que cette qualité fût inférieure en 1846 et 1849 à ce qu'elle était en 1822. Le tableau suivant résume la mortalité de 1849 dans les principales villes de la Prusse, comparée au nombre des médecins.

	Nombre d'habitants pour 1 médecin.	Nombre de décès pour 1 médecin.	Nombre d'habitants pour 1 décès.
Kœnigsberg.........	4,031	123	34,6
Gumbinnen.........	7,842	207	37,7
Danzig.............	3,585	150	26,7
Marienwerser........	5,282	216	24,6
Posen..............	4,863	200	25,8
Bromberg...........	5,751	321	19,5
Potsdam et Berlin....	1,350	39	35,7
Francfort...........	3,361	87	38,8
Stettin.............	3,189	91	33,3
Cœslin.............	3,118	117	43,9
Stralsund..........	2,201	61	35,8

	Nombre d'habitants pour 1 médecin.	Nombre de décès pour 1 médecin.	Nombre d'habitants pour 1 décès.
Breslau	2,297	88	26,5
Appeln	4,307	152	28,5
Liegnitz	3.147	95	33,5
Magdebourg	1,905	57	34,0
Merscbourg	2,197	64	34,7
Erfurt	2,525	68	37,6
Munster	2,133	49	43,7
Minden	3,239	84	38,8
Arnsberg	2,641	64	41,5
Cologne	1,708	51	33,9
Düsseldorf	2,508	64	40,1
Coblentz	2,622	67	39,6
Trèves	4,303	102	42,4
Aix-la-Chapelle	2,894	73	39,9
	2,787	86	32,7

On voit que les villes de Cœslin et de Munster ont une mortalité identique, un décès sur 44 habitants, bien que le nombre des médecins soit :

À Cœslin, de 1 sur 5,118 habitants.
À Munster, de 1 sur 2,133 habitants.

En passant en revue l'ensemble des villes, on constate une absence à peu près complète de rapport entre l'élévation du nombre proportionnel des médecins et l'abaissement de la proportion des décès.

Nous sommes redevable à l'obligeance d'un médecin distingué de Christiania, M. Holst, du document ci-après, dans lequel il a réuni les faits relatifs à la question qui nous occupe.

Norwége de 1815 à 1845.

Années.	Population.	Décès.	Médecins.	Années.	Population.	Décès.	Médecins.
1815	885,431	17,953	99	1831		22,502	
1816		17,767	99	1832		21,254	
1817		16,487		1833		23,656	129
1818		18,016	95	1834		26,356	
1819		18,859		1835	1,194,812	23,151	139
1820		18,340		1836		23,134	
1821		20,127		1837		25,218	148
1822		19,421		1838		26,581	
1823		17,958		1839		26,652	159
1824		18,981	116	1840		24,593	186
1825	1,051,318	18,201		1841		21,649	209
1826		19,609		1842		22,847	
1827		19,391	120	1843		23,069	220
1828		21,217		1844		22,297	
1829		24,457	123	1845	1,328,471	22,303	249
1830		22,161					

La mortalité moyenne, ajoute M. Holst, a été presque la même dans chaque période décennale, malgré quelques épidémies (choléra en 1832-33-34-35; typhus en 1837-38-39-40).

Ainsi, en Norwége, de même qu'en Prusse, l'accroissement notable du nombre des médecins, depuis 1815 jusqu'en 1845, a été sans influence sur le chiffre de la mortalité générale. Tant il est vrai que chaque nation, selon ses moyens de production et selon les besoins de ses habitants, ne dispose que d'un certain nombre de places au banquet de la vie. « Quand par une cause quelconque il se trouve des privilégiés, dit M. Quetelet (1), ce ne peut être qu'aux dépens des autres citoyens..... L'art de guérir exerce peu d'influence sur le nombre des décès, mais il en a beaucoup pour améliorer physiquement le peuple. Il diminue la somme des douleurs en même temps qu'il donne des consolations ; cette mission est assez belle pour qu'on puisse ranger cet art parmi ceux qui servent le mieux l'humanité (2). »

CHAPITRE XI.

RECENSEMENT DES PROFESSIONS.

ART. Ier. — Des professions en général.

En France, la population se répartit ainsi qu'il suit sous le rapport des professions :

(1) Ad. Quetelet, *Du système social et des lois qui le régissent*. Paris, 1848, p. 191.

(2) Voici comment Montaigne envisageait la question : « L'expérience m'a encore apprins cecy, que nous nous perdons d'impatience. Les maulx ont leur vie et leurs bornes, leurs maladies et leur santé. La constitution des maladies est formée au patron de la constitution des animaulx; elles ont leur fortune limitée dez leur naissance, et leurs jours. Qui essaye de les abréger impérieusement, par force, au travers de leur course, il les alonge et les multiplie, et les harcelle au lieu de les appaiser. Je suis de l'advis de Crantor, qu'il ne faut, ny obstinéement s'opposer aux maulx, et à l'estourdie, ny leur succomber de mollesse, mais qu'il leur fault céder naturellement, selon leur condition et la nostre. On doit donner passage aux maladies, et je treuve qu'elles arrestent moins chez moy, qui les laisse faire; et en ay perdu de celles qu'on estime plus opiniastres et tenaces, de leur propre décadence, sans ayde et sans art, et contre ses règles. Laissons faire un peu à nature : elle entend mieux ses affaires que nous. « Mais un tel en mourut? » Si ferez vous, si non de ce mal là, d'un aultre; et combien n'ont pas laissé d'en mourir, ayant trois médecins à leur ...? » (Liv. III, chap. XIII.)

Agriculteurs	14,318,476
Grandes industries	1,331,260
Petites industries	4,713,026
Professions libérales	2,267,960
Domesticité	906,666
Femmes et enfants à charge de leurs maris et parents, et désignations diverses	12,245,782
Total	35,783,170

La population mâle, considérée séparément, se divise ainsi :

Agriculteurs	7,771,929
Grandes industries	799,803
Petites industries	2,982,558
Professions libérales	1,524,102
Domestiques	287,750
Mendiants, détenus, sans professions, infirmes	288,822
Enfants du sexe masculin	4,130,000
Total	17,794,964

On comptait en 1851 :

	Personnes.	Hommes.	Femmes.
Domestiques	906,666	287,750	618,916
Mendiants et vagabonds	217,046	94,928	122,118
Détenus	39,471	31,321	8,150
Filles publiques	16.239	»	16,239
Individus sans moyens d'existence connus	339,902	139,461	200,441
Infirmes dans les hospices	71,113	33,112	38,001
Propriétaires et rentiers	1,097,926	523,970	573,956
Pensionnés de l'État ou des communes	73,364	63,238	10,126
Magistrats, fonctionnaires, employés du gouvernement	117,485	112,848	4,637
Employés des communes	60,249	58,363	1,846
Employés chez des particuliers	94,706	84,184	10,522
Militaires et marins	360,185	356,732	3,453
Médecins, pharmaciens, sages-femmes	39,424	26,758	12,666
Avocats, officiers ministériels, agents d'aff.	30,050	29,262	788
Instituteurs et professeurs	88,441	58,084	30,357
Artistes	23,839	19,482	4,357
Hommes de lettres	4,591	4,465	126
Ecclésiastiques et religieux	88,371	52,885	29,486
Étudiants des Facultés et des écoles spécial[s].	19,715	18,634	1,081
Étudiants des établissements secondaires	109,760	76,553	33,207
Autres professions libérales	65,854	38,644	27,210

Voici pour la Prusse et pour la Bavière quelques résultats fournis par les derniers recensements.

	Prusse.		Bavière.	
	Maitres.	Aides.	Maitres.	Aides.
Boulangers........	24,391	15,266	8,887	6,335
Bouchers..........	18,372	9,397	8,864	5,435
Cordonniers.......	87,964	48,493	25,019	18,978
Gantiers..........	1,300	1,101	231	251
Tailleurs..........	70,428	35,700	17,366	12,054
Chapeliers........	1,475	939	619	676
Menuisiers........	42,969	27,970		
Barbiers..........	6,033	2,431	2,435	1,178
Coiffeurs..........	396	208	98	70

ART. II. — Profession médicale et pharmaceutique.

En 1853, la France comptait 11 217 docteurs en médecine, 7 221 officiers de santé et 5 175 pharmaciens.

Soit : 1 médecin pour..... 1940 habitants.
1 pharmacien pour.. 6,914

En partageant la France en sept zones, on trouve :

	Population.	Docteurs.	Offic. de santé.	Proportion.	
Zone du nord.....	5,982,683	1,018	1,356	1	sur 2,140 h.
du nord-est..	5,918,561	1,402	826	1	2,656
du nord-ouest.	5,967,120	1,349	848	1	2,716
du sud......	4,739,381	1,874	1,314	1	1,486
du sud-est...	3,203,704	1,169	492	1	1,915
du sud-ouest.	3,216,484	768	657	1	1,555
du centre....	6,687,317	1,357	971	1	2,286

En additionnant les chiffres qui se rapportent aux zones du nord et ceux qui appartiennent aux zones du midi, on trouve :

Dans le Nord, 1 praticien sur 2496 habitants.
Dans le Midi, 1 — 1619

Dans le nord, le chiffre des docteurs l'emporte seulement de 739 sur celui des officiers de santé ; dans le midi, au contraire, le chiffre qui exprime cette différence est de 1 348. Les départements riches ont moins de médecins que les départements pauvres ; le nombre des docteurs, comparé à celui des officiers de santé, est plus fort dans les départements pauvres que dans les départements riches. Il y a en France près de 600 villes ou communes, d'une population excédant 2000 âmes, et allant jusqu'à 8 000, qui n'ont ni médecin ni pharmacien ; 63 départements, dont plusieurs parmi les plus riches et les plus peuplés, ont un certain nombre de communes dans ce cas. En 1854, Paris comptait 1 351 docteurs,

164 officiers de santé et 446 pharmaciens pour une population de 1 053 262 habitants (1).

CHAPITRE XII.

STATISTIQUE DES CULTES.

ART. Ier. — Statistique générale des cultes.

Tout culte, lorsqu'il est observé, implique un ensemble de pratiques dont les effets se traduisent inévitablement par des résultats plus ou moins appréciables dans l'ordre physique, intellectuel et moral. On peut se faire une idée des profondes modifications qui doivent se produire à la longue chez certains peuples de l'Asie, sous l'influence d'une abstention plus ou moins complète de toute nourriture animale; on comprend non moins facilement que la statistique morale d'un peuple n'est, en somme, autre chose que la traduction de ses croyances religieuses (2). L'importance de la connaissance du culte d'une population devient plus grande encore lorsque le culte est en même temps signe représentatif d'un type national fortement dessiné, comme on le voit dans le judaïsme. A ces divers titres, la statistique des cultes se rattache d'une manière étroite à l'étude de l'homme social et de la géographie médicale.

Plusieurs géographes ont donné les indications suivantes sur la répartition des principaux cultes parmi les divers peuples du globe.

	Johnston. 1855.	Malte-Brun. 1837.	Graberg.	Pinkerton.
Christianisme	290,000,000	228,000,000	236,000,000	235,000,000
Judaïsme.........	6,000,000	5,000,000	5,000,000	5,000,000
Islamisme........	124,000,000	110,000,000	120,000,000	120,000,000
Brahmisme.......	130,000,000	60,000,000	60,000,000	60,000,000
Bouddhisme......	300,000,000	150,000,000	150,000,000	180,000,000
Autres cultes......	100,000,000	100,000,000	115,000,000	100,000,000
Totaux...	950,000,000	653,000,000	686,000,000	700,000,000

	Hassel.	Balbi. 1847.	Berghaus. 1843.
Christianisme........	252,000,000	260,000,000	390,000,000
Judaïsme...........	3,930,000	4,000,000	4,000,000
Islamisme..........	120,105,000	96,000,000	200,000,000
Brahmisme..........	111,353,000	60,000,000	170,000,000
Bouddhisme.........	315,977,000	170,000,000	397,000,000
Autres cultes........	134,490,000	147,000,000	111,000,000
Totaux.......	938,421,000	737,000,000	1272,000,000

(1) Roubaud, *Ann. méd. et pharm. de la France*, pour 1854.

(2) Ce monde, dit un grand génie, est un système de choses invisibles manifestées visiblement; un autre a dit : « Omne mobile à principio immobili, » et Malebranche le répète ainsi : « Dieu seul est tout à la fois moteur et immobile. »

Il est à peine nécessaire de faire remarquer combien ces évaluations laissent à désirer, et combien sont vagues les documents qui ont pu leur servir de base. Pour arriver à des évaluations admissibles, il faudrait des recensements qui jusqu'à présent paraissent n'exister que pour quelques États de l'Europe et pour les États-Unis d'Amérique.

On compte en 1856 en Europe, environ :

Catholiques	134,000,000
Grecs	64,000,000
Protestants	60,000,000
Musulmans	5,000,000
Juifs	3,000,000
Totaux	266,000,000

Le tableau suivant donnera une idée de la répartition des cultes dans les divers États d'Europe (1) :

Nos	ÉTATS.	Catholiques.	Grecs.	Protestants.	Juifs.
1.	France, 1851	34,931,032	»	748,332	73,975
2.	Angleterre (royaume-Uni, Malte et Gibraltar)	7,956,000	»	19,760,000	15,000
3.	Allemagne	41,390,153	2,788,555	24,426,401	1,253,549
4.	Russie d'Europe, 1851	6,750,000	50,565,000 et Musulmans 570,000	3,415,000	1,610,000
5.	Pays-Bas, 1850	1,164,000	»	1,834,000	59,000
6.	Belgique, 1850	4,416,000	»	9,000	1,336
7.	Danemark (sans le Holstein et Lauenbourg).	724	»	1,845,000	3.941
8.	Suède	500	»	3,370,000	1,500
9.	Norwége	450	»	1,400,000	150
10.	Suisse, 1850	971,809	»	1,417,786	3,145
11.	Portugal	3,470,000	»	2,800	1,200
12.	Espagne	14,200,000	»	16,000	(2)
13.	Piémont et Sardaigne	4,898,000	»	25,000	7,000
14.	Toscane	1,786,000	»	2,500	7,500
15.	Parme	493,912	»	175	650
16.	Modène	583,425	»	212	2,821
17.	Romagne	2,880,042	»	800	12,900
18.	Deux-Siciles	8,801,790	»	950	2,150
19.	Iles Ioniennes	4,800	190,500	6,500	18,000
20.	Grèce (peu certain)	350	995,066	250	200
21.	Turquie d'Europe (3)	640,000	10,150,000 et Musulmans 4,550,000	35,000	125,000(4)

(1) De Reden, *Deutschland und das übrige Europa*. Berlin, 1854, p. 28.

(2) Les Juifs ne sont point tolérés en Espagne. On en comptait 1 272 à Gibraltar en 1835.

(3) D'après Ubicini, *Lettres sur la Turquie*. Paris, 1853.

(4) Dont 37,000 à Constantinople en 1844, et 62,000 en Moldavie.

On compte environ 1 200 000 juifs en Russie, ou 1 sur 57 habitants; 749 000 en Autriche, ou 1 sur 57 habitants; 219 000 en Prusse, ou 1 sur 75 habitants; 196 694 dans les 36 autres États de la confédération germanique, ou 1 sur 65 habitants; 73 975 en France, ou 1 sur 500 habitants; 15 000 en Angleterre, ou 1 sur 1 860 habitants. La plupart des juifs vivent du commerce; l'industrie agricole et manufacturière n'en occupe qu'un très petit nombre. Sur 1 000 juifs en Prusse, 9 seulement vivent des travaux des champs. Aussi habitent-ils en majorité les villes. Dans le même État, sur 218 998 juifs, 175 000, en nombre rond, sont domiciliés dans les villes, et 44 000 dans les communes rurales; de ces derniers, 42 000 se livrent à de petits commerces de détail, et 2 000 seulement sont des agriculteurs (1).

ART. II. — Répartition des cultes dans quelques États en particulier.

France. — On compte en France d'après le recensement de 1851 :

Catholiques	34,931,032
Réformés	480,507
Confession d'Augsbourg	267,825
Autres cultes	26,348
Cultes non constatés	3,483
Juifs	73,975
	35,783,170

Belgique. — En Belgique, le recensement de 1846 donne les indications numériques suivantes sur la composition de la population au point de vue des cultes (2) :

Catholiques	4,326,873
Protestants	6,578
Anglicans	790
Autres cultes	1,019
Cultes non déclarés	600
Juifs	1,336
Population totale	4,337,196

Royaume des Pays-Bas. — D'après M. Johnston (3), la population se décomposait ainsi en 1855 :

(1) *Dict. de l'écon. politique*, art. POPULATION.

(2) *Stat. gén. de la Belgique*. Bruxelles, 1852, p. 208.

(3) Johnston, *Physical Atlas*. London, 1855.

Catholiques	1,203,923
Église réformée	1,600,000
Séparatistes	42,000
Églises française, anglaise, écossaise	10,000
Luthériens	54,000
Luthériens séparatistes	9,000
Anabaptistes	38,000
Arméniens	5,000
Juifs	58,000

Suisse. — D'après le recensement de 1851, la Suisse comptait :

Catholiques	971,809
Protestants	1,417,786
Juifs	3,145
Population totale (1)	2,392,740

Irlande. — D'après M. Johnston, l'Irlande comptait au commencement de 1854 :

Catholiques	4,500,000
Protestants	2,015,794
Population totale	6,515,794

On comptait à la même époque :

2,769 prêtres catholiques.
3,224 ministres protestants.

Empire d'Autriche. — On comptait en 1849, sur 1 million d'habitants (2) :

Catholiques	703,900
Grecs	98,700
Grecs dissidents	84,400
Protestants	57,700
Protestants de la confess. d'Augsbourg	34,300
Unitaires	1,400
Autres sectes chrétiennes	100
Juifs	19,500

Empire de Russie. — On comptait dans l'empire russe, d'après le recensement de 1848 :

(1) Sur ce nombre on comptait 71,570 étrangers.
(2) J. Hain, *Statist. des œsterr. Kaiserstaates.* Wien, 1852, t. I, p. 273.

Grecs orthodoxes			49,000,000
Catholiques	Pologne	4,500,000	7,300,000
	Dans la Russie occidentale	2,500,000	
	Dispersés	300,000	
Protestants			3,500,000
Musulmans			2,400,000
Arméniens catholiques et grégoriens			1,000,000
Idolâtres			600,000
Juifs			1,200,000

CHAPITRE XIII.

STATISTIQUE MORALE.

De même que les maladies et la mort servent à mesurer la salubrité d'un pays et l'état sanitaire d'une population, de même le nombre et la qualité des crimes peuvent, jusqu'à un certain point, donner la mesure de la moralité d'un pays. Nous nous renfermerons ici dans l'examen de la statistique criminelle de la France, dont les documents sont à la fois les plus complets et les seuls qui embrassent une période assez longue pour qu'il soit possible d'en déduire quelques lois générales (1).

ART. Ier. — Statistique morale selon les départements.

Pendant le quart de siècle écoulé de 1826 à 1850 inclusivement, les cours d'assises des 86 départements de la France, ont jugé ensemble, contradictoirement, 134 003 accusations de toute nature, comprenant 185 075 accusés ; c'est, en moyenne, 5 350 accusations et 7 403 accusés par année. Les accusations se divisent en accusations de crimes contre les personnes et en accusations de crimes contre les propriétés. Les premières ont sensiblement augmenté ; de 1 354 que l'on comptait, année moyenne, pendant la première période (1826 à 1830), leur nombre s'est élevé progressivement à 1 778 durant la dernière période (1846 à 1850). Les accusations d'assassinat ont augmenté de 22 pour 100 ; celles d'empoisonnement ont été, durant la dernière période, en même nombre que pendant la première, après avoir été plus fréquentes dans la troisième et dans la quatrième période. Le nombre des accusations d'infanticide s'est accru de 49 pour 100. Les accusations de parricide ont presque doublé ; de 9 seulement, en moyenne, de 1826 à 1830, leur nombre annuel s'est élevé à 17, de 1846 à 1850.

(1) *Comptes rendus de la justice criminelle en France.* Paris, 1826 à 1850.

Les crimes contre les personnes qui ont éprouvé la plus forte augmentation sont les viols et les attentats à la pudeur avec ou sans violence, notamment ceux qui ont eu pour victimes des enfants de moins de seize ans. En effet, le nombre des accusations de ce dernier crime, qui n'était que de 136, année moyenne, de 1826 à 1830, a été de 420, de 1846 à 1850. Il a plus que triplé. On ne doit attribuer que pour une très faible part cette augmentation à la disposition de la loi du 28 avril 1832, qui a fait un crime de l'attentat à la pudeur commis sans violence sur des enfants de onze ans; car cet attentat restait rarement sans poursuites avant la loi du 28 avril. Les accusations de viol et d'attentat à la pudeur à l'aide de violence sur des adultes ne se sont accrues que de 34 pour 100.

Excepté dans le département de la Seine, où, de 1826 à 1830, on jugeait déjà chaque année en moyenne 13 accusations de cette espèce de crimes, à peine en comptait-on de 3 à 4 dans les quatorze départements où elles étaient le plus nombreuses. Dans vingt-quatre départements, les cours d'assises n'en jugeaient pas une par année en moyenne. Durant la dernière période, 1846 à 1850, il en a été jugé par année : 35 dans le département de la Seine; de 15 à 10 dans les départements du Rhône, de Seine-et-Oise, de Maine-et-Loire, de la Loire-Inférieure, de la Gironde, d'Ille-et-Vilaine et de la Seine-Inférieure. Six départements seulement n'en ont pas présenté un par année moyenne, de 1846 à 1850, savoir : le Doubs, les Hautes-Pyrénées, le Cantal, la Corse, la Creuse et la Lozère. Les départements où les attentats ont été le plus fréquents sont les départements industriels et possédant de grands centres de population agglomérée. Les accusations d'avortement ont été aussi beaucoup plus fréquentes durant la dernière période que pendant la première.

Les accusations de crimes contre des propriétés ont, dans leur ensemble, diminué de 16 pour 100, si l'on compare la première période à la dernière. Cette réduction porte exclusivement sur les diverses espèces de vols qualifiés. Les accusations de fausse monnaie, de faux de toute espèce, de banqueroute frauduleuse, d'incendie, d'extorsion de titres ou signatures, ont, au contraire, éprouvé une augmentation sensible ; les incendies, notamment, ont plus que doublé.

Pour la France entière, le nombre des crimes contre les personnes a été croissant chaque année pendant le quart de siècle qui vient de s'écouler, de manière à présenter pendant la dernière période (1846 à 1850), comparée à la première (1826 à 1830), une augmentation de 31 pour 100. Le nombre total des accusations de crimes contre les propriétés a diminué de

16 pour 100, de la première période (1826 à 1830) à la dernière (1846 à 1850). Dans toute la France, il a été jugé par les cours d'assises, année moyenne, de 1826 à 1850, un accusé par 4,568 habitants.

Les départements placés au premier rang, pendant les vingt-cinq années, par le nombre proportionnel élevé d'habitants pour un accusé, sont :

L'Ain, un accusé par........	10 523 habitants.
La Creuse.................	10 600
L'Isère....................	8 305
Le Cher....................	7 706
Le Nord	7 629

Dans le département de la Seine, il y a eu, année moyenne, un accusé par 1 385 habitants; c'est le rapport le plus élevé. Ce rapport est pour la Corse, qui se place en seconde ligne, d'un accusé par 1,672 habitants, mais, pour des accusations de meurtre et d'assassinat; l'habitant du département de la Seine y est traduit le plus souvent pour des vols qualifiés ou des faux. Dans le premier, sur 100 accusations, on en compte 83 de crimes contre les personnes et 17 de crimes contre les propriétés. Dans le département de la Seine, les proportions sont en sens inverse : 86 accusations de crimes contre les personnes.

Après la Corse, les départements où l'on compte le nombre proportionnel le plus élevé d'accusations de crimes contre les personnes, sont : l'Ariége, 51 sur 100 ; les Pyrénées-Orientales, 50; la Haute-Loire, 48 ; la Lozère, 45; le Lot, l'Hérault, 44 ; la Creuse, l'Ardèche, 43; l'Aveyron, 42; les Basses-Alpes, les Hautes-Alpes, l'Ain, 41 ; la Corrèze, 40. Ces départements appartiennent tous au midi, et ils sont presque exclusivement agricoles. Pour toute la France, le nombre proportionnel des accusations de crimes contre les personnes a été, en moyenne, pendant les vingt-cinq années, de 30 sur 100.

ART. II. — Statistique morale selon les sexes.

Les 185 675 accusés jugés de 1826 à 1850 se divisent en 153 154 hommes (83 sur 100), et 32 921 femmes (17 sur 100). Tandis que, pour les hommes, on a le rapport de 1 accusé pour 2 722 habitants, pour les femmes, ce rapport est de 1 accusée pour 13 427 habitantes. Le rapport des femmes aux hommes, parmi les accusés, varie d'un département à l'autre. Dans la Corse, on ne compte annuellement que 4 femmes sur 100 accusés; 9 dans les Pyrénées-Orientales; 10 dans les Hautes-Alpes et l'Ardèche. Il y a eu jusqu'à 27 femmes sur 100 accusés dans les Côtes-du-Nord; 25 dans la Manche et la Creuse. Cette inégalité s'explique en partie par la nature des crimes jugés dans chaque département. Les femmes sont toujours proportionnellement en moins grand nombre parmi les accusés de crimes contre les personnes que parmi les accusés de crimes contre les propriétés. En second lieu, la population des divers départements ne se compose pas toujours d'un même nombre proportionnel d'hommes et de femmes. Ainsi, dans les Côtes-du-Nord, la Manche, l'Ille-et-Vilaine, la Creuse et le Morbihan, où l'on vient de constater un nombre proportionnel assez élevé de femmes parmi les accusés, la population, par suite d'émigrations annuelles d'hommes, présente le rapport de 108 et 106 femmes contre 100 hommes, tandis que, pour toute la France, le rapport n'est que de 102 à 103 femmes contre 100 hommes. Il semble d'ailleurs que le nombre des femmes tende à diminuer parmi les accusés de crimes contre les propriétés. Elles formaient plus du cinquième (206 sur 1 000) du nombre total des accusés de cette catégorie, pendant la première période quinquennale (1826 à 1830); durant la dernière période (1846 à 1850), elles n'en forment plus que le sixième (153 sur 1 000).

Cette diminution du nombre proportionnel des femmes accusées ne saurait être attribuée aux variations qu'a subies le nombre des accusations de crimes de chaque nature, parmi ceux qui portent atteinte aux propriétés; car le résultat est le même si l'on considère séparément chaque espèce de crimes contre les propriétés.

Après les accusations d'infanticide, d'avortement, de suppression de part, qui sont plus spécialement propres aux femmes, celles qui présentent le nombre proportionnel le plus élevé d'accusés du sexe féminin sont: pour les crimes contre les personnes, les accusations d'empoisonnement, 48 femmes sur 100 accusés; de parricide, 30 sur 100; d'enlèvement de mineurs, 25 sur 100; de faux témoignage et subornation, 18 sur 100.

Les crimes contre les propriétés dont les femmes se rendent le plus souvent coupables sont : 1° les vols domestiques, on compte 37 femmes sur 100 accusés de cette espèce de crime; 2° l'extorsion de titres et signatures, 30 sur 100; l'incendie d'édifices habités, 29 sur 100; le pillage de grains, 25 sur 100.

Les crimes le plus fréquemment commis par les femmes sont, en général, ceux qui se préparent ou s'exécutent dans l'intérieur de la famille. L'infraction aux lois de la pudeur et de la morale précède très souvent, chez la femme, l'infraction aux lois pénales. Il est constaté, tous les ans, qu'un cinquième des femmes traduites aux assises avaient eu des enfants naturels ou vivaient dans le concubinage.

ART. III. — Statistique morale selon les âges.

Les 185 075 accusés jugés de 1826 à 1850 se classent ainsi d'après leur âge :

2,390,	13 sur 1000,	étaient âgés de	moins de 16 ans.
29,594,	159	—	16 à 21
29,459,	159	—	21 à 25
31,708,	171	—	25 à 30
26,530,	143	—	30 à 35
20,605,	111	—	35 à 40
15,452,	84	—	40 à 45
11,277,	61	—	45 à 50
7,332,	40	—	50 à 55
4,520,	25	—	55 à 60
3,171,	17	—	60 à 65
1,752,	10	—	65 à 70
1,179	7	—	70 à 80
106			plus de 80
185,075	1000		

Les accusés de moins de seize ans seraient plus nombreux, si un certain nombre des individus de cet âge, bien que poursuivis pour des crimes, n'étaient traduits devant la juridiction correctionnelle, en vertu de l'article 68 du Code pénal.

La distribution des accusés d'après l'âge n'est pas la même pour les accusés de crimes contre les personnes que pour les accusés de crimes contre les propriétés, pour les hommes accusés que pour les femmes accusées :

Age des accusés.	Crimes contre les personnes.	Crimes contre les propriétés.	Hommes.	Femmes.
De moins de 16 ans.	6	16	13	13
16 à 21	121	176	166	132
21 à 25	163	157	157	170
25 à 30	186	165	170	177
30 à 35	153	140	144	140
35 à 40	111	111	111	114
40 à 45	84	83	83	88
45 à 50	62	61	60	65
50 à 55	42	39	39	42
55 à 60	28	23	24	26
plus de 60	41	29	33	33
Totaux	1000	1000	1000	1000

Ainsi, avant vingt et un ans, la propension au crime est plus forte vers les attentats contre les propriétés, et aux époques ultérieures de la vie, surtout après cinquante ans, c'est le contraire qui a lieu. Les femmes entrent plus tard que les hommes dans la carrière du crime. Sur 1000 accusés du sexe masculin, il y en a 179 âgés de moins de vingt et un ans, tandis que sur 1000 femmes accusées, 145 seulement n'ont pas atteint leur vingt et unième année. On compte tous les ans un grand nombre proportionnel de jeunes accusés; parmi ceux que juge la cour d'assises de la Seine, 220 sur 1000, en moyenne, ont moins de vingt et un ans; pour toute la France, la proportion n'est que de 172 sur 1000.

ART. IV. — Statistique morale selon l'état civil.

Sous le rapport de l'état civil, les accusés se divisent de la manière suivante :

Célibataires............	104,197	soit 563 sur 1000.
Mariés ayant des enfants. .	58,114	314
Mariés sans enfants.......	14,436	78
Veufs ayant des enfants...	6,478	35
Veufs sans enfants.......	1,850	10
Totaux.......	185,075	1000

D'après les recensements de la population faits en 1836, en 1841 et en 1846, voici comment se divisaient les habitants, eu égard à l'état civil :

	En 1836.	En 1841.	En 1846.
Célibataires, sur 1000 habitants..	560	553	546
Mariés......................	370	378	386
Veufs......................	70	69	68
	1000	1000	1000

La proportion des célibataires a été :

De 1826 à 1830..........	559 sur 1000.
1831 à 1835..........	573
1836 à 1840..........	582
1841 à 1845..........	564
1846 à 1850..........	540

Ainsi le nombre proportionnel des accusés célibataires, après s'être accru de 1826 à 1840, a diminué d'une manière sensible de 1841 à 1850. La cause de cette diminution est due à la réduction, durant les dix dernières années, du nombre des accusés de vol, parmi lesquels les célibataires sont toujours très nombreux.

La distribution des accusés, eu égard à l'état civil, n'est pas la même pour les hommes et pour les femmes ; voici les proportions :

		Hommes.	Femmes.
Célibataires		565	553
Mariés	ayant des enfants	324	261
	sans enfants	77	86
Veufs	ayant des enfants	27	77
	sans enfants	7	23
		1000	1000

Ce qui frappe surtout en rapprochant ces chiffres, c'est le nombre proportionnel des femmes veuves, avec ou sans enfants, comparativement à celui des veufs. Mais, dans l'ensemble de la population, on retrouve la même anomalie, ainsi que le constate le tableau ci-après, qui résume les données des derniers recensements :

	Hommes.	Femmes.
Célibataires, sur 1000 habitants	566	526
Mariés	390	382
Veufs	44	92
	1000	1000

L'influence de l'état civil sur la nature des crimes ne paraît pas moins réelle que celle du sexe et de l'âge. Le nombre proportionnel des célibataires est tous les ans :

Parmi les accusés d'infanticide, de	76 sur 100
— de coups et blessures envers les ascendants, de viol et d'attentat à la pudeur sur des adultes	66
— de coups et blessures graves, de crimes politiques	54
— de meurtre, de rébellion et de violences graves	52
— de viol et d'attentat à la pudeur sur des enfants	50
— d'assassinat	48
— de parricide	43
— de faux témoignage	33
— d'empoisonnement	22
Parmi tous les accusés de crimes contre les personnes ensemble	52
Parmi les accusés de vols	64
— de pillage et dégât d'objets mobiliers, de faux en matière de recrutement	55
— d'autres faux divers, d'incendie	36
— de pillage de grains	35
— de concussion et de corruption	22
— d'extorsion de titres et de signatures	19
Parmi tous les accusés de crimes contre les propriétés, ensemble	58

Après l'infanticide, les coups et blessures envers les ascendants et les viols et attentats à la pudeur sur des adultes, les crimes que les célibataires commettent le plus fréquemment, comparativement aux hommes mariés et aux veufs, sont les vols qualifiés ; et, comme les accusés de cette dernière espèce de crime forment tous les ans une fraction considérable du nombre total des accusés, le nombre proportionnel des célibataires augmente ou diminue parmi les accusés selon que le nombre des accusés de vols est plus ou moins élevé.

Parmi les accusés de vols pris isolément, le nombre proportionnel des célibataires a été croissant de 1826 à 1845. Pendant la cinquième période (1846 à 1850), le nombre proportionnel des célibataires parmi les accusés de vols est descendu à 63 sur 100. Ce résultat est dû probablement aux émigrations volontaires ou forcées qui ont eu lieu de 1848 à 1850, et qui ont éloigné de la France beaucoup plus de célibataires que d'hommes mariés, et les émigrants sont en général des ouvriers peu habiles ou peu laborieux, que la misère entraîne facilement au crime.

Le nombre moyen des accusés célibataires varie suivant les départements. Il y a 76 célibataires sur 100 accusés du département de la Seine, 67 dans les Bouches-du-Rhône et le Var. Dans d'autres départements au contraire, le nombre proportionnel des célibataires est inférieur à la moyenne ; on n'en compte que 40 sur 100 accusés de la Haute-Vienne, 41 de l'Aisne , 42 de l'Oise.

On s'explique le nombre proportionnel élevé des célibataires parmi les accusés des départements de la Seine, des Bouches-du-Rhône, du Var, du Rhône, du Haut et du Bas-Rhin, où existent de grands centres de population, et où l'industrie attire des départements voisins de nombreux ouvriers, qui sont le plus habituellement célibataires. C'est d'ailleurs dans ces départements qu'il y a le plus grand nombre proportionnel d'accusés de vols.

Le nombre des enfants naturels parmi les accusés n'excède pas 21 sur 1000. Peut-être l'instruction ne constate-t-elle pas toujours exactement ce fait ; les enfants naturels commettent d'ailleurs proportionnellement plus de crimes contre les propriétés que de crimes contre les personnes. Ils forment seulement quatorze millièmes des accusés de la dernière classe, tandis qu'il y en a 24 sur 1000 accusés de crimes contre les propriétés.

ART. V. — Statistique morale selon les villes et les campagnes.

Plus des trois cinquièmes des accusés qui avaient un domicile, 612 sur 1000, habitaient des communes rurales, 388 habitaient des communes urbaines (1). Dans l'ensemble de la population, le nombre proportionnel des habitants des villes n'est pas parfaitement constaté; mais des évaluations approximatives le fixent à un cinquième seulement du nombre total de la population; les proportions précédentes diffèrent suivant la nature des crimes : sur 1000 accusés de crimes contre les personnes, on compte, 706 habitants de la campagne et 294 habitants des villes. Sur 1000 accusés de crimes contre les propriétés, il n'y a plus que 566 habitants des communes rurales; 434 sont des habitants des villes.

Parmi les accusés de crimes d'incendie se présente le nombre proportionnel le plus élevé d'habitants des campagnes; ensuite viennent les accusés d'empoisonnement, d'infanticide, de faux témoignage, de parricide, d'extorsion avec violence, de titres et de signatures. Ce sont probablement les seuls crimes dans lesquels les habitants des campagnes ont une part plus large que celle qu'ils devraient avoir, eu égard à leur nombre total dans l'ensemble de la population ; la proportion des accusés de la campagne est, au contraire, très faible relativement parmi les accusés de crimes politiques, d'avortement, de vols qualifiés, de faux, de fausse monnaie, de viol et d'attentat à la pudeur sur des enfants.

Les accusés sans domicile fixe sont, tous les ans, dans la proportion de 42 sur 1000; mais on n'en trouve que 13 sur 1000 accusés de crimes contre les personnes, tandis qu'il y en a 55 sur 1000 accusés de crimes contre les propriétés : plus des quatre cinquièmes (82 sur 100) sont poursuivis pour vol.

ART. VI. — Statistique morale selon la profession et le degré d'instruction.

Les individus attachés à l'exploitation du sol, en y comprenant les domestiques de ferme, forment près des deux cinquièmes du nombre total des accusés; mais il est évident que, dans la population totale, les laboureurs forment plus des deux cinquièmes. La catégorie la plus nombreuse, après celle des cultivateurs, est celle des ouvriers chargés de mettre en œuvre les produits du sol; elle comprend près du quart du nombre total.

(1) D'après le recensement de 1851, on comptait en France 14,318,476 agriculteurs sur 35,783,170 habitants.

La catégorie des accusés appartenant aux fonctions libérales, fonctionnaires et agents de la force publique, est la première par le nombre proportionnel élevé des accusés jugés pour des crimes contre les personnes (1). Elle en présente 416 sur 1000. Après elle se place, sous ce rapport, la classe des cultivateurs, 408 sur 1000.

Les deux catégories qui présentent, au contraire, le nombre proportionnel le plus faible d'accusés de crimes contre les personnes sont les commerçants (170 sur 1000), et gens sans aveu (224 sur 1000). Les autres catégories s'écartent peu de la proportion moyenne de tous les accusés sans distinction : 318 accusés de crimes contre les personnes et 682 accusés de crimes contre les propriétés. Le nombre des gens sans aveu, c'est-à-dire qui n'avaient aucune profession, forme moins du vingtième de tous les accusés; mais ce nombre ne représente pas le total des accusés qui vivaient dans l'oisiveté, sans avoir des moyens d'existence assurés, parce qu'ils ne voulaient pas travailler et mettre à profit la profession que la plupart avaient apprise. Les individus vivant dans une habituelle oisiveté forment, chaque année, un septième (142 sur 1000) du nombre total des accusés. Les autres travaillaient habituellement : 293 sur 1000 pour leur propre compte, comme chefs d'établissements industriels ou agricoles, et 565 pour le compte d'autrui, comme ouvriers, journaliers, domestiques, etc.

Les accusés complétement illettrés, parmi ceux qui ont été traduits aux assises de 1826 à 1850 inclusivement, forment les onze vingtièmes du nombre total. C'est la proportion moyenne des vingt-cinq années. Mais chaque période de cinq ans, prise isolément, présente des changements qui témoignent des progrès de l'instruction en France. Sur 1000 accusés de crimes contre les personnes, il n'y en a, en moyenne, que 535 qui ne sachent ni lire ni écrire; il s'en trouve 562 sur 1000 accusés de crimes contre les propriétés. La diminution du nombre proportionnel des illettrés

(1) Pendant la période de dix ans, de 1829 à 1838, on a compté sur 41 679 accusés du sexe masculin de plus de 25 ans devant les assises : 33 prêtres, 33 avocats, 9 avoués, 73 notaires et 66 huissiers. En admettant, avec M. Fayet, un effectif de 40 447 prêtres, 8 993 avocats, 3 456 avoués, 10 098 notaires, 8 182 huissiers, on trouve :

8 accusés	sur	10,000	prêtres.
26	—	—	avoués.
37	—	—	avocats.
72	—	—	notaires.
81	—	—	huissiers.

a été plus marquée parmi les accusés de crimes contre les propriétés que parmi les accusés de crimes contre les personnes. La cause de ces progrès tient uniquement à ce que de 1846 à 1850 les accusés de vols ont été bien moins nombreux que de 1826 à 1830, tandis que le nombre de faussaires s'est sensiblement accru. Or, les derniers savent presque tous lire et écrire, et parmi les premiers il y en a beaucoup d'illettrés.

On s'étonne souvent de voir le crime augmenter avec l'instruction. Mais qu'est-ce donc que l'instruction sans l'éducation, sinon une arme de plus pour le mal? Sans religion, la morale a-t-elle seulement une raison d'être (1)?

« Je retombe volontiers, dit Montaigne, sur ce discours de l'ineptie de notre institution : elle a pour sa fin de nous faire, non bons et sages, mais sçavants; elle y est arrivée ; elle ne nous a pas apprins de suivre et embrasser la vertu et la prudence, mais elle nous en a imprimé la dérivation et l'étymologie. Nous sçavons décliner vertu, si nous ne sçavons l'aimer ; si nous ne sçavons que c'est prudence par effect et par expérience, nous le sçavons par jargon et par cœur... Les mœurs et les propos des paysans, je les trouve communément plus ordonnés selon les prescriptions de la vraie philosophie, que ne sont ceux de nos philosophes. « Plus sapit vul- » gus, quia tantum, quantum opus est, sapit. » (Lactance, *Institut. siv.*, lib. II.) Qui nous comptera par nos actions et déportements, il s'en trouvera plus grand nombre d'excellents entre les ignorants, qu'entre les sçavants, je dys en toute sorte de vertu... La perte de l'homme, c'est l'opinion de sçavoir... L'incivilité, l'ignorance, la simplesse, la rudesse s'accompagnent volontiers de l'innocence ; la curiosité, la subtilité, le sçavoir, traisnent la malice à leur suite ; l'humilité, la crainte, l'obéissance, la débonnaireté, qui sont les pièces principales pour la conservation de la société humaine, demandent une âme vide, docile et présumant peu de soy (2). »

ART. VII. — Résultat des poursuites.

Voici quel a été le résultat des poursuites pour les 185 075 accusés jugés contradictoirement de 1826 à 1830.

(1) Juvénal exprime la même idée :

Quis enim virtutem amplectitur ipsam,
Præmia si tollas.

(2) Montaigne, *Essais*, liv. II, chap. 17 et 19.

Condamnés à mort { exécutés. . . . . 999 ; non exécutés . . . . 564 }	1,503	52,302
— aux travaux forcés à perpétuité	5,133	
— aux travaux forcés à temps.	22,860	
— à la réclusion	22,514	
— à la déportation	35	
— à la détention	137	
— au bannissement	10	
— au carcan	32	
— à la dégradation civique.	18	
— à plus d'un an d'emprisonnement.	47,931	63,813
— à un an et moins d'emprisonnement	14,741	
— à l'amende seulement.	222	
Envoyés dans une maison de correction (art. 66 du Code pénal)	859	
Remise à leurs parents (même article).	343	68,960
Absous, mais placés sous la surveillance spéciale de la haute police, en vertu des art. 100 et 138 du Code pénal.	54	
Acquittés.	68,563	
Total.	185,075	

Ainsi 52 302 seulement (28 sur 100) ont été condamnés à des peines afflictives et infamantes; 63 813 (35 sur 100) l'ont été à des peines correctionnelles, et 68 960 (37 sur 100), plus du tiers, ont été acquittés. Trois dixièmes environ de ces accusés, 54 861, étaient poursuivis pour des crimes contre les personnes; ils ont été : 25 820 (47 sur 100) acquittés; 13 891 (26 sur 100) condamnés à des peines afflictives et infamantes, et 15 141 (28 sur 100) à des peines correctionnelles. Les 130 214 autres accusés (sept dixièmes) étaient poursuivis pour des crimes contre les propriétés. Ils ont été : 43 131 (33 sur 100) acquittés; 38 411 (30 sur 100) condamnés à des peines afflictives et infamantes, et 48672 (37 sur 100) condamnés à des peines correctionnelles.

De 1826 à 1831, le nombre proportionnel des acquittements s'accroît sous l'influence de la répugnance éprouvée par le jury à faire appliquer des peines qu'il trouvait trop sévères. Immédiatement après la loi du 28 avril 1832, qui attribuait aux jurés le droit d'admettre des circonstances atténuantes, le nombre proportionnel des acquittements n'a cessé de décroître jusqu'en 1840, et il s'est maintenu stationnaire, de 1840 à 1847, à 33 sur 100.

L'introduction des circonstances atténuantes dans notre législation, rendue nécessaire par les tendances du jury, n'a donc pas amené par elle-même l'affaiblissement de la répression, elle l'a consacré en la régularisant. Les verdicts du jury n'étaient guère moins indulgents avant cette loi, et ils ne l'étaient qu'au moyen de mensonges flagrants, puisque les jurés écartaient souvent les circonstances aggravantes les mieux établies, pour faire atténuer les peines encourues par les accusés; aujourd'hui ils atteignent le même but sans porter une aussi grave atteinte à la vérité.

Parmi les diverses condamnations afflictives et infamantes, celles qui prononcent des peines perpétuelles ont le plus diminué. Le nombre des condamnations à mort, après avoir été de 111, année moyenne, de 1826 à 1830, est descendu à 66 de 1831 à 1835, et à 39 de 1836 à 1840. De 1841 à 1845 il a été de 48, et de 49 de 1846 à 1850. Cet abaissement est dû sans doute en partie à ce que certains crimes punis de mort par le Code pénal de 1810 ne l'ont plus été que des travaux forcés à perpétuité depuis la loi du 28 avril 1832. Ainsi, une quinzaine environ d'accusés de fausse monnaie et de vols accompagnés de circonstances aggravantes étaient condamnés à mort, chaque année, avant 1832; depuis lors ils n'ont pu l'être qu'aux travaux forcés à perpétuité. Mais il faut aussi attribuer la diminution des condamnations à mort, en grande partie à l'introduction des circonstances atténuantes dans notre législation pénale.

De 1826 à 1830, les deux tiers environ des condamnations capitales (65 sur 100) étaient exécutés. De 1831 à 1835, il y en eut moins de la moitié (47 sur 100); la proportion fut des trois quarts (75 et 74 sur 100) de 1836 à 1840 et de 1841 à 1845. De 1846 à 1850, elle n'a plus été que de 64 sur 100.

Parmi les attentats contre les personnes, ceux dont le jury frappe les auteurs avec le plus de sévérité sont : les viols et attentats à la pudeur sur des enfants; il n'en acquitte, chaque année, que 255 sur 1000. Ensuite viennent les accusés d'assassinat et de meurtre : les jurés n'acquittent, année moyenne, que 279 sur 1000 des premiers, et 300 des seconds. Le parricide n'occupe que le cinquième rang dans l'échelle de la répression : plus du tiers, 351 sur 1000 des accusés de ce crime, sont acquittés annuellement. Les accusés de crimes contre les personnes qui obtiennent du jury la plus large mesure d'indulgence sont, tous les ans, les accusés d'enlèvement de mineurs, de rébellion et de violences graves envers les fonctionnaires ou agents de la force publique, de faux témoignage. En général, les jurés se montrent beaucoup moins disposés à réprimer les attentats contre l'ordre public que ceux qui sont dirigés contre les particuliers. De 1826 à 1850, il a été prononcé, contradictoirement, 1563 condamnations à mort. Ces condamnations se répartissent d'une manière fort inégale entre les 86 départements. Le département de la Seine en compte 91, près de six centièmes du nombre total; la Seine-Inférieure, 81.

Puis viennent la Corse, 38; Seine-et-Oise, 36; Calvados, 31. Les départements où il en a été le moins prononcé durant ce quart de siècle sont : la Creuse, 3; la Corrèze et les Hautes-Pyrénées, 5; les Bouches-du-Rhône, 6.

La loi du 28 avril 1832 a diminué le nombre des peines perpétuelles; mais la moyenne des peines afflictives et infamantes temporaires s'est sensiblement accrue. Ainsi, de 1828 à 1832, la durée moyenne des condamnations aux travaux forcés à temps était de 7 ans et 26 jours, celle des condamnations à la réclusion de 5 ans 9 mois 3 jours. De 1833 à 1840, cette durée moyenne a été, pour les condamnations aux travaux forcés, de 9 ans 10 mois et 9 jours; pour les condamnations à la réclusion, de 6 ans et 27 jours. De 1841 à 1850, la durée moyenne des condamnations aux travaux forcés s'est élevée à 10 ans 3 mois et 25 jours; celle des condamnations à la réclusion à 6 ans 3 mois et 8 jours.

Les condamnations à mort ou aux travaux forcés à perpétuité, que le jury ne prononçait qu'avec une répugnance extrême avant la loi du 28 avril 1832, sont réduites, depuis cette loi, à des condamnations aux travaux forcés pour 20 ans et plus, qui, pour ceux qui les subissent, ne diffèrent guère des condamnations perpétuelles.

ART. VIII. — Motifs des crimes.

Les motifs de la plupart des crimes se révèlent d'eux-mêmes. Voici comment se classent 18584 crimes d'empoisonnement, d'incendie, d'assassinat et de meurtre, dont les auteurs ont été traduits aux assises, de 1826 à 1850. La haine et le désir de la vengeance ont inspiré les trois dixièmes des grands crimes dont les motifs ont été constatés. La cupidité a été ensuite le mobile le plus puissant : 166 crimes sur 1000. Les dissensions domestiques et l'amour en ont produit un nombre à peu près égal : les premières 126 ; le second 119 sur 1000. Les querelles de cabaret et de jeu ont donné lieu à 1 691 homicides pendant les vingt-cinq années qui font l'objet de cet examen.

LIVRE DEUXIÈME.

ETHNOGRAPHIE DE L'EUROPE.

CHAPITRE PREMIER.

STATISTIQUE DE LA POPULATION DU GLOBE ET DES DIVERS ÉTATS DE L'EUROPE.

Il n'est pas sans intérêt de voir à quelles singulières évaluations sont arrivés plusieurs écrivains distingués en ce qui regarde la population du globe. Vers 1744, le théologien Canz évaluait cette population à 60 millions d'habitants ; à peu près à la même époque, les auteurs de l'Histoire universelle anglaise la portaient à 4 milliards. Voltaire, qui se moquait de cette évaluation, exagérait lui-même le chiffre de la population du globe de près de 600 millions, en la portant à 1 milliard 600 millions. En 1804, Volney proposait le chiffre de 437 millions, qui est probablement de 600 millions au-dessous de la réalité. En 1810, Malte-Brun estimait la population du globe à 640 millions, et Balbi, en 1828, la portait à 736 millions. Voici les évaluations les plus modernes de quelques statisticiens :

1843.	M. Berghaus.	1,272,000,000
1851.	M. Dieterici.	1,030,000,000
1853.	M. de Reden.	1,135,488,000

En ce qui concerne la répartition de cette population entre les diverses parties du globe, voici quelques données puisées aux sources les plus respectables :

	Malte-Brun en 1804.	M. Berghaus. en 1843 (1).	Balbi en 1847.
Europe.......	170,000,000	296,000,000	227,100,000
Asie.........	320,000,000	652,000,000	60,000,000
Afrique.......	70,000,000	275,000,000	60,000,000
Amérique.....	45,000,000	47,000,000	39,000,000
Océanie.......	20,000,000	2,000,000	20,000,000
	625,000,000	1,272,000,000	736,100,000

(1) *Grundriss der Geographie*. Breslau, 1843.

	M. Dieterici en 1851 (1).	M. de Reden en 1853.
Europe............	260,000,000	266,543,000
Asie...............	610,000,000	763,000,000
Afrique............	108,000,000	46,000,000
Amérique	50,000,000	56,000,000
Océanie............	2,000,000	3,945,000
	1,030,000,000	1,135,488,000

Malgré toute notre déférence pour les autorités que nous venons de citer, l'examen sérieux auquel nous nous sommes livré nous conduit à considérer l'évaluation suivante, à laquelle nous n'accordons d'ailleurs qu'une valeur approximative, comme étant plus près de la vérité que les estimations précédentes :

Europe..................	266,000,000
Asie.....................	626,000,000
Afrique.	50,000,000
Amérique.	56,000,000
Australie et Océanie........	2,000,000
Population du globe....	1,000,000,000

Vers la fin de 1852, la population des divers États de l'Europe était représentée par les nombres ci-après (2) :

DÉSIGNATION DES ÉTATS.	Nombre d'habitants.
France.........................	35,781,628
Russie (jusqu'à l'Oural et au Caucase).	60,300,000
Suède et Norwége...............	4,772,273
Norwége seule..................	1,400,000
Autriche (Empire)...............	38,088,400
Turquie (avec les principautés, 1844).	15,500,000
Espagne (non compris les îles de la côte d'Afrique................	14,216,219
Angleterre (Royaume-Uni).........	27,758,266
Prusse (Royaume)................	16,935,420
Italie (déduction faite des possessions autrichiennes).	19,513,905
Danemark (avec le Holstein et Lauenbourg) (3)...................	2,396,000
Deux-Siciles.	8,804,890
Portugal (non compris les îles de la côte d'Afrique)...............	3,473,758

(1) *Mittheilungen des statist. Bureau's in Berlin; 4ter Jahrgang.* Berlin, 1851.

(2) De Reden, *Deutschland und das übrige Europa.* Wiesbaden, 1854.

(3) On comptait en 1843 en Islande, 57 180 habitants, et 7 782 aux Feroë.

DÉSIGNATION DES ÉTATS.	Nombre d'habitants.
Bavière	4,559,452
États sardes	4,930,000
Monaco	»
Grèce	995,866
États de l'Église (1851)	2,893,742
Suisse (Confédération, 1850)	2,390,116
Hanovre	1,819,253
Hollande (avec Luxembourg et Limbourg)	3,305,680
Belgique (1850)	4,462,241
Toscane (avec Lucques, 1853)	1,796,078
Wurtemberg	1,733,269
Bade	1,356,943
Saxe (Royaume)	1,987,832
Mecklembourg-Schwerin	542,763
Hesse électorale	755,228
Hesse (Grand-duché)	854,314
Oldenbourg (Grand-duché avec Lubeck et Birkenfeld)	285,226
Parme	494,737
Modène	586,458
Nassau	429,060
Monténégro (principauté)	115,000
Brunswick	267,177
Saxe (Weimar, Eisenach)	262,524
Iles Ioniennes (1844)	219,800
Mecklembourg-Strelitz	99,750
Saxe (Meiningen, Hildbgh)	166,364
Saxe (Cobourg, Gotha)	150,451
Anhalt-Dessau-Koethen	111,759
Saxe (Altenbourg)	132,849
Waldeck (avec Pyrmont)	59,697
Lippe-Detmold	106,615
Schwarzbourg-Rudolstadt	69,038
Schwarzbourg-Sondershaus	74,956
Reuss (Ligne cadette)	79,824
Anhalt-Bernbourg	52,641
Schaumbourg-Lippe	29,000
Lübeck (avec moitié de Bergedorf)	48,425
Hambourg (avec moitié de Bergedorf)	211,250
Reuss (ligne aînée)	34,896
Brême	88,000
Hesse-Hombourg	24,921
Liechtenstein	7,000
Francfort-sur-Mein	73,150
Saint-Marin	8,000

CHAPITRE II.

ETHNOGRAPHIE DE L'EUROPE.

Trente-quatre peuples habitent l'Europe. En allant de l'occident à l'orient et au nord, puis retournant de là au midi, on les trouve dans l'ordre suivant : les Portugais, les Espagnols, les Basques, les Français, les bas Bretons, les Anglais, les Gallois, les Écossais, les Irlandais, les Hollandais et Flamands, les Allemands, les Danois, les Islandais, les Norwégiens, les Suédois, les Lapons, les Finnois, les Esthoniens, les Lives, les Russes, les Lettons, les Polonais, les Lusaciens, les Bohêmes, les Valaques, les Turcs, les Grecs, les Albanais, les Hongrois, les Serviens, les Croates, les Wendes, les Grisons et les Italiens, sans compter trois peuples qui, quoique répandus dans une partie de l'Europe, lui sont restés étrangers : les Arméniens, les Bohémiens et les Juifs. On peut comprendre ces trente-quatre nations en douze grandes familles qui sont : les Basques, les Celtes, les Kimri, les Germains; les peuples dont les langues viennent du latin; les Slaves, les Grecs, les Turcs, les Lettons, les Finnois, les Hongrois et les Albanais (1).

ART. Ier. — Basques, Celtes et Kimri.

On trouve les Basques (*Escualdunac*) des deux côtés des Pyrénées, en France et en Espagne. Ils parlent une langue primitive et étrangère à toutes celles qu'on connaît, à l'exception de quelques mots latins et germaniques. Les anciens appelaient du nom de Celtes tous les peuples compris entre la mer Atlantique, la Vistule et les Alpes. Les Celtes eux-mêmes s'appelaient *Gail* ou *Gael*, mot dont les Grecs ont fait *Keltes*, et les Romains *Galli*. A une époque antérieure à celle où commencent nos connaissances historiques sur le nord de l'Europe, ils s'étaient établis dans le pays qui, d'après eux, a été nommé les Gaules, dans les îles Britanniques, dans une partie de l'Italie, et dans les contrées bordées au nord par le Danube, au sud par les Alpes, et à l'ouest par la Pannonie; c'est-à-dire dans la Suisse, la Souabe, la Bavière, les Grisons et l'Autriche de nos jours. La langue celte existe encore aujourd'hui dans deux dialectes, en Irlande et en Ecosse. Le nord de la Gaule était habité par des Celtes nommés Bretons. Ils en furent chassés par les Belges; les Bretons pas-

(1) F. Schœll, *Tableau des peuples qui habitent l'Europe*. Paris, 1812, p. 19.

sèrent alors la mer, et se fixèrent dans l'île qui jusqu'alors était nommée Albion (pays élevé). C'est d'après eux que ce pays prit le nom de Bretagne. Ces Bretons ne restèrent pas longtemps possesseurs tranquilles de leur île; les mêmes Belges qui les avaient chassés du nord de la Gaule, les suivirent au delà des mers. Alors les Bretons se retirèrent dans le nord de l'île et en Irlande. C'est d'eux que descendent les Irlandais d'aujourd'hui et les Ecossais, seuls restes purs des anciens Celtes.

L'Irlande, dans la langue du pays, porte le nom d'Eirin ou Erin (de *eir*, ouest et *in*, île), dont les Romains ont fait *Hibernia*. Cette langue s'appelle jusqu'à nos jours, la langue *erse*. Les Bretons-Celtes, qui probablement se réfugièrent dans cette île, lors de la révolution dont nous venons de parler, et dont descend la majorité de ses habitants, furent désignés par l'épithète de *scots* ou *scuits*, c'est-à-dire fuyards ou émigrés. Les Bretons-Celtes qui, lors de l'invasion des Belges, se réfugièrent dans le nord de l'île, furent appelés Calédoniens ou Gaulois des montagnes (de *Gael*, Gaulois, et *don*, montagne). Après la retraite des légions romaines, leur pays fut envahi, au commencement du VIe siècle, par les Scots d'Irlande, dont une partie, après avoir repassé le canal de Saint-Georges, vinrent se fixer dans le nord-ouest de l'île, à côté des Pictes (c'est-à-dire brigands), autre peuple celte qui demeurait au nord-est. Dès lors cette partie de l'île fut nommée *Scotia minor* ou *nova*. La langue erse ou gauloise y disparut successivement pour faire place à la langue anglaise; mais la première s'est maintenue jusqu'à nos jours dans la partie montueuse du nord-ouest, appelée *Highland* en anglais, et *Albanich* en erse. C'est dans cette langue galloise de la haute Écosse que sont composés les morceaux de poésie qui ont servi à Macpherson, pour la composition de ses poëmes d'Ossian.

Les Kimri (1) s'établirent, plusieurs siècles avant notre ère, dans le nord de la Gaule; les Celtes les appelèrent alors Belges, c'est-à-dire habitants d'un pays bas. Il paraît que c'est à cause de cette invasion que les Celtes du nord de la Gaule passèrent dans l'île Britannique. Quelque temps avant Jules-César, une partie de ces Cimbres ou Belges se rendirent en Bretagne, forcèrent les Bretons de se retirer dans le nord

(1) Dans le type Gall, la tête est arrondie de manière à se rapprocher de la forme sphérique; le front est moyen, un peu bombé et fuyant vers les tempes; les yeux sont grands et ouverts; le nez, à partir de la dépression à sa naissance, est à peu près droit, c'est-à-dire qu'il n'a aucune courbure prononcée, l'extrémité en est arrondie, ainsi que le menton; la taille est moyenne. Dans le type Kimri, la tête est longue, le front large et élevé, le nez recourbé, la pointe en bas, et saillant, la stature haute. (*Mémoires de la Société ethnologique*, t. I, Paris, 1841.)

de l'île et en Irlande, et s'emparèrent de la partie nommée aujourd'hui spécialement Angleterre. Ce sont là les Bretons auxquels Jules-César fit la guerre. Au ve siècle, les habitants, ne pouvant plus se défendre contre les Pictes et les Scots, appelèrent à leur secours les Saxons; ceux-ci débarquèrent en Bretagne et repoussèrent l'ennemi, mais ils s'emparèrent en même temps du pays de ceux qu'ils étaient venus défendre, et les firent refluer vers les provinces de Galles et de Cornwallis ou Cornouailles; quelques-uns de ces Bretons trouvèrent moyen de se réfugier dans le pays d'Armorique, qui de là a pris son nom de Bretagne ou petite Bretagne. C'est dans ces trois provinces, c'est-à-dire dans les pays de Galles et de Cornouailles et dans la basse Bretagne, que se trouvent encore les descendants des Kimri, et que s'est conservée leur langue. Les vrais descendants des Bretons-Celtes se trouvent en Écosse et en Irlande, et ce nom a été appliqué abusivement aux Cimbres. Celui de Galles (*Wales*) a été donné à ce pays par les Anglo-Saxons; il signifie *étranger*. Les habitants eux-mêmes s'appellent Kimri, et c'est de ce mot que les Romains avaient fait celui de Cimbres. Ils ont conservé jusqu'à nos jours leur langue, dont la moitié est d'origine germanique, l'autre composée de mots celtiques qu'ils ont adoptés pendant leur séjour en Belgique, et de quelques mots latins qu'ils reçurent des Romains.

Quoique les bas Bretons ne soient pas de véritables Bretons ou Celtes, mais des Kimri, ils se nomment Breysads, comme ayant demeuré longtemps en Bretagne; néanmoins la dénomination de Kimri n'est pas tout à fait oubliée parmi eux. Leur langage est plus mélangé que celui des habitants du pays de Galles; le fond en est germanique, avec beaucoup de mots latins et celtiques (1).

ART. II. — Peuples Teutons.

La dénomination de Germains embrasse ces nations nombreuses que l'on trouve établies dès la plus haute antiquité, depuis la rive gauche du Danube jusqu'aux extrémités du nord, et entre le Rhin et la Vistule. Ces peuples forment deux grandes familles, celle des peuples proprement Teutons, et celle des Scandinaves. Aussitôt que les Teutons paraissent dans l'histoire, on les voit subdivisés en deux branches principales, dont les dialectes se sont conservés jusqu'à nos jours; on les distingue par la dénomination de haut et bas allemand (*ober und nieder Deutsch*). Les

(1) Schœll, *Tableau des peuples qui habitent l'Europe*, p. 25.

peuples d'origine teutonne sont les Allemands, les Hollandais et Flamands, et les Anglais. Le peuple que l'on nomme Allemand, a continué à se donner le nom de *Deutsche* ; on comprend sous ce nom tous les peuples dont la langue allemande est la langue maternelle, quelle que soit la domination sous laquelle ils vivent.

On trouve des Allemands : 1° en Suisse ; ce pays que bornent à l'ouest le Jura, au nord le Rhin, à l'orient les Alpes du Tyrol, et au sud celles de l'Italie, est habité par quatre nations d'origine et de langue différentes, par des Français, des Allemands, des Italiens et des Grisons. Les Allemands descendent du mélange des anciens Helvétiens qui étaient Celtes, avec des colonies allemandes, et, s'il est permis d'ajouter foi à une tradition populaire, des colonies scandinaves qui seraient venues se fixer au milieu d'eux. La Suisse comptait en 1855, 2 392 740 habitants, ainsi répartis sous le rapport des langues :

Parlant allemand	1,670,000
français	474,000
italien	133,000
roman	45,000

2° En Alsace; la plupart des habitants de cette province sont d'origine allemande, et descendent des anciens Souabes avec lesquels ils ne formaient qu'un seul corps de nation. 3° Dans les pays situés sur la rive gauche et sur la rive droite du Rhin. 4° Dans les provinces illyriennes. Une partie de ce pays est habitée par des Allemands, qui s'y trouvent à côté des Slaves, des Illyriens et des Grecs. 5° Dans la monarchie autrichienne. Une petite partie seulement de la monarchie autrichienne est exclusivement habitée par des Allemands (1) : on trouve cette même na-

(1) En 1852 l'empire d'Autriche, avec Cracovie, comptait, d'après M. J. Hain, 37 533 755 habitants, ainsi répartis par nationalités :

Slaves..................	15,282,196
Romans................	8,104,756
Allemands..............	7,917,195
D'origine asiatique (*)....	6,279,608
Total.......	37,583,755

Ces chiffres donnent puur 1 million d'habitants :

Slaves..................	406,617
Romans.................	215,645

(*) M. Hain comprend sous cette dénomination les Magyares, les Juifs, les Bohémiens et les Arméniens, p. 190.

tion à côté des Slaves, en Bohême, en Moravie et en Silésie; il existe aussi de nombreuses colonies allemandes en Hongrie et surtout en Transylvanie. 6° Dans la monarchie danoise. Le Holstein a fait partie de l'empire d'Allemagne jusqu'en 1806. 7° Dans la monarchie prussienne. La presque totalité de la monarchie prussienne est habitée par des Allemands; la Silésie et la Prusse sont situées hors des limites de ce pays; mais dans la première de ces provinces, les colonies allemandes ont pris insensiblement le dessus sur les habitants polonais. 8° Dans les provinces de l'empire de Russie, telles que la Livonie, l'Esthonie, l'Ingrie, qui ont autrefois appartenu à la Suède, et dans la Courlande, province anciennement feudatrice de la Pologne. Toutes ces provinces sont habitées par deux classes d'hommes, les naturels qui vivent dans l'état de servitude, et les Allemands ou maîtres qui descendent des anciennes familles allemandes. D'après M. Berghaus, on comptait au 31 décembre 1851, 54 000 000 d'Allemands, ainsi répartis (1) :

Europe.		
Allemagne.................	37,725,000	
Schleswig.................	200,000	
Suisse.................	1,550,000	
Hollande.................	2,800,000	
Belgique.................	2,100,000	
France.................	2,350,000	
Hongrie et Galicie...........	1,375,000	
Transylvanie.............	300,000	
Russie.................	535,000	
Pays de Galles.............	60,000	
Irlande.................	5,000	
Total..........		49,000,000
Afrique.		
Cap de Bonne-Espérance......	168,800	
Saint-Georges del Mina.......	200	
Algérie..................	2,000	
Total..........		171,000
Allemands.................	210,655	
D'origine asiatique........	167,083	
A reporter..........		49,171,000

On comptait en 1846 dans tout l'empire : 17 384 arméniens, 93 600 bohémiens, et 749 851 juifs. Ces derniers sont répartis sur toute la surface de l'empire, à l'exception de l'Autriche supérieure, et des provinces de Styrie, de Salzbourg et de Carinthie, où l'on n'en trouve aucun.

(1) *Physikalischer Atlas*, Berlin, 1854.

Report...........		49,171,000
INDES OCCIDENTALES ET AUSTRALIE.		5,000
AMÉRIQUE.		
États-Unis.................	5,233,000	
Nouveau-Brunswick	80,000	
Brésil et Guyane hollandaise...	10,000	
Autres États du sud et Mexique.	1,000	
Total..........		5,324,000
TOTAL GÉNÉRAL...		54,500,000

ART. III. — Peuples scandinaves.

La Scandinavie, c'est ainsi qu'on appelle l'ensemble des îles et péninsules situées entre la mer Glaciale, la mer du Nord et la mer Baltique, a été peuplée dans les temps les plus reculés, par des nations germaniques : leur langue, qui alors différait déjà, sous beaucoup de rapports, de la langue teutonne, se partage en trois branches : le danois, le norwégien, dont l'islandais est un dialecte, et le suédois.

Les Danois (*Danske*) s'appelaient originairement Jutiens. Le nom de Danois se trouve pour la première fois au VIe siècle ; Danemark veut dire paysdes Danois. Leur langue est, de toutes les langues scandinaves, celle qui se rapproche le plus des dialectes frison et saxon.

Les Norwégiens (*Norske*), célèbres par leurs expéditions maritimes, ont fondé des États dans les îles Britanniques, en France, en Russie, à Naples et en Sicile. La langue nowégienne est peu connue au dehors ; dans le pays même, elle n'est guère usitée que dans les campagnes ; dans les villes et parmi les classes bien élevées, on parle danois ; dans les îles Orcades, dont les habitants s'appellent Norna, et dans les îles Féroë, on parle norwégien. L'Islande, découverte en 861, fut nommée d'abord *Snœlande*, pays des neiges : bientôt après on lui donna son nom actuel, qui signifie terre glaciale. Cette île a été peuplée par des Norwégiens ; ils y établirent un État indépendant, gouverné par un chef qui portait le titre de *Lagman*, l'homme de la loi ; des troubles civils qui s'élevèrent parmi eux au bout de trois siècles, les engagèrent à se soumettre, en 1261, aux rois de Norwége.

Les Suédois (*Suenske*) étaient déjà connus sous leur nom actuel, du temps de Tacite, dans le Ier siècle. Les Goths, peuples germanique, qui, à une époque incertaine, sont allés s'établir dans la péninsule, à côté des Suédois, ont eu beaucoup d'influence sur la formation de la langue qu'on y parle aujourd'hui.

ART. IV. — Peuples latins.

Les nations dont les langues se sont formées du latin, et qui, de cette manière, ont perdu leur caractère originaire, sont les Italiens, les Espagnols et les Portugais, les Français, les Grisons et les Walaques. Le nord de l'Italie fut peuplé par des Gaulois, une partie de la moyenne Italie par des Étrusques, peuples d'une origine inconnue et de même race que les Rhétiens; les côtes du midi furent occupées par des Grecs. Les Romains parvinrent à faire disparaître dans ces pays les langues celtique, étrusque et grecque, et rendirent général l'usage de la langue latine (1).

Les Carthaginois, et après eux deux peuples germaniques, les Suèves et les Visigoths, enfin les Arabes, ont exercé une grande influence sur la langue espagnole, dont cependant la *romana rustica* est restée la base; de manière que, de toutes les langues nées du latin, c'est l'espagnol qui lui ressemble le plus. La langue portugaise n'est autre chose qu'un dialecte de l'espagnol. Jusqu'au XIIe siècle le portugais et le galicien formaient un seul dialecte différent de celui de la Castille (2).

Lorsque les Romains entrèrent dans les Gaules, ils y trouvèrent trois peuples différents : au sud les Aquitains, originaires d'au delà des Pyrénées; au milieu, les Celtes ou Gaulois; et au nord, les Belges ou Kymri, nation mêlée de Germains ou de Gaulois. A Marseille on parlait grec. De toutes ces langues, mêlées avec la *romana rustica*, se forma la langue *romance*. Deux peuples germaniques, les Francs et les Bourguignons, occupèrent dans le Ve siècle le nord et l'est, pendant qu'un troisième, les Visigoths, étaient maîtres du midi. Les Francs étendirent

(1) En jetant les yeux sur les bustes d'Auguste, de Sextus Pompée, de Tibère, de Germanicus, de Claude, de Néron, de Titus, on peut, dit W. Edwards, se faire une idée exacte du type romain. En voici la détermination précise : le diamètre vertical est court, et par conséquent le visage large; comme le sommet du crâne est assez aplati et le bord de la mâchoire presque horizontal, le contour de la tête, vue de face, se rapproche beaucoup d'un véritable carré. Cette configuration est tellement essentielle, que si la tête s'allongeait tout en conservant la réunion des autres traits, quand même elle offrirait le portrait fidèle d'un ancien Romain, il ne serait pas caractéristique. Les parties latérales au-dessus des oreilles sont bombées, le front est bas, le nez véritablement aquilin, c'est-à-dire que la courbure commence vers le haut et finit avant d'arriver à la pointe, en sorte que la base est horizontale. La partie antérieure du menton est arrondie. (*Mémoires de la Société ethnologique*. Paris, 1841.)

(2) Schœll, *Tableau des peuples qui habitent l'Europe*, p. 62.

successivement leur domination sur toute la Gaule, et conservèrent pendant plusieurs siècles leur langue tudesque; Charlemagne lui-même n'en parlait pas d'autre. Mais comme ils étaient très inférieurs en nombre aux peuples vaincus, leur langue se perdit successivement : leurs descendants adoptèrent celle des Gaulois, mais non sans y ajouter un grand nombre de mots teutons. Dès le XIIIe siècle, la langue française se divisait en deux dialectes, la langue d'*oc* dans le sud de la France et en Catalogne, et la langue d'*oui* au nord de la Loire.

Le pays des Grisons était anciennement appelé *Rhœtia*, et ses habitants étaient de la même race que les Étrusques. Lorsqu'il fut subjugué par les Romains, la *romana rustica* y fut introduite, ainsi que dans les Gaules et en Espagne. Mais la nature sauvage de ce pays, qui a toujours maintenu une espèce d'indépendance politique, est cause que cette langue s'y est moins ressentie que dans les autres pays de l'influence des Barbares qui ont envahi l'empire romain. Elle est parlée par la moitié des Grisons; l'autre parle allemand ou un italien corrompu. Les Grisons appellent leur langue *rumonsh*.

Les habitants de la Valachie se nomment eux-mêmes Romains ou Roumains (*Rumanje*), comme descendants des colonies que les empereurs romains ont établies dans ce pays. Plus qu'aucune autre partie de l'Europe, cette contrée a été dévastée par les peuples asiatiques et par ceux du nord qui ont fait des incursions dans l'empire romain depuis le IVe et le Ve siècle. Il en est résulté un mélange de nations qui se manifeste par la langue, dont la moitié à peu près est latine; l'autre est un composé de slavon, de grec, d'allemand, de turc, etc.

ART. V. — Peuples slaves.

Les Slaves habitaient originairement sur le Bas-Danube et au nord de la mer Noire. Dans le IVe siècle, ils étaient sous la domination des Goths. Chassés, ainsi que ceux-ci, par les Chazares et les Huns au IVe siècle, les Slaves s'étendirent vers l'occident, et occupèrent les pays sur la Vistule, où avaient demeuré anciennement les peuples nommés Sarmates par les Grecs et les Romains, et que les peuplades germaniques venaient d'abandonner. Lors de la destruction du royaume des Thuringiens par les fils de Clovis, ils s'emparèrent des parties orientale et septentrionale de l'Allemagne jusqu'à la Saale et au Holstein. Leur nom signifie nation; selon d'autres, il vient du mot *slovo*, et désigne un peuple parlant le même langage. Les principaux peuples slaves sont les Russes, les Serviens, les Croates, les Wendes, les Polonais, les Bohémiens et les Lusaciens. Le dénombrement des populations slaves, publié par Szaffarich en 1842, présente un total de 78 601 000 appartenant, savoir :

53,502,000 à la Russie.	6,100,000 à la Turquie.
16,701,000 à l'Autriche.	130,000 à Cracovie.
2,108,000 à la Prusse.	60,000 à la Saxe.

Ces mêmes populations, d'après leurs cultes, se divisent ainsi :

54,011,000 Église grecque ou orientale.
2,900,000 Grecs unis à Rome.
19,359,000 Catholiques romains.
1,531,000 Protestants.
800,000 Mahométans.

Les *Russes* sont les plus orientaux de tous les Slaves, dont ils forment une des deux branches principales. Leur nom actuel date du IXe siècle. Originaires du Danube, ils furent expulsés de leurs demeures, dans le Ve siècle, par les Bulgares ; remontant alors vers le nord, ils fondèrent deux Etats indépendants, celui de Nowogorod et celui de Kiew. En 862, les Slaves de Nowogorod se soumirent à Ruric, chef des Warègues Russes, peuple normand, et peut-être suédois, d'après lequel ils furent nommés Russes, ou Grands-Russes. Oleg, successeur de Ruric, conquit l'État de Kiew, et le réunit au sien ; depuis ce temps, les Slaves de Kiew furent appelés Petits-Russes. De toutes les langues slaves, la langue russe est celle qui contient le plus grand nombre de mots étrangers, surtout de mots finnois, grecs et mongols ; mélange qui provient des relations que les Russes ont eues avec ces peuples. Il faut, au reste, distinguer deux dialectes russes : le russe vulgaire, qui depuis le XVIIIe siècle est devenu la langue des livres ; et le dialecte usité dans la liturgie, que les Russes appellent ordinairement le vieux russe ou le slavon (*Slawenski*) (1).

D'après le recensement officiel de 1846, la Russie européenne, proprement dite, comptait 52 546 334 habitants. Dans les gouvernements de la Sibérie occidentale, 2 153 558. Dans le royaume de Pologne, approximativement, 4 800 000. Dans le grand-duché de Finlande, 1 600 000. Dans la Transcaucasie, 2 500 000.

La population totale de l'empire peut être évaluée à 65 000 000 d'habitants. Selon les races, on compte 38 000 000 de Russes et 11 200 000 Rusniaques ; 3 600 000 habitants de la Russie blanche ; 7 000 000

(1) Schœll, *Tableau des peuples qui habitent l'Europe*, p. 75.

Lithuaniens, Polonais, Finlandais et Lettons; 3 300 000 Tartares, y compris les mahométans; 2 400 000 Allemands; 200 000 gausiniens et arméniens; 1 200 000 juifs.

Les *Serbes* (Serblin), originaires de la Galicie, occupèrent, dans le VIIe siècle, la province d'Illyrie, dévastée par le grand nombre de peuples qui l'avaient traversée pour envahir l'empire d'Occident. On appelle Rasciens ou Raïtz, les Serviens qui demeurent au sud de la rivière de Rasca. Le dialecte servien est ce qu'on appelle en Russie le vieux russe. Il est parlé non-seulement par les Serviens, mais aussi par les Bosniaques, les Bulgares d'aujourd'hui, appelés Walaques par les Slaves, les Uscoques, les Morlaques (c'est-à-dire Bulgares habitant sur les côtes de la mer), les Esclavoniens (seul peuple slave qui ait conservé le nom originaire de la nation), les Dalmates et les Ragusois. Tous ces peuples sont aussi compris sous la dénomination générale d'Illyriens (1).

Les *Croates*, proprement Chorvates ou Chrobates, c'est-à-dire montagnards, sont venus de la Galicie, dans le VIIe siècle, avec les Serviens, s'établir dans le pays qu'ils habitent aujourd'hui; ils se servent du caractère glagolitique, et se nomment aussi Illyriens.

Le mot de Wendes ou Vandales, d'origine allemande, désigne un peuple côtier. Il est identique avec celui de Vénètes, et a été donné, dans différents temps, à des peuples d'origine diverse. Les Wendes sont Slaves, et se sont fixés en Styrie, en Carniole et en Carinthie.

Les *Polonais* (Polaki), ainsi que les Russes, habitaient anciennement le Danube; dans le Ve siècle, ils se fixèrent sur la Vistule; et dans le IXe, ils fondèrent leur monarchie. Ils s'appelaient originairement Lechs. Le mot de Pologne signifie un pays plat. La langue polonaise a presque entièrement disparu en Silésie, ancienne province polonaise, par l'influence des colons allemands.

Les *Bohèmes* (2) s'appellent Czechs (*Tchekh*), c'est-à-dire les antérieurs, comme étant la tribu la plus occidentale des Slaves. Ils ont été nommés Bohémiens d'après le pays qu'ils occupent, et qui était anciennement le siége des Boii, avant que ceux-ci vinssent dans la Norique, qui, d'après eux, fut nommée Bavière. Les Czechs s'établirent en Bohême vers le milieu du VIe siècle, lors de la destruction du royaume de Thuringe.

(1) F. Schœll; *Tableau des peuples qui habitent l'Europe*. Paris, 1812, p. 79.

(2) Ne pas confondre avec les Bohémiens, peuple d'origine asiatique, et dont il sera question plus loin.

Les *Lusaciens* ou *Sorabes*, après la chute de ce royaume occupèrent une grande partie de la Saxe, où l'on en trouve encore quelques restes. Leur nom signifie habitants des marais.

ART. VI. — Grecs et Turcs.

Les premiers habitants de la Grèce étaient les Pélasges; les Hellènes ou descendants de Deucalion, de son fils Hellen, et des peuples qui leur étaient soumis, se mêlèrent aux Pélasges, et donnèrent le nom d'Hellènes à toute la nation : c'est d'après une des tribus, les Græci, habitants de l'Épire, que les Romains donnèrent ce nom à tous les Hellènes (1).

Les Turcs sont une branche des peuples que les anciens comprenaient sous la dénomination vague de Scythes. La patrie des Turcs est le Turkestan, situé entre les monts Altaï et le lac Aral. Vers la fin du VIIe siècle, les Arabes firent la conquête de ce pays et y propagèrent leur religion. Par l'adoption de l'islamisme, il s'introduisit dans la langue des Turcs un grand nombre de mots arabes et persans. Les Turcomans, les Usbecks, les Buchariens, sont des branches de la même nation. La population de la Turquie d'Europe se compose aujourd'hui des éléments ci-après :

Slaves....................	7,200,000
Albanais ou Arnautes......	1,500,000
Walaques ou Roumains....	4,000,000
Grecs....................	1,000,000
Arméniens (disséminés)....	400,000
Turcs....................	1,330,000
Juifs....................	70,000

ART. VII. — Des Lettons.

Les *Lettons* (*Latwi*), habitent les côtes de la mer Baltique, à l'ouest de la Vistule. On ignore si les Lettons sont une nation originaire et identique avec les Sarmates des anciens, ou s'ils ne se sont formés par le mélange des Slaves et des Teutons : il est certain néanmoins que leur langue contient un très grand nombre de mots empruntés aux Goths et aux Slaves. Les anciens Prussiens qui habitaient la contrée appelée plus tard la Prusse orientale et occidentale, étaient la branche la plus nombreuse des Lettons. Aujourd'hui les Lettons ne se rencontrent plus qu'en Samogitie, en Courlande, dans une petite partie de la Livonie appelée Lettland, dans une partie de la Lithuanie, et sur le Curisch-Nerung.

(1) Schœll, *Tableau des peuples qui habitent l'Europe*, p. 85.

ART. VIII. — Peuples Tschoudes ou Finnois.

Sur le golfe de Bothnie on trouve quatre peuples d'une origine commune, qu'on peut désigner par le nom générique de *Tschoudes*, que leur donne Nestor, ancien annaliste russe, et qui s'est conservé en Russie, où le lac de Peipus est encore nommé le lac des Tschoudes. Ces quatre peuples sont les Finnois, les Lapons, les Esthoniens et les Lives. Plusieurs autres peuplades de la même race se retrouvent en Asie ; tels sont les Wotiakes, dans les gouvernements de Casan et d'Orenbourg; les Tscheremisses, sur la rive gauche du Volga ; les Tschouwaches, sur la droite; les Mordwines; les Wogoules, et peut-être les Madgyars ou Hongrois.

Les *Finnois* ou *Finlandais*, s'appellent Suomalain, c'est-à-dire habitants d'un pays marécageux ; les Russes les nomment Tschouchna ; ceux qui habitent l'Ingrie sont nommés Ischorki. Ils ont été soumis, dans le XIIe et le XIIIe siècle, par les Suédois.

Les *Lapons* habitent les contrées les plus septentrionales de l'Europe, vivent de la pêche et de la chasse, et sont les moins intelligents de tous les peuples européens. Ils vivent sous la domination de la Russie et de la Suède. Ils s'appellent Same, et leur pays *Same-Ednam;* le nom de Lapons, qui signifie sorciers, leur a été donné par les Suédois : les Russes les appellent Lopari. Le nombre des Lapons dans la Laponie suédoise, provinces de Norrbotten et de Westerbotten, était :

En 1841 de 5334
1825 de 4531
1848 de 4428

Cette population tend donc visiblement à décroître; par contre, le nombre des Suédois qui, en 1825, n'était que de 9 034 dans ces deux provinces, s'élevait en 1848, à 15 981.

Les *Esthoniens* occupent l'Esthonie ou le gouvernement de Réval. Les Æstyi que les Romains connaissaient sur cette côte n'étaient pas nos Esthoniens, mais un peuple germanique. Il paraît que ce nom, qui signifie orientaux, a été transféré à leurs successeurs de race tschoude. Les Finnois les appellent Wirolain.

Les *Lives* ont donné le nom à la Livonie, province qu'ils partagent avec les Esthoniens et les Lettons. Leur langue est sur le point de s'éteindre et de faire place à celle des Lettons.

On ne sait s'il faut regarder les Hongrois (*Madjars*) comme un peuple de race tschoude; en effet, leur langue est composée d'un grand nombre de mots finnois; mais on conçoit à peine qu'un tel peuple ait une origine commune avec la race la plus abâtardie que l'on connaisse en Europe. Il est plus probable que les Hongrois sont une tribu originairement turque ou tatare, mais qui, dans ses migrations, s'est mêlée avec des Finnois, des Slaves et d'autres peuples. Les Hongrois habitaient anciennement entre le Volga, le Tobol et le Jaïk. Dans les VIIe, VIIIe et IXe siècles on les trouve établis sur le Dnieper, vers la fin de ce dernier siècle. Ils passèrent alors les monts Crapaks, et se fixèrent dans la Pannonie. La dénomination de Hongrois leur est étrangère, et leur a été donnée par les Allemands qui les confondaient avec les Huns. Le mot de madjar se trouve encore sur le Volga, dans les anciennes demeures de ce peuple. Outre le finnois qui domine dans leur langue, on y trouve un grand nombre de mots slavons, turcs, germaniques, même persans et arabes.

« Les ALBANAIS, dit Schœll (1), sont un peuple d'une origine inconnue, peut-être identique avec les Albanais de la mer Noire; ils paraissent être les mêmes que les Alains qui, dans le IVe siècle, ont envahi l'Europe, et dont une partie peut s'être fixée dans l'ancienne Illyrie. Les Turcs nomment les Albanais *Arnaui;* eux-mêmes s'appellent *Skipatar.* Ils n'habitent pas seulement les côtes de la mer Adriatique, mais ils sont répandus dans tout l'empire turc. »

Outre les douze nations que nous venons de passer en revue, on trouve encore en Europe quelques descendants d'Arabes à Malte et en Espagne, et des Samoïèdes, peuple asiatique, dans le nord de la Russie européenne. On trouve, de plus, trois nations originaires d'Asie, qui, vivant au milieu des Européens, leur sont restées étrangères et ont conservé leur caractère primitif. Ce sont les Arméniens, les Bohémiens et les Juifs.

Les *Arméniens* se donnent eux-mêmes le nom de *Haïkans*, d'après un de leurs rois fabuleux, arrière-petit-fils de Japhet. Leur origine et leur histoire sont inconnues. Leur pays fait partie de l'empire turc et de la Perse. Leur langue n'a d'affinité avec aucune langue connue.

(1) *Tableau des peuples qui habitent l'Europe.* Paris, 1812, p. 99.

CHAPITRE III.

LES BOHÉMIENS.

Le nom de Bohémiens a été donné à un peuple errant et vagabond qui, depuis le commencement du XVe siècle, s'est répandu dans toute l'Europe. Il paraît démontré aujourd'hui, par les recherches faites sur la langue de ce peuple, qu'il est Indien d'origine; mais on ne trouve dans l'histoire aucune trace de son émigration, qui semble cependant coïncider, selon Schœll, avec l'époque à laquelle Timour-Bey (Tamerlan) dévasta l'Inde, en 1408 et 1409. Outre la langue, on remarque dans les mœurs des Bohémiens, plusieurs analogies avec celles des Hindous : telles sont leurs prédilections pour les habits rouges; l'enclume de pierre dont ils se servent pour forger, les danses licencieuses de leurs femmes, et le métier de diseuse de bonne aventure qu'elles exercent (1).

Les Français, qui en ont peut-être reçu les premières notions de la Bohême, les ont appelés *Bohémiens* (2); les Hollandais les nomment *Heidenen* (idolâtres) ; en Danemark, en Suède et dans quelques parties de l'Allemagne, on admet qu'ils descendent des Tartares; les Maures et les Arabes, voyant leur inclination au vol, ont adopté le nom de *Charami* (voleurs) (3) ; en Hongrie, on les désignait autrefois sous celui de *Pharaöhites* (*Pharaoh nepek*, peuple de Pharaon), et le peuple en Transylvanie continue de se servir de la même dénomination (4) ; les Anglais ne diffèrent pas beaucoup de ces derniers en les appelant *Gypsies* (Égyptiens) ; de même que les Portugais et les Espagnols les nomment *Gitanos* (5) ; les habi-

(1) Voyez Schœll, *Tableau des peuples, etc.; op. cit.*, p. 110. — 2° Grellmann; *Histoire des Bohémiens*, trad. de l'allemand sur la 2e édit. Paris, 1810, 1 vol. in-8. — 3° G. Borrow, *The Zincali, or an account of the Gypsies of Spain.* London, 1846, 4e édit — 4° Eilert Sundt, *Beretning om Fante-eller Landstrygerfolket.* Christiania, 1850, 1 vol. in-16.

(2) Bonaventura Vulcanius, in *Libro de litteris et linguâ Getarum* : « Itali Cingaros vocant, Galli Bohemos quod indidem ex Bohemia prima illorum esset notitia. » Voyez aussi Bayle, art. BOHÉMIENS

(3) Non Raselcherami, suivant Charles Étienne; dans son Dictionnaire historique-géographique-poétique, édit. de Genève, 1662, il dit : Ras ou Res — Elcherami est, parmi les Arabes, le nom d'un chef des Bohémiens.

(4) *Anzeigen aus den sämmtlich. kaiserl. konigl. Erblandern*, V. Jahrgang. Wien, 1775, p. 176.

(5) Swinburne, *Travels through Spain.* London, 1779, p. 229.

tants de la Syrmie se servent de l'appellation de *Madjub* (1), et les peuples de la petite Bucharie font usage de celle de *Diajii* (2); le nom de *Zigeuner* est devenu général dans toute l'Allemagne, en Italie et en Hongrie (*Tzigany*), en Transylvanie (3), en Valachie et en Moldavie (*Cyganis*) (4). Les Turcs et d'autres peuples de l'Orient n'emploient que le nom de *Tschingenês.*

Les Bohémiens sont disséminés dans presque toutes les parties du monde; depuis plusieurs siècles ils habitent l'Europe, l'Asie et l'Afrique; on rencontre aujourd'hui leurs tentes au Brésil et même dans l'Amérique du Nord. Leur quasi-cosmopolitisme est donc parfaitement établi. On estime leur nombre total à 600 ou 700,000. En Europe, ils forment plusieurs foyers. On en compte environ 250 000 en Valachie et en Moldavie; de 40 à 50 000 en Espagne; 30 000 en Hongrie; 18 000 en Angleterre. On n'en rencontre qu'un petit nombre en France, en Allemagne et en Italie (5).

« Nullam regionem, dit Bellonius, in universo orbe immunem esse » existimo ab erronibus illis turmatim incedentibus, quos falso nomine » *Ægyptios* et *Bohemos* appellamus : nam quum in Materea et Cairo es- » semus atque secundum Nilum, in pluribus Nili pagis magnas istorum » turmas invenimus, sub Palmis desidentes, qui non minus in Ægypto » exteri habentur, quam apud nos (6). »

Le Bohémien résiste admirablement au froid et à la chaleur, et il n'est presque jamais malade. Sa sobriété est proverbiale, mais il a un goût prononcé pour la chair provenant d'animaux crevés. Presque tous les historiens accusent ce peuple de cannibalisme, et ils attribuent à ses goûts anthropophages les vols d'enfants qui lui sont imputés.

Malgré le grand nombre de condamnations prononcées contre des Bohémiens, il nous reste des doutes sur la réalité du fait d'anthropophagie, sans cependant que nous entendions nier ni les vols d'enfants, ni le meurtre. On se rappelle la profonde émotion produite dans le monde entier par la disparition, le 5 février 1840, du père Thomas dans le quartier des juifs à Damas. Alors aussi on crut d'abord à l'anthropophagie, mais

(1) *Ungrisches Magazin*, 2e Band, st. I, p. 85.

(2) Georgi, *Beschreibung aller Völker des Russischen Reichs*, p. 146.

(3) *Anzeigen aus den kaiserl. königl. Erblandern*, 5r Jahrg., p. 181.

(4) *Hist. de la Moldavie et de la Walachie*. Jassy, 1777, p. 170.

(5) Bellonius, *Observationum*, lib. II, cap. 41.

(6) Voyez Thomasius, *Dissert. de Cingaris*, § 62. — 2° Salmon, *Gegenwärt. Staat des Türkischen Reichs*, t. I, p. 321. — 3° Grellmann, *op. cit.*, p. 63.

l'enquête prouva que les coupables s'étaient bornés à recueillir le sang des victimes, destiné, dit-on, à entrer dans la composition des pains azymes (1). N'y aurait-il pas, chez les Bohémiens, quelque chose d'analogue; en d'autres termes, le meurtre ne cacherait-il pas le sacrifice?

Nous empruntons à Griselini les détails suivants sur l'hygiène alimentaire de ce peuple (2).

« Ils s'abstiennent de manger des grenouilles et des tortues, abstention qu'ils partagent avec les Valaques, les Raïses et autres chrétiens de l'*Église grecque*. Ils refusent aussi de se nourrir de certaines espèces de poissons, telles que la brème rouge, la perche et la lamproie, dont les Égyptiens de la race de Likopolis s'abstenaient aussi. Les Bohémiens ont de l'aversion pour les oiseaux sauvages, et surtout pour les oiseaux de proie; mais ils aiment beaucoup la cigogne, quand elle construit son nid sur leurs huttes; et personne n'ignore en quelle haute estime était, parmi les Égyptiens, l'ibis, qui ressemble tant à la cigogne. De tous les quadrupèdes, c'est le porc dont les Bohémiens préfèrent la chair.

» Les Bohémiens sont dans l'usage de suspendre des oignons dans leurs demeures, mais ils n'en mangent jamais; on sait que les Égyptiens adoraient les oignons (3). Les anciens Égyptiens abhorraient l'odeur des fèves; il en est de même chez les Bohémiens, tandis que leurs voisins, les Valaques, aiment beaucoup ce légume. A Denta, district de Csakowa, la curiosité me conduisit un jour dans la hutte d'un Bohémien. La première chose qui fixa mon attention fut un jeune homme couvert de gale, à qui sa mère faisait manger une vipère; de même, les Égyptiens employaient la chair de ce reptile comme le remède le plus efficace contre l'éléphantiasis. »

« Il est prouvé, dit Grellmann, par l'économie domestique des Bohémiens, sans qu'il soit nécessaire d'autres preuves, que ce peuple est encore

(1) Voyez sur cet usage et sur l'affaire de Damas : 1° Deuxième lettre de P.-L. Drach, ex-grand rabbin à Strasbourg. Paris, 1827. — 2° Hamont, *L'Égypte sous Méhémet-Ali*. Paris, 1843. On lit dans cet ouvrage, t. I, p. 367 : « La fin tragique du P. Thomas ne causa pas le moindre étonnement en Égypte, où tout le monde est convaincu que les Juifs égorgent des esclaves chrétiens dont ils mêlent le sang aux pains azymes. » — 3° A. Laurent, *Relation historique des affaires de Syrie*, et procédure complète dirigée en 1840 contre les Juifs de Damas. Paris, 1846, 2 vol. in-8.

(2) Griselini, *Versuch einer politischen und natürlichen Geschichte des Temeswar Banats*, p. 191-212.

(3) Schmidt, *De Cepis et Alliis apud Ægyptios*.

aussi ignorant, aussi grossier que la nature l'a formé, ou qu'il a fait de bien faibles progrès vers la civilisation. Quelques Bohémiens ont des habitations fixes, suivant la situation où ils se trouvent. Parmi cette classe il faut ranger ceux qui tiennent auberge en Espagne, et d'autres qui exercent quelque profession réglée en Hongrie et en Transylvanie : ces derniers ont leurs propres huttes près d'Hermanstadt, de Cronstadt, de Bistritz, de Grand-Waradin, de Debrezin, d'Eperies, de Karckau et d'autres villes. Il y en a aussi un grand nombre, esclaves des Boyars en Moldavie et en Valachie, qui ne changent plus de lieu. Mais la majeure partie des Bohémiens mènent une vie tout à fait différente : ceux-ci, ignorant les bienfaits attachés à une résidence fixe, errent par hordes, d'un canton à l'autre, sans avoir d'autre demeure que leur tente ou quelques cavernes; et la plupart même d'entre eux, surtout en Allemagne et en Espagne, ne portent pas de tentes avec eux; ils se contentent de chercher un abri contre le soleil sous des arbres ou derrière une haie. Ils ont une prédilection singulière pour les saules, sous lesquels ils s'établissent à l'approche de la nuit. Il y en a qui vivent sous leurs tentes (qu'ils appellent *tschater*), tant l'été que l'hiver; et c'est la demeure qu'ils semblent généralement préférer. En Hongrie, ceux même qui ont cessé de mener une vie vagabonde et qui habitent des chaumières laissent rarement passer un printemps sans profiter de cette saison pour aller occuper une tente élevée dans l'endroit qu'ils ont choisi pour leur résidence d'été, où ils vivent au sein de leurs familles, sans songer à leurs maisons avant le retour de l'hiver (1).

Comme le juif, le Bohémien a peu de goût pour l'agriculture; il aime au contraire l'état de maquignon, de forgeron, de faiseur de tours de force, de musicien ambulant. « Autrefois, dit Grellmann (2), on employait assez

(1) Grellmann, *Histoire des Bohémiens*, trad. franç., p. 83.

(2) Le même auteur rapporte l'anecdote suivante : « Un jour on conduisait, en Moldavie, un Bohémien au supplice; deux foutalhes ou prévôts, armés de haches l'escortaient, dix à douze curieux suivaient, et l'on cherchait quelque Cyngani pour faire l'exécuteur. Il ne se trouva qu'un petit vieillard, très peu exercé à la fonction qu'on exigeait de lui, et encore moins propre à pendre l'homme vigoureux qu'on remettait entre ses mains. On arriva enfin près d'un arbre qui devait servir de gibet. Un foutalhe y plaça une table; le bourreau monta et tira à lui le patient : mais la difficulté était d'attacher à une branche la corde qui était autour du cou de celui-ci. Le petit vieillard se dresse sur ses jambes et fit tant par ses efforts qu'enfin celui qu'il voulait pendre, et qu'il ne pouvait soulever, impatienté, lui donna un soufflet et le jeta à terre. Les foutalhes, les spectateurs et le bourreau s'enfuirent;

généralement les Bohémiens en Hongrie et en Transylvanie comme bourreaux. Ils continuent à exercer, en Hongrie, le métier d'écorcheur, et celui de bourreau dans différentes parties de la Transylvanie. Leur constance à tourmenter les prévenus et leurs inventions à les faire souffrir sont telles, selon Toppeltin, qu'il semble que la nature les ait formés pour ces actes de cruauté. Quant au métier d'écorcheur, ils ne l'exerçent point comme profession, mais seulement lorsqu'il n'y a personne pour dépouiller l'animal qui vient de mourir dans le lieu où ils se trouvent. Ce n'est pas qu'ils fassent grand cas de la peau, qu'ils abandonnent ordinairement au propriétaire, satisfaits de se procurer par là une provision de viande pour leur famille (1). »

« Tout culte religieux leur est étranger ; ils ne sont ni mahométans ni chrétiens, et toutes les doctrines leur sont également indifférentes ; tout se borne chez eux à se faire circoncire en Turquie et à se faire baptiser dans les pays chrétiens. Les Turcs sont si convaincus de leur peu de sincérité en matière de religion, que, lors même qu'ils embrassent le mahométisme et qu'ils font le pèlerinage de la Mecque, ils n'en paient pas moins le *charadsch*, tandis que les juifs en sont exempts en apostasiant. Tout l'avantage qu'ils en retirent se borne à la permission qu'on leur accorde de porter le turban blanc, privilége dont les juifs renégats jouissent également (2). »

cependant le Bohémien, qui savait qu'il devait être pendu, sans faire attention aux fuyards et à la hache qu'ils avaient laissée, remit tranquillement la corde autour de son cou, l'accrocha à une branche, donna un coup de pied à la table, et se trouva parfaitement pendu. »

(1) Toppeltin, *Orig. et Occas. Transilv.*, cap. VI, p. 56. « Habent etiam viles » familias et abominabiles ab ipsis Cyngaris contemtas unde per universam Tran- » silvaniam carnifices fiunt, horrendi, crudeles, tetri et impii. Isti Cyngari carni- » fices incredibilem ac per ulteriorem orbem Christianum insuetum torturæ modum » introduxerunt. Criminaliter convictos, vel per semiplenas probationes suspectos » malefactores tradunt in manus istorum ; qui ignes construunt prompti, folles » admovent, eisque læti auras recipiunt redduntque, cætera instrumenta etiam » exponunt, forcipes nimirum, virgas ferreas et laminas, facem pice impexam, etc. »

(2) Niebuhr, *Aufsatz von den verschiedenen Nationen des Türkischen Reichs*, p. 23.

CHAPITRE IV.

LES JUIFS.

ART. Ier. — Considérations générales.

Dispersé au milieu de tous les peuples et sur tous les points de la terre, loin de la Judée, incroisé et incroisable, ayant ses maladies et ses immunités pathologiques à lui, partout acclimaté, seul peuple véritablement cosmopolite, le juif représente dans le temps et dans l'espace, au physique et au moral (1), le phénomène historique et ethnographique le plus surprenant. Partout il est resté lui-même, gardant ses traditions, ses rites, ses traits, sa nationalité (2) et son type, semblable au Rhône qui traverse le lac de Genève, conservant toujours sa trace et la qualité initiale de ses eaux.

« Dispersi, palabundi, et cœli et soli sui extorres, vagantur per orbem, » sine homine, sine Deo et rege, quibus nec advenarum jure terram pa» triam saltem vestigio salutare conceditur (3). » « Sans principe de vie apparente, dit Lamennais, le juif est partout; tous les peuples l'ont vu passer, rien ne pourra le détruire. »

Que l'on examine avec soin les monuments égyptiens les plus anciens et, à chaque pas, on constatera des groupes dont les types sont encore les portraits frappants des juifs d'aujourd'hui. « Les traits des juifs, dit W. Edwards, sont tellement caractérisés, qu'il est difficile de s'y tromper;

(1) Tacite a dit : « Profana illis omnia quæ apud nos sacra; rursum concessa » apud illos quæ nobis incesta. » Ce mot caractérise le contraste déjà admis il y a dix-huit siècles. Dans ces derniers temps, M. Israëli, dans son spirituel roman *Conningsby*, a entrepris de démontrer la *supériorité* non-seulement intellectuelle, mais même morale de sa race. La révolution française, qui n'y allait cependant pas de main morte, s'était contentée de décréter la liberté, la fraternité et l'*égalité*. L'honorable membre de la chambre des communes, quoique renégat, ne se contente pas de si peu. Parmi les illustrations judaïques, il cite Rossini, madame Pasta, et deux maréchaux de France, etc.; malheureusement il oublie de donner les preuves de ces assertions.

(2) On confond souvent deux choses fort différentes, à savoir la naturalisation et la nationalité. La naturalisation étant la position légale de l'individu, on comprend qu'elle puisse se donner; quant à la nationalité, elle est la condition naturelle de l'homme social; elle ne saurait donc ni s'acquérir ni se perdre. De même qu'il ne suffirait pas à une population française de se fixer en Palestine pour devenir juive, même avec des lettres de naturalisation, de même le juif naturalisé en France, ne devient pas Français, même en devenant *citoyen français*. Ceci n'est que de la logique.

(3) Tertullien, *Apolog. adv. gentes*, c. XVI.

et comme il s'en trouve dans presque tous les pays de l'Europe, il n'est point de figure nationale plus généralement connue et plus reconnaissable. On peut les regarder comme des colonies de même race établies dans ces contrées. Depuis des siècles ils font partie de la population des pays où ils se sont fixés ; et s'ils n'ont point participé aux bienfaits du gouvernement, on ne les a pas privés de la liberté d'habiter le même sol, de respirer le même air, de jouir du même soleil. Le climat ne les a pas assimilés aux nations parmi lesquelles ils habitent ; et ce qu'il y a de plus important, c'est qu'ils se ressemblent tous dans des climats divers. Un Juif anglais, français, allemand, italien, espagnol, portugais, est toujours un juif, quelles que soient les nuances qu'il présente ; c'est-à-dire que tous ont les mêmes caractères de formes et de proportions, en un mot tout ce qui constitue essentiellement un type. Ainsi les Juifs de ces divers pays se ressemblent beaucoup plus entre eux qu'ils ne ressemblent aux nations parmi lesquelles ils vivent ; et le climat, malgré la longue durée de son action, ne leur a guère donné que des diversités de teint et d'expression, et peut-être d'autres modifications aussi légères. De ce qu'ils se ressemblent entre eux partout, il ne suit peut-être pas à la rigueur qu'ils étaient anciennement ce qu'ils sont aujourd'hui. Mais si vous voulez vous contenter d'un espace de trois cents ans, je puis vous en donner une preuve irrécusable. A Milan j'ai vu la Cène, de Léonard de Vinci ; ce chef-d'œuvre, tout dégradé qu'il est par l'injure du temps et l'incurie des habitants, conserve encore distinctement les figures de presque tous les personnages. Les Juifs d'aujourd'hui y sont peints trait pour trait. Personne n'a représenté comme ce grand peintre le caractère national, tout en conservant aux individus la plus grande diversité. Vous le concevrez facilement si vous vous rappelez combien il aimait les sciences en général, et surtout l'histoire naturelle (1). »

Les Juifs sont originaires de la Chaldée. Tharé, selon la Bible, quitta cette contrée et alla dans le pays de Chanaan, où ses descendants adoptèrent la langue chananéenne, qui est l'ancien hébreu. La langue hébraïque, une des branches des langues *sémitiques* (2), avait un rapport intime

(1) *Mémoires de la Société ethnologique*, t. I, p. 13; Paris, 1841.

(2) Eichhorn le premier, s'est servi de ce mot, qu'Adelung a adopté dans son Mithridate. On désigne ainsi les peuples nombreux qui demeurent dans l'Asie Mineure et l'Arménie d'un côté, et la mer des Indes de l'autre, depuis la Méditerranée jusqu'à la Médie, sur une surface huit fois plus grande que celle de la France. Adelung divise les langues de ces peuples en trois dialectes principaux : l'araméen dans le nord, le chananéen dans la partie moyenne, et l'arabe au sud. Le dialecte araméen comprend le chaldéen avec ses branches, et le syrien ; sous le

avec celle que parlaient les Phéniciens. Les autres dialectes sémitiques étaient le chaldéen, le syrien et l'arabe. Entre tous ces dialectes il régnait une grande analogie; quelques-uns ne différaient pas plus entre eux que le dialecte ionien des Grecs ne différait du dorien et de l'éolien ; et tous les peuples qui habitaient depuis les bords de la mer de Syrie jusqu'à la Médie, avaient peu de peine à se faire entendre l'un à l'autre. Une conséquence de cette vérité est que les livres de l'Ancien Testament ont été écrits dans la langue que parlaient, à cette époque, tous les peuples civilisés, hormis les Égyptiens (1).

Dans leur exil à Babylone, il se forma, par le mélange de l'hébreu et du chaldéen, un nouveau dialecte qu'on appelle le *vieux chaldéen*, et l'ancien hébreu ne se conserva plus que comme langue savante. Un troisième dialecte se forma, quelques siècles après, lorsque la Palestine fit partie du royaume macédonien de Syrie; on l'appelle le *nouveau chaldéen*, le syro-chaldéen, ou l'arménien oriental; c'est la langue qui, dans les livres du Nouveau Testament, est nommée hébraïque. Après la destruction de Jérusalem, une portion considérable des Juifs resta ou s'établit dans la Judée. Ils formèrent, par degré, un système régulier de gouvernement ou plutôt de subordination, qui lia les différents corps de Juifs dispersés dans tout le monde. Ils furent divisés en Juifs d'orient et en Juifs d'occident. Les Juifs d'occident furent ceux qui habitaient l'Égypte, la Judée, l'Italie et les autres parties de l'empire romain; les Juifs d'orient furent ceux qui s'établirent à Babylone, dans la Chaldée et en Perse. Vers l'an 1308, les Juifs furent expulsés de la Babylonie. Quelques-uns passèrent en Espagne, où se fixèrent des colonies nombreuses de Juifs, qui aidèrent les Arabes à conquérir la péninsule (2). Ils purifièrent alors le dialecte syro-chaldéen, et l'amalgamèrent avec l'ancien hébreu : c'est ce qu'on appelle l'*hébreu des rabbins*.

On divise les Juifs répandus en Europe, en trois classes : 1° les Juifs espagnols et portugais, qui se trouvent non-seulement dans la péninsule au delà des Pyrénées, mais aussi en France et en Angleterre; 2° les Juifs polonais qui se disent descendants des Galiléens. La dernière classe est celle des Juifs allemands, c'est-à-dire celle qui se trouve en Souabe et en

chananéen Adelung range le philistin, le phénicien, la langue punique et l'hébreu avec ses dialectes; l'arabe est divisé en vrai arabe, en maure, en éthiopien, en mapulien (l'idiome des Arabes de l'Indostan) et en maltais.

(1) Schœll, *Tableau des peuples qui habitent l'Europe*, p. 101.

(2) Schœll, *op. cit.*, p. 105.

Alsace ; les Juifs du nord de l'Allemagne sont de la même classe que les Juifs polonais.

ART. II. — Cosmopolitisme et statistique des Juifs.

Fixés depuis plus de 2000 ans sur une foule de points de l'ancien continent, depuis un demi-siècle les Juifs ont envahi l'Amérique et l'Australie, et leur vaste réseau embrasse aujourd'hui les deux hémisphères, depuis le 33ᵉ degré de l'hémisphère sud jusqu'au 60ᵉ degré de latitude nord. L'ubiquité des Juifs est donc aujourd'hui un fait à la fois accompli et officiellement constaté par les recensements; mais ce cosmopolitisme dont seuls, parmi tous les peuples de la terre, ils possèdent le privilége, et qui confond la raison humaine, n'est-il pas plutôt l'indice d'une grande mission providentielle qu'un simple hasard?

La population juive du globe a été évaluée :

Par Hœrschelman, en 1833...........	6,598,000
Johnston, en 1855.............	6,000,000
Groeberg....................	5,000,000
Pinkerton....................	5,000,000
Malte-Brun...................	5,000,000
Balbi, en 1829................	4,000,000
Berghaus, en 1834.............	4,000,000
Hassel......................	3,930,000
Le *Magasin catholique*..........	3,200,000

L'annuaire israélite de la Hollande, en prenant la moyenne de ces divers nombres, estime l'ensemble de la population juive à 4411000. A l'exception des chiffres donnés par Balbi, Berghaus, Hassel et par le *Magasin catholique*, toutes ces évaluations nous paraissent être considérablement exagérées. Après avoir consulté une masse de recensements officiels et de documents épars, nous croyons pouvoir proposer le chiffre de 3900000 comme se rapprochant assez de la vérité.

L'*Almanach israélite* de 1828 à 1829 indique la répartition suivante :

Europe.........	1,699,800
Asie...........	1,738,000
Afrique........	1,504,000
Amérique.......	5,700
Australie.......	100
	4,947,600

Ce document supporte à peine l'examen; nous proposons les chiffres suivants comme représentant plus approximativement la véritable distribution des Juifs :

Europe.	3,238,000
Asie.	200,000
Afrique	450,000
Amérique	20,000
Australie.	2,000
Total.	3,900,000

M. Johnston, dans son Atlas de géographie physique publié en 1855, a donné les chiffres suivants sur la population juive hors d'Europe :

AMÉRIQUE.

1851.	Canada occidental.	103 juifs.
	Canada oriental	348
1851.	États-Unis.	16,576
1852.	Guyane anglaise.	1,500
	Antilles hollandaises.	765

AUSTRALIE.

1852.	Nouvelle-Galles du sud.	979
1851.	Victoria	625
1850.	Terre de Diemen	452

AFRIQUE.

Algérie	22,000
Maroc	340,000
Tunis, Tripoli (1)	32,000
Égypte	7,000
Abyssinie	50,000
Ville du Cap.	170
Côte occidentale de l'Afrique.	6

ASIE.

Turkestan.	4,000
Turquie d'Asie	100,000
Perse.	100,000

La population juive de la Palestine, d'après M. Schultz, consul de Prusse à Jérusalem, se répartit de la manière suivante :

A Jérusalem.	7120
Hébron.	400

(1) Dont 30,000, dit-on, à Tunis, et 2,000 à Tripoli.

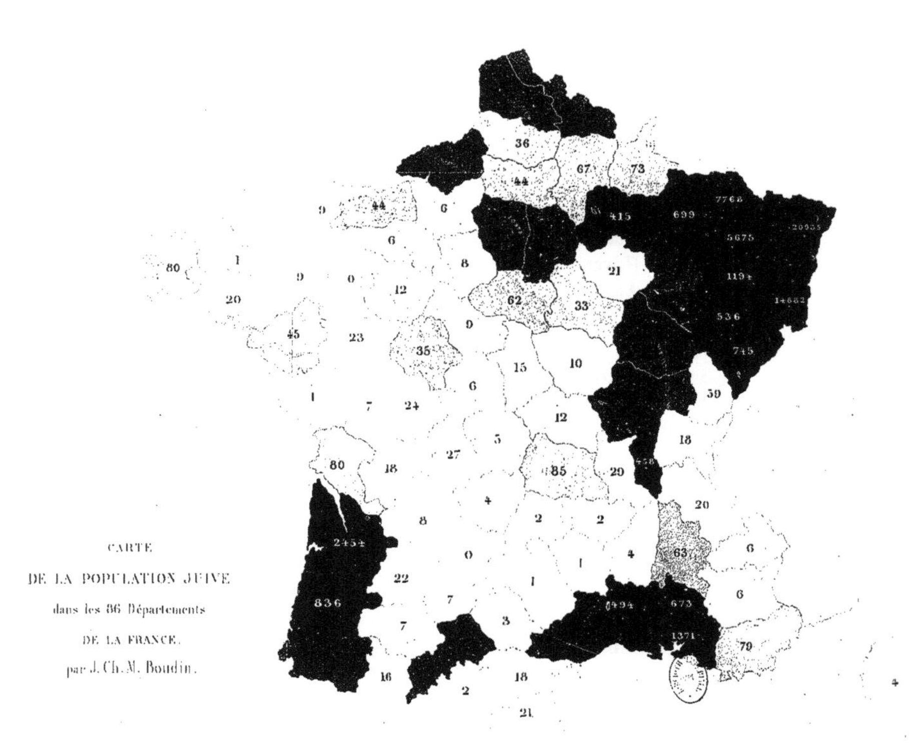
CARTE
DE LA POPULATION JUIVE
dans les 86 Départements
DE LA FRANCE,
par J. Ch. M. Boudin.

Japhet	400
Tibériade	300
Naplouse	150
Schavram	75
	3,445

Les Juifs de Jérusalem se décomposent ainsi :

Juifs sujets de la Porte (*Sephardim*)	6,000
Juifs étrangers (*Aschkenazim*)	1,100
Karaïtes	20
	7,120

Le reste de la population de Jérusalem se compose de 5000 musulmans et de 3390 chrétiens, en tout 15510 habitants.

Parmi les chrétiens on compte :

Grecs	2,000
Catholiques	900
Arméniens	350
Coptes	100
Syriens	20
Abyssiniens	20
	3,390

FRANCE.

En France, le premier recensement des cultes s'est fait en 1851, et nous lui empruntons la répartition suivante, non publiée jusqu'ici, de la population juive par départements.

	Nombre des juifs.		Nombre des juifs.
1. Lot	0	17. Eure	6
2. Mayenne	0	18. Indre	6
3. Aveyron	1	19. Orne	6
4. Côtes-du-Nord	1	20. Gers	7
5. Lozère	1	21. Deux-Sèvres	7
6. Vendée	1	22. Tarn-et-Garonne	7
7. Ariége	2	23. Dordogne	8
8. Cantal	2	24. Eure-et-Loir	8
9. Haute-Loire	2	25. Ille-et-Vilaine	9
10. Tarn	3	26. Loir-et-Cher	9
11. Ardèche	4	27. Manche	9
12. Corrèze	4	28. Nièvre	10
13. Corse	4	29. Allier	12
14. Creuse	5	30. Sarthe	12
15. Basses-Alpes	6	31. Cher	15
16. Hautes-Alpes	6	32. Hautes-Pyrénées	16

33.	Ain	18
34.	Aude	18
35.	Charente	18
36.	Isère	20
37.	Morbihan	20
38.	Aube	21
39.	Pyrénées-Orientales	21
40.	Lot-et-Garonne	22
41.	Maine-et-Loire	23
42.	Vienne	24
43.	Haute-Vienne	27
44.	Loire	29
45.	Yonne	33
46.	Indre-et-Loire	35
47.	Somme	36
48.	Calvados	44
49.	Oise	44
50.	Loire-Inférieure	45
51.	Jura	59
52.	Loiret	62
53.	Drôme	63
54.	Aisne	67
55.	Ardennes	73
56.	Var	79
57.	Charente-Inférieure	80
58.	Finistère	80
59.	Puy-de-Dôme	85
60.	Haute-Garonne	104
61.	Pas-de-Calais	157
62.	Hérault	158
63.	Seine-et-Marne	165
64.	Saône-et-Loire	167
65.	Seine-et-Oise	216
66.	Seine-Inférieure	222
67.	Nord	271
68.	Haute-Marne	309
69.	Côte-d'Or	364
70.	Basses-Pyrénées	394
71.	Marne	415
72.	Rhône	458
73.	Gard	494
74.	Haute-Saône	536
75.	Vaucluse	673
76.	Meuse	699
77.	Doubs	745
78.	Landes	836
79.	Vosges	1194
80.	Bouches-du-Rhône	1371
81.	Gironde	2454
82.	Meurthe	5675
83.	Moselle	7768
84.	Seine	10978
85.	Haut-Rhin	14882
86.	Bas-Rhin	20935
	Total	73975

On voit combien la race juive se trouve inégalement répartie sur le territoire de la France. Dans 27 départements la population juive n'atteint pas même le chiffre de 10 ; 3 départements ne comptent que 2 juifs ; 4 en ont 1 ; 2 n'en ont pas du tout. En revanche, 3 départements comptent plus de 10000 juifs. Pour rendre cette répartition plus saisissante, nous avons construit la carte ci-jointe sur laquelle quatre teintes graduées correspondent à quatre séries de départements.

Dans la 1re série, 44 départements comptent de 0 à 30 juifs.
2e série, 15 départements en ont de 30 à 100.
3e série, 11 départements en comptent de 100 à 400.
4e série, 16 départements en ont de 400 à 20000.

Le chiffre placé au centre de chaque département indique la population juive d'après le recensement officiel de 1851.

Indépendamment de l'inégale répartition de la race juive, la carte met en lumière les deux grandes invasions allemande et portugaise, invasions qui se dessinent par une teinte noire occupant trois grands foyers, dont deux dans le midi, et un troisième dans le nord-est de la France. Ce troisième foyer est le plus considérable, à telles enseignes que, sur 73 975 juifs recensés, on en compte plus de 50 000, c'est-à-dire près des 5/7, dans cinq départements qui forment l'angle nord-est : Haut et Bas-Rhin, Vosges, Meurthe et Moselle. En regard de ces grands foyers, on voit la Bretagne, l'ouest et le centre de la France, les Pyrénées et les Alpes, échapper presque complétement à l'invasion judaïque.

ALLEMAGNE.

On compte en Allemagne environ 1 250 000 juifs ainsi répartis (1) :

Autriche	749,851	Duché de Saxe-Meiningen	1,508
Prusse	226,868	Duché de Saxe-Altenbourg	1,400
Bavière	59,288	Hanovre	11,562
Wurtemberg	11,974	Duché de Brunswick	980
Bade	23,700	Grand-duché d'Oldenbourg	1,488
Grand-duché de Hesse	28,734	Mecklembourg-Strelitz	676
Hesse électorale	14,422	Holstein-Lauenbourg	3,402
Nassau (1851)	6,871	Litzembourg	326
Royaume de Saxe	988	Limbourg (1849)	1,259
Grand duché de Saxe-Weimar	1,450	Duché de Anhalt	1,400
Duché de Saxe-Cobourg-Gotha	1,600	Villes libres	11,656

En Autriche la population juive se trouvait distribuée ainsi en 1846 (2):

Galicie	335,071	Lombardie	2,965
Hongrie	249,760	Silésie	2,947
Bohême	70,037	Croatie et Slavonie	2,590
Moravie	37,117	Tirol et Vorarlberg	978
Banat	16,270	Frontière militaire	537
Bukowina	11,581	Dalmatie	410
Transylvanie	7,000	Carniole	2
Venise	4,760		749,851
Basse-Autriche	4,296		
Littoral	3,530		

En Prusse, la population juive est aussi très inégalement répartie ; en 1840, on comptait d'après M. Herrmann, sur 1,000 habitants :

(1) De Reden, *Deutschland und das übrige Europa*. Wiesbaden, 1854, p. 26.
(2) Hain, *Statist. des œster. Kaiserstaates*, t. I, p. 213.

Posen........	396 juifs.	Westphalie.....	71 juifs.
Silésie........	137	Brandebourg....	71
Rhin..........	136	Poméranie	35
Prusse........	132	Saxe...........	22

Italie. — L'Italie compte environ 37,000 juifs ainsi répartis :

États sardes	6,900
Lombardo-Vénétie....	4,140
Parme.............	650
Modène............	2,821
Toscane............	7,500
États Romains.......	12,900
Deux-Siciles.........	2,150

Hollande. — La population juive de la Hollande, qui n'était, en 1830, que de 46,470 individus, s'élevait, en 1840, au chiffre de 52,193.

Au 1er janvier 1850, la Hollande comptait 58,518 juifs dont 3,185 juifs portugais. Cette population était répartie de la manière suivante entre les diverses provinces (1) :

Brabant septentrional......	1,786
Gueldre.................	4,192
Brabant-méridional........	27,787
Nord-Hollande	10,266
Zélande.................	689
Utrecht	1,527
Frise..................	2,042
Overissel................	3,274
Groningue...............	3,767
Drenthe	1,941
Limbourg...............	1,270
	58,541

Dans les colonies hollandaises des Indes occidentales, on comptait, en 1848 :

Curaçao...............	758 juifs.
Bon-Aïre	1
Araba................	1
Saint-Eustatius.........	2
Saba.................	»
Saint-Martin...........	3
Guyane, en 1848.......	1,500
Guyane, en 1841.......	1,324

(1) Consultez l'annuaire israëlite hollandais ayant pour titre : *Nederlandsch-Israëlietisch Jaarboekje.* Amsterdam, 1851, 1852, 1853.

Belgique. — La Belgique comptait, lors du dernier recensement, c'est-à-dire en 1846, 1336 juifs ainsi répartis :

Anvers	373
Brabant	647
Flandre occidentale	1
Flandre orientale	106
Hainaut	16
Liége	47
Limbourg	4
Luxembourg	119
Namur	23

ART. III. — Mouvement de la population juive.

Dans tous les pays dont nous avons pu nous procurer des recensements rétrospectifs de la population juive, nous constatons un accroissement d'une rapidité insolite. En voici quelques exemples :

Accroissement de la population juive dans divers Etats.

Contrées.	Époques.	Population juive recensée.
Belgique	1829	781
	1846	1,336
Hollande	1830	45,482
	1840	51,138
	1850	58,541
Suisse	1803	1,267
	1837	1,360
	1850	3,146
Bavière rhénane (1)	1814	9,951
	1829	13,937
	1835	14,428
Prusse (royaume)	1822	145,000
	1840	195,000
	1849	218,000
Algérie	1849	19,028
	1851	21,048
Hongrie (2)	1785	75,089
	1805	127,816
	1840	241,632
	1846	263,030
	1848	292,000
Ville de Pest (2)	1840	7,771
	1843	12,800
	1846	14,320
	1848	16,512

(1) Communication de M. F. A. Kolb.

(2) *Karl von Czoernig, Ethnographie der œsterr. Monarchie.* Wien, 1855, t. I.

Ces documents donnent, sur 100 habitants, un accroissement annue de :

1,4 en Hollande.
1,8 en Prusse.
2,1 dans la Bavière rhénane.
3,1 en Suisse.
4,1 en Belgique.
5,3 en Algérie.

Un accroissement d'une telle rapidité ne se voit chez aucun peuple de l'Europe, comme le montre le tableau exposé plus haut, page 65.

Passons à l'examen des mariages, des naissances et des décès. De 1822 à 1840, on a compté en Prusse, sur 100 000 individus :

	Chrétiens.	Juifs.
Mariages....................	893	719
Naissances..................	4,001	3,546
Décès, mort-nés compris........	2,961	2,161

On voit que l'accroissement plus rapide de la population juive en Prusse ne saurait être imputé à une proportion plus considérable des mariages ni des naissances, mais qu'il se lie essentiellement à l'excédant plus marqué des naissances sur les décès, excédant tel, que sur 100,000 individus, on a compté annuellement une augmentation 1 385 parmi les juifs, et seulement de 1 040 dans la population chrétienne.

Mais la cause de l'augmentation rapide des juifs tient-elle à une proportion élevée des naissances ? Nous croyons qu'elle se rattache particulièrement à une mortalité moindre. Ainsi, en Prusse, on a compté en 1849 :

1 naissance sur 23,8 protestants.
1 naissance sur 23,0 catholiques.
1 naissance sur 30,0 mennonites.
1 naissance sur 28,8 juifs.

L'âge auquel les mariages se contractent dans la population juive mérite également d'être signalé. D'après M. Hoffmann (1), sur 1 000 mariages nouvellement contractés, on en trouve en Prusse :

	Chrétiens.	Juifs.
L'homme ayant moins de 45 ans, la femme moins de 40 ans..	746	782
L'homme ayant moins de 60 ans, la femme moins de 45 ans..	212	170
L'homme ayant plus de 60 ans, la femme plus de 42 ans......	42	48

(1) *On the number and increase of the Jews in the prussian states, and their distribution in the provinces and towns*, by C. R. Weld, translated from a paper by M. Hoffmann. (*Journal of the statistical Society.*)

Ainsi, tout l'avantage des mariages jeunes, c'est-à-dire capables de produire des enfants, est ici en faveur des juifs.

En Prusse, la population juive ne compte qu'une faible proportion de naissances naturelles, circonstance d'une grande importance au point de vue de la conservation de la vie.

Nombre des naissances légitimes pour 1 naissance naturelle.

Années.	Protestants.	Catholiques.	Mennonites.	Juifs.
1831	11	16	108	54
1834	10	16	53	54
1837	11	16	39	45
1840	11	16	92	47
1843	10	16	72	47
1846	10	16	85	43
1849	10	16	57	40

Ainsi, tandis que l'on trouve 1 naissance illégitime pour 10 à 16 naissances légitimes dans la population protestante et catholique, ce rapport n'est, dans la population juive, que de 1 sur 40 à 54.

La mortalité, aux diverses périodes de la vie, se montre plus faible dans la population juive ; ainsi, on compte en Prusse, sur 100 000 individus, le nombre de décès ci-après :

	Chrétiens.	Juifs.
Mort-nés.	143	89
Avant l'accomplissement de la première année	697	459
De 1 à 5 ans	477	386
5 à 14 ans	202	151
14 à 25 ans	155	123
25 à 45 ans	334	231
45 à 70 ans	614	392
70 ans et au-dessus	339	330
	2,961	2,161

On a remarqué que les femmes juives travaillent rarement dans les fabriques, surtout lorsqu'elles sont enceintes ou lorsqu'elles ont de très jeunes enfants ; aussi compte-on en Prusse, sur 100 000 enfants :

	Chrétiens.	Juifs.
Mort-nés.	3,569	2,524
Morts dans la première année	17,413	12,935

Parmi les hommes, peu de juifs embrassent des professions qui exposent à de grands dangers, telles que celles de marin, de mineur, etc.

D'autre part, la sobriété est chez eux une habitude ; l'ivresse, au contraire, si commune dans la population prussienne, leur est à peu près inconnue. Les juifs paraissent avoir peu de goût pour le travail des champs, et nous doutons que l'on trouve parmi eux une centaine d'agriculteurs en France. Dans les classes inférieures, ils sont par-dessus tout brocanteurs, fripiers, bijoutiers, bouchers et maquignons ; dans les classes supérieures, ils affectionnent le négoce et la banque. Il n'est pas impossible que la mortalité soit plus ou moins influencée par des conditions professionnelles.

En Autriche, comme en Prusse, on a remarqué une faible mortalité dans la population juive (1). En Algérie, les tableaux officiels représentent ainsi la mortalité pendant les années 1844, 1845, 1847, 1848 et 1849 :

	DÉCÈS SUR 1000 HABITANTS	
	Juifs.	Européens.
1844	21,6	44,6
1845	36,1	45,5
1847	31,5	50,0
1848	23,4	42,5
1849	56,9	105,9

Le suicide semble aussi être moins commun parmi les juifs que parmi beaucoup d'autres populations. Ainsi, pendant la période décennale de 1836 à 1845, on a compté, dans le grand-duché de Bade :

Parmi les chrétiens.........	132 suicides.
Inconnus	23
Juifs............	0

Sans doute ces nombres devraient être comparés à ceux des populations respectives ; mais l'absence complète de tout suicide parmi les juifs dans une période de dix années, n'en est pas moins un fait significatif.

On peut déduire de l'ensemble des faits qui précèdent que le Juif diffère d'une manière remarquable des peuples au milieu desquels il vit, sous le rapport des lois statistiques de la population.

ART. IV. — Maladies des juifs et immunités pathologiques (2).

Les maladies ophthalmiques sévissent avec une certaine prédilection parmi les juifs. MM. Grellois et Furnari ont signalé en Algérie l'hydroph-

(1) Hain, *Statistik des œsterr. Kaiserstaates*, t. I, p. 431.

(2) Voy. Boudin, *Études de pathologie comparée selon les races* (*Ann. d'hygiène publique*, 1re série, Paris, 1849, t. XLII, p. 60).

thalmie comme une propriété presque exclusive des individus de cette race.

En ce qui regarde le choléra, tantôt les juifs en font seuls les frais, tantôt ils en sont pour ainsi dire seuls épargnés, et c'est en admettant la constance d'une de ces deux éventualités que plusieurs auteurs se sont trompés. L'épidémie de 1831 et 1832 s'est appesantie d'une manière particulière sur la race juive, tant en Europe qu'en Afrique (1). Depuis lors, les juifs ont été souvent complétement épargnés, alors même qu'ils habitaient les quartiers les plus malpropres et les plus agglomérés. Tout le moyen âge s'accorde à signaler l'immunité des juifs pendant les épidémies de peste, immunité qui devenait souvent contre eux un prétexte de persécutions. En parlant de la peste de 1346, Tschudi (2), un ancien historien, dit textuellement : *Cette maladie n'atteignit les juifs dans aucun pays.* Fracastor nous montre les juifs échappant complétement à l'épidémie de typhus de 1505 ; Rau (3) signale la même immunité dans l'épidémie de typhus observée à Langgœns en 1824. Ramazzini insiste sur l'immunité des juifs lors de l'épidémie de fièvres intermittentes observée à Rome en 1691. Degner nous montre les juifs échappant, en 1736, à l'épidémie dysentérique de Nimègue. M. Eisenmann insiste sur l'extrême rareté du croup chez les enfants juifs. Selon Wawruch, le tænia ne se rencontre pas dans la population juive en Allemagne (4).

Il existe dans la province de Posen une population composée de Slaves, d'Allemands et de juifs. Or, l'enquête du gouvernement prussien, en 1843, a constaté ce fait intéressant que la plique frappe ces divers éléments dans des proportions complétement différentes. Ainsi, on a trouvé :

29 malades sur 1,000 individus de race slave;
18 malades sur 1,000 individus de race germanique;
11 malades sur 1,000 individus de race judaïque (5).

Enfin, d'après J. R. Hübertz, on compte en Danemark, sur 1 000 habitants :

3,34 aliénés ou idiots parmi les catholiques.
5,85 parmi les juifs

(1) Häser, *Geschichte der Medizin*. Iena, 1845, p. 880 et 881.
(2) Iselin, *Schweizer Historie*, 1734.
(3) Rau, *Ueber die Behandlung des Typhus*, *Heidelb. Klin. Ann.* B II, 1826.
(4) T, I, p. 338. — Voir aussi *Oesterreich. medizin. Jahrbücher*, 1841, n° 2.
(5) Weese, *Der Weichselzopf nach statist. Beziehungen*. Berlin, 1845.

Sans doute, quelques-uns des faits que nous venons de citer peuvent avoir une cause plus ou moins étrangère à la race proprement dite; cependant, considérés dans leur ensemble, ils ne laissent subsister aucun doute sur la puissante influence de la race.

LIVRE TROISIÈME.

DE L'ACCLIMATEMENT.

CHAPITRE PREMIER.

IMPORTANCE ET DÉFINITION DE L'ACCLIMATEMENT.

La question de l'acclimatement est une des plus vastes et des plus importantes de la géographie médicale. Elle domine le grave problème de la colonisation et celui du choix des troupes destinées à servir dans les contrées plus ou moins éloignées de la mère patrie; elle touche donc aux plus hautes régions de l'hygiène publique et de l'économie politique et sociale. Abandonnée jusque dans ces derniers temps aux spéculations des théoriciens, la question de l'acclimatement a été diversement résolue, mais sans profit aucun, ainsi qu'il fallait s'y attendre, ni pour la science ni pour la pratique des gouvernements.

On reste stupéfait, en voyant Boerhaave avancer la proposition que voici : « L'observation démontre qu'aucun animal pourvu de poumons ne peut vivre dans une atmosphère dont la température est égale à celle du sang. » De deux choses l'une : ou Boerhaave ignorait que la température du sang de l'homme est à 37 degrés centigrades; ou que le thermomètre peut s'élever, à l'ombre, au delà de 47 degrés, et, au soleil, au delà de 70 degrés dans certains pays où l'homme indigène jouit d'une santé parfaite.

Écoutons maintenant un des plus célèbres géographes de notre époque : « Une ferme résolution, dit Malte-Brun, de ne point se laisser vaincre par une maladie, est de l'avis de tous les médecins, un des remèdes les plus efficaces, pour se roidir contre l'influence d'un climat nouveau; notre corps n'attend que les ordres de l'intelligence... Sous chaque climat, les nerfs, les muscles, les vaisseaux, en se tendant ou se relâchant, en se dilatant ou se resserrant, prennent bientôt l'état habituel qui convient au degré de chaleur ou de froid que le corps éprouve (1). »

Il est vraiment regrettable que les nombreuses générations européennes et même nègres qui, depuis les temps historiques, se sont succédé sur le sol égyptien, aient ignoré cette gymnastique musculo-vasculaire que nous enseigne le célèbre géographe ; mais il est permis de douter qu'elle les eût préservées de cette complète extinction par suite de laquelle le voyageur ne trouve aujourd'hui sur les bords du Nil d'autre population indigène que le Fellah, c'est-à-dire le descendant des hommes dont les portraits sont gravés sur les monuments dont l'origine remonte à plus de trois mille ans.

Où en est aujourd'hui l'opinion sur cette grave question? On peut, sans risquer de se tromper beaucoup, admettre que la presque totalité des médecins en sont, encore de nos jours, à l'hypothèse de Malte-Brun, c'est-à-dire qu'ils croient généralement à l'homme cosmopolite. Si l'idée du cosmopolitisme, pour ceux qui la professent, signifiait seulement que l'on trouve des hommes sous tous les méridiens, et depuis l'équateur jusqu'au delà du cercle polaire, cette idée n'aurait rien de contraire à la vérité ; mais, si l'on prétend que toutes les variétés humaines sont aptes à vivre et à se perpétuer sous tous les climats, une telle assertion se trouve démentie par l'histoire et par les faits modernes les plus concluants.

Nous définissons l'acclimatement, la faculté que possèdent les êtres organisés de s'adapter, *dans une certaine mesure*, à un climat autre que celui dans lequel ces êtres ont pris naissance. Quant à la faculté en elle-même, elle est évidemment incontestable; ce qui est en question, ce sont les limites de cette faculté. D'autre part, si pour la plante et l'animal, le côté pratique de l'acclimatation peut se réduire à la simple conservation de l'être et à l'acquisition (2) de certaines qualités qui permettent à l'homme d'en tirer un parti utile, il ne saurait en être ainsi de l'homme lui-même dont l'acclimatement intégral exige la conservation entière de toutes ses facultés physiques, intellectuelles et morales. Qu'importe, par exemple, que le nègre puisse réussir à vivre et même à perpétuer sa race dans la zone tempérée, s'il était démontré, comme on l'a avancé, qu'il y devient fou dans une énorme proportion? Ainsi, d'après un médecin dis-

(1) Malte-Brun, *Géographie universelle*, 5e édit. Paris, 1853, p. 560.

(2) Le pêcher, par exemple, est une dérivation de l'amandier, résultat d'une culture de quinze à dix-huit siècles.

tingué des États-Unis, M. Nott, le nombre des aliénés qui, dans la Louisiane, n'est que de 1 sur 4310 nègres, s'élève :

Dans la Caroline du Sud......	à 1 sur	2477 nègres.
Dans la Virginie	à 1 sur	1299
Dans le Massachusetts	à 1 sur	43
Dans le Maine	à 1 sur	14 (1)

CHAPITRE II.

DE L'ACCLIMATEMENT DES PLANTES ET DES ANIMAUX.

Les végétaux des régions équinoxiales qui croissent sur les terres basses, voisines du littoral, s'acclimatent en général, dans des expositions analogues, jusque sous le 30e degré de latitude boréale ou australe, c'est-à-dire à une distance de 750 lieues de leur point d'origine. Ceux qui naissent sous les tropiques ne peuvent guère être transplantés avec succès au delà de 212 lieues vers le nord ou vers le sud, c'est-à-dire jusqu'au 36e degré, parce que les gelées se font sentir jusque-là dans l'un ou l'autre hémisphère. Du 36e au 50e degré, tous les végétaux peuvent s'acclimater à 5 degrés de latitude plus au nord ou au sud de leur station primitive; mais ceux que la nature produit sous le 50e bravent impunément la rigueur des frimas jusque sous le 60e. A partir de cette latitude, la végétation s'affaiblit d'une manière sensible et paraît appartenir exclusivement à la zone glaciale. Beaucoup de plantes qui croissent dans la région montagneuse de la zone torride peuvent s'acclimater dans la zone tempérée, attendu que l'abaissement progressif de la température suivant l'altitude du lieu où elles ont pris naissance les assujettit à un climat d'autant moins chaud qu'elles se trouvent à des stations plus élevées sur la montagne (2).

Mais si la nature ouvre une large voie à l'expansion des végétaux sur la surface du globe, il est une faculté qu'elle n'accorde que rarement aux plantes acclimatées qui croissent et prospèrent dans les lieux où elle ne les avait pas produites. C'est la spontanéité de reproduction qui détermine la naturalisation complète dans le sens le plus absolu. Cette faculté de se

(1) J. Nott, *Two lectures on the natural history of the Caucasian and Negro races*. Mobile, 1844.

(2) J. Berthelot, *Considérations sur l'acclimat. et la domestication*. Paris, 1844.

reproduire spontanément n'a lieu, à quelques exceptions près, que pour les plantes indigènes. Un végétal acclimaté donne des graines fécondes, mais celles-ci ne germent naturellement que lorsque l'arbre ou la plante se sont entièrement naturalisés. La propagation d'une espèce étrangère ne s'effectue dans le lieu d'acclimatement que par des moyens artificiels. Il est rare qu'une plante exotique, surtout parmi les végétaux ligneux, acquière la spontanéité de reproduction, caractère distinctif des espèces régnicoles. On peut dire que les végétaux introduits empruntent le sol sans le posséder; ils peuvent s'acclimater, en s'accommodant au terrain et à la température, mais ils ne se naturalisent pas.

Le changement de climat imprime souvent des modifications profondes aux plantes. Un jardinier établi en Italie fit venir d'Allemagne, à diverses reprises, des graines de *choux cabus*, mais toujours il se forma des choux cavaliers ou des choux-fleurs. Selon Sturm, l'orge céleste se convertit souvent en orge commune sur les bords du Rhin.

En ce qui concerne les animaux, leur acclimatement présente des difficultés plus grandes que celui des plantes; aussi, depuis la découverte de l'Amérique n'a-t-on acclimaté en Europe que trois espèces d'animaux du nouveau monde : ce sont le dindon, le canard musqué et le cobaie, vulgairement appelé cochon d'Inde. On se propose aujourd'hui d'essayer l'acclimatation du buffle, du chameau et du lama.

Selon Bruce (1), aucune bête de somme ne parvient à vivre dans le Sennaar. Il en est de même du chien, du chat, du mouton. Ces animaux doivent être envoyés tous les six mois dans le désert. D'un autre côté, on a signalé une énorme mortalité parmi les chevaux, les moutons, les éléphants et les chameaux importés de l'Hindoustan dans la province d'Arracan (2).

La grande majorité de nos animaux domestiques n'est originaire ni de notre climat, ni de climats analogues aux nôtres, et surtout plus froids; presque tous, au contraire, habitaient primitivement des contrées plus chaudes. Dans nos ménageries, les animaux des contrées chaudes résistent mieux à l'action de notre climat que ceux des contrées très froides, la comparaison étant établie, bien entendu, entre espèces analogues. On

(1) « No horse, mule, ass or any beast of burden will breed or even live at Senaar. Poultry do not live there. Neither dog nor cat, sheep or bullock can be preserved a season there. They must all go every half year to the sands. » (Bruce, *Voyages*, t. VI, p. 381.)

(2) « Elephants (from Bengal and Hindoostan), horses, sheep and bullocks died in great number at Arracan. Of the camels taken to that part of the country, I do not think one ever returned. » (Burnard, *Calcutta Transact.*, III, p. 84.)

conserve plus difficilement à Paris l'ours blanc polaire que les petits ours de l'Inde, l'isatis que le renard d'Alger et le chacal, le renne que les cerfs de l'Amérique méridionale et surtout de l'Inde. Toutes choses égales d'ailleurs, et ce qui est vrai de chaque individu l'étant nécessairement de la collection et de la succession des individus, c'est-à-dire de la race, il serait donc déjà naturel que les régions plus chaudes que la nôtre nous eussent plus enrichis de races domestiques que les régions comparativement froides (1).

Parmi les espèces domestiques actuelles, celles qui offrent à l'homme une véritable utilité, sont presque toutes originaires de l'Orient et surtout de l'Asie, où leur domestication a été opérée dans l'antiquité la plus reculée. Tels sont : 1° Le chien. En Perse, l'antique *Zend-Avesta*, en Chine, le *Chou-king*, d'une date plus ancienne encore, montrent déjà le chien domestique, et même modifié dans sa taille et ses formes. Dans les scènes de chasse peintes sur les monuments égyptiens, figurent des chiens à oreilles tombantes, fort semblables à nos braques, et des lévriers, ceux-ci, toutefois, à oreilles droites. En revanche, le chien n'existait pas chez les premiers Hébreux. 2° Le chat, que Cuvier disait encore originaire de nos forêts, et dont il croyait la domestication récente. M. Dureau de la Malle, dans un de ses savants mémoires, a réfuté ces deux assertions. La domestication du chat remonte à une haute antiquité chez plusieurs peuples, notamment chez les Chinois et les Égyptiens. 3° Le cochon, qui est domestiqué, de temps immémorial, en Asie. 4° et 5° Le cheval et l'âne, qui tous deux figurent sur les monuments de l'antique Égypte, et qui existaient aussi en Asie dans une haute antiquité. Plus de vingt siècles avant notre ère, le Chou-king montre le cheval employé en Chine dans les travaux de la guerre aussi bien que dans ceux de la paix. 6° 7° et 8° Le mouton, la chèvre et le bœuf. Ces trois ruminants existaient de même très anciennement, à l'état domestique, en Asie et en Afrique. Dans plusieurs pays du moins, le mouton paraît avoir existé antérieurement au bœuf. Il n'était pas seulement animal alimentaire et industriel, mais aussi auxiliaire. Une peinture égyptienne, antérieure de mille ans à Hérodote, selon Champollion, représente des béliers employés aux travaux de l'agriculture. Au surplus, il est des contrées de l'Asie où les moutons et les chèvres sont encore employés comme bêtes de somme. 9° Le pigeon biset et la poule. Dans l'Asie occidentale, chez les

(1) Isidore Geoffroy Saint-Hilaire, *Domestication et naturalisation des animaux utiles*, 3e édit. Paris, 1854.

Hébreux, par exemple, le pigeon paraît avoir été longtemps le seul oiseau domestique, mais le coq existait, à la même époque, dans d'autres parties de l'Asie. 10° Le ver à soie, qui était cultivé en Chine dès le règne d'Yao; deux mille sept cents ans avant notre ère, les Chinois avaient trouvé l'art de l'élever (1).

CHAPITRE III.

DE L'ACCLIMATEMENT DE L'HOMME.

Le problème de l'acclimatement de l'homme doit être étudié sous deux principaux points de vue : 1° celui de sa provenance, 2° celui du milieu vers lequel il se dirige, et que l'on pourrait appeler, par abréviation, le milieu de tendance. Sous le premier rapport, il y a lieu de considérer la race, la nationalité et le séjour antérieur de l'individu; quant au second, il importe d'examiner ses conditions de latitude, de longitude, d'altitude, de sol et de climatologie spéciale, sans perdre de vue les maladies particulières auxquelles le nouveau milieu se trouve plus ou moins exposé.

Il est des types de races qui semblent merveilleusement s'adapter à presque tous les climats, alors que d'autres supportent à peine les moindres déplacements. Parmi les premiers on peut citer le Juif et le Bohémien; l'exactitude de cette proposition est amplement démontrée par les documents statistiques exposés dans le livre précédent. Parmi les peuples de l'Europe, nous croyons le Français du Midi, l'Espagnol et l'Italien plus aptes que les peuples du Nord à résister non-seulement aux pays chauds, mais même aux froids rigoureux des régions septentrionales. Parmi les peuples du nord de l'Europe, il y a encore d'importantes distinctions à faire, dont quelques-unes seraient peut-être en faveur des races slaves. Nous renvoyons pour la justification de notre thèse au chapitre dans lequel nous avons traité de la congélation (2). Comme exemple de types subissant difficilement un déplacement, nous croyons pouvoir citer le Lapon, qui, si nos renseignements sont exacts, supporterait déjà très mal le climat de Stockholm; peut-être pourrait-on en dire autant de l'Islandais pour lequel le climat de Copenhague paraît être fatal.

Les conditions d'acclimatation de l'homme varient selon que l'émigration se fait du nord au sud ou du sud au nord; selon qu'elle s'effectue dans le sens de la longitude géographique, ou enfin dans le

(1) *Ibid.*, p. 126.
(2) Tome I, p. 400 à 415.

sens de l'altitude, c'est-à-dire de bas en haut ou en sens inverse. Sous ce dernier rapport, on sait tous les avantages que les Européens ont retirés, dans les pays chauds, de leur installation sur les lieux élevés, dont le séjour paraît au contraire être fatal aux nègres. Sur 51 soldats de cette race placés en 1835 en garnison à Niuera-Elia, à 6 200 pieds au-dessus du niveau de la mer, dans l'île de Ceylan, 15 avaient succombé avant la fin de l'année (1).

Mais si le séjour des montagnes est pernicieux aux nègres, ils jouissent en revanche d'une certaine immunité contre les influences palustres. Nous en avons cité plus haut un exemple frappant, à l'occasion de l'expédition du Niger; on trouvera d'autres preuves en faveur de cette proposition dans plusieurs de nos Mémoires (2).

Dès les temps les plus reculés, le despotisme s'est servi, pour la destruction des hommes, de leur exil dans des régions antipathiques à leur nature. C'est dans cet esprit, qu'après la destruction de Jérusalem, un grand nombre de Juifs furent envoyés en Sardaigne, exil à l'occasion duquel Tacite fait cette singulière réflexion : « Lors même qu'ils eussent succombé sous l'empire du climat, la perte n'eût pas été grande (3). » Après la guerre de Morée, Méhémet-Ali, voulant se débarrasser de la soldatesque indisciplinable des Arnaoutes, se borna à les envoyer sur le littoral de la mer Rouge, où 18,000 hommes se trouvèrent en peu d'années réduits à 400 hommes par la seule influence du pays. Dans d'autres circonstances, l'oubli de l'incompatibilité des races avec certaines contrées du globe a causé des pertes immenses en hommes et fait échouer de grandes et dispendieuses expéditions. En 1817, un régiment nègre, en garnison à Gibraltar, fut presque entièrement détruit par la phthisie pulmonaire. En 1841, l'expédition du Niger échoua peut-être par le seul mauvais choix des équipages. Trois semaines après être entrés dans le Niger, 130 hommes sur 145 étaient atteints de fièvre, et 40 succombaient. Sur 158 matelots nègres au contraire nés en Amérique, aux Antilles ou sur la côte d'Afrique, 11 seulement étaient atteints de fièvres dont aucune ne se montrait mortelle. L'issue de l'expédition anglaise à Walcheren, en 1809, celle de l'expédition française à Saint-Domingue, sont des événements qui prouvent toute la gravité de la question qui nous occupe. « A peine l'ar-

(1) *Statistical reports on the sickness, mortality and invaliding among the troops.* London, 1840.

(2) *Annales d'hygiène publique*, Paris, 1845, t. XXXIII, p. 58, et 1849, t. XLII, p. 38.

(3) « Et si ob gravitatem cœli interiissent, vile damnum. »

mée commençait-elle à s'établir à Saint-Domingue, dit M. Thiers, qu'un fléau fréquent dans ces régions vint frapper les nobles soldats de l'armée du Rhin et de l'Égypte..... 20 généraux furent enlevés presque en même temps; les officiers et les soldats succombaient par milliers..... 15 000 hommes au moins périrent en deux mois..... De 30 à 32 000 hommes envoyés par la métropole, il en restait à la fin 7 à 8 000... A la même époque, Toussaint-Louverture, sinistre prophète qui avait prédit et souhaité ces maux, mourait de froid en France, prisonnier au fort de Joux, tandis que nos soldats succombaient sous les traits d'un soleil dévorant. Déplorable compensation que la mort d'un noir de génie pour la perte de tant de blancs héroïques (1). »

CHAPITRE IV.

DE L'ACCLIMATEMENT DANS LES LOCALITÉS PALUSTRES.

L'établissement du chemin de fer de Strasbourg à Bâle a forcé de défoncer, sur divers points et sur une profondeur de 1 à 2 mètres, les champs qui le bordent pour leur emprunter les terres nécessaires aux terrassements. Il en est résulté des excavations qui, en automne et au printemps, se remplissent d'eau, et qui, en été, se convertissent en marais. Sous l'influence de ces marais, la commune de Bolwiller, sur une population de 1446 habitants, a offert le nombre croissant ci-après d'individus atteints de fièvres intermittentes (2) :

En 1843........	36 malades.
1844........	166
1845........	743
1846........	1,166

La moyenne annuelle des décès qui, de 1836 à 1845, avait été de 36, s'est élevée en 1846 à 54; dans cette même année, la somme représentant les journées de travail perdues, les honoraires des médecins, les dépenses pour médicaments, s'est élevée à 116,515 francs. Voici pour la commune de Feldkirch la marche croissante du nombre des habitants atteints de fièvre intermittente :

En 1843.........	2 malades.
1844.........	20
1845.........	135
1846.........	376

(1) *Histoire du Consulat et de l'Empire*, t. IV, p. 364.
(2) Communication du docteur Baumann à l'Institut, séance du 10 mai 1847.

Ainsi à Feldkirch, comme à Bolwiller, les habitants, loin de s'acclimater aux émanations miasmatiques, ont fourni au contraire un nombre toujours croissant de malades. Dans la commune de Soultz, les quantités de sulfate de quinine vendues ont suivi la même progression ; elles ont été :

En 1843......... de 120 grammes.
1844......... 150
1845......... 970

Il résulte de ces documents, auxquels il serait facile d'en joindre d'autres, que dans les localités palustres le nombre proportionnel des malades croît avec la prolongation du séjour. Ce fait a d'autant plus d'importance que la presque totalité des pays chauds se compose de foyers de fièvres paludéennes, circonstance qui, à elle seule, constitue déjà un grave obstacle à l'acclimatation.

CHAPITRE V.

DE L'ACCLIMATEMENT DE L'INDIVIDU ET DE L'ACCLIMATEMENT DE LA RACE. — CONSIDÉRATIONS GÉNÉRALES.

L'homme quitte sa terre natale tantôt pour y revenir, tantôt pour ne plus la revoir. De ces deux buts résultent aussi des conditions différentes à remplir au point de vue de l'acclimatement. Dans le premier cas, il lui suffit de vivre ; dans le second, il doit pouvoir perpétuer sa race, et l'expérience démontre que l'acclimatement de l'individu n'implique nullement celui de l'espèce (1).

On peut dire que l'acclimatement des individus s'opère, lorsque le nombre proportionnel des malades et des morts diminue à mesure que la durée du séjour se prolonge, et lorsque l'état sanitaire se rapproche de plus en plus de celui du pays de provenance. Pour l'espèce, l'acclimatement a lieu lorsqu'une population parvient à se perpétuer dans le nouveau séjour, avec conservation de toutes ses facultés physiques, intellectuelles (2) et morales,

(1) Ainsi les mamelouks vivaient en Égypte, mais leurs enfants ne vivaient pas, et ils étaient contraints de se recruter par l'achat d'esclaves circassiens.

(2) On a vu plus haut que l'aliénation mentale semble augmenter aux États-Unis d'une manière notable dans la race nègre, à mesure que cette dernière s'éloigne des tropiques. D'autre part, les facultés intellectuelles de la population créole de certaines colonies de l'océan Indien paraissent baisser à tel point, que le gouvernement de la métropole est contraint d'y confier presque tous les emplois à des Européens.

et sans le secours du croisement avec une race indigène ou avec des immigrants arrivés de fraîche date. On comprend que l'acclimatement est illusoire ou incomplet, lorsque, pour vivre et se perpétuer, une population immigrée est obligée de confier la culture du sol à la race indigène ou à des travailleurs libres ou esclaves importés du dehors, ou bien lorsqu'à la seconde ou troisième génération, l'espèce est contrainte de revenir à la souche ou de se croiser pour échapper à la destruction physique ou au crétinisme intellectuel (1).

Ces conditions posées, il nous reste à examiner si l'homme parvient quelquefois à les remplir, et quelles sont les variétés humaines qui les remplissent le mieux sur les divers points du globe.

CHAPITRE VI.

ACCLIMATEMENT DE L'INDIVIDU. — ÉTAT SANITAIRE DES ARMÉES SERVANT HORS DE LEUR PAYS NATAL.

ART. Ier. — Armée française.

Les documents officiels sur l'état sanitaire des armées sont, dans l'état actuel des choses, les seuls que l'on puisse consulter avec fruit pour l'élucidation du problème de l'acclimatement de l'individu.

De 1842 à 1848, la mortalité de l'armée française servant à l'intérieur a été (2) :

En 1842....	24,6 décès sur 1000 h.
1843....	20,4
1844....	15,6
1845....	14,8
1846....	17,6
1847....	19,2
1848....	21,3
Moyenne annuelle..	19,5

Pendant la période décennale de 1838 à 1847, la mortalité des garnisons des colonies françaises autres que l'Algérie s'est répartie ainsi :

(1) Ce n'est qu'en se retrempant par le croisement avec de nouveaux immigrants que la population créole se maintient à Cuba, d'après M. Ramon de la Sagra. M. Knox soutient cette même thèse pour la race anglo-saxonne transportée aux États-Unis. (Voy. R. Knox, *The races of men*. London, 1851.)

(2) Communications faites par le gouvernement aux assemblées législatives.

Années.	Martinique.	Guadeloupe.	Guyane.	Sénégal.	Réunion.	Ensemble.
1838.	79,1	192,6	48,0	152,5	32,4	110,6
1839.	165,2	158,8	25,0	43,1	25,5	117,4
1840.	103,5	156,9	19,1	65,5	20,0	98,4
1841.	102,8	129,5	39,5	75,2	84,8	98,8
1842.	86,8	42,1	26,5	62,0	30,5	52,1
1843.	103,2	68,9	29,8	82,5	45,5	73,3
1844.	78,0	72,1	19,2	66,2	28,1	58,8
1845.	53,3	45,6	19,2	41,3	13,5	38,2
1846.	93,6	25,6	16,6	27,6	19,7	37,4
1847.	60,3	28,0	12,5	38,9	25,5	37,2
Moyenne.	90,4	89,0	25,3	61,7	30,5	69,5

En Algérie, les pertes de l'armée ont été de 1837 à 1848 :

Années.	Effectif moyen.	Décès sur 1000 h.
1837 .	40,147	101,0
1838 .	48,167	45,1
1839 .	50,367	64,3
1840 .	51,231	140,6
1841 .	72,000	108,0
1842 .	70,853	79,0
1843 .	76,034	74,0
1844 .	82,037	54,0
1845 .	95,000	50,0
1846 .	99,729	62,5
1847 .	87,704	39,2
1848 .	75,017	38,3

Mais, les pertes de l'armée en Algérie ne se résument pas dans les seuls décès constatés sur place ; d'après un document communiqué aux chambres législatives, on comptait en 1846, sur un effectif moyen de 99700 hommes :

Admissions aux hôpitaux d'Afrique.....	121,138
Journées de traitement en Afrique......	2,497,181
Évacués sur la France...............	2,089
Morts dans les hôpitaux d'Afrique......	6,862
Tués sur le champ de bataille.........	116
Morts dans les hôpitaux de France......	246
Admis à la retraite..................	130
Réformés..........................	267

En ce qui regarde les pertes de l'armée dans les combats, elles se réduisent en Algérie à un chiffre très faible ; en effet, elles ont été de :

140 hommes par an (1), pendant les dix premières années.

(1) Communication à la commission des crédits de 1840.

De 227 morts	en 1840 (1).
349	en 1841.
225	en 1842.
84	en 1843 (2).
167	en 1844 (2).
100	à la prise de Constantine (3).
9	à l'affaire de la Smala (4).
27	à la bataille d'Isly (5).

La mortalité de la population civile masculine, âgée de 20 à 27 ans, étant en France, d'après de Montferrand, de 11 décès sur 1000 individus, on arrive à la progression suivante :

	Décès sur 1000 h.
Population civile de 20 à 27 ans	11,0
Armée française, intérieur, de 1842 à 1848	19,5
Guyane, de 1838 à 1847	25,3
Réunion, id.	30,5
Sénégal, id.	61,7
Algérie, de 1837 à 1848	77,8
Guadeloupe, de 1838 à 1847	89,0
Martinique, id.	90,4

Ainsi, malgré le choix opéré par les conseils de révision, malgré les réformes prononcées pour cause d'infirmités survenues après l'incorporation, réformes (6) qui ont pour résultat de faire mourir dans la vie civile beaucoup d'hommes dont les infirmités ont été manifestement contractées au service; malgré toutes ces circonstances réunies, la mortalité de l'armée atteint encore des proportions de 2 à 8 fois plus considérables que celle de la population civile en France, non triée par le recrutement. La différence devient plus saisissante, lorsque l'on examine la mortalité de quelques années en particulier. Ainsi on trouve :

	Décès sur 1000 h.
En 1830, à la Réunion	113
1840, en Algérie	140
1821, à la Martinique	253
1825, à la Guadeloupe	294
1830, au Sénégal	573

M. Souty, chirurgien-major de la marine, a résumé dans le tableau

(1) Communication à la commission des crédits de 1844.
(2) Communication à la commission des crédits de 1845.
(3) Dépêche du 7 octobre 1837.
(4) Bulletin du 20 mai 1843.
(5) Bulletin du 17 avril 1844.
(6) Le chiffre des réformes a été de 1939 en 1844, et de 2437 en 1845.

suivant les pertes éprouvées aux Antilles par les quatre premiers mille hommes qui ont figuré au 2e régiment d'infanterie de marine :

	Hommes reçus.	Morts.	Proportion.	Convalescents renvoyés en France.	Proportion.	Ayant quitté le corps.	Restant.
Jeunes soldats.....	2,008	618	1 sur 3,2	228	1 sur 88	691	171
Enrôlés volontaires.	492	122	1 sur 4	41	1 sur 12	261	68
Remplaçants......	1,500	414	1 sur 3,6	148	1 sur 10,1	771	167
Totaux......	4,000	1,134	1 sur 3,4	417	1 sur 9,5	2,023	406

Ainsi, sur 4 000 hommes, 1 154 avaient succombé après quatre ans de séjour aux Antilles, 417 avaient été envoyés en congé de convalescence en France ; 406 seulement étaient encore présents au corps. Ajoutons que ce ne sont pas seulement les hommes du nord et du centre de la France qui paient un tel tribut au climat des Antilles. En effet, M. Souty trouve:

Pour les hommes du nord, 1 décès sur 3,3
Pour les hommes du centre, 1 décès sur 3.
Pour les hommes du midi, 1 décès sur 3,3.

Les pertes de l'armée paraissent avoir subi dans ces dernières années une certaine diminution dans les colonies françaises, si nous en jugeons d'après le document suivant que nous empruntons à la *Revue coloniale.*

Nombre annuel des décès sur 1000 hommes.

Années.	Martinique.	Guadeloupe.	Réunion.	Sénégal.	Guyane.	Ensemble.
1848.	65,1	28,4	22,6	65,0	17,9	41,8
1849.	62,6	29,8	25,1	68,3	14,4	40,9
1850.	36,4	22,4	37,5	31,8	68,9	34,9
1851.	35,7	20,3	32,3	35,1	125,0	37,6
Moyenne.	51,0	25,6	29,0	50,6	52,9	39,0

Malgré cette diminution notable, on voit que la mortalité générale des cinq colonies dont il s'agit atteint encore des proportions qui sont aux pertes de la population civile masculine comme 39 à 11. En présence de pertes si considérables, on est heureux de voir les garnisons françaises des îles de l'Océanie faire exception, comme le montre le tableau suivant :

	OCÉANIE.		
Années.	Effectif.	Décès.	Décès sur 1000 h.
1848.	1414	18	12,72
1849.	983	10	10,17
1850.	505	2	3,96
1851.	418	3	7,17
Total......	3320	33	9,93

Si ce document est exact, il y aurait au moins un point sur le globe où les pertes de l'armée française ne dépasseraient pas celles de la population civile de 20 à 27 ans en France. Ce serait à la vérité une exception unique, mais elle serait d'autant plus curieuse, que la température annuelle moyenne des possessions françaises océaniennes est de 25 degrés centigrades (1).

Le tableau ci-après permettra de comparer les pertes de l'armée française avec celles de diverses autres armées servant dans leur pays natal.

Mortalité de plusieurs armées de l'Europe et de l'Amérique.

Désignation des armées.	Séjour.	Période d'observation.	Nombre annuel des décès sur 1000 h.
Armée française	France	1842—48	19,5
	Algérie	1837—46	77,8
	Martinique	1848—51	51,0
	Guadeloupe	—	25,6
	Bourbon	—	29,0
	Guyane	—	52,9
	Sénégal	—	50,6
	Océanie	—	9,93
Armée piémontaise (2)	Piémont et Savoie	1834—43	15,8
— corps disciplinaire	Sardaigne-Sassari	1839—43	269,6
— régiment sarde	Sardaigne-Cagliari	1837—43	23,5
— infanterie	Piémont et Savoie	1834—43	21,5
— cavalerie	—	1834—43	10,8
Armée belge	Belgique	1843—48	13
Armée prussienne	Prusse	1829—38	11,7
— infanterie	—	—	12,9
— cavalerie	—	—	9
— artillerie	—	—	10,3
— génie	—	—	6,1
Armée anglaise	Royaume-Uni	1830—37	15,5
Armée américaine	États-Unis	1829—38	44
—	Région du nord	—	18,8
—	Région du centre	—	44,2
—	Région du sud	—	52,3

ART. II. — Armée anglaise.

Le tableau suivant résume la mortalité de l'armée anglaise, tant dans l'intérieur que dans les diverses possessions de l'empire britannique :

(1) Voyez *Carte physique et météorologique du globe*, 3e édit. Paris, 1855.

(2) En Piémont, la durée du service militaire est de huit ans ; la mortalité de la population civile mâle est de 9,2 décès sur 1000 par an.

		Autorités.	Période d'observation.	Nombre de décès sur 1000 h.
Royaume-Uni...	Cavalerie *Household*....	*Stat. Reports.*	1830—1837	14,5
	Dragons, garde	—	1830—1837	15,3
	Infanterie, garde et ligne	—	1830—1837	15,5
Nouvelle-Galles du Sud		Dr Marshall.	»	»
Cap de Bonne-Espérance		*Stat. Reports.*	1818—1836	14,1
Nouv.-Écosse et Nouv.-Brunswick..		—	1817—1836	15,5
Malte		—	1817—1836	18,7
Canada......................		—	1817—1836	20
Gibraltar		—	1818—1836	22,1
Iles Ioniennes.................		—	1818—1836	28,3
Maurice.....................		—	1818—1836	30,5
Bermudes....................		—	1817—1836	32,3
Sainte-Hélène, 1816 à 1822, et de.		—	1836—1837	35
Provinces de Tenasserim		—	1827—1836	50
Présidence de Madras............		M. Quetelet.	1826—1830	52
Bombay......................		—	1826—1830	55
Ceylan.......................		*Stat. Reports.*	1821—1836	57,2
Bengale......................		M. Quetelet.	1826—1830	63
Antilles et Guyane		*Stat. Reports.*	1817—1836	85
Jamaïque		—	1817—1836	143
Bahama		—	1817—1836	200
Sierra-Leone..................		—	1819—1836	483
Cap Coast....................			1823—1826	668,3

Ainsi, pendant la période de 1817 à 1836, la mortalité de l'armée anglaise, examinée dans l'ensemble des possessions britanniques, a varié de 14,1 décès à 668 décès sur un effectif de 1000 hommes. En prenant la mortalité du Royaume-Uni, 15,9 décès sur 1000 hommes pour unité, on obtient le résultat que voici (1) :

	Mortalité.
Royaume-Uni..............................	1
Possessions en dehors des tropiques.............	1,3
Possessions entre les tropiques..................	4

Sans doute les fatigues de la vie militaire peuvent revendiquer une certaine part dans cet accroissement des pertes hors du Royaume-Uni; cependant en y regardant de près, on voit que l'élément de l'armée le mieux partagé sous le rapport du bien-être, que l'officier paie, lui aussi, un large tribut au climat, comme le montre le tableau suivant :

(1) E. Balfour, *On the means of forming and maintaining troops in health.* London, 1845. (Extrait du *Journal de la soc. de statist. de Londres.*)

Mortalité des officiers comparée à celles des sous-officiers, caporaux et soldats.

	Troupes. Période d'observation.	Troupes. Décès sur 1000.	Officiers. Décès sur 1000.	Officiers. Période d'observation.	Différence.
Grande-Bretagne. Cavalerie *Household.*	1830—37	14,5	9,5	1826—36	5,4
Grande-Bretagne. Dragons, garde....	—	15,3			
Grande-Bretagne. Infant. garde et ligne.	(1)	15,5	11,0	—	4,5
Canada....................	1817—36	20,0	10,9	1820—36	9,1
Nouv.-Écosse et Nouv.-Brunswick	—	18,0			
Terre-Neuve...............	1825—36	22,0	14,0	1820—36 1817—36	10,1
Bermudes..................	1817—36	32,3			
Gibraltar.................	1818—36	22,2	13,5	1818—36	8,7
Cap, district du Cap.........	—	15,5	13,8	1822—24	0,0
Cap, frontière orientale.......	1822—34	12,0			
Maurice...................	1818—36	30,5	14,7	1818—36	15,8
Malte.....................	1817—36	18,7	16,9	1818—36	1,8
Iles Ioniennes..............	—	28,3	17,5	—	10,8
Ceylan....................	1824—36	54,5	33,2	1824—36	21,3
Id....................	1817—36	75,0	46,0	1818—36	29,0
Antilles et Guyane...........	1817—36	85,0	42,0	1818—36	43,0
Jamaïque..................	1807—36	143,0	83,4	1819—36	59,9
Côte occident. d'Afrique, Sierra-Leone..................	1819—36	483,0	209,0	1819—36	366,6
Cap Coast.................	1823—26	668,3			

On voit que s'il existe une différence notable en faveur des officiers, néanmoins ceux-ci n'en sont pas moins exposés à une mortalité très considérable, puisqu'elle s'élève :

A la Jamaïque, à 59,9 décès sur 1000.
A Sierra-Leone, à 209,0.

L'influence du climat et du sol se révèle surtout si l'on compare les pertes de l'armée de terre à celles de la flotte. De 1830 à 1836 inclusivement, la mortalité moyenne, dans la marine royale anglaise, n'a pas excédé les proportions suivantes (2) :

(1) Troupes de ligne en général, de 1797 à 1828; les dépôts des corps en garnison dans les possessions des Indes occidentales; infanterie de la garde, de 1830 à 1837.

(2) *Returns of the health of the navy*. London, 1840-1853, 3 vol. in-fol.

	Décès sur 1000 hommes.	
	Pour toutes les causes réunies.	Par maladies internes.
Amérique du Sud	8,9	7,7
Indes occidentales et Amérique du Nord. ..	19,6	18,1
Méditerranée......................	11,1	9,3
Indes occidentales....................	17,3	15,1
Cap de Bonne-Espérance et côte d'Afrique.	25,2	22,5
Royaume-Uni......................	19,7	8,8
Missions et correspondance............	13,8	10,3

Ainsi, la mortalité du simple matelot est de beaucoup inférieure à celle de l'officier de l'armée de terre, dont on ne saurait contester la supériorité, au point de vue du bien-être.

Dans ces derniers temps le gouvernement anglais est parvenu à réaliser une diminution notable des pertes de l'armée par un ensemble de mesures hygiéniques et administratives qui commande l'admiration. Les principales mesures employées ont été : 1° adjonction aux troupes nationales de troupes auxiliaires recrutées parmi les races adaptées au climat des diverses colonies ; 2° installation des troupes blanches sur des points élevés, dans les pays chauds ; 3° renouvellement fréquent des garnisons (1).

La mortalité des troupes avait été pendant la période antérieure à 1836 (2) :

	Décès sur 1000 h.
Gibraltar......................	22
Malte..........................	18,7
Iles Ioniennes..................	28,3
Commandement de la Méditerranée.	23,5

Pendant les deux années finissant au 31 mars 1846, la mortalité s'était abaissée aux proportions ci-après :

(1) Nous tenons le renseignement suivant de M. Smith, directeur général du service de santé de l'armée anglaise. Il y a quelques années la mortalité annuelle des médecins servant sur la côte occidentale de l'Afrique était de SOIXANTE-DIX-HUIT SUR CENT, et telle était l'intensité du mal, que l'administration ne trouvait plus de candidats pour les emplois vacants. On réduisit à *une année* le séjour des médecins, et la mortalité fut immédiatement abaissée à 25 sur 100.

(2) Nous empruntons ces documents à une communication faite par notre ami le colonel Tulloch à la Société statistique de Londres, le 21 juin 1847.

	Décès sur 1000 h.
Gibraltar	12,2
Malte	18
Iles Ioniennes	13,4
Méditerranée	14

Ces résultats présentent, en faveur de la période de 1844 à 1845, une diminution :

	Décès sur 1000 h.
Pour Gibraltar, de	9,8
Malte	0,7
Iles Ioniennes	14,9
Méditerranée	9,5

Dans les quatre stations américaines dont les noms suivent, la mortalité était, avant 1836 :

	Décès sur 1000 h.
Bermudes	32,1
Nouvelle-Écosse et Nouveau-Brunswick	17,8
Canada	20
Terre-Neuve	37,7
En tout	21,2

Pendant 1844 et 1845, cette mortalité n'atteignait plus que les proportions suivantes :

	Décès sur 1000 h.
Bermudes	11,6
Nouvelle-Écosse et Nouveau-Brunswick	10,3
Canada	15,4
Terre-Neuve	10,4
En tout	13,7

La diminution de la mortalité annuelle est donc :

Bermudes, de	20,5
Nouvelle-Écosse et Nouveau-Brunswick	7,5
Canada	4,6
Terre-Neuve	27,3
En tout	7,5

Enfin, les quatre stations dont les noms suivent éprouvaient, avant 1836, les pertes annuelles suivantes :

	Décès sur 1000 h.
Nouvelle-Galles du Sud / Terre de Diémen	14
Cap de Bonne-Espérance	15,5
Sainte-Hélène	33
En tout	15

Pendant 1844 et 1845, la mortalité avait diminué des chiffres ci-après :

	Décès sur 1000 h.
Nouvelle-Galles du Sud... / Terre de Diémen........	0,6
Cap de Bonne-Espérance...	2,8
Sainte-Hélène............	24,2
En tout......	2,2

Les faits qui précèdent peuvent se résumer ainsi :

		NOMBRE ANNUEL DES DÉCÈS SUR 1000 h.		
	Effectif moyen.	1844 et 1845.	En 1836.	Diminution.
Premier groupe	7,766	14	23,5	9,5
Deuxième groupe ...	11,694	13,7	21,3	7,5
Troisième groupe ...	6,748	12,8	15	2,2
Totaux.....	26,208	13,6	21,8	8,2

En appliquant à l'effectif général de 26 208 hommes la mortalité de la période antérieure à 1836, c'est-à-dire 21,8 décès sur 1000 hommes, on obtient 1140 décès; or, la mortalité n'ayant été, en 1844 et 1845, que de 711, il s'ensuit que les améliorations hygiéniques ont sauvé la vie à 429 hommes, dans la seule période de deux années. Si nous examinons les possessions britanniques réputées les plus insalubres, nous voyons des résultats plus satisfaisants encore. Ici la mortalité, qui, avant 1836, était de 84,2 décès sur 1000 hommes, s'abaisse en 1844 et 1845 à 42,1, chiffre qui correspond à une diminution de mortalité de 50 pour 100.

Voici la mortalité de Maurice, de la Jamaïque, des Antilles et de la Guyane, enfin de Ceylan :

		DÉCÈS SUR 1000 h.	
	Effectif moyen.	1844 et 1845.	Avant 1836.
Maurice...........	1,748	22,3	30,1
Jamaïque.........	1,267	29,7	128,6
Antilles et Guyane..	2,877	59,1	82,5
Ceylan...........	1,302	44,2	75
Totaux....	7,194	42,1	84,2

Ici encore la mortalité a subi les réductions suivantes :

	Décès sur 1000 h.
A Maurice.............	7,8
A la Jamaïque.........	98,9
Aux Antilles et à la Guyane	23,4
A Ceylan..............	30,8
En tout......	42,1

En appliquant à l'effectif général de 7194 hommes la mortalité de la période antérieure à 1836, nous devrions avoir 1 212 décès; cette mortalité n'ayant été que de 606 en 1844 et 1845, il s'ensuit que les dispositions prises par le gouvernement ont sauvé la vie à 606 hommes en deux années. En ajoutant à ce chiffre de 606 hommes sauvés, celui de 429 cité plus haut, on voit que les pertes sous l'ancien ordre de choses auraient été de 1 035 hommes en deux ans.

CHAPITRE VII.

DE L'INFLUENCE DE LA PROLONGATION DU SÉJOUR DANS LES PAYS CHAUDS SUR LA MORTALITÉ.

ART. Ier. — Armée française.

Les faits exposés dans les deux chapitres qui précèdent ont mis en lumière l'élévation notable du chiffre de la mortalité des troupes qui des pays tempérés passent dans les pays chauds. Bien que ces documents soient peu favorables à l'hypothèse de l'acclimatement, ils ne sauraient néanmoins être considérés comme décisifs, attendu que la mortalité n'y est point envisagée dans ses rapports avec l'ancienneté du séjour dans les diverses colonies. Il reste donc à examiner si la prolongation du séjour dans les pays chauds tend à améliorer l'état sanitaire des troupes.

Et d'abord, comment se comportent les pertes des troupes servant en Europe aux diverses époques de la vie militaire? En ce qui regarde l'armée française, il résulte des recherches du général Préval que l'ensemble des pertes de cette armée subit, dans les sept années qui constituent la période légale du service, les réductions ci-après :

	Pertes sur 1000 h.
Première année	75
Deuxième année	65
Troisième année	52
Quatrième année	45
Cinquième année	30
Sixième année	20
Septième année	20

On voit que les pertes de la première année de service sont, en France, aux pertes de la sixième année comme 75 à 20 ou comme 15 à 4; c'est-à-dire que les pertes diminuent en France d'une manière sensible à mesure que les hommes s'éloignent de l'époque de leur admission dans les rangs de l'armée, au moins pour la période réglementaire du service. Il résulte de là que, si 1000 soldats français, après avoir perdu en France :

75 hommes dans la première année de service,
65 dans la deuxième,
52 dans la troisième,
45 dans la quatrième,

perdaient en Algérie ou ailleurs, 40 sur 1000 dans la sixième année de service, cette apparente diminution ne dénoterait cependant ni plus ni moins qu'une augmentation de mortalité de 200 pour 100. On voit par là combien le problème de l'acclimatement est complexe, et combien son étude exige de connaissances préalables. Les pertes de l'armée française servant à l'extérieur devront donc à l'avenir être examinées à ce nouveau point de vue, ce qui n'a pas eu lieu jusqu'à présent.

ART. II. — Armée anglaise.

Les rapports statistiques publiés par le gouvernement anglais (1) contiennent plusieurs documents dans lesquels la mortalité des troupes est étudiée d'après la durée du séjour dans les colonies ; nous allons en donner un résumé succinct, en suivant l'ordre géographique.

EUROPE. — MÉDITERRANÉE.

Le tableau suivant résume la mortalité constatée parmi les troupes anglaises à Malte, à Gibraltar et dans les îles Ioniennes. Les hommes sont classés par catégories d'âge qui, dans le cas particulier, peuvent être considérées comme correspondant assez exactement à l'arrivée plus ou moins ancienne dans les possessions de la Méditerranée.

	NOMBRE DES DÉCÈS SUR 1000		
	Gibraltar.	Malte.	Iles Ioniennes.
Au-dessous de 18 ans.	10	13	6,6
De 18 à 25........	18,7	16	12,2
25 à 35........	23,6	23,3	20,1
35 à 40........	29,5	34	24,1
40 à 50........	34,4	56,7	24,2
Total.......	22,3	22,3	19,5

(1) *Statistical reports on the sickness, etc., among the troops*, 5 vol. in-fol.

On voit que dans toutes les possessions de la Méditerranée, la mortalité du soldat anglais augmente avec l'âge, c'est-à-dire aussi avec la durée du séjour.

AFRIQUE. — CAP DE BONNE-ESPÉRANCE.

Le tableau suivant résume le nombre des décès constatés, de 1831 à 1836, parmi trois régiments anglais, de force égale, arrivés au Cap à des époques diverses :

Années.	74e arrivé en 1828.	77e arrivé en 1831.	98e arrivé en 1825.	TOTAL des décès.
1831	8	8	10	26
1832	13	9	4	26
1833	12	6	10	28
1834	16	2	10	28
1835	13	10	11	43
1836	8	13	12	33
Totaux ...	70	48	57	175

ILE MAURICE.

La mortalité de trois autres régiments, encore de force égale, est représentée dans le tableau ci-après à diverses époques après le débarquement.

SÉJOUR.	29e arrivé en 1826.	99e arrivé en 1826.	87e arrivé en 1831.
1re année	13	7	13
2e —	25	6	18
3e —	19	10	12
4e —	13	14	15
5e —	17	15	18
6e —	34	22	18
7e —	17	15	»
8e —	18	12	»
9e —	18	18	»
10e —	16	23	»
11e —	3	20	»
Totaux......	195	162	94
Moyenne.....	18	15	15 1/2

On voit dans ces deux colonies la mortalité augmenter avec la prolongation du séjour, loin de subir une diminution, et ce résultat est d'autant plus remarquable que les fièvres paludéennes sont très rares à Maurice et même inconnues au Cap (1).

(1) « La mortalité des étrangers au Sénégal, dit Thévenot, paraît augmenter à mesure qu'ils séjournent... Il n'y a point d'acclimatement possible... C'est en

AMÉRIQUE. — ANTILLES ET GUYANE.

Ici 1 000 décès se répartissent ainsi sous le rapport de l'ancienneté du séjour des individus décédés (1).

1re année de séjour	77 décès.
2e —	87
3e —	89
4e —	63
5e —	61
6e —	79
7e —	83
8e —	33
9e —	120
10e —	109
11e —	140
	1,000

JAMAÏQUE.

Les troupes ont éprouvé la mortalité ci-après :

Individus ayant moins de 1 an de séjour.	77 décès sur 1,000 h.
— de 1 an à 2 ans de séjour.	87	—
— 2 ans de séjour.	81	—
— plus de 2 ans de séjour.	93	—

En présence d'un tel accroissement de la mortalité, il est permis de se demander si le défaut de bien-être n'aurait pas une part plus ou moins prononcée. Pour répondre à cette objection, nous donnons, dans les deux tableaux suivants, le nombre proportionnel des décès parmi les sous-officiers, les caporaux et les hommes de tous grades dans les deux divisions dont il vient d'être question.

1° *Antilles et Guyane.*

	DÉCÈS SUR 1000 HOMMES.		
	Sous-officiers.	Caporaux.	Hommes de tous grades.
1830	75	90	65
1831	68	63	69
1832	74	61	64
1833	94	55	50
1834	54	55	43
Moyenne	73	64	57

fuyant que les marchands européens se guérissent ; c'est en restant que les soldats périssent en grand nombre. » (*Traité des maladies des Européens dans les pays chauds*, p. 158 et 269.)

(1) *Statist. reports on the sickness, etc., among the troops.*

2° *Jamaïque.*

	DÉCÈS SUR 1 000 HOMMES.		
	Sous-officiers.	Caporaux.	Hommes de tous grades.
1830............	91	66	97
1831............	178	147	133
1832............	65	105	111
1833............	79	83	86
1834............	111	89	93
Moyenne......	108	95	109

Ainsi, malgré la différence de solde, qui implique différence de bien-être; malgré la différence des fatigues des gardes, des factions et du service de nuit, l'avantage se dessine en faveur du jeune âge, et en faveur de l'arrivée plus récente du simple soldat. Cet avantage est plus prononcé encore pour la classe plus jeune des tambours, classe qui, au delà comme en-deçà du détroit, ne se distingue pas toujours par une grande sobriété à l'endroit des boissons spiritueuses. Dans la période de 1830 à 1834, on compte aux Antilles et à la Guyane 18 décès sur 68 tambours, ou 52 sur 1 000 individus; à la Jamaïque, 11 décès sur 40, ou 55 décès sur 1 000. Ces deux chiffres dénotent une mortalité inférieure à celle de toutes les autres catégories.

Les documents publiés par le gouvernement des États-Unis d'Amérique sont d'accord avec les faits qui précèdent. Nous y trouvons en effet (p. 310) que les maladies et la mortalité des troupes américaines, loin de diminuer, se sont, au contraire, accrues dans la Floride, sous l'influence de la prolongation de leur séjour dans cette province (1). D'un autre côté, les rapports de l'autorité militaire (*Adjutant general's Returns*) indiquent les proportions annuelles suivantes pour la mortalité dans chacune des trois grandes divisions des États-Unis :

Nord............	18,8	décès sur 1,000	hommes.
Centre...........	44,2	—	—
Sud.............	52,3	—	—

ASIE. — CEYLAN.

Pour Ceylan, les documents officiels donnent les indications suivantes

(1) *Statistical Report on the sickness and mortality in the army of the United States.* Washington, 1840.

sur la mortalité dans ses rapports avec la durée du séjour des troupes, pendant la période de 1830 à 1836 :

Moins de 1 an de séjour........	44 décès sur 1,000 hommes.
De 1 à 2 ans...............	48,7
Plus de 2 ans...............	49,2

PRÉSIDENCE DE MADRAS.

Voici les résultats fournis en 1847 par 4 692 soldats européens de l'armée de Madras.

Durée du séjour.	Malades sur 1,000 h.	Morts sur 1,000 h.
Moins de 1 an.........	1,099	42
De 1 an à 3 ans........	2,477	11,8
De 3 à 5 ans..........	1,639	13,1
De 5 à 7 ans..........	1,555	23,4
De 7 à 10 ans.........	1,188	12,6
De 10 à 14 ans........	1,671	30,5
De 14 à 20 ans et au delà.	952	37,5

Ainsi, la première année du séjour dans l'Inde est celle où l'Européen offre en quelque sorte le plus de résistance aux influences pathogéniques, à telles enseignes que, entre la fin de la première année et le commencement de la quatrième, un effectif de 1 000 hommes fournit 2 477 malades aux hôpitaux, alors qu'il en donnait moins de la moitié dans le cours de la première année. Quant à la mortalité, son maximum se manifeste ici dans la première année ; mais, après avoir diminué d'une manière sensible dans les quatre années suivantes, elle reprend une marche ascendante à l'expiration de cette dernière période.

PRÉSIDENCE DU BENGALE.

Dans cette présidence, l'examen de la mortalité de 1 184 officiers de divers grades a fourni les résultats suivants :

Grades.	Age moyen.	Décès sur 1,000.
Sous-lieutenants...........	de 18 à 33 ans.	23,4
Lieutenants...............	de 18 à 33 ans.	27,5
Capitaines................	36 ans.	34,5
Majors...................	40 ans.	41,0
Lieutenants-colonels........	51 ans.	48,4
Colonels.................	61 ans.	59,4

Ici encore une fois, la mortalité croît en raison directe de l'élévation du grade, élévation qui correspond à la fois à un âge plus avancé et ordinairement aussi à un séjour plus prolongé dans l'Inde.

Le tableau suivant résume la mortalité des employés civils européens de la province du Bengale, pendant les quatre premières années de leur séjour.

	Nombre des employés.	Nombre des décès.	Rapport à 1000.
1re année de séjour........	975	19	19,5
2e —	933	22	23,3
3e —	906	18	20
4e —	874	19	22

De 1790 à 1836, la mortalité des employés civils avait suivi, dans la même présidence, la marche ci-après :

Age.	Années de service.	Décès sur 1000.
20 à 25	1 à 5	19,9
25 à 30	5 à 10	20,8
30 à 35	10 à 15	16,6
35 à 40	15 à 20	23,4
40 à 45	20 à 25	35,4
45 à 50	25 à 30	36,4
Au-dessous de 50	30	48,6

Les employés civils sont autorisés, après leur dixième année de service, à faire une absence de trois années en Europe ; ils en profitent ordinairement avant leur quinzième année de service aux Indes. Ceci explique l'apparente diminution de la mortalité des fonctionnaires de la série de dix à quinze ans de service.

CHAPITRE VIII.

ESSAIS DE COLONISATION EUROPÉENNE DANS LES PAYS CHAUDS.

Il y a près de deux mille ans, Vitruve s'exprimait ainsi, au sujet de l'émigration dans les pays chauds : « Quæ a frigidis regionibus corpora » traducuntur in calidas, non possunt durare, sed dissolvuntur. Quæ » autem ex calidis locis sub septentrionum regiones frigidas, non modo » non laborant immutatione loci valetudinibus, sed etiam confirmantur (1). »

On peut considérer cette proposition du grand architecte comme résumant l'opinion du peuple romain. Depuis lors, l'hypothèse d'un prétendu

(1) *De architectura*, lib. I, cap. IV.

cosmopolitisme de l'homme, jointe à l'ignorance de l'histoire et des documents statistiques modernes, a longtemps fait admettre la facilité de fonder des colonies européennes dans les pays chauds. L'hypothèse dont il s'agit semble désormais insoutenable, et l'impartial examen des faits vient chaque jour confirmer une proposition que nous avons formulée depuis longtemps, à savoir que les établissements européens dans les pays chauds n'ont de chance sérieuse de réussite qu'à la condition d'un des correctifs suivants : 1° Fixation du séjour sur les lieux élevés, exemples : Mexique, Pérou ; 2° Culture du sol par des nègres : provinces du Sud des États-Unis d'Amérique, Antilles, Guyane, Brésil, Sénégal, Bourbon, Maurice ; 3° Culture du sol par la population indigène ; Inde anglaise, Philippines, Java.

En Égypte, rien ne prouve qu'un peuple autre que le Fellah ait jamais cultivé la terre. Les dominations perse, grecque, romaine, arabe, mamelouk, turque, se sont succédé sur cette terre classique, mais aucune nation n'y a partagé, avec la race égyptienne, la culture du sol. « Le Fellah, dit M. Hamont, est l'habitant réel de cette terre antique ; ses instruments de labour n'ont pas changé ; il est l'agriculteur unique, l'agriculteur par excellence. » D'après Volney, la généralité des cultivateurs y descendrait des Arabes, qui, à diverses reprises, se seraient rendus maîtres de l'Égypte. Mais, à ce compte, il faudrait que l'ancienne population, évaluée à 5 millions d'habitants, eût été exterminée : or rien de pareil n'a jamais eu lieu. Les Arabes ont occupé l'Égypte militairement, ainsi que l'avaient fait, avant eux, les Perses, les Grecs, les Romains, c'est-à-dire en respectant, ou mieux, en exploitant la population agricole indigène, qui changeait seulement de maîtres. Avant l'invasion perse, les Nubiens et les pasteurs Hiskos avaient envahi l'Égypte ; mais la population agricole ne fut jamais exterminée, d'abord parce que l'extermination d'un peuple n'est pas chose facile ; peut-être aussi parce que les dominateurs avaient compris qu'ils n'étaient pas propres à la culture de la terre. Mamelouks, Turcs, Nègres, tous ont échoué à produire une troisième génération, même au moyen du croisement, et, sur 90 enfants, Méhémet-Ali, lui-même, avait pu à peine en conserver 4 ou 5 (1).

Dans le nord de l'Afrique, la race romaine ne se retrouve nulle part, malgré sept siècles d'occupation, malgré les ruines géantes de monuments et de routes. Le Romain d'ailleurs habitait, selon toute vraisemblance, le

(1) Gisquet, *l'Égypte, les Turcs et les Arabes*. Paris, 1847.

sol africain, non en cultivateur, mais en dominateur; il ressemblait à l'Anglais dans l'Inde, non à l'Anglais aux États-Unis. Il ne transportait pas sa famille, mais il transformait les Africains en citoyens romains. « On t'offrit la robe, dit Tertullien à Carthage, et tu devins Romaine. » C'est ainsi encore que Utique était devenue colonie romaine. Après la bataille de Pharsale, Caton, réfugié à Utique, convoque les 300 habitants romains de cette ville et leur offre de combattre à leur tête contre César. « Mais ces Romains, dit Plutarque, que le commerce et la banque avaient attirés en Afrique, répondent qu'il leur paraît dangereux de s'enfermer dans une ville dont les habitants sont Phéniciens. » Caïus Gracchus qui fit la première colonie de Carthage, raconte que son frère Tibérius conçut la loi agraire après avoir trouvé que la Toscane était déserte et parcourue seulement par quelques pâtres esclaves ou barbares. Dans un tel état de choses, il eût été difficile de peupler l'Afrique de Romains, alors que l'Italie elle-même en manquait. Les villes africaines étaient à Rome ce que sont aujourd'hui Bastia et Ajaccio à la France; les habitants de la Corse sont citoyens français, sans que leur île ait jamais été colonisée par des familles venues du département de la Seine (1).

Sous l'empereur Trajan, dit M. Dureau de la Malle, le descendant d'un soldat de Jugurtha, né lui-même à Lambèse (Tezzoute?), s'appelait peut-être Quintus-Cœcilius Longinus. Comme les jeunes soldats ne restaient pas dans le pays où ils étaient nés, il pouvait avoir fait ses premières armes à Amida (Diarbekir), avoir commandé une escouade de cavalerie à Stabaria (Stein am Anger, Autriche), enfin, s'être marié à Juliobona (Lillebonne) à une jeune Gauloise. Celle-ci descendait peut-être d'un chef massacré par les soldats de César. Tous les deux étant enfants, l'un au fond de l'Afrique, l'autre sur les bords de la Seine, avaient jeûné aux ides de février (défaite et mort de Fabius), et, le 6 des calendes de mars (anniversaire de l'expulsion de Tarquin), avait été pour tous deux un jour de fête.

Dans le troisième siècle de notre ère, les Africains, comme corps de nation, avaient cessé d'exister; il n'y avait plus que des Romains. L'empereur Severus était né à Leptis, dans la régence de Tripoli; bien qu'il eût fait ses études à Rome, il n'en conserva pas moins toute sa vie l'accent africain. « Afrum quiddam usque ad senectutem sonans (2). » Quand sa

(1) Voyez la distinction que nous avons établie plus haut, page 128, entre la *nationalité* et la *naturalisation*.

(2) Spartian, *Vita Severi*, c. 1.

sœur vint de Leptis le visiter à Rome, elle parlait à peine latin, « Vix latine loquens ; » l'empereur, très embarrassé (« Cum de illa mul» tum imperator erubesceret, ») s'empressa de la renvoyer dans sa province.

Tacite raconte que, sous Néron, les soldats envoyés comme colons à Tarente et à Antium, ne parvinrent jamais à repeupler ces contrées, et qu'ils mouraient sans postérité. «Neque conjugiis suscipiendis, neque » alendis liberis sueti, orbas sine liberis domos relinquebant. » (*Ann.* l. XIV, c. XXVII). Pense-t-on que les essais de colonisation militaire qui échouaient en Italie, eussent mieux réussi en Afrique ? On a parlé de trois cents évêchés qui auraient existé dans le nord de l'Afrique, dans les derniers temps de la domination romaine ; mais on a oublié que les évêques de cette époque étaient souvent moins que nos curés de village. Saint Jérôme rapporte que le village de Maronia était la résidence de l'évêque Théothée ; Sozomène déclare explicitement que beaucoup d'évêques résidaient dans des villages sans marchés et sans lieu d'assemblée. En Crète, à une époque où moins du tiers de la population était converti au christianisme, on comptait plus de cent évêques.

Orose rapporte qu'au temps de Micipsa, une armée de 30 000 hommes fut détruite près d'Utique, par la seule influence des maladies. « Apud » Uticam civitatem, triginta millia militum quæ ad præsidium totius Africæ » ordinata fuerant exstincta atque abrasa sunt. » Telle était la mortalité dans le camp romain, qu'en un seul jour, on vit passer par une seule porte les cadavres de plus de cinq cents soldats. « Ut sub una die, per unam por» tam, ex illis junioribus plus quam quingentos mortuos elatos fuisse nar» retur (1). » D'après Robertson, Charles-Quint, sur une armée de 26 000 hommes, presque tous vieux soldats, *mostly veterans*, perdit en quelques jours 8 000 hommes, bien que le débarquement des troupes se fût effectué le 20 octobre 1541, par conséquent en dehors de la période épidémique de l'année. Ce fut encore par suite de l'énorme mortalité des troupes, que le gouvernement français se vit obligé autrefois d'abandonner, sur les côtes de l'Algérie, le fameux bastion de France, où une garnison de 400 militaires se trouva réduite, par la mort, à *six* hommes dans le cours d'un seul été (2). Poiret raconte qu'on ne pouvait enrôler, pour la pêche du corail, que des malfaiteurs fuyant la vengeance de la

(1) Orosius, *Historiarum*, lib. IV, c. XI.
(2) Poiret, *Voyage en Barbarie*.

justice ; il ajoute : « Si la Calle ne voulait que des honnêtes gens, elle serait déserte. »

Les Hollandais ont commencé à peupler le cap de Bonne-Espérance en 1652, et l'on sait qu'ils n'ont épargné aucun sacrifice pour cette colonie. En 1830 le Cap, après 188 années d'énormes dépenses, ne comptait pas encore 100 000 habitants libres. L'Angleterre a dépensé plus d'un milliard pour fonder un établissement européen à Sierra-Leone, et cette colonie compte aujourd'hui un peu moins de cent habitants blancs, dont probablement un vingtième à peine est né sur le sol africain.

CHAPITRE IX.

COLONISATION FRANÇAISE EN ALGÉRIE.

ART. Ier. — Examen des opinions.

Nous soutenons depuis douze ans (1) cette thèse, que l'acclimatement de l'Européen dans les pays chauds, pour cesser d'être une hypothèse, a besoin de s'appuyer désormais sur des faits positifs. Avant de procéder à l'examen de ceux qui peuvent contribuer à l'élucidation du problème de l'acclimatement de l'Européen en Algérie, il peut n'être pas sans intérêt de connaître les opinions émises à ce sujet.

Voici en quels termes s'exprime le général Cavaignac : « Il faudrait savoir jusqu'à quel point l'homme d'Europe peut se naturaliser dans ce pays, et à quelles conditions ; jusqu'à ce jour l'expérience est douteuse (2). » « Tout homme faible envoyé en Afrique, disait le général Bugeaud, est un homme perdu (3). » Le général Duvivier est plus explicite : « On a, dit-il, de fausses idées sur l'acclimatement... ; l'acclimatement d'un régiment est une illusion... ; il y a triage par la mort ; *les cimetières sont les seules co-*

(1) Boudin, *Traité des fièvres intermittentes et continues des pays chauds et des contrées marécageuses*. Paris, 1842. — Id., *Études sur la mortalité et sur l'acclimatement de la population française en Algérie* (*Annales d'hygiène publique*, t. XXXVII, p. 358). — Id., *Colonisation française en Algérie*, t. XXXIX, p. 321. — Id., *De l'occupation des lieux élevés, considérée comme moyen de diminuer la mortalité en Algérie*, t. XLI, p. 93. — Id., *Histoire statistique de la population en Algérie d'après les documents officiels les plus récents*, t. L, p. 281. — Id., *Statistique de la population de la France et de ses colonies*, t. XLVIII, p. 251.

(2) *Régence d'Alger*, p. 152.

(3) Chambre des députés, séance du 19 février 1838.

lonies toujours croissantes de l'Algérie (1). » Voici comment s'exprimait à la tribune de la chambre des pairs (séance du 27 juin 1846), un ancien ministre de la guerre : « C'est une erreur de croire que nos soldats s'acclimatent en Afrique ; au contraire, plus ils y servent, et plus ils s'affaiblissent... Demandez à l'Alsace combien de veuves, réduites à la mendicité, lui sont revenues après avoir laissé les ossements de leurs maris et de leurs enfants sur cette terre de désolation. » L'opinion du général Thomas, alors chef du bureau arabe, est que « l'acclimatement de la race européenne présente de graves difficultés, et qu'elle y arrive à une vieillesse anticipée (2). » Le général Fabvier déclarait à la chambre des pairs : « J'ai été effrayé du résultat de mes recherches sur la mortalité des enfants en Algérie. » Le général Castellane a formulé la même opinion (3). « Les Européens qui habitent l'Algérie depuis huit ans, dit M. Trolliet, médecin en chef de l'hôpital civil d'Alger, ont donné la même proportion de malades que ceux qui ne l'habitaient que depuis un ou deux ans... Le désavantage semblerait même être pour les plus anciens (4). » « L'influence du sol africain, dit un autre médecin d'Alger, M. Bodichon, conduit les hommes qui y vivent vers une détérioration morale (5). » M. Périer, membre de la commission scientifique d'Afrique, cite au nombre des signes de l'acclimatement l'abaissement du physique, l'abaissement du moral et l'oubli de la patrie (6). Il ajoute : « Le mariage, l'implantation d'une race de sang mêlé, telle est encore la pierre angulaire de notre édifice dans l'avenir. »

Selon M. Vital, médecin en chef de l'hôpital de Constantine, et qui habite l'Algérie depuis dix-neuf ans : « Les enfants nés dans le pays, de père et de mère européens, sont impitoyablement moissonnés ; les enfants nés

(1) *Solution de la question de l'Algérie*. Paris, 1841, p. 19 et 21.

(2) *De l'emploi des Arabes*, 1847, p. 11.

(3) Chambre des pairs, séances des 29 et 30 juin 1846.

(4) *Statistique médicale de la province d'Alger*. Paris, 1844, p. 158.

(5) *Considérations sur l'Algérie*. Paris, 1845, p. 137.

(6) *Annales d'hygiène publique*, t. XXXIII, p. 314. M. Jacquot se prononce également en faveur de l'hypothèse de l'acclimatement, mais en proposant le croisement de l'Européen avec la femme indigène. A ce sujet, il exprime le regret « que l'autorité n'ait pas compris cette *haute et féconde question du croisement*. » Il ajoute : « Nous ne doutons pas que beaucoup de musulmans vendraient ou marieraient, *ce qui revient au même*, leurs filles aux chrétiens On m'objectera peut-être la moralité; mais c'est là un point *très peu gênant* en Afrique; d'abord les intérêts sociaux et politiques *sanctionnent tout*. » (*Gazette médicale* du 26 avril 1848, p. 325). On ne saurait en vérité se montrer plus accommodant.

de père et de mère nègres sont plus maltraités encore (1). » Enfin, M. E. Bertherand, attaché pendant plusieurs années comme médecin à un des bureaux arabes de l'Algérie, nous écrivait en 1855 : « La bonté du climat algérien est une assertion erronée ; malheureusement ma parole n'aura pas assez d'autorité pour faire revenir l'opinion publique d'une erreur fatale à l'implantation européenne, opinion que cette erreur endort dans une trompeuse sécurité (2). »

Il nous reste à examiner les opinions émises en faveur de l'acclimatement ; nous nous abstiendrons de toucher ici à celles qui proposent le croisement des Européens avec la population indigène, ce croisement étant manifestement une utopie et la négation implicite de l'acclimatement.

MM. Foley et Martin ont publié en commun, vers la fin de 1847, un mémoire ayant pour titre : *De l'acclimatement et de la colonisation en Algérie*, mémoire dans lequel ils se sont proposé de combattre ce qu'ils appellent eux-mêmes les *faits imposants* qui militent contre l'hypothèse de l'acclimatement. « Une question préjudicielle, disent-ils, est encore à l'état de problème ; c'est celle-ci : l'Européen, et plus particulièrement le Français, peut-il se naturaliser comme agriculteur en Algérie ? » D'après ce début, il semblerait que les auteurs vont examiner la faculté d'acclimatation du Français agriculteur, dans l'ensemble de l'Algérie. Il n'en est rien ; leurs documents n'ont trait qu'à la population citadine d'Alger, considérée en bloc, c'est-à-dire sans acception de nationalité ni de profession. MM. Foley et Martin assurent que les Carthaginois ont « organisé des colonies agricoles dans un espace de soixante-quinze lieues de long sur soixante de large. » Il est possible que les Carthaginois aient fait du *jardinage* ; mais, à coup sûr, il y a loin de là à l'agriculture ; d'autre part, les Carthaginois étaient d'origine asiatique, circonstance d'autant plus digne de remarque, que nos documents prouvent que les Juifs, également d'origine syrienne, sont aujourd'hui les seuls habitants des villes de l'Algérie pour lesquels le nombre des naissances l'emporte sur celui des décès.

MM. Foley et Martin pensent « qu'aux Antilles, ce n'est pas l'inaptitude

(1) *Gazette médicale de Paris*, 6 novembre 1852, p. 702. — Il importe de noter que Constantine est à 650 mètres au-dessus du niveau de la mer, et que l'influence palustre y est presque nulle.

(2) Un ancien ministre de la guerre nous écrivait il y a quelque temps : « Votre travail met au grand jour de tristes vérités dont il est temps de tenir compte, tant à l'intérieur qu'en Afrique, où l'acclimatement des Européens m'avait paru depuis longtemps une chimère. »

des blancs à travailler la terre, mais bien *leur orgueil* qui leur fait employer des nègres. » Il serait intéressant de savoir si l'orgueil ne jouerait pas également le principal rôle dans la mortalité qui décime nos soldats à la Martinique et à la Guadeloupe.

Dans un premier tableau MM. Foley et Martin donnent la proportion annuelle des décès des enfants nés à Alger et des enfants immigrés, de un à quinze ans. Pour obtenir cette proportion quant aux enfants de la première catégorie, on comprend qu'il ne s'agit que de comparer avec le chiffre de la population annuelle moyenne de ces enfants, le nombre des décès constatés dans l'année. On conçoit aussi que, dans une population aussi essentiellement mobile que celle d'une colonie naissante, il est indispensable de tenir compte des départs, tant pour l'intérieur de l'Algérie que pour l'Europe. MM. Foley et Martin ne tiennent aucun compte des départs d'Alger; d'un autre côté, au lieu de comparer le chiffre des décès à celui de la population annuelle moyenne, ils le comparent au chiffre beaucoup plus élevé de la population au 31 décembre. Malgré l'amoindrissement manifeste de la mortalité résultant de cette manière d'opérer, MM. Foley et Martin n'en arrivent pas moins à une moyenne de 191 décès sur 1 000 enfants nés à Alger, alors que la mortalité des enfants de zéro à quinze ans n'est, en Angleterre, que de 26 décès. D'après ces auteurs, la mortalité des enfants nés à Alger aurait été :

En 1841, de....	63 décès sur 1000
1842, de....	45
1843, de....	79
1844, de....	75
1845, de....	78
1846, de....	97

Or MM. Foley et Martin trouvent (page 26) : « qu'il résulte de ce tableau que la mortalité a *constamment diminué* depuis 1840. » Enfin le même document constate un chiffre de *sept cent quatre-vingt-quatre enfants européens mort-nés* dans la population d'Alger, soit 1 mort-né sur 22 naissances. Toutes nos remarques s'appliquent aux enfants immigrés.

D'après MM. Foley et Martin, les villages d'Ouled-Fayet et de Saint-Ferdinand se trouvent placés en dehors de l'influence marécageuse et à l'abri des vents de la Mitidja. Malgré ces conditions favorables, la moyenne de la mortalité, pendant les années 1844, 1845 et 1846, n'en a pas moins été, selon ces auteurs eux-mêmes : pour Ouled-Fayet de 59 décès, pour Saint-Ferdinand de 58 décès sur 1 000 habitants européens.

Dans un quatrième chapitre, nous trouvons (page 37) un tableau sur la mortalité de l'armée dans la province d'Alger. Mais les décès des hôpitaux de l'Algérie sont loin de représenter l'ensemble des pertes de l'armée d'Afrique, pertes qui se complètent et de la mortalité dans les hôpitaux de France, des réformes, des retraites, etc. En second lieu, les déplacements incessants des troupes d'une province à l'autre ne comportent pas de calcul spécial sur la mortalité d'une province considérée séparément. Quoi qu'il en soit, de 1840 à 1846, la mortalité moyenne de l'armée, dans la province d'Alger, aurait été de 63, 6 décès sur 1 000. Or ce chiffre, qui est au-dessous de la réalité, représente encore une mortalité six fois plus considérable que celle qui pèse sur la population civile mâle en France.

Pour MM. Foley et Martin, toute diminution de mortalité en Algérie dans une série d'années serait de l'acclimatement. Mais pour qu'une telle opinion fût admissible, il faudrait que l'observation eût été faite sur un effectif ou sur une population non altérés par des départs pour la France, ni par des arrivées. Il est un autre fait important dont ces auteurs ne tiennent point compte : nous voulons parler de la diminution des pertes d'un effectif, même en France (1).

Ajoutons enfin que les chiffres de MM. Foley et Martin, déjà en désaccord avec les documents ministériels qui sont sous nos yeux, ne s'accordent pas même avec les documents publiés en 1846 par M. Martin, dans son *Manuel d'hygiène à l'usage des Européens qui viennent s'établir en Algérie*. Ainsi l'effectif de l'armée de la province d'Alger en 1844, porté par M. Martin à 41 780 hommes, est estimé par MM. Martin et Foley, à 43 000 hommes...

En somme, les documents que nous venons d'analyser, abstraction faite de l'exactitude contestable des chiffres qui leur servent de base, loin de légitimer des conclusions favorables à l'acclimatement, nous paraissent accablants pour cette hypothèse ; ils peuvent se résumer ainsi :

Enfants nés à Alger, moyenne de seize années........	121 décès sur 1000
— en 1846........................	97,8
Enfants européens immigrés. Année 1846 (2)........	41

(1) Voyez plus haut, page 161.

(2) Le gouvernement français refusait alors le passage aux enfants âgés de moins de douze ans; il s'ensuit que ces enfants immigrés ne devaient compter qu'une faible proportion d'enfants de zéro à cinq ans, les seuls, comme on sait, dont la mortalité en Europe soit considérable.

Enfants de zéro à quinze ans, en Angleterre..........	27
Population civile de Ouled-Fayet...................	59
— de Saint-Ferdinand...............	58
Population française en France.....................	23,6
Mortalité de l'armée. Province d'Alger, 1840 à 1846..	63,6
Mortalité de l'armée en France, 1842 à 1846.........	18,6

Il nous reste à examiner l'opinion de M. Cazalas. On a vu au commencement de ce chapitre un grand nombre de généraux, de ministres, de médecins, se prononcer contre l'acclimatement en Algérie, ou au moins n'admettre cette hypothèse qu'avec de grandes restrictions. Selon M. Cazalas : « *Tout le monde sait, et personne ne songe à le contester*, qu'à raison de la merveilleuse flexibilité de son organisation, propre à se plier aux exigences des latitudes *les plus extrêmes*, l'homme peut vivre *et se perpétuer dans tous les climats ;* que l'homme du nord peut s'acclimater, se multiplier et se perpétuer dans le midi, comme l'habitant du midi dans les climats du nord (1). » Ainsi M. Cazalas ne se contente pas d'admettre l'acclimatement du Français en Algérie, mais il va jusqu'à affirmer la faculté de l'homme, de vivre et de se perpétuer, dans *tous les climats*, d'où il résulterait que le nègre serait en état de se perpétuer en Islande, et qu'à défaut de madériens, de chinois et de *coulis*, l'Esquimau pourrait, au besoin, coloniser la Guyane. Quelle que soit la flexibilité accordée à l'homme, il est permis de douter, jusqu'à preuve du contraire, qu'elle parvienne jamais à réaliser un pareil tour de force ; mais passons des assertions aux faits.

Selon M. Cazalas, « 1847 et 1848 ont été des années à peu près normales, *sans épidémies et sans immigrations exceptionnelles, sans défrichements considérables.* » Eh bien, dans ces deux années, du choix de M. Cazalas, la mortalité annuelle moyenne a été de plus de 46 décès sur 1 000 habitants européens, c'est-à-dire deux fois plus considérable que la mortalité normale de la France, et de 64 pour 100 plus forte que la mortalité de la France en 1849, année de choléra. Ajoutons toujours que l'Algérie n'a qu'une faible proportion de vieillards, que beaucoup d'habitants sont maltais ou espagnols, enfin que beaucoup de malades rentrent en Europe soit pour s'y rétablir, soit pour y mourir. Enfin, dans les deux années *normales et exemptes d'épidémies*, etc., les décès se sont élevés :

(1) *Moniteur algérien* du 20 janvier 1854.

A Constantine, à	50,1 sur 1000 h.
Milianah...........	63,2
Blidah.............	66,5
Boufarick..........	91,6

Ainsi, une mortalité normale, trois fois plus considérable que la mortalité de la France dans une année de choléra, voilà en définitive les faits produits par M. Cazalas en faveur de l'acclimatement (1).

Pour clore cette discussion, donnons la parole à un juge aussi impartial qu'éclairé : « Les partisans de l'acclimatement, dit M. Fleury (2), ont substitué la théorie et l'utopie à la pratique et à la réalité des choses; ils ont restreint la question aux proportions de l'hygiène privée, oubliant ou méconnaissant qu'il s'agit d'hygiène publique et générale, de colonisation ; en un mot, d'une grave question d'économie politique et sociale... Tout le monde sait et proclame que la mortalité est beaucoup moins considérable dans les localités saines ou assainies que dans les localités malsaines, marécageuses. Mais ce qui importe, c'est : 1° de savoir s'il est facile ou possible de séparer, *en réalité*, des conditions *essentielles* du climat, ces conditions accidentelles que M. Jacquot en sépare si aisément, *par la pensée;* 2° de constater si, dans les localités saines ou assainies, et au milieu de conditions hygiéniques aussi favorables *que possible*, la mortalité n'atteint pas encore des chiffres, qui ne permettent pas à la population importée de se perpétuer. Eh quoi donc, les marais, les eaux stagnantes, les effluves paludiques ne font-ils point, pour ainsi dire, partie intégrante, inévitable de pays chauds? Lorsque l'Europe est encore parsemée de marais, lorsque la France en présente encore 450 000 hectares, vous considérez comme facile, comme possible, l'assainissement de l'Afrique, du Sénégal! vous voulez en dessécher tous les marais, en canaliser tous les fleuves, en défricher toutes les terres! Vous parlez de croisement, d'assimilation de

(1) Plusieurs médecins de l'armée d'Afrique, les uns collègues, les autres chefs de M. Cazalas, nous ont adressé des documents très peu favorables à ses propositions optimistes. Nous n'en avons point fait usage, trouvant que M. Cazalas s'était en quelque sorte réfuté lui-même. Nous garderons aujourd'hui la même réserve, en nous bornant à recommander aux partisans de l'hypothèse de l'acclimatement la méditation des vers du poëte :

Tentate diu quid ferre recusent
Quid valeant humeri.

(2) *Cours d'hygiène fait à la Faculté de médecine de Paris*, par L. Fleury, professeur agrégé, t. p. 348.

races, comme si déraciner les mœurs, les coutumes, la religion ; comme si anéantir ou absorber une nationalité, était la chose la plus facile du monde ! »

« Qu'on nous prouve, s'écrient MM. Foley et Martin, que l'assainissement de l'Algérie est impossible, et nous-mêmes nous consentirons à inscrire aux portes de l'Algérie la lugubre sentence du Dante. » « Eh bien, après vingt ans d'efforts incessants, de sacrifices énormes d'hommes et d'argent, l'œuvre de notre colonisation est encore à créer. Qu'attendez-vous donc vous qui avez été forcés de reconnaître qu'à Ouled-Fayet et à Saint-Ferdinand, *villages placés en dehors de l'influence marécageuse*, la mortalité est de 50 sur 1·000 habitants, mort-nés non compris? En présence de toutes ces considérations et de ces faits, en présence de l'Angleterre, toujours si intelligente lorsqu'il s'agit de ses intérêts, nous pensons, avec M. Boudin, que la colonisation des pays chauds, par les Européens, n'est profitable qu'aux trois conditions suivantes, etc., etc. (1). »

ART. II. — Examens des faits.

L'état sanitaire de nos troupes a-t-il subi, pendant la période de notre domination en Algérie, une notable amélioration, en rapport avec les efforts incessants de l'administration de la guerre? C'est ce que nous allons examiner. Dans l'expédition de Mascara en 1835, le 2e léger comptait à lui seul plus de 400 malades. En 1837, le bataillon de tirailleurs d'Afrique, à Guelma, ne put, sur un effectif de 781 militaires, fournir que 250 hommes pour l'expédition de Constantine. A la même époque, le 3e régiment de chasseurs d'Afrique, à Bone, perdait 418 hommes sur un effectif de 1200. Dans la même année, le 71e de ligne, fort de 2400 hommes, et dont deux bataillons étaient à Boufarik, et un troisième dans la province de Bone, perdit dans les huit derniers mois de l'année plus de 600 hommes (2). Ces pertes seraient plus considérables encore, sans l'évacuation sur la France, d'un grand nombre de convalescents, de malades, de mourants ; sans le renvoi incessant des hommes libérés, enfin sans la rentrée en France des régiments après un séjour de quelques années sur le sol algérien. En 1841, le nombre des malades évacués sur France s'est élevé à 6266, parmi lesquels 41 ont succombé pendant la traversée ; de 1840 à 1843, la moyenne annuelle des évacuations sur France a été de 3 307 malades.

(1) L. Fleury, *Op. cit.*, p. 349.

(2) *De l'armée et de son application aux travaux publics*, par le général Oudinot.

A Lalla-Maghrina, dans l'automne de 1845, sur 523 hommes du 10e de chasseurs à pied, 15 soldats seulement et 3 officiers n'éprouvèrent aucune atteinte de fièvre. Du 23 septembre au 1er janvier 1846, il y eut 113 morts par la fièvre ou ses suites. Un bataillon du 15e léger fut plus maltraité encore. Pendant l'automne de 1847, sur 75 zouaves, 8 seulement étaient en état de faire leur service, et sur 110 hommes du 44e de ligne, 3 seulement restaient bien portants (1).

« Après avoir élevé au Fondouk, dit M. Lesueur (2), des constructions coûteuses, on a fini par reconnaître que l'homme n'y pouvait vivre ; après avoir bâti des casernes à Toumiettes, la mortalité nous en a chassés. En 1843, époque à laquelle je fus chargé de la direction du service de santé au camp d'El-Arouch, on considérait ce camp comme ayant beaucoup gagné sous le rapport de la salubrité. Cependant je constatai dans les mois d'août et septembre que, sur une garnison de 500 à 600 hommes, plus de 200 avaient été admis à l'hôpital, et que le chirurgien-major du corps n'en soignait pas moins d'une cinquantaine à la chambre : j'étais obligé moi-même de faire de fréquentes évacuations sur Philippeville. En 1844, de nombreuses améliorations faisaient espérer un résultat favorable dans l'état sanitaire ; il n'en fut rien. Dès le mois d'août, les deux tiers de la garnison étaient à l'hôpital ou avaient besoin d'y entrer. La mortalité s'éleva à plus de 25 hommes sans compter les évacués qui allaient mourir ailleurs. El-Arouch comptait une douzaine de familles, et chacune pouvait compter plusieurs naissances ; mais pas un enfant ne résiste. Sur plus de 25 naissances, pas un enfant, comme pourrait l'attester le registre de l'état civil, n'avait, en janvier 1845, pu dominer plus de six mois les influences pestiférées de la localité. Quant aux parents, le degré de souffrance de leur physionomie pouvait servir à mesurer leur séjour à El-Arouch. Plusieurs familles avaient déjà émigré, plusieurs autres n'étaient retenues que par l'appât du gain, et par l'espoir d'aller bientôt dépenser en France le fruit d'économies acquises au prix de leur santé. En supposant qu'un poste militaire soit nécessaire à El-Arouch, il faudrait en renouveler la garnison assez souvent pour ne pas donner le temps à l'organisme de perdre toute réaction contre les influences morbides de la localité. »

Même après la rentrée en France, nos régiments continuent de payer à l'Afrique en malades, en réformés et en morts, un énorme tribut. Pendant des mois, pendant des années entières, nos régiments produisent, même

(1) *Gazette médicale* du 29 juillet, p. 588.

(2) *Union médicale* du 10 avril 1847.

sur le sol français, des maladies algériennes ; et, chose bizarre, mais incontestable, on voit ces maladies africaines frapper souvent des hommes qui leur étaient restés réfractaires pendant leur séjour en Algérie (1). Enfin la détérioration de constitution produite par le séjour en Afrique, devient fréquemment un motif d'exclusion pour d'anciens militaires désireux de reprendre du service. Tantôt l'Afrique donne en France la maladie elle-même, tantôt elle prédispose l'organisme à des maladies nouvelles, à la mort. Ainsi, nous avons vu en 1835, à Marseille, le choléra sévir d'une manière très inégale parmi les deux régiments de force égale, composant la garnison de cette ville ; l'un de ces régiments, le 62e de ligne, venant de l'intérieur, eut 86 malades et 30 morts ; l'autre, le 4e de ligne, qui avait séjourné à Alger, eut 119 malades et 48 morts.

On est généralement assez porté à considérer l'élévation de la température et les émanations marécageuses, comme les seules causes de maladie et de mortalité en Algérie. La première expédition contre Constantine, en 1836, et l'expédition du Bou-Thaleb, en décembre 1845, ont démontré que le froid peut aussi revendiquer sa part dans les désastres de nos troupes, condamnées ainsi, selon la parole du Dante (2) :

A sofferir tormenti caldi e geli.

Dans l'expédition du Bou-Thaleb, la colonne du général Levasseur perdit en deux jours 208 hommes par l'action immédiate du froid, sur un effectif de 2 800 hommes, 2 350 furent atteints de congélation partielle. Parmi ces derniers, 55 furent soumis à des opérations et fournirent 3 morts ; 477 furent traités par des moyens purement médicaux et donnèrent lieu à 19 décès (3).

Dans l'Europe septentrionale et centrale, la mortalité est moins considérable dans les campagnes que dans les villes. Jusqu'ici le contraire s'observe en Algérie. On se rappelle qu'en 1843, sur 38 trappistes établis à Staoueli, 8 mouraient dans le cours de l'année, et sur 150 militaires condamnés mis à leur disposition, 37 succombèrent, les autres furent atteints de maladies graves.

Voici comment s'exprimait le maréchal Bugeaud, dans un Mémoire distribué en 1847 aux membres des deux chambres (4) : « Il suffit d'inspecter de près nos villages civils pour se convaincre qu'il y a beaucoup de

(1) Boudin, *Essai de géographie médicale*. Paris, 1843.

(2) *Div. Comedia : Purgatorio*, canto III.

(3) Voyez t. I, p. 408 à 413.

(4) *De la colonisation de l'Algérie*. Paris, 1847, p. 47.

familles qui ne peuvent pas ou presque pas travailler. Plusieurs ont perdu leur chef unique, il ne leur reste qu'une femme et quatre ou cinq enfants. Au Fondouk, il y a déjà une trentaine d'orphelins de père et de mère, qui ne peuvent vivre que de la charité gouvernementale. Dans d'autres villages on voit beaucoup d'hommes devenus célibataires. Les Prussiens sont à peine arrivés depuis deux mois et déjà on compte plusieurs hommes qui ont perdu leurs femmes et leurs enfants ; un plus grand nombre de familles où il ne reste qu'une femme, vieille avant l'heure et décrépite, accompagnée de quatre ou cinq enfants, incapables de travailler. Enfin, il y a bon nombre d'autres familles qui ne sont composées que d'orphelins de père et mère, hors d'état de pourvoir à leur subsistance. Il faudra de toute nécessité que l'administration militaire ou civile les prenne sous sa tutelle pendant quatre ou cinq ans et quelquefois davantage. Ainsi l'on fait des dépenses énormes pour des bras inutiles à la production comme à la défense du pays. Mes colons militaires ne seront assurément pas immortels, mais ceux qui mourront dans la première année ne laisseront qu'une femme et tout au plus un enfant. C'est bien moins embarrassant qu'une femme déjà vieille... La femme du colon militaire trouvera immédiatement à se remarier. » Dans un autre passage, le maréchal s'exprimait ainsi : « A Mered ainsi qu'à Mahelma, j'ai associé deux à deux les colons pour prévenir l'empêchement du travail et assurer des soins aux bestiaux. »

Comment les choses se comportent-elles depuis 1847 ? Laissons répondre les documents officiels (1). Au 30 juin 1849, la population française des colonies agricoles de l'Algérie se composait de 13 418 individus. Cette population s'est accrue, du 30 juin 1849 au 31 décembre 1850, par l'arrivée de 5185 individus. Pendant cette même période, il est né 543 enfants. Ces deux éléments d'augmentation, joints à l'effectif initial, donnent un total de 19 146. Sur ce nombre, il restait, au 31 décembre 1851, 10376 individus, diminution causée : 1° Par le départ de 5 928 individus ; 2° Par la mort de 2842. Ainsi sur un effectif de 19 146 individus, 5 928 avaient quitté l'Algérie après moins de dix-huit mois ; 2 842 avaient succombé, ce qui représente une mortalité annuelle de plus de *quatre-vingt-dix-huit décès* sur 1 000 habitants.

(1) Voir les deux rapports de M. Louis Reybaud, du 16 novembre 1849 et du 6 avril 1850, in-4°. Paris, Imprimerie nationale.

ART. III. — Mouvement de la population en Algérie.

Au 31 décembre 1854, la population européenne de l'Algérie se composait de 143 387 individus, dont 86 017 dans les villes, et 57 268 dans les campagnes (1). Sous le rapport de l'origine, la population européenne se composait ainsi :

Français	79,577	Belges et Hollandais	444
Espagnols	39,339	Allemands	5,887
Portugais	185	Polonais	290
Italiens	8,138	Suisses	1,916
Maltais	6,279	Grecs	94
Anglais et Irlandais	434	Divers	814

Voici quel a été, de 1833 à 1854, le nombre des décès et des naissances dans la population européenne de l'Algérie :

Années.	Naissances.	Décès.
1833.	214	221
1834.	344	389
1835.	369	606
1836.	437	738
1837.	590	909
1838.	721	757
1839.	880	1,342
1840.	1,101	1,457
1841.	1,236	1,637
1842.	1,467	2,358
1843.	2,012	2,601

(1) Au 31 décembre 1854, la population des tribus indigènes était, d'après les derniers documents officiels, de 2,056,098 individus, dont :

Hommes	625,296
Femmes	630,800
Enfants	800,202

Cette population se composait de :

Arabes	1,178,901
Kabyles	677,739
Berbers	304,008
Kouloughis	251
Hommes	50,662
Femmes	30,112
Enfants (*)	51,613

(*) L'administration paraît ainsi désigner les individus âgés de moins de quinze ans.

1844.	2,709	3,357
1845.	2,903	4,113
1846.	2,943	4,350
1847.	4,283	5,163
1848.	4,347	4,835
1849.	5,206	10,493
1850.	5,166	7,137
1851.	5,612	6,828
1852.	5,961	6,552
1853.	5,615	5,427
1854.	6,111	7,025

Ainsi, à l'unique exception de 1853, toutes les années présentent un excédant plus ou moins notable sur les décès, preuve manifeste que si la population européenne de l'Algérie augmente, il faut en chercher la cause ailleurs que dans l'acclimatement.

On pourrait objecter que l'excédant des décès, bien que vrai pour l'Algérie considérée dans son ensemble, ne l'est peut-être pas pour chaque province en particulier. Voici la réponse à cette objection.

Années.	Province d'Alger.		Province d'Oran.		Province de Constantine.	
	Naissances.	Décès.	Naissances.	Décès.	Naissances.	Décès.
1830	5	2	»	»	»	»
1831	52	115	1	4	»	»
1832	136	291	21	29	8	»
1833	251	204	30	36	24	78
1834	195	184	59	86	65	115
1835	265	490	80	50	74	156
1836	320	450	94	97	76	147
1837	459	687	101	108	90	223
1838	515	461	166	143	129	239
1839	663	1,171	179	162	181	330
1840	666	857	226	264	242	359
1841	950	1,053	244	336	296	359
1842	779	1,759	344	358	332	410
1843	1,328	1,901	481	415	361	443
1844	1,720	2,505	612	512	489	477
1845	1,983	3,128	637	581	513	520
1846	2,391	4,017	860	951	610	927
1847	2,521	3,089	1,018	1,219	744	968
1848	2,281	2,537	1,320	1,376	743	945
1849	2,684	3,910	1,627	3,562	900	3,017
1850	2,645	3,690	1,716	2,120	816	1,328
1851	2,622	2,489	1,939	3,283	1,051	1,328
1852	2,900	3,032	1,812	1,719	1,249	1,801
1853	2,618	2,193	1,930	1,301	1,067	1,933
Totaux...	25,411	34,979	11,755	13,692	7,734	12,097

Ainsi, dans chacune des années examinées sauf de rares exceptions, et dans chaque province, les décès excèdent les naissances d'une manière plus ou moins considérable, d'où l'on peut conclure que l'accroissement de la population européenne tient exclusivement à l'arrivée de nouveaux immigrants, et que, sans le secours de cet élément, la population européenne, *dans les conditions actuelles*, serait menacée de disparaître. Il reste à examiner les localités prises en particulier ; dans les trois tableaux suivants, nous allons passer en revue 169 localités, dont :

66 appartiennent à la province d'Alger.
71 à la province d'Oran.
32 à la province de Constantine.

Ces tableaux donnent, pour chaque localité en particulier, les naissances et les décès pour la période de 1830 à 1853.

Province d'Alger.	Naissances.	Décès.
Alger	17,867	22,678
Mustapha	1,733	2,317
El-Biar	470	298
Bouzaréah, Pointe-Pescade	374	201
Birmandreis	173	101
Birkhadem	303	398
Chéragas	121	100
Dély-Ibrahim	313	598
Drariah	186	151
Fondouck	71	224
Hussein-Dey	405	372
Kouba	380	262
La Rassauta, le Fort de l'Eau	36	113
Ouled-Fayet	69	75
Sidi-Ferruch	»	39
L'Arbâ	66	90
Rovigo	7	15
Douéra	606	1,348
Baba-Hussein	67	38
Crescia	87	71
Sainte-Amélie	40	47
Saint,Ferdinand	39	39
Maelma	70	47
Cherchel	617	960
Novi	42	80
Zurich	46	145
Tenez	635	777
Montenotte	94	60
Orléansville	293	644
Ponteba	42	44

Province d'Alger.	Naissances.	Décès.
La Ferme	17	17
Blidah	2,084	2,680
Montpensier		40
Joinville		84
Dalmatie	70	70
Béni-Méred	155	135
La Chiffa	20	31
Mouzaïa	71	82
Oued-el-Halleg	5	8
Castiglione	77	65
Tefeschoun	17	26
El-Affroun, Bou-Roumi	62	157
Ameur-el-Aïn	4	121
Boufarich	558	1,231
Souma	55	58
Koléah	494	613
Fouka		74
Douaouda		70
Zéradla		35
Médéah	593	474
Damiette	69	36
Lodi	57	39
Mouzaïa-les-Mines	43	38
Milianah	569	699
Affreville	8	7
Bou-Medfa	4	45
Dellys	154	92
Dra-el-Mizan	»	1
Aumale	188	349
Bourkika	1	1
Marengo	108	340
Boghar	25	42
Médéah	3	3
Vesoul-Benian, Aïn-Sultan	6	28
Teniet-el-Hâad	61	54
Totaux	30,581	40,204

Province d'Oran.	Naissances.	Décès.
Oran	8,416	9,719
Mers-el-Kébir	510	563
La Senia	127	122
Misserghin	244	302
Sidi-Chami	83	121
Valmy	45	54
Arcole	22	13
Aïn-el-Turck	17	3

Province d'Oran.	Naissances.	Décès.
Bou-Sefer	8	»
Bou-Tlelis	12	20
Arzew et sa banlieue	456	680
Mascara	664	910
Saint-André	26	18
Tlemcen	744	766
Négrier	9	8
Bréa	27	13
Mansoura	8	8
Hammaya	17	10
Saf-Saf	5	6
Mostaganem	1,713	2,027
Pont-du-Chélif	9	11
Mazagran	69	70
Auzéa	»	»
Vallée des jardins	53	28
Ouled-Mimoun	»	»
L'Oued-Chouly	»	»
Pont de l'Isser	»	»
Raschgoun	»	»
Saint-Leu	54	122
Damesme		33
Sainte-Léonie	50	41
Mouley-Magoun	1	1
Kléber	38	69
Mafessour	27	53
Saint-Cloud	229	334
Fleurus	59	121
Assi-Ben-Okba	32	25
Saint-Louis	50	218
Assi-ben-Ferreah	23	82
Assi-bou-Nif	29	9
Assi-Amour	26	73
Mangin	28	64
La Stidia	104	109
Toussin	38	29
Kharouba		9
Ain-bou-Dinar	10	4
Ain-Tedeless	86	83
Souck-el-Mitou	38	41
Rivoli	48	50
Aïn-Noussi	40	32
Aboukir	41	81
Aïn-Sidi-Chérif	9	19
Bled-Touarid	15	34
Mascara	1	»
Nemours	143	96
Lalla-Maghrnia	7	21

Province d'Oran.	Naissances.	Décès.
Saint-Denis-du-Sig	258	654
Aïn-Tencouchent	22	58
Banlieue d'Oran	20	16
Tiaret	29	38
Saïda	17	23
Daya	4	8
Sidi-bel-Abbès	400	548
Saint-Hyppolite	10	8
Oued-el-Hamman		3
Bou-Yaclef		»
Sebdou	7	15
Ammi-Moussa	3	2
Bel-Assel	»	3
Sainte-Barbe	5	8
Kleisteb	2	1
	15,287	18,712

Province de Constantine.	Naissances.	Décès.
Constantine	1,413	1,679
Bône	3,793	5,551
D'Uzerville et fermes	1	5
Bugeaud	5	5
Mondovi	52	238
Barral	26	73
Guelma	432	813
Millesimo	74	431
Héliopolis	53	323
Petit	34	80
La Calle	188	232
Philippeville	2,507	3,863
Gastonville	68	256
Robertville	49	144
Bougie	402	357
Sétif	224	209
Batna et Lambèse	200	380
Biskara	10	45
Gucima	11	57
Penthièvre	1	50
Aïn-Beïda	»	1
Condé	26	13
Constantine	11	8
Tebessa	1	1
Djidjelli	128	73
Ahmet-ben-Ali	4	26
El-Arrouch	102	590
Jemmapes	82	259
Saint-Charles	2	22

Province de Constantine.	Naissances.	Décès.
Sidi-Nassar	4	19
Bou-Sada	2	18
Sétif, Bordj-bou-Aréridj	22	
	9,937	15,831

On voit que nos réflexions, concernant l'excédant des décès sur les naissances, s'appliquent non-seulement à l'Algérie considérée dans son ensemble, et à chacune des trois provinces, mais encore à la grande majorité des 144 localités sur lesquelles on possède aujourd'hui des renseignements. Cet excédant serait plus général et plus prononcé, s'il était tenu compte des colons malades qui viennent mourir en Europe.

Quoi qu'il en soit, l'excédant des décès sur les naissances n'a pas, par lui-même, la valeur décisive que l'on serait tenté de lui prêter au premier abord. On comprend par exemple que cet excédant pourrait dépendre de ce que les naissances dans la population européenne de l'Algérie n'atteignent pas leur proportion normale. Ici encore, laissons répondre les faits. On a compté en France, de 1817 à 1850, année moyenne 29 naissances sur 1000 habitants. En Algérie, cette proportion s'est élevée, dans la population européenne, aux proportions ci-après :

	Étrangers.	Français.
1847	37,1	45,0
1848	48,3	37,7
1849	40,5	51,5
1850	35,1	47,2
1851	39,7	45,7

On voit que l'excédant de la mortalité ne saurait être attribué à l'abaissement de la proportion des naissances, dont le chiffre dépasse de beaucoup celui des naissances en France. Il nous reste d'ailleurs à étudier le nombre des décès dans ses rapports avec le chiffre de la population moyenne.

Le tableau suivant résume la proportion des décès en Algérie sur 1000 habitants européens de 1842 à 1853 inclusivement (1) :

(1) Ces chiffres sont empruntés aux documents officiels qui, malheureusement, ont commis la faute de prendre pour population moyenne de l'année, la population de l'année au 31 décembre, circonstance qui tend évidemment à fausser le résultat, c'est-à-dire à diminuer le chiffre proportionnel des décès.

Années.	Décès sur 1000 hab.		Années.	Décès sur 1000 hab.	
1842	44,2		1848	42,5	
1843	44,2	44,3	1849	105,9	67,6
1844	44,6		1850	54,4	
1845	45,5		1851	50,8	
1846	44,7	46,0	1852	51,7	47,9
1847	50,0		1853	41,3	

Moyenne annuelle.... 51,6

Il résulte de ce document : 1° que la mortalité de la population européenne de l'Algérie tend plutôt à s'élever qu'à s'abaisser ; 2° que la moyenne annuelle des décès (51,6) est à très peu de chose près deux fois plus considérable que la mortalité de la France de 1849, année de choléra (27,7). Il importe aussi de ne pas perdre de vue que la mortalité de la population européenne de l'Algérie subit une diminution forcée par suite de plusieurs circonstances parmi lesquelles nous nous bornons à signaler les suivantes : 1° absence d'une proportion normale de vieillards ; 2° proportion notable d'individus nés dans le midi de l'Europe ; 3° absence d'une proportion normale de cultivateurs ; 4° retour en Europe d'un certain nombre de malades plus ou moins graves.

Si l'on examine séparément la mortalité des étrangers et des Français, on constate les faits ci-après :

Années.	Étrangers.	Français.
1847	48,4 décès sur 1000 hab.	50,8
1848	41,8	41,7
1849	84,3	101,5
1850	43,4	70,5
1851	39,3	64,5
1852	40,3	55,6
1853	30,4	47,8

Ces chiffres donnent, pour la population française, une moyenne annuelle de 61,3 décès sur 1000 habitants, mortalité qui est à la moyenne de la France comme 2,5 à 1. A défaut de renseignements officiels sur une telle différence de mortalité en faveur de l'élément européen étranger, il est permis de croire que l'origine méridionale d'un grand nombre d'étrangers est sans doute la cause principale de leurs pertes relativement moindres. On a prétendu expliquer le chiffre élevé de la mortalité européenne par certains abus alcooliques, et notamment par l'abus de l'absinthe. Or, le sexe féminin fait peu usage de cette liqueur, et pourtant voici quelle a été sa mortalité comparée à celle du sexe masculin en 1852 et 1853, seules années pour lesquelles les décès aient été distingués selon les sexes.

	NOMBRE DES DÉCÈS			
	1852		1853	
	Sexe masc.	Sexe fém.	Sexe masc.	Sexe fém.
Province d'Alger.......	1,911	1,121	1,448	745
Province d'Oran........	1,050	669	793	508
Province de Constantine.	1,169	632	1,230	703
Total.........	4,130	2,422	3,471	2,056

Au premier aspect, on pourrait croire que la femme résiste mieux que l'homme au climat algérien ; mais si l'on considère que la population féminine est à l'élément masculin comme 30,112 à 50,662, ou comme 3 à 5, on voit que la mortalité des deux sexes reproduit sensiblement cette même proportion.

Voici quelle a été, de 1847 à 1853, pour chacune des trois provinces, la répartition des décès sur 1000 habitants.

	1847.	1848.	1849.	1850.	1851.	1852.	1853.
Alger......	49,7	41,8	67,7	61,4	43,6	47,2	32,7
Oran......	44,6	39,8	100	47,5	70,3	41,4	29,3
Constantine.	55,9	56,0	150	54,3	38,6	66,5	62,5

On voit que la mortalité a varié :

Dans la province d'Alger, de 32,7 à 67,7 décès sur 1000 habitants.
d'Oran, de 29,3 à 100
de Constantine, de 38,6 à 150

Les trois minima représentent une mortalité supérieure à la mortalité moyenne de la France (23 à 24 décès sur 1000 habitants) ; les maxima sont à cette même moyenne.

Dans la province d'Alger, comme 3 à 1.
d'Oran, comme 4 à 1.
de Constantine, comme 7 à 1.

Si des provinces nous passons à l'examen des localités, le dépouillement des documents officiels nous fournit les résultats suivants sur la mortalité pendant les huit dernières années (1).

	1845.	1847.	1848.	1849.	1850.	1851.	1852.	1853.
Alger........	36,4	48,7	44,3	54,2	66,1	30,0	56,0	33,0
Blidah.......	66,2	76,4	56,7	105,9	73,6	39,0	36,0	45,4
Ténès........	49,6	42,1	46,6	103,3	10,8	36,6	34,6	30,8

(1) Les documents officiels n'ont rien publié sur l'année 1846 ; quant à l'année 1854, nous savons seulement que sa mortalité dépasse celle de 1853.

	1845.	1847.	1848.	1849.	1850.	1851.	1852.	1853.
Cherchell.....	60,9	50	43,6	323,6	72,3	67,7	35,5	31,5
Médéah......	16,0	30	21,7	36,1	41,0	37,4	64,5	36,5
Milianah.....	25,6	57,5	69,0	100	68,8	30,0	29,5	35,2
Boufarik.....	40,4	134	49,3	27,5	28,6	19,2	44,3	50,5
Aumale......	»	»	»	»	»	»	59,0	37,4
Oran........	41,3	52,1	44,9	107,1	47,1	52,1	52,6	23,9
Mostaganem...	37,0	25,5	27,5	116,8	45,6	67,4	77,1	39,0
Tlemcen......	17,6	47,2	32,9	35,2	46,8	11,9	48,2	39,0
Constantine...	»	56,0	44,2	61,0	72,3	71,9	48,7	68,5
Bone........	28,2	47,0	46,8	103,8	54,1	37,7	100,0	88,8
Philippeville. .	55,3	82,0	70	100	33,4	38,3	58,5	42,7
Bougie.......	30,7	38,3	12,2	30	18,1	18,2	60,1	20,4
El-Arouch....	141,4							

Quelques-uns des minima de mortalité du tableau qui précède se présentent avec une apparence assez favorable ; malheureusement ils sont frappés de stérilité par plusieurs raisons que voici : 1° le chiffre de la population au 31 décembre qui leur sert de base, n'est pas la population moyenne ; 2° la proportion des vieillards est faible en Algérie ; 3° il n'est pas tenu compte des individus qui, pour cause de santé, quittent l'Algérie soit à titre temporaire, soit d'une manière définitive. Quant aux maxima, ils atteignent, même dans les localités les plus favorisées, des proportions qui excèdent tout ce qui s'observe de plus triste en Europe, à telles enseignes que l'on serait souvent tenté de révoquer en doute l'exactitude même des documents officiels.

ART. IV. — Population dite indigène à résidence fixe dans les villes de l'Algérie.

Les documents officiels désignent sous la dénomination, d'une exactitude un peu contestable, de population indigène à résidence fixe dans les villes de l'Algérie : 1° la population mauresque ; 2° les nègres ; 3° les juifs. Nous allons passer en revue ces trois éléments.

En ce qui regarde la population mauresque, on trouve à la page 114 du volume des Tableaux de 1853, un aveu ainsi formulé : « La population musulmane des villes de l'Algérie tend à diminuer. » Il reste à savoir si la diminution signalée, résulte des émigrations ou d'un excédant des décès sur les naissances. Le tableau suivant donne pour six années, 23 306 décès contre 9 020 naissances, résultat qui dispense de tout commentaire.

	Naissances.	Décès.
1845	477	2,115
1846	?	? (1)
1847	1,467	2,781
1848	1,454	2,366
1849	2,055	6,114
1850	1,128	4,192
1851	2,439	5,738

L'excédant considérable des décès sur les naissances explique la diminution de la population musulmane. Mais cette diminution est-elle l'effet de la misère, de la démoralisation ; se rattache-t-elle à la cessation des unions des femmes indigènes avec les soldats turcs ; ou bien enfin, se relie-t-elle à cette loi en vertu de laquelle certaines races inférieures semblent destinées à disparaître au contact des races supérieures? Nous nous bornons à appeler l'attention sur ces diverses questions, dans l'impossibilité où nous place le défaut de renseignements d'en tenter la solution (2).

Quant à la population nègre, elle comptait en 1849, 4177 habitants, lesquels au 31 décembre 1851 se réduisaient à 3488, d'où il résulte une perte de 689 individus dans la courte période de deux années. Ici, malheureusement, nous manquons de renseignements sur les naissances et les décès; toutefois, nous lisons dans la *Gazette médicale* du 6 novembre 1852, la déclaration suivante de M. Vital : « Les enfants nés de père et de mère européens sont impitoyablement moissonnés. Les enfants de père et de mère nègres sont encore plus maltraités. On croirait à peine que, depuis vingt-cinq ans, sur une centaine de négrillons qui naissent annuellement, deux seulement ont pu atteindre l'adolescence! » Ainsi, toutes les populations passées en revue offrent ce caractère commun, que leur mortalité excède plus ou moins les naissances ; le juif seul fait exception à la règle, comme le montre le tableau suivant :

(1) Les documents officiels ne donnent aucun renseignement sur l'année 1846.

(2) « Sans violer les lois de la morale, dit le docteur Bodichon (*Revue d'Orient*, n° de juillet 1851, p. 40), nous pourrons combattre nos ennemis africains par la poudre et le fer joints à la famine, les divisions intestines, la guerre, par l'eau-de-vie, la corruption et la désorganisation... Sans verser le sang, nous pouvons, chaque année, les décimer en nous attaquant à leurs moyens d'alimentation ; en coupant les figuiers et les cactus sur tous les points de l'Algérie. » D'après les documents que nous avons exposés, il semble superflu de recourir aux moyens proposés par M. Bodichon pour atteindre le but qu'il paraît désirer.

	POPULATION JUIVE.	
	Naissances.	Décès.
1844	731	385
1845 (1)	787	593
1847	725	599
1848	661	449
1849	712	1,083
1850	1,128	987
1851	1,320	1,936

Ici l'on trouve un excédant prononcé des naissances sur les décès, à l'exception des années 1849 et 1851, pendant lesquelles le choléra a exercé des ravages insolites. L'excédant des naissances sur les décès explique l'augmentation rapide des Juifs en Algérie, dont le nombre, d'après les documents officiels, se serait élevé du 31 décembre 1849 au 31 décembre 1851, de 19028 à 21048.

Faut-il conclure de l'ensemble des faits exposés dans ce chapitre que l'acclimatement de l'européen en Algérie est impossible? Bien qu'on nous ait souvent prêté cette opinion, nous répéterons ici que telle n'est nullement notre pensée. Nous nous bornons à dire qu'en présence des faits connus jusqu'à ce jour, l'acclimatement *du Français à l'état d'agriculteur* n'a que la valeur d'une simple *hypothèse*; en d'autres termes il reste à prouver. Nous insistons sur les mots : acclimatement du Français à l'état d'agriculteur, parce que là est la véritable question pratique, et que l'acclimatement de l'Espagnol du midi et du Maltais, dont l'impossibilité absolue nous paraît peu soutenable *à priori*, n'impliquerait en aucune manière l'acclimatement du Lorrain, de l'Alsacien, du Franc-Comtois, du Normand. Nous disons plus : alors même que le Français ne réussirait pas à perpétuer sa race en cultivant le sol, dans toute l'étendue de l'Algérie, il ne serait pas impossible qu'il rencontrât des conditions exceptionnellement favorables sur quelques points priviligiés du territoire algérien. Mais ces points privilégiés ont besoin d'être cherchés et d'être étudiés avec soin, et c'est à démontrer leur existence par des faits concluants qu'il faut désormais s'attacher, au lieu de compromettre l'avenir de la colonisation algérienne, comme on l'a fait jusqu'ici, par l'invocation sentimentale du cosmopolitisme de l'homme et par la proposition de l'utopie du croisement.

(1) Les *Tableaux des établissements français* ne fournissent pas de documents pour 1846.

CHAPITRE VIII.

POSSESSIONS EUROPÉENNES EN ASIE.

A. *Possessions françaises dans l'Inde.* — Nous empruntons à M. Collas, chirurgien-major de la marine, le tableau suivant dans lequel il résume les naissances et les décès de la population européenne et de la population croisée ou *topas* de Pondichéry (1).

	Populat. Europ.	Naissances.	Décès.	Populat. Topas.	Naissances.	Décès.
1844	792	24	20	818	33	30
1845	803	31	20	800	32	42
1846	817	34	20	804	32	36
1847	817	32	27	808	42	37
1848	808	29	35	804	34	42
1849	807	36	33	809	36	33

Il résulterait de ce document non-seulement que la mortalité des Européens à Pondichéry serait assez considérable, bien que là encore, les départs tendent à abaisser le chiffre des pertes ; mais aussi, que la mortalité de la population croisée serait plus forte encore. « Cependant, il ne faut pas oublier, dit M. Collas, qu'ici nul Européen ne demande à la terre ou au travail de ses mains le pain de chaque jour. Tous peuvent être comparés à ces plantes des contrées équatoriales qui, cultivées dans des serres, vivent et produisent dans les climats tempérés. Aussi ce tableau ne démontre-t-il qu'une seule chose : c'est qu'un européen, à Pondichéry, peut vivre, mais *non est vivere, sed valere vita.* »

B. *Possessions hollandaises.* — Voici en quels termes s'exprime le docteur Selberg, auteur d'un ouvrage sur Java (2) : « La moitié au moins de mes compagnons de traversée était le rebut des divers États de la confédération germanique... La plupart des hommes avaient déjà servi en Algérie, en Espagne, dans les Indes occidentales... Les Hollandais se composaient de condamnés auxquels on avait fait remise d'une partie de leur peine à la condition qu'ils serviraient dans un régiment colonial. La ville de Batavia avec les villages qui l'entourent, compte environ 3 000 habitants européens, 25 000 Javanais, 14 700 Chinois, 600 Arabes et 9 000 esclaves... Les fonctionnaires hollandais sont condamnés à seize années de

(1) Voyez *Revue coloniale*, mai 1852.

(2) *Reise nach Java. Oldenburg und Amsterdam*, 1846.

service dans la colonie, s'ils veulent obtenir un congé et le passage gratuit pour le retour sur un bâtiment de l'État... Un très petit nombre atteint ce but si ardemment désiré. »

C. *Possessions anglaises dans l'Inde.* — On sait que l'Anglais dans l'Inde ne colonise pas, c'est-à-dire ne cultive pas, en sorte que l'étude de la population civile n'offrirait qu'un faible intérêt. Examinons donc l'état sanitaire de l'armée. Voici, pour la période de 1825 à 1844 inclusivement, l'effectif des troupes anglaises et leur mortalité dans chacune des présidences de l'Inde :

	Effectif.	Décès sur 1000 h.	Décès sur 1000 h. par choléra seulement.
Présidence de Bombay.......	50,987	50,78	5,65
Présidence du Bengale.......	88,380	73,8	11,5
Présidence de Madras........	101,210	38,46	4,27
Total......	240,577	54,0	7,24

En déduisant de la mortalité générale les décès causés par le choléra, on a les résultats suivants (1) :

	Décès sur 1000 h.
Bombay....................	45,13
Bengale....................	62,3
Madras.....................	34,19
Total..........	46,85

Le tableau suivant résume la mortalité de ces mêmes troupes, année par année, de 1845 à 1849 :

	DÉCÈS SUR 1000 HOMMES		
	Bombay.	Bengale.	Madras.
1845..........	83	62,1	39,1
1846..........	95,2	50,4	36,1
1847..........	30,1	44,9	30,8
1848..........	25,1	52,5	16,4
1849..........	46	71,3	22,4

On voit que la mortalité de l'armée est de trois à quatre fois plus élevée dans l'Inde qu'en Angleterre. Mais ces pertes ne sont rien, comparativement à celles que l'armée a éprouvées en Chine de 1842 à 1845, époque

(1) On voit combien est faible, dans l'Inde, patrie du choléra, l'accroissement de mortalité causé par cette maladie. En Algérie, au contraire, la mortalité de la population française qui était de moins de 42 décès sur 1000 habitants en 1848, année normale, s'est élevée, en 1849, année de choléra, au delà de 101 décès sur 1000 habitants.

à laquelle elles se sont élevées à près de 300 décès sur 1000 hommes, année moyenne, comme le montre le tableau suivant (1) :

MORTALITÉ DE L'ARMÉE ANGLAISE A HONG-KONG.

	Effectif moyen.	Décès.	Décès sur 1000 h.
1842	711	228	320
1843	845	344	407
1844	949	276	291
1845	1000	154	154
Totaux...	3505	1002	285

CHAPITRE IX.

ÉTABLISSEMENTS EUROPÉENS EN AMÉRIQUE.

ART Ier. — Région tropicale.

A Cuba, dit M. Ramon de la Sagra, qui a passé douze années dans cette île, la race européenne dépérit progressivement, et elle ne doit la conservation d'un peu de vigueur qu'au mélange incessant qui s'opère par l'immigration de nouveaux Espagnols venant de la Galicie, de la Catalogne, des Asturies et de la Biscaye (2).

On sait que dans toutes les Antilles la culture du sol est abandonnée à la race nègre, ce qui réduit considérablement la difficulté de l'acclimatation en faveur du blanc. Malgré cette circonstance, on s'accorde à reconnaître qu'il est très rare de trouver aux Antilles une troisième génération dans les familles créoles.

La Guyane est-elle mieux partagée ? La réponse à cette question se trouve en quelque sorte dans les tentatives faites pour introduire dans ce pays des Madériens et des coulis (travailleurs venus de l'Inde). Au commencement de 1854, l'amiral Fourichon signalait au gouvernement français une mortalité mensuelle de 59 et de 63 décès, sur un effectif de 2500 transportés, soit une mortalité annuelle de 288 décès sur 1000 individus (3).

En ce qui concerne les Madériens, on lit dans la *Revue coloniale*, année 1851, page 383 : Du 5 août 1849 au 1er mars 1851, il a été introduit

(1) Nous sommes redevable de cette communication à l'obligeance de M. le colonel Tulloch.

(2) Communication de M. Ramon de la Sagra, membre correspondant de l'Institut.

(3) *Gazette des tribunaux*, 21 février 1854.

248 Madériens, dont 202 provenant de Demerary (Guyane anglaise) et 46 venant directement de Madère; il en reste aujourd'hui (1851) 167. Le déficit provient de 35 décès et de 46 départs. Dans la Guyane anglaise, la mortalité annuelle a été de 7 décès sur 100 Madériens, de 1841 à 1847 (1). En ce qui regarde les coulis, ils ont éprouvé de 1837 à 1844 une mortalité annuelle de 42 décès sur 1000 (2).

ART. II. — De quelques particularités du climat des États-Unis.

L'ensemble des faits qui précèdent se rapporte aux établissements européens dans les pays chauds; nous croyons devoir signaler ici quelques différences notables qui distinguent le climat de la portion tempérée des États-Unis, du climat de l'Europe. Les documents suivants sont empruntés à une notice de M. Desor, professeur à Neufchatel.

« Lorsqu'un émigrant allemand ou suisse débarque à New-York, il ne trouve pas en général le climat différent de celui de son pays. Peu à peu cependant, il constate des différences qui l'obligent bientôt à modifier ses habitudes, et lui font adopter au bout d'un certain temps la manière américaine qui avait d'abord été l'objet de ses critiques. Cette expérience que font la plupart des Européens ne laisse pas que de les étonner. Ils savent que les États du nord sont à peu près sous la même latitude que l'Europe centrale; ils ont d'ailleurs fait l'expérience que l'hiver aux environs de New-York et de Boston est à peu près aussi froid qu'aux environs de Francfort, de Bâle et de Zurich, et l'été au moins aussi chaud. Et pourtant ils constatent des effets tout différents auxquels ils ne comprennent rien. Les phénomènes dont il s'agit sont de deux sortes, ceux qui se rapportent à la vie ordinaire, et ceux qui s'observent dans l'exercice de certaines professions. A la première catégorie appartiennent les phénomènes suivants : Les femmes allemandes sont émerveillées de la facilité avec laquelle le linge sèche même au plus fort de l'hiver, si bien que les lessives durent en général moitié moins longtemps qu'en Europe; c'est aussi ce qui, selon elles, rend possible cette coutume si généralement répandue dans les États-Unis, de faire la lessive toutes les semaines. D'un autre côté ces mêmes ménagères sont désolées de la rapidité avec laquelle le pain se sèche. Habituées dans leur pays natal à faire des provisions pour plusieurs semaines, elles sont désespérées de voir leur pain, bien que

(1) *Parliamentary papers, Lords*, n° 250, sess. 1848.
(2) *Journal of the statist. society of London*, t. XV, p. 243.

préparé de la même manière, se durcir et cesser d'être mangeable au bout de quelques jours; elles en accusent la qualité de la farine, celle de l'eau, et après un certain temps elles finissent par adopter la coutume américaine de faire du pain au moins tous les deux jours. Cet inconvénient est compensé par des avantages; ainsi la moisissure est moins à redouter aux États-Unis que chez nous; il est rare que les provisions d'hiver en souffrent. Les caves en particulier, à moins d'être placées dans des endroits humides et bas, sont excellentes, ce qui fait que l'on y conserve les fruits et les légumes beaucoup plus longtemps et plus sûrement que chez nous. La même absence d'humidité s'observe d'une manière encore plus frappante en hiver dans les appartements; les fenêtres y suent beaucoup moins que chez nous; aussi les Allemands, habitués à voir chez eux les vitres couvertes d'arborisations pendant une partie de l'hiver, et qui conçoivent difficilement une fête de Noël sans *Eisblumen* (fleurs de glaces), sont-ils désappointés de ne pas les retrouver plus fréquemment en Amérique, et pourtant il y fait tout aussi froid et même plus froid à l'époque de Noël qu'à Hambourg ou à Munich. A côté de ces expériences qui sont du domaine de la vie ordinaire, il en est d'autres qui touchent à l'hygiène et que tout le monde peut faire sur sa personne. Ainsi, les cheveux, au bout d'un certain temps, perdent considérablement de leur moiteur, d'où un plus grand besoin de pommade et d'huile, et partant un nombre relativement beaucoup plus considérable de coiffeurs. Bien des jeunes gens qui en Suisse ou en Allemagne se seraient récriés à l'idée d'employer de la pommade, prennent peu à peu le chemin du coiffeur quand ils ont séjourné quelque temps aux États-Unis.

» Les expériences faites dans l'exercice des différents arts et métiers ne sont pas moins significatives. 1° Les entrepreneurs en bâtiments ne connaissent pas la nécessité de laisser les édifices se sécher pendant une saison avant de les livrer à l'habitation. Le maçon en est à peine sorti que déjà le locataire y entre sans aucune crainte d'y contracter des rhumatismes, ni aucune des infirmités qu'on gagne si facilement chez nous dans les bâtiments neufs. 2° Les peintres en bâtiments peuvent appliquer beaucoup plus rapidement que chez nous une seconde couche de vernis ou de détrempe, sans que la qualité du travail s'en ressente. 3° En revanche les ébénistes et surtout les fabricants d'instruments de musique sont obligés d'apporter beaucoup plus de soin au choix du bois qu'ils emploient. Du bois qui en Europe serait jugé amplement sec, ne peut être admis dans les ateliers d'ébénisterie de Boston ou de New-York, où il crevasserait en très peu de temps. Les parquets surtout exigent un soin extrême, aussi n'en voit-on que très peu, même dans les maisons les plus opulentes. C'est à cette même cause qu'il faut attribuer le grand succès des pianos américains, tandis que ceux de Vienne et de Paris, bien qu'irréprochables pour l'Europe, se détériorent très vite. 4° Les menuisiers sont forcés de faire usage d'une colle beaucoup plus forte que celle dont ils se servent en Europe. 5° De leur côté, les tanneurs ont fait la remarque que les peaux se sèchent plus facilement qu'en Europe, ce qui leur permet de faire plus d'avance dans un temps donné. Ils sont surtout étonnés de la rapidité avec laquelle la dessiccation s'opère en hiver. 6° On sait quelle peine on a en Europe à protéger nos collections d'histoire naturelle contre l'humidité; ce n'est qu'à force d'entretenir de la chaux ou d'autres absorbants dans nos galeries, que nous parvenons à les mettre à l'abri de la moisissure, surtout dans les bâtiments neufs. A Boston, on voit des collections d'oiseaux et de mammifères dans des appartements que le gypseur vient de quitter, sans qu'on songe même à y placer des absorbants. Quand j'en fis la remarque à l'inspecteur, en lui témoignant mes craintes pour tant de précieux objets qui couraient risque de se gâter : « Vous oubliez, me répondit-il, que nous sommes dans la Nouvelle-Angleterre et non en Europe.

» Tous ces phénomènes sont dus à la plus grande sécheresse de l'air. La quantité d'eau qui tombe aux États-Unis, sous forme de pluie ou de neige, non-seulement n'est pas inférieure, mais elle dépasse même celle qui tombe en Europe. Ainsi, il tombe annuellement :

A Boston..............	965mm d'eau.
Philadelphie..........	1143
Saint-Louis...........	812

En Europe, la quantité annuelle est :

En Angleterre....................	812mm
En France.......................	635
Au centre de l'Allemagne...........	508
En Hongrie......................	430

» Le nombre des jours de pluie aux États-Unis n'est pas non plus inférieur à ce qu'il est en Europe, à l'exception peut-être des îles Britanniques et de la Norwége. En revanche, il paraît être plus considérable que dans l'Europe orientale. Mais la contradiction qui ressort de ces données n'est qu'apparente, et malgré cette quantité d'eau plus considérable, le climat peut néanmoins être au total plus sec aux États-Unis qu'en Europe. La raison en est simple : par le beau temps l'atmosphère est moins chargée d'humidité que chez nous. L'air ne se maintient pas, comme en Angleterre et dans l'ouest de l'Europe, à un état voisin de la saturation ; mais du moment qu'il cesse de pleuvoir et qu'un changement de vent ramène le beau temps, l'hygromètre baisse immédiatement, et le point de rosée se tient sensiblement au-dessous de la température ambiante de l'air. Il y a sous ce rapport analogie entre le climat des États-Unis et celui des Alpes. Nos montagnes ont donné lieu à des résultats en apparence non moins contradictoires; se fondant sur le fait qu'il y pleut plus souvent que dans la plaine, on en a conclu, avec trop de précipitation, que l'air y était moins sec.

» La cause de cette plus grande sécheresse du climat américain est facile à saisir. En Amérique, comme en Europe, les vents prédominants sont les vents d'ouest (1). Sur nos côtes d'Europe, ces vents arrivent chargés d'humidité dont ils se sont saturés au contact de l'Océan ; de là vient qu'ils y amènent en général la pluie. Aux États-Unis c'est l'inverse. Les vents d'ouest n'arrivent sur la côte atlantique qu'après avoir balayé tout un continent, et pendant ce trajet ils ont perdu une grande partie de leur humidité. Aussi ne sont-ils que très rarement accompagnés de pluie. Ils jouent le même rôle que les vents d'est chez nous, qui par cela seul qu'ils nous arrivent du continent, sont secs et avides d'humidité. Nous savons tous combien nos routes et nos champs se sèchent plus facilement sous l'influence de la bise que sous celle du vent.

» Buffon avait remarqué que les espèces animales du continent américain sont en général de plus petite taille que leurs congénères de l'ancien continent (2), tandis que c'est à peu près l'inverse à l'égard des plantes. Quant à l'homme, il y a à peu près deux cent trente ans que les premiers colons vinrent s'établir sur les côtes de la Nouvelle-Angleterre. C'étaient, comme l'on sait, des dissidents qui s'expatriaient pour cause de religion ; c'étaient à tous égards de vrais Anglais, ayant tous les traits physiques et moraux de la race anglo-saxonne. Aujourd'hui, après deux siècles

(1) Voy. *Carte physique et météorologique du globe terrestre*, 3e édit. — Un simple coup d'œil sur cette carte fait voir que les États-Unis et l'Europe se trouvent dans la région des vents du sud-ouest, vents humides pour les côtes occidentales des deux continents, mais qui arrivent sur les côtes orientales épuisés de leur élément humide qui s'est précipité sous forme de pluie, de neige, etc.

(2) Il suffit de comparer le lion avec l'once, le rhinocéros avec le tapir, le chameau avec le lama, etc.

à peine, l'habitant des États-Unis n'est plus un simple Anglais ; il a des caractères qui lui sont propres et qu'on ne saurait méconnaître, pas plus qu'on ne confond la physionomie anglaise avec la physionomie allemande. Il s'est, en un mot, développé un type *yankee* ou américain. Or, comme ce type ne peut être le résultat d'un croisement de race, puisqu'il est le plus prononcé dans les États de l'est, précisément là où la race est le moins mélangée, il faut bien qu'il soit la conséquence d'influences extérieures, au nombre desquelles nous croyons pouvoir ranger en première ligne celles du climat. L'un des traits physiologiques de l'Américain, c'est l'absence d'embonpoint. Parcourez les rues de New-York, de Boston, de Philadelphie ; sur cent individus qui vous coudoient, vous en rencontrerez à peine un qui ait de l'embonpoint ; encore se trouvera-t-il le plus souvent que cet individu est un étranger ou d'origine étrangère. Ce qui frappe surtout chez les Américains, c'est la longueur du cou : non qu'ils aient le cou absolument plus long que nous, mais parce qu'étant plus grêle, il paraît d'autant plus allongé. A leur tour les Américains reconnaissent facilement l'Européen aux caractères contraires. Il m'est arrivé souvent, en causant sur la nationalité d'individus que nous rencontrions à la promenade publique, d'avoir des doutes sur leur origine, tandis que les Américains se prononçaient sans hésitation. « Mais regardez donc leur cou, me disaient-ils, jamais Américain n'a eu un cou pareil. » La même remarque s'applique aux femmes, d'où cette expression délicate tant vantée chez les Américaines.

» La différence signalée entre les Américains et les Européens, n'est pas seulement le résultat d'un moindre développement du système musculaire ; elle dépend aussi d'un amoindrissement du système glandulaire, et sous ce rapport, *elle mérite une sérieuse attention de la part du physiologiste, comme compromettant directement l'avenir de la race américaine* (1). C'est ce que les plus intelligents ont pressenti. Ils ont compris qu'il fallait une limite à cette délicatesse excessive des formes ; c'est pourquoi, malgré leur éloignement instinctif pour les Irlandais (qui fournissent le plus fort contingent de l'émigration), ils sont loin de s'opposer à l'immigration de cette race, qui par la plénitude de ses formes et la richesse de son système glandulaire, semble faite pour résister avec avantage aux influences du climat américain. On a souvent fait la remarque que les plus belles femmes sont celles qui sont nées de parents venus d'Europe.

(1) Cette opinion est partagée aussi par M. Knox.

» Au reste, cette influence de climat ne s'exerce pas seulement sur les générations; elle se fait aussi sentir dans beaucoup de cas sur les individus lorsqu'ils changent de continent. Ainsi il est peu d'Européens qui engraissent aux États-Unis, tandis que les Américains qui séjournent quelque temps en Europe y prennent ordinairement un air de santé et de prospérité remarquables. Il en est aussi parfois de même des Européens qui reviennent en Europe après un séjour prolongé aux États-Unis. Ce qui caractérise l'Américain du nord encore plus que sa maigreur, ce sont ses cheveux roides. Quand certains journaux de Londres veulent faire la caricature du Yankee, ils le représentent invariablement avec un cou de cigogne et une chevelure longue et grossière, une vraie crinière. C'est le caractère exagéré, mais vrai cependant, de la chevelure américaine et de celle des Indiens. Le contraste à cet égard est surtout frappant entre les Américains et les Anglais. Ces derniers, on le sait, se font en général remarquer par leurs cheveux soyeux. Il n'est personne qui n'ait admiré les beaux cheveux bouclés des enfants anglais. Vous chercheriez en vain une chevelure pareille chez les enfants américains, malgré la dépense de papillottes que font les mamans. Et cependant on peut admettre, sans crainte de se tromper, que les enfants des premiers colons de la Nouvelle-Angleterre avaient, eux aussi, les cheveux bouclés. Cette modification qui s'est opérée dans la chevelure des habitants des États-Unis est importante à noter. Nous savons en effet que les cheveux se contractent sous l'influence de l'humidité, si bien que c'est sur ce principe que de Saussure construisit son hygromètre. Or, les boucles étant l'effet d'une contraction, il n'est pas étonnant que les cheveux bouclés soient très communs dans un climat humide comme l'Angleterre, tandis qu'on doit naturellement s'attendre à les voir s'étendre et se roidir sous l'influence d'un climat sec comme celui des États-Unis.

» Du moment qu'il est démontré que la plus grande sécheresse de l'air peut causer, sous des latitudes d'ailleurs semblables, des différences si notables, pourquoi lui refuserait-on une part d'influence dans d'autres domaines plus complexes, mais non moins dépendants de circonstances extérieures? Ceci nous conduit à dire un mot des différences qu'on a signalées, au point de vue moral et esthétique, entre les Américains et les Européens. Tout Européen, en débarquant à New-York, à Boston ou à Baltimore, est frappé de l'activité fiévreuse qui y règne de tous côtés. Tout le monde est pressé; les individus sur les quais et le long des trottoirs courent plutôt qu'ils ne marchent. Si deux amis se rencontrent dans la rue, ils se bornent à se serrer la main, mais ils n'ont pas le temps de causer. Il est vrai que l'on peut voir quelque chose de semblable dans les ports et les grandes villes d'Angleterre. Seulement, l'activité des Anglais paraît plus raisonnée; celle des Yankee est plus instinctive, le résultat de l'habitude et d'une impatience naturelle, plutôt que de la nécessité. Enfin, il est bien reconnu que les Européens, et surtout les Anglais, qui ont l'habitude de boire chez eux des vins et des liqueurs fortes sans en être incommodés, sont obligés sinon d'y renoncer, au moins de se restreindre considérablement, du moment qu'ils émigrent aux États-Unis. »

CHAPITRE X.

DU NÈGRE EXPORTÉ DANS LES PAYS CHAUDS ET DE L'ESCLAVAGE.

ART. Ier. — Du nègre exporté dans les pays chauds.

On commence à croire que le nègre est peu propre à perpétuer sa race dans le nord de l'Afrique, et moins encore dans les régions d'une latitude plus septentrionale; mais on admet encore généralement que le nègre transporté loin de son pays, s'acclimate parfaitement dans toute la zone intertropicale. Cette opinion est-elle fondée? Pour répondre à cette nouvelle question, continuons d'interroger les faits.

En 1776, il fallait, d'après Stedman (1), pour entretenir la population esclave de Surinam au nombre de 75 000 individus, une importation annuelle de 2 500 nègres, chiffre qui représentait sans doute l'excédant annuel des décès sur les naissances. Dans les colonies françaises, le recensement de 1835, le dernier, selon M. Moreau de Jonnès (2), qui soit général et complet, a donné les résultats suivants :

	Naissances.	Décès.
Martinique.......	1 sur 33,3	1 sur 33,4
Guadeloupe......	1 sur 49,6	1 sur 45,6
Guyane.........	1 sur 48	1 sur 31,3
Bourbon.........	1 sur 61	1 sur 30,8
Total.....	1 sur 45,1	1 sur 36,1

(1) A. de Jonnès, *Rech. statist. sur l'esclavage colonial*. Paris, 1842, p. 91.
(2) *Op. cit.*, p. 60.

De 1834 à 1839, on a compté dans les quatre colonies que nous venons de citer, 28825 naissances et 36070 décès, soit un excédant de 7245 décès ou 1449 par année. D'après les derniers documents officiels publiés en septembre 1855, par le ministère de la marine, voici quel a été dans la période de 1848 à 1852, le nombre des naissances et des décès pour l'ensemble de la population (blanche, nègre et mulâtre.)

	Naissances.	Décès.
Martinique	19,350	17,471
Guadeloupe et dépendances	19,484	20,326
Guyane	2,025	2,815
Réunion	16,711	17,419
Total	57,570	58,031

Ainsi, à l'exception de la Martinique, partout on trouve un excédant des décès sur les naissances.

De 1816 à 1832 la population esclave nègre des Antilles anglaises a compté, année moyenne, 696171 individus, dont 345320 du sexe masculin, et 350851 du sexe féminin ; sur ce nombre, on a constaté dans la même période, année moyenne, 10390 décès et 8652 naissances du sexe masculin : 8826 décès et 8565 naissances du sexe féminin. Soit un décès sur 36 individus et 1 naissance sur 40. Il résulte de là une diminution *annuelle* de 2000 individus. Le tableau ci-contre donne les naissances et les décès pour chacune des colonies en particulier (1).

Ce tableau met en lumière une décroissance très notable de la population esclave des Indes occidentales, à la seule exception de la Barbade. Il reste à examiner si l'excédant des décès sur les naissances n'aurait pas pour cause une proportion trop faible des naissances. Nous avons montré plus haut (2), que l'on compte :

En France,	1	naissance sur	36 habitants.
En Bavière,	1	—	35
En Belgique,	1	—	32
En Angleterre,	1	—	28

Or, on trouve :

A Montserrat,	1	naissance sur	31 individus.
A la Grenade,	1	—	36
A Berbice,	1	—	37

(1) M. Tulloch, *Statistics of the negro slave population in the West Indies*, in *British annals of medicine*.

(2) Tome II, p. 61.

Tableau des naissances et des décès dans la population nègre esclave des possessions anglaises des Indes occidentales.

COLONIES.	PÉRIODE D'OBSERVATION.	POPULATION MOYENNE.		DÉCÈS SUR 1000 INDIVIDUS.			NOMBRE d'individus pour 1 décès.	NOMBRE ANNUEL moyen des naissanc. (1).		NOMBRE d'individus pour 1 naissance.
		Masculine.	Féminine.	Mascul.	Fémin.	Les 2 sexes.		Masculin.	Féminin.	
Trinité *	1816 à 1828	13444	10786	30	30	30	33	251	249	43
Tabago	1819 à 1832	6554	7118	47	37	42	24	163	166	41
Demerera et Essequibo *	1826 à 1832	37949	32475	34	25	30	33	716	746	44
Berbice *	1819 à 1831	12029	10093	33	29	31	32	278	267	37
Jamaïque	1817 à 1829	182277	170699	27	23	25	40	3873	3823	44
Grenade	1817 à 1831	12371	13147	36	31	33	30	349	343	36
Saint-Vincent	1817 à 1831	12110	12267	34	28	31	32	291	289	42
Barbade	1817 à 1829	36310	42491	31	26	28	35	1447	1428	27
Sainte-Lucie	1816 à 1831	6621	7878	35	25	30	34	175	171	42
Dominique	1817 à 1826	8008	8734	35	29	32	32	231	225	37
Antigoa	1818 à 1827	14577	16612	30	25	27	36	396	397	39
Saint-Christophe	1817 à 1831	9465	10304	30	26	28	36	265	257	38
Montserrat	1818 à 1827	2986	3479	34	26	30	34	106	100	31
Nevis	1817 à 1831	4619	4768	26	23	25	41	111	104	43
	Totaux	345320	350851	30	25	28	36	8652	8565	40

* Pour établir le rapport des naissances à la population, on a déduit préalablement du chiffre total de la population l'excédant des individus du sexe masculin sur les personnes du sexe féminin.

(1) Aux Indes occidentales, l'excédant des naissances masculines sur les naissances féminines, dans la population nègre, est de 1 sur 86 ; elle est de 1 sur 100 sur la côte d'Afrique; de 1 sur 60 à Bourbon ; de 1 sur 25 au cap de Bonne-Espérance.

La décroissance de la population nègre dans les colonies dont il s'agit, tient donc uniquement à l'exagération de la mortalité. Le tableau qui précède met encore en lumière un fait d'une haute importance, à savoir que dans toutes les colonies anglaises des Indes occidentales, sans exception, la mortalité du sexe masculin excède d'une manière notable celle du sexe féminin. Cet excédant paraît se reproduire à l'île Maurice, où la population nègre des deux sexes a subi de 1827 à 1832 la réduction ci-après :

	Sexe masculin.	Sexe féminin.
Population nègre en 1827.....	42,621	26,455
— 1832.....	38,124	24,932
Diminution en cinq ans....	4,497	1,523

Cette différence dans la résistance respective des deux sexes devient plus saisissante, si l'on considère que la mortalité est à peu près égale dans les deux sexes avant l'âge de vingt ans, d'où il résulte que la différence porte en quelque sorte exclusivement sur la population adulte. Il résulte d'un calcul fort intéressant auquel s'est livré à ce sujet le colonel Tulloch, que la mortalité de la population nègre de Demerara peut être représentée ainsi :

	DÉCÈS SUR 1000 INDIVIDUS.	
	Sexe masculin.	Sexe féminin.
Au-dessous de 10 ans..........	34	32,7
De 10 à 20 ans...............	11	11
Au-dessus de 20 ans..........	41,7	28,6

On voit que dans la population adulte, la mortalité du sexe masculin est près de deux fois plus forte que dans celle de l'élément féminin. Maintenant, à quelle cause faut-il attribuer cette immunité de la femme nègre? Il serait difficile de répondre à cette question. Toujours est-il qu'elle ne saurait s'expliquer par la différence des fatigues de la vie; car, comme le fait observer M. Tulloch, la femme nègre subissait un double esclavage, celui du maître et celui de son mari. Ajoutons que déjà la femme blanche paraît mieux que l'homme blanc, supporter le climat des Antilles; enfin, ne perdons pas de vue que si la mortalité du nègre esclave est considérable, celle du soldat nègre est plus élevée encore, bien qu'il ait en moyenne l'âge de vingt à quarante-cinq ans, que sa solde soit la même que celle du soldat anglais, enfin que sa conduite soit généralement assez régulière.

Jusqu'ici, le cap de Bonne-Espérance et la région méridionale des États-Unis, sont les seules contrées dans lesquelles le nègre exporté paraisse avoir réussi. En ce qui concerne les Antilles anglaises, voici l'opinion du colonel Tulloch, à laquelle les faits qui précèdent donnent, il faut le dire, une grande autorité : « Avant un siècle la race nègre aura presque cessé d'exister dans les colonies anglaises des Indes occidentales (1). »

ART. II. — De la traite et de l'esclavage des nègres.

« La traite, dit M. Moreau de Jonnès, a duré plus de 320 ans et n'a pas tiré moins de 12 millions de nègres (2). » Ce qu'il y a de certain, c'est que, depuis 1807 (3), époque de l'abolition de la traite en Angleterre, jusqu'en 1819, époque de l'établissement des croisières, 2290000 nègres ont été enlevés de la côte d'Afrique. Sur ce nombre, 680000 ont été expédiés au Brésil ; 615000 dans les colonies espagnoles, et 562000 dans les autres pays. Le déchet, pendant la traversée, a été de 433000. Depuis 1819 jusqu'en 1847, le nombre des nègres exportés a été de 2758506 ainsi répartis : Brésil, 1121800 ; colonies espagnoles, 831027 ; déchet, 688299 ; capturés, 117380. Totaux, pendant les quarante années : esclaves importés au Brésil, 1801800 ; dans les colonies espagnoles, 1446027 ; dans les autres contrées ; 562000 ; déchet, pendant la traversée, 1121299 ; capturés, depuis 1819, 117380. Ce qui donne en totalité, depuis la prohibition, 5048506 victimes de la traite. Ces chiffres attestent combien peu les mesures prises pour empêcher le transport des esclaves de la côte d'Afrique ont atteint leur but. Selon M. de Molinari, non-seulement la prohibition de la traite et les mesures prises pour l'assurer n'ont pas arrêté ce trafic, mais encore elles ont eu pour résultat d'aggraver les souffrances de ses victimes. Avant la prohibition, les nègres transportés étaient généralement bien traités pendant le voyage, car les négriers avaient intérêt à ce que leur marchandise arrivât en bon état à sa destination. Mais à peine les lois répressives de la traite furent-elles mises en vigueur, que toutes les précautions prises pour procurer quelque bien-être aux transportés disparurent. Les négriers n'eurent plus alors qu'un souci : échapper aux croisières. Dans ce but, ils réduisirent au *minimum* la place réservée à leurs cargaisons, et ils n'embarquèrent

(1) *Before the termination of an other century, this race will have almost ceased to exist in our West India colonies.*

(2) *Recherches statistiques sur l'esclavage colonial.* Paris, 1842, p. 102.

(3) *Dict. de l'écon. politique.* Paris, 1852, art. ESCLAVAGE, par M. de Molinari.

plus que les quantités d'eau et de vivres qui leur étaient rigoureusement nécessaires. Le résultat fut une augmentation de 11 pour 100 dans le déchet des cargaisons. Cette augmentation s'explique par les horribles souffrances que les conditions actuelles de la traite infligent aux victimes de la cupidité des négriers.

« Les esclaves, dit le docteur Cliffe (1), sont entassés pêle-mêle et couchés sur le flanc, dans un mélange confus de bras, de têtes, de jambes, de sorte qu'il est difficile à l'un d'eux de remuer sans que la masse entière remue en même temps. Sur le même bâtiment on forme parfois deux ou trois ponts, encombrés d'esclaves, et dont la hauteur ne dépasse pas un pied et demi ou même un pied. Ils ont ainsi la place nécessaire pour se tenir couchés, aplatis comme l'insecte visqueux; mais un enfant lui-même ne pourrait s'asseoir dans ces longs cercueils à compartiments. On peut dire qu'ils sont arrimés comme des boucauts ou comme des livres sur les rayons d'une bibliothèque. Ils sont nourris par un homme qui leur descend une calebasse d'eau et une parcelle d'aliments. Un petit nombre d'entre eux, ceux qui semblent plus accablés, sont hissés sur le pont au grand air. Avant le redoublement de sévérité de nos lois, on leur distribuait leur nourriture sur le pont, par escouades successives; mais aujourd'hui ce faible adoucissement ne leur est même plus donné. Jadis les négriers embarquaient avec eux un chirurgien; aujourd'hui il n'est pas de praticien de quelque valeur qui voulût les suivre. Les bâtiments perdent quelquefois plus de la moitié de leur cargaison, et l'on cite même l'exemple d'un chargement de 160 nègres sur lesquels 16 seulement survécurent au voyage. Rien ne saurait donner une idée des souffrances auxquelles ces malheureux sont soumis, principalement à cause du manque d'eau : comme la présence à bord d'une grande quantité d'eau et de tonneaux expose les négriers à la confiscation, ils sont arrivés, après des calculs d'une odieuse précision, à reconnaître qu'en distribuant une fois tous les trois jours à un individu l'eau contenue dans une tasse à thé, cela suffisait pour lui conserver la vie. Ils limitent en conséquence leurs approvisionnements d'eau fraîche à ce qu'il faut pour empêcher les esclaves de mourir de soif. Rien ne saurait non plus donner une idée exacte de la saleté horrible d'un navire chargé de nègres. Amoncelés et en quelque sorte encaqués comme le sont les nègres, il devient à peu

(1) Déposition du docteur Cliffe citée dans le *Journal des économistes*, t. XXI, page 154.

près impossible de nettoyer le navire, qui est souvent abandonné, faute d'un Hercule assez téméraire pour nettoyer ces nouvelles étables d'Augias. Les bâtiments que l'on a purifiés conservent une odeur particulièrement âcre et fétide, qui trahit leur destination première. Je reconnus qu'un vaisseau naviguant sur la côte d'Afrique avait servi à la traite, par les effluves caractéristiques qui s'en exhalaient. Il est certain que si un blanc était plongé dans l'atmosphère où vivent ces hommes, il serait immédiatement asphyxié.

» Les rotules de ces malheureux présentent l'aspect d'un crâne dénudé ; leur bras est dégarni de toute la partie musculaire : c'est un os recouvert de peau ; le ventre est protubérant et comme gonflé d'une manière maladive. Il faut qu'un homme prenne ces misérables dans ses bras pour les porter hors du bâtiment, car ils ne sont pas capables de marcher. Comme ils ne se sont pas tenus debout pendant un ou deux mois, leurs muscles sont affaiblis au point de ne pouvoir plus les soutenir. Ils ont un air hébété, hagard, et l'on peut dire qu'ils sont descendus jusqu'au dernier degré d'abaissement au delà duquel il n'y a plus que la brute. Un grand nombre sont meurtris, couverts de larges ulcères, de maladies cutanées profondément repoussantes, et la chique se creuse, à travers l'épiderme et jusque dans les chairs, ses horribles refuges. Pour faire parvenir 65 000 nègres au Brésil, il faut en enlever 100 000 à la côte d'Afrique, et, sur les 65 000, il en meurt communément 4 ou 5 000 dans les deux mois qui suivent leur arrivée. Avant l'interdiction de la traite, les opérations des négriers donnaient de 20 à 30 pour 100 de profit, tout au plus ; depuis que la traite est devenue un commerce de contrebande, les bénéfices qu'elle rapporte s'élèvent fréquemment jusqu'à 2 ou 300 pour 100. Cette augmentation provient en premier lieu de la réduction survenue dans la concurrence des capitaux et des bras qui s'offraient pour faire la traite : les capitalistes honnêtes se sont retirés de ce commerce lorsqu'il a été flétri par la conscience publique et poursuivi par les lois. »

En 1831, le gouvernement anglais préluda à l'émancipation générale en affranchissant les esclaves des domaines de la couronne. Enfin, le 18 mai 1833, lord Stanley présenta au parlement un bill pour l'abolition de l'esclavage. Adopté par la chambre des communes le 12 juin 1833, et par la chambre des lords dans la nuit du 25 du même mois, ce bill fut sanctionné par la couronne le 28 août suivant. Voici quelles étaient les clauses de l'acte d'émancipation : 1° Une indemnité de 20 millions de livres sterling était accordée aux propriétaires d'esclaves ; 2° les esclaves âgés de six ans et au-dessus, au 1er août 1834, passaient à l'état d'apprentis travailleurs. Six années d'apprentissage furent imposées aux deux premières classes, et quatre années à la troisième, à dater du 1er août 1834. Les maîtres eurent droit au travail de leurs ci-devant esclaves devenus apprentis, à la charge de pourvoir à leur entretien. La quantité de travail exigible d'un apprenti fut limitée à 45 heures par semaine. Les travailleurs noirs eurent la faculté de racheter les années de travail qu'ils devaient fournir à leurs maîtres.

Les populations esclaves des possessions anglaises soumises à l'acte d'émancipation se composaient de 780 933 individus. En calculant leur valeur d'après la moyenne des prix de vente de 1823 à 1830, soit à raison de 1 400 francs par tête, on trouve un total de 1 132 043 668 francs. L'indemnité pécuniaire, s'élevant à 500 millions de francs, soit à 635 fr. 61 c. par tête, formait les 3/7es environ de la valeur totale de la population rachetée. L'indemnité accordée en travail servait à couvrir les quatre autres septièmes. On évalue à 7 1/4 années la quantité de travail que peut donner en moyenne une génération esclave aux Antilles anglaises. En conférant aux planteurs pour une période de quatre et de six années le droit au travail de la génération rachetée, on leur fournissait donc plus des 4/7es de sa valeur, et par conséquent on leur payait largement leur propriété.

L'émancipation accomplie par l'Angleterre et par la France au prix de tant d'efforts et de sacrifices dans leurs colonies, n'a abouti qu'à un simple déplacement de l'esclavage, qui s'est opéré au profit des nations les moins accessibles aux sentiments de justice et d'humanité. En dépit des efforts généreux qui ont été tentés pour arriver à l'abolition de l'esclavage, le nombre des esclaves n'a pas cessé de s'accroître, et d'après un des derniers rapports de la Société pour l'abolition de l'esclavage, on compterait actuellement (1) :

Aux États-Unis (recensement de 1850)	3,178,000
Au Brésil	3,250,000
Dans les colonies espagnoles	900,000
Dans les colonies hollandaises	85,000
Dans les républiques de l'Amérique du Sud	140,000
Dans les établissements de la côte d'Afrique	30,000
Total	7,583,000

L'esclavage existe aujourd'hui aux États-Unis dans quatorze États :

(1) *Dictionn. de l'économ. politique*, art. ESCLAVAGE.

Delaware, Maryland, Virginie, Caroline du Nord, Caroline du Sud, Géorgie, Kentucky, Tennessee, Alabama, Mississippi, Louisiane, Missouri et Arkansas et Texas. Les Etats à esclaves se divisent en pays de production et de consommation. Dans les premiers on élève les esclaves; dans les seconds on les applique à la culture du sol. On évalue à 80000 environ le nombre des esclaves qui sont annuellement transportés des Etats éleveurs (*breeding States*) dans les Etats consommateurs. Les Etats éleveurs sont le Delaware, le Maryland, la Virginie, la Caroline du Nord, le Kentucky, le Tennessee et le Missouri. Le sol de ces Etats n'étant point propre aux grandes cultures du sucre et du coton, et les denrées qu'on y cultive, le tabac, le chanvre et les céréales n'exigeant en comparaison qu'un nombre peu considérable de travailleurs, les esclaves y sont nourris principalement en vue de l'exportation. L'élève de cette espèce particulière de bétail est devenue une branche importante de la production. Les éleveurs l'ont organisée sur une échelle immense. Non-seulement ils s'attachent à le développer de manière à proportionner leurs approvisionnements aux demandes croissantes des Etats du Sud, mais encore ils donnent une attention spéciale à l'amélioration de leurs produits. Les mulâtres se vendant mieux que les nègres, ils ont encouragé, même par des primes, le mélange des races. Le meilleur sang de la Virginie coule dans les veines des esclaves, dit le R. M. Paxton. On rencontre fréquemment des esclaves entièrement blancs, et il faut être connaisseur pour les distinguer des blancs de race pure.

L'élève des esclaves donne des profits élevés, et aucune propriété n'est d'un meilleur rapport que celle des jeunes négresses lorsqu'elles sont saines et fécondes. Aux yeux des éleveurs, la fécondité est regardée comme la plus précieuse des vertus : la stérilité, au contraire, est quelquefois considérée comme un crime. On fouette les négresses stériles et les mères dont les enfants meurent. La valeur d'un esclave adulte est, en moyenne, de 600 dollars, mais elle est sujette à des variations considérables. « Ces outils vivants, dit M. de Molinari, se vendent plus ou moins cher selon l'état du marché du coton et du sucre; lorsque ces articles sont très demandés, le prix des esclaves s'élève; lorsqu'ils le sont peu, les esclaves se vendent à vil prix. Comme tous les autres producteurs, les éleveurs d'esclaves s'efforcent d'augmenter leurs débouchés et de se préserver de la concurrence étrangère. Ce sont les éleveurs de la Virginie et de la Caroline qui ont été les plus ardents à demander l'annexion du Texas, et qui se sont montrés, en toute occasion, les plus chauds adversaires de l'importation des nègres d'Afrique. Le commerce des esclaves n'est pas moins profitable que l'élève, et les hommes les plus notables des Etats-Unis, des magistrats, des membres du clergé, ne se font aucun scrupule d'y engager leurs capitaux. Le président Jackson, par exemple, achetait des cargaisons d'esclaves dans le Nord pour les revendre dans le Sud. Les agents secondaires et les courtiers ont, en revanche, une assez mauvaise réputation : ceux-ci vont acheter, à des époques périodiques, les esclaves dans les plantations. En faisant leurs achats, ils n'ont aucun égard aux liens de parenté ou d'affection qui peuvent exister entre les esclaves. Les enfants sont communément séparés de leurs mères, parce qu'ils n'ont presque aucune valeur dans le Sud ; on attend, pour les y transporter, qu'ils aient acquis la plus grande partie de leur croissance et de leurs forces. Après l'achat dans les plantations, les esclaves sont dirigés par détachements vers leur destination ; les prisons des Etats servent d'entrepôts. »

La vie moyenne d'un esclave importé dans le Sud paraît ne pas excéder cinq ans, et l'on estime le déchet annuel d'une plantation d'esclaves à 2 1/2 pour 100. Le travail excessif imposé aux femmes aussi bien qu'aux hommes fait obstacle à la reproduction, et l'esclavage disparaîtrait promptement des Etats producteurs, par le fait de l'extinction de la population esclave, s'il n'était incessamment alimenté par les importations des Etats éleveurs. « Chaque habitation, dit M. de Molinari, a son code particulier, ses tortures particulières : ici on oblige les esclaves récalcitrants à porter un collier comme les chiens de basse-cour ; là on les marque à la joue avec un fer rouge ; ailleurs on leur broie les rotules avec un tourniquet. Un des supplices que l'on inflige le plus communément aux esclaves échappés consiste à leur arracher les dents de devant. Cependant les évasions sont fréquentes, surtout depuis l'établissement des chemins de fer. Les propriétaires vont à la chasse des *runaways* avec des chiens dressés à chasser le nègre ; l'éducation de ces animaux est devenue une spécialité lucrative. Les chasseurs ne se font aucun scrupule de tirer des coups de fusil aux *runaways;* ils mettent toutefois leur adresse à ne leur casser aucun membre, afin de ne point trop en diminuer la valeur (1). »

(1) *Dictionn. de l'économie politique.* Paris, 1852, t. I, p. 718-724.

CHAPITRE XI.

MOYENS CAPABLES DE DIMINUER LA MORTALITÉ HORS DU PAYS NATAL.

ART. Ier. — Considérations générales.

D'après les faits qui précèdent, l'homme, au moins tel que nous le connaissons aujourd'hui (1), n'est point cosmopolite, et sa faculté d'acclimatation, essentiellement limitée, varie d'une manière notableselon les races, dont les unes peuvent subir sans dommage pour elles un déplacement plus ou moins considérable loin du pays d'origine et loin du sol natal, tandis que d'autres sont liées à une zone souvent très circonscrite. Nous ne méconnaissons point que ces propositions s'écartent des théories qui ont eu cours jusqu'ici ; mais on nous accordera peut-être de les avoir assises sur une base expérimentale d'une valeur décisive. Que la médecine, l'hygiène publique, que l'économie politique elle-même, en prennent donc leur

(1) Quelques esprits se sont préoccupés de la contradiction qu'ils ont cru entrevoir entre les faits qui concluent à la négation du cosmopolitisme et la théorie de l'origine primitive unique de l'homme, c'est-à-dire de sa provenance d'un seul couple. Mais d'abord, nous ne voyons pas en quoi une théorie, quelque respectable qu'elle soit, pourrait infirmer des *faits*, en supposant ceux-ci bien constatés. En second lieu, la contradiction est-elle bien réelle, ou n'est-elle qu'apparente? Nous soutenons le non-cosmopolitisme et la faculté limitée d'acclimatation de l'homme tel que nous le connaissons aujourd'hui ; or, où donc se trouve la preuve que l'homme n'ait jamais varié? En d'autres termes, que ses facultés actuelles soient identiques avec cellesdes temps primitifs? Les nombreuses variétés humaines qui peuplent le globe ne démontrent-elles pas, à elles seules, que dans l'hypothèse de l'origine primitive unique du genre humain, les hommes ne sont plus aujourd'hui ce qu'étaient leurs premiers parents? La contradiction dont on se préoccupe n'est donc en réalité qu'apparente. Tout le monde connaît la magnifique argumentation du comte J. de Maistre, sur le sauvage, qui, loin de représenter l'homme *primitif*, comme le croyait J.-J. Rousseau, serait au contraire l'homme *dégénéré*. Eh bien, en nous plaçant pour un moment à ce point de vue, nous demanderons : Est-il bien prouvé que l'on puisse ramener l'homme *devenu* sauvage à son état de primitive perfection? Évidemment non ; dès lors, à quel titre demanderait-on aux diverses variétés humaines *actuelles* de recommencer aujourd'hui, au point de vue du cosmopolitisme, ce qui n'a pu être donné qu'à la souche primitive de produire? M. de Maistre dit textuellement : « Nous sommes précisément à l'homme primitif ce que le sauvage est à nous. » (Voy. *Soirées de Saint-Pétersbourg*, t. I, p. 81 et 113.)

parti. Elles peuvent, elles doivent même s'appliquer désormais à diminuer le mal, mais elles ne sauraient dédaigner un ensemble de faits qui en démontrent la triste et incontestable réalité.

Les mesures capables de diminuer la mortalité des hommes transportés hors de leur pays natal varient selon qu'il s'agit d'un séjour temporaire ou définitif dans le nouveau milieu. Pour les troupes européennes servant dans les pays chauds, le gouvernement anglais a eu recours à trois grandes mesures : 1° substitution d'un renouvellement triennal des troupes, à l'ancien système d'un séjour illimité, basé sur l'hypothèse de l'acclimatement ; 2° adjonction de troupes auxiliaires à l'armée nationale ; 3° campement des troupes en des lieux reconnus salubres. Nous avons exposé avec détail les résultats de la première de ces mesures ; il ne nous reste donc qu'à traiter les deux dernières.

ART. II. — De la mortalité des troupes auxiliaires.

Voici les pertes éprouvées par les troupes auxiliaires dans les diverses possessions de l'empire britannique (1).

	Nombre annuel des décès sur 1000 hommes.
Hommes servant dans leur pays natal.	
Corps des *Fencibles* (Maltais servant à Malte) (2).............	9
Hottentots servant au cap de Bonne-Espérance...............	12,5
Armée du Bengale (indigènes venant spécialement des provinces du Nord)..	13
Armée de Madras (natifs de la péninsule de l'Inde)............	15
Lascoreyns armés (natifs de Ceylan servant dans cette île)....	25,8
Hommes servant hors de leur pays natal.	
Natifs de Madras (*Gun lascars* et pionniers) servant dans les provinces Tenasserim..............................	12

(1) *Statistical Reports on the sickness, etc.*, passim.

(2) Le Maltais vit presque exclusivement d'aliments végétaux, et ne fait presque pas usage de liqueurs fermentées ; le Hottentot, au contraire, employé presque constamment sur la frontière orientale de la colonie du Cap, reste, souvent pendant plusieurs mois, privé de pain et de tout aliment végétal. Dans ces circonstances, il consomme de 2 à 3 livres anglaises de viande par jour, et se livre, en même temps, avec excès aux boissons alcooliques. Malgré cette différence dans la manière de vivre, Maltais et Hottentots jouissent d'un état sanitaire excellent, tant il est vrai que les diverses races présentent sous le point de vue de la physiologie comme sous le rapport de la pathologie, des aptitudes et des immunités complétement différentes.

Natifs de Madras et du Bengale (*Gun lascars* de Ceylan) servant à Colombo (Ceylan)................................	13
Malais de Java, Penang, Malacca et Singapore, en garnison à Ceylan..	25
Nègres, pionniers noirs, les uns nés à Maurice, les autres venant de Madagascar et de la côte de Mozambique, de 1821 à 1836.	27,2
Troupes nègres, colons militaires à la Jamaïque, de 1817 à 1836.	30
Troupes nègres dans la province de Honduras...............	30
Nègres venant d'Afrique et servant aux Antilles et à la Guyane, de 1817 à 1836	40
Nègres servant à Bahama, de 1817 à 1836.................	41
Natifs de Madras et du Bengale, servant comme corps de pionniers à Ceylan, de 1821 à 1823......................	43
Nègres venant de Goa et de la côte de Mozambique, servant à Ceylan..	61
Nègres servant à Gibraltar, de 1816 à 1820................	62

Plusieurs enseignements découlent de ce document : d'abord l'ensemble des troupes britanniques auxiliaires présente une mortalité annuelle de 15,2 lorsque ces troupes sont employées dans leur pays natal; leurs pertes s'élèvent à 35,8 en moyenne, lorsqu'elles servent hors de leur pays. Mais nous appelons l'attention d'une manière spéciale sur la mortalité des troupes nègres qui, à Gibraltar, c'est-à-dire à la pointe méridionale de l'Europe, s'élève à un chiffre trois fois plus élevé que celle des troupes blanches, et qui, même dans la région tropicale, atteint encore l'énorme proportion de 40 à 61 décès sur 1 000 hommes, alors que la population civile blanche, âgée de 20 à 40 ans, perd en Europe à peine 10 sur 1 000 annuellement.

Dans les trois présidences de l'Inde, et de 1825 à 1844 inclusivement, la moyenne annuelle des décès sur 1 000 hommes a été représentée par les nombres ci-après :

	Troupes européennes.	Troupes indigènes.
Bombay.............	50,7	12,9
Bengale.............	73,8	17,9
Madras.............	38,4	20,9
Moyenne......	54,0	18,0

On voit que, pour l'ensemble des possessions de l'Inde, les pertes des troupes européennes ont été trois fois plus considérables que celles des troupes indigènes. Le tableau suivant donnera une idée de la différence de mortalité des troupes blanches et nègres dans plusieurs colonies anglaises, de 1817 à 1836 (1) :

(1) Voyez le tableau de la page 79.

	Décès sur 1000 hommes.	
	Troupes européennes.	Troupes nègres.
Ceylan	57	61
Bahama	200	41
Sierra-Leone	483	30,1

ART. III. — Du choix des lieux.

Le choix des lieux peut exercer une influence considérable sur l'état sanitaire et la mortalité, et, chose digne de remarque, le lieu le plus salubre se trouve souvent immédiatement à côté du lieu le plus malsain. « Quibus etiam in locis (quod sane mirum), dit Baglivi, brevissimi inter» valli discrimen, hic aliquantum salubris existimatur aer, contra noxius » et damnabilis (1). » Ajoutons que la cause réelle de la différence de salubrité, bien que liée le plus souvent à des conditions appréciables, échappe dans certains cas à l'investigation la plus minutieuse, et ne se démontre que par le résultat. Voici quelques exemples de différences de résultats observées parmi les troupes anglaises, de 1817 à 1836, dans quelques groupes d'îles plus ou moins voisines les unes des autres (2) :

1° ILES IONIENNES.

	Décès sur 1000 hommes.
Corfou	20,1
Cérigo	20,1
Ithaque	26,1
Céphalonie	30,5
Zante	32
Sainte-Maure	46

2° ANTILLES.

Décès sur 1000 *hom.*

Antigoa et Montserrat	40	Trinité	106
Saint-Vincent	54	Sainte-Lucie	122
Barbades	58	Dominique	137
Grenade	61	Tabago	152
Saint-Christophe, Névis et Tortola	71		

Dans d'autres circonstances, c'est dans une seule et même île que se trouve cette gamme chromatique de salubrité. La mortalité des troupes

(1) *Prax. med.*, lib. I, cap. XIV.

(2) *Statistical Reports on the sickness, mortality and invaliding among the troops.* London, 1840, in-fol.

blanches se trouve ainsi répartie entre les divers postes occcupés à Ceylan et à la Jamaïque (1) :

3° CEYLAN.

Décès sur 1000 hom.

Galle	23	Kandy	60
Niuera-Elia	24	Trincomali	91
Ratnapoura	42	Badulla	97
Colombo	51		

4° JAMAÏQUE.

Décès sur 1000 hom.

Phœnix-Park	29	Stony-Hill	96
Montpellier	30	Falmouth	110
Maroun-Town	32	Port-Royal	122
Mandeville	35	Up-Park-Camp	152
Fort Augusta	78	Port Antonio	162
Lucia	91	Spanish-Town	177

Dans ces deux îles, dont l'une est située dans le golfe du Mexique et l'autre dans l'océan Indien, ce sont particulièrement les postes militaires d'une altitude considérable, tels que Maroun-Town, à 2 000 pieds d'élévation au-dessus de la mer, qui fournissent la mortalité la plus faible. Une faible altitude, comme celle de Up-Park-Camp, à 200 pieds, et Stong-Hell, à 1 360 pieds, loin de diminuer les pertes, peut au contraire donner lieu à une mortalité plus considérable que celle à laquelle on serait exposé dans certains lieux situés même au niveau de la mer (2). Dans les colonies françaises des Antilles, des résultats analogues ont été observés, et l'administration retire déjà de grands avantages de l'installation des troupes au camp Jacob, à la Guadeloupe, et au camp des Pitons, à la Martinique.

CHAPITRE XII.

DU CROISEMENT DES RACES.

ART. Ier. — Espèce humaine.

Rien ne met mieux en évidence la faiblesse de l'hypothèse de l'acclima-

(1) *Op. cit.* — Voyez aussi : E. Balfour, *Observations on the means of preserving the health of the troops, by selecting healthy localities.* London, 1844.

(2) Boudin, *Statistique de l'état sanitaire et de la mortalité des armées de terre et de mer*, considérées dans des conditions variées de salubrité, de temps, de lieux, d'âge, de race et de nationalité. (*Annales d'hygiène*, Paris, 1846, t. XXXV, p. 283.)

tement en Algérie, que l'obligation dans laquelle se trouvent ses défenseurs de recourir à la proposition du croisement de l'Européen avec la femme mauresque ou bédouine. « On a longtemps et vainement cherché, dit un des partisans de l'hypothèse, dans l'ordre des mesures politiques, les moyens d'assurer la possession de l'Algérie. Il en est un qui n'est ni la destruction de la population indigène, ni la soumission définitive de cette population. Ce serait, ni plus ni moins, la création d'une race nouvelle résultant du croisement de la race conquérante avec la race conquise. *Faites que le sang français soit réchauffé et revivifié par le sang arabe, que des Françaises et des Algériennes épanchent tour à tour sur le sol africain le produit de cette féconde alliance*, et bientôt vous aurez une race qui aura tous les avantages de sa double origine sans en avoir les inconvénients. Parmi ces avantages, nous compterions, sans aucun doute, la faculté de résister aux influences délétères du sol, et peut-être ceux plus inattendus d'une organisation physique et morale digne d'un peuple nouveau. Mais comment atteindre un tel but? Les antipathies de nature, les préjugés de religion, les haines de peuple conquis à peuple conquérant, ne sont-ils pas des obstacles insurmontables? Nous ne le pensons pas; et quelques faits particuliers sont de nature à laisser croire qu'en s'y prenant bien, il ne serait pas impossible de les généraliser. Ce qui a réussi une fois peut réussir souvent, sinon toujours : le tout est de bien connaître les conditions d'un premier succès. Et puis, n'y aurait-il pas mille moyens d'encourager ces alliances, *de les forcer* en quelque façon (1)? » M. Vital, après avoir reconnu qu'à Constantine, c'est-à-dire à 650 mètres au-dessus du niveau de la mer et sur un point presque complétement exempt de fièvres, les enfants nés de père et de mère européens sont *impitoyablement moissonnés*, formule la proposition suivante : « Il est suivant nous, deux moyens de faire cesser l'incompatibilité actuelle du milieu africain. Le premier, le plus direct, le plus prochainement profitable, consisterait à favoriser les alliances entre les Européens et les femmes indigènes et à créer une race intermédiaire... Oui, si chaque commandant supérieur de camp usait avec adresse de son influence pour provoquer et aider ces unions, de nouvelles familles arab-européennes se constitueraient (2). » M. Jacquot exprime le regret que l'autorité n'ait pas compris ce qu'il appelle la haute et féconde question du croisement en Algérie, *où les intérêts politiques sanctionnent tout;* il ajoute :

(1) *Gazette médicale de Paris* du 8 avril 1848.

(2) *Ibid.*, 6 novembre 1852, p. 702.

« Nous connaissons de bons endroits où l'on a quelque chose de bien pour 200 à 300 francs; ce n'est réellement pas cher. Que la marchandise soit trompeuse... ceci n'est point notre affaire (1). »

Voilà cependant à quels expédients se trouvent réduits les plus savants défenseurs de la théorie de l'acclimatement. On nous permettra de ne point nous y arrêter. Disons seulement que la population mauresque des villes qui compte deux fois plus de décès que de naissances, ferait bien de se tirer d'affaire elle-même. En second lieu, s'il est vrai, comme l'établit le dernier recensement (2), que cette population n'a plus aujourd'hui que cinq individus du sexe féminin pour sept du sexe masculin, serait-il bien généreux de priver de leurs femmes des gens qui déjà n'en ont pas assez pour leur propre consommation?

Les effets du croisement ont surtout fixé l'attention dans les contrées où deux facteurs très distincts donnent des produits plus prononcés. Aux colonies, l'opinion, en flétrissant le nègre, a créé un puissant intérêt à reconnaître ses descendants même blanchis par le croisement. Moreau de Saint-Méry et Franklin les désignent par les appellations suivantes : mulâtre, quarteron, métis, mamelouk, quarteronné, sang-mêlé. Ces six degrés résultent du mélange continu du blanc avec la négresse d'abord, puis avec les dérivés successifs du croisement de mulâtresse, quarteronne, métive, etc. Les castes de couleur dans leur retour vers le nègre ont noté avec la même précision leur gamme descendante. Le mulâtre et la négresse donnent le griffe ; mulâtre et griffe, le marabou : griffe et négresse le sakatra (3). Dans les anciennes colonies espagnoles, les descendants de père européen et de mère indienne portent le nom de *ladinos*, et l'on observe entre eux et les zambos une hostilité implacable. Quant à ces derniers, ils ont, selon M. Squier (4), tous les vices réunis des races nègre et indienne sans posséder aucune de leurs qualités, et presque tous les criminels de l'Amérique centrale appartiennent à ce genre de métis. Le docteur de Tschudi fait la même remarque sur les zambos du Pérou.

(1) *Gazette médicale de Paris*, 1848, p. 787.

(2) Voyez plus haut, t. II, p. 50.

(3) E. de Salles, *Hist. gén. des races humaines*. Paris, 1849, p. 273.

(4) E. G. Squier, *Nicaragua, its people*. New-York, 1852, t. II, p. 153. « I observed that most of the criminals were Sambos, mixed negros and Indians, who seem » to combine the vices of both races, with few if any of their good qualities. Yet » physically they were both larger and better proportioned than the parent stocks. » There exists between them and the Ladinos, or mixed whites and Indians, a deeply » seated hostility. »

Selon lui, les 4/5es des criminels des prisons de Lima sont des zambos, et c'est à peine si l'on trouve dans cette race un sujet passable sur cent individus (1).

En 1842, un médecin américain distingué, le docteur Nott, de Mobile, après s'être longtemps occupé de l'étude du mulâtre, a émis les propositions suivantes : 1° De toutes les variétés humaines, le mulâtre est l'homme dont la vie moyenne est la plus courte (*shortest-lived*). 2° L'intelligence du mulâtre tient le milieu entre celle du blanc et celle du nègre. 3° Il est moins apte que le blanc et le nègre à supporter de grandes fatigues. 4° La mulâtresse est particulièrement délicate et sujette à certaines maladies chroniques spéciales; elle avorte facilement, elle est mauvaise nourrice et ses enfants meurent jeunes. 5° Les mariages entre mulâtres et mulâtresses sont moins féconds que les mariages des mêmes avec des individus de race blanche ou de race nègre. 6° Lorsqu'un nègre se marie avec une femme blanche, les enfants tiennent plus du nègre que lorsque le mariage s'effectue entre un blanc et une négresse. 7° Enfin le mulâtre, de même que le nègre, possède un haut degré d'immunité contre la fièvre jaune, alors même qu'il n'est pas acclimaté. Depuis lors, M. Nott a reconnu que ses opinions de 1842 avaient un caractère trop absolu et qu'elles ne s'appliquaient qu'aux mulâtres provenant du croisement de la négresse avec le blanc d'origine allemande ou anglo-saxonne ; le mulâtre dont le père est originaire du midi de l'Europe paraîtrait se trouver dans des conditions beaucoup plus favorables (2).

S'il est douteux que le croisement des variétés humaines confère à ses produits des avantages constants, réels et durables sous le rapport de la perpétuation de l'espèce, en revanche il est une race incroisée qui semble se prêter d'une manière merveilleuse à l'acclimatement, à l'ubiquité, au cosmopolitisme. Nous voulons parler de la race juive. En Afrique, le Juif se rencontre depuis les Etats barbaresques jusqu'au cap de Bonne-Espérance, et depuis les bords de la mer Rouge jusqu'à l'océan Atlantique, comme le montre notre tableau page 132. Mungo Park découvrit même plusieurs familles juives à Sansanding, à 800 milles à l'est de la côte occidentale du continent africain. « Les nègres, dit ce voyageur, sont sans égards pour les Juifs, et les Maures me déclaraient que je valais beaucoup mieux, bien que je fusse chrétien. » En Algérie, les Juifs, mal-

(1) *Travels in Peru*, p. 84.

(2) J. C. Nott and Gliddon, *Types of mankind or ethnological researches*. Philadelphia, 1854, sixth edition, p. 373.

gré leur agglomération dans des habitations malsaines, étroites, obscures et souvent souterraines, jouissent d'un état sanitaire qui l'emporte de beaucoup sur celui des autres populations. Ainsi, on y a compté :

	Européens.	Musulmans.	Juifs.	
En 1844......	42,9	32,4	21,6	décès sur 1000 hab.
1845......	45,5	40,8	36,1	

En 1639, David Nasci, juif portugais, obtint de la Compagnie des Indes l'autorisation de former une colonie juive à Cayenne. Lors de la conquête de Cayenne par les Français, en 1664, les Juifs se retirèrent à Surinam où leur nombre s'accrut rapidement. Aujourd'hui on trouve des Juifs depuis le Canada jusqu'au Brésil, et leur nombre est d'environ 20 000 en Amérique ; on en compte environ 2 000 en Australie. En Asie, on trouve des Juifs depuis la côte de Syrie et de l'Asie Mineure, jusqu'à la côte orientale de la Chine, et, du sud au nord, depuis l'extrémité méridionale de la Péninsule de l'Inde jusqu'au delà du Caucase. Ils paraissent s'être introduits en Chine sous la dynastie de Han, vers l'an 210 de notre ère. Leurs principales résidences étaient, dit-on, Han-teken, Pekin et Kaisong-fou. En 1704, d'après un missionnaire de la Chine, le père Gozani, leur nombre était de sept familles. On a souvent parlé d'une secte habitant Cochin et désignée sous la dénomination de *Juifs blancs* et de *Juifs nègres*. Mosseh de Paiva, juif portugais, d'Amsterdam, qui visita Cochin en 1686, a publié, après son retour en Europe, un petit livre devenu très rare, dans lequel on trouve les détails suivants : « L'an 4130 de la création du monde, après la destruction du second temple par Titus, 70 à 80 000 Juifs pénétrèrent jusqu'à la côte de Malabar, où le roi Cheram-Iberimal leur donna la ville de Cranganor, qu'ils furent plus tard obligés de quitter pour se réfugier à Cochin... Quoique le climat de Cochin les ait basanés au point de les rendre presque mulâtres, ils se croiraient déshonorés s'ils priaient, mangeaient ou s'alliaient avec les Juifs nègres ou malabres, qui descendent d'esclaves au service des Juifs de Cranganor. » Les Juifs nègres, d'après Paira, étaient au nombre de 465 (1).

ART. II. — Croisement des animaux.

Lorsque deux espèces voisines s'unissent ensemble, il se produit un métis ou mulet. « Le cheval et l'âne, dit M. Flourens (2), l'âne, le zèbre

(1) Ch. Malo, *Hist. des juifs*. Paris, 1826, p. 468.

(2) Flourens, *De la longévité humaine et de la quantité de vie sur le globe*, Paris, 1855, 2e édit., p. 151.

et l'hémione, le loup et le chien, le chien et le chacal, le bouc et le bélier, le daim et l'axis, etc., s'unissent et produisent ensemble ; mais les individus nés de ces unions croisées, ces individus mélangés n'ont qu'une fécondité bornée. On cite quelques exemples de mules qui ont produit avec le cheval ou l'âne ; on n'en cite point de mules qui aient produit avec le mulet. Les métis de chien et de loup sont stériles dès la troisième génération ; les métis de chacal et de chien le sont dès la quatrième. Si l'on réunit ces métis à l'une des deux espèces primitives, ils reviennent bientôt, complétement et totalement, à cette espèce. Tous les types ne sont pas également dominants et fermes. Le type du chien est plus ferme que celui du loup ; celui du chacal plus que celui du chien ; celui du cheval l'est moins que celui de l'âne, etc. Le métis du chien et du loup tient plus du chien que du loup ; le métis du chacal et du chien tient plus du chacal que du chien ; le métis du cheval et de l'âne tient moins du cheval qu'il ne tient de l'âne : il a les oreilles, le dos, la croupe, la voix de l'âne ; le cheval hennit, l'âne brait, et le mulet brait comme l'âne. »

Si l'on continue à unir de génération en génération le métis du chien et du chacal avec le chien, le métis de seconde génération n'aboie pas encore, mais il a déjà les oreilles pendantes par le bout ; il est moins sauvage. Le métis de troisième génération aboie ; il a les oreilles pendantes, la queue relevée ; il n'est plus sauvage. Le métis de quatrième génération est tout à fait chien. Quatre générations ont donc suffi pour ramener l'un des deux types primitifs, le type chien ; et quatre générations suffisent de même pour ramener l'autre type, le type chacal. Ainsi donc, ou les métis, nés de l'union de deux espèces distinctes, s'unissent entre eux, et ils sont bientôt stériles ; ou ils s'unissent à l'une des deux tiges primitives, et ils reviennent bientôt à cette tige : ils ne donnent, dans aucun cas, ce qu'on pourrait appeler une espèce nouvelle, c'est-à-dire une espèce intermédiaire durable. « Soit donc, dit M. Flourens, que l'on considère les causes externes : la succession des temps, des années, des siècles, les révolutions du globe, ou les causes internes, c'est-à-dire le croisement des espèces, les espèces ne s'altèrent point, ne changent point, ne passent point de l'une à l'autre : les espèces sont fixes. »

Il nous reste à examiner le produit du croisement entre animaux de même espèce, mais de couleur différente. M. Colladon, pharmacien de Genève, pour multiplier les expériences sur les croisements de races et étendre nos idées sur ce sujet, éleva un grand nombre de souris blanches et de souris grises. Chaque individu des nouveaux produits était ou entièrement gris ou entièrement blanc, avec les autres caractères de la race pure; point de métis, point de bigarrure, rien d'intermédiaire, enfin le type parfait de l'une ou de l'autre variété. Ce cas est extrême, à la vérité, mais le précédent ne l'est pas moins; ainsi les deux procédés sont dans la nature : aucun ne règne inclusivement. Quand les races diffèrent le plus possible, comme lorsqu'elles ne sont pas de la même espèce, telles que l'âne et le cheval, le chien et le loup et le renard, leur produit est constamment métis. Selon W. Edwards, les mêmes phénomènes se produisent chez l'homme, et dans les mêmes conditions. « Les races humaines qui diffèrent le plus entre elles donnent constamment des métis. C'est ainsi que le mulâtre résulte toujours du mélange des races blanches et noires. L'autre observation de la reproduction des deux types primitifs, lorsque les parents sont de deux variétés voisines, est moins notoire, mais n'en est pas moins vraie. Le fait est commun chez les nations européennes. Le croisement produit tantôt la fusion, tantôt la séparation des types; d'où nous arrivons à cette conclusion fondamentale, que les peuples appartenant à des variétés de races différentes, mais voisines, auraient beau s'allier entre eux, une portion des générations conserverait les types primitifs (1). »

ART. III. — De l'influence exercée par le premier mâle fécondant sur les produits des fécondations ultérieures (2).

Chez les animaux, il n'est pas rare de voir des petits ayant, en dehors de la ressemblance avec les pères qui les ont engendrés, des traits de ressemblance plus ou moins marqués avec des mâles par lesquels leurs mères avaient été fécondées à une époque antérieure (3). Une jeune jument couleur noisette, aux sept huitièmes arabe, fut couverte en 1815 par un guagga (espèce d'âne sauvage d'Afrique marqué à peu près comme le zèbre); après avoir porté onze mois et quelques jours, elle mit bas un hybride qui ressemblait au guagga pour la forme de la tête, les bandes noires qui zébraient son dos et ses jambes. En 1817, 1818 et 1821, la même jument fut couverte par un arabe noir pur sang, et elle mit bas successivement trois poulains, tous trois portant des marques non équivoques de ressem-

(1) *Mémoire de la Soc. ethnologique*, Paris, 1841, t. I.

(2) Voyez le mémoire de M. A. Harvey, d'Aberdeen, *Gaz. médic.* du 23 février 1855.

(3) Alison, *Outlines of physiology*, 3ᵉ édit., p. 443.

blance avec le guagga (1). Selon M. James M'Gillivray (2), lorsqu'un animal de pure race a été fécondé par un animal d'une race différente, l'animal fécondé est croisé pour toujours ; la pureté de son sang est à jamais perdue par le seul fait de son croisement avec un animal étranger. Il ajoute : « Si une vache de la race pure d'Aberdeen est accouplée avec un taureau à courtes cornes, race de Teeswater, le sang de cette vache est contaminé d'autant plus que le veau qu'elle a mis bas ressemble davantage à l'animal qui l'a fécondée, et elle n'est plus capable de procréer un veau de pure race. » Lorsqu'une jument a été couverte par un âne, elle met bas un mulet ; si cette jument est couverte ensuite par un cheval, le poulain qui résulte de ce dernier accouplement porte quelques-uns des caractères de l'âne (3). On cite des juments couvertes par des chevaux d'espèces différentes, dont les petits possédaient tous quelques caractères du premier mâle qui avait fécondé leurs mères. Dans le haras royal de Hampton-Court, plusieurs poulains engendrés par l'étalon Actéon avaient une ressemblance non équivoque avec l'étalon Colonel, qui avait couvert les mères de ces poulains les années précédentes. Un poulain ayant pour père le cheval Lancel, avait une si grande ressemblance avec un cheval nommé Camel, qu'on avait affirmé, à New-Market, que ce dernier en était le père, tandis qu'il n'avait couvert la mère qu'à la portée précédente. Il a été d'ailleurs observé qu'une chienne de race pure, couverte une fois par un chien bâtard, si on l'accouple ensuite avec un chien de son espèce, ne peut plus produire, de deux ou trois portées, des chiens de race pure. Ces mêmes circonstances ont été remarquées à l'égard des truies. Une truie de l'espèce blanche et noire, connue sous le nom de *Western-breed*, fut couverte par un verrat sauvage de couleur marron foncé. La portée fut mélangée, cependant la couleur du verrat dominait. La truie fut couverte ensuite par un mâle de son espèce, et l'on retrouva dans la portée qu'elle mit bas des traces de couleur marron provenant du verrat sauvage. Ces mêmes caractères furent encore constatés sur une seconde portée de la même truie avec un mâle de son espèce. Les éleveurs de bétail remarquent souvent des faits analogues chez les vaches : une génisse de la race d'Aber-

(1) *Philosophical Transactions*, 1821, p. 20. — Dunglison's *Human physiology*, 3e édit., vol. II, p. 387.

(2) *Journal d'Aberdeen*, mars 21 et 28, 1849.

(3) Haller, *Elementa physiol.*, VIII, p. 104. — Becker, *Physic. subterran.* Lips., 1738. Cité dans la *Physiologie* de Dunglison, vol. II, p. 387.

deen fut servie par un taureau pur de Tees-Water; elle eut un veau de race croisée ; la saison suivante, elle fut servie par un taureau de sa race, mais elle ne produisit qu'un veau croisé ayant, à deux ans, de très longues cornes, quoique ses deux parents les eussent courtes. Une autre génisse, également de la race d'Aberdeen, fut couverte, en 1845, par un bœuf croisé provenant d'une vache croisée et d'un pur Tees-Water; la génisse produisit un veau bâtard; accouplée plus tard avec un taureau de sa race, elle produisit encore un veau croisé, et pour la forme et pour la couleur (1).

M. Allen Thomson fait la remarque suivante : Une femme mariée deux fois a souvent des enfants du second lit qui ressemblent au premier mari tant au physique qu'au moral. Le docteur Olgive cite un exemple observé dans sa pratique. « Une femme d'Aberdeen, mariée deux fois, avait eu des enfants des deux lits. Tous ses enfants étaient scrofuleux comme le premier mari de cette femme, quoique la femme elle-même, ainsi que son second mari, fussent tout à fait exempts de cette maladie. Il existe, dit M. Harwin, dans la famille humaine des races aussi distinctes que parmi les animaux; et il suffirait d'observer avec soin si une femme blanche, fécondée primitivement par un nègre et ensuite par un blanc, transmettra les caractères du premier père aux enfants issus du second mariage, et, *vice versâ*, dans une famille de nègre, si une négresse, fécondée primitivement par un blanc, transmettrait aux enfants issus du second mariage avec un nègre quelques-uns des caractères de formes et de couleur du père de ses premiers enfants. Pour le premier cas, un médecin de mes amis m'en a cité un exemple arrivé dans son voisinage; quant au dernier, si la théorie est applicable à la race humaine, les Indes, les États-Unis et d'autres pays encore doivent abonder en faits de ce genre. Le docteur Dyce dit avoir connu un exemple de femme créole ayant eu des enfants blonds d'un Européen, et qui, mariée ensuite avec un créole, avait eu de ce dernier des enfants ressemblant à son premier mari autant par les traits que par la complexion. »

Nous ne citons ces diverses opinions qu'en vue de provoquer des recherches sur une question d'un incontestable intérêt.

(1) M. Gillivray, *loc. cit.*

LIVRE TROISIÈME.

GÉOGRAPHIE ET STATISTIQUE DES MALADIES ET DES INFIRMITÉS DE L'HOMME.

CHAPITRE PREMIER.

DES LOIS DE L'ENDÉMICITÉ.

La connaissance de la distribution géographique des maladies et des infirmités de l'homme intéresse à la fois la science, la médecine pratique, l'hygiène publique et l'administration. En même temps qu'elle met en lumière l'influence des climats, des localités, des nationalités et des races dans la production des maladies, elle guide le médecin dans le choix des lieux les mieux adaptés au séjour des malades ; elle indique à l'hygiéniste les localités qu'il faut rechercher ou éviter ; elle fournit une base expérimentale aux lois sur les quarantaines ; elle fait connaître aux gouvernements l'aptitude militaire d'un pays et fixe l'administration sur les ressources de la population recrutable. Grâce à la statistique et à la géographie médicales, on sait aujourd'hui que la population masculine âgée de vingt et un ans, est en France, année moyenne, de 305 000 jeunes gens ; et que, sur 100 000 individus examinés par les conseils de révision, on compte annuellement (1) :

7693	exemptions	pour défaut de taille ;
9375		pour faiblesse de constitution ;
785		pour perte de dents ;
328		pour surdité et mutisme ;
712		pour goître ;
507		pour claudication ;
394		pour myopie ;
998		pour scrofules ;
297		pour maladies de poitrine ;
2192		pour hernies ;
170		pour épilepsie.

(1) Les chiffres se rapportent à la période de 1831 à 1849, inclusivement. (Voy. *Comptes rendus du mi. re de la guerre sur le recrutement*, et la *thèse* de M. A. Devot. Paris, 29 août 1855.)

Semblables aux plantes dont plusieurs se rencontrent sur presque tous les points du globe, tandis que d'autres ne se montrent que d'une manière endémique dans quelques localités, les maladies de l'homme sont, elles aussi, ou répandues sur toute la surface du globe ou liées à certaines zones, ou enfin restreintes à des localités plus ou moins circonscrites. On peut donc dire avec une parfaite exactitude, des maladies, considérées au point de vue géographique, comme des végétaux, qu'elles ont leurs *habitats*, leurs *stations*, leurs limites, sous le triple rapport de la latitude, de l'altitude et même de la longitude géographique. Ces habitats, ces stations, ces limites géographiques des maladies, sont plus ou moins subordonnées à des conditions météorologiques ou telluriques ; quelquefois cependant, les causes de la présence ou de l'absence des espèces nosologiques échappent à l'appréciation de la science.

Certaines plantes ne prospèrent, n'existent même que dans le voisinage d'une végétation spéciale ; il en est d'autres qui semblent se repousser ; le chardon hémorrhoïdal nuit à l'avoine, l'*Erigeron acre* au froment, la scabieuse au lin. Quelque chose d'analogue s'observe entre les diverses formes pathologiques ; l'endémicité du crétinisme dénote l'endémicité du goître dans la même contrée ; dans l'Europe centrale, la fièvre typhoïde marche à peu près parallèlement avec la phthisie pulmonaire ; par contre, les fièvres paludéennes et la fièvre jaune diminuent avec l'altitude et cessent même complétement à une certaine élévation, où elles sont remplacées par d'autres manifestations morbides.

La limite septentrionale du choléra se trouve, en Europe, à Archangel (1), par 64 degrés de latitude nord ; en Amérique, il a pénétré jusqu'au Canada ; jusqu'ici il a épargné l'Islande, le Groënland et la Sibérie. Dans l'hémisphère sud, il ne s'est montré que très exceptionnellement, et il y a atteint sa limite méridionale à Bourbon, par 21 degrés de latitude (2). Le Cap et l'Australie ont été épargnés jusqu'à ce jour ; la portion de l'Amérique qui s'étend dans l'hémisphère sud n'a été envahie que vers la fin de 1855. La fièvre typhoïde ne se rencontre guère que dans la zone tempérée et froide de l'hémisphère nord ; elle paraît faire défaut dans la région tropicale, et même dans la région tempérée de l'hémisphère sud. Elle commence à devenir très rare à partir de la ligne iso-

(1) Mai 1831 et juillet 1848.

(2) Java a été envahi en 1819 et en 1826 ; Sumatra en 1853.

therme de 16 degrés centigrades, et l'on peut lui assigner pour limite méridionale l'isotherme de 20 degrés (1).

Le domaine de la pellagre endémique est compris entre le 46e et le 42e degré de latitude nord, celui du bouton d'Alep entre 38 et 33 degrés nord; celui du beriberi entre 20 et 16 degrés nord (2). Les fièvres paludéennes qui cessent de se manifester dès le 57e degré de latitude nord, s'élèvent en Russie jusqu'au 59e et elles vont même en Suède jusqu'au 63e degré. Des limites analogues s'observent sous le rapport de la longitude géographique; ainsi, la fièvre jaune ne s'est rencontrée jusqu'ici qu'entre Livourne et Acapulco, sur la côte occidentale de l'Amérique; les verugas, espèce de frambœsia ne se trouvent au Pérou que sur le versant occidental des Andes, jamais sur le versant oriental, et toujours entre 600 et 1600 mètres d'altitude (Tschudi). Dans la péninsule scandinave, on voit la radesyge particulièrement à el'st, et la spedalsked à l'ouest des monts.

Diverses maladies peuvent se manifester des mois et des années entières après que l'homme a quitté le foyer de leur endémicité. A Marseille, nous avons vu des fièvres pernicieuses chez des militaires qui avaient quitté l'Algérie depuis un, deux et même depuis trois mois; en France, le bouton d'Alep paraît s'être montré chez des individus qui avaient quitté la Syrie depuis des années. Pour d'autres maladies, au contraire, la période d'incubation est très courte : celle de la peste paraît ne pas excéder huit jours; selon Mathæi, celle de la fièvre jaune ne dépasserait jamais quatre jours.

Quelques formes pathologiques semblent n'appartenir qu'à des contrées et même qu'à des localités très circonscrites; telles sont les *verugas* au Pérou; la maladie appelée *pinta* ou *mal de los pintos*, au Mexique, sur le versant occidental des Cordillères; le *caak*, en Nubie; la plique, en Pologne; le bouton de Biskara, en Algérie; les hydatides du foie, en Islande. D'autres affections s'observent sinon exclusivement dans certains pays, du moins avec une fréquence exceptionnelle; telles sont : le tænia, en Abyssinie; le croup, en Suède sur le lac de Wen; le trismus des nouveau-nés, dans l'île Westmannoë, près de l'Islande; la gangrène du rectum, au Brésil; le pemphigus, en Irlande; l'idiotisme, aux îles Feroë, etc.

Par contre, divers pays se font remarquer par l'absence de certaines

(1) Voy. *Carte physique et météorol. du globe terrestre*. Paris, 1855, 3e édit.

(2) Ce sont là les limites du beriberi endémique, sur la côte de Malabar. Comme on le verra plus loin au chapitre spécialement consacré à cette maladie, le beriberi règne aussi à Ceylan, et il s'est montré à Aden, à Sumatra, à Maurice, à Bourbon.

MARCHE MENSUELLE DE LA TEMPÉRATURE SUR DIVERS POINTS DU GLOBE
par J. CH. M. Boudin.

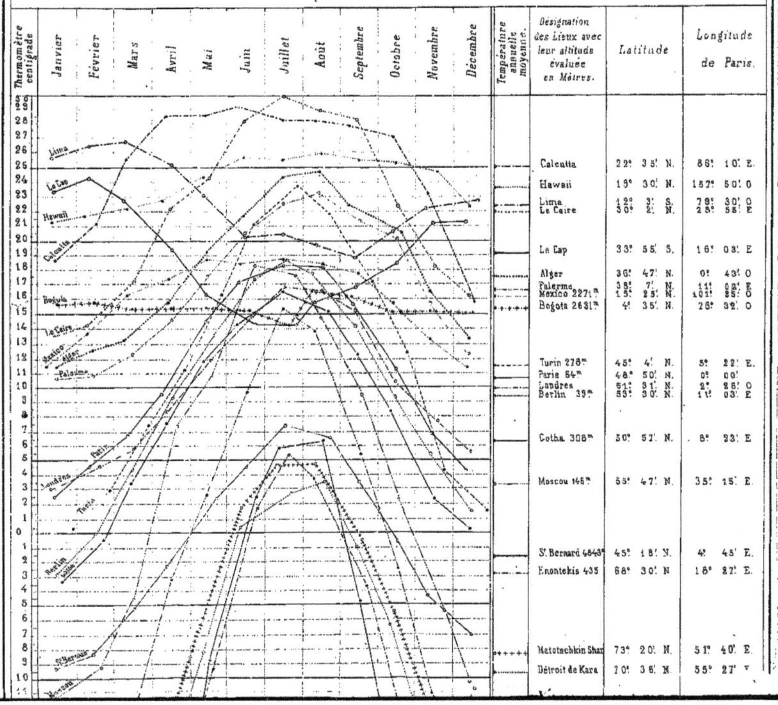

Thermomètre centigrade	Janvier	Février	Mars	Avril	Mai	Juin	Juillet	Août	Septembre	Octobre	Novembre	Décembre	Température annuelle moyenne.

Désignation des Lieux avec leur altitude évaluée en Mètres.	Latitude			Longitude de Paris.		
Calcutta	22°	35'	N.	86°	10'	E.
Hawaii	19°	30'	N.	157°	50'	O
Lima	12°	3'	S.	79°	30'	O
Le Caire	30°	2'	N.	28°	58'	E
Le Cap	33°	55'	S.	16°	03'	E
Alger	36°	47'	N.	0°	43'	O
Palerme	38°	7'	N.	11°	02'	E
Mexico 2271m	19°	25'	N.	101°	25'	O
Bogota 2631m	4°	35'	N.	76°	32'	O
Turin 278m	45°	4'	N.	5°	22'	E.
Paris 64m	48°	50'	N.	0°	00'	
Londres	51°	31'	N.	2°	28'	O
Berlin 39m	53°	30'	N.	11°	03'	E
Gotha 308m	50°	57'	N.	8°	23'	E
Moscou 146m	55°	47'	N.	35°	15'	E.
St Bernard 4843m	45°	18'	N.	4°	45'	E.
Enontekis 435	68°	30'	N	18°	27'	E.
Matotschkin Shar	73°	20'	N.	51°	40'	E.
Détroit de Kara	70°	36'	N.	55°	27'	E

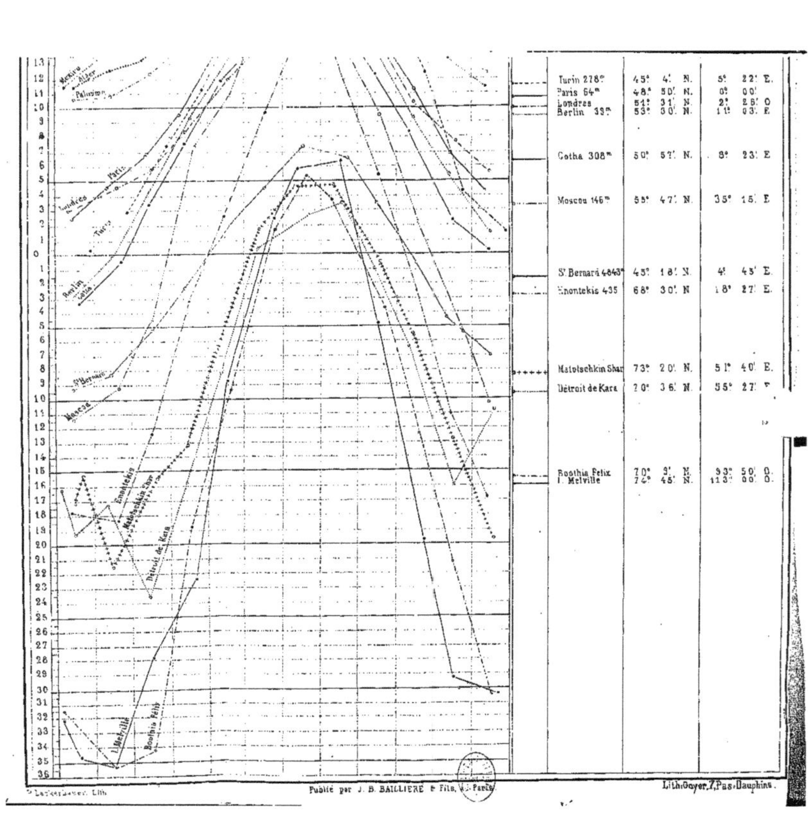
Turin 278m 45° 4' N. 5° 22' E.
Paris 64m 48° 50' N. 0° 00'
Londres 51° 31' N. 2° 26' O
Berlin 39m 53° 30' N. 11° 03' E.
Gotha 308m 50° 57' N. 8° 23' E
Moscou 146m 55° 47' N. 35° 15' E
St Bernard 4843m 45° 18' N. 4° 45' E.
Enontekis 435 68° 30' N 18° 27' E.
Matotschkin Shar 73° 20' N. 51° 40' E.
Détroit de Kara 70° 36' N. 55° 27'
Boothia Felix 70° 9' N. 93° 50' O.
I. Melville 74° 45' N. 113° 00' O.
Publié par J. B. BAILLIÈRE & Fils, à Paris.
Lith. Goyer, 7, Pas. Dauphine.

affections. Ainsi, la pellagre manque en Sicile et en Sardaigne; la Suisse, l'Islande et les Feroë ont été jusqu'ici épargnées par le choléra; la phthisie est presque inconnue en Islande, aux Feroë et dans les steppes des Kirghis; les fièvres intermittentes, rares à Saint-Pétersbourg et à l'île Maurice, manquent complétement au cap de Bonne-Espérance. Le crétinisme semble inconnu en Amérique; le goître est très rare au Pérou, au Brésil, en Nubie et en Égypte; les hémorrhoïdes manquent en Nubie; les calculs vésicaux sont rares à Pise, à Madrid, en Nubie, à la Guyane; les scrofules, qui trouvent en Suède leur limite septentrionale, par 62 degrés nord, ne se rencontrent presque pas aux Feroë et manquent complétement en Islande.

Plusieurs maladies se montrent plus ou moins dépendantes d'un certain degré de température, et cette dépendance se révèle par leur prédilection pour des conditions déterminées de latitude, d'altitude et de saisons. C'est ainsi que la fièvre jaune semble exiger une température d'au moins 20 degrés centigrades (1), pour revêtir la forme épidémique, tandis que la peste épidémique tend à disparaître, au moins en Égypte, dès que le thermomètre approche de 28 degrés. Le choléra épidémique, bien que moins étroitement lié à des conditions fixes de température, n'en est pas moins une manifestation particulièrement estivale.

Le tableau suivant résume quelques exemples destinés à mettre ces vérités en lumière. La planche ci-contre, en exposant graphiquement la marche mensuelle de la température dans plusieurs localités, donnera une idée de la marche que les maladies épidémiques peuvent affecter sur divers points du globe (2).

(1) On a cru remarquer une prédisposition spéciale à contracter la fièvre jaune chez les chauffeurs de navires à vapeur. A Barcelone, les boulangers et les maréchaux ferrants ont fourni une proportion considérable de victimes. Quelque chose d'analogue a été observé pour la colique végétale. Voir plus loin l'histoire de cette maladie.

(2) Voir aussi (t. I, p. 32) les deux planches relatives à la marche hebdomadaire de la mortalité à Londres, dans les années normales, et les années de peste ou du choléra.

Tableau de la répartition mensuelle des décès causés par la fièvre jaune, la peste et par le choléra, sur divers points du globe.

	FIÈVRE JAUNE. Nouvelle-Orléans (1) 1853.	PESTE. Alexandrie (2) 1835.	PESTE. Malte (3) 1813.	CHOLÉRA. Angleterre 1849 (4).	CHOLÉRA. Paris. 1849.
Janvier	1	161	»	658	?
Février	»	748	»	371	?
Mars	»	4,251	»	303	573
Avril	»	1,916	»	107	1,929
Mai	2	296	110	327	4,509
Juin	31	41	800	2,046	8,669
Juillet	1,521	»	1,505	7,570	865
Août	5,133	»	1,042	15,872	1,382
Septembre	982	»	674	20,379	1,142
Octobre	147	»	211	4,654	115
Novembre	28	2	53	844	?
Décembre	4	3	»	163	?
Total	7,849	7,418	4,485	54,398	19,184

Il est permis d'admettre que si la peste revêt la forme épidémique à Malte plus tard qu'à Alexandrie, la cause en est peut-être à ce que la température n'est pas assez élevée à Malte pendant les mois de mars et d'avril.

Une des conséquences les plus curieuses du rapport des maladies avec la température, est que la disparition de certaines maladies entraîne non-seulement une diminution dans le chiffre de la mortalité annuelle, mais qu'elle change ainsi plus ou moins complétement la répartition mensuelle des décès. Voici par exemple quelle a été la distribution trimestrielle des décès à Londres en 1838 et pendant quelques années de peste du XVe et du XVIe siècle (1) :

	DÉCÈS SUR 1000 HABITANTS.	
	Année de peste.	Année 1838.
1er trimestre	17	8,5
2e	20	7,0
3e	163	6,0
4e	50	6,6
	250	28,1

(1) *Report of the sanitary commission of New-Orleans on the epidemic yellow fever of* 1853. — New-Orleans, 1854, 1 vol. in-8°, p. 460.

(2) Prus, *Rapport à l'Acad. royale de méd. sur la peste et les quarantaines.* Paris, 1846, p. 640.

(3) *Statistical reports on the sickness, mortality and invaliding among the troops.* London, 1839, p. 28.

(4) *Report of the mortality of cholera in England,* 1848-49. London, 1852, p. XLVII.

(1) Tome I, p. 32. — Voir aussi *second report of the Registrar general,* London, 1840, p. 89.

On voit que pendant les années de peste, le trimestre le plus chargé de décès était précisément celui qui se montre aujourd'hui le plus salubre.

Depuis quelque temps, on s'est livré à l'observation de l'ozone (1), et l'on a cru remarquer une certaine corrélation entre la marche de ce modificateur et celle de quelques maladies. Ainsi, on a vu un rapport entre la présence de l'ozone dans l'air atmosphérique et l'apparition des fièvres intermittentes. D'après le docteur Bœckel, la malaria se montrerait toujours avec le zéro de l'ozonoscope, et la même chose aurait lieu quand les fièvres paludéennes règnent avec une certaine intensité. Selon M. Schœnbein, on a observé une quantité considérable d'ozone dans l'atmosphère de Berlin pendant une épidémie de grippe et sous une constitution médicale prédisposant aux affections de poitrine, et l'inverse a eu lieu sous le règne d'une constitution gastrique. D'après cet observateur, l'ozone a fait complétement défaut dans l'atmosphère de la même ville pendant une épidémie de choléra. Selon M. Bœckel, le même fait s'est produit à Strasbourg; la présence du choléra y a coïncidé avec l'absence d'ozone, et l'ozone a reparu dès que le choléra a été en décroissance. M. Billard regarde la diminution de l'ozone comme la cause première de cette terrible maladie, et M. Wolf a confirme pour la ville de Berne, qu'il habite, les observations faites à Strasbourg.

Quant aux propriétés antimiasmatiques de l'ozone, elles ont été étudiées par M. Schœnbein. Il choisit, à cet effet, un ballon de la contenance d'environ 60 litres ; il y introduit 3 onces de chair en putréfaction et l'y laisse pendant une minute seulement; puis, au moyen du phosphore, il ozonise l'air contenu dans le ballon, en même temps qu'il ozonise de la même manière l'air pur d'un autre ballon semblable. Après quelques minutes la réaction de l'ozone est sensible dans ce dernier, tandis qu'elle ne l'est, dans le premier, qu'après douze minutes, alors que la mauvaise odeur était dissipée. Dans une seconde expérience, il procède d'une manière inverse : il ozonise un ballon de même grandeur au point que le papier imbibé d'empois ioduré s'y colore instantanément en bleu foncé ; il enlève le phosphore et l'acide qui a pris naissance (on sait qu'il se forme, dans ces conditions, de l'acide azotique, comme par les décharges électriques); il lave le gaz avec de l'eau distillée et y renferme la viande en putréfaction ; le ballon est hermétiquement clos, et pendant neuf heures on ne sent rien de particulier ; la réaction de l'ozone diminue peu à peu, et la mauvaise odeur prend le dessus.

(1) Voy. t. I, p. 160.

Pour construire un ozonomètre, on laisse tremper du papier à filtrer pendant quatre heures dans un empois formé de 1 partie d'iodure de potassium, 10 parties d'amidon et 200 parties d'eau. Le papier retiré de cette masse pâteuse est séché sur une surface unie, sur un disque de verre et dans un lieu frais, à l'abri du soleil, du vent et de la poussière. Pour s'en servir, on le coupe en lanières qui ont 8 centimètres de longueur sur 1 centimètre de largeur, et on les suspend dans un endroit abrité contre le soleil et la pluie, mais balayé par le vent, éloigné de tout dégagement de gaz hydrogénés ou d'émanations miasmatiques. On change ces morceaux de papier matin et soir, régulièrement aux mêmes heures. Ces papiers ainsi préparés sont d'un blanc mat qui représente le 0 d'une échelle dont le maximum 10 correspond à la coloration bleue la plus foncée, à laquelle l'ozone peut amener ces mêmes papiers. L'espace ou plutôt les nuances comprises entre 0 et 10 sont divisées en dix bandelettes variables en intensité de couleur et forment l'échelle ozonométrique construite par M. Schœnbein, à laquelle on compare la teinte du papier ioduré, après son exposition à l'air atmosphérique.

CHAPITRE II.

STATISTIQUE ET DISTRIBUTION GÉOGRAPHIQUE DES INFIRMITÉS APPARENTES EN FRANCE.

La distribution géographique des infirmités peut être étudiée sous deux points de vue : 1° d'une manière générale, dans l'ensemble de la population ; 2° d'une manière spéciale, sous le rapport du recrutement de l'armée, c'est-à-dire dans la portion de la population masculine qui a atteint l'âge du service militaire.

ART. Ier. — Des infirmités apparentes considérées dans l'ensemble de la population.

Le recensement de 1851 est le premier en France qui ait abordé la tâche difficile du dénombrement des infirmités apparentes. Les résultats de ce dénombrement ont été publiés en 1855 par le ministère du commerce dans un des volumes de la *Statistique générale de la France* (vol. XV, 2e partie). D'après ce document officiel, on comptait en France en 851 :

37,662 aveugles,
75,063 borgnes,
29,512 sourds et muets,
44,970 aliénés dont 24,433 à domicile, et 20,537 dans des établissements particuliers et publics,
42,382 goîtreux,
44,619 bossus (1),
9,077 individus ayant perdu un ou deux bras,
11,301 individus ayant perdu une jambe ou les deux jambes,
22,547 individus atteints de pieds bots.

En comparant ces chiffres à celui de la population de la France, on trouve, sur 100 000 individus :

105 aveugles,
210 borgnes,
82 sourds et muets,
125 aliénés,
118 goîtreux,
125 bossus,
25 individus ayant perdu un ou deux bras,
32 individus ayant perdu une jambe ou deux jambes,
62 pieds bots.

Toutes ces infirmités sont très inégalement réparties entre les divers départements.

Ainsi, le nombre des aveugles s'élevait :

Dans le Gard, à............	151	sur 100,000 habitants.
Dans Tarn-et-Garonne, à.....	152	
Dans l'Hérault, à...........	175	
En Corse, à...............	184	

Il s'abaissait, au contraire à 72 dans la Corrèze, 68 dans le Rhône, 66 dans la Nièvre et dans la Mayenne, 63 dans le Cher. La Seine comptait 104 aveugles sur 100 000 habitants.

On comptait sur 100 000 habitants : 302 borgnes dans la Manche, 306 dans les Vosges, 319 dans l'Oise, 343 dans l'Aube, 350 dans la Côte-d'Or, 398 dans la Haute-Marne, 410 dans la Meuse.

Cette proportion s'abaissait à : 141 dans la Gironde et dans la Haute-Vienne, 136 dans la Loire, 128 dans la Loire-Inférieure, 107 dans l'Allier,

(1) L'appellation officielle est : Affligés de déviation de la colonne vertébrale.

105 dans le Rhône. La Seine ne comptait que 66 borgnes sur 100 000 habitants.

Le maximum des sourds et muets est représenté par les départements ci-après : Hautes-Alpes, 129 sur 100 000 habitants, Moselle, 132 ; Bas-Rhin, 134 ; Haut-Rhin, 145 ; Corse, 146. Cette proportion n'était plus que de : 59 dans la Nièvre, 56 dans Maine-et-Loire, 47 dans le Tarn, 40 dans la Seine.

On comptait sur 100 000 habitants : 250 aliénés dans le Calvados, 274 dans la Meurthe, 287 dans l'Oise, 299 dans le Rhône. Les minima sont représentés ainsi : 57 dans les Basses-Alpes et dans la Dordogne, 55 dans la Charente, 52 dans les Hautes-Pyrénées, 45 dans les Pyrénées-Orientales.

Le nombre des goîtreux, sur 100 000 habitants, s'élevait à : 403 dans le Puy-de-Dôme, 410 dans les Vosges, 440 dans les Hautes-Alpes, 604 dans les Hautes-Pyrénées, 734 dans l'Ariége. Cette proportion s'abaissait à : 18 en Corse, 17 dans Indre-et-Loire, Lot-et-Garonne et la Manche, 14 dans le Morbihan, 7 dans la Seine.

Le nombre des bossus était de 214 dans l'Aisne, sur 100 000 habitants, 218 dans la Lozère, 237 dans les Vosges, 283 dans la Marne. Il n'était que de 64 dans l'Ardèche, 62 dans le Morbihan, 57 dans les Hautes-Pyrénées, 37 en Corse.

On comptait sur 100 000 habitants : 102 pieds bots dans les Landes, 107 dans la Lozère, 156 dans les Hautes-Alpes. Cette proportion s'abaissait à : 48 dans la Creuse, 47 dans les Côtes-du-Nord, 45 dans la Loire-Inférieure, 39 dans la Loire, 38 dans le Finistère, 27 dans la Seine.

La perte de bras et de jambes étant une affaire tout accidentelle, nous nous bornons à mentionner les maxima et les minima de chacune de ces infirmités.

Pertes de bras.

Maximum, Seine-et-Marne, 39 sur 100,000 habitants.
Minimum, Seine, 14

Perte de jambes.

Maximum, Lozère, 82 sur 100,000 habitants.
Minimum, 19 dans la Loire, Tarn et Vendée.

NOMBRE DES INFIRMITÉS APPARENTES SUR 100,000 INDIVIDUS,

DANS LES 86 DÉPARTEMENTS DE LA FRANCE.

DÉPARTEMENTS.	AVEUGLES.	BORGNES.	SOURDS et MUETS.	ALIÉNÉS		TOTAL des ALIÉNÉS.	INDIVIDUS				PIEDS BOTS.
				DOMICILE.	dans les ÉTABLISSEM. particuliers et publics.		ATTEINTS de goître.	AFFLIGÉS d'une déviation de la colonne vertébrale.	AFFLIGÉS de la perte d'un ou des deux bras.	AFFLIGÉS de la perte d'une ou des deux jambes.	
Ain	97	225	87	76	6	82	117	108	55	56	67
Aisne	114	274	81	105	5	108	252	214	55	36	89
Allier	58	107	90	55	65	120	94	79	27	51	64
Alpes (Basses-)	120	204	108	54	3	57	440	128	28	25	85
Alpes (Hautes-)	138	267	129	60	2	62	951	128	31	28	156
Ardèche	98	199	85	72	42	114	272	64	52	41	51
Ardennes	114	343	72	117	9	126	89	165	29	38	61
Ariége	105	222	111	47	6	53	754	104	25	28	85
Aube	151	345	65	75	14	89	53	182	28	31	70
Aude	166	289	64	45	64	109	88	140	25	20	66
Aveyron	106	194	84	55	31	86	243	99	25	31	85
Bouches-du-Rhône	121	157	67	29	116	145	36	121	25	22	81
Calvados	146	172	71	101	149	250	32	131	28	47	51
Cantal	129	2 4	109	96	58	154	207	134	26	52	58
Charente	90	217	98	48	7	55	69	132	25	26	64
Charente-Inférieure	85	194	66	74	5	79	24	176	24	25	56
Cher	65	185	66	42	38	80	52	125	20	29	65
Corrèze	72	182	81	56	62	118	275	72	28	45	56
Corse	184	240	146	78	»	78	18	57	25	47	75
Côte-d'Or	127	350	65	85	81	166	55	171	30	39	61
Côtes-du-Nord	127	223	87	66	55	121	24	74	21	26	47

DÉPARTEMENTS.	AVEUGLES.	BORGNES.	SOURDS et MUETS.	ALIÉNÉS		TOTAL des ALIÉNÉS.	INDIVIDUS				PIEDS BOTS.
				à DOMICILE.	dans les ÉTABLISSEM particuliers et publics.		ATTEINTS de goître.	AFFLIGÉS d'une déviation de la colonne vertébrale.	AFFLIGÉS de la perte d'un ou des deux bras.	AFFLIGÉS de la perte d'une ou des deux jambes.	
Creuse	75	147	94	107	6	113	68	68	16	26	48
Dordogne	85	170	69	47	10	57	159	102	18	21	55
Doubs	115	284	94	88	26	114	94	190	33	53	70
Drôme	88	218	94	84	66	150	174	126	20	27	81
Eure	145	241	89	83	21	104	40	116	25	32	57
Eure-et Loir	111	284	61	107	12	119	32	153	23	20	70
Finistère	118	187	76	47	66	113	20	73	23	26	38
Gard	151	249	106	74	5	79	39	123	28	28	93
Garonne (Haute-)	110	219	91	45	65	110	202	107	19	23	86
Gers	98	194	66	56	6	62	21	92	18	23	94
Gironde	102	141	67	48	109	157	20	99	26	22	59
Hérault	175	247	68	54	13	67	29	143	26	36	60
Ille-et-Vilaine	85	199	64	74	71	143	31	103	27	33	64
Indre	100	202	69	71	13	84	37	115	22	31	65
Indre-et-Loire	74	176	80	60	84	144	17	116	28	26	67
Isère	88	190	125	100	8	108	327	109	27	32	63
Jura	110	296	102	63	72	135	276	197	34	58	71
Landes	83	228	106	67	1	68	55	91	24	27	102
Loir-et-Cher	79	213	71	59	85	144	28	113	20	25	64
Loire	76	136	81	85	60	145	188	91	28	37	39
Loire (Haute-)	113	226	103	66	32	98	325	124	32	47	54
Loire-Inférieure	88	128	58	73	10	83	24	86	19	19	45
Loiret	99	207	73	60	9	69	21	179	26	29	72
Lot	124	203	73	50	103	153	232	90	22	35	82
Lot-et-Garonne	131	170	71	53	10	63	17	91	17	20	63
Lozère	138	267	120	86	»	86	291	218	36	82	107
Maine-et-Loire	81	145	56	80	76	156	55	123	19	22	69
Manche	122	161	68	68	69	137	17	140	31	34	52
Marne	119	291	64	73	80	153	70	283	33	38	61

Marne (Haute-)	125	398	87	95	121	214	83	143	39	50	69
Mayenne	66	167	64	110	50	160	37	208	30	50	61
Meurthe	112	292	107	82	192	274	385	188	28	32	76
Meuse	121	410	117	89	120	209	124	205	33	45	76
Morbihan	97	174	73	51	20	71	14	62	22	27	63
Moselle	108	302	132	85	7	92	216	158	27	24	104
Nièvre	66	192	59	63	6	69	68	88	25	21	67
Nord	108	216	80	82	102	184	106	177	31	43	53
Oise	108	319	86	91	196	287	137	181	33	33	75
Orne	120	246	80	95	61	156	35	108	25	39	48
Pas-de-Calais	108	241	83	80	»	20	49	132	31	35	63
Puy-de-Dôme	87	164	114	»	117	117	403	105	26	39	59
Pyrénées (Basses-)	104	233	141	68	34	102	134	66	23	34	76
Pyrénées (Hautes-)	95	253	113	52	»	52	604	57	24	27	81
Pyrénées-Orientales	134	225	108	57	8	43	180	80	30	26	66
Rhin (Bas-)	91	149	134	59	85	144	164	125	17	28	74
Rhin (Haut-)	84	164	145	77	5	82	288	143	21	26	68
Rhône	68	103	73	58	241	299	136	73	20	30	28
Saône (Haute-)	104	297	61	108	10	118	218	147	52	33	62
Saône-et-Loire	91	189	84	80	10	90	131	115	23	32	50
Sarthe	107	234	64	94	62	156	49	169	22	27	59
Seine	104	66	40	12	227	239	7	72	14	22	27
Seine-Inférieure	101	175	74	51	18	69	53	160	22	33	47
Seine-et-Marne	105	292	88	90	9	99	37	173	39	34	73
Seine-et-Oise	107	209	63	68	12	80	46	147	31	35	72
Sèvres (Deux-)	93	239	82	32	49	101	36	117	26	41	51
Somme	105	270	00	90	9	99	44	137	30	36	69
Tarn	102	177	147	61	4	63	42	109	22	19	55
Tarn-et-Garonne	152	216	63	48	39	87	27	96	26	25	79
Var	138	181	72	64	»	61	41	93	30	27	93
Vaucluse	133	175	88	50	99	149	113	141	20	29	82
Vendée	87	203	63	70	36	106	51	101	18	19	51
Vienne	81	223	74	61	45	106	47	92	26	35	46
Vienne (Haute-)	88	141	73	63	85	148	49	86	17	23	50
Vosges	409	306	80	121	»	121	410	237	26	31	63
Yonne	113	277	75	77	77	134	28	157	28	39	66
Moyenne générale	105	210	82	68	57	125	118	125	25	32	63

Il resterait à examiner le degré de confiance que méritent les documents officiels qui précèdent. Nous pensons que quelques-uns sont fort au-dessous de la réalité, circonstance qui s'explique par la difficulté de la constatation de certaines infirmités. Ainsi par exemple, selon la statistique officielle, le recensement de 1851 a constaté 42382 goîtreux ; or, les Comptes rendus du ministère de la Guerre sur le recrutement donnent, de 1831 à 1849, sur 3295202 jeunes gens examinés, 23540 exemptions pour goître, soit 7130 goîtreux sur 1 million d'individus. Si l'on suppose cette même proportion de goîtreux pour l'ensemble de la population, on obtient pour la France un chiffre total de plus de 249000 goîtreux. Nous ne donnons pas ce chiffre pour rigoureusement exact, mais il est évident qu'il doit être beaucoup plus près de la vérité que celui de 42382 fourni par le recensement officiel de 1851.

ART. II. — Des infirmités considérées dans leurs rapports avec les opérations du recrutement de l'armée en France.

Lorsque l'on examine les résultats des opérations du recrutement dans l'ensemble du territoire de la France, on est frappé de l'inégale répartition des motifs médicaux d'exemption dans les divers départements. Ces motifs d'exemption sont de deux sortes : le défaut de taille et les infirmités déterminées par la loi. En prenant pour base les opérations des conseils de révision de 1831 à 1849 on trouve l'aptitude militaire représentée ainsi qu'il suit dans chacun des 86 départements de la France.

Tableau de l'aptitude militaire et des exemptions pour défaut de taille (1) *dans les 86 départements de la France, d'après les opérations du recrutement de* 1831 *à* 1849 *inclusivement* (2).

DÉPARTEMENTS.	Numéro d'ordre.	Nombre de jeunes gens propres au service sur 10000 examinés.	Exemptés pour défaut de taille sur 1000 examinés.	Numéro d'ordre.
Morbihan	1	7845	98,6	67
Doubs	2	7701	23	1
Corse	3	7645	87	61
Moselle	4	7451	43,5	15
Meurthe	5	7344	54,5	31
Pyrénées-Orientales	6	7311	82,4	58

(1) La loi sur le recrutement, de 1832, a fixé le minimum de la taille à 1^{m},56.

(2) Consultez : 1° *Comptes rendus du ministère de la guerre sur le recrutement de l'armée;* 2° Boudin, *Études sur le recrutement de l'armée* (*Annales d'hygiène publique*, t. XLI, p. 263; 3° A. Devot, *Essai de statistique médicale sur les principales causes d'exemption du service militaire*. Thèse de Paris, 1855.

DÉPARTEMENTS.	Numéro d'ordre.	Nombre de jeunes gens propres au service sur 10000 examinés.	Exemptés pour défaut de taille sur 1000 examinés.	Numéro d'ordre.
Haute-Garonne	7	7185	37,7	8
Jura	8	7161	31	2
Ille-et-Vilaine	9	7107	100,5	70
Bas-Rhin	10	7070	39,1	11
Ardèche	11	7014	105	75
Haut-Rhin	12	7010	55,5	32
Ain	13	6920	48,8	22
Hérault	14	6898	63,4	41
Seine	15	6870	85	60
Calvados	16	6860	49,8	24
Mayenne	17	6833	91	62
Gironde	18	6805	67	46
Finistère	19	6797	114,6	80
Gard	20	6788	58,2	37
Saône-et-Loire	21	6744	77,7	51
Vendée	22	6668	60	40
Vaucluse	23	6621	53,8	28
Meuse	24	6605	100	69
Côte-d'Or	25	6578	33,5	3
Seine-et-Oise	26	6548	48,5	21
Aisne	27	6532	40	12
Var	28	6525	56,1	36
Basses-Pyrénées	29	6487	82,9	59
Manche	30	6451	58,8	38
Puy-de-Dôme	31	6444	149	84
Rhône	32	6419	46	19
Pas-de-Calais	33	6356	37,8	9
Gers	34	6348	72	47
Côtes-du-Rhône	35	6346	125	82
Loire	36	6341	79,2	54
Ardennes	37	6309	37,1	6
Creuse	38	6285	77,9	52
Isère	39	6226	49,3	23
Lozère	40	6212	110	76
Drôme	41	6211	54,2	30
Haute-Garonne	42	6190	63,7	42
Bouches-du-Rhône	43	6196	45	18
Loire-Inférieure	44	6154	79,2	54
Yonne	45	6151	55,8	33
Haute-Loire	46	6142	80	56
Basses-Alpes	47	6114	101,5	72
Marne	48	6079	41	13
Cher	49	6064	103,7	73
Aveyron	50	6055	94	63

DÉPARTEMENTS.	Numéro d'ordre.	Nombre de jeunes gens propres au service sur 10000 examinés.	Exemptés pour défaut de taille sur 1000 examinés.	Numéro d'ordre.
Seine-et-Marne	51	6053	39,0	10
Deux-Sèvres	52	6039	47	20
Tarn-et-Garonne	53	6024	81	57
Haute-Marne	54	6001	37,6	7
Charente-Inférieure	55	5987	55,9	34
Aube	56	5983	44,5	17
Somme	57	5939	34	5
Maine-et-Loire	58	5932	56,0	35
Ariége	59	5920,9	101,4	71
Hautes-Pyrénées	60	5920,1	54,2	29
Aude	61	5920	75,2	49
Lot-et-Garonne	62	5919	64	44
Nièvre	63	5871	50	25
Vienne	64	5861	77,9	53
Landes	65	5839	79,3	55
Loiret	66	5833	75,0	48
Oise	67	5803	43,1	14
Cantal	68	5786	98,9	68
Nord	69	5784	33,8	4
Lot	70	5758	112	77
Charente	71	5677	114,5	79
Hautes-Alpes	72	5626	98,5	66
Sarthe	73	5608	76	50
Loir-et-Cher	74	5541	95	64
Tarn	75	5446	103,8	74
Eure	76	5359	53,6	27
Indre	77	5325	97	65
Haute-Vienne	78	5304	176	85
Eure-et-Loire	79	5295	52	26
Seine-Inférieure	80	5293	63,8	43
Corrèze	81	5290	189	86
Allier	82	5234	113	78
Orne	83	5134	58,9	39
Indre-et-Loire	84	5120	117	81
Vosges	85	5086	44,3	16
Dordogne	86	4933	131	83
France		6241	76,9	

On voit combien l'aptitude militaire diffère dans les divers départements; en effet, 10000 examinés fournissent dans le Morbihan 7845 jeunes gens propres au service, et n'en donnent que 4933 dans la Dordogne; pour la France entière, on en trouve 6241, c'est-à-dire un peu moins des deux tiers. Même inégalité en ce qui regarde la taille. Ainsi, tandis que l'on ne compte annuellement, sur 1000 examinés, que 23 exemptions pour défaut de taille dans le Doubs, on en compte 189 dans la Corrèze; pour la France entière, le nombre annuel des exemptions est de 76,9 sur 1000 examinés.

Sous l'ancien régime impérial la répartition du contingent de chaque département était basée sur le chiffre de la population générale; mais à cette époque, la conscription atteignait à peu près tous les hommes valides, ce qui plaçait tous les départements sur le même pied. La loi du 5 juillet 1836, maintenue jusqu'à ce jour, prescrit de répartir le contingent: 1° entre les départements, d'après la moyenne des jeunes gens inscrits des dix classes précédentes; 2° entre les cantons, proportionnellement au nombre des jeunes gens de la classe appelée. Avec l'apparence de l'équité, ce mode de répartition consacre une inégalité, nous dirions même une injustice, puisqu'elle ne tient aucun compte de l'aptitude militaire inégale dans les divers départements. Dans l'état actuel des choses, la loi demande le même nombre proportionnel de jeunes gens à la Dordogne qu'au Morbihan, bien qu'il résulte du tableau ci-dessus que l'aptitude militaire relative de ces deux départements est comme 4933 à 7845. Cette inégalité devient plus grande si, de l'examen des départements considérés en bloc, on passe à celui des cantons, dont l'aptitude militaire est souvent au-dessous de 2800 (1).

Le mode actuel de répartition du contingent présente des inconvénients pour les individus, pour les populations et pour l'État. Pour les individus, la chance du tirage peut se trouver complétement annulée, ce qui est aussi contraire à l'esprit de la loi qu'à la justice. Quant aux populations, elles souffrent dans le présent de l'enlèvement d'une trop forte proportion et souvent de la totalité des jeunes gens valides, et les générations futures se trouvent compromises par la continuité des mariages dans lesquels la force physique fait défaut. Enfin, l'État lui-même souffre à la fois et de l'affaiblissement croissant de la population et du déficit qui résulte pour l'armée de l'impossibilité dans laquelle se trouvent certains cantons de fournir le contingent qui leur est assigné. Pour remédier au mal, il suffirait de demander de chaque canton un contingent en rapport non pas avec le nombre des jeunes gens inscrits, mais avec celui des jeunes gens aptes au service. Ce dernier nombre pourrait être évalué soit d'après la proportion moyenne des jeunes gens reconnus propres au service dans les trois

(1) Voyez notre mémoire sur le recrutement, *Annales d'hygiène publique*, Paris, 1849, t. XLI, p. 263.

années précédentes, soit par la visite médicale de la totalité des jeunes gens inscrits sur les listes cantonales de l'année courante.

Le tableau qui précède montre encore la grande inégalité dans la répartition des exemptions pour défaut de taille entre les divers départements. Ainsi, tandis que le Doubs ne compte, sur 10 000 jeunes gens examinés, que 23 exemptions, la Corrèze en compte 189, c'est-à-dire une proportion 8 fois plus forte.

Si l'on embrasse dans leur ensemble les résultats des opérations du recrutement en France pendant la période de dix-neuf années, de 1831 à 1849 inclusivement, on trouve que sur 3 295 202 jeunes gens examinés, on a compté :

254,093 exemptions pour défaut de taille.
985,905 exemptions pour infirmités.

Dans cette période, le maximum d'exemptions pour défaut de taille et infirmités, a été 39 756 en 1843 ; le minimum 34 682 en 1847 sur 100 000 examinés ; la moyenne des dix-neuf années a été de 37 592. Si de ces données générales on passe à l'examen détaillé des diverses causes d'exemption en particulier, on trouve les résultats suivants :

Défaut de taille. — De 1831 à 1849, on a compté 254 093 exemptions pour ce motif sur 3 295 202 examinés. Proportion sur 100 000 examinés : maximum, en 1831, 9289 ; minimum, 6 039 en 1846 ; moyenne 7 693. De 1837 à 1849 : minimum, 2 301 (Doubs) ; maximum, 18 942 (Corrèze), sur 100 000 examinés.

Perte de dents. — De 1831 à 1849 il y a eu 25 918 exemptions. Proportion sur 100 000 examinés : maximum, 895 en 1837 ; minimum, 643, en 1847 ; moyenne, 785. De 1837 à 1849 : minimum, 36 (Puy-de-Dôme) ; maximum, 6 760 (Dordogne).

Surdité et mutisme. — De 1831 à 1849, on trouve 10 805 exemptions. Proportion sur 100 000 examinés : maximum, 483 en 1831 ; minimum, 268 en 1845 ; moyenne, 328. De 1837 à 1849 : minimum, 122 (Seine) ; maximum, 713 (Indre-et-Loire).

Goître. — De 1831 à 1849, il y a eu 23 540 exemptions. Proportion sur 100 000 examinés : maximum, 860 en 1835 ; minimum, 542 en 1847 ; moyenne, 713. De 1837 à 1849 : pas d'exemption dans deux départements (Finistère et Morbihan) ; minimum, 6 (Ille-et-Vilaine) ; maximum, 8 832 (Hautes-Alpes).

Claudication. — De 1831 à 1849, il y a eu 16 734 exemptions. Proportion sur 100 000 examinés : maximum, en 1833, 608 ; minimum, en

1840, 435; moyenne, 507. De 1837 à 1849 : minimum, 175 (Indre); maximum, 973 (Lot-et-Garonne).

Myopie. — De 1831 à 1849, on a compté 13 007 exemptions. Proportion sur 100 000 examinés : maximum, en 1831, 552; minimum, en 1846, 284; moyenne, 394. De 1837 à 1849 : minimum, 51 (Indre-et-Loire) ; maximum, 1181 (Bouches-du-Rhône).

Scrofules. — De 1831 à 1849, on trouve 32 921 exemptions. Proportion sur 100 000 examinés : minimum, 1834, 734 ; maximum, en 1846, 1144 ; moyenne, 998. De 1837 à 1849 : minimum, 118 (Pas-de-Calais); maximum, 2 901 (Nièvre).

Maladies de poitrine. — De 1831 à 1849, il y a eu 9 859 exemptions. Proportion sur 100 000 examinés : minimum, en 1833, 208; maximum, en 1843, 442; moyenne, 297. De 1837 à 1849 : minimum, 51 (Morbihan); maximum, 1116 (Nord).

Hernies. — De 1831 à 1849, il y a eu 72 368 exemptions. Proportion sur 100 000 examinés : maximum, en 1836, 2 527 ; minimum, en 1847, 1 872; moyenne, 2 192. De 1837 à 1849 : minimum, 217 (Meuse) ; maximum, 5 120 (Vendée).

Épilepsie. — De 1831 à 1849, on compte 5 623 exemptions. Proportion sur 100 000 examinés : maximum, en 1831, 269 ; minimum, en 1846, 141; moyenne, 170. De 1837 à 1849 : minimum, 41 (Puy-de-Dôme) ; maximum, 339 (Pyrénées-Orientales).

Faiblesse de constitution. — De 1831 à 1849, il y a eu 307 795 exemptions. Proportion sur 100 000 examinés : minimum, en 1832, 6000; maximum, en 1846, 12 089 ; moyenne, 9 375. De 1837 à 1849 : minimum, 2035 (Morbihan); maximum, 21 624 (Allier) (1).

CHAPITRE III.

STATISTIQUE DES MALADIES CONSIDÉRÉES COMME CAUSE DE DÉCÈS DANS DIVERS PAYS.

ART. Ier. — Des maladies causes de décès dans le Royaume-Uni.

Nous donnons, dans le tableau suivant, le nombre absolu et relatif des maladies qui ont été cause de décès en Angleterre, pendant la période de 1838 à 1842 (2).

(1) P. L. R. Devot, *op. cit.*, p. 63.
(2) Voy. *Seventh annual report of the registrar general.* London, 1845, p. 62.

ANGLETERRE.

Tableau des maladies qui ont été cause de décès en Angleterre de 1838 à 1842.

CAUSE DES DÉCÈS.	NOMBRE DES DÉCÈS.					PROPORTION ANNUELLE DES DÉCÈS SUR UN MILLION D'INDIVIDUS VIVANTS.				
	1838.	1839.	1840.	1841.	1842.	1838.	1839.	1840.	1841.	1842.
Toutes les causes réunies	342,529	338,979	359,561	343,847	349,519	22,380	21,856	22,878	21,589	21,634
Causes spécifiées	330,559	330,497	351,757	336,664	342,774	»	»	»	»	»
Maladies zymotiques (1)	67,877	65,343	76,054	63,148	64,295	4,596	4,321	4,947	4,049	4,062
De siége incertain ou variable (*sic*)	44,232	46,362	48,396	48,053	49,216	2,995	3,066	3,148	3,082	3,109
Du système nerveux	49,704	49,215	50,768	49,593	50,625	3,365	3,255	3,302	3,180	3,198
Des organes de la respiration	90,823	90,565	92,907	92,183	92,994	6,149	5,989	6,043	5,911	5,875
Des organes de la circulation	3,562	3,788	4,370	4,546	4,925	241	250	284	292	311
Des organes de la digestion	19,306	20,767	22,525	22,398	23,587	1,307	1,373	1,465	1,436	1,490
Des organes urinaires	1,651	1,534	1,697	1,650	1,866	112	101	110	106	118
Des organes de la génération	3,263	3,412	3,623	3,555	3,340	221	226	236	228	211
Des organes de la digestion	2,102	2,020	2,167	2,289	2,272	142	134	141	147	144
Du système tégumentaire	420	448	525	528	497	28	30	34	34	31
Age avancé	35,561	35,063	36,793	37,253	37,819	2,408	2,319	2,393	2,389	2,389
Causes externes; empoisonnements, asphyxie, blessures	12,075	11,980	11,922	11,468	11,338	816	792	775	735	716
Variole	16,268	9,131	10,434	6,368	2,715	1,101	604	679	408	172
Rougeole	6,514	10,937	9,326	6,894	8,742	441	723	607	442	552
Scarlatine	5,802	10,325	19,816	14,161	12,807	393	683	1,289	908	809
Coqueluche	9,107	8,165	6,132	8,099	8,091	617	540	399	519	511
Croup	4,463	4,192	4,336	4,177	4,457	302	277	282	268	282
Muguet	1,090	1,019	1,209	1,139	1,168	74	67	78	73	74
Diarrhée	2,482	2,562	3,469	3,240	5,241	168	170	225	208	331
Dysentérie	627	537	628	515	761	43	36	41	33	48
Choléra	331	394	702	443	1,620	22	26	45	28	102
Grippe	806	887	1,030	1,659	883	55	59	67	106	56
Fièvre intermittente	44	95	248	135	129	3	6	9	9	8
Fièvre rémittente	182	136	248	149	178	12	9	16	10	11
Typhus	18,775	15,666	17,177	14,846	16,201	1,271	1,036	1,117	932	1,024

(1) L'administration anglaise entend par *zymotiques* (de ζυμαω, je fermente), les maladies épidémiques.

Erysipèle	1,203	1,140	1,217	1,139	1,111	81	75	79	73	70
Syphilis	159	142	195	177	178	11	9	13	11	11
Hydrophobie	24	15	12	7	15	2	1	1	»	1
Inflammation	5,816	4,940	3,965	3,306	3,178	394	327	258	212	201
Hémorrhagie	1,216	1,046	1,113	1,101	1,106	82	69	72	71	70
Hydropisie	12,342	12,251	13,261	13,095	12,724	836	810	863	840	804
Abcès	1,478	1,484	964	869	861	100	72	63	56	54
Gangrène	1,343	1,314	1,346	1,329	1,213	91	87	88	85	77
Purpura	58	101	99	120	94	4	7	6	8	6
Scrofule	1,119	1,151	1,312	1,193	1,295	76	76	83	76	82
Carcinome	2,448	2,691	2,786	2,746	2,941	166	178	181	176	186
Tumeur	373	374	260	285	282	25	25	18	18	18
Goutte	207	215	211	178	194	14	14	14	11	12
Atrophie	2,018	2,142	3,013	3,535	3,970	137	142	196	227	251
Débilité	12,634	15,143	16,225	16,189	17,339	855	1,001	1,055	1,038	1,095
Difformité	166	214	211	206	217	11	14	14	13	14
Mort subite	3,012	3,696	3,610	3,901	3,802	204	244	235	250	240
Céphalite	2,178	2,368	2,588	2,498	2,456	148	157	168	160	155
Hydrocéphale	7,672	7,749	8,000	7,973	8,037	519	512	520	511	509
Apoplexie	5,630	5,295	5,451	5,581	5,361	381	350	355	358	339
Paralysie	4,975	4,910	5,490	5,495	5,559	337	325	357	352	351
Convulsions	26,047	25,408	25,770	24,563	25,488	1,763	1,680	1,676	1,575	1,610
Tétanos	129	122	142	118	118	9	8	9	8	7
Chorée	24	54	25	28	19	2	4	2	2	1
Epilepsie	1,093	1,086	1,098	1,079	1,129	74	78	72	69	71
Folie	367	424	368	312	302	25	28	24	20	19
Delirium tremens	182	206	233	264	267	12	14	15	17	17
Cerveau, etc. (maladies du)	1,417	1,495	1,603	1,682	1,869	95	99	104	108	118
Laryngite	99	62	106	101	102	7	4	7	6	6
Angine	432	639	680	505	513	29	43	44	31	32
Bronchite	2,067	1,663	2,153	2,267	2,627	140	110	133	145	166
Pleurésie	582	588	702	675	729	39	39	46	43	46
Pneumonie	17,999	18,151	18,582	17,997	19,036	1,219	1,200	1,209	1,154	1,205
Hydrothorax	2,306	2,149	2,345	2,282	2,127	156	142	153	146	134
Asthme	5,745	5,183	5,779	5,976	5,625	389	343	376	384	355
Phthisie	59,025	59,559	59,923	59,592	59,291	3,996	3,939	3,897	3,822	3,746
Poumons, etc. (maladies des) (*sic*)	2,568	2,551	2,737	2,788	2,944	174	169	178	179	186
Péricardite	124	135	165	180	159	8	9	11	12	10
Anévrysme	119	102	147	120	105	8	6	9	8	7
Cœur, etc. (maladies du) (*sic*)	3,319	3,554	4,038	4,246	4,661	225	235	264	272	294
Dentition	4,404	5,016	5,219	5,324	5,689	298	332	339	341	359
Gastrite et entérite	6,661	6,524	7,260	6,980	7,219	411	431	472	448	437
Péritonite	168	183	282	300	299	11	12	18	19	19
Tabes mesenterica	724	706	1,044	1,070	1,283	49	47	68	69	81

CAUSES DES DÉCÈS.	NOMBRE DES DÉCÈS.					PROPORTION ANNUELLE DES DÉCÈS SUR UN MILLION D'INDIVIDUS VIVANTS				
	1838.	1839.	1840.	1841.	1842.	1838.	1839.	1840.	1841.	1842.
Vers	749	773	735	671	726	51	51	48	43	46
Ascite	63	120	200	180	173	4	8	13	12	11
Ulcération (*sic*)	256	347	388	392	391	17	23	25	25	25
Hernie	507	474	480	475	529	34	31	31	30	33
Colique et iléus	619	637	775	847	835	42	42	50	54	53
Intussusception	238	112	69	73	65	16	7	5	5	4
Stricture	111	132	132	147	157	8	9	9	9	10
Hématémèse	111	98	68	80	107	8	7	4	5	7
Estomac, etc. (maladies de l')	1,385	1,622	1,749	1,167	1,863	94	107	114	113	117
Pancréas (maladies du)	3	4	3	6	4	»	»	»	»	»
Hépatite	449	428	539	498	533	30	28	35	32	34
Ictère	841	800	875	864	952	57	53	57	55	60
Foie (maladies du)	2,590	2,762	2,681	2,706	2,704	175	183	175	174	171
Rate (maladies de la)	27	29	26	18	28	2	2	2	1	2
Néphrite	157	131	142	128	139	10	9	9	8	9
Ischurie	70	116	89	52	50	5	7	6	3	3
Diabètes	207	214	233	253	270	14	14	15	16	17
Cystite	128	138	132	161	136	9	9	8	10	9
Calculs	320	299	303	261	304	22	20	20	17	19
Rétrécissement	59	30	111	114	162	4	2	7	7	10
Reins (maladies des)	710	605	687	681	805	48	40	45	44	51
Suites de couches	2,811	2,915	2,989	3,007	2,687	190	193	195	193	170
Suppression des menstrues	69	86	112	107	138	5	6	7	7	9
Hydropisie des ovaires	45	34	43	44	52	3	2	3	3	3
Utérus, maladies	338	377	479	397	463	23	25	31	25	29
Arthrite	16	36	35	47	33	1	2	2	3	2
Rhumatisme	1,030	946	962	1,081	1,000	70	63	63	69	63
Articulations (maladies des)	1,056	1,038	1,170	1,161	1,239	71	69	76	74	78
Charbon	35	38	33	28	40	2	3	2	2	3
Phlegmon	16	82	127	118	98	1	5	8	8	6
Ulcère	162	135	191	192	156	11	9	12	12	10
Fistule (*sic*)	100	103	89	115	109	7	7	6	7	7
Peau (maladies de la)	107	90	85	75	94	7	6	6	5	6
Intempérance	161	218	191	184	138	11	14	12	12	9
Faim	167	130	137	184	108	11	9	9	12	7
Mort violente	11,727	11,632	11,594	11,100	11,092	794	769	754	712	701

S'il est vrai que l'intensité de la mortalité habituelle donne la mesure la plus exacte de la salubrité d'un pays, d'autre part la constatation des maladies, cause de décès, facilite les investigations étiologiques, et, par conséquent, l'application des mesures hygiéniques les plus propres à combattre le mal. La connaissance de l'énormité du chiffre des décès causés par la variole a provoqué en Angleterre le *vaccination-act*, loi en vertu de laquelle la vaccination qui, avant 1840, était facultative dans ce pays, y est devenue obligatoire. En France, le projet d'une taxe sur les chiens rencontrerait depuis quelques années une certaine hésitation; toute discussion nous semble devoir cesser en présence de 73 décès causés par hydrophobie dans un pays qui ne compte pas même la moitié de la population de la France. Enfin, le plus simple examen du tableau suffit pour démontrer combien est considérable le nombre des décès causés par maladies appelées en Angleterre *évitables*, et, partant, combien l'état sanitaire, déjà si satisfaisant de cette partie du Royaume-Uni, est encore susceptible de notables améliorations. Au point de vue scientifique, la comparaison de la fréquence et de la gravité relatives des maladies, ne constitue pas seulement la pierre angulaire de la pathologie géographique et historique; elle sert encore de base à une science nouvelle sur laquelle nous avons eu plusieurs fois occasion d'appeler l'attention : nous voulons parler de la pathologie comparée des races humaines. Si l'on est frappé d'étonnement en présence d'un tribut annuel de près de 60 000 décès que l'Angleterre paie, avec une remarquable régularité, à la phthisie pulmonaire; d'autre part, on est contraint d'admirer la puissance de l'homme qui a su maîtriser un sol jadis classique de fièvres paludéennes, au point de réduire pour ainsi dire à néant la mortalité due en Angleterre à ce genre de pyrexies. Les maladies de l'appareil respiratoire tiennent le premier rang; elles figurent en effet pour plus d'un quart dans le chiffre de la mortalité générale. Viennent ensuite les maladies épidémiques et endémiques; le chiffre de la mortalité annuelle qu'elles provoquent varie entre 44 000 et 50 000 décès; dans cette classe nous voyons la variole figurer, en 1838, pour plus de 16 000 décès. A dater de 1840, le *vaccination-act* reçoit un commencement d'exécution; peut-être est-il permis d'attribuer en partie à cette importante mesure la réduction des décès, suite de variole, au chiffre de moins de 3 000 en 1842. La scarlatine donne lieu en 1840, à près de 20 000 décès; le typhus tue annuellement de 14 000 à 19 000 individus; le delirium tremens, maladie presque inconnue en France, donne chaque année la mort à plus de 200 Anglais. De 3 000 à 4 000 individus sont annuellement enlevés par une mort subite, d'où il résulte que la proportion des décès dus à cette cause est de 1 sur 1500 habitants. Les décès signalés comme dus à la débilité sénile *old age*) figurent pour 1/7e dans la mortalité générale.

Les deux tableaux suivants sont destinés à mettre en lumière les principales causes de mort à Londres et dans huit des principales villes de l'Écosse.

LONDRES (1).

Tableau des maladies qui ont été cause de décès de 1840 *à* 1853 *inclusivement.* (14 *années.*)

Causes de décès.	Nombre de décès constatés pendant 14 années.	Proportion sur 100 décès.	Nombre annuel des décès sur 100,000 personnes vivantes.
Maladies zymotiques	173,110	24	560
Hydropisie, cancer, autres maladies de siége variable	36,416	5	120
Affections tuberculeuses	132,974	18	437
Maladies cérébro-spinales et du système nerveux	85,800	12	282
Maladies du système circulatoire	23,760	3	77
Maladies de l'appareil respiratoire	112,716	15	368
Maladies gastro-intestinales et du foie.	45,184	6	148
Maladies des reins	6,964	1	22
Suites de couches, maladies de l'utérus.	7,215	1	23
Rhumatisme, maladies des os	5,328	0.7	17
Maladies de la peau et du système cellulaire	965	0.1	3
Difformités	1,920	0.2	6
Naissance prématurée et faiblesse congénitale	17,259	2.4	56
Atrophie	13,853	1.8	44
Age	38,934	5	129
Mort subite	8,676	1	28
Mort violente, froid, intempérance, faim	23,158	3	75
Total des causes spécifiées	734,232	100	2401
Total des causes de décès	739,105		2417

ÉCOSSE.

Tableau de quelques maladies qui ont été cause de décès dans les principales villes de l'Écosse (2).

Les périodes d'observation sont pour Édimbourg et Leith, celle de

(1) Voir pour les maladies de Londres au XVIIIe siècle : R. Willan, *Reports on the diseases in London, particulary during the years* 1796, 97, 98, 99 *and* 1800. London, 1801.

(2) *Journal of the statistical Society*, t. XIV.

1846-48 inclusivement; pour Glasgow, celle de 1839-44; Dundee, 1839-45; Paisley, 1845-48; Greenoch, 1843-47; Aberdeen, 1837-45; Perth, 1838-41.

En représentant le nombre total des décès par 1000, les maladies dont les noms suivent ont contribué à cette mortalité dans les proportions ci-après :

	Edimbourg.	Leith.	Glasgow.	Dundee.	Paisley.	Greenoch.	Aberdeen.	Perth.
Phthisie pulmonaire.	119	103	171	130	208	143	62	128
Typhus et fièv. typh.	163	102	113	114	122	220	73	86
Scarlatine.........	34	56	43	31	19	35	16	29
Rougeole..........	27	19	61	61	30	8	12	38
Coqueluche........	37	35	52	44	38	19	9	37
Variole...........	17	24	38	37	20	20	13	24
Croup.............	12	14	22	22	15	19	3	23
Maladies cérébrales.	83	81	61	71	34	73	33	83
Maladies du cœur...	18	19	7	12	6	14	2	8

On voit que dans toutes les grandes villes de l'Écosse, aussi bien qu'à Londres, la phthisie pulmonaire, la fièvre typhoïde et le typhus constituent les principales causes de décès.

En ce qui concerne l'Irlande, il n'existe jusqu'ici aucun document sur les maladies considérées comme cause de décès. En revanche, le recensement de 1851 s'est attaché à constater le nombre des malades des deux sexes dans toute la population irlandaise à un jour donné. C'est le résultat curieux de ce recensement que nous résumons dans le tableau suivant :

IRLANDE.

Tableau des maladies recensées dans la population de l'Irlande pendant la nuit du 30 mars 1851 (1).

Désignation des maladies.	Sexe masculin.	Sexe féminin.
MALADIES ZYMOTIQUES OU ÉPIDÉMIQUES, ENDÉMIQUES ET CONTAGIEUSES.		
Variole........................	448	440
Rougeole......................	478	557
Scarlatine.....................	151	173
Coquelcube....................	144	215
Croup.........................	15	17
Muguet........................	4	5
Pemphigus.....................	7	12

(1) Voy. *The census of Ireland for the year 1851, part. III; Report on the status of disease, presented to both houses of Parliament by command of Her Majesty.* Dublin, 1854, page 140.

	Sexe masculin.	Sexe féminin.
Dysentérie	3,305	3,411
Diarrhée	1,628	1,385
Fièvre intermittente	161	40
Grippe	1,743	1,799
Fièvre (*sic*)	6,448	7,329
Érysipèle	117	139
Syphilis	236	588
Morve	5	1
Ophthalmie	1,424	2,459
Gonorrhée	13	66
Parotide	15	20
Total	16,342	18,656
Maladies du système cérébro-spinal.		
Hydrocéphale	27	20
Cérébrite	39	26
Apoplexie	30	24
Convulsions	40	40
Paralysie	712	663
Chorée	1	20
Trismus	3	1
Épilepsie	293	563
Delirium tremens	7	2
Aliénation mentale	2,498	2,566
Maladie nerveuse (*sic*)	9	33
Maladies de l'oreille	26	20
Surdi-mutité	2,467	1,870
Céphalalgie	147	224
Aveugles	3,461	3,823
Maladies du nez (*sic*)	6	13
Idiotisme	2,632	2,216
Total	12,398	12,124
Maladies du système circulatoire.		
Maladies du cœur	151	214
Anévrysme	12	2
Hématémèse	25	18
Hémoptysie	41	42
Hémorrhagie	11	18
Total	240	294
Maladies de l'appareil respiratoire.		
Angine	136	136
Pneumonie	1,426	1,078
Bronchite	650	830
Phthisie pulmonaire	1,798	2,384
Asthme (*sic*)	498	631

	Sexe masculin.	Sexe féminin.
Hydrothorax....................	8	4
Emphysème....................	2	1
Affections non spécifiées...........	405	522
Total..................	4,923	5,586
Maladies de l'appareil digestif.		
Dentition....................	10	11
Ictère....................	53	76
Vers....................	137	146
Coliques....................	81	97
Fièvre gastrique (*sic*).............	33	20
Hydropisie....................	773	691
Maladies de l'intestin (*sic*).........	81	86
Hernies....................	61	12
Affections du foie (*sic*)...........	223	290
Péritonite....................	3	5
Entérite....................	33	31
Marasme....................	370	377
Maladies de l'estomac.............	150	234
Hémorrhoïdes....................	51	31
Dyspepsie....................	135	210
Total..................	2,194	2,317
Maladies des organes urinaires.		
Calculs....................	27	5
Rétrécissements..................	12	»
Épanchements d'urine (*sic*).........	1	1
Affections des organes urinaires.....	149	34
Diabète....................	8	2
Maladies de la vessie.............	24	9
Maladies des reins...............	10	7
Total..................	231	58
Maladies des organes de la génération.		
Femmes en couches...............	»	553
Chute de l'utérus................	»	13
Maladies des ovaires.............	»	4
Cancer utérin..................	»	14
Hémorrhagie et aménorrhée........	»	77
Maladies des organes génitaux......	30	2
Total..................	30	663
Maladies des organes locomoteurs.		
Rhumatisme....................	1,787	2,166
Maladies des os et des articulations..	439	320
Coxalgie....................	157	126
Maladies de l'épine...............	169	178
Fractures....................	339	180

	Sexe masculin.	Sexe féminin.
Luxations	45	30
Amputations	40	18
Paralysie	1,548	1,280
Total	4,524	4,298
Maladies des organes tégumentaires.		
Onychia et paronychia (*sic*)	37	10
Ulcérations (*sic*)	1,756	860
Scorbut et purpura	86	63
Fistules	25	9
Anthrax	13	6
Childblaims	247	31
Teigne	1,251	791
Scabies	492	701
Psoriasis et autres maladies cutanées	365	424
Total	4,272	2,895
Maladies de siége incertain.		
Inflammations non spécifiées	66	109
Phlébite	1	7
Gangrène	18	15
Plaies	189	89
Fungus malin	6	»
Scrofules	1,437	1,217
Goutte	40	11
Cancer	161	192
Tumeurs (*sic*)	70	51
Abcès	416	298
Débilité et vieillesse	2,399	3,602
Total	4,803	5,591
Causes accidentelles.		
Brûlures	107	121
Blessures à la tête	8	»
Empoisonnement, accidents	1	1
Accidents non spécifiés	506	289
Effets du froid ou de la faim	95	96
Total	717	507
Causes non spécifiées	379	453
Total des maladies de chaque sexe	51,053	53,442
Total général	104,495	

Ainsi, sur un ensemble de 104495 malades ou infirmes, on trouve :

51,053 personnes du sexe masculin.
53,442 personnes du sexe féminin.

La répartition diffère d'une manière bien plus notable, comme bien on le pense, dès que l'on aborde l'examen des diverses classes de maladies, et beaucoup plus encore quand on pénètre dans le détail de chaque affection prise en particulier. Cette différence résulte tantôt des occupations spéciales et de l'organisation même des deux sexes, tantôt aussi de la difficulté de la constatation officielle de certains faits pathologiques. Ainsi, on voit à l'article syphilis, 588 femmes et seulement 236 hommes; il est évident que les premières doivent être en grande partie des filles publiques en traitement dans les hôpitaux, tandis que l'homme en traitement pour l'affection dont il s'agit n'est hospitalisé qu'exceptionnellement et qu'il a d'ailleurs intérêt à cacher sa maladie. Parmi les maladies et infirmités qui diffèrent d'une manière plus ou moins prononcée dans les deux sexes, sans cause toujours appréciable, nous signalerons les suivantes :

	Sexe masculin.	Sexe féminin.
Morve	5	1
Chorée	1	20
Épilepsie	293	563
Surdi-mutité	2,467	1,870
Aveugles	3,461	3,823
Idiotisme	2,632	2,216
Maladies du cœur	154	214
Phthisie pulmonaire	1,798	2,384
Ictère	53	76
Hernie	61	12
Calculs	27	5
Maladies de la vessie	24	9
Rhumatisme	1,787	2,166
Coxalgie	157	126
Fractures	339	180
Luxations	45	30
Amputation	40	18
Scrofule	1,437	1,217
Goutte	40	11
Cancer	161	192 (1)

ART. II. — Des maladies considérées comme cause de décès en France.

On ne possède jusqu'à ce jour aucun document sur la France prise dans son ensemble, et nous sommes contraint de nous renfermer ici dans l'exposé des maladies considérées comme causes de décès à Paris.

(1) Non compris 14 cas de cancer de l'utérus.

PARIS.

Tableau des maladies qui ont été cause de décès à Paris de 1839 *à* 1850 *inclusivement (douze années)* (1).

	Nombre des décès.	Proportion sur 100.
Fièvre typhoïde (2)	24,380	9,1
Variole	3,790	1,4
Choléra	19,188	7,1
Rougeole	3,962	1,4
Croup	4,148	1,5
Catarrhe pulmonaire	25,884	9,7
Convulsions	12,181	4,5
Gastrite	11,234	4,2
Entérite	32,420	12,1
Péritonite	5,394	2,0
Péripneumonie	31,122	11,6
Apoplexie	12,409	4,6
Phthisie pulmonaire	50,253	18,8
Enfants mort-nés	22,200	8,3
Faiblesse de naissance	7,298	2,7
Hydrophobie	21	0,007
Congestion cérébrale	647	0,2
Total	266,531	100,0

ART. III. — Des maladies comme causes de décès en Allemagne.

Pour donner une idée de la fréquence relative des maladies considérées comme cause de décès dans cette partie de l'Europe, nous avons choisi deux types : 1° la Bavière, qui représente en quelque sorte les États de l'ouest ; 2° la Prusse, qui représente le nord de l'Allemagne.

(1) Nous avons construit ce tableau à l'aide des documents publiés par M. Trébuchet sur la mortalité dans Paris, dans plusieurs volumes des *Ann. d'hygiène publique*, t. XLII, p. 350; XLIII, 5; XLIV, 71, 322; XLV, 336 ; XLVI, 5, 295; XLVIII, 130.

(2) On a compté à Paris, en 1851, le nombre ci-après de décès sur 1000 individus vivants du sexe masculin :

	Phthisie.	Fièvre typhoïde.	Variole.	Rougeole.	Pneumonie.
De 15 à 20 ans	3,07	3,18	0,47	»	0,76
De 20 à 25 ans	3,31	1,31	0,59	0,07	0,61
De 25 à 30 ans	2,53	0,48	0,34	0,05	0,67

BAVIÈRE (1).

Tableau des causes de décès dans le royaume de Bavière, de 1844 à 1850 inclusivement (sept années).

	NOMBRE DES DÉCÈS.	
	Sexe masculin.	Sexe féminin.
Mort-nés	17,435	13,367
Naissance avant terme	7,722	6,219
Faiblesse de constitution	26,876	20,837
Fièvre	18,459	22,587
Inflammations	43,401	41,260
Maladies du cœur et des gros vaisseaux	4,130	3,688
Variole	1,513	1,383
Scarlatine	4,661	4,282
Rougeole	1,534	1,348
Scarlatine miliaire	3,883	4,786
Squirrhe et carcinome	11,342	12,215
Charbon	9,102	8,555
Hydropisie	31,002	39,610
Hernies étranglées	1,553	1,254
Diarrhée chronique	6,057	5,681
Dysentérie	2,392	2,224
Choléra asiatique	10	11
Apoplexie	22,702	21,270
Convulsions	69,789	56,977
Paralysie	1,392	1,192
Apoplexie pulmonaire	10,924	10,817
Asthme	12,665	12,141
Rage	21	18
Suite d'opérations chirurgicales	404	314
Phthisie pulmonaire (2)	58,909	57,735
Débilité et vieillesse	33,351	39,198
Suicides	1,208	377
Meurtres	846	183
Exécutions	8	1
Accidents	5,510	2,182
Causes inconnues	7,212	7,049

(1) Herrmann, *Beiträge zur Statistik des Königreiches Bayern*, Munich, 1850; la population du royaume de Bavière était, en 1849, de 4,520,751 habitants. Nous sommes redevable de ce document officiel à l'obligeance de M. Legoyt, chef du bureau de la statistique de France au ministère du commerce.

(2) De 1840 à 1846, on a compté à l'hôpital militaire de Munich, sur 451 décès, 118 décès par phthisie pulmonaire et 219 par fièvre typhoïde. (Voy. Besnard, *Krankheitsformen im Münchener milit. Krankenhause; Correspondenzblatt bayer. Aertzte.*)

PRUSSE (1).

Sur 498 862 décès constatés en 1849, voici les causes qui se trouvent signalées dans les comptes rendus du gouvernement.

	Nombre de décès.	Proportion sur 1000 décès.
Mort-nés	26,639	53,4
Débilité sénile	52,550	105,3
Suicides	1,527	3,1
Accidents divers	6,495	13,0
Suites de couches	5,486	11,0
Variole	1,760	3,5
Rage	31	0,1
Maladies aiguës (*sic*)	156,206	311,1
Maladies chroniques (*sic*)	164,302	329,4
Apoplexies	38,964	78,1
Maladies externes et blessures	6,936	13,9
Maladies non spécifiées	38,966	78,1
Total	498,862	1000,0

Le nombre de suicides qui, en 1816, était :

De 549 dans la population masculine, 1 suicide sur 9 350 hommes,
De 139 dans la population féminine, 1 suicide sur 37 521 femmes,

s'est élevé, en 1849, à :

1,222 dans la population masculine, 1 suicide sur 6679 hommes.
307 dans la population féminine, 1 suicide sur 26 607 femmes.

ART. IV. — Des maladies comme causes de décès dans le nord de l'Europe.

Les seuls documents que nous ayons pu nous procurer sur cette partie de l'Europe concernent la Suède, la capitale du Danemarck, et l'Islande.

SUÈDE.

Causes de mort en Suède de 1846 à 1850 inclusivement (2).

Pendant la période dont il s'agit, on a compté, année moyenne :

Causes de mort.	Sexe masc.	Sexe fém.
Suites de couches	»	468
Variole	196	164

(1) Voir, pour plus de détails, notre mémoire publié dans les *Annales d'hygiène publique*, t. XLIX, p. 126. En ce qui concerne Berlin en particulier, voyez : Wolheim *Versuch einer mediz. Topographie und Statistik von Berlin.* Berlin, 1844, in-8°.

(2) *Specifikation of nagra bland Dödsorsakerne aren* 1846, *med* 1850.

Causes de mort.	Sexe masc.	Sexe fém.
Enfants étouffés pendant le sommeil (*sic*)..	111	109
Infanticides..........................	7	10
Meurtres..........................	46	8
Exécutions..........................	5,4	0,4
Suicides..........................	181	47
Suites d'abus alcoolique..............	55	5
Morts de froid..........................	76	14
Noyés..........................	927	177
Chutes et accidents..................	293	32
Tués par la foudre..................	5,6	5,6
Asphyxiés..........................	24	9
Empoisonnements involontaires........	4	3
Morts de faim..........................	2,4	0,2
Causes diverses..........................	88	45

COPENHAGUE.

Maladies et accidents qui ont été cause de mort de 1840 *à* 1844 *inclusivement*

	Nombre des décès.	Proportion sur 100 décès.
Convulsions des nouveau-nés....	316	9,8
Hydrocéphale..............	63	2,0
Nouveau-nés..............	110	3,4
Affections glandulaires.........	78	2,4
Autres maladies de l'enfance....	17	0,5
Vieillesse..............	263	8,1
Pneumonie..............	205	6,3
Encéphalite..............	59	1,8
Laryngite..............	29	0,9
Maladies du bas-ventre (*sic*)....	58	1,8
Angine..............	4	0,1
Phlegmasies gastro-intestinales..	16	0,5
Fièvre typhoïde............	165	5,1
Variole..............	46	1,4
Scarlatine..............	7	0,2
Rougeole..............	7	0,2
Fièvre puerpérale..............	77	2,4
Érysipèle..............	26	0,8
Rhumatisme..............	4	0,1
Coqueluche..............	47	1,5
Phthisie pulmonaire..............	427	13,2
Fièvre hectique..............	161	5,0
Affections du cœur..............	54	1,7
Affections du foie..............	34	1,1
Hydropisies..............	52	1,6
Abus alcooliques..............	31	1,0
Maladies nerveuses chroniques...	139	4,3

	Nombre des décès.	Proportion sur 100 décès.
Hémorrhagies	11	0,3
Maladies chron. du bas-ventre (sic)	77	2,4
Hernies	8	0,2
Calculs vésicaux	3	0,1
Cancer	65	2,0
Noyés	34	1,1
Accidents et suicides	64	2,0

ISLANDE.

Maladies et accidents qui ont été cause de mort, de 1827 à 1837 (*dix années*) (1).

	Nombre des décès.	Proportion sur 100 décès.
Convulsions des nouveau-nés	4,479	30,0
Vieillesse	1,714	11,5
Angine	479	3,2
Bronchite et pneumonie	192	1,3
Pleurésie	242	1,6
Fièvre inflammatoire (*sic*)	129	0,9
Fièvre catarrhale	949	6,4
Fièvre typhoïde (*Landfarsot*)	891	5,9
Scarlatine	119	0,8
Fièvres éruptives	76	0,5
Autres fièvres (*sic*)	381	2,6
Coqueluche	86	0,6
Maladies de poitrine (*Brystsyge*)	1,167	7,8
Fièvre hectique	377	2,5
Maladies du foie	192	1,3
Ictère	130	0,9
Hydropisie	155	1,0
Maladies chroniques diverses (*sic*)	388	2,6
Hémorrhagie	40	0,3
Rhumatisme	122	0,8
Spedalskhed	184	1,2
Scorbut	37	0,3
Maladies abdominales diverses (*sic*)	175	1,2
Hernies	8	0,05
Calculs vésicaux	33	0,2
Maladies puerpérales	102	0,7
Avortement	4	0,03
Cancer	37	0,3
Exanthèmes chroniques	13	0,09

(1) P. A. Schleisner, *Island undersögt fra et lægevidensk. Synspunkt*. Copenhague, 1849, p. 37. La population de l'Islande était de 56,656 habitants en 1833, et de 57,180 en 1843.

	Nombre des décès.	Proportion sur 100 décès.
Érysipèle	6	0,04
Abcès	15	0,1
Gangrène	15	0,1
Plaies	5	0,03
Alkoolisme	10	0,07
Mort subite (*sic*)	125	0,8
Noyés	485	3,3
Morts de froid	36	0,2
Morts par tourbillons de neige	68	0,5
Chutes du haut des rochers	18	0,1
Autres accidents	50	0,3
Suicides	6	0,04
Maladies diverses	194	1,3

D'après M. Schleisner (page 39), les fièvres intermittentes, la syphilis, la chlorose et la phthisie pulmonaire ne s'observent pas en Islande ; il en est de même d'une affection glanduleuse spéciale appelée en Danemark *kjertelsyge*. Parmi les maladies les plus fréquentes dans l'île, le même auteur cite les hydatides du foie (1), le rhumatisme, l'hystérie, la lèpre tuberculeuse : sur 2 600 malades notés par M. Schleisner, 328 étaient atteints d'hydatides ; d'après le docteur Thorstensen, établi dans l'île, on compterait 1 Islandais atteint de cette affection sur 7 habitants. Quant aux lépreux, il en existait 280 en 1786 et 128 en 1838 ; leur nombre était de 66 aux Feroë en 1846. M. Schleisner divise les maladies épidémiques de l'Islande en deux catégories : 1° celles qui se développent dans l'île ; 2° celles qui y sont importées du dehors ; la fièvre typhoïde et la grippe appartiennent à la première classe. La fièvre typhoïde se montre presque tous les ans ; la grippe affecte tantôt une forme bénigne, tantôt elle exerce de grands ravages et augmente notablement la mortalité ; la forme grave se reproduit avec une certaine régularité tous les neuf ans. On peut ajouter aux maladies épidémiques d'origine indigène la dysentérie, la parotidite, le scorbut, le croup, l'ictère. La varioloïde s'est souvent transmise, d'après M. Schleisner, de la vache à l'homme. Parmi les maladies d'origine extérieure, le même auteur cite la variole, la rougeole, la scarlatine et la coqueluche. Quand la rougeole est importée, elle atteint la population entière, et tels sont ses ravages, que la mortalité normale s'en trouve parfois doublée. En ce qui regarde la variole, elle a donné la mort, en 1707,

(1) *Morbus hydatidosus hepatis.*

à 18000 habitants sur une population qui n'en comptait que 52000. La peste, importée en Islande en 1402 par un navire norwégien, a enlevé les deux tiers de la population ; elle a été importée une seconde fois, en 1493, par un navire anglais. Les archives de l'île mentionnent le règne, en 1528 et en 1551, d'une épidémie du nom de *sárasótt*, mot qui dans le langage irlandais moderne signifie syphilis. Ce fait est d'autant plus singulier que cette dernière maladie, ainsi que la gonorrhée, n'existent plus en Islande, d'après M. Schleisner. Dans la petite île de Westmannó, près de l'Islande, les convulsions (*trismus neonatorum*) enlevaient, depuis une vingtaine d'années, 64 enfants pour 100 entre le cinquième et le douzième jour après la naissance, et la population de cette île eût disparu complétement sans les immigrations. Toutes les recherches avaient échoué, lorsque M. Schleisner crut trouver la cause du mal dans l'emploi d'un combustible très azoté servant à l'éclairage et au chauffage. On se sert, en effet, d'excréments d'oiseaux pour le chauffage, et d'autre part, un oiseau très gras, traversé d'une mèche, sert à l'éclairage. M. Schleisner, chargé d'une mission officielle par le gouvernement danois, fit construire une maison spéciale d'accouchement où l'on adopta une meilleure hygiène ; depuis lors, le mal paraît être presque entièrement dissipé.

Dans les îles Feroë (1), les fièvres intermittentes sont inconnues ; elles sont déjà tellement rares dans le Danemark, qu'elles n'y ont été observées épidémiquement que deux fois pendant la période des trente dernières années. Elles ont sévi avec intensité autrefois à Laaland, mais elles en ont disparu depuis, sous l'influence de la culture du sol. Dès 1833, elles cessèrent d'être observées dès la manifestation de la grippe, pour reparaître immédiatement lors de la disparition de cette dernière maladie. Après avoir disparu complétement du Danemark, de 1835 à 1848, les fièvres intermittentes s'y montrèrent de nouveau en 1849 avec une extrême intensité, et M. Panum affirme qu'elles n'épargnèrent pas même les équipages des navires croisant sur les côtes, bien que les hommes ne descendissent nullement à terre. La non-existence des fièvres intermittentes aux îles Feroë ne saurait être attribuée au froid, si l'on considère que la température de l'hiver ne descend pas au-dessous de 3 degrés centigrades au-dessus de zéro. L'absence de ces pyrexies coïncide ici avec la per-

(1) *Verhandlungen der physiologisch-mediz. Gesellschaft in Würzburg*, t. III, p. 16. — Panum, *Ueber das Verhalten einiger epidem. Krankheiten auf Färo Island und in Dänemark*. — Panum, *Die nosograph. Verhältnisse Dänemarks, Islands und der Färo Inseln*. — Manicus, in *Biblioth.*, *F. Läger*, I, 1824.

manence en quelque sorte endémique de la grippe, de même que leur disparition temporaire coïncide en Danemark avec la manifestation temporairement épidémique de la grippe. D'après le docteur Kierulf, de Christiania, il n'y a point d'épidémies de fièvres intermittentes en Norwége, dont le sol se compose de terrains primitifs et des plus anciens terrains de transition. On en rencontre des cas peu nombreux au sud des monts Dovre qui divisent transversalement le pays, encore sont-ce le plus ordinairement des cas importés. Au nord de ces montagnes, et notamment dans les provinces de Nordland et de Finnemarken, où ces maladies sont inconnues, la fièvre typhoïde se montre fréquemment en automne sur la côte sud-ouest. La grippe (*Krugm*) se montre aux Feroë au moins une fois par an, le plus souvent au printemps, quelquefois en automne, plus rarement en d'autres saisons. La seule île Saderoë, la plus isolée, est parfois complétement épargnée. On peut se faire une idée de la gravité qu'acquiert souvent la grippe, si l'on considère qu'en 1838 sa manifestation épidémique doubla le nombre annuel moyen des décès de la période de 1835 à 1845, comme le montre le tableau ci-après :

Désignation des îles Feroë.	Nombre des décès en 1838.	Nombre annuel des décès de 1835 à 1845.
Hordstromo	15	10,9
Sydstromo	41	23,9
Ostéro	47	27,3
Vaago	12	9,9
Sando	13	9,0
Nordero	32	15,7
Total	160	96,7

La grippe des îles Feroë épargne les étrangers, et sa manifestation coïncide avec l'arrivage du premier navire de la compagnie, dont les agents et employés sont aussi les premiers atteints. De ces individus, la maladie se propage à la ville de Thorshavn, et, de là, dans l'intérieur des terres. Tel est au moins le résultat de l'observation de M. Plögen, pendant un séjour de dix-sept années, et de plusieurs autres fonctionnaires consultés par le docteur Panum. Une fièvre catarrhale épidémique, appelée *quef*, sévit également au printemps tous les ans en Islande, et elle offre avec celle des îles Feroë cette analogie, qu'elle aussi épargne les étrangers, à moins que ceux-ci ne soient acclimatés, ou, si l'on aime mieux, *créolisés* en vertu d'un séjour de plusieurs années. Ici encore, elle exerce une influence prononcée sur la mortalité, car, sur une faible population, elle aurait, pendant la période des 100 dernières années, donné la mort à 9067 habitants. Elle se montre ordinairement dans le Sud, d'où elle irradie dans l'intérieur ; son caractère transmissible est généralement admis. D'après M. Schleisner, la fièvre catarrhale se montre dans les petites îles voisines de l'Islande avec l'arrivée des bateaux pêcheurs. Elle a atteint une gravité prononcée (1) dans les années 1816, 1825, 1834 et 1843, circonstances qui sembleront dénoter une certaine fixité dans la périodicité de ses manifestations. En Danemark, MM. Fenger et Bremer ont signalé trois épidémies de grippe pendant la période de 1825 à 1844, marchant d'une manière manifeste en sens opposé à la direction des vents, et épargnant l'île de Morso dans le Lümfjord, tant que cette île resta isolée du continent par l'effet du mauvais temps. La maladie causa en Danemark la mort de 528 individus du sexe masculin et de 917 personnes du sexe féminin, dont 500 étaient âgés de plus de 50 ans. On observe encore aux îles Feroë la fièvre typhoïde à laquelle on donne le nom de *landfarsot* (2) ; elle y est généralement considérée comme contagieuse, et la faible intensité de ses ravages se lie peut être à la rareté des relations des habitants entre eux, ainsi qu'aux précautions dont ils s'entourent sous l'inspiration de leurs croyances contagionistes. Ordinairement tous les habitants d'une même ferme sont atteints successivement.

ART. V. — Des maladies causes de décès dans les pays chauds.

Une période d'observations d'au moins quelques années étant indispensable pour donner une idée des causes de décès dans un pays, nous sommes contraint de nous renfermer dans un petit nombre de localités pour lesquelles nos documents réunissent les conditions dont il s'agit.

MALTE.

Tableau des maladies qui ont été cause de décès pendant treize ans, de 1822 à 1834, dans la population civile de Malte ; population moyenne 100,270 habitants (3).

Maladies.	Nombre des décès.	Maladies.	Nombre des décès.
Fièvres (non spécifiées).	2,743	Scarlatine...........	8
Rougeole............	195	Variole.............	1,169

(1) La maladie prend alors le nom de *quefsot*.

(2) Mot à mot : maladie qui voyage à travers le pays.

(3) *Statistical reports on the sickness*, etc., *among the troops*. London, 1839, p. 72, *a*.

Maladies.	Nombre des décès.	Maladies.	Nombre des décès.
Pneumonie..........	523	Colique..............	143
Pleurésie...........	92	Choléra.............	12
Phthisie pulmonaire...	4,267	Dyspepsie...........	18
Catarrhe............	1,056	Phrénite............	37
Asthme.............	587	Apoplexie...........	1,540
Coqueluche..........	139	Paralysie...........	61
Maladies du foie......	143	Épilepsie............	57
Péritonite...........	15	Hydrocéphale........	47
Gastrite............	47	Anasarque..........	816
Entérite............	294	Ascite..............	230
Hématémèse.........	12	Hydrothorax.........	1,457
Dysentérie..........	1,478	Maladies diverses.....	13,404
Diarrhée............	2,901	Total..........	33,501

Aucune réflexion n'est possible sur les fièvres de Malte, leur nature n'étant pas spécifiée ; toutefois, on sait que les fièvres paludéennes sont très rares à Malte. Les décès causés par phthisie figurent pour plus d'un huitième dans le chiffre de la mortalité. La scarlatine paraît être assez rare. La diarrhée et la dysentérie figurent pour un huitième parmi les causes de décès.

ALGER.

Tableau des maladies qui ont été cause de décès en 1852, 1853 et 1854 (1).

	1854.	1853.	1852.	Total de 1852 à 1854.
Fièvres intermittentes et rémittentes	45	46	41	132
Fièvres pernicieuses............	66	47	66	179
Fièvres typhoïdes..............	93	53	45	191
Fièvres éruptives..............	135	64	219	1,018
Gastrite, gastro-entérite........	232	152	162	546
Diarrhée, dysentérie............	254	163	159	576
Choléra....................	215	»	»	215
Affections du foie.............	20	20	20	60
Affections de l'utérus...........	16	12	13	41
Suites de couches..............	2	14	7	23
Ascite, anasarque..............	47	25	40	112
Dentition....................	98	53	78	229
Muguet.....................	10	10	6	26
Affections pulmonaires..........	287	256	178	721
Phthisie pulmonaire............	120	136	130	386
Coqueluche..................	27	12	13	52
Croup......................	25	12	5	42

(1) *Gazette médicale d'Alger* du 25 janvier 1856.

	1854.	1853.	1852.	Total de 1852 à 1854.
Affections du cœur	17	21	18	56
Encéphalopathies	99	99	135	333
Épilepsie, éclampsie	7	1	2	10
Convulsions	95	86	156	437
Scrofules, rachitisme	33	23	16	72
Syphilis	4	2	8	14
Cancer	17	12	8	37
Marasme	56	61	54	171
Mort-nés	141	130	69	330
Mort sénile	31	16	22	69
Mort violente	18	9	9	36
Maladies diverses	57	68	62	187
Totaux	2,267	1,603	1,691	5,561

Le principal reproche à faire au document qui précède est de n'avoir pas distingué les diverses races; dans la population européenne, les nouveaux débarqués des anciens habitants; enfin, pour les anciens habitants, les maladies contractées hors d'Alger des affections contractées dans l'intérieur. Ce tableau est donc sans valeur au point de vue de l'étude étiologique; tout ce qu'il est permis d'en déduire, c'est que les maladies dont il renferme les noms peuvent devenir cause de décès à Alger.

ILE SAINTE-HÉLÈNE.

Tableau des maladies qui ont été cause de décès dans la population civile et militaire pendant les six années 1826, 1827, 1831, 1832, 1833, 1835.

POPULATION ANNUELLE MOYENNE 4,500 (1).

Fièvres (*sic*)	37	Hydrocéphale	10
Fièvres typhoïdes	2	Epilepsie	5
Pneumonie	22	Delirium tremens	1
Phthisie	58	Ascite	24
Asthme	1	Rhumatisme	1
Grippe	5	Arthrite	1
Hépatite	16	Ulcères	3
Entérite	6	Éléphantiasis	1
Dysentérie	23	Angine	3
Diarrhée	16	Bronchite	21
Colique	2	Érysipèle	3
Encéphalite	3	Tétanos	3
Apoplexie	25	Scrofule	2

(1) *Statistical reports on the sickness*, etc., *among the troops*. London, 1840.

Scorbut	5	Des organes urinaires	4
Gangrène	1	Faiblesse congénitale	21
Cancer	2	Vieillesse	66
Convulsions	37	Accidents	34
Morbus cordis (*sic*)	2	Noyés	1
Morbus cutis (*sic*)	2	Suicide	4
Suite de couches	1	Exécuté	1
Fièvre puerpérale	5	Causes non spécifiées	70
Maladie de l'utérus	1	Total	552
Du mésentère	1		

Ce tableau semble indiquer une extrême rareté de la fièvre typhoïde dans cette île; les décès causés par phthisie pulmonaire figurent pour un dixième dans l'ensemble de la mortalité; les maladies les plus fréquentes sont ensuite l'apoplexie, la dysentérie, l'ascite, l'hépatite, la pneumonie, la bronchite. . . . .

CHAPITRE IV.

DES MALADIES CONSIDÉRÉES COMME CAUSE DE DÉCÈS DANS LES ARMÉES.

ART. Ier. — Importance du sujet et sources diverses.

Nous avons étudié dans le précédent chapitre les maladies comme cause de décès dans l'ensemble de la population; nous allons les examiner dans la portion masculine de la population qui constitue l'armée. Il est presque superflu d'insister sur l'importance de cet examen, si l'on considère que les plus graves intérêts politiques peuvent dépendre de l'état sanitaire des troupes, et que le meilleur moyen d'améliorer l'hygiène militaire est évidemment d'étudier les causes de maladie et de décès dans l'armée. Des documents du plus haut intérêt ont été publiés sur cette matière, depuis une vingtaine d'années, par plusieurs gouvernements, mais il n'en est pas de plus complets, de mieux élaborés ni de plus instructifs, que les comptes rendus du gouvernement anglais sur l'état sanitaire et la mortalité de l'armée et de la marine britanniques (1). Ces rapports statistiques,

(1) *Statistical reports on the sickness, invaliding and mortality among the troops*, 5 vol. f°. London, 1838 à 1853. — *Reports on the health of the navy*, 4 vol. f°. London, 1840 à 1853. Les documents relatifs à l'armée de terre sont élaborés aujourd'hui par nos amis, M. A.-M. Tulloch, lieutenant-colonel attaché au ministère de la guerre, et par M. G. Balfour, chirurgien en chef de l'asile des Orphelins militaires à Chelsea.

véritables modèles, ont répandu un grand jour sur plusieurs questions économiques, militaires et scientifiques. En 1840, le gouvernement des États-Unis d'Amérique a publié, à son tour, la statistique médicale de l'armée de ce pays (1). Le docteur Casper, de Berlin, a fait connaître des documents importants sur le recrutement et la mortalité de l'armée prussienne de 1829 à 1838 (2). En France, le ministre de la guerre a publié depuis 1816 la statistique des causes d'exemption du service militaire dans nos 86 départements (3). La loi du 22 janvier 1851, votée sur la proposition de notre ami, M. Desjobert, alors membre de l'Assemblée législative, oblige le gouvernement à publier un compte rendu annuel des pertes de l'armée (4). Malheureusement cette loi n'a pas reçu jusqu'ici son exécution (5).

ART. II. — Statistique des maladies de l'armée anglaise.

Nous donnons dans le tableau suivant, d'après le cinquième volume des *Tableaux statistiques officiels*, les maladies qui ont été cause de décès sur 1000 hommes, de 1837 à 1846 inclusivement, parmi les troupes anglaises en garnison dans le Royaume-Uni, et dans l'infanterie de la garde pendant son séjour au Canada. Nous y joignons la mortalité de la population civile masculine âgée de vingt à trente ans en Angleterre.

(1) *Statist. report on the sickness and mortality in the army of the United-States, prepared under the direction of Thomas Lawson, surgeon general.* Washington, 1840, 1 vol. in-8°.

(2) Casper, *Denkwürdigkeiten zur mediz. Statistik*, etc. Berlin, 1846. 1 vol. 8°.

(3) *Comptes rendus annuels sur le recrutement depuis* 1816, publication annuelle, in-4°. Ces comptes rendus ont été résumés dans une excellente thèse par un jeune médecin militaire distingué, M. A. Devot, notre secrétaire à l'hôpital du Roule.

(4) L'article 5 de cette loi est ainsi conçu : « Le compte rendu annuel relatif au recrutement présentera des renseignements statistiques sur l'état sanitaire de l'armée, dans les tableaux indiquant pour chaque corps : 1° l'effectif moyen pendant l'année ; 2° le nombre d'hommes traités aux hôpitaux et aux infirmeries régimentaires, et celui des journées de traitement ; 3° le nombre d'hommes réformés ; 4° le nombre d'hommes décédés ; 5° l'indication des causes (maladies, blessures, infirmités) qui auront déterminé l'admission aux hôpitaux ou aux infirmeries, les réformes et les décès. »

(5) L'instruction du 3 décembre 1851, rendue en exécution de la loi laisse trop à désirer pour qu'il soit permis d'en attendre d'utiles résultats.

Période de 1837 à 1846 inclusivement (1).

Nombre annuel des décès sur un effectif de 1000 hommes, avec indication des maladies qui ont été cause de mort.

	Population mâle civile de 20 à 40 ans.	Cavalerie (ligne).	Infanterie (ligne).	Infanterie (garde).	Cavalerie (garde).	Infanterie (garde) au Canada.
Fièvres (*sic*)	1,2	1,4	2,5	2,4	1,04	2,1
Fièvres éruptives	0,3	0,1	0,4	0,3	0,15	
Maladies de l'appareil respiratoire	6,3	7,3	10,2	13,8	6,55	6,5
Maladies du système hépatique	0,2	0,3	0,4	0,2	0,25	0,1
Maladies gastro-intestinales	0,4	0,4	0,8	0,5	0,04	0,9
Maladies du système cérébro-spinal	0,6	0,8	0,8	0,6	0,06	0,6
Hydropisies	0,4	0,5	0,3	0,3	0,01	0,1
Autres maladies	1,2	1,6	1,4	1,7	1,05	1,5
Mort violente, suicide, etc.	1,3	1,2	1,1	0,6	0,15	2,7
Total des décès sur 1000 hom.	11,9	13,6	17,9	20,4	11,01	14,5

On voit que la mortalité de l'armée est plus considérable que celle de la population civile, et que la cause principale de cet excédant dépend presque exclusivement des maladies de l'appareil respiratoire. Ces affections pèsent tellement sur l'élément militaire que l'infanterie de la garde perd annuellement près de 14 hommes sur 1000 par ces seules maladies, alors que la mortalité totale de la population civile n'atteint pas même le chiffre de 12 sur 1000. Les rapports officiels attribuent cette différence au séjour permanent de la garde dans une grande ville, à la débauche et aux fatigues du service de nuit (2). Il est digne de remarque que les maladies de poitrine figurent dans une proportion plus faible sous le climat rigoureux du Canada que dans le Royaume-Uni. Enfin, si l'on considère les maladies de l'appareil respiratoire de plus près, on trouve que la mortalité causée par elles se répartit ainsi qu'il suit dans les divers corps en garnison dans le Royaume-Uni :

DÉCÈS ANNUELS SUR 1000 HOMMES.

	Maladies aiguës.	Maladies chroniques (3).
Cavalerie *household*	0,2	6,4
Dragons, garde et ligne	0,7	6,6
Garde, infanterie	1,3	12,5
Ligne, infanterie	1,3	8,9

(1) *Statist. reports.*, etc., t. V. London, 1853.

(2) *Op. cit.*, p. 14.

(3) Les rapports désignent ainsi : la phthisie, le catarrhe chronique, l'hémoptysie, l'asthme.

Au Canada, nous trouvons la mortalité ainsi répartie :

	Maladies aiguës.	Maladies chroniques.
De 1837 à 1841	2,0	4,28
De 1842 à 1846	1,85	4,97

La phthisie pulmonaire semblerait donc exercer moins de ravages sous le climat froid du Canada que sous l'influence du séjour dans les villes du Royaume-Uni.

MÉDITERRANÉE.

Le tableau suivant résume la mortalité de l'armée et de la marine britanniques dans la Méditerranée. Nous y avons joint la mortalité des troupes maltaises servant à Malte sous le nom de *Fencibles.*

Décès annuels sur 1000 hommes de 1837 à 1846 inclusivement.

		MALTE.			MÉDITERRANÉE.	
	Gibraltar.	Troupes anglaises.	Troupes maltaises.	Iles Ioniennes.	Marine.	Armée
Fièvres	1,96	1,79	0,3	5,84	1,6	3,5
Fièvres éruptives	»		0,3		0,1	
Maladies de l'appareil respiratoire	5,82	7,93	3,8	6,22	3,1	5,9
Maladies du système hépatique.	0,09	0,76	0,9	0,38	0,2	0,5
Maladies gastro-intestinales	1,87	5, 0	0,9	1,64	1,5	4,0
Maladies du système cérébro-spinal	1,06	0,61	0,5	1,45	0,8	1,1
Hydropisies	0,18	0,38	0,5	0,27	0,2	0,3
Autres maladies	1,54	1,46	0,9	0,84	1,5	1,0
Mort violente, suicide, etc.	1,06	1,42	»	1,03	2,4	2,1
Total des décès sur 1000 hom.	13,05	19,03	8,1	17,9	11,4	18,4

Ici encore on constate une grande différence dans les pertes, différence toute en faveur de la marine et surtout des fencibles-maltais. Ces différences si prononcées semblent se rattacher spécialement à l'inégalité des pertes causées par les maladies de l'appareil respiratoire.

Le tableau suivant donnera une idée de la part prise par les diverses maladies à la production des pertes des garnisons anglaises de chacune des possessions de la Méditerranée, pendant la période de 1817 à 1836 inclusivement :

Décès sur 1000 hommes :

	Corfou.	Sainte-Maure.	Céphalonie.	Ithaque.	Zante.	Cérigo.	Moyenne pour toutes les îles Ioniennes.	Malte.	Gibraltar.
Fièvres (non spécifiées)	9,0	37,6	15,6	10,7	17,6	8,7	13,0	10,0	9,3
Maladies du poumon..	4,8	2,5	6,0	6,9	4,0	4,0	4,8	6,0	5,3
— du foie	0,6	0,6	0,9	»	2,0	3,7	0,8	1,1	0,4
— gastro-intestin .	3.0	2,0	3,6	2,3	5,5	2,0	3,5	3,6	4,5
— du cerveau....	0,9	0,6	1,6	2,3	1,3	4,0	1,0	0,8	0,5
Hydropisies.........	0,5	0,7	0,9	1,6	0,5	0,7	0,6	0,4	0,3
Autres maladies.....	1,3	2,0	1,9	2,3	1,1	»	1,5	1,4	1,3
Totaux.....	20,1	46,0	30,5	26,1	32,0	20,1	25,2	16,3	21,4

AMÉRIQUE DU NORD ET NOUVELLE-ZÉLANDE.

Le tableau suivant résume les maladies qui, de 1837 à 1846, ont été cause de décès parmi les troupes en garnison dans les possessions anglaises du nord de l'Amérique :

Décès sur 1000 hommes.

	Nouvelle-Ecosse.	Canada.	Terre-Neuve.
Fièvres	1,01	2,13	0,3
Fièvres éruptives	»	0,22	»
Maladies de l'appareil respiratoire.	7,07	7,44	4,3
Maladies du système hépatique...	0,03	0,26	1,3
Maladies gastro-intestinales.....	1,06	1,11	»
Malad. du système cérébro-spinal.	1,35	1,28	1,6
Hydropisies.................	0,03	0,26	0,5
Autres maladies..............	1,05	1,38	1,6
Mort violente, suicide, etc......	2,02	3,34	1,9
Total des décès sur 1000 hommes.	16,00	17, 4	11,5

On voit que la mortalité subit à peine une légère augmentation dans cette partie de l'Amérique septentrionale, et que les maladies de l'appareil respiratoire sont loin de donner lieu aux pertes que l'on serait disposé à soupçonner *à priori*.

Le seul document que nous ayons pu nous procurer sur l'état sanitaire de l'armée anglaise dans la Nouvelle-Zélande, est le tableau suivant qui résume les malades traités à Auckland sur un effectif de 610 hommes. Nous y joignons le nombre calculé des malades que fournit en moyenne un même effectif de troupes en Angleterre (1) :

(1) La colonne relative à l'Angleterre indique le nombre probable des admissions pour le même effectif en garnison dans ce pays.

	Auckland. Nombre réel.	Angleterre. Nombre calculé.
Fièvres	38	75
Fièvres éruptives	»	3
Maladies pulmonaires	100	148
Maladies gastro-intestinales	95	94
Fièvres hépatiques	5	8
Fièvres cérébrales	16	6
Hydropisies	4	1
Rhumatisme	107	50
Syphilis	15	181
Abcès et ulcères	68	133
Blessures	130	126
Maladies des yeux	33	19
Maladies de la peau	10	29
Autres maladies	53	44
Total	674	921

ART. III. — Statistique des maladies causes de décès parmi les troupes auxiliaires de l'armée anglaise.

Le gouvernement anglais entretient sur un grand nombre de points du globe des troupes auxiliaires recrutées dans diverses races ; nous avons déjà montré plus haut (t. II, p. 214) que ces troupes subissent, au point de vue numérique, des pertes complétement différentes de celles qui pèsent sur l'armée anglaise proprement dite. Il nous reste à examiner les différences qui se présentent dans les maladies considérées comme cause de décès parmi les troupes des diverses provenances. Cette étude à laquelle nous avons consacré déjà plusieurs publications (1), n'est pas seulement d'un haut intérêt scientifique, par le jour qu'elle tend à répandre sur la question si neuve de la pathologie comparée des races humaines ; elle offre en outre un intérêt pratique incontestable, en éclairant les gouvernements sur le meilleur recrutement des armées destinées à remplacer, dans certaines régions du globe, les troupes nationales, lorsque ces dernières y sont exposées, sous l'influence d'un climat insalubre, à des pertes trop considérables. Nous allons successivement passer en revue les maladies considérées comme cause de décès : 1° parmi les troupes nègres ; 2° parmi les troupes hotten-

(1) Voyez entre autres : 1° *Études de pathologie comparée des races humaines* (*Annales d'hyg. publ.*, t. XLII, p. 38) ; 2° *Statistique de l'état sanitaire des armées de terre et de mer*, etc. (*Ann. d'hyg. publ.*, t. 86, p. XXXVI) ; 3° voir plus haut, t. II, p. 140, l'article relatif aux maladies et aux immunités pathologiques des juifs.

totes; 3° parmi les troupes d'origine asiatique. Autant qu'il sera possible, nous mettrons en regard des maladies des troupes auxiliaires celles des troupes anglaises proprement dites.

§ Ier. — *Pathologie comparée du soldat nègre et du soldat anglais.*

Avant d'étudier le nègre, loin de son pays, il n'est pas sans intérêt de l'examiner sur le continent africain, c'est-à-dire, sinon dans son pays natal, du moins dans le pays d'où il tire son origine. Voici les maladies qui de 1819 à 1836 ont été cause de décès parmi les troupes anglaises et parmi les troupes nègres à Sierra-Leone.

SIERRA-LEONE.

	DÉCÈS SUR 1000 HOMMES.	
	Troupes blanches.	Troupes nègres.
Fièvres	410,2	2,4
Fièvres éruptives	»	6,9
Maladies de l'appareil respiratoire	4,9	6,3
Maladies du foie	6,0	1,1
Maladies gastro intestinales	41,3	5,3
Maladies du système nerveux	4,3	1,6
Hydropisies	4,3	0,3
Autres maladies	12,0	6,2
Totaux	483,0	30,1

On voit que dans le pays des nègres, la mortalité des troupes blanches s'est montrée 16 fois plus considérable que celle des troupes noires; que les fièvres ont fait 160 fois, les affections gastro-intestinales 8 fois, les maladies du foie 5 fois plus de ravages parmi les premières que parmi les secondes. Les maladies de poitrine seules ont fait plus de victimes parmi les nègres que parmi les blancs.

GIBRALTAR.

En 1817, un régiment nègre d'environ 1000 hommes fut placé en garnison à Gibraltar où il séjourna pendant vingt-deux mois. Durant cette période, il perdit 119 hommes, soit une proportion annuelle de 62 sur 1000. Les maladies causes de décès sont résumées dans le tableaux suivant :

	Décès sur 1000 hommes. Troupes blanches.	Décès sur 1000 hommes. Troupes nègres.
Fièvres	9,3	»
Maladies de l'appareil respiratoire	5,3	43,0
Maladies du foie	0,4	0,5
Maladies gastro-intestinales	2,1	15,0
Choléra épidémique	2,2	»
Maladies du système nerveux	0,5	0,5
Hydropisies	0,3	1,5
Autres maladies	1,3	1,5
Totaux	21,4	62,0

Ainsi, à l'extrémité méridionale de l'Europe, on voit une mortalité trois fois plus considérable parmi les nègres que parmi les Anglais, les uns et les autres étrangers au sol ; malgré une température annuelle moyenne de 18 degrés centigrades, la proportion des décès par maladies de l'appareil respiratoire s'élève, pour les nègres, au chiffre énorme de 43 décès sur 1000, et la mortalité par phthisie pulmonaire à 33 sur 1000.

MAURICE.

Le tableau suivant résume la proportion annuelle des admissions et décès sur 1000 hommes parmi les troupes blanches et nègres à Maurice :

	Troupes blanches. de 1818 à 1836. Effectif de 30 515 h.		Troupes nègres. de 1825 à 1836. Effectif de 1395 h.	
	Admis.	Morts.	Admis.	Morts.
Fièvres	154,0	1,7	87,5	0
Fièvres éruptives	0,2	»	»	»
Maladies de l'appareil respiratoire	84,0	5,6	139	12,9
Maladies du foie	82,0	4,0	25,8	5,7
Maladies gastro-intestinales	275,0	10,6	128,3	5
Choléra épidémique	9,0	1,1	»	»
Maladies du système nerveux	41,0	2,7	21,5	4,3
Hydropisies	2,3	0,3	2,9	0
Affections rhumatismales	46,0		82,4	
Syphilis	115,0		73,2	
Abcès et ulcères	191,0		83,9	
Accidents traumatiques	134,0	1,4	99,6	9,3
Punitions corporelles	31,0		5,7	
Maladies des yeux	32,0		22,2	
Maladies de la peau	14,0		17,2	
Autres maladies	38,5		50,2	
Totaux	1249,0	27,4	839,4	37,2

Ici encore nous voyons se reproduire dans la race nègre l'extrême rareté des fièvres coïncidant avec une grande fréquence des maladies de l'appareil respiratoire. Les décès par maladies gastro-intestinales sont deux fois plus nombreux parmi les blancs que parmi les nègres; le contraire a lieu pour les décès causés par maladies de l'appareil cérébro-spinal.

D'après les rapports officiels, la mortalité causée par maladies de l'appareil respiratoire parmi les soldats nègres s'est élevée, dans diverses colonies britanniques, aux proportions ci-après :

	Proportion annuelle des décès sur 1000 h.
Côte occidentale d'Afrique	6,3
Honduras	8,1
Bahama	9,7
Jamaïque	10,3
Maurice	12,9
Antilles et Guyane	16,5
Gibraltar	43,0

On voit que la prédisposition du nègre aux maladies de poitrine s'accroît par l'éloignement du continent africain, soit qu'il s'effectue de l'est à l'ouest, soit qu'il s'opère de l'équateur au pôle. En ce qui regarde la phthisie pulmonaire en particulier, nous trouvons la progression ci-après :

Côte occidentale d'Afrique	4,0	décès annuels sur 1000 h.
Maurice	6,4	—
Honduras	6,6	—
Bahama	7,0	—
Jamaïque	7,5	—
Antilles et Guyane	9,8	—
Gibraltar	33,5	—

On peut conclure de ce document : 1° que la plus faible proportion des décès par phthisie se trouve sur le continent africain, c'est-à-dire dans le pays natal du nègre ou au moins dans celui de ses ancêtres ; 2° que cette mortalité s'accroît sous l'influence de tout éloignement du continent africain ; 3° qu'elle est plus considérable dans le golfe du Mexique qu'à Maurice; 4° enfin, qu'elle atteint son maximum *connu* dans la partie méridionale de l'Europe.

Nous terminerons cette étude par les deux tableaux suivants qui résument la proportion annuelle moyenne des décès constatée dans seize colonies : 1° parmi les troupes nègres ; 2° parmi les troupes anglaises.

TROUPES BLANCHES.

Proportion annuelle des décès classés par genre de maladie sur 1000 hommes.

MALADIES.	Guyane française.	Trinité.	Tabago.	Grenade.	Saint-Vincent.	Barba de.	Ste-Lucie.	Domini-que.	Antigoa.	Saint-Christophe	Moyenne pour le coin Windward et Leeward.	Jamaïque.	Bahama.	Honduras.	Sierra-Leone.	Maurice.	Ceylan.
Fièvres (*sic*).........	59,2	61,6	104,1	26,3	11,2	11,8	63,1	49,3	14,9	42,1	36,9	101,9	159	81	410,2	1,7	24,6
Fièvres éruptives.....	»	»	»	»	3	»	»	»	»	»	»	»	»	»	»	»	»
Maladies de l'appareil respiratoire........	6,4	11,5	11	6,6	10,5	15,8	12,5	8,3	9	9,5	10,4	7,5	6	3	4,9	5,6	4,1
Maladies du foie.....	1	1,1	2	4,5	1,6	1,4	1	1,7	2,8	2,2	1,8	1	2	?	6,0	4	4,9
Maladies gastro-intestinales............	8,9	17,9	24	16,1	24,2	20,8	39,3	70,3	9,2	10,3	20,7	5,1	13	?	41,3	10,7	30,2
Maladies du syst. nerveux.	4,4	4,7	5	4,6	2,8	3,3	4,3	5,3	1,9	2,8	3,7	2,6	6	3	4,3	2,7	5
Hydropisies.........	1,2	7,7	3,5	8	1,6	2,4	2	7	1,4	9	2,1	1,2	6	3	4,3	3	2,1
Autres maladies	2,9	1,8	3,2	2,9	2,7	3	6	1,8	1,4	3,2	2,9	2	9	9	12	1,4	2,3
Totaux.......	84	106	152	61	54	58	122	137	40	71	78	121	101	99	483	27	69

TROUPES NÈGRES.

Proportion annuelle des décès classés par genre de maladie, sur 1000 hommes.

MALADIES.	Guyane anglaise.	Trinité.	Tabago.	Grenade.	Saint-Vincent.	Barbade.	Ste-Lucie.	Domini-que.	Antigoa.	Saint-Christophe	Moyenne pour le com Windward et Leeward.	Jamaïque.	Bahama.	Honduras.	Sierra-Leone.	Maurice.	Ceylan.
Fièvres (*sic*)	8,5	3,2	8,6	4,8	9	3,8	5,2	7,7	1,7	10,5	4,6	8,2	5,6	4,4	2,4	»	1,1
Fièvres éruptives.....	»	7	»	»	1,8	2	5,4	4	3	»	2,5	5	1,7	»	6,9	»	6,1
Maladies de l'appareil respiratoire........	17,9	16,4	12	9,5	13	18,7	14,8	16,7	16,8	23,9	16,5	10,3	9,7	8,1	6,3	12,9	10,5
Maladies du foie.....	3	8	1	1	»	9	9	1,6	1,7	7	9	4	8	8	1,1	5,7	3,2
Maladies gastro-intestinales............	5,8	5,5	4,8	4,2	11,2	12,1	7,1	7,4	3,6	6,3	7,4	3	6,5	5,8	5,3	5	20,0
Maladies du syst. nerveux............	3,3	2,8	2	4,2	2,8	1,9	2,4	4	1,4	1,4	2,2	6	1,0	1,4	1,6	4,3	1,4
Hydropisies	2,4	1,1	4,3	2,1	2,8	3,1	2,6	1,2	9	7	2,1	3	2,6	1,6	3	0	1
Autres maladies.....	2,4	2,9	1,5	2,6	3,7	5,3	4,3	4,5	2,5	2,8	3,8	4	12,9	7,9	6,2	9,3	2,9
Totaux	40	39	34	28	36	46	42	39	28	46	40	30	11	30	30	37	50

§ II. — *Pathologie comparée des troupes hottentotes et des troupes anglaises.*

CAP DE BONNE-ESPÉRANCE.

Frontière orientale, de 1822 à 1834.

Le tableau suivant résume la proportion annuelle des malades et des morts sur 1000 hommes, tant parmi les troupes hottentotes que parmi les troupes anglaises, servant dans la colonie du Cap.

	TROUPES BLANCHES. Effectif 6 650 hommes. Sur 1000 h.		TROUPES HOTTENTOTES. Effectif 4156 hommes. Sur 1000 h.	
	Admis.	Morts.	Admis.	Morts.
Fièvres	81	1,2	66	0,7
Fièvres éruptives	»	»	2	»
Maladies de l'appareil respiratoire	82	2,4	107	3,9
Maladies du foie	21	1,0	4	0,5
Maladies gastro-intestinales	88	2,3	90	4,8
Maladies du système nerveux	10	0,6	4	»
Hydropisies	2	0,5	1	»
Rhumatisme	59		70	
Syphilis	123		65	
Abcès et ulcères (*sic*)	101		92	
Blessures et accidents traumat.	166	1,8 (Rhumatisme à Autres maladies)	186	
Punitions corporelles	25		56	1 (Rhumatisme à Autres maladies)
Maladies des yeux	43		28	
Maladies de la peau	10		8	
Autres maladies	55		44	
Totaux	866	9,8	823	10,9

Ce tableau met en lumière le chiffre très faible des pertes parmi les troupes des deux races, en même temps qu'il montre que les maladies des organes respiratoire et digestif font plus de ravages parmi les Hottentots que parmi les Anglais.

§ III.—*Pathologie comparée des troupes d'origine asiatique et des troupes anglaises.*

INDE ANGLAISE.

Les trois tableaux suivants résument par groupes de maladies la proportion des admissions aux hôpitaux et des décès sur 1000 hommes, tant Anglais que Cipayes, servant dans la présidence de Madras. Pour les premiers, la période d'observation est celle de 1834 à 1838; pour les derniers, les faits se rapportent à diverses époques de la période de 1829 à 1841 (1) :

(1) G. Balfour, *Statist. report on the sickness and mortality among the troops serving in the Madras presidency*, 1847 (*Edinburgh med. and surg. Journ.*)

LITTORAL.

	Anglais, effectif 22,585 h.		Cipayes, effectif 125,920 h.	
	Admis.	Morts.	Admis.	Morts.
Fièvres	246	2	222	3,1
Fièvres éruptives	»	»	4	0,1
Maladies de l'appareil respiratoire	82	2,9	12	1,2
Maladies du foie	123	5,6	1	0,1
Maladies gastro-intestinales	303	13,9	45	2,6
Maladies du système nerveux	?	?	4	0,5
Hydropisies	?	?	9	1,4

PLAINES.

	Anglais, effectif 4,302 h.		Cipayes, effectif 76,877 h.	
	Admis.	Morts.	Admis.	Morts.
Fièvres	371	6,2	218	3
Fièvres éruptives	»	»	9	0,2
Maladies de l'appareil respiratoire	86	2,2	9	0,9
Maladies du foie	107	3,3	1	0,2
Maladies gastro-intestinales	183	12,9	42	1,7
Maladies du système nerveux	15	2,2	3	0,5
Hydropisies	3	0,2	14	2,2

PLATEAUX.

	Anglais, effectif 14,992 h.		Cipayes, effectif 77,504 h.	
	Admis.	Morts.	Admis.	Morts.
Fièvres	514	6,1	359	4,7
Fièvres éruptives	1	0,1	10	0,1
Maladies de l'appareil respiratoire	66	1,9	10	1,1
Maladies du foie	121	6,0	} 43	0,1
Maladies gastro-intestinales	280	17,6		2,2
Maladies du système nerveux	11	1,7	3	0,3
Hydropisies	6	0,7	3	0,7

On voit que les hydropisies sont les seules maladies qui sévissent avec plus d'intensité parmi les Cipayes que parmi les Anglais. Cette particularité résulte de la fréquence du *beriberi* parmi les premiers, maladie endémique dont le domaine habituel, sur le continent asiatique, est circonscrit par les parallèles de 16° *et de* 20° de latitude nord, et qui se rencontre spécialement sur le littoral ou dans les plaines, ou du moins chez les individus *récemment arrivés* de ces localités sur les plateaux. Deux soldats anglais seulement sont signalés, dans les documents officiels, comme ayant été atteints du *beriberi*. Parmi les Cipayes, on a constaté les nombres ci-après d'admissions et de décès, causés par cette maladie :

	Malades	Morts.
Littoral	399	46
Plaine	677	97
Plateaux	69	15

Parmi les maladies autres que les hydropisies, les affections du tube digestif, et plus encore celles du foie, exercent leurs ravages avec une prédilection toute spéciale parmi les troupes anglaises. Le tableau suivant résume pour les deux races la proportion annuelle des malades et des morts par suite de phthisie pulmonaire et de maladies aiguës de poitrine :

SUR 1000 HOMMES.

	LITTORAL.				PLAINES.				PLATEAUX.			
	Anglais		Cipayes		Anglais		Cipayes		Anglais		Cipayes	
	adm.	m.	adm.	m.	adm.	m.	adm.	m.	adm.	m.	adm.	m.
Maladies aiguës	76	1,5	7	0,6	79	1,5	5	0,3	61	0,1	7	0,5
Phthisie pulmonaire	6	1,4	5	0,6	7	0,7	4	0,6	5	0,9	3	0,6

On voit que si les maladies pulmonaires inflammatoires et catarrhales (*inflammation of lungs and catarrh*) sévissent avec une intensité très-inégale parmi les deux races, par contre la phthisie pulmonaire les épargne d'une manière à peu près uniforme. La mortalité par phthisie est représentée, en ce qui regarde les troupes anglaises, par les nombres ci-après :

Littoral	1,4	décès sur 1000 h.
Plaines	0,7	—
Plateaux	0,9	—

Ces chiffres donnent, pour l'ensemble de la province de Madras, une moyenne annuelle de 1,0 décès sur 1000 hommes, et cette proportion minime acquiert une signification d'autant plus rigoureuse de cette circonstance que, dans la période de 1829 à 1838, à laquelle se rapportent les faits, il n'y a eu que deux hommes réformés pour maladies de l'appareil respiratoire (*thoracic diseases*). Dans le Royaume-Uni, la mortalité par phthisie est représentée, dans les trois armes dont les noms suivent, par les proportions ci-après, dans la période de 1830 à 1836 :

Dragons, garde et ligne	5,5	décès sur 1000 h.
Cavalerie (*household*)	7,5	—
Infanterie, garde	11,5	—

Ajoutons que, dans le Royaume-Uni, la réforme tend à diminuer de beaucoup la mortalité, comme le prouve le document suivant :

	Mortalité générale. sur 1000 h.	Réformés. sur 1000 h.
Dragons de la garde et de la ligne....	15,3	26,3
Cavalerie (*household*)..............	14,5	18,1
Infanterie de la garde..............	21,6	36,4

Il est donc évident que, même abstraction faite des réformes prononcées pour cause de phthisie, l'armée anglaise subit, sous l'empire de cette maladie, des pertes de cinq à douze fois plus considérables dans le Royaume-Uni que dans la province de Madras. En ce qui concerne la fréquence des fièvres paludéennes, on trouve parmi les troupes européennes dans la province de Madras (1) :

Littoral...	3 692	admissions pour fièvres.
Plaines ...	1 672	
Plateaux ..	11 605	

ILE DE CEYLAN.

Le gouvernement anglais entretient dans l'île de Ceylan : 1° trois corps dits régiments de Ceylan, dont le premier se compose de Malais recrutés à Java, à Penang, à Malacca, et à Sincapour; le second est composé de Cipayes et le troisième de *Caffries* (2) ; 2° un corps de pionniers recruté dans les provinces de Madras et du Bengale ; 3° le corps des *gun-lascars*, ayant la même origine que les précédents ; 4° enfin le corps des *lascoreyns*, recruté dans la population du littoral de Ceylan. On verra par le tableau ci-après que ces hommes, bien que soumis à des conditions hygiéniques et climatologiques identiques, obéissent néanmoins à des lois de maladies et de mortalité complétement différentes (3).

(1) Il ne peut être question ici que de fièvres paludéennes. Nous lisons, en effet, dans le récent ouvrage du professeur Morehead, de Bombay : « La fièvre typhoïde, la fièvre à rechute (*relapsing fever*), et le typhus, sont inconnus dans l'Inde (*unknown in India*) » — *Clinical researches on disease in India*, t. I, p. 307.

(2) Ne pas confondre les *Caffries*, de Goa et de la côte de Mozambique, avec les Cafres.

(3) *Statistical reports on the sickness, etc., among the troops serving in Ceylon*. London, 1841, p. 9 et 44.

Proportion annuelle des admissions à l'hôpital et des décès, classés par genre de maladie, sur 1,000 hommes servant à Ceylan.

MALADIES.	CORPS MALAIS. 19 ans 34,630 hommes.		PIONNIERS. 15 ans. 13,977 hommes.		GUN-LASCARS. 17 ans. 5,124 hommes.		LASCOREYNS ARMÉS. 15 ans. 4,930 hommes.		TROUPES NÈGRES OU CAFFRIES. 5 ans. 2771 homm.		TROUPES ANGLAISES. 19 ans. 34,630 hommes.	
	Admis.	Morts.	Admis.	Morts.	Admis.	Morts.	Admis.	Morts.	Admis.	Morts.	Admis.	Morts.
Fièvres (1) (*sic*)	337	6,7	650	11,6	376	4,5	441	7,0	Cette proportion ne peut être précisée.	1,1	485	24,6
Fièvres éruptives	11	0,3	5	0,1	4		18	0,6		6,1	1	0,1
Maladies de l'appareil respiratoire	37	3,6	56	2,5	46	1,9	39	1,6		10,5	70	4,1
Maladies du système hépatique	6	0,8	4	0,6	4	0,6	5			3,2	55	4,9
Maladies gastro-intestinales	86	5,3	134	16,1	96	3,2	96	7,7		10,5	358	24,2
Choléra épidémique	6	3,0	5	2,2	4	1,3	9	2,8		10,5	18	6,0
Maladies du syst. cérébr. spin.	3	0,8	2	0,9	3	0,6	5	0,4		1,4	10	1,5
Hydropisies	5	1,7	11	2,7	3	0,3	4	1,6		4,0	25	2,1
Rhumatisme	60		70		69		87				47	
Maladies vénériennes	30		58		57		99				72	
Abcès et ulcères	162		311		169		160				247	
Accidents traumatiques	63	2,6	132	3,8	102	0,0	44	1,6		2,9	133	2,3
Suites de punition corporelle	18		9		20		33				41	
Maladies des yeux	75		29		54		83				70	
Maladies cutanées	142		51		73		116				14	
Autres maladies	15		16		16		24				32	
Totaux	1 036	24,8	1 563	40,5	1 096	12,4	1 263	23,3		50,2	1 678	69,8

(1) Voir la note 1 à la page 279.

On voit que la mortalité afférente aux diverses races présente les progressions suivantes :

Gun-Lascars (Madras et Bengale).....	12,4 décès sur 1000 h.
Lascoreyns (littoral de Ceylan).......	23,3
Malais........................	24,8
Pionniers (Madras et Bengale)........	40,5
Nègres........................	50,2
Troupes anglaises................	69,8

La mortalité causée par maladies du foie offre la progression ci-après :

Lascoreyns........................	0,0 décès sur 1000 h.
Gun-Lascars......................	0,6
Pionniers........................	0,6
Malais...........................	0,8
Nègres...........................	3,2
Troupes anglaises................	4,9

Des différences plus sensibles encore se manifestent dans les diverses races sous le rapport des maladies pulmonaires. Ainsi on trouve :

Lascoreyns.......................	1,6 décès sur 1000 h.
Gun-Lascars......................	1,9
Pionniers........................	2,5
Malais...........................	3,6
Troupes anglaises................	4,1
Nègres...........................	10,5

Des différences analogues ont lieu en ce qui regarde la mortalité causée par les fièvres paludéennes et par le choléra.

ART. IV. — Armée française.

Nous avons eu occasion de signaler la mortalité de l'armée française tant dans l'intérieur qu'en Algérie. En ce qui concerne les causes pathologiques des décès, on ne possède jusqu'ici aucun document relatif à l'ensemble de l'armée, et il en sera ainsi, tant que la loi du 22 janvier 1851 n'aura pas reçu son entière exécution (1). A défaut de documents sur l'ensemble de l'armée, nous allons exposer, dans les deux tableaux suivants, les maladies causes de décès : 1° à l'hôpital militaire du Roule, à Paris ; 2° à l'hôtel des Invalides.

(1) Cette loi à l'adoption de laquelle nous sommes heureux d'avoir contribué, est, à notre sens, la base fondamentale de toutes les améliorations hygiéniques à introduire dans nos institutions militaires.

Hôpital militaire du Roule.

Tableau des maladies qui ont été cause de décès pendant les années 1852, 1853, 1854 et 1855.

Maladies.	Décès.	Maladies.	Décès.
Fièvre typhoïde	342	Asphyxie suite d'ivresse	2
Phthisie pulmonaire	152	Hydropéricardite	4
Choléra épidémique	242	Affection organique du cœur	7
Cholérine	3	Néphrite albumineuse	2
Variole	16	Scorbut	7
Rougeole	24	Infection purulente	2
Scarlatine	10	Congestion cérébrale	5
Érysip. de la face et du cuir chevelu	4	Encéphalite	3
Phlegmon et abcès	5	Myélite aiguë	1
Angine diphthérique	6	Méningite aiguë	11
Gastro-entérite aiguë	7	Méningite chronique	1
Diarrhée chronique	20	Méningite cérébro-spinale	4
Dysentérie	16	Cachexie paludéenne	2
Hépatite chronique	4	Carie	1
Péritonite aiguë	4	Syphilis	1
Péritonite chronique	25	Suicide	1
Hydropisie ascite, anasarque	6	Hémorrhagie abdominale	2
Laryngite œdémateuse	1	Morve	1
Bronchite générale	2	Anasarque	»
Bronchite catarrhale	2	Hydarthrose	1
Bronchite capillaire	17	Albuminurie	2
Pneumonie aiguë	31	Spermatorrhée	1
Pleurésie aiguë	1	Ictère	1
Pleurésie chronique	7		
Épanchement pleurétique	7	Total	1315

En faisant abstraction de 242 décès dus au choléra, on voit que la fièvre typhoïde et la phthisie pulmonaire constituent les principales causes de mortalité dans les garnisons de Paris ; on peut même dire qu'il en est ainsi pour l'ensemble de l'armée dans l'intérieur. En ce qui regarde la phthisie, il ne faut pas perdre de vue que la grande majorité des phthisiques est éloignée des hôpitaux militaires par le moyen des congés de convalescence et de réforme, d'où il suit que le chiffre des décédés dans les hôpitaux ne donne qu'une idée très incomplète des ravages de la phthisie dans l'armée (1). Aux affections tuberculeuses il convient d'ajouter au moins une partie des décès causés par péritonite chronique.

(1) Voir plus haut, pages 255 et 267, la mortalité par phthisie dans l'armée bavaroise et dans l'armée anglaise.

Tableau des maladies qui ont été cause de décès en 1848, 1849, 1850, 1851 *et* 1852 *à l'infirmerie des Invalides* (1).

Maladies.	Décès.	Maladies.	Décès.
Asphyxies : 2 par obstruction du pharynx (gloutonnerie). 1 par ivresse. 1 syncopale. 1 par strangulation. 2 par suspension. 3 par immersion.	10	Affection organique du cœur...	110
		Rupture du cœur............	5
		Plaie du cœur..............	1
		Péricardite................	3
		Anévrysme aortique.........	2
		Gastro-entérite, embarras gastrique..................	51
Hémorrhagie cérébrale.......	125	Ileus......................	4
Congestion cérébrale.........	142	Diarrhée chronique..........	33
Commotion cérébrale.........	10	Péritonite..................	27
Encéphalite chronique.......	36	Ictère, hépatite, cirrhose......	22
Epilepsie..................	3	Choléra épidémique..........	85
Chorée....................	1	Choléra sporadique..........	1
Méningite..................	6	Néphrite...................	6
Démence sénile.............	4	Cystite chronique...........	35
Paralysies, myélites.........	54	Hernie étranglée............	4
Tétanos....................	1	Gangrène sénile.............	7
Erysipèle facial.............	4	Affections cancéreuses internes.	34
Adynamie sénile............	154	Affections chirurgicales.......	10
Bronchopneumonite..........	192	Fièvres pernicieuses.........	5
Bronchite capillaire..........	12	Fièvres typhoïdes............	6
Apoplexie, congestion pulmon..	5	Cachexie scrofuleuse.........	1
Catarrhe chronique.........	108	Cachexie scorbutique........	6
Phthisie pulmonaire.........	91	Caries.....................	3
Pleurites..................	17	Fractures, plaies, etc.........	40
Asthme....................	23	Ascites, anasarques..........	19
Œdème de la glotte.........	1	Résorption purulente........	11
Angine pseudo-membraneuse..	1	Total.............	1532

D'après ce tableau, les maladies qui donnent lieu au plus grand nombre de décès, se rangent dans l'ordre suivant :

Broncho-pneumonies.....	192	décès sur 1532, ou	125	pour 1000.
Adynamie sénile........	154	—	100	—
Congestion cérébrale.....	142	—	92	—
Hémorrhagie cérébrale...	125	—	81	—
Lésions organiques du cœur	110	—	71	—
Catarrhes chroniques....	108	—	70	—
Phthisie pulmonaire.....	91	—	52	—
Myélites, paralysies.....	54	—	35	—
Embarras intestinaux....	51	—	33	—
Affections cancéreuses....	44	dont 10 chirurgicales.	28	—

On voit que la phthisie pulmonaire est loin de prendre une aussi large part à la mortalité des invalides qu'à celle de l'armée ; quant à la fièvre

(1) Nous empruntons ce tableau à un mémoire de M. Faure-Villars, publié dans le tome XIV, 2e série des *Mém. de méd., de chir. et de pharm. milit.*, 1854.

typhoïde, nous ne la voyons figurer que par 6 décès sur une mortalité de 1532 individus.

ART. V. — Armée piémontaise (1).

De 1834 à 1843, inclusivement, le rapport des malades à l'effectif a été dans les principales garnisons :

Turin..................	48 malales sur 1000 h.
Gênes..................	24
Alexandrie.............	54
Chambéry...............	45
Cuneo..................	55
Nice...................	46
Cagliari...............	56
Sassari................	72

Pendant la même période, les diverses catégories de malades se répartissent ainsi :

Fiévreux..................	63,3
Blessés...................	23,9
Vénériens.................	7,3
Galeux....................	5,5
	100,0

Sur 1000 malades de chaque catégorie, on a compté la mortalité ci-après :

Sur 1000 fiévreux................	27,6 décès.
Blessés..................	5,8
Vénériens................	3,0
En moyenne........	19,1

En comparant le nombre des morts avec le chiffre de l'effectif, on trouve, pour l'armée entière, dont l'effectif moyen est de 36000 hommes, une mortalité de 15,8 décès sur 1000 hommes, bien que la mortalité de la population masculine âgée de vingt à trente ans ne soit, en Piémont, que de 9,2 sur 1000. Les pertes de l'armée s'élèvent d'une manière surprenante en Sardaigne; ainsi, dans la période décennale, de 1834 à 1843, elles ont été :

A Cagliari, de 23,5 décès sur 1000 hommes.
A Sassari, de 269,6
En moyenne 170

(1) Voy. *Informazione statistiche raccolte della R. commissione superiore per gli stati di S. M. in Terraferma. Statistica Medica.* Torino, 1847 à 1852, 2 vol. in-4.

Il est digne de remarque que la garnison de Cagliari se compose de Sardes (*indigeni dell' Isola*), tandis que la garnison de Sassari se compose de continentaux (*nativi delle provincie di terraferma*). Examinée dans les diverses armes, la mortalité a été, dans l'infanterie, de 21,5 décès sur 1000 hommes : dans la cavalerie (1), de 10,8. Dans la période de 1775 à 1791, on avait compté, dans l'infanterie, 34,9 décès sur 1000 hommes ; dans la cavalerie, 18,1.

Sur 5171 décès dont les causes ont été signalées, le rôle des diverses maladies se trouve ainsi réparti :

	Nombre des décès.	Proportion sur 100 décès.
Phlegmasies pulmonaires aiguës......	1309	25,3
Phthisie pulmonaire..............	492	9,5
Catarrhe chronique...............	443	8,5
Gastro-entérite..................	344	6,6
Encéphalite.....................	275	5,3
Fièvre typhoïde..................	239	4,6
Fièvre inflammat. rhumatismale (*sic*).	202	3,9
Hydropisie......................	186	3,5
Diarrhée, dysentérie..............	176	3,4
Maladies chroniques..............	165	3,1
Rhumatisme.....................	140	2,7
Fièvre gastrique, bilieuse..........	128	2,[illegible]
Inflammations...................	102	1,9
Apoplexie......................	100	1,9

Ainsi, plus du quart des décès a pour cause des phlegmasies aiguës de poitrine ; et plus du 1/6e de la mortalité est causé par phthisie pulmonaire. La fièvre typhoïde ne s'élève pas même à 5 pour 100 de l'ensemble des décès.

ART. VI. — Armée belge (2).

De 1843 à 1848 l'armée belge a compté les nombres ci-après de malades et de morts sur 1000 hommes :

(1) La cavalerie éprouve assez généralement des pertes plus ou moins inférieures à celles de l'infanterie, comme le montre le tableau suivant :

DÉCÈS SUR 1000 HOMMES.

	Armée piémontaise.		Armée prussienne.	Armée anglaise. 1830 à 1836.
	De 1775 à 1791.	1834 à 1845.		
Infanterie........	34,9	21,5	12,9	21,6
Cavalerie........	18,1	10,8	9	14,3

(2) *Statist. génér. de la Belgique* (*Exposé de la situation du royaume*). Période décennale de 1841 à 1850. Bruxelles, 1852, in-4°.

	Malades traités par jour.	Morts annuellement.
En 1843	51	12
1844	51	10
1845	52	11
1846	53	14
1847	59	13
1848	69	16
En moyenne	56	13

Pendant cette période, les malades et les morts se sont répartis ainsi qu'il suit entre les diverses garnisons :

	Malades traités par jour sur 1000 hom.		Morts annuellement sur 1000 hom.
Le royaume	56	Le royaume	13
Louvain	50	Bouillon	33
Termonde	85	Termonde	26
Ostende	75	Mons	21
Bruges	69	Hasselt	20
Anvers	68	Bruges	19
Audenarde	66	Louvain	16
Malines	65	Malines	16
Ath	62	Bruxelles	15
Dinant	60	Philippeville	15
Huy	58	Anvers	14
Mons	56	Ath	12
Philippeville	54	Nieuport	12
Diest	53	Ostende	12
Gand	51	Gand	11
Bruxelles	50	Arlon	10
Tournay	50	Dinant	10
Arlon	48	Huy	10
Namur	47	Liége	10
Hasselt	45	Ipres	10
Menin	44	Audenarde	9
Liége	43	Beverloo	9
Nieuport	43	Menin	9
Ipres	43	Namur	9
Charleroy	41	Tournay	8
Bouillon	38	Diest	7
Beverloo	35	Charleroy	6

ART. VII. — Armée prussienne.

De 1829 à 1838 inclusivement, l'armée prussienne, sur un effectif total de 1 506 829 hommes, a compté 19 751 décès, soit 13,1 sur 1000. Cette mortalité s'est répartie ainsi entre les diverses armes :

Infanterie	12,9
Cavalerie	9
Artillerie	10,3
Génie	6,4

En ce qui regarde les causes de décès, M. Casper mentionne :

Phthisie pulmonaire	4682 décès.
Fièvre typhoïde	6094
Phlegmasies diverses	2427
Choléra	1822
Vieillesse	670

Enfin, 1103 décès sont attribués à l'apoplexie cérébrale et pulmonaire, à l'hémoptysie, à l'hématémèse et à la dysentérie (1).

ART. VIII. — Armée suédoise.

Il n'existe pas de documents statistiques complets sur les causes de décès dans l'armée suédoise. Le tableau suivant (2) qui résume la mortalité de la garnison de Stockholm, de 1829 à 1851, donnera une idée des pertes causées par la phthisie pulmonaire, pertes qui figurent souvent pour plus de moitié dans le chiffre de la mortalité générale (3) :

Années.	Total des décès.	Décès par phthisie pulm.	Années.	Total des décès.	Décès par phthisie pulm.
1829	181	59	1840	95	50
1830	160	60	1841	78	24
1831	118	47	1842	85	30
1832	119	52	1843	66	21
1833	144	61	1844	57	21
1834	93	39	1845	61	16
1835	85	47	1846	64	18
1836	83	44	1847	78	30
1837	107	42	1848	66	11
1838	164	50	1349	76	17
1839	78	40	1850	76	23
			1851	73	25

(1) Casper, *Denkwürdigkeiten zur mediz. Statistik.* Berlin, 1846, 1 vol. in-8.

(2) Nous sommes redevable de ce document à l'obligeance de notre ami M. Liljevalj, médecin en chef de l'armée suédoise, et médecin du roi de Suède.

(3) Pour se faire une idée des pertes causées par la phthisie pulmonaire, il faut

ART. IX. — Armée des États-Unis d'Amérique (1).

De 1829 à 1838 inclusivement, l'armée des États-Unis a compté :

	Hommes.	Malades.	Décès.
Dans les provinces du nord, sur un effectif de	32,242	32,154	281
Dans les provinces du sud,	24,978	54,411	823

Soit, dans le nord, 18 décès sur 1000 hommes.
dans le sud, 49

Pendant cette même période, voici les maladies qui ont été cause d'admission aux hôpitaux ou de décès :

Désignation des maladies.	DIVISION DU NORD.		DIVISION DU SUD.	
	Admissions aux hôpitaux.	Décès.	Admissions aux hôpitaux.	Décès.
Fièvres intermittentes.....	3,187	1	14,094	13
Fièvres rémittentes.......	587	12	4,196	145
Synoque..............	825	2	718	11
Typhus................	54	8	110	24
Catarrhe et grippe.......	9,538	1	7,471	4
Pneumonie.............	610	8	900	42
Pleurésie..............	652	1	1,060	6
Phthisie...............	152	46	257	116
Hémoptysie............	83	1	84	2
Dysentérie............	»	4	»	38
Diarrhée..............	5,981	5	13,135	55
Gastro entérite..........	289	1	633	26
Colique et choléra.......	3,221	2	3,282	7
Choléra épidémique.......	302	103	384	88
Hépatite..............	98	3	166	4
Méningite.............	18	3	31	5
Apoplexie..............	6	4	25	10
Épilepsie..............	166	5	188	9
Delirium tremens........	102	3	306	39
Ivresse................	1,370	5	2,616	58

ajouter que, de 1843 à 1851 inclusivement, 161 réformes ont été motivées par cette affection dans les armes ci-après, en garnison à Stockholm :

1er régiment...........	83
2e régiment...........	36
Garde à cheval..........	5
Artillerie..............	37
	161

(1) *Statist. Report on the sickness and mortality in the army of the United States, prepared under the direction of Th. Lawson, Surgeon general.* Washington, 1840, 1 vol. in-8°.

Désignation des maladies.	DIVISION DU NORD. Admissions aux hôpitaux.	Décès.	DIVISION DU SUD. Admissions aux hôpitaux.	Décès.
Nyctalopie	18	»	791	»
Rhumatisme	3,412	»	2,845	1
Gonorrhée	971	»	929	»
Syphilis	462	1	584	»
Hydropisie	50	4	206	19
Atrophie et lésions viscérales chroniques	»	9	»	16
Accidents	»	35	»	50
Morts subites	»	3	»	7
Autres maladies	»	11	»	28
Totaux	32,154	281	54,411	823

ART. X. — Armée russe.

Il n'existe aucun document officiel sur la mortalité de l'ensemble de cette armée. Nous avons publié, il y a déjà quelques années (1), un résumé des pertes de l'armée russe, d'après M. Arendt, médecin de l'empereur. D'après un journal allemand (2), une portion de l'armée russe, sur un effectif de 192834 hommes, aurait eu 144352 malades et 7541 morts, soit 38 sur 1000. Parmi les causes de décès, on voit figurer la phthisie pulmonaire pour 2400 ; la pneumonie pour 684. Le major Moltka a publié un travail important sur l'état sanitaire et les pertes de l'armée russe dans la campagne de Turquie en 1828 et 1829. Nous allons en donner les principaux passages (3) : « Sur 115000 Russes qui envahirent la Turquie d'Europe en 1828 et 1829, 10 ou 15000 seulement repassèrent le Pruth. Le reste avait succombé dans les hôpitaux par les fièvres intermittentes, la dysentérie et la peste. Le soldat russe, mal habillé, mal nourri, n'était nullement prémuni contre le climat des provinces danubiennes et surtout de la Bulgarie, où la température varie, entre le jour et la nuit, de 32 à 16 degrés Réaumur en été, et où la chute de la rosée produit l'effet d'une pluie fine et pénétrante. Dès que l'armée russe eut envahi les principautés, il se manifesta une fièvre contagieuse, accompagnée de bubons et de pustules ; on constata

(1) *Hygiène milit. comparée et statist. méd. des armées de terre et de mer.* Paris, 1848.

(2) *Mediz. Zeitung Russland's*, 1844, n° 8.

(3) Voir aussi *Gaz. méd. de Paris du* 15 *avril* 1854.

que cette maladie se communiquait par le contact même des vêtements, et l'on eut beau séquestrer, isoler les malades, établir des quarantaines et des cordons sanitaires autour des villages, le fléau ne s'en étendit pas moins dans les principautés et remplit de milliers de malades les hôpitaux de Bucharest. Concurremment avec la peste, les fièvres intermittentes et putrides, les dysentéries, le scorbut et les maladies inflammatoires de toutes sortes enlevèrent un grand nombre de malades. Du mois de mai 1828 au mois de février 1829, il entra dans les hôpitaux et ambulances :

Pour atteintes légères.......	75,226	hommes.
Pour cas graves...........	134,882	
Total...........	210,108	

» La plus grande extension des maladies eut lieu en septembre et octobre. Dans ce dernier mois, il entra dans les hôpitaux seulement 20 000 malades. Le mois de février fut le plus meurtrier : plus du quart des malades succombèrent. Ces données sont insuffisantes pour évaluer les pertes éprouvées dans cette première campagne par l'armée russe ; mais l'on peut, sans exagération, les estimer à la moitié de son effectif disponible, c'est-à-dire à près de 40 000 hommes, y compris les morts sur le champ de bataille. Vers le milieu de mai 1829, la peste reparut sur la rive droite du Danube et gagna Varna, où étaient concentrées les réserves, les magasins, les parcs de toute l'armée, ainsi qu'un dépôt de 4 000 malades. Elle éclata, dit-on, à la suite d'une distribution de munitions longtemps renfermées en magasin, et qui avaient appartenu aux morts de la 16e division d'infanterie ; puis vinrent le scorbut et les fièvres malignes. On envoya quelques bataillons camper hors de la ville ; on ordonna aux soldats des bains de mer ; on fit aérer les tentes, aérer les munitions, brûler les effets des morts, et l'on parqua les pestiférés dans une enceinte à part. Dans le cours de juin, il entra à l'hôpital 1000 hommes par semaine. Le 25, il en mourut 300. Le 26 août, on comptait 5 509 entrées et 3 959 décès. Des 1550 malades qui restaient, 614 seulement survécurent ; 54 officiers de santé succombèrent. A Braïlow, la peste faisait 774 victimes sur 1200 malades, et n'épargnait aucun des médecins ni des infirmiers. Elle fit aussi irruption en Bessarabie. Elle épargna pourtant le gros de l'armée campée sous Schoumla, où elle ne se manifesta que par quelques cas isolés. La dysentérie y exerçait aussi d'affreux ravages. Dans la traversée des Balkans, 1000 hommes moururent en route, de la diarrhée, de la fièvre bilieuse et du scorbut. Dans la marche sur Andrinople, bien que l'armée fût déjà un peu refaite de ses longues privations, et que son moral fût relevé, survinrent d'autres maladies étranges : des fièvres chaudes accompagnées de délire et d'un ramollissement des vaisseaux capillaires tel, que la plus légère contusion, le simple toucher même, produisaient au bout de quelques minutes une tache d'un bleu rougeâtre d'un demi-pouce de diamètre ; ces malades mouraient dans le délire ou le coma, le cinquième jour ; des dysentéries qui enlevaient la moitié des hommes, et des fièvres intermittentes graves accompagnées de prostration absolue des forces. En Bulgarie, dans le cours de juillet, on comptait 37 000 malades. Les hôpitaux, au sud des Balkans, étaient encombrés. A Andrinople, on avait transformé en hôpital la plus vaste caserne. Trois jours étaient à peine écoulés qu'on y recevait 1616 hommes ; le 1er septembre, on en comptait 3 666, et le 15, 4646, c'est-à-dire le quart de toutes les forces disponibles à cette date. La peste enleva presque tous les médecins attachés à cet hôpital. Des fièvres intermittentes graves exercèrent aussi de grands ravages. Dans la seconde moitié de septembre, on n'observa plus que des dysentéries auxquelles plus de 1300 hommes succombèrent dans le courant d'octobre. Le 29 octobre il restait à Andrinople 4 700 malades, 3 à 400 infirmiers, sous la protection du 6e régiment de chasseurs, en tout 6 000 hommes, lorsque la peste se montra de nouveau si soudainement qu'elle envahit presque à la fois les trois cents chambres de l'hôpital. La peste d'Andrinople atteignit son apogée à la fin de décembre ; elle enlevait 50 à 70 hommes par jour, en tua 5 200 sur 6 000, et ne disparut qu'au mois de mars, faute de victimes. En 1828, la mortalité avait été :

Dans les ambulances......	de 5 pour 100
Dans les hôpitaux........	19 pour 100

En 1829, elle fut :

Dans les ambulances......	de 14 pour 100
Dans les hôpitaux........	37 pour 100

» Le nombre des morts dans les hôpitaux seulement, de mars à juillet, fut d'environ 28 000. Il fut à peu près le même pour les cinq derniers mois ; en sorte que si l'on ajoute à ces chiffres les morts des ambulances et ceux des champs de bataille, on reste fort au-dessous de la vérité en évaluant la perte des Russes en 1829 à 60 000 hommes. »

Jusqu'ici, aucun document officiel ne nous est parvenu sur les pertes de l'armée russe dans la dernière campagne de Turquie et de Crimée ; nous pouvons en revanche donner un aperçu des pertes des armées alliées.

D'après le *Moniteur de l'armée* du 8 et du 11 juillet 1856, les pertes en morts de l'armée française ont été, depuis le 1er mai 1854, date du débarquement des troupes en Turquie jusqu'aux 30 mars, époque du traité de paix, de :

Officiers	1 297 (1).
Sous-officiers, caporaux et soldats	4 406
Soldats	56 816
Total des morts	62 519

Pendant cette même période du 23 mars, les autres portions de l'armée française ont perdu en hommes de tous grades et de toutes armes :

En Algérie	5 246
En Italie	1 088
Dans la Baltique	1 059
En France	13 635
Total	21 028

Ces chiffres perdent une grande partie de leur importance par le silence gardé sur l'effectif de diverses parties de l'armée. Quant à l'armée piémontaise, sur un effectif total de 17 584 hommes, elle avait perdu, dès le 31 octobre 1855, 1 632 hommes, dont 1 211 du choléra, 170 de fièvres typhoïdes et 251 par suite de blessures et d'affections diverses. Dans ce nombre, on compte 56 officiers, 1 563 sous-officiers et soldats, et 13 employés d'administration. Depuis le 31 octobre jusqu'à l'évacuation, quoique les chiffres officiels ne soient pas encore complétement arrêtés, on peut, dit un journal italien, estimer les pertes du corps expéditionnaire sarde à environ 900 hommes, ce qui donnerait un total de 2 532 hommes. Enfin, en ce qui concerne l'armée anglaise, voici ce que nous communique M. Smith, directeur général du service de santé militaire : sur un effectif général de 102 255 hommes débarqués, tant en Bulgarie qu'en Crimée, l'armée anglaise a perdu :

Sur le champ de bataille	2 500 hommes.
Morts de leurs blessures ou de maladies	17 634
Réformés ou retraités (*discharged*)	2 800
Total	32 934

(1) Dans ces pertes figurent 14 généraux, 20 officiers d'état-major et 70 officiers de santé.

LIVRE QUATRIÈME.

ENDÉMIES, GÉOGRAPHIE ET STATISTIQUE DE QUELQUES MALADIES ET INFIRMITÉS.

INTRODUCTION.

Nous nous proposons, dans ce dernier livre, de passer en revue les maladies endémiques et de réunir, sur les autres maladies et infirmités, les documents géographiques et statistiques les plus intéressants au double point de vue de la science et de la pratique. Nous espérons contribuer ainsi à combler une grande lacune dans les divers traités de pathologie où l'on regrette trop souvent de ne pas trouver même le nom de certaines affections qui, dans des régions autres que l'Europe, réclament, d'une manière plus ou moins incessante, toute la science du médecin et de l'administrateur. S'il peut suffire au praticien d'une petite localité, n'ayant que peu ou point de communication avec l'extérieur, de connaître les maladies de sa modeste circonscription, il n'en est pas ainsi du médecin habitant une grande ville ou un port de mer, en rapport avec toutes les contrées du globe, que les progrès de la navigation tendent de plus en plus à rapprocher. Plus d'une fois nous avons rencontré, sur le littoral de la Provence, des fièvres pernicieuses chez des individus venant de la Corse ou de l'Algérie, fièvres cédant rapidement à la médication antipériodique, et dans lesquelles des médecins civils d'un incontestable mérite, mais peu familiers avec les maladies des pays chauds, inclinaient à ne voir que des congestions sanguines des centres nerveux, congestions exigeant avant tout, selon eux, des déplétions sanguines. En juillet 1834, le navire sarde l'*Argo* ayant débarqué au lazaret de Marseille un grand nombre de malades atteints de fièvres pernicieuses, dont plusieurs à forme tétanique (1), nous avons vu l'intendance sanitaire disposée à considérer ce fait insolite comme une importation de typhus, exigeant toutes les rigueurs de la quarantaine la plus sévère.

Des erreurs analogues se commettent hors d'Europe pour des maladies

(1) Voy. t. I, p. 142; voir aussi notre *Essai de géographie médicale*. Paris, 1843, p. 54.

d'origine européenne, et, plus d'une fois, pendant notre séjour en Afrique, nous avons vu chez des nouveaux débarqués, des fièvres typhoïdes, d'origine manifestement française, méconnues et traitées comme des formes exceptionnelles de fièvres paludéennes. « J'ai vu en Angleterre, dit Lind, » la fièvre jaune sur un nègre, né à Mexico, et la colique végétale (1) sur » des Américains. J'ai connu aussi une dame atteinte d'une singulière ma- » ladie de la bouche compliquée de diarrhée périodique. Elle consulta tous » les médecins de Londres, qui tous méconnurent son affection. Après » s'être rendue successivement à Tunbridge et à Bristol, cette dame mou- » rut d'une *aphthoïdes chronica*, maladie inconnue en Angleterre, mais » endémique à la Barbade, où elle était née. »

Mais, s'il y a inconvénient pour le médecin civil à ne pas connaître les maladies exotiques, qui d'ailleurs peuvent ne se présenter à son observation que d'une manière exceptionnelle, en revanche, il y a danger public, et danger très grave, à ce que le médecin de l'armée de terre ou de la marine, appelé par la nature même de ses fonctions à changer incessamment de résidence, ne soit pas familiarisé avec les maladies spéciales des diverses contrées du globe, où ses lumières seront souvent les seuls guides de l'administration et du commandement dans l'adoption des mesures destinées à préserver la santé de l'armée et à prévenir de grandes catastrophes (2).

Parmi les maladies que nous allons passer en revue, les unes sont véritablement endémiques et n'appartiennent qu'à certains climats, à certaines localités ; ces maladies nous paraissent réclamer une description spéciale et détaillée. D'autres affections, au contraire, sont plus ou moins répandues sur la surface du globe, mais elles peuvent se montrer plus particulièrement sur certains terrains géologiques ; elles ont souvent une limite au double point de vue de la latitude géographique et de l'altitude ; elles sévissent spécialement dans tel mois, dans telle saison ; elles frappent de préférence tel âge, tel sexe, telle race ; elles sont plus ou moins transportables par les hommes ou par les choses ; elles peuvent rester latentes plus ou moins longtemps, etc. Cette dernière catégorie de

(1) On se rappelle la discussion récente à laquelle a donné lieu à la Société des hôpitaux, la présence dans un des hôpitaux de Paris d'un malade qui avait navigué dans les mers tropicales et qui était atteint de colique végétale.

(2) La non-réussite de l'expédition des Anglais à Walcheren, dans l'été de 1809, c'est-à-dire en pleine saison épidémique, eut pour principale cause les fièvres paludéennes qui, en quelques semaines, mirent l'armée décimée par les maladies et par la mort, hors d'état de combattre.

maladies ne sera envisagée que sous ces divers points de vue, c'est-à-dire sous le rapport de la géographie et de la statistique étiologique. Comme exemples de maladies appartenant à la première catégorie, nous citerons le beriberi, le bouton d'Alep, la colique végétale; comme types d'affections appartenant à la seconde, on peut indiquer l'aliénation mentale, les calculs vésicaux, le goître, la phthisie pulmonaire, etc.

En ce qui concerne la méthode d'exposition, nous avons dû renoncer à l'ordre géographique qui eût exposé à de nombreuses répétitions, en même temps qu'elle eût nui au rapprochement des documents relatifs à une maladie déterminée, et recueillis sur plusieurs points du globe. Nous avons donné la préférence à l'ordre alphabétique qui, tout en facilitant les recherches et évitant les répétitions, permettait le groupement des divers matériaux géographiques et statistiques sous une seule dénomination et dans un seul chapitre.

CHAPITRE PREMIER.

DE L'ACRODYNIE (1).

Cette maladie, classée par M. Rayer parmi les affections pellagreuses (2), a été observée à Paris depuis le mois de juin 1828 jusque vers le milieu de l'hiver de 1829 à 1830; avant cette époque, on ne trouve aucune trace de sa manifestation en France; il n'est même pas prouvé qu'elle se soit montrée ailleurs. Les causes de l'acrodynie sont restées inconnues; à Paris, plusieurs casernes présentaient tant de malades que l'on fut obligé de les évacuer, alors que d'autres n'en offraient pas un seul. Les premiers symptômes étaient en général un engourdissement et des fourmillements incommodes, quelquefois encore des élancements aux pieds et aux mains. Certains malades ne pouvaient toucher le corps le plus doux sans éprouver une sensation pénible, comme s'ils touchaient des corps raboteux; d'autres, en mettant le pied sur le sol, croyaient marcher sur un corps mou; d'autres encore avaient perdu la sensibilité tactile au point de ne pas s'apercevoir que les corps qu'ils croyaient tenir leur avaient échappé, ou qu'ils avaient perdu leur chaussure. Quelques individus pré-

(1) Voy. *Ann. d'hyg. publ.*, Paris, 1829, t. II, p. 331. — *Journ. hebd. de méd.* Paris, 1829, t. I, p. 331. — *Archiv. gén. de méd.*, 1828, t. XVIII, p. 332. — *Dictionn. de méd.*, t. I, art. ACRODYNIE.

(2) *Traité des maladies de la peau*. Paris, 1840, t. II, p. 890.

sentaient de la contracture, des spasmes des muscles, des crampes, des tressaillements. Les mouvements devenaient fréquemment si difficiles, que les malades ne pouvaient plus se servir de leurs doigts, et la paralysie des extrémités inférieures était souvent telle, qu'ils ne pouvaient marcher qu'en traînant par terre la pointe du pied. Ces diverses altérations de la motilité étaient loin de se montrer isolément; on les voyait habituellement se succéder chez le même sujet. Dans le cours de la maladie on voyait apparaître, principalement aux pieds et aux mains, des éruptions de diverse nature. C'étaient des papules, des pustules, des taches cuivreuses, et même des phlyctènes ou des furoncles; enfin une desquamation de plus ou moins longue durée, et se renouvelant plus ou moins fréquemment. Chez plusieurs sujets on a observé des sueurs des pieds et des mains. A la suite de ces phénomènes, on voyait l'épiderme s'amincir, se ramollir, et parfois le corps muqueux être mis à nu; la sensibilité des parties était alors très exaltée. Un phénomène caractéristique était la rougeur érythémateuse des pieds et des mains, occupant les deux faces dans cette dernière partie, et bornée à la face plantaire dans les extrémités inférieures. Elle se montrait aussi dans d'autres parties du corps; dans un assez grand nombre de points, notamment sur l'abdomen et aux plis des articulations, on voyait apparaître une teinte brune ou noirâtre de la peau, qui n'était pas le phénomène le moins remarquable de cette singulière affection. Dans la première période de la maladie, et parfois dès le début, on notait des troubles variables du côté des voies digestives. C'était assez souvent une simple perte de l'appétit, avec tension et pesanteur dans la région épigastrique; parfois des vomituritions ou des vomissements, des coliques, un dévoiement quelquefois considérable et alternant avec de la constipation; enfin, des selles sanguinolentes, et même des vomissements contenant un peu de sang (1). « Un œdème, le plus souvent partiel, mais quelquefois général, survenait, dit Dance, ordinairement dès le début chez la plupart des malades (les deux tiers environ). Il se remarquait principalement à la face, sur les lèvres et les joues, aux pieds et aux mains, quelquefois sur les parois abdominales, ou même dans toute l'habitude extérieure du corps, produisant alors une sorte de bouffissure générale. Cet œdème était ordinairement peu douloureux, peu considérable, ne conservait pas l'impression du doigt, et faisait peu varier la couleur de la peau, si ce n'est dans certains cas où elle sem-

(1) F.-L.-J. Valleix, *Guide du méd. prat.*, 3e édit., Paris, 1854, t. V, p. 313.

blait plus pâle ou comme tachée par des ecchymoses... Fréquemment on observait en même temps une rougeur des yeux bornée à la conjonctive oculaire ou palpébrale, quelquefois au bord libre des paupières, et accompagnée de larmoiement, de sensibilité de l'œil à la lumière, et surtout de picotements, d'élancements, ou de la sensation de graviers interposés entre les paupières, sensation imitant, par leurs variétés, celles dont les pieds et les mains étaient le siége. Ces phénomènes s'observaient quelquefois sans qu'il y eût de rougeur aux yeux. » Tantôt la maladie cessait après quelques semaines, tantôt elle se prolongeait pendant plusieurs années ; elle ne se terminait que très rarement par la mort (1).

CHAPITRE II.

DE L'ALIÉNATION MENTALE.

En France, de 1835 à 1841, les divers établissements, tant publics que privés, comptaient les nombres d'aliénés ci-après (2) :

Années.	Nombre des aliénés recensés.	Nombre d'aliénés sur 10 000 hab.
1835	14,486	4,3
1836	15,314	4,6
1837	15,870	4,7
1838	16,892	5,0
1839	18,113	5,4
1840	18,716	5,6
1841	19,738	5,8

Ainsi, de 4,3 qu'elle était en 1835, la population des aliénés se serait élevée en 1841, à 5,8, sur 10 000 habitants. En 1851, la France comptait 44,970 aliénés ou idiots (3) :

20,537 dans les établissements publics ou particuliers,
24,433 à domicile.

Ces chiffres donnent 1 aliéné ou idiot sur 795 habitants, soit 12,8 sur 10 000. Nous avons montré dans notre *Statistique de la population de la France* (4), que cette proportion s'élève dans le département du Rhône à

(1) Consultez : *Schwenkfeld, Bericht von der Krampfsucht*, 1577.

(2) *Statistique officielle.*

(3) La statistisque publiée par le ministère du commerce n'emploie que l'appellation *aliénés*, mais il y a lieu de croire qu'elle comprend en même temps les idiots.

(4) *Ann. d'hyg. publ.*, t. XLVIII, p. 251.

29,9, et s'abaisse, dans plusieurs départements, au-dessous de 6. Pour 18972 cas d'aliénation mentale dont on a recherché la cause en 1849, on est arrivé aux résultats ci-après :

Causes physiques.

Effets de l'âge	582
Idiotisme et hérédité	3,445
Irritabilité excessive	958
Excès de travail	217
Dénuement	458
Onanisme	450
Maladies de la peau	67
Coups et blessures	144
Syphilis	106
Hydrocéphale	29
Épilepsie et convulsions	1,383
Fièvres. — Phthisie. — Maladies du cœur	343
Émanations de substances malfaisantes	26
Abus du vin et des liqueurs fortes	987

Causes morales.

Amour et jalousie	801
Chagrins	1,369
Événements politiques	313
Ambition	473
Orgueil	340
Religion mal entendue	632
Total	13,123
Causes inconnues	5,849
	18,972

En Belgique (1), le recensement fait en 1842 par les soins de l'administration, porte le nombre total des aliénés de ce pays à 4 314, dont :

2 426 hommes, ou 1 aliéné sur 892 habitants du sexe masculin,
2 088 femmes, ou 1 aliénée sur 1041 habitants du sexe féminin.

Sur ce nombre, 1 885 appartenaient à la population des villes, ou 1 aliéné sur 580 habitants; 2 629 appartenaient à la population des campagnes, soit 1 aliéné sur 1 234 habitants. On comptait 2 470 aliénés dans des établissements publics ou privés; 1 845 étaient chez leurs parents;

(1) *Statist. génér. de la Belgique*, publiée par le ministre de l'intérieur (période de 1841-1850). Bruxelles, 1852. Les documents belges ne disent pas si les *idiots* sont compris dans le chiffre des *aliénés*.

199 aliénés sont restés sans indication sur ce point. Sous le rapport des provinces, les aliénés étaient ainsi répartis :

Provinces.	Nombre d'habitants pour 1 aliéné.
Anvers	721
Brabant	761
Flandre occidentale	742
Flandre orientale	836
Hainaut	1,410
Liége	1,604
Limbourg	1,169
Luxembourg	2,551
Namur	1,249
La Belgique	961

On voit, ici encore, combien les aliénés sont répartis d'une manière inégale entre les diverses provinces. L'inégalité est telle, que la province d'Anvers comptait deux fois plus d'aliénés que la province de Liége, et trois fois plus que celle de Luxembourg.

En Hollande, on comptait au 1er janvier 1850, dans les divers établissements, tant publics que privés, 1 263 aliénés, dont 607 hommes et 656 femmes sur une population de 3 056 591 habitants. Nous résumons dans le tableau suivant la répartition sur 10 000 habitants de chaque province, pendant les années 1848, 1849 et 1850 (1).

1848.	Proportion sur 10000 hab.	1849.	Proportion sur 10000 hab.	1850.	Proportion sur 10000 hab.
Nordhollande	5,94	Nordhollande	6,34	Nordhollande	6,84
Zuedhollande	5,67	Zuedhollande	5,41	Zuedhollande	6,01
Utrecht	5,41	Utrecht	4,70	Utrecht	5,42
Gueldre	3,81	Gueldre	3,76	Gueldre	3,83
Overissel	3,39	Overissel	3,51	Overissel	?
Limbourg	2,42	Brabant septent.	2,72	Brabant septent.	3,09
Brabant septent.	2,37	Limbourg	2,55	Limbourg	2,68
Frise	2,03	Frise	2,11	Zeelande	2,62
Zeelande	1,77	Zeelande	1,83	Frise	2,02
Groningue	1,37	Groningue	1,70	Groningue	1,96
Drenthe	0,72	Drenthe	1,19	Drenthe	1,08
Moyenne au 31 déc. pour l'ensemble de la Hollande	3,79		3,80		4,13

(1) *Verslag over den Staat der Gestichten voor Krankzinnigen over den Jaren* 1849 *en* 1850. — 'S Gravenhage, 1852, p. 68.

Dans le Royaume-Uni (1), on comptait en 1847, en Angleterre et dans le pays de Galles, 15 064 aliénés sur une population de 16 885 324 habitants ; en Écosse, 2 417 aliénés sur 2 781 683 habitants; en Irlande, le nombre des aliénés en 1848 était de 3 738 sur 8 175 124 habitants. Ces chiffres supposés exacts donneraient les proportions ci-après :

Angleterre et pays de Galles,	1 aliéné sur	1,120 habitants.
Écosse,	—	1,150
Irlande,	—	2,187

Les documents officiels publiés sur l'Écosse (*Statistical account of Scotland*), tendent à établir que la fréquence de l'aliénation mentale dans cette portion du Royaume-Uni est en grande partie le résultat des mariages fréquents entre proches parents (2), mariages impossibles dans la catholique Irlande.

En consultant les documents officiels de divers états, nous avons trouvé les rapports ci-après entre le nombre des aliénés et le chiffre de la population :

Piémont (3).........	1840	1 aliéné sur	5812 habitants.
Savoie..............	1848	—	1 306
Irlande.............	1848	—	2187
Écosse..............	1847	—	1 150
Angleterre..........	1847	—	1 120
Danemark (4)........	1845	—	1 230
Islande (5).........	1845	—	1 299
Norwége (6).........	1845	—	596
Orkney..............	1841	—	632
Shetland............	1841	—	839
Belgique............	1842	—	961
Bas Canada (7).......	1845	—	2251
Haut Canada.........	1845	—	703
États-Unis d'Amérique.	1850	—	
Population blanche........		—	1 295
Population libre de couleur.		—	1 355
Population esclave........		—	11011

(1) J. Stark, *Contribution to the vital statistics of Scotland.* — *Journal of the statist. Society of London*, t. XIV, p. 54.

(2) *The intermarriages which have taken place among them have formed them into an extended community of blood relations*, vol. X, p. 436.

(3) *Informazione statistiche*, t. II, p. 541.

(4) Hübertz, *De Sindssyge i Danmark.*

(5) Schleisner, *Island undersögt fra et lægevid. Synspunkt. Kjöbenhavn*, 1849.

(6) F. Holst, *Sindsyge in Norge i* 1845.

(7) Le bas Canada est habité par des descendants des Français ; la population du haut Canada est d'origine britannique.

Ce tableau suffit pour donner une idée de l'inégale répartition des ravages de l'aliénation mentale dans les divers pays. Toutefois, pour apprécier l'influence du climat et des localités, il faudrait pouvoir comparer des populations d'origine identique, et offrant au moins une certaine analogie au point de vue moral et intellectuel. Or on comprend combien la réunion de telles conditions est difficile.

Aux îles Feroë, l'aliénation mentale est très fréquente et elle se présente le plus souvent comme manie religieuse (1).

Il est des populations qui semblent ne payer qu'un très faible tribut à l'aliénation mentale. Telles sont, par exemple, les peuplades qui habitent l'Océan Pacifique (2). En 1840, la présidence du Bengale et les provinces du N. O. de l'Inde Anglaise, ne comptaient que 639 aliénés sur une population de 72 millions d'habitants. Les provinces de Madras et de Bombay, dont la première compte 13 millions, et la seconde 6 millions d'habitants, n'ont, l'une et l'autre, qu'une seule maison d'aliénés. D'après M. Macpherson, il n'est nullement prouvé que l'aliénation mentale frappe une plus grande proportion d'Européens dans les pays tropicaux que dans leur pays natal (3).

Nous avons déjà fait remarquer plus haut (p. 144) la tendance que paraît avoir le nègre à être frappé d'aliénation mentale à mesure qu'il s'éloigne des tropiques. Mais des différences semblent se produire aussi dans le mode de manifestation de la folie dans la race nègre. « En général, dit M. Rufz, la folie du noir est moins bruyante, moins difficile à contenir que celle du blanc ou de l'homme de couleur. Nous ne savons si c'est par suite de l'habitude de l'obéissance contractée durant l'esclavage, mais le noir fou résiste moins aux moyens de répression. La folie du noir est plus taciturne, moins bruyante; le plus grand nombre se promènent des journées entières, sans dire un mot, la tête basse et le regard de travers; beaucoup aiment à être nus, et se couchent au soleil à ses heures les plus brûlantes. On n'en voit guère qui viennent lier conversa-

(1) Panum, *Physiol. Biblioth. f. Läger*, *I*, 1847; voir aussi : *Verhandl. der physiol. mediz. Gesellschaft in Würzburg*, t. II et III.

(2) *During the whole of my intercourse among the natives of the South Sea, I met with no deranged person, and I am satisfied that insanity is a disease incidental alone to civilised life.* (*Capt. Wilkes, command. of the Un.-St. Exploring expedit. in a letter to Dr Bregham*, 285.)

(3) *Report on Insanity among Europeans in Bengal, founded on the experience of the Calcutta Lunatic Asylum.* By John Macpherson, M. D., in Medical Charge of the Asylum, 1853.

tion d'eux-mêmes et qui poursuivent les visiteurs de leur importunité. On leur arrache, en général, difficilement des paroles (ce qui rend leur observation pénible), même dans les jours d'excitation. Quelques heures de fauteuil de force suffisent pour dompter les plus indociles. Les coups et les violences entre eux, sans être rares, ne sont pas cependant très fréquents Cette soumission est-elle le résultat de l'excitabilité cérébrale naturellement moindre chez le nègre, ou bien une continuation de l'intimidation nécessitée par l'esclavage? Toujours est-il que cela contraste beaucoup avec la turbulence du blanc et de l'homme de couleur, dont la folie se rapproche beaucoup plus de la folie des Européens. Mêlés aux noirs, dans les cours, ils s'en distinguent par leur loquacité; ils sont volontaires, insoumis, fanfarons. C'est chez eux qu'on observe en relief l'exagération du caractère créole; ils parlent duels, batailles, richesses. C'est parmi les mulâtres que l'on trouve des orateurs politiques : ce sont eux qui se plaignent de persécutions, de machinations, qui ont des ennemis, qui invoquent la *fraternité*, l'*égalité*, font des menaces et prétendent aux places. Il n'est pas rare qu'on soit obligé de retenir au fauteuil de force un blanc ou un mulâtre durant des mois entiers : rarement nous y avons vu un noir pendant plus d'une semaine. Au contraire, la division où se trouvent des femmes noires est plus bruyante que celle que l'on réserve aux femmes blanches ou de couleur, ce qui indiquerait l'influence des habitudes sociales sur les formes de la folie. C'est parmi les négresses que l'on trouve surtout la forme querelleuse; c'est pour ainsi dire un feu roulant de propos incohérents d'attaques et de ripostes jetées au vent; on dirait quelquefois un marché public, un jour d'émeute, en pleine effervescence (1). »

Les divers pays ne se distinguent pas seulement par la proportion différente des aliénés, mais encore par la nature spéciale des dérangements intellectuels. M. Jeannel, professeur de philosophie à la Faculté des lettres de Rennes, vient de publier une relation intéressante sur l'aboiement observé dans certaines localités de la Bretagne (2). Les *aboyeuses de Josselin* rappellent l'espèce de ramage des filles de Kintorp en 1552, le bêlement des nonnes de Sainte-Brigitte en 1613, le concert miaulique des orphelins d'Amsterdam en 1566, épidémie dont on trouve la relation dans

(1) *Ann. d'hyg. pub.*, Paris, 1856. 2e série, t. V, p. 425.

(2) C. Jeannel, *Les Aboyeuses de Josselin*, excursion en Bretagne au mois de mai 1855. Rennes, 1855, in-12.

le savant ouvrage de M. Calmeil (1). Les aboyeuses sont considérées en Bretagne comme de véritables possédées, réfractaires à tous les moyens médicaux, et curables seulement par l'emploi de certains moyens religieux. Cette infirmité rappelle encore les femmes de la commune d'Amou près d'Acqs, sur lesquelles P. de Lancre, conseiller au parlement de Bordeaux, s'exprime ainsi (2) : « C'est chose monstrueuse de voir parfois à l'église en cette petite paroisse d'Amou, plus de quarante personnes, lesquelles toutes à la fois aboyent comme chiens, faisant dans la maison de Dieu un concert et une musique si déplaisante, qu'on ne peut même demeurer en prière : elles aboyent comme les chiens font la nuit, lorsque la lune est en son plein, laquelle, je ne sais comment, remplit alors leur cerveau de plus de mauvaises humeurs. Cette musique se renouvelle à l'entrée de chaque sorcière qui a donné parfois ce mal à plusieurs. Si bien que son entrée en l'église en faict layra, qui veut dire aboyer, une infinité, lesquelles commencent à crier dès qu'elle entre. Lorsqu'en l'absence de la sorcière le mal les prend, ce qui advient aussi fort souvent (car elles peuvent leur advancer le mal et les faire aboyer quand elles veulent), elles les réclament et les appellent par nom, Dieu leur ayant donné en leur affliction cette précaution, de nommer celles qui leur ont baillé ce maléfice pour les notifier et comme les déférer à sa justice, laquelle sur ce seul indice s'en saisit parfois si heureusement, que plusieurs ont confessé volontairement, et en ont découvert un grand nombre d'autres qu'on a menées depuis en la conciergerie de la cour ; la chose étant déjà si commune que la personne malade criant dans son logis, le mari, serviteurs et parents ne font nulle difficulté d'aller et courir aussitôt en la rue, et voir qui passe au-devant la maison ; si c'est celle que la malade nomme, on la retient..., ce qui a souvent si bien réussi que plusieurs ont volontairement avoué le maléfice. »

CHAPITRE III.

AVEUGLES ET BORGNES.

Le recensement de 1851 a constaté en France 37662 aveugles et

(1) L.-F. Calmeil, *De la folie considérée sous le point de vue pathologique, philosophique, historique*, etc Paris, 1845, t. I, p. 501.

(2) Pierre de Lancre, *Tableau de l'inconstance des mauvais anges et démons*. Paris, 1613, in-4°, p. 357.

75063 borgnes, soit 105 aveugles et 210 borgnes sur 100000 habitants. De plus, le tableau que nous avons donné, page 235-237, montre combien ces deux infirmités sont inégalement réparties entre les divers départements, puisque l'on trouve sur 100000 habitants 63 aveugles dans le Cher, et 184 en Corse; 105 borgnes dans le Rhône, et 302 dans la Manche. Jusqu'ici, les éléments manquent pour apprécier les causes de cette inégalité de répartition.

En Irlande, le recensement fait le 30 mars 1851 (1), a donné 7587 aveugles dont 3588 du sexe masculin, et 3999 du sexe féminin. Ici encore la répartition est très inégale, car on trouve :

Dans la province de	Leinster,	1 aveugle sur	849	habitants.
—	Munster	—	767	
—	Ulster	—	920	
—	Connaught	—	1001	
Ensemble de l'Irlande		—	864	

Le maximum des aveugles en Irlande s'est trouvé à Limerik, 1 sur 376 habitants; le minimum à Drogheda Town, 1 sur 1685. Sur les 7587 aveugles, on en comptait 5081 au-dessous de quinze ans. Trois cas seulement de perte absolue de la vue ont été observés chez des aliénés. Sous le rapport des professions, on a noté qu'avant d'être frappés de cécité, 18 individus étaient forgerons, 14 instituteurs, 73 dessinateurs, 173 domestiques. Sous le rapport de la couleur des yeux, le recensement signale :

	Amaurotiques.	Atteints de cataracte.
Yeux gris..........	110	160
bleus.........	20	49
bruns........	31	36
châtains......	25	36

Il est superflu de faire remarquer tout ce que ces derniers documents laissent à désirer.

En Bavière, on comptait en 1840, selon M. de Hermann (2), 1483 aveugles du sexe masculin, et 1537 du sexe féminin, soit 618 aveugles sur 10000 habitants. Dans 25 familles, se trouvaient 2 individus aveugles; 8 familles en avaient 3; dans une seule famille, on comptait 6 enfants aveugles; 353 individus étaient aveugles de naissance.

(1) *The census of Ireland for the year* 1851. Dublin, 1854, f° p. 40.

(2) Hain, *Handbuch der Statistik des œsterreich. Kaiserstaates. Wien*, 1852, t. I, p. 317.

418 étaient devenus aveugles avant leur 5e année.
173 de 5 à 10 ans.
145 de 10 à 20
156 de 20 à 30
167 de 30 à 40
251 de 40 à 50
390 de 50 à 60
488 de 60 à 70
354 de 70 à 80
71 de 80 à 90
2 après 90 ans.

Chez 488 individus, la perte de la vue était due à l'affaiblissement sénile, chez 304 à la variole, chez 230 à des maladies des yeux, chez 157 à des causes traumatiques.

En comparant les documents officiels de divers états, on trouve les résultats ci-après :

	Époque.	Aveugles recensés.	Nombre d'habitants pour 1 aveugle.
Prusse.........	1849	9579	1724
Bavière........	1840	3020	1470
Saxe...........	1849	1563	1212
Écosse.........	1841	2385	1008
Belgique.......	1835	3892	998
France.........	1851	37662	952
Irlande........	1851	7587	864
Norwége.......	1845	2753	482

En admettant l'exactitude des documents qui précèdent, on voit que le maximum de la proportion des aveugles correspondrait à la Norwége, le minimum à la Prusse.

En ce qui concerne le sexe, on trouve les aveugles ainsi répartis :

	Époque.	Sexe. Masculin.	Sexe. Féminin.
Saxe..................	1849	733	790
Prusse................	1849	5111	4468
Belgique..............	1835	2462	1430
Bavière...............	1840	1483	1537
Irlande...............	1851	3588	3999

On voit qu'à l'exception de la Belgique où les aveugles du sexe masculin sont à ceux du sexe féminin comme 12 : 7 (ce qui peut tenir aux ravages de l'ophthalmie dans l'armée), dans tous les autres états l'infirmité se partage d'une manière assez égale.

Quant à l'influence de la race, voici le seul document que nous ayons pu nous procurer. Le recensement de 1851 de l'État de Maryland (1) (États-Unis), donne les nombres ci-après d'aveugles dans les diverses catégories de la population.

	Nombre d'habitants.	Aveugles recensés.
Population blanche..........	417,943	193
Population libre de couleur....	74,723	71
Population esclave...........	90,368	43

Il résulte de ce document que l'on compterait 1 aveugle

Sur 2165 individus dans la population blanche,
Sur 1052 — dans la population libre de couleur,
Sur 2101 — dans la population esclave.

CHAPITRE IV.

DU BERIBERI OU BARBIERS.

D'après Marshall, le nom de cette maladie serait dérivé du mot *Beri* qui, dans la langue des indigènes de l'île de Ceylan, signifierait *faiblesse* ou *inaction* ; la répétition du mot indiquerait l'intensité. Selon d'autres auteurs, le nom viendrait du mot hindou *Beri*, brebis, et ferait allusion à la marche incertaine de ces animaux. Voici comment s'exprime Bontius à ce sujet (l. I, p. 115) : « Affectus quidam admodum molestus hic homines infestat, qui ab incolis Beriberi (quod ovem sonat) vocatur, credo quia, quos malum istud invasit, nictando genibus ac elevando crura, tanquam oves ingrediuntur. Nam motum sensumque manuum ac pedum imo vero aliquando totius corporis depravat ac tremere facit. — Adest spontanea universi corporis lassitudo ; motus ac sensus præcipue manuum ac pedum depravatur ac hebescit, ac in iis sentitur plerumque titillatio quædam. — Tum etiam vox aliquando ita impeditur, ut æger vix articulate loqui possit. »

Le beriberi est endémique dans l'île de Ceylan, et, sur la côte de Malabar, entre les 16e et 20e degrés de latitude nord, de Mazulipatam à Ganjam (2) ; toutefois il a été observé aussi à Sumatra, en Chine dans le

(1) Le Maryland est situé au sud des États du centre (*middle states*), entre 38° et 39°44′ de latitude nord, et 75°10′ et 79°20′ de longitude à l'ouest du méridien de Greenwich.

(2) Boudin, *Carte de géographie médicale* (sous presse).

42e régiment d'infanterie anglaise (1), à Aden dans le 20e régiment, à Bourbon et à Maurice. Dans cette dernière île, il a atteint en 1812 jusqu'à 87 soldats anglais dont 41 ont succombé (2). Selon Hamilton, le beriberi se montre rarement à plus de 40 milies de la côte, et sa manifestation a lieu particulièrement à l'époque des changements des moussons. Le docteur Christie dit n'avoir pas observé un seul exemple de cette affection sans un séjour d'au moins six mois dans un foyer, mais on l'a vue après soixante-dix-huit jours de navigation se développer à bord du navire *Faize-Allum* qui, sur 65 hommes d'équipage, eut 35 malades dont 10 succombèrent (3).

Pendant la période de 1829 à 1838, on a compté dans l'armée de la province de Madras, une moyenne annuelle de 9 admissions aux hôpitaux pour cause de beriberi, et de 1,9 décès sur 1000 hommes. La maladie a sévi particulièrement parmi les troupes indigènes, et 2 soldats en ont été atteints (4). Parmi les indigènes, nous trouvons :

Sur le littoral.........	399	admissions et	46 décès.
Dans les plaines........	677	—	97
Sur les plateaux........	69	—	15

Les principaux ouvrages à consulter sur cette maladie sont les suivants :

J. Bontius, *De medicina Indorum*, Lugd. Batav., 1642, p. 115. — *De paralyseos quadam specie quam Indigenæ beriberi vocant.*

J. Lind, *Essai on the diseases incidental to Europeans in hot climates with the method of preventing their fatal consequences.* London, 1768 et 1808.

W. Hamilton, *Observations on the nature, causes and treatment of beriberi* (*medic. chirurg. transact. of Edinburgh*, vol. II).

Rogers, *Disp. de beriberi.* Edinb., 1808.

J. Davy, *Account of the interior of Ceylon and of its inhabitants.* London, 1821.

J. Ridley, *An account on endemic disease of Ceylon, entilled beriberi* (*in Dublin hospital Reports*, vol. II).

W. Hunter, *On the diseases incidental to Indian seamen or Lascars on long voyages.*

J. Johnson, *The influence of tropical climates on european constitutions.* London, 1827, p. 304.

(1) *Revue coloniale*, mai 1852, p. 402.

(2) *Statist. Reports on the sickness, mortality, and invaliding among the troops in the Mauritius.* London, 1840, p. 14 C. — L'effectif moyen des troupes, en 1812, était de 3788 hommes.

(3) Morehead, *Clinical researches on disease of India.* London, 1856, t. II, p. 697.

(4) G. Balfour, *Op. cit.*, p. 60.

J.-G. MALCOLMSON, *Essay on the history and treatment of beriberi.* Madras, 1835.

H. MARSHALL, *Ceylon, a general description of the island and its inhabitants.* London, 1846.

Cyclopædia of pratical medicine, art. BERIBERI, par M. J. Scott.

G. BALFOUR, *Statist. Report on the sickness and mortality among the troops serving in the Madras presidency* (*Edinb. med. and surg. Journal*, n° 172, année 1847).

Observations recueillies à Pondichéry, par M. Colas, chirurgien de 1re classe, chef du service de santé de la marine. (*Revue coloniale*, mai 1852.)

Du Beriberi, par M. Vinson, médecin à l'île de la Réunion. (*Mémoires de la Société de biologie*, t. V, année 1853, p. 287 à 294.)

CARTER, *Transactions of the Bombay medical and physical society*, n° 8.

CH. MOREHEAD, *Clinical researches on disease in India.* London, 1856, t. II, p. 684-700.

Tantôt le beriberi affecte une marche lente, tantôt il se produit avec une grande rapidité. Dans le premier cas, après quelques jours d'abattement, on voit apparaître dans les membres et surtout dans les membres abdominaux une certaine sensibilité, de la douleur, de la roideur, de l'engourdissement, de l'œdème. Il y a de la dyspnée avec oppression et la sensation d'un poids à l'épigastre. L'œdème s'étend au tronc et à la face qui devient bouffie; les lèvres sont livides. A l'engourdissement des jambes succède la paralysie; à l'oppression épigastrique, le vomissement. Les urines sont rares, très colorées et manquent souvent complétement. La soif est prononcée; le pouls, d'abord faible et petit ou normal, devient irrégulier, intermittent. Après des palpitations compliquées de suffocation, le pouls tombe et la mort survient (1).

A l'ouverture du corps des individus qui ont succombé à la maladie, on trouve le tissu cellulaire sous-cutané gorgé de sérosité, les poumons œdématiés, et des épanchements séreux plus ou moins considérables dans la plèvre, le péricarde, dans le péritoine et dans la cavité crânienne. Hamilton a trouvé 3 à 4 litres d'eau dans le péritoine; Young en a constaté jusqu'à 8; ce dernier a trouvé 250 grammes de sérosité dans le péricarde (2).

Le traitement consiste à prévenir et à combattre les épanchements séreux, à rendre aux membres la sensibilité et la mobilité qu'ils ont perdues. Pour remplir la première indication, il importe de connaître les causes du

(1) Ch. Morehead, *Op. cit.*, t. II, p. 686.

(2) *Medical topography of Aurungabad; transact. of the medic. and physic. society of Calcutta*, t. I, p. 337.

beriberi dont il sera question plus loin. En ce qui concerne la seconde, Christie a recommandé l'administration du calomel poussée jusqu'à la salivation aidée des sudorifiques, des vésicatoires et bains chauds. D'autres ont préconisé la saignée.

Les rapports statistiques de l'armée anglaise constatent l'immunité des officiers pendant le règne du beriberi à Kandy (Ceylan) en 1829. La grande majorité des victimes était représentée par des hommes usés, bien que l'on rencontrât des exceptions à cette règle. Dans la même année, les militaires habitant l'intérieur de la ville de Kandy à l'abri des vents régnants, furent tous épargnés, et la maladie ne se manifesta que parmi les hommes casernés à l'extérieur, et sur des hauteurs exposées à toute la violence des vents (1). Christie et Rogers considèrent comme cause prédisposante une alimentation insuffisante et le séjour dans certaines localités de l'Inde, mais cette hypothèse est infirmée par Marshall qui lui oppose des faits nombreux (2). On a remarqué que cette maladie se montre spécialement en décembre, janvier et février. Voici l'opinion de Bontius sur l'étiologie du beriberi : « Causa hujus morbi præcipua est crassus ac lentus humor pituitosus, qui nocturnis temporibus, præsertim pluvio cœlo (pluviæ autem hic assiduæ cadunt ab initio novembris usque ad Maii initium) nervos corripit, dum nimirum homines diurnis laboribus defatigati, nocte omne tegumen ac lodices a se rejiciunt, unde facillime, jam in cerebro præcipue genitus, nervos iste humor phlegmaticus invadit : nam noctes in his locis, comparatione caloris diurni, frigidæ appellari possunt..... Quamvis autem hoc malum plerumque per gradus ac pedetentim homines invadit, tamen aliquando valde subitum est, dum nimirum homines, æstu defatigati, potum e Palma indica copiose ac confestim ingerunt. »

Du beriberi observé à l'île de la Réunion. — M. Vinson a adressé en 1853 à la Société biologique un mémoire sur cette maladie observée par lui à la Réunion. Nous allons donner un extrait du compte rendu de ce travail publié dans le bulletin de cette société par M. Livois. « Le beriberi se caractérise par de la fièvre, des douleurs violentes dans les membres, aux lombes, sur le trajet de la colonne vertébrale; par une paralysie momentanée ou permanente des membres abdominaux ou thoraciques, s'étendant quelquefois à des organes plus importants. Le plus

(1) *Statist. reports on the sickness, etc. among the troops serving in Ceylon.* London 1841, p. 31.

(2) *Notes on the medical topography of the interior of Ceylon.*

souvent elle est annoncée par des prodromes qui consistent en de la pesanteur de tête, un malaise prononcé, des picotements dans tout le corps, mais principalement dans les membres abdominaux ou thoraciques. Bientôt après la fièvre survient; elle s'accompagne de mouvements spasmodiques ou convulsifs des membres abdominaux ou thoraciques qui se propagent quelquefois à tout le corps; de violentes douleurs se déclarent à la région lombaire, aux membres abdominaux, à la partie externe et interne des cuisses, au thorax. En même temps, la paralysie se manifeste, en affectant le plus ordinairement les membres inférieurs, quelquefois les membres supérieurs ou tout autre appareil musculaire. Ce premier mode d'invasion est celui que l'on observe le plus ordinairement; les cas dans lesquels la paralysie précède la fièvre et les douleurs, sont beaucoup plus rares. Ce n'est que lorsqu'il règne épidémiquement, qu'on voit le barbier ses montrer dans le cours d'une autre maladie, et devenir lui-même l'affection dominante. La fièvre qui accompagne le barbiers à son début est en général violente. Les douleurs se manifestent aux lombes avec une constance remarquable; elles affectent en même temps les jambes et les cuisses à leur partie externe et interne; elles s'annoncent quelquefois aux lombes par des tiraillements ou par un engourdissement douloureux qui se fait sentir également dans les jambes et dans les cuisses. Dans le reste du corps, elles se révèlent par des picotements assez vifs; une fois déclarées, elles sont vives, atroces, gravatives, et tellement violentes aux membres, que le plus léger attouchement arrache des plaintes et des cris au malade. La cessation de ces douleurs, qui ne déterminent ni chaleur, ni rougeur, ni tuméfaction dans les parties qui en sont le siége, est un signe que l'amélioration est survenue, ou que la maladie passe à l'état chronique.

» Les douleurs précèdent en général la paralysie; cependant quelquefois la paralysie apparaît spontanément et sans symptômes précurseurs notables. Elle est momentanée ou permanente; tantôt elle se produit brusquement, et d'autres fois le mouvement s'affaiblit graduellement avant de se perdre. Cette paralysie affecte le plus ordinairement les membres abdominaux, et en général les deux côtés à la fois; les membres supérieurs en sont plus rarement atteints. Elle s'étend parfois aux muscles du tronc, et compromet ainsi les fonctions des organes thoraciques et abdominaux. Les malades sont alors dans l'impossibilité d'éternuer, de tousser, d'expectorer; la déglutition est entravée ou pénible : il y a de la dyspnée et de l'oppression. L'excrétion de l'urine peut devenir rare ou cesser complétement.

Dans quelques cas peu communs, on observe, en même temps que la paralysie, la contracture de certains muscles ; à ce phénomène se rattachent les mouvements convulsifs que quelques malades offrent dans la période aiguë du barbiers, comme la distorsion du col, la contraction de la bouche, la constriction violente du sphincter de l'anus, etc. Cette contracture affectant les muscles des membres a plusieurs fois déterminé des luxations irréductibles. La perte de la sensibilité n'est pas aussi constante dans le barbiers que l'est celle de la myotilité, et lorsqu'elle existe, c'est le plus ordinairement aux extrémités pelviennes qu'elle se montre. Elle coïncide avec un refroidissement notable des parties paralysées. Aux symptômes qui précèdent, peuvent s'en ajouter d'autres qui, pour la plupart, sont sous la dépendance de la paralysie musculaire ; de ce nombre sont : le ballonnement du ventre, la météorisation, la distension des intestins par les matières fécales, celle de la vessie par l'urine, l'obstruction des voies aériennes par les mucosités, enfin la dyspnée.

» Lorsque le barbiers doit avoir une terminaison funeste, le pouls augmente de fréquence avec la gêne de la respiration ; la face se couvre d'une sueur abondante et froide ; le teint devient terne et jaunâtre ; les traits s'altèrent et prennent une expression de profonde stupeur ; le corps maigrit avec une effrayante rapidité. Au milieu de ces graves désordres, il n'est pas rare de voir l'intelligence rester dans un état d'intégrité parfaite. Dans les cas légers, quand la paralysie reste limitée aux membres pelviens ou thoraciques, la fièvre cesse bientôt, et la guérison ne se fait pas longtemps attendre. Quelquefois le retour à la santé s'effectue encore, malgré le nombre et la gravité des complications survenues dans le cours de la maladie. Mais lorsque les organes respiratoires sont atteints et que la dyspnée se manifeste avec quelque intensité, le cas peut être regardé comme fatal, et le malade succombe alors dans un état de coma et d'asphyxie. Le barbiers a une durée variable. Cependant, en général, la guérison a lieu du sixième au huitième jour, dans les cas mêmes où la maladie s'est offerte dès l'abord avec des symptômes alarmants. D'autres fois, la guérison est lente et la convalescence entravée par des rechutes successives que provoque avec une déplorable facilité le moindre écart de régime, ou le plus léger refroidissement. Du reste, quelle que soit la rapidité de la guérison, l'organisme est longtemps à se remettre de l'atteinte profonde que lui a fait subir le barbiers. Aussi, chez les femmes, la menstruation reste irrégulière pendant plusieurs années; chez les jeunes filles, elle s'établit difficilement ou tardivement. Les hommes sont pendant longtemps incapables de supporter les fatigues et les travaux qui exigent une certaine durée. Enfin il n'est pas rare de voir le barbiers laisser des traces indélébiles de son passage. Telles sont : l'atrophie et quelquefois la momification des parties paralysées ; la rétraction des phalanges, la déviation de certaines articulations ; la distorsion du cou, de la bouche et même du tronc sur le bassin.

» A l'île de la Réunion, le barbiers ne se montre qu'à des époques assez éloignées les unes des autres. Depuis le commencement de ce siècle, on ne l'y a vu que quatre fois, en 1805, en 1821, en 1838 et en 1847. Les épidémies de 1838 et 1847 furent très légères, mais les deux autres ont fait des ravages si affreux dans la colonie, qu'il en est resté une idée d'épouvante dans l'esprit des créoles. Dans d'autres parties des Indes orientales, à Sumatra, à Ceylan, sur la côte du Malabar, le barbiers est endémique ; il atteint même souvent les équipages des bâtiments qui naviguent dans ces parages. On l'a observé dans toutes les saisons, cependant plus fréquemment dans la saison des pluies. Parmi les causes occasionnelles les plus actives, on cite le refroidissement subit. Le barbiers attaque beaucoup plus fréquemment les enfants que les adultes : jusqu'ici il n'y a pas d'exemple qu'un vieillard en ait été atteint.

» Quelques auteurs ont tenté de rapprocher le beriberi de la colique végétale, mais la douleur intestinale, si remarquable par son intensité, et qui constitue le phénomène essentiel, le caractère vraiment pathognomonique de la colique végétale, manque entièrement dans le barbiers. Il est vrai qu'on observe souvent aussi dans la première de ces affections des douleurs aiguës, comparables, jusqu'à un certain point, à celles que nous avons signalées dans la seconde ; pourtant elles sont, en général, plus disséminées, plus superficielles, et ne suivent pas avec la même régularité le trajet des gros troncs nerveux. Quant à la paralysie qui survient parfois dans la colique nerveuse, elle ne saurait être comparée à celle qui constitue le symptôme principal du barbiers ; elle n'en a ni la constance, ni l'étendue, ni la gravité. Elle rappelle plutôt, par sa mobilité, la nature des paralysies hystériques, et, d'ailleurs, il y a toujours absence de fièvre dans la colique végétale, tandis que le barbiers est une maladie essentiellement fébrile. M. Vinson pense que l'affection désignée sous le nom de *barbiers* constitue une véritable unité morbide, ayant ses caractères propres et méritant une place à part dans les cadres nosologiques. Il a, de plus, par l'étude attentive des symptômes et des phénomènes qui le caractérisent, par l'examen des entités morbides auxquelles elle donne lieu, été conduit à cette autre conclusion : qu'elle n'est point de nature rhumatismale, ainsi que l'avait prétendu M. Rivaud, dans une thèse soutenue en 1811 devant la Faculté de médecine de Paris, mais qu'elle doit être rangée parmi les maladies de la moelle épinière. « Pour nous, dit M. Vinson, le barbiers est une véritable myélite propre à nos climats, ne différant de celle d'Europe que par sa spontanéité, sa forme épidémique, son endémicité, sa prédilection pour les enfants et quelques autres traits qui ont été accusés dans la physionomie de cette maladie, quand nous avons décrit les symptômes. Chez un enfant de huit ans qui avait succombé à une violente attaque de barbiers, M. Vinson a trouvé la moelle épinière ramollie au point d'être déliquescente ; le ramollissement existait dans toute l'étendue du cordon médullaire. Les méninges rachidiennes étaient vivement congestionnées et présentaient comme un réseau remarquable de sang noir. Les membranes du cerveau offraient le même phénomène à un degré moindre. La substance de cet organe ne paraissait pas sensiblement altérée.

» Dans le traitement du barbiers, c'est aux antiphlogistiques, aux saignées générales, aux applications de sangsues le long de la colonne vertébrale, aux boissons sudorifiques, aux bains, que M. Vinson a recours dans la première période de la maladie. Dans la seconde, il dit s'être bien trouvé de la méthode révulsive employée avec énergie ; des vésicatoires volants étaient alors appliqués le long de l'épine en même temps qu'étaient administrés les purgatifs doux ou drastiques, suivant la résistance des organes digestifs ; des lavements laxatifs ou savonneux, voire même des vomitifs, si la dyspnée était à vaincre ou si les bronches se remplissaient de mucosités. Les paralysies que le barbiers laisse si souvent à sa suite ont quelquefois été améliorées et même guéries par des applications de moxas ou des cautères sur la région lombaire, de chaque côté de la colonne rachidienne ; par l'emploi de l'électricité, de l'urtication, par l'administration méthodique et prudente de la noix vomique. Un changement d'air a souvent la plus heureuse influence sur les désordres que la maladie détermine dans l'économie. Déjà Lind avait remarqué que l'air de la mer, pendant la traversée, devenait plus efficace que toutes les espèces de topique dont on s'était servi jusqu'alors. A l'appui de cette assertion, M. Vinson cite l'exemple d'un de ses amis qui, dans l'épidémie de 1821-1822, avait pris le barbiers. Il était resté tellement boiteux, qu'au collége son infirmité était devenue un sujet de raillerie pour ses camarades. Dans un voyage qu'il fit en France, ses membres se fortifièrent au point qu'il perdit toute tr[illegible] de l'infirmité et de la claudication dont il était affecté. »

CHAPITRE V.

DU BICHO.

Les Portugais appellent ainsi une espèce de gangrène du rectum, endémique au Brésil, donnant lieu à d'atroces douleurs et souvent suivie de mort. Voici un extrait de la description qu'en donne Pison (1) : « Hunc affectum Lusitani *Bicho del culo* abusive vocant, vel quod dolor pruriens principio sentiatur, vel quod gangrænam, æque ac pedum illi vermiculi inferat. Usquam terrarum adeo quam in Brasilia hoc malum grassari a nemine observatum memini. Nil autem aliud est, quam incendium et corruptio ani cum ulcere depascente, sine vel cum sanguinis fluxu dolorifico. Hunc morbum, aut præcedunt fluxiones dysentericæ cum intestinorum caloribus; aut per se, et citra ullum morbum prævium ingruit. Cum dysenteriam præcedentem habet, et ob medicinam adhibitam symptomata excretionesque cessant, non nimium fidendum est : nisi forte sudor calidus et multus pulsusque ac cætera omnia respondeant. Detenta siquidem materia acerrima, a calore nimio jam accensa, maximeque a squallente et sordida corporis colluvie intus alta, magnum putridinis gradum, cum tam atroci dolore et inflammatione acquirit, ut musculum sphincterem atque ora venarum hæmorrhoidalium statim exedat. Unde fluxus cruentus exoritur altiusque ; ad intestinorum tunicas ascendit, tam deformi aspectu, ut anus late diductus cloacæ instar livido et plumbeo colore appareat, ac turpiter patescat. Nonnunquam vitium hoc per se manifestatur, nimirum ex dolore, cum retentione excrementorum, quæ jecinoris ac mesarei calore arefecta atque indurata, non sine maxima difficultate et cruciatu egeruntur, egestaque; nigricantia apparent. Aliquando vero, ingenti licet conatu, nihil prorsus ejicitur (ut ipse in me quoque expertus sum) ano multum prominente. Hinc atroces sæpe dolores ex retentis fæcibus suscitantur, quos febres postea, lassitudines, vigiliæ, pulsus vehementes, concitatio stomachi, ac capitis imprimis dolores et ardores sequuntur. » En ce qui concerne le traitement, voici les conseils donnés par Pison : « Quamobrem, antequam malum serpat (serpit autem citissime) internis et externis laxantibus et refrigerantibus remediis resistatur. Clysteres ejusdem generis semel atque iterum admoveantur. Suppositoriis, inunctionibus lavacris,

(1) Guil. Pisonis, *De medicina Brasiliensi libri quatuor. Lugdun. Batavorum et Amstelodami*, 1648. Elzevir, f°. *De ulcere et inflammatione ani*, p. 31.

balneis, suffumigiis perpetuo insistendum. Venæ sectiones præcipue non negligantur. Quibus omnibus si morbus non brevi cedat, procul dubio in lethiferum degenerabit. Multoties præterea fieri consuevit, ut nullo morbo intestinali, vel quovis alio signo præcedenti, parti minus sensibili seminarium clam insinuetur, ipsumque ægrum et medicum in principio lateat. Quod, quoniam gangrænam non raro inferat, incurabile habetur. Si autem prodat se malum, prævia ut cumque hac diagnosi fieri solet, ut spontanea lassitudine, capitis et membrorum doloribus, appetentiæ cibi languore, calida totius corporis intemperie, insomniis, pulsu arteriarum inæquali nimisque celeri, absque manifesta podicis afflictione, nisi forte aliquo pruritu aut inani exonerandi alvum desiderio. Quamobrem in omni intestinali præcipue affectu, de ani dispositione medici percontari solent. Quo incolæ empirici non contenti, visu et tactu implorant podicem, num aliquid preternaturale appareat; mox pulpæ limonum affrictu partes illas tentant et dolores excitant. Differt autem ab hæmorrhoidibus hic affectus, sequentibus potissimum signis. Gravis capitis dolor adest, ac hiantis late ani ostium fatiscit. Dein, ratione prognoseos, quod morbus hic bicho (ut barbare loquar) nonnunquam mortem et quidem confestim adferat, hæmorrhoides autem non item, quæ eisdem, quibus in Europa medicamentis, imo solis hirudinibus brasiliensibus curantur, et liquore pulpæ nucis cocos putrefactæ sæpius admoto, mitigantur. »

CHAPITRE VI.

DU BOUTON D'ALEP ET DU BOUTON DE BISKARA.

ART. Ier. — Du bouton d'Alep (1).

Alep ou Haleb est l'ancienne Berœa, ville de Syrie, sur le Koïk, par 34°50′ long. E., 36°11′ lat. N. (2). Elle a été presque entièrement détruite en 1822 et 1823 par deux tremblements de terre, et la crainte de nouvelles secousses empêcha les habitants, réduits à moins de 120 000, de relever leur ville. Dans l'antiquité, le pays d'Alep s'appelait Chalybonitis du nom syrien Chalybon qui était celui de sa capitale. Sa petite rivière nommée Chalus est mentionnée par Xénophon (3).

(1) Les Turcs lui donnent le nom de *Dous el kourmati*, les Arabes celui de *Bess el temeur*. L'une et l'autre de ces appellations signifient *mal des dattes*.

(2) Voy. *Carte phys. et météorol. du globe terrestre*, 3e édit. Paris, 1855.

(3) Bouillet, *Dictionn. univ. d'hist. et de géogr.*, 9e édit., art. ALEP. — Voir aussi E. de Salles, *Pérégrinations en Orient*. Paris, 1840, t. I. p. 201.

Une affection cutanée, connue sous le nom de bouton d'Alep, règne d'une manière endémique dans toute la province. On trouve le premier document sérieux sur ce bouton dans un livre publié, en 1756, par Alex. Russel (*The natural history of Aleppo and parts adjacent*. London, 1756, in-4°. — *Editio secunda notis Patr. Russel illustrata*. London, 1784, in-4°). Le *Journal de médecine* de Roux Destillets (1782, t. XLVIII, p. 411) contient sur la même affection une note du docteur Holland. Le docteur Bo en donne une relation dans les *Mémoires de la Société de médecine*. En 1829, la *Revue médicale*, numéro de juillet, p. 62, publia un article d'Alibert sur cette maladie qu'il nomme pyrophlycide endémique. La *Gazette médicale de Paris* (1832, p. 556) a publié une notice de M. Disant, vice-consul de France à Alep, accompagnée de réflexions sur la nature de cette affection. En 1833, M. Guilhou fit du bouton d'Alep le sujet de sa thèse inaugurale à la Faculté de Paris ; il avait accompagné Pariset dans son voyage en Orient, et avait séjourné trois semaines à Alep. C'est à l'aide de ces divers matériaux que M. Rayer a composé (*Traité des maladies de la peau*, 2ᵉ édit., t. III, p. 844) l'article consacré à l'exanthème alepin. C'est surtout dans la thèse de M. Guilhou que M. Cazenave a puisé les éléments de sa description publiée dans le *Répertoire des sciences médicales* (t. V, p. 570). Il a paru, depuis, trois courtes notices dues à deux médecins allemands et à un médecin russe ; la première est due au docteur Pruner (*Die Krankheiten des Orients*, 1847, p. 144) ; la seconde est de M. Rafalowitsch, qui a visité l'Égypte et la Syrie. (*Canstatt's Jahresbericht*, 1848, t. II, p. 352.) On peut en dire autant de celle du professeur Rigler, de Constantinople (*Die Türkei und deren Bewohner*, 1852, t. II, p. 68). Tel était l'état de la science sur le bouton d'Alep, lorsque M. Willemin en reprit l'étude pendant son séjour à Alep, en juillet 1852 ; ce médecin a publié le résultat de ses recherches dans un mémoire remarquable qui nous servira de guide spécial dans ce que nous allons exposer (1).

Cette affection est loin d'être particulière à Alep ; on la rencontre dans les villages des environs arrosés par le Coïk, à Antab, situé à dix-huit lieues au nord, où cette rivière prend sa source et où la maladie semble offrir plus de gravité. Elle se retrouve à Orpha, Diarbékir, sur les bords de l'Euphrate, à Mossoul, à Bagdad. D'après une communication de

(1) A. Willemin, *Mémoire sur le bouton d'Alep*. (*Gazette méd. de Paris*, avril 1854.)

M. Lachèze, le bouton existerait encore depuis Teheran jusqu'à Tauris, c'est-à-dire sur tout le revers sud-est des montagnes de la chaîne d'Arménie. On dit l'avoir observé aussi dans l'île de Candie. Selon M. Pruner, il se rencontrerait même au Caire et jusqu'à Suez, mais M. Willemin, qui a parcouru l'Égypte, d'Alexandrie à Suez et des bouches du Nil jusqu'à la première cataracte, n'a jamais rencontré rien de semblable au bouton d'Alep, soit dans l'intérieur du Delta, soit dans la haute Égypte. Seulement, dans un district près d'Alexandrie, nommé le *Karyoum*, pays de marécages, formés soit par des débordements du canal du Mahmoudyé, soit par des infiltrations d'eau salée, il paraît exister une affection, sinon identique, du moins analogue (par sa marche, sa durée, le siége qu'elle occupe) au bouton alepin.

A Alep même, le bouton attaque sans exception tous les indigènes. Il se développe toujours dans la première enfance, ordinairement pendant les deux ou trois premières années. Il est rare qu'un enfant né à Alep, de père et de mère alepins, ait atteint sa septième année sans avoir eu le bouton. Quant aux étrangers, s'il est vrai que quelques-uns en aient été affectés après n'avoir résidé que peu de temps, quelques jours même, dans la capitale de la Syrie, d'autres ont séjourné de longues années dans cette ville sans en être atteints. Chez dix étrangers cités par M. Willemin, il s'est développé après :

1 mois, — 2 mois, — 5 mois, — 8 mois, — 1 an, — 14 mois,
20 mois, — 21 mois, — 2 ans 1/2, — 3 ans.

Il peut se déclarer sur des individus longtemps après qu'ils ont quitté Alep. D'après M. Villemin, un négociant de Tripoli avait passé, en 1832, un mois et demi dans cette ville ; huit ans après, et sans y être retourné dans l'intervalle, il fut attaqué du bouton, c'est-à-dire de sept ou huit tubercules caractéristiques et qui durèrent un an. Enfin, l'exanthème aurait éclaté chez le père du chancelier d'Alep, qui avait résidé plusieurs années dans cette ville, *trente-cinq ans* après qu'il l'eut quittée. Nous reproduisons cette opinion, bien entendu, sous toute réserve.

La maladie débute ordinairement sans prodromes, sans mouvement fébrile. M. Willemin cite trois enfants, âgés de sept à dix ans, dont deux étrangers, chez lesquels l'apparition du bouton avait été précédée de fièvre intermittente. Le bouton d'Alep est originairement constitué par un ou plusieurs tubercules, qui se manifestent pour ainsi dire exclusivement à la face ou aux extrémités. Le tubercule apparaît d'abord sous la forme d'un bouton de la grosseur d'un pois ou d'une fève, le plus souvent indolent et accompagné de peu de rougeur. Le développement en est lent; il emploie plusieurs mois à doubler ou à tripler de volume. A sa surface, on voit de petites aspérités blanchâtres, comme écailleuses, qui tombent et se reproduisent alternativement. Lorsqu'arrive la période de ramollissement, il se forme à la surface du bouton une exhalation de sérosité limpide, qui, en se coagulant, finit par constituer une croûte. Celle-ci augmente peu à peu de consistance; quelquefois humide et assez facile à détacher, le plus souvent sèche et fortement adhérente, elle tombe soit spontanément, soit arrachée par le malade; mais elle ne tarde pas à se reformer, pour se détacher de nouveau. Quand la croûte est tombée, ou, ce qui s'observe le plus ordinairement, lorsqu'elle s'est crevassée et séparée en plusieurs fragments, on aperçoit au-dessous d'elle un fond communément lisse, assez uni. Tantôt au niveau des téguments voisins, tantôt, et généralement, situé plus bas, ce fond est dépourvu le plus souvent de bourgeons charnus, tels qu'on les observe dans les ulcérations ordinaires. Les bords de l'ulcère sont inégaux, entourés d'une ceinture de petites saillies tuberculeuses qui se prononcent de plus en plus; il s'en développe aussi au voisinage. Le liquide sécrété a rarement le caractère d'un pus bien lié; il est le plus souvent séreux ou séro-purulent, parfois limpide et ordinairement inodore. Cette lymphe est très plastique, aussi la croûte se forme-t-elle promptement. L'exfoliation de la croûte se répète cinq, six fois de suite ou un plus grand nombre de fois encore; cette période dure plusieurs mois. Pendant la période de réparation, la saillie de la tumeur s'affaisse peu à peu, l'inflammation des tissus voisins diminue; une dernière croûte se forme et persiste jusqu'à la guérison. A sa chute, on voit une plaque de tissu inodulaire, d'une teinte rougeâtre, qui pâlit d'abord au centre, de telle sorte que parfois le milieu du cercle est déjà revenu à une coloration presque normale, quand subsiste encore la bordure de petits tubercules dont j'ai parlé. Ceux-ci, contigus d'abord, finissent par se séparer, par suite du retrait de quelques-uns d'entre eux. A la loupe, on voit le champ de la plaque inodulaire, couvert de petites lamelles blanchâtres, comme écailleuses, égales entre elles, exactement juxtaposées. Une fois formée, la cicatrice dont les bords sont plus ou moins irréguliers, dont la surface est généralement au niveau des téguments, quelquefois un peu plus profonde, la cicatrice, de teinte blanchâtre, ressemble à celle que laisse une brûlure; elle est indélébile. Pendant toute la durée de la maladie, qui est d'un an à peu près, la santé générale ne semble nullement altérée. Les affections intercurrentes ne modifient en rien la marche du bouton, et les maladies antérieures ne sont point modifiées par lui.

Le bouton d'Alep se développe presque exclusivement à la face et aux extrémités. A la face il présente en général plus de gravité; ordinairement les étrangers, moins sérieusement atteints que les Alepins, le sont aux extrémités. A la face, c'est plus particulièrement le milieu de la joue et souvent des deux joues, le côté du nez, la paupière supérieure, le front, qui en sont affectés. Aux avant-bras, c'est l'extrémité inférieure, plus spécialement le poignet, toujours à sa face dorsale; c'est également la face externe de l'avant-bras, de même à la jambe; au pied c'est encore le dos de l'organe qui est exclusivement le siége de l'exanthème. M. Guilhou cite un Français qui l'eut aux parties génitales. On verra plus loin que le bouton de Biskara se manifeste particulièrement aux jambes, aux avant-bras; cependant on l'a observé aussi à la face, sur le sommet de la tête, sur la langue et même sur le gland.

Après être restée longtemps renfermée dans le système cellulaire sous-cutané, l'affection s'étend au tissu même de la peau, qu'elle finit par perforer et ulcérer. Les cartilages sont rarement attaqués. On a cité des yeux détruits par les progrès du bouton développé aux paupières. Le nombre des boutons varie beaucoup. Les gens du pays les distinguent en *mâle*, si le bouton est unique, et en *femelle* quand il est multiple; le dernier cas est le plus commun. On a cité des individus atteints de soixante boutons et plus. L'étendue de l'ulcère qui succède au ramollissement du tubercule peut atteindre jusqu'à $0^m,04$ ou $0^m,05$ de diamètre.

Le bouton d'Alep, très lent à se développer, rarement douloureux, persiste des semaines, des mois entiers, sans modification appréciable, si ce n'est une légère exfoliation épidermique; quand le tubercule s'est ramolli et ulcéré, cette croûte ordinairement épaisse, sèche, en général très adhérente aux tissus voisins dans lesquels elle semble enchâssée, lente par conséquent aussi à se détacher; cet ulcère, dont les bords sont le plus souvent élevés, inégaux, offrant une disposition tuberculeuse caractéristique, et se reliant par une pente insensible avec le fond de l'ulcère, lequel est généralement lisse, sec, uni; le siége, d'ailleurs constant, de la maladie, à la face ou aux extrémités, et presque toujours à la face dorsale de l'avant-bras, de la main ou du pied; sa durée assez régulière d'un an : tels sont, dit M. Willemin, autant de caractères pathognomoniques, particuliers à cet exanthème. Toutefois, dans certains cas, le bouton d'Alep, parvenu à l'ulcération, offre des caractères qui s'éloignent plus ou moins de ceux qui viennent d'être indiqués. Il n'est presque pas une maladie de la peau dont il ne puisse emprunter les traits. C'est particulièrement avec certaines affections pustuleuses, l'impétigo, et plus encore, l'ecthyma, qu'au premier aspect on pourrait le confondre.

La durée du bouton d'Alep est ordinairement d'un an, et il paraît en être de même à Antab, à Orpha, à Bagdad; de là son nom arabe de *hhabb el seneh* (bouton d'un an). Cependant quelquefois la guérison est complète en six ou huit mois. Chez un jeune homme qui eut, il est vrai, la face presque toute entière envahie par l'exanthème, celui-ci dura cinq ans. On verra plus loin qu'en général le bouton de Biskara ne dure pas plus de six semaines à deux mois. Le bouton contracté à Orpha ou à Bagdad ne préserve pas de celui de Mossoul ou d'Alep, et réciproquement, bien que l'affection paraisse identique dans ces différentes localités. Un domestique du général Stein eut deux fois le bouton à trois ans de distance : le premier à Orpha, sur la joue gauche, le deuxième à Antab, sur la joue droite. Le colonel Massar-Bey contracta le bouton à Diarbékir; de là il se rendit à Constantinople, où il guérit de son exanthème au bout d'une année. Trois ans après, il partit pour la Syrie se croyant parfaitement à l'abri d'une nouvelle éruption; à peine arrivé à Alep, il fut atteint de plusieurs boutons, pour la plupart assez bénins. Enfin le fils d'un général turc, qui avait eu le bouton de Bagdad, fut pris de celui d'Alep. Néanmoins on ne voit pas à Alep un individu prendre deux fois le bouton.

Il existe à Alep, selon M. Willemin, une deuxième éruption, moins répandue que la première, cependant très commune. Se manifestant surtout chez les sujets faibles, lymphatiques, chez de jeunes filles impubères, chez les femmes sur le retour de l'âge, elle apparaît quelquefois chez les enfants, peu de temps ou du moins peu d'années après la guérison du bouton d'Alep. Elle peut se développer sur le siége même du premier exanthème. La durée de ce second exanthème est aussi généralement d'une année; elle dépasse même ce terme plus souvent que ne le fait le premier bouton. D'après M. Willemin, cette éruption qui a le même siége géographique que le bouton ordinaire d'Alep, le même siége anatomique que lui, est formée par un tubercule qui présente les mêmes caractères de dureté, d'indolence, qui se développe lentement pour se recouvrir quelquefois aussi d'une croûte plus sèche, plus adhérente que la première, se détachant aussi pour se reformer bientôt, et ainsi de suite. En un mot, ce serait là le bouton d'Alep en miniature, n'aboutissant pas forcément, comme le bouton ordinaire, à la suppuration; du moins le phénomène est-il à la fois plus rare et moins prononcé, comme tous ceux qui appartiennent à ce second exanthème. M. Willemin y voit une seconde et moins puissante manifestation de la maladie produite par un agent spécifique, laquelle a pour première, quelquefois pour unique expression, ce que l'on appelle vulgairement le bouton d'Alep. Si, dans sa seconde forme, le bouton présente en général une moindre extension, si son développement est plus lent, moins complet, sa durée est plus considérable. Enfin, examinée à la loupe, cette dernière éruption offre les mêmes caractères que la première. Leur analogie et par suite l'identité de leur cause productrice ne semblent donc pas pouvoir être contestées. Il existe, selon Russel, outre les boutons mâle et femelle, « une troisième » espèce de bouton qui, bien qu'elle soit habituellement attribuée à la » morsure ou à la piqûre d'un mille-pieds (*wood-louse*), *semble être* » *absolument de la même nature*, seulement d'un plus faible degré. » Le nom arabe de cette éruption est effectivement *Khars el Umm-Aly*, morsure de la mère d'Aly; ce dernier terme désigne le cloporte (*Oniscus murarius* de l'ordre des isopodes), et la croyance populaire veut que cet exanthème soit causé par la piqûre de cet insecte. La prétendue morsure de cloporte n'est autre chose qu'une deuxième, une troisième éruption, toujours due à l'influence de l'agent morbide qui a produit la première. Russel avait reconnu son identité de nature avec le bouton d'Alep ordinaire, mais il n'avait pas noté que ce second exanthème ne se développe que chez ceux qui ont déjà été atteints du premier.

Le pronostic du bouton d'Alep n'a ordinairement aucune gravité et ses suites les plus fâcheuses sont des cicatrices plus ou moins disgracieuses par leur siége et leur étendue, mais dont les Alépins se préoccupent peu. L'ulcération d'un des cartilages du nez doit être un phénomène très rare, la perte d'un œil encore plus. A Orpha, à Mossoul, à Bagdad, le bouton est, dit-on, plus grave qu'à Alep; il y aurait même dans certains cas causé la mort. Le bouton d'Alep n'a pas de saison; il se manifeste tout aussi bien pendant l'hiver assez rigoureux de cette contrée que durant les chaleurs de l'été. Le bouton de Biskara, au contraire, règne particulièrement de la première quinzaine de novembre à la première quinzaine de février.

« Ce n'est pas dans l'air, dit M. Willemin, qu'il faut chercher la cause du mal, car des villages situés dans des directions différentes, à une ou deux lieues seulement d'Alep, en sont exempts. D'un autre côté, la même affection sévit dans les localités dont l'élévation, la température, toutes les conditions atmosphériques offrent autant de différence que le peuvent faire Alep, Orpha, Diarbékir, situés dans de hautes vallées, Mossoul, Bagdad, cette dernière ville assise dans une plaine voisine de la mer, avec une chaleur humide presque constante. Depuis longtemps l'opinion s'accorde à attribuer la cause du mal à l'eau employée en boisson. Russel et Volney ont adopté cette supposition qu'a appuyée M. Guilhou. De hauts employés ottomans, entre autres l'un des derniers cadis d'Alep, eurent la précaution de ne faire boire à leurs femmes et à leurs enfants que de l'eau d'une source très pure (Ayn beyda) voisine de la ville ; or personne, dans ces harems, n'aurait été atteint du bouton. Alep est baigné par une petite rivière, le Koïq, dont l'eau se boit, soit pure, soit mêlée à celle de quelques sources situées à 8 kilomètres de la ville. Si cette eau est réellement chargée du principe morbifique, toxique, les villages qui en boivent doivent être affectés du bouton ; et, comme contre-épreuve, ceux qui s'abreuvent à d'autres sources, doivent en être exempts. Or, les résultats de l'observation sont parfaitement concluants et confirmatifs de cette supposition. C'est ce qu'avait déjà annoncé M. Guilhou dans sa thèse inaugurale, à laquelle se trouve jointe une carte qui représente le cours de la rivière avec les villages situés dans le voisinage. Ceux qui boivent de l'eau d'un ruisseau, d'un affluent quelconque du Koïq, sont préservés du fléau ; les autres (indiqués par un cercle rouge), en sont tous affectés. »

M. Willemin voulant s'assurer par lui-même de la vérité du fait, fit une première excursion au hameau du Heilan, à 8 kilomètres environ au nord d'Alep, et marqué sur la carte de M. Guilhou du signe fatal. Il examina une grande partie de ses habitants, et il ne vit en tout que deux enfants et une jeune fille de treize ans, qui portaient le bouton. Il commençait à craindre pour sa théorie, mais il apprit que ces paysans ne boivent de l'eau ni du Koïq, ni même des sources qui alimentent, concurremment avec la rivière, le canal d'Alep : ils boivent de l'eau de puits. M. Willemin se dirigea ensuite sur le hameau d'Ansary, à 3 kilomètres au N.-O. d'Alep, sur une hauteur, dans une position salubre. Cette localité est encore flétrie du cercle rouge par M. Guilhou. Double erreur en ce que d'une part ses habitants ne boivent qu'exceptionnellement de l'eau du Koïq, pendant les chaleurs de l'été, alors que leurs citernes sont à sec, et, d'autre part, en ce que le bouton est loin d'y être endémique. Il vit plusieurs enfants et les adultes qui n'en présentent absolument aucune trace, malgré les communications, nécessairement fréquentes, de ce village avec la ville voisine, et malgré l'usage quelquefois forcé de l'eau de la rivière. Un vieillard du pays lui fit observer que « ceux des villageois qui se rendent *souvent* en ville y sont plus exposés que les autres parce qu'ils boivent de l'eau d'*Autab :* allez une heure plus loin, où les communications avec Alep sont plus rares, vous ne trouverez plus de bouton. » M. Willemin se transporta au village de Bellaron, à 6 kilomètres au N.-O. d'Alep, village bien situé, où l'on boit toute l'année de l'eau de pluie. Il le visita en détail, examina presque chaque chaumière ; le bouton n'y existe pas. Il se rendit enfin au hameau de Cheik-Saïd, à 5 kilomètres au S.-O. d'Alep, encore sur une hauteur et à 10 minutes du Koïq, d'où il tire exclusivement son eau. Le bouton y est très commun. Ces faits paraissent péremptoires à M. Willemin. Maintenant, quel est l'élément toxique que charrie l'eau du Koïq, élément qui se retrouve, sans doute, dans les eaux que l'on boit à Orpha, à Mossoul, à Bagdad ? M. Willemin n'a pu le rechercher, mais il s'est assuré, en faisant réduire par l'ébullition au dixième de l'eau du Koïq, toujours bourbeuse et rougeâtre, qu'elle ramenait au bleu le papier de tournesol légèrement rougi. « Si l'eau de la rivière est réellement chargée d'une substance toxique, dit M. Willemin, il semblerait bien simple de s'abstenir de son usage pour la boisson ; or on le pourrait à Alep. L'aqueduc qui y conduit l'eau des sources d'Heilan n'a reçu que postérieurement à sa construction une branche de la rivière ; ce mélange pourrait être facilement supprimé. Ensuite il existe dans la ville un assez grand nombre de puits, dont l'eau n'est rien moins que saumâtre, comme le prétendent les Alépins, qui évitent d'en boire. Peut-on admettre qu'en ne buvant de l'eau de rivière qu'aiguisée par un peu de jus de citron ou d'alcool, on neutralise ainsi l'élément morbifique ?

Pendant l'occupation de l'Égypte par les Français, on a fait plusieurs essais d'inoculation, qui ont produit, dit-on, un bouton de peu de durée. On parle à Alep de deux jeunes gens auxquels on inocula le pus d'un chien (1). Chez tous deux, il se serait développé un léger bouton ; l'un aurait succombé

(1) Le chien est sujet à la même affection que l'homme, et le docteur Luntz prétend, avec Russel, que le chat l'est également ; il étend même cette communauté aux oiseaux carnassiers ; M. Willemin a vu deux chiens atteints du bouton à l'extrémité du museau. (La maladie était aussi constituée par de petites croûtes arrondies, verdâtres, sèches, paraissant fortement adhérentes. La peau voisine offrait de petites excoriations et une légère desquamation furfuracée ; la muqueuse pituitaire était parfaitement saine.)

quelque temps après, mais l'autre aurait vécu onze ans à Alep, sans contracter l'affection endémique. M. Willemin reprit ces essais, et il inocula 16 individus avec de la lymphe sécrétée par des boutons d'homme. Les 16 sujets inoculés étaient 6 enfants âgés de quelques mois à quelques années, Alépins, non encore atteints de la maladie ; 9 étrangers, la plupart adultes, résidant depuis un temps variable et impunément à Alep ; enfin un jeune Alépin, âgé de dix-huit ans, d'origine française, et qui avait été atteint dans son enfance de l'exanthème endémique. Sur les 6 enfants, 4 seulement purent être suivis pendant quelque temps, 2 furent réfractaires, nonobstant une double inoculation faite à l'un d'eux ; chez les 2 autres, l'opération fut suivie de résultat. Sur 8 des 9 étrangers, elle ne produisit aucun effet significatif. On avait pratiqué à chacun, sur la région deltoïdienne, trois incisions très superficielles, et imprégné les petites plaies, de la lymphe, soit fraîchement puisée, soit délayée dans une goutte d'eau. Le deuxième jour, les piqûres étaient légèrement irritées ; au troisième jour, on vit chez un certain nombre de sujets les bords des petites plaies se soulever, comme si une vésicule allait s'y développer ; mais ce phénomène fut de courte durée, et dès le quatrième ou le cinquième jour, la cicatrisation était complète. Chez le neuvième sujet, ainsi que chez les deux enfants et sur le jeune Alépin antérieurement affecté du bouton, les choses se passèrent différemment. Dès le quatrième ou le cinquième jour, il s'était formé de petites pustules recouvertes à leur sommet d'une croûte mince (résultant du rapprochement des lèvres de la plaie). Quelques-unes se desséchèrent rapidement. L'épiderme ou la petite croûte s'étant détaché, on vit de petites ulcérations superficielles, qui ne tardèrent pas à se couvrir d'une croûte plus épaisse que la première, brune, sèche et adhérente.

En ce qui regarde le traitement, il est permis de demander tout d'abord si le bouton d'Alep gagne quelque chose à être traité ; nous nous permettons d'en douter. « Si le bouton occupe une partie cachée, l'avant-bras ou la jambe, et qu'il ne soit pas situé au-devant d'une articulation, auquel cas il cause parfois d'assez vives souffrances, on peut, dit M. Willemin, abandonner la maladie à elle-même ; mais s'il siége à la face, au nez, au voisinage de l'œil, par exemple, il semble que l'art devrait intervenir. Un ancien médecin d'Alep, M. Salina, a préconisé le feu ; d'autres ont songé à des incisions cruciales, pratiquées sur le tubercule avant la période de ramollissement. »

ART. II. — Du bouton de Biskara, bouton des Ziban, chancre du Sahara, friua ou hbabb des Arabes.

Le bouton de Biskara présente avec le bouton d'Alep des analogies assez nombreuses pour justifier le rapprochement des deux affections dans un seul chapitre. On trouve le bouton de Biskara à l'état endémique dans toutes les oasis des Zibans, à Tougourt, à Ouargla et jusque dans le désert, où il est connu sous le nom de *frina* ou de *hhabb ;* M. Cabasse dit l'avoir rencontré dans le Maroc, sur les bords de la Malouïa. Il paraît n'avoir pas épargné les anciennes garnisons turques de Biskara, sous la domination des Deys (1), mais il n'a été l'objet d'un véritable examen scientifique que depuis la prise de possession de cette ville par l'armée française en 1844, époque à laquelle il a commencé à se manifester parmi nos troupes. Voici les principales publications dans lesquelles le bouton de Biskara se trouve décrit ou au moins mentionné :

POGGIOLI, *Thèse sur le bouton de Biskara.* Paris, 1847.

CABASSE, *Relation de la captivité des Français chez les Arabes.* Thèse, Montpellier, 1848, p. 83.

BEYLOT, *Notice topographique et médicale sur Biskara* (*Rec. de mém. de méd., de chir. et de pharm. milit.*, t. XI, 2e série, p. 210).

MASSIP, *Essai sur le bouton de Biskara.* (*Rec. de méd. milit.*, t. XI, 2e série.)

J. H. BÉDIÉ, *Essai de topographie médicale sur Biskara.* Thèse, Paris, 1849.

QUESNOY, *Relation méd.-chir. de l'expédit. de Zaatcha en* 1849. (*Rec. des mém. de méd., de chir. et de pharm. milit.*) Paris, 1851, p. 242-244.

VERDALLE, *Quelques notes sur le climat des Ziban.* Thèse de Montpellier, 1851, p. 34 à 39.

AD. ARMAND, *l'Algérie médicale.* Paris, 1854, 1 vol. 8°, p. 420-423.

GUYON, *Voyage d'Alger aux Ziban.* Alger, 1852, p. 199.

WEISS, *Essai sur l'affection cutanée épidémique des Zibans, connue généralement sous le nom de bouton de Biskara.* (*Gaz. méd. de Strasbourg.* 1855, 21 juin.)

E. L. BERTHERAND, *Médecine et hygiène des Arabes.* Paris, 1855, 1 vol. 8°, p. 448-454.

A. NETTER, *De l'étiologie et de la nature de l'affection connue sous le nom de bouton de Biskara.* Strasbourg, 1856, 8°.

Les Ziban (2), constituent la partie méridionale de la province de Con-

(1) Les Turcs appelaient le bouton *le mal des dattes.*

(2) Pluriel du mot *zab.*

stantine et forment le passage du Tell au grand désert; ils tiennent du Tell par ses parties montagneuses, dont la plupart sont au nord, et du Sahara par ses plages sablonneuses qui sont au sud. Ils sont limités au nord par une chaîne de montagnes qui court est-ouest, laquelle est fermée à l'est par l'Aurès, et à l'ouest par les montagnes des Ouled-Sultan, qui se terminent à M'gaous. A l'est, les Ziban confinent avec la portion de la régence de Tunis connue sous le nom de Beled-el-Djérid (pays des dattes), et à l'ouest avec l'Oudna, plage d'alluvion qui semble les continuer dans l'ouest, au point de vue de leur position entre le Tell et le Sahara. Au sud, les Ziban confondent leurs sables avec ceux de cette dernière contrée, avec laquelle ils n'ont pas de limites déterminées. « Cette province, dit Léon l'Africain, est au milieu des déserts de Numidie, laquelle prend son commencement de la partie du ponant aux confins de Mesila, et se termine, du côté de Tramontane, au pied de la montagne du royaume de Buggie; de vers levant, au pays des dattiers, qui répond vers le royaume de Thunes; et, du côté de midi, en certains déserts par lesquels passent ceux qui veulent s'acheminer de Thechort (Tuggurt) à Guargala. » Il ajoute : « Elle est assise en lieu fort chaud et sablonneux, au moyen de quoi il s'y trouve peu d'eau et terres labourables, mais il y a infinies possessions de dattiers; il y a aussi grand nombre de villages et vingt-cinq cités, desquelles nous ferons, par ci-après, une particulière et ample description (1). » On pénètre, dans les Ziban par la brèche ou fissure que les habitants du Tell désignent sous le nom de Porte des Ziban, ou Porte du Sahara; on y pénètre encore au point où est M'gaous, et où se terminent les montagnes des Ouled-Sultan (2). La ville de Biskara se compose de sept villages arabes, groupés au milieu d'une forêt de palmiers, ayant près de douze kilomètres de circonférence. Elle est située aux limites nord du désert de Sahara, et sur la rive droite de la rivière salée l'Oued-el-Kantara, par 34° 03 de latitude nord et 3° 04 de longitude est. Le sol sur lequel est bâtie la ville n'est qu'à 75 mètres au-dessus du niveau de la mer. La population indigène de Biskara est de 3 000 à 4 000 habitants.

L'affection cutanée appelée bouton de Biskara se manifeste ordinairement vers la fin d'octobre ou au commencement de novembre, et elle disparaît vers la fin de février. En 1845, l'épidémie du bouton a commencé dans la deuxième quinzaine d'octobre; en 1847, la garnison française

(1) T. II, p. 123.
(2) Guyon, *Voyage d'Alger aux Ziban*. Alger, 1852, p. 199.

de Biskara, de 762 hommes, eut 105 hommes atteints du bouton endémique, dont 30 en novembre, 59 en décembre et 15 en février 1848. Le bouton attaque indifféremment les hommes et les femmes, mais les premiers paraissent y être plus prédisposés. L'âge adulte paraît aussi le plus propre au développement du bouton ; il n'est pas rare cependant de voir des enfants en être atteints. Presque tous les malades signalés jusqu'ici habitaient les localités plusieurs mois avant les fortes chaleurs, pendant lesquelles ils ont bu beaucoup d'eau ; plusieurs d'entre eux ont eu la surface du corps couverte d'une éruption miliaire ou pustuleuse. Cet exanthème avait été précédé, le plus souvent, par de la diarrhée, et, sous l'influence d'une température plus douce et même froide pour le pays, l'éruption miliaire avait disparu. On vit plus tard, quarante à cinquante jours après, se développer le bouton de Biskara. Les malades observés par M. Massip étaient la plupart des militaires de vingt-cinq à trente-cinq ans, pleins de force, faisant rarement des excès alcooliques ou autres. Au contraire, pendant les fortes chaleurs de juillet et d'août (44 et 45° à l'ombre, 65 à 70° aux rayons du soleil), ces hommes, toujours inondés d'une transpiration abondante, voulant apaiser la soif qui les tourmentait nuit et jour, buvaient une très grande quantité d'eau de l'*Oued*, la seule que l'on pût boire dans la localité. La quantité d'eau bue était presque incroyable, et la plupart des hommes atteints du bouton de Biskara ont affirmé qu'ils avaient bu jusqu'à huit, dix et douze litres de cette eau dans les vingt-quatre heures. Quoique la quantité d'eau consommée fût considérable, les urines étaient néanmoins très rares et peu abondantes. M. Beylot cite plusieurs individus dont la peau et la chemise se recouvraient d'une poudre blanchâtre cristalline et d'un aspect salin. (*Op. cit.*, p. 234.)

Pour la symptomatologie du bouton de Biskara, nous suivrons spécialement la description qu'en a donnée M. Massip. « Un des principaux signes de l'affection dont il s'agit, consiste en une pustule ou bouton cutané, formant bientôt un ulcère rongeant. Il attaque le plus souvent les membres principalement les jambes et les avant-bras : il n'est pas rare cependant de voir la face et le tronc atteints par cette ulcération. Plusieurs hommes ont eu les ailes du nez, les oreilles et d'autres parties de la face, rongées par l'envahissement de la maladie. Ordinairement, un ou deux mois après que les fortes chaleurs ont diminué d'intensité, la peau paraît tendue à la place que doit occuper le bouton. Bientôt le malade ressent un léger prurit qui le force à se gratter; le prurit augmente pendant la nuit. Jusque-là, le malade ne s'arrête pas à ces signes précurseurs et il n'aperçoit rien d'extraordinaire dans la texture, ni changement dans la couleur de la peau. Mais il vient un moment où l'on sent sous les doigts un ou plusieurs petits tubercules arrondis ou inégaux, dont le volume varie depuis celui d'une très petite lentille à celui d'un gros pois. Ce tubercule paraît prendre naissance dans l'épaisseur du derme, qui bientôt forme une légère saillie. Il est, en effet, dans l'épaisseur du derme et n'est pas adhérent aux muscles, puisqu'en formant un pli à la peau, entre l'index et le pouce, ce tubercule paraît se détacher et s'isoler du tissu cellulaire sous-jacent. Alors la peau est souvent le siége d'une démangeaison assez vive. »

Le bouton endémique est unique ou multiple, c'est-à-dire qu'un individu peut être porteur d'un seul bouton, comme aussi un plus ou moins grand nombre de boutons peut paraître simultanément sur une ou sur différentes parties du corps. Le bouton peut aussi se trouver sur un membre, alors que deux ou trois autres boutons se présentent sur une autre région; dans ce cas, ces boutons forment un groupe, mais ils sont isolés les uns des autres. Lorsque l'ulcère est unique ou isolé sur une des parties de la périphérie du corps, il affecte ordinairement la forme circulaire ; son diamètre varie depuis celui de 1 à 5 centimètres, c'est-à-dire de 3 à 15 centimètres de circonférence. Si un ulcère se trouve très rapproché d'un autre, leurs bords se rencontrent bientôt et se confondent, pour ne plus former qu'une seule ulcération ovalaire, ellipsoïde, et même très irrégulière, si plusieurs ulcères se sont réunis. Ces derniers sont environnés parfois de petits boutons nombreux et superficiels, qui font éruption et se sèchent bientôt: ceux-ci n'ont plus le caractère du bouton de Biskara.

Période d'éruption. — A la démangeaison, qui passe souvent inaperçue pour le malade, succède de la rougeur, une légère saillie de la peau, et bientôt il se forme une pustule. Cette petite éminence, ainsi que les parties voisines qui paraissent se gonfler, se couvrent d'une rougeur érysipélateuse d'abord peu vive. Il est certains moments où la douleur et la démangeaison, qui s'étaient déjà montrées, semblent se calmer pendant quelque temps, pour reparaître plus tard, surtout pendant la nuit; ce qui engage le malade à se gratter pour calmer le prurit qui l'incommode et lui occasionne de l'insomnie. Il y a rarement fièvre ou inappétence. Cet état reste stationnaire plusieurs jours (quinze à vingt), pendant lesquels l'épiderme, recouvrant le bouton, paraît se dessécher; il se fendille, se soulève en écailles minces qui se détachent par plaques ou zones circulaires pour se renouveler ensuite. Au premier abord, on croirait avoir affaire à une dartre crustacée dont l'épiderme, extrêmement mince et nacré, se détache et se reproduit facilement, au fur et à mesure que les frottements multipliés le déchirent. Bientôt on aperçoit, sous l'épiderme couvert d'écailles furfuracées et au centre de la surface de la peau enflammée, une saillie conoïde, siége du bouton. Il vient un moment où le contact et les frottements multipliés des vêtements ou des ongles déchirent et détachent l'épiderme qui recouvre le sommet du cône formé par le bouton ; alors une gouttelette d'une sérosité citrine, limpide, quelquefois purulente, surgit de l'intérieur de la pustule enflammée.

Période d'ulcération. — Première forme. — Cette goutte de sérosité qui paraît être plastique, se dessèche bientôt et se détache, soit par quelque cause externe, soit par l'accumulation d'une nouvelle quantité de ce liquide qui soulève la croûte ; on découvre alors à la place qu'elle occupait une cavité ulcéreuse d'un rouge vif. C'est le commencement de l'ulcération qui ronge toute l'épaisseur du derme, envahit, de jour en jour, la peau frappée de maladie, et s'élargit indéfiniment jusqu'au moment où l'ulcère est parvenu à son plus grand développement. Les bords de l'ulcère, frangés, coupés à pic et comme gaufrés, forment un bourrelet très épais ; dans certains cas, ces bords sont renversés, il s'est fait une plus ou moins grande perte de substance, ce qui donne à cette vaste ulcération un aspect dégoûtant ; le fond de cet ulcère est couleur de chair vive et à surface ondulée, présentant des circonvolutions et des anfractuosités, ces dernières couvertes d'une matière séro-purulente. Cette surface ulcérée sécrète une assez grande quantité de ce pus sanieux, et exhale une odeur *sui generis.* Une auréole d'une rougeur érysipélateuse entoure et couvre le voisinage de l'ulcère ; elle s'étend au loin, perd peu à peu de son intensité et se fond bientôt avec la couleur naturelle de la peau. Une cuisson vive se fait sentir pendant quelques jours, jusqu'au moment où l'ulcère ne fait plus de progrès. L'ulcération parvient à son plus haut degré de développement, sans avoir occasionné aucune douleur au malade. Les symptômes d'inflammation paraissent cesser, et l'ulcère reste dans cet état indolent plus ou moins longtemps (trente à quarante jours) ; alors, plus de prurit ni de douleur. Les principaux troncs des vaisseaux lymphatiques voisins de l'ulcère, ainsi que les ganglions correspondants s'engorgent parfois et deviennent douloureux.

Période de cicatrisation. — Un ou deux mois après le début de l'ulcération, les bords de l'ulcère paraissent s'affaisser et son fond s'élever, de sorte que ces différentes parties se trouvent bientôt sur le même plan. Les bords frangés se rapprochent insensiblement vers le centre et remplissent bientôt le vide formé par la perte de substance. La cicatrice se forme et sera bientôt parfaite ; mais, lorsqu'elle est effectuée, elle a un aspect livide, d'une couleur brune violacée. Peu à peu l'auréole érysipélateuse environnante perd de son intensité, pâlit et se confond avec la teinte ordinaire de la peau. La cicatrice qui recouvre la perte de substance a perdu pour jamais l'apparence du tissu de la peau ; elle acquiert l'aspect résultant d'une cicatrice de brûlure au troisième degré, et conserve les caractères d'une membrane serrée d'un blanc mat : elle est indélébile. Cette cicatrice est déprimée vers son centre, et il est facile de reconnaître qu'elle recouvre un vide, suite de solution de continuité.

Deuxième forme de bouton. — Deuxième variété. — Dans certains cas, le bouton, au lieu de former un ulcère profond, rongeant, à bords frangés et coupés à pic, offre quelques caractères remarquables : ce sont des végétations qui semblent surgir du centre du bouton et qui couvrent ses bords, de telle sorte que le bouton prend un aspect qui le rapprocherait d'une framboise ou d'une fraise vermeille, quant à la forme et à la couleur.

Troisième forme. — Troisième variété. — Le bouton ne s'ulcère pas, mais toute sa surface se couvre d'une croûte très épaisse d'une couleur brune, grisâtre, à surface convexe et crevassée ; elle est alors d'un aspect repoussant et répand une odeur nauséabonde. Cette dernière forme de bouton de Biskara est celle qui attaque le plus souvent la face. M. Massip a rencontré cependant plusieurs de ces boutons sur les membres, et alors ils étaient isolés. Cette croûte, de plus d'un centimètre d'épaisseur vers son centre, persiste ordinairement fort longtemps ; on pourrait l'arracher à l'aide de pinces, mais avant, il serait bon de ramollir cette croûte, d'une dureté remarquable, par des émollients. Une cicatrice ineffaçable remplace toujours l'ulcère ; celui-ci ne paraîtpas avoir une influence fâcheuse sur le reste de l'économie.

« Le traitement du bouton endémique, dit M. Massip, doit être local et général, ou externe et interne. Il doit varier selon les périodes et les symptômes qui se présentent à l'observateur. Ce sont les toniques, les sudorifiques à l'intérieur, à l'aide des décoctions et sirops de salsepareille, les purgatifs légers, surtout avec le calomel. Les mercuriaux employés à l'intérieur et à l'extérieur paraissent être l'antidote de cette horrible affection. L'ulcère doit être modifié en même temps, suivant les cas ; ainsi, lorsqu'il y a de la douleur, une rougeur trop vive autour de l'ulcère, ce sont les lotions et les cataplasmes émollients que l'on met en usage ; mais comme le plus souvent l'ulcère est indolent, les applications d'un plumasseau de charpie, enduit d'onguent mercuriel double, doivent être continuées matin et soir jusqu'à parfaite cicatrisation. Lorsque l'ulcère se couvre de bourgeons charnus qui dépassent de beaucoup ses bords, on se conduit comme pour les plaies ordinaires : il est nécessaire de les réprimer à l'aide de la cautérisation avec l'azotate d'argent fondu. Il en est de même pour les chairs fongueuses ou excroissances qui s'élèvent parfois du centre de l'ulcère, de telle sorte que ces végétations, molles et spongieuses, prennent la forme, la couleur et le volume d'une grosse fraise. Dans ce dernier cas, il vaut mieux avoir recours à l'excision, puis à la cautérisation. Chez quelques sujets, l'ulcère, au lieu de se cicatriser, se couvre d'une croûte qui s'épaissit de plus en plus, de manière à affecter bientôt une forme demi-sphérique de plus d'un centimètre d'épaisseur à son centre. On peut l'enlever à l'aide de pinces, mais, dans ce cas, il arrive que les bords se déchirent et il se manifeste une légère hémorrhagie. Il vaut mieux alors placer sur la croûte des cataplasmes émollients renouvelés toutes les quatre heures ; en agissant ainsi, au bout de cinq à six jours, la croûte, imprégnée d'humidité, se détache, et l'on remplace alors les cataplasmes par des applications d'onguent mercuriel, etc. Pour soustraire l'homme à l'influence de l'affection de Biskara, il est utile de recommander de ne boire qu'une quantité modérée d'eau, toujours unie à du vin ou à du café ; de clarifier l'eau saumâtre, chargée de corps étrangers, de détritus de végétaux, d'animaux infusoires, qui se putréfient bientôt. L'eau, puisée pendant l'été à la rivière ou dans un des ruisseaux qui coulent aux pieds des palmiers, se corrompt en moins de vingt-quatre heures, et répand au loin une odeur nauséabonde, chargée d'hydrogène sulfuré. Cette eau, la seule qui existe dans la localité et dont font usage les habitants ainsi que la garnison, ne peut être bue qu'avec une certaine répugnance. » Comme moyens hygiéniques complémentaires, M. Massip conseille : l'usage de vêtements de laine en toutes saisons, les frictions sèches ou aromatiques sur toute la surface du corps, les fumigations, les bains de vapeur sulfureux ou aromatiques.

On a indiqué comme cause du bouton de Biskara l'usage des dattes nouvelles, mûres ou non ; les excès alcooliques, la mauvaise alimentation, la syphilis, l'usage de l'eau saumâtre de l'Oued-el-Kantara qui passe à Biskara, enfin la répercussion de la transpiration. M. Massip pense que l'on pourrait trouver les causes dans l'état de l'atmosphère, peut-être dans l'usage de l'eau de Biskara, si ce n'est dans les deux à la fois. L'*Oued-el-Kantara*, dit-il, avant de passer à *Oultaya*, coule pendant quelque temps au milieu de hautes montagnes formées de sel gemme (*Djebel melil*), où elle se sature de chlorure de sodium, et continue sa course vers le Sahara ; elle coule en serpentant dans des plaines dont la terre végétale contient une très grande quantité de produits volcaniques et surtout des sels de chaux et de potasse, etc. Cette eau est plus abondante pendant l'hiver, par suite des pluies et des neiges des monts Aurès ; elle est donc moins chargée de ces sels que pendant l'été, où la plus grande partie de l'eau s'évapore ; en été, la petite quantité qui reste se trouve sursaturée de produits salins, que l'on peut regarder comme plus ou moins nuisibles à la santé de l'homme. »

Pour les Arabes, l'usage de la datte non arrivée à parfaite maturité, est considérée comme la cause principale du bouton de Biskara : l'antidote de la datte est, selon eux, la chair de chien dont on fait une certaine consommation à Tuggurth et dans les Ziban, où l'on élève et engraisse des chiens pour cette destination (1). Selon M. Netter (2), les habitants de Biskara sont sous l'influence d'une diathèse spéciale, provenant de la nature de l'eau économique, chargée de certains principes ; ceux-ci sont éliminés en été en grande partie par les sueurs qui les déposent sur la peau et la chemise sous forme de poussière blanchâtre ; plus tard, en octobre, sous l'influence d'une température plus douce et même froide pour le pays, la transpiration diminue d'une manière très notable ; les pores de la peau se resserrent et le principe étranger, au lieu d'arriver au dehors, se dépose dans l'épaisseur même du derme. « Cette hypothèse, ajoute M. Netter, d'accord avec la physiologie et avec la théorie de la formation des calculs, rend compte de l'ensemble des caractères de l'endémie cutanée ; elle est si simple qu'il devient inutile d'expliquer pourquoi cette affection, après avoir éclaté en automne, avoir duré tout l'hiver, diminue considérablement au printemps et disparaît en été ; pourquoi elle siége de préférence aux membres et au visage, de toutes les parties du corps les plus exposées au froid ; pourquoi le bouton, effet de la présence d'un corps étranger, se termine fatalement par sa destruction, soit que la nature procède par ulcération, soit que le chirurgien intervienne avec le cautère. » De cette théorie, M. Netter fait découler les indications hygiéniques et thérapeutiques suivantes : « 1° purifier l'eau économique, du principe qui *sera*

(1) Guyon, *Op. cit.*, p. 242.
(2) Netter, *Op. cit.*, p. 9-11.

reconnu être la cause du bouton ; 2° préserver en temps utile les membres et la face du contact de l'air froid ; 3° rouvrir les pores de la peau dans la période de dépôt par des bains de vapeur, etc. ; 4° solliciter dans cette période la sécrétion urinaire par des diurétiques puissants ; 5° recourir au cautère actuel quand la maladie devra se terminer par ulcération. »

Avant la prise de possession de Biskara par l'armée française en 1844, l'oasis avait une ceinture méphitique de vastes nappes d'eau salée dans laquelle les habitants lavaient, puisaient leurs ablutions, jetaient leurs immondices, est puisaient même leur boisson. Depuis lors des travaux d'assainissement ont été exécutés, et les Arabes paraissent reconnaître aujourd'hui qu'ils respirent un meilleur air et que le bouton de Biskara diminue d'intensité. Cependant, M. Giard constatait encore, en 1848, la lenteur avec laquelle les plaies et les moindres écorchures de la peau se cicatrisent dans tout le pays des Ziban (1).

CHAPITRE VII.

DU BOUTON D'AMBOINE.

L'île d'Amboine, une des Moluques, au S.-O. de Céram, par 3°47' l. S., et 125° 33' long. E., découverte vers 1515 par les Portugais, appartient aujourd'hui à la Hollande. On désigne aussi sous le nom de groupes d'Amboine un petit archipel composé de onze des Moluques, dont les principales sont : Amboine, Céram, Bourou, Goram (2). C'est dans cet archipel que l'on rencontre, à l'état endémique, une affection cutanée spéciale, décrite pour la première fois par Bontius (3), sous le titre : « De tophis gummatis et ulcerationibus endemiis in insula Amboina et Moluccis præcipue, quas nostrates d'*Amboinse Pocken* vocant. » Voici un extrait de la description que donne cet auteur du bouton d'Amboine : « Endemius seu popularis quidam morbus in Amboinâ, et Moluccis insulis præcipue, oritur, qui symptomatis suis admodum similis est morbo venereo. Sed in his inter se differunt, quod sine congressu venereo quoque nasci solet. Erumpunt in facie, brachiis, et cruribus tophi, seu tumores, duri primum, et scirrhosi et tam crebri per universum corpus, quam clavi, et verrucæ oriuntur

(1) E. L. Bertherand, *Médecine et hygiène des Arabes*, p. 452.
(2) Voyez *Carte physique et météorol. du globe terrestre*, 3e édit. Paris, 1855.
(3) J. Bontii, *Hist. nat. et medica*, lib. II, cap. XIX.

in manibus, et pedibus in patriâ ; si vero eos ulcerari contingat, materiam lentam, et gummosam a se reddunt, attamen tam acrem, et mordacem, ut profunda et cava ulcera inde oriantur cum labiis callosis et inversis ; fœdum et deforme malum, et cum lue venereâ conveniens, nisi quod tanti dolores non adsint, nec caries in ossibus tam facile oriatur, nisi per curantis incuriam. Hic affectus originem trahit, primum ex peculiari cœli et soli istius genio ; tum ex aere, vaporibus falsis, e mari undique ascendentibus infecto ; cibis præterea crassis, et melancholicis ac pituitosis, ut sunt pisces marini, quorum magna captura est, quibus insulæ assiduo vescuntur, quod reliquæ annonæ sit satis indiga regio. Magnum etiam momentum huic malo adfert usus placentorum, quas vice panis, per totum istum tractum edunt ; et ab incolis sago vocatur, et uti corticibus arborum excussa farina. Ad hæc confert potus importunus liquoris cujusdam sagner vocati, qui ferme eodem modo ex arbore elicitur, quo e palma indica seu coquòs arbore liquor iste, quem incolæ Towac, Lusitani vino de palmâ vocant. »

CHAPITRE VIII.

DES CALCULS BILIAIRES ET DES CALCULS URINAIRES.

ART. Ier. — Calculs biliaires.

La science ne possède encore rien de positif concernant l'influence des climats sur la production des calculs biliaires. Suivant Haller, les habitants de Gœttingue seraient peu sujets aux calculs urinaires et beaucoup aux calculs biliaires; selon Canstatt, ces derniers s'observaient assez fréquemment dans la Souabe, à Gœttingue, dans le Hanôvre et dans quelques contrées de l'Angleterre et de la Hongrie (1). M. Morehead, pendant une longue pratique dans l'Inde anglaise, n'a rencontré que 4 cas de calculs biliaires. Sur 83 individus atteints de calculs biliaires, Walther (2) note :

1	individu	de 20 ans,
27	individus	de 30 à 40 ans,
14	—	de 40 à 50 ans,
19	—	de 50 à 60 ans,
8	—	de 60 à 70 ans,
13	—	de 70 à 30 ans,
1	—	de 90 ans.

(1) R. Virchow, *Handbuch der speziellen Pathologie und Therapie*. Erlangen, 1855, t. VI, p. 622.

(2) *Museum anat.*, t. III. Berolini, 1805.

M. Fauconneau-Dufresne cite quatre exemples de calculs biliaires chez des nouveau-nés; en ce qui concerne le sexe, Walther note 47 femmes contre 44 hommes; M. Fauconneau-Dufresne a trouvé 78 femmes et seulement 43 hommes. L'influence héréditaire est admise par M. Petit, par Rudolph, Schwediels et J. Frank.

Les principaux ouvrages à consulter sur les calculs biliaires sont :

C. A. Flemming, *Ein Beitrag. zur genaueren Diagnose grösserer in den Gallengängen eingeklemmter Gallensteine*. Leipzig, 1832.

Bouisson, *De la bile, de ses variétés physiologiques, de ses altérations morbides*. Montpellier, 1843. (Voir aussi la traduction allemande de Platner, avec annotations. Marbourg, 1849.)

Fauconneau-Dufresne, *De l'affection calculeuse du foie et du pancréas*. Paris, 1851.

Lehmann, *Lehrbuch der physiol. Chemie*. Leipzig, 1853, t. II, p. 61.

Ch. Morehead, *Clinical researches on disease in India*. London, 1856, t. II, p. 152.

ART. II. — Des calculs urinaires.

Nous avons eu occasion d'étudier dans le premier volume de cet ouvrage, pages 80 et 81, les rapports de l'affection calculeuse avec la nature géologique du sol. Il nous reste à examiner la distribution géographique de cette affection ainsi que sa répartition entre les deux sexes et les divers âges. Le tableau suivant résume, sous ces différents points de vue, la distribution de 5 900 calculeux observés sur divers points du globe, de 1820 à 1830 (1).

Tableau général des calculeux, de 1820 à 1830.

Localités.	Nombre des calculeux.	Sexe.		Age.			
		Hom.	Fem.	Enf.	Adultes.	Vieill.	Inconn.
Autriche	197	181	16	55	92	23	27
Bavière	386	355	31	116	96	27	147
Bohême	106	91	15	28	46	52	»
Buenos-Ayres	6	6	»	3	2	1	»
Dalmatie	49	49	»	22	21	6	»
Danemark	287	255	32	14	75	56	142
Égypte	42	41	1	1	41	»	»
Espagne (Malaga)	6	6	»	1	5	»	»
France	2834	2711	123	1347	969	506	12
Iles Ioniennes	29	27	62		15	15	»
Irlande (Corke)	16	16	»	12	3	1	»
Lombardo-Vénitien (royaume).	1104	1047	57	796	205	22	81

(1) Civiale, *Traité de l'affection calculeuse*. Paris, 1838, p. 550 et suivantes.

Localités.	Nombre des calculeux.	Sexe.		Age.			
		Hom.	Fem.	Enf.	Adultes.	Vieill.	Inconn.
Malte	4	4	»	»	4	»	»
Naples	308	298	10	129	148	31	»
Romagne	49	45	4	10	21	18	»
États sardes	213	207	6	97	35	8	73
Saxe	28	21	7	8	15	5	»
Suède	94	»	»	»	»	»	94
Ténériffe	15	14	1	1	8	6	»
Wurtemberg (Ulm)	127	123	4	64	62	1	»
	5900	5497	309	2710	1863	751	576

Ainsi, sur 5 900 calculeux, on trouve :

5497 individus du sexe masculin,
309 individus du sexe féminin,
2710 enfants,
1863 adultes,
751 vieillards,
576 individus d'un âge non spécifié.

On comprend que ces documents, fournis en grande partie par les hôpitaux, ne représentent guère que les calculeux de la classe indigente.

Un certain nombre de faits semblent indiquer l'existence, dans plusieurs familles, d'une prédisposition héréditaire à l'affection calculeuse, *insita renum calculosa constitutio*, comme disait Fernel (1). M. Civiale cite la famille de M. Lepage opéré par lui : la mère de ce malade avait eu la pierre ; l'un de ses enfants en est mort, et un frère de celui-ci en a eu des atteintes. Ce chirurgien a également lithotritié deux frères, dont le grand-père et deux oncles avaient été affectés de la pierre. Le tableau du département de l'Aude indique trois calculeux dont les parents avaient eu la pierre. Prout parle d'une famille dont le grand-père et le père ont été attaqués de pierres d'acide urique, et dont le petit-fils, âgé de treize ans, est très disposé à la maladie. Le tableau du département du Tarn, où la pierre est très rare, cite un malade tourmenté de coliques néphrétiques, qui rendait de gros graviers par l'urèthre, et dont deux parents avaient subi la taille. A Brescia, trois frères ont eu la pierre, mais leurs parents en étaient exempts.

Le tableau suivant donnera une idée de la mortalité parmi les calculeux opérés (2) :

(1) *Pathologia*, I, 6, cap. XII. — Voy. aussi P. Frank, *Traité de méd. prat.* Paris, 1842, t. II, p. 355.
(2) Coulson, *The Lancet*, 22 janvier, 1853.

Localités.	Calculeux opérés.	Morts.	Proportion.	
Hôpital de Lunéville	1492	141	1	sur 10
Hôtel-Dieu (1808-1830).....	100	28	1	3
La Charité (1806-1831).....	70	35	1	2
Beaujon, Pitié, Mais. de santé.	56	18	1	3
Dix départements de la France.	110	24	1	4
Pratique de Dupuytren.....	356	61	1	5
Autriche................	133	25	1	5
Bavière.................	136	28	1	4
Lombardie...............	1044	217	1	4
Naples..................	308	47	1	6
Wurtemberg..............	120	7	1	17
Bohême..................	26	4	1	9
Dalmatie................	40	4	1	10
États romains............	33	3	1	11
Sardaigne...............	21	6	1	3
Suède...................	36	5	1	7
Danemark................	35	12	1	1
Infirmerie de Cork.........	15	»	1	»
Hôpital Saint-Thomas......	144	15	1	7
Infirmerie de Bristol.......	354	79	1	4
Infirmerie de Leeds........	197	28	1	7
Hôpital Ste-Marie à Moscou..	411	42	1	9
Hôpital de Pensylvanie.....	83	10	1	8
Opération bi-latérale.......	42	9	1	4
Cheselden...............	213	20	1	10
Liston..................	115	16	1	7
Infirmerie de Norwich......	704	93	1	7
Totaux.......	6369	958	1	6

Ainsi, sur 6 369 opérations de lithotomie, dont plus des deux tiers ont été pratiquées depuis le commencement de ce siècle, on compte 958 morts, ou 1 mort sur 6 calculeux. La mortalité pour l'Angleterre seule (1743 cas) est de 1 sur 7. Il est bon de faire remarquer que dans le tableau de M. Coulson sont compris presque tous les procédés opératoires.

Le nombre des malades soumis à la lithotomie décroît, et la mortalité augmente à chaque période décennale de la vie. Au-dessous de 10 ans, cette mortalité est de 1 sur 13 ; elle augmente ensuite graduellement de 10 à 80 ans, de manière à offrir les proportions de 1 sur 9 ; 1 sur 6 ; 1 sur 4 ; 1 sur 3,65 ; 1 sur 3,23 ; 1 sur 2,71. Les tables de M. Coulson donnent le résumé suivant :

Mortalité causée par la lithotomie suivant les âges.

	Calculeux.	Morts.	Proportion.
De 1 à 10 ans,	1466	112	1 sur 13,08
11 à 20 ans,	731	71	1 sur 10,20
21 à 30 ans,	205	31	1 sur 6,61
31 à 40 ans,	141	24	1 sur 5,83
41 à 50 ans,	123	27	1 sur 4,59
51 à 60 ans,	161	44	1 sur 3,65
61 à 70 ans,	126	33	1 sur 3,23
71 à 80 ans,	19	7	1 sur 2,71
	2962	355	1 sur 8,37

Il était intéressant de savoir l'influence que le poids du calcul peut exercer sur la mortalité. Pour résoudre cette question, M. Coulson a imaginé de peser tous les calculs qui se trouvaient dans la collection de Norwich, et de comparer leur poids avec les résultats de l'opération consignés dans des registres spéciaux. Tous ces calculeux représentaient un nombre de 703, qui donnent le résultat suivant :

	Calculeux.	Morts.	Proportion.
Au-dessus de 1 once (32 gram. env.).	529	47	1 sur 11,25
De 1 once à 2	119	18	1 sur 6,61
2 onces à 3	35	16	1 sur 2,18
3 onces à 4	11	7	1 sur 1,57
4 onces à 5	5	3	1 sur 1,66
5 onces à 6	2	0	1 sur 2
6 onces à 7	2	2	1 sur 2
	703	93	1 sur 7,56

Ce résultat montre la rareté des calculs d'un poids au-dessus de quatre ou cinq onces, ainsi que l'influence que le volume de la pierre exerce sur les résultats de l'opération ; la mortalité est en effet à peu près en raison directe du poids du calcul.

Islande. — Sur une population moyenne d'environ 56 000 habitants, on a compté, pendant la période de 1827 à 1837, 33 décès causés par la pierre, proportion évidemment considérable et qui dénote la fréquence des calculs urinaires en Islande (1).

Suède et Norwège. — La pierre paraît être rare en Norwège. Pendant une période de quatre années, il n'a été reçu qu'un seul calculeux dans l'hôpital général de Christiania, où trois mille deux cent onze malades

(1) Voir plus haut, t. II, p. 255.

ont été traités. Cette ville renferme une population de vingt mille âmes. Aucun médecin, même parmi les plus âgés, ne se souvient d'y avoir vu pratiquer la taille. Les malades atteints de la pierre, qui s'y rencontrent, sont tous des hommes, adultes ou vieillards ; l'affection ne s'observe jamais chez les femmes, les enfants, ni les pauvres. Gothenbourg, dont la population s'élève à vingt-six mille âmes, est dans le même cas. Cette ville, la plus grande du royaume, après Stockholm, possède un hôpital de soixante lits, dans lequel aucun calculeux n'a été reçu, depuis cinquante ans qu'il existe. En quinze années, on n'a vu à Gothenbourg que quatre calculeux. A peine connaît-on la maladie calculeuse dans la province de Bohus, qui renferme la ville de Gothenbourg, et dont la population est de cent vingt mille âmes. Le professeur Ekstrom, premier chirurgien du roi, a transmis à M. Civiale le résumé des rapports faits par soixante-huit médecins ; quinze seulement avaient eu occasion d'observer des calculeux, au nombre de trente-neuf, dont quinze avaient succombé à leurs souffrances, seize vivaient avec la pierre, et huit seulement avaient consenti à s'en laisser débarrasser par l'opération. M. Ekstrom lui-même a recueilli environ cinquante cas de ce genre, à l'hôpital de Stockholm (1).

DANEMARK. — La pierre paraît n'être pas une maladie fréquente dans ce royaume. Sur une population de deux millions cinq cent mille âmes, il n'a fourni, en dix années, que deux cent quatre-vingt-seize calculeux, dont un cinquième environ étaient ainsi répartis dans les principales villes :

Localités.	Population.	Nombre des calculeux.
Aarhuus	4,000	3
Altona	20,000	2
Copenhague	100,000	45
Elseneur	7,000	2
Husum	4,000	1
Kiel	7,000	2
Osteusee	8,000	7
Tondern	2,500	1
	152,500	63

Autant la pierre est rare en Danemark, autant la gravelle y est commune.

ANGLETERRE. — Pendant la période de 1838 à 1842, on a compté les nombres ci-après de décès causés par la pierre (2) :

(1) Civiale, *Op. cit.*, p. 580.

(2) Voir plus haut, t. II, p. 246.

Années.	Nombre des décès.	Proportion sur 1 million d'habitants.
1838	320	22
1839	299	20
1840	303	20
1841	261	17
1842	304	19

BAVIÈRE. — Ce royaume, dont la population dépasse deux millions d'habitants, a offert, en 10 années, 386 calculeux, nombre auquel onze des principales villes ont contribué de la manière suivante (1) :

Villes.	Population.	Nombre des calculeux.
Augsbourg	30,000	11
Beyrbath	14,000	1
Erlangen	10,000	3
Landau	3,000	1
Landshut	7,000	4
Munich	70,000	20
Nordlingen	6,000	2
Ratisbonne	19,000	4
Spire	5,000	1
Straubing	7,000	12
Würzbourg	15,000	23
	186,000	82

Ce tableau donne une moyenne de 1 calculeux pour environ 2 268 habitants. Les documents détaillés reçus de la Bavière par M. Civiale signalent encore d'autres particularités non moins remarquables. Tels sont surtout la proportion des enfants, qui est moins élevée que dans beaucoup d'autres pays, et le nombre des calculeux non opérés, qui surpasse ce qu'on voit ailleurs. La frayeur qu'inspire la taille est une des principales causes de cette dernière circonstance ; elle avait frappé si vivement plusieurs malades entrés à l'hôpital de Munich, qu'on fut obligé de les renvoyer sans pouvoir les décider à accepter l'opération. Le nombre des calculeux ayant la pierre dans l'urèthre surpasse de beaucoup celui qu'on a coutume d'observer, puisque, sans en compter treize, qui ont rendu spontanément leur calcul, il s'en est trouvé dix-sept qui ont exigé l'uréthrotomie, et dix pour lesquels il a suffi de dilater la canal.

FRANCE. — La pierre paraît être fréquente dans les départements qui correspondent aux anciennes provinces de la Lorraine et du Barrois·

(1) Civiale, *Op. cit.*, p. 558.

C'est sans doute ce qui avait engagé Stanislas de Pologne à fonder, à Lunéville, un établissement particulier pour le traitement des calculeux indigents. Voici le nombre des calculeux signalés à M. Civiale, par 10 départements, pour la période de 1820 à 1830 :

Départements.	Population.	Nombre des calculeux.	Sexe.	
			Hommes.	Femmes.
Aube	246,361	23	22	1
Landes	281,504	1	1	»
Lot	284,805	9	8	1
Lozère	138,178	5	5	»
Marne (Haute)	249,827	39	38	1
Sarthe	446,519	11	6	5
Seine-et-Marne	303,000	22	20	2
Sèvres (Deux)	280,000	24	17	7
Tarn	314,000	9	8	1
Var	305,100	51	49	2
	2,849,294	194	174	20

Dans le Var, la maladie semble avoir attaqué également toutes les classes de la société. La nature du terrain, qui est siliceux et granitique sur le littoral, et calcaire dans l'intérieur, ne paraît pas établir de différence sensible dans la disposition des habitants à être atteints de l'affection calculeuse. Les communes où l'on boit des eaux séléniteuses et incrustantes n'offrent pas plus de calculeux qu'il ne s'en rencontre ailleurs. En Amérique, d'après le docteur Warren, de Boston, la pierre est fort rare dans le pays de Massachussets, et presque inconnue dans les localités où le sol granitique domine, tandis que, dans d'autres points où le sol est calcaire, on en voit quelques exemples (1).

AUTRICHE. — Le tableau suivant que nous empruntons à M. Springer (2), indique le nombre des calculeux observés dans l'empire d'Autriche, de 1820 à 1830 ; nous y avons ajouté la population des diverses provinces en 1837 :

	Nombre des calculeux opérés de 1820-1830.	Nombre d'habitants en 1837.
Province au-dessous de l'Enns	94	1,328,794
Province au-dessus de l'Enns	18	839,901
Styrie	10	935,576
Carinthie et Carniole	2	737,471

(1) Civiale, *Op. cit.*

(2) Springer, *Statistik des österr. Kaiserstaates*. Wien, 1840, t. I, p. 178.

Pays de la Côte	29	458,403
Bohême	106	4,001,925
Moravie et Silésie	39	2,074,246
Galicie	19	4,511,360
Tyrol	11	»
Venise	278	2,074,118
Lombardie	794	2,460,079
Dalmatie	49	373,479

Tout en tenant compte de la tendance de malades à se porter vers certains centres médicaux où se trouvent d'habiles opérateurs, on peut inférer de ces documents que l'affection calculeuse est très inégalement répartie entre les diverses provinces de l'Autriche; qu'elle est rare en Styrie, en Carinthie, dans la Carniole, dans la Galicie, tandis qu'elle fait de grands ravages dans les provinces italiennes.

Tableau des calculeux du royaume lombard-vénitien, de 1820 à 1830.

Provinces.	Population.	Nombre des calculeux.	Sexe. Hommes.	Sexe. Femmes.
Bergame	409,210	168	150	18
Brescia	329,100	175	174	1
Crémone	270,530	119	111	8
Lodi	71,560	84	80	4
Mantoue	278,910	15	13	2
Milan	540,000	127	123	4
Pavie	472,000	108	106	2
Bellune	126,870	15	15	»
Padoue	238,332	50	49	1
Rovigo	135,750	4	4	»
Trévise	224,000	34	33	1
Udine	394,270	49	45	4
Venise	159,000	98	90	8
Vérone	289,210	7	7	»
Vicence	317,940	51	49	4
	4,256,682	1104	1047	57

États-Sardes. — La pierre est rare à Gênes, qui, avec ses environs, sur un rayon de six lieues et une population d'environ deux cent mille habitants, n'a compté en sept années (de 1823 à 1830) que vingt calculeux, admis à l'hôpital. Presque tous ces calculeux étaient des artisans ou des marins. A Turin, l'hôpital de Saint-Baptiste reçoit chaque année trois mille cinq cents à quatre mille malades. Depuis 1821 jusqu'en 1830, on y a compté cent quatre-vingt-huit calculeux, savoir : quatre-vingt-quatorze au-dessous de dix ans, cinquante-trois de dix à vingt, seize de vingt à trente, neuf de trente à quarante, six de quarante à cinquante, deux de cinquante à soixante, cinq de soixante à soixante-dix, trois de soixante-dix à quatre-vingts ans ; en tout, cent quatre-vingt-trois hommes et cinq femmes. Treize seulement de ces calculeux étaient de la ville ; les autres habitaient les campagnes environnantes. A Nice, la pierre et la gravelle sont rares. Cette ville possède deux hôpitaux, qui chaque année reçoivent, l'un six cent cinquante, l'autre deux cents malades ; cependant elle n'a fourni, en dix années, que cinq calculeux, pour la plupart même étrangers à son territoire.

Bengale. — Le Bengale n'est point à l'abri de l'affection calculeuse. L'hôpital de Bénarès reçoit annuellement sept mille malades ; or, dans un relevé général, de 1826 à 1830, on a trouvé treize individus qui avaient été atteints de la pierre et soumis à la cystotomie. Un de ces calculeux avait cinq ans, un sept, un huit, un neuf, deux dix, deux douze, un treize, deux quinze et un seize ans. Les calculs étaient composés surtout d'acide urique, quelques-uns d'oxalate de chaux, et plusieurs d'urate d'ammoniaque. D'autres villes de l'Inde ont présenté des calculs urinaires. M. Morehead insiste sur la fréquence des calculs urinaires dans l'Inde (1). L'affection calculeuse paraît ne pas être commune à Haïti, mais elle n'y est pas non plus inconnue. Quelques cas de gravelle y ont été observés par M. Jobet.

CHAPITRE IX.

DE LA CALENTURE.

Ce nom soulève une question préjudicielle : d'abord, existe-t-il une individualité morbide qui puisse justifier le maintien de la calenture dans le cadre nosologique ? « La calenture, dit M. Fonssagrives (2), est un délire fébrile, subit, particulier aux pays chauds et dont le caractère spécifique est d'inspirer au malade le désir de se jeter à la mer. » Un autre chirurgien de la marine, M. Beisser (3), lui assigne pour cause principale l'encombrement et la chaleur du faux-pont pendant la nuit, une journée très chaude avec calme plat, la jeunesse, la constitution pléthorique, etc., bref, tout ce qui

(1) *Clinical researches on disease in India*, t. II, p. 302. London, 1856.
(2) *Traité d'hygiène navale*. Paris, 1856, p. 394.
(3) *Dissertation sur la calenture*, thèse de Montpellier, n° 73, 1832.

favorise les congestions cérébrales. M. Fonssagrives dit n'en avoir pas rencontré un seul exemple pendant quatre années de navigation sur la côte d'Afrique, sur un effectif de 3 000 hommes. D'après ces diverses considérations, nous pensons que l'existence même de la calenture est au moins fort douteuse.

CHAPITRE X.

DU CANCER.

D'après les recherches de M. Walshe, c'est en Europe que le cancer paraît le plus fréquent ; en Asie, il est beaucoup plus rare. D'après la statistique de l'hôpital de Calcutta, sur 4 080 hommes admis à l'hôpital dans l'espace de trois ans, on ne comptait que 3 individus affectés de cancer, et sur 701 femmes admises dans l'espace de deux ans, 2 seulement qui avaient un cancer siégeant à la matrice. Parmi les Indous, la maladie paraît être généralement fort rare. En Chine, au contraire, le cancer semble beaucoup plus fréquent. Les habitants de l'Afrique paraissent peu exposés au cancer. M. Clot insiste sur sa rareté en Égypte. D'après Bax, la maladie serait rare au Sénégal ; il en est de même des parties tropicales de l'Amérique du Sud. Dans l'Amérique du Nord, il paraît beaucoup plus rare qu'en Europe (1).

En Islande, on a compté dans la période décennale de 1827 à 1837, 37 décès par suite de cancer. En Angleterre, le nombre des décès causés per des affections cancéreuses a été (1) :

En 1838............	2448	soit 166	décès sur 1 million d'habitants.
1839............	2691	178	—
1840............	2786	181	—
1841............	2746	176	—
1842............	2911	186	—

En Irlande, le recensement fait dans la nuit du 30 mars 1851 a constaté l'existence de 161 individus du sexe masculin, et de 206 personnes du sexe féminin en traitement pour affections cancéreuses. Nous avons montré plus haut (pages 264 et 265) que le cancer ne manque ni à Alger ni même dans l'île Sainte-Hélène.

(1) Lebert, *Traité pratique des maladies cancéreuses*. Paris, 1851, p. 132.
(2) Voir plus hout, p. 244.

D'après les recherches de M. d'Espine, le cancer serait plus fréquent à la ville qu'à la campagne. Sur 66 cas de mortalité annuelle moyenne par suite de cancer, il y en a 38 à la ville et 28 à la campagne. Cette proportion plus grande a été constatée en général pour toutes les grandes villes, mais il ne faut pas perdre de vue que beaucoup de campagnards atteints de cancer vont séjourner, pendant les derniers temps de leur vie, dans les grands centres, où ils espèrent trouver des secours plus efficaces.

Le cancer est beaucoup plus fréquent chez la femme que chez l'homme, et l'on sait que le cancer de l'utérus et du sein, organes le plus fréquemment atteints du cancer, sont les principaux éléments de cette prépondérance numérique. Voici la proportion à laquelle est arrivé M. Lebert dans 349 cas de véritables cancers, dans lesquels le sexe a été noté : 131 hommes et 218 femmes, ce qui établit la proportion de 0,38 à 0,62, et l'on peut dire que le cancer est d'un tiers à la moitié plus fréquent chez la femme que chez l'homme. Le résultat auquel est arrivé M. d'Espine se rapproche tout à fait de celui de M. Lebert. Sur 66 cas de mortalité moyenne à Genève, il y a eu 23 hommes et 43 femmes, ce qui donne la proportion de 0,35 à 0,65.

« Sur 377 cas de cancer dans lesquels l'âge a été noté, 7 se trouvent jusqu'à l'âge de cinq ans, dont 4 de cancer de l'œil, 1 de cancer des os, 1 de cancer des reins et un de cancer des poumons. Entre 5 et 10 ans, on a 6 cas dont également 4 de cancer de l'œil; de 10 à 15 ans le cancer est rare; M. Lebert n'en note que deux cas de 15 à 20 ans. Il y en a 7 de 20 à 25; 5 de 25 à 30. Il commence à être plus fréquent; de 30 à 40 cette fréquence va en croissant, s'élevant au nombre de 60, et par conséquent de moitié plus grande que la somme de tous les cas avant 40 ans. C'est de 40 à 60 que l'on trouve la moitié de la somme totale. De 60 à 70 ans, le décroissement commence; cependant, la proportion est plus grande que de 30 à 40. Entre 70 et 80, la décroissance continue, cependant la maladie y est plus fréquente que pendant l'enfance. Il y a, du reste, des différences assez notables pour la répartition selon l'âge, selon les divers organes, ce qui influe naturellement sur l'âge moyen que nous avons vu varier entre 32 et 64 ans. Le cancer de l'œil est celui qui offre l'âge moyen le moins élevé, celui de 32 ans. Aussi, sur 22 cas, en rencontre-t-on 8 avant l'âge de 10 ans, pas un seul ensuite entre 10 et 25, et les autres cas, à une exception près, jusqu'à 60 ans. Le cancer du testicule offre l'âge moyen de 35,12. Mais ici, le mal ne commence que lorsque l'organe a atteint son complet développement; près d'un quart des cas se trouve déjà entre 15 et 30 ; le maximum, plus de la moitié, entre 30 et 40, et la décroissance entre 40 et 55. En troisième ligne, vient le système osseux pour lequel l'âge moyen est de 39,50 ; sur 32 cas, on en rencontre 3 de 1 à 15 ans, et ensuite une distribution presque égale de 5 en 5 ans jusqu'à la vieillesse ; c'est sans contredit le cancer le plus également réparti sur les divers âges de la vie. Le cancer du cerveau a pour âge moyen 44,04 ; aussi quoique à un moindre degré que pour le précédent la distribution est plus égale entre l'enfance, l'âge de la force et la vieillesse, que pour les autres localisations. Vient ensuite le cancer de l'utérus, dont l'âge moyen est de 44,12. Mais ici, la répartition n'est plus égale. Il y a absence de la maladie dans les observations de M. Lebert avant l'âge de 25 ans ; un cinquième seulement entre 25 et 35 ; fréquence prédominante, la bonne moitié des cas, entre 35 et 50, et répartition égale des cas, pas tout à fait un tiers, après l'âge de 50 ans. On trouve, pour le cancer de la langue, l'âge moyen de 47,14. Le cancer du sein donne l'âge moyen de 50 ans. Un seul cas jusqu'à 30, et 4 entre 30 et 35, mais ensuite une augmentation graduelle entre 35 et 55, les deux tiers du nombre total, et près d'un quart dans la vieillesse proprement dite, passé 55 ans. L'âge moyen pour le cancer des glandes lymphatiques est de 50 à 45 ; celui des voies respiratoires, de 52,33 ; celui du péritoine, de 53,28. Mais pour ces trois localisations, les chiffres sont trop peu considérables pour en tirer des déductions. M. Lebert a obtenu l'âge moyen de 54,59, pour le cancer de l'estomac qu'il n'a commencé à observer qu'entre 30 et 45 ans ; il est ensuite assez uniformément réparti, avec une plus grande fréquence cependant entre 50 et 60, époque qui répond au tiers du nombre total. Vient après le cancer de la vessie avec 55,33. Celui des intestins avec 55,50 est assez uniformément répandu sur la seconde moitié de la vie avec prédominance de fréquence dans la vieillesse. Pour le cancer de la glande thyroïde on a 57,33 ; pour celui de la peau, le chiffre de 57,44 ; pour celui du foie 57,5 ; pour les reins 59,00 ; pour l'œsophage 60,00 ; pour le cancer de l'arrière-bouche 64,00 (1). »

(1) H. Lebert, *Traité pratique des maladies cancéreuses*. Paris, 1851, p. 138-140. — *Traité d'anatomie pathologique générale et spéciale*, Paris, 1856, in-folio, p. 307 et suiv.

CHAPITRE XI.

DU CHOLÉRA MORBUS ASIATIQUE (1).

ART. Ier. — Marche générale du choléra depuis l'année 1817 jusqu'en 1849.

La première apparition du choléra dans l'Inde est signalée en 1781, époque à laquelle cette maladie exerça ses ravages dans un corps d'armée en station à Ganjam, ville du littoral de la côte de Malabar, à 535 milles N.-E. de Madras. L'année suivante, elle se manifesta dans la garnison de cette dernière ville. Après un assoupissement de près de 35 années, le choléra fut signalé de nouveau en 1817, à Jessora, petite ville du Bengale. Il mit quatre ans pour atteindre les bouches de l'Indus, où il se montra en 1820 (2); un an plus tard il remontait le golfe Persique et atteignait Bagdad, Bassora et Ispahan en 1821. En 1822, le choléra s'étendit sur la Mésopotamie et arriva jusqu'aux rives sud-est de la mer Noire; en 1823, il parut à Astracan, menaçant pour la première fois l'Europe. Déjà, on put remarquer qu'outre sa disposition à rayonner autour des contrées envahies, le choléra montrait une tendance particulière de translation vers le nord-ouest. En 1818, un an après son début à Jessora, le choléra envahissait Agra et Delhi, c'est-à-dire qu'il avait parcouru plus de 300 lieues au nord-ouest, tandis qu'il ne paraissait sur la côte de Coromandel et à Ceylan, à 2 et 300 lieues au sud de Jessora, qu'en 1819, époque où, poursuivant sa course occidentale, il s'approchait de l'Indus, au bord duquel il s'établit dès 1820, à 500 lieues de son point d'origine. En 1823, il se manifestait à 1500 lieues nord-ouest de Jessora dans la ville d'Astracan. Pendant les trois années suivantes, le choléra parut s'affaiblir beaucoup dans toutes les contrées qu'il occupait. En 1827, il reprit une grande intensité au Bengale et dans l'Inde; pour la première fois, il passa alors au nord de l'Himalaya, qui avait semblé jusqu'alors comme une digue pour le centre de l'Asie; ces montagnes ne furent dépassées que vers leurs expansions occidentales. Le Caboul, la Boukarie, et les rives orientales de la

(1) Nous avons eu occasion de toucher un grand nombre de fois à la question du choléra, tant dans ce volume que dans le tome premier. Voy. t. I, p. 32, 83 et 201, et t. II, p. 227 et 230.

(2) Voir le mémoire de M. Marc d'Espine, publié en 1849, sous ce titre : *Aurons-nous le choléra à Genève?*

mer Caspienne et du lac Aral, furent envahis. En 1829, le choléra, qui s'était rallumé sur les rives orientales de la mer Caspienne et du lac Aral où il était venu de Boukarie, ainsi qu'en Perse et en Géorgie, se déclara avec une grande intensité à Orembourg pour la première fois, et peu après en juillet 1830, à Astracan pour la seconde fois, six ans après la première apparition. Les ravages furent grands dans ces deux villes, et le mouvement, soit de rayonnement, soit de translation au nord-ouest, fut très rapide. 21 jours après avoir débuté à Astracan, le choléra paraissait à Saratof sur le Volga, à 130 lieues nord-ouest d'Astracan. En septembre il parut à la fois à Odessa et à Moscou. D'Odessa, en rayonnant dans toutes les directions, il passa rapidement en Moldavie, puis en Hongrie, et enfin il arriva à Vienne en août 1831. De Saratof et Moscou, il chemina principalement vers les sources du Volga qu'il atteignit trois mois et demi après le début à Astracan ; il gagna Riga, la vieille Prusse, l'Elbe et Hambourg en octobre 1831. Entre ces deux lignes, le choléra s'étendit aussi parallèlement sur la Gallicie, la Pologne, la Bohême, la Moravie, la Saxe. Mais l'effort vers l'ouest s'arrêta au sud et au centre de l'Allemagne, vers les Alpes du Tyrol, en Bavière, en Franconie ; les pays riverains du Rhin furent épargnés, et le nord-ouest offrit seul un échappement au courant épidémique. Le Danemark et la Norwège, placés au nord de l'Allemagne rhénane, furent le premier entièrement préservé, la seconde fort peu entamée. Stockholm fut presque le seul point de la Suède visité par l'épidémie.

De Hambourg, le choléra passa en trois semaines à Sunderland sur la côte orientale d'Angleterre, le 26 octobre 1831. Londres et Édimbourg furent atteints en février 1832, Dublin en mars. A la même époque (mars 1832), Paris et Calais furent à la fois les premiers foyers en France. Durant les mois d'avril et de mai, toute l'Irlande et toute la portion septentrionale de la France furent envahies ; mais le rayonnement au sud de Paris n'était pas de 30 lieues, lorsque la translation nord-ouest atteignait Quimper en Bretagne, à 120 lieues au moins de Paris. Le choléra n'était pas encore en juin à Dijon, à 60 lieues de Paris, que déjà il se manifestait au Canada, à Québec, puis à Montréal. Le choléra se répandit rapidement dans les principales villes des États-Unis ; le 1er juillet 1832 il éclatait à New-York ; peu après à Philadelphie, à Baltimore ; le reste de l'été acheva l'occupation de l'Amérique du Nord ; la Nouvelle-Orléans fut envahie en novembre 1832. En 1833, le Mexique fut entamé ; en juin le choléra débuta à Mexico ; en août, à la Vera-Cruz, et c'est pendant que l'isthme des deux Amériques était en pleine épidémie, que le choléra, déjà éteint dans les contrées de l'Europe où il avait sévi pendant l'année précédente, parut pour la première fois à Lisbonne, en juin 1833. Après avoir langui pendant les mois d'hiver 1833 à 1834 en Portugal, l'épidémie fit irruption en Espagne au printemps 1834, sans égard pour les cordons sanitaires. L'Andalousie, la Nouvelle-Castille, et particulièrement leurs capitales, Séville et Madrid, furent ravagées par le choléra ; peu à peu il gagna les côtes ; la garnison anglaise de Gibraltar souffrit considérablement, et Barcelonne essuya une effroyable mortalité. « De là, dit M. d'Espine, le choléra, en rayonnant dans toutes les directions de chaque foyer d'infection, n'en poursuivait pas moins sa propagation orientale par Cette, Marseille, Toulon, Nice, Gênes, où il débuta en août 1835, pour de là s'étendre en Lombardie par Coni et Turin, dans l'Italie centrale par Livourne, Florence, arriver à Trieste en automne 1835, et de là s'en aller, selon toutes les apparences, rejoindre les contrées plus orientales d'où il avait envahi l'Europe cinq ans auparavant, où il avait régné avant et pendant ce laps de temps. Parallèlement au trajet indiqué, le choléra d'Espagne s'était aussi dirigé sur la côte septentrionale d'Afrique, l'avait parcourue dans le même sens, en sorte que le choléra de 1835 a ravagé à peu près toutes les côtes méditerranéennes. A cette époque Malte essuya à son tour l'épidémie, qui lui enleva en deux mois 3 mille habitants sur 120 mille. Le rayonnement des épidémies de Cette, Marseille et Toulon porta le choléra à l'ouest jusqu'au pied des Pyrénées françaises et au nord : Montpellier, Nîmes, Avignon, et même Valence, furent atteints, ainsi que la totalité des départements des Bouches-du-Rhône, du Var et des Basses-Alpes. En juin 1835, le choléra de Marseille sévissait avec une grande intensité ; en juillet, il commençait à rayonner dans toutes les directions, et en particulier il éveillait de grandes inquiétudes à Genève, ainsi qu'à Lyon. On se demandait si les villes situées vers le centre oriental de la France, que le rayonnement méridional du choléra de Paris n'avait pas atteintes en 1832, n'étaient pas réservées pour subir les effets du rayonnement septentrional de l'épidémie méditerranéenne de 1835. A la fin de juillet 1835, époque où l'épidémie de Marseille diminuait d'intensité, Toulon, Nice, Villefranche, étaient envahies, tandis que le choléra ne dépassait guère au nord les départements des Bouches-du-Rhône et des Basses-Alpes ; le choléra de Cette ne s'étendait pas vers le nord au delà du département de l'Hérault ; bref, le rayonnement septentrional n'avait pas dépassé une quinzaine de lieues, tandis que la translation orientale avait été dans le même temps d'au moins 40 lieues. Le 10 août, le choléra était à Gênes, à 60 lieues Est de Marseille, tandis qu'au même moment il arrivait à Avignon, à 24 lieues au nord de cette ville. Presque à la même époque il arriva à Livourne et à Coni, au-delà de la chaîne ligurienne. Enfin il enveloppait Turin, occupait 22 villes du Piémont, se signalait par quelques cas à Florence, qu'il n'avait pas encore atteint Valence, où l'épidémie débuta en août. La Lombardie fut envahie en septembre, Venise et Trieste le furent en octobre, époque où l'épidémie était presque entièrement éteinte dans toute la France méridionale.

« En résumé, le choléra, parti en 1817 du Bengale, tendit dès l'origine à s'étendre vers le nord-ouest. Cet effort fut d'abord impuissant à franchir de grandes distances; il s'épuisa par le fait même du degré d'extension. Mais, le foyer d'origine se rallumant avec une nouvelle vivacité, envoya à chaque recrudescence des rayonnements d'autant plus prolongés qu'ils se dirigeaient dans le sens du nord-ouest. C'est ainsi qu'après des recrudescences répétées pendant 13 années successives, la force de translation poussa l'épidémie jusqu'en Europe, qui fut traversée obliquement en 2 ans. L'Amérique devint, en 1833, le terme de l'expansion cholérique, après quoi le fléau suivit une direction reflexe, et traversa l'Europe par le sud, encore en 2 ans, pour aller regagner son lieu d'origine. Telle a été la loi d'évolution de cette sorte de comète épidémique dont l'Europe a essuyé le premier passage en 1831 et 1832, et le retour en 1835. Les contrées situées en dehors de l'ellipse ont été, ainsi que celles qui se trouvaient à son centre, généralement préservées. Les premières ont été : Une partie du nord de la Russie et de la Finlande, presque toute la Suède et la Norwège, le Danemark intégralement. Les secondes aussi peuvent être exactement indiquées : la Suisse d'abord, formant avec ses Alpes en quelque sorte le noyau du continent Européen, la portion la plus montagneuse du Tyrol, le Vorarlberg, la Savoie, toute la France et l'Allemagne rhénane jusque vers Cologne, ainsi que la France rhodanienne jusqu'au delà de Lyon. Il importe de noter que le Rhin et le Rhône, qui partent de la Suisse, parcourent des pays et des terrains qui peuvent être considérés comme des prolongements des terrains alpins. Depuis l'année 1836 jusqu'à l'année 1847, l'Europe, délivrée du choléra, ne s'en occupa plus. En 1847, le choléra reparut, comme en 1830, à Astracan, et, comme alors, il s'avança vers le nord-ouest, envahit Moscou la même année, y régna pendant l'hiver 1848, ainsi qu'il avait occupé cette ville en 1831.

» Chose remarquable, dit M. d'Espine, la grippe régnait avec une grande intensité pendant ce même hiver 1848 dans tout l'occident de l'Europe, depuis Édimbourg jusqu'à Alger. Il en avait été exactement de même du choléra de Moscou et de la grippe de l'occident en 1831. A quelques différences près, le choléra de 1848 et 1849 suivit en Europe une marche générale fort analogue à celle de 1831 à 35. Comme en 1830 et 31, il s'étendit sur toute la Russie méridionale et centrale, et une partie des régions septentrionales, pendant qu'une épidémie considérable de grippe l'annonçait en Occident; puis il passa en Pologne et en Prusse, en même temps qu'il passait en Gallicie et en Bohême, en Hongrie et en Autriche. De la Prusse il arriva le long de l'Elbe à Hambourg; de Hambourg il passa en Angleterre, d'Angleterre à Paris, d'où il rayonna dans les divers départements, comme en 1832. Enfin, il passa d'Europe en Amérique. »

Voici les différences les plus notables. En 1832, la Hollande et la Belgique n'avaient pas reçu le choléra par translation occidentale de Prusse et de Hambourg, mais par le rayonnement des épidémies d'Angleterre à Schweiningen, en juillet pour la Hollande, et de France à Coutray, en mai pour la Belgique. Cette fois, ce fut de l'Allemagne que ces deux pays reçurent le choléra avant son arrivée en France. La Norwège avait été touchée en octobre 1832, postérieurement à l'invasion du fléau en France, et probablement par suite des dernières recrudescences en Prusse. Cette fois, c'est en janvier 1849, un peu avant l'invasion en France, et pendant celle d'Angleterre, que Berghem, peut-être la seule ville de Norwège, reçut le choléra. L'Amérique, au lieu de le recevoir, comme en 1832, par le Nord, c'est-à-dire par le Canada, postérieurement à l'invasion de la France, le reçut à la fin de 1848 par la Nouvelle-Orléans, avant l'arrivée du fléau en France, et peu après son entrée en Angleterre, qui probablement servit cette fois d'intermédiaire entre l'Europe et l'Amérique. En 1832, le choléra avait sauté tout droit de Londres à Paris, d'où il s'était ensuite étendu, par le rayonnement, dans les départements qui séparent Londres de Paris. En 1849, le choléra passa d'Angleterre à Fécamp, à Douai, puis à d'autres villes du nord de la France, pour arriver ainsi de proche en proche jusqu'à Paris. Autre différence : lors de l'épidémie de 1831-35, c'est en Amérique, pendant l'année 1833, que s'était dessinée la marche réflexe; et après avoir épuisé son action dans l'Amérique du Nord, le choléra traversa de nouveau l'Atlantique, pour regagner par l'Europe méditerranéenne son lieu d'origine; en 1849, pendant la dissémination américaine de l'épidémie, c'est en France que l'épidémie retourna en gagnant la Méditerranée, pour de là prendre la direction orientale. En 1832, Marseille avait été épargné et réservé pour 1835. En 1849, le choléra, après avoir gagné les départements de la Charente, puis de la Gironde, le Languedoc, le Gard, Lunel en particulier, arriva à Marseille en août 1849, sept mois après le début de Paris. Dès lors, la translation de l'ouest à l'est se caractérisa ; Toulon, Nice, Gênes, furent plus ou moins touchés. Pendant ce temps, le rayonnement de Marseille vers le Nord s'opéra comme en 1835.

Lors de l'épidémie de 1831 à 35, l'immunité sétendit sur une plus grande surface qu'en 1848 et 49. En 1832, les rives du Rhin furent préservées sur un parcours de plus de 200 lieues, tandis qu'en 1849, Cologne, Manheim, et même Heilbronn, tout près de la frontière septentrionale de la Suisse, furent visitées par l'épidémie. Le Tessin fut aussi entamé à Mendrisio, vers ses expansions les plus méridionales.

M. d'Espine pense que les hautes montagnes qui forment le centre des continents sont antipathiques au choléra, et paraissent préserver par leur voisinage les pays qui les environnent. « On pourrait, dit-il, objecter à cette conclusion le passage du choléra des Indes dans l'Asie centrale, malgré l'Himalaya, en 1827 ; le passage de Perse en Europe, malgré le Caucase, en 1830. Mais rien ne prouve que, pour arriver en Boukarie, le choléra n'ait pas tourné la chaîne centrale de l'Asie, et tout montre au contraire que, sans l'Himalaya, le choléra qui a éclaté au sud de cette chaîne en 1817, aurait rayonné vers le centre de l'Asie aussi rapidement qu'il l'a fait vers le sud, ce qui n'a pas eu lieu. Quant au Caucase, il ressort assez des détails qui précèdent, que c'est le long de la mer Caspienne et non par le Caucase que le choléra a passé de la Géorgie dans la Russie d'Europe. »

ART. II. — Du choléra en France et en Belgique.

FRANCE.

Des manifestations du choléra en France dans leurs rapports avec la nature géologique du sol (1). — Le choléra s'est développé, à diverses époques, dans les trois grands bassins tertiaires de la France : en 1832, dans ceux de Paris et de la Gironde ; en 1834 et 1835, dans le delta du Rhône, après avoir suivi le littoral de la Méditerranée. A la première époque, progressant du nord au midi, il a régné en Bretagne ; à la dernière, allant en sens opposé, il a sévi deux fois à Marseille. En suivant ces deux directions, il s'est arrêté au pied des montagnes de l'Auvergne et du Cantal ; il n'a point franchi le plateau central, formé

(1) Fourcault, *Communications faites à l'Académie des sciences.*

de roches primitives. Au nord-est, il s'est arrêté au pied des Vosges, formées également de terrains anciens, et qui peut-être ont préservé le bassin tertiaire de l'Alsace. Telle paraît avoir été l'influence des terrains de transition des Ardennes, de la Bourgogne et de la Normandie. Les formations tertiaires et carbonifères, encaissées dans des roches primitives, comme celles du plateau central, par exemple, ont été préservées. Le choléra a sévi, au contraire, avec la plus grande intensité sur les formations carbonifères du nord de la France, de la Belgique et de l'Angleterre, qui ne sont point protégées, isolées par de semblables roches. En France, comme en Russie, en Pologne, en Allemagne, en Angleterre, l'épidémie de 1832 a suivi, avec une constance remarquable, le littoral de la mer, les fleuves, les rivières navigables ou non navigables ; elle a sévi au pourtour des lacs, des étangs, près des ruisseaux dont l'eau est claire et limpide, comme sur les bords vaseux de quelques cours d'eau ; presque jamais elle ne s'est montrée à la source des fleuves ; leurs embouchures ont été le théâtre où elle a exercé le plus souvent des ravages ; elle a paru s'arrêter dans les régions où ils coulent sur des roches primitives, là où l'on trouve peu de terre d'alluvion. On a remarqué l'activité singulière de la cause essentielle du choléra, suivant le cours des rivières, sur des formations secondaires, tertiaires, et surtout sur les terrains d'alluvion. Au lieu de suivre la ligne droite pour passer du bassin de la Seine dans celui de la Gironde, en traversant le haut Poitou, le plateau central, le choléra a parcouru le cours de la Loire, le littoral de la Vendée et celui de la Charente-Inférieure, et il a évité des obstacles géologiques insurmontables. Dans la presqu'île granitique de la Bretagne, où les obstacles se multiplient, la marche a été très lente, et c'est sur le littoral qu'il a offert le caractère épidémique. Dans l'intérieur de la Bretagne, là où l'on ne trouve que des terrains primitifs ou de transition, il a épargné une nombreuse population, et il était à l'état sporadique dans quelques localités. Pendant le règne des deux épidémies qui ont étendu leurs ravages en 1832, 1834 et 1835 dans le nord et dans le midi de la France, le choléra a enlevé 114 716 individus. On trouve 94 110 décès dans le bassin de Paris, en y comprenant la Champagne et la Lorraine ; 11 416 dans le bassin du Rhône ; 1 283 dans celui de la Gironde ; 6 218 en Bretagne et 1 689 dans divers départements où cette affection a paru à l'état sporadique. On a compté :

Dans le seul département de la Seine........	23,55	décès sur 1000 hab.
le bassin de Paris..................	7,65	—
le bassin de la Gironde.............	1,28	—
la Bretagne......................	1,45	—
le bassin du Rhône................	6,44	—

Mortalité comparée des deux années de choléra, 1832 *et* 1849 (1).

En 1832, le nombre des naissances étant de..................	938 186
le nombre des décès s'est élevé à	933 733
l'accroissement de la population est donc descendu à...........	4 453
En 1849, le nombre des naissances a été de..................	995 566
le nombre des décès de.....................................	982 008
l'accroissement annuel a donc été de.......................	13 458

Pour apprécier les pertes relatives supportées aux deux époques ainsi mises en parallèle, il faut les comparer avec le total de la population française.

Première époque : 1832. — Décès annuels....................	933 733
Population totale..	33 547 109
Le rapport de ces deux nombres donne par million d'habitants : décès.	28 689
Deuxième époque : 1849. — Décès annuels....................	982 008
Population totale..	35 727 730
Le rapport de ces deux nombres donne par million d'habitants : décès.	27 486
Il résulte de là qu'en 1849 la mortalité, par million d'habitants, est de 1,203 décès moindre qu'en 1832. Si maintenant on calcule la moyenne des décès annuels de cinq années antérieures à 1832, et par conséquent pendant lesquelles le choléra n'a point eu d'effet, on trouve que le nombre est par million d'habitants, de........	25 024
Le nombre des décès pendant l'année 1832 étant, par million d'habitants, de..	28 689
On en déduit que la mortalité qu'on peut attribuer au choléra de 1832, par million d'habitants, est de......................	3 665
D'un autre côté, la moyenne des décès annuels des cinq années immédiatement antérieures à 1849 est, par million d'habitants, de.	22 984
Décès pendant l'année 1849, par million d'habitants............	27 486
La mortalité qu'on peut attribuer au choléra de 1849, par million d'habitants, est donc de................................	4 502
En définitive, on arrive à ces résultats : le choléra de 1849, comparativement aux décès moyens des cinq années précédentes, présente un accroissement, par million d'habitants, égal à	4 502
Le choléra de 1832, comparativement aux décès moyens des cinq années précédentes, présente un accroissement, par million d'habitants, égal à..	3 665

(1) Voy. la *Communication faite à l'Académie des sciences*, par M. Ch. Dupin, le 19 juin 1852.

La mortalité qu'on peut attribuer à l'invasion du choléra présente donc, d'après ces données, en 1849, un accroissement qui l'emporte de 228 millièmes sur la mortalité comparable de 1832.

M. Ch. Dupin termine par un rapprochement sur l'allongement de la vie moyenne, en France, depuis quatre-vingts ans.

De 1771 à 1780 inclusivement, la mortalité moyenne, par million d'habitants, sans épidémies extraordinaires, s'élevait à.........	33 000
En 1832, première époque d'invasion du choléra, la mortalité s'élève à..	28 689
En 1849, deuxième époque d'invasion cholérique, la mortalité s'élève à..	26 024

Par conséquent : 1° si l'on avait doublé la mortalité due au choléra en 1832, la totalité des décès par million d'hommes n'aurait pas encore égalé la mortalité telle qu'elle existait de 1771 à 1780, sans épidémies extraordinaires; 2° si l'on avait triplé la mortalité due au choléra dans l'année 1849, la totalité des décès par million d'hommes n'aurait pas encore égalé la mortalité telle qu'elle existait de 1771 à 1780, sans épidémies extraordinaires.

Parallèle des trois épidémies de Paris (1). — Les trois épidémies cholériques qui ont atteint Paris, depuis 1832 jusqu'en 1854, ont différé entre elles : par la durée qui, de sept à huit mois, s'est étendue à quatorze pour la dernière; par la saison dans laquelle s'est manifestée la maladie, en mars les deux premières fois, en novembre la troisième; mais celle-ci prenant la fin de mars pour point de départ d'une seconde période, plus grave même que la première. Elles ont différé par la rapidité de l'évolution de l'épidémie, dont le point culminant est survenu :

Pour 1832, en moins de quinze jours;
1849, en trois mois moins quelques jours;
1853-1854, en huit mois.

Par l'intensité évaluée d'après le chiffre des décès et d'après le nombre constaté ou supposé des malades :

	Décès.	Malades.
1832....................	18,654	39,403
1849....................	19,184	35,449
1853-1854	9,096	17,798

(1) Voy. F. Blondel, inspecteur de l'administration générale de l'assistance publique, *Rapport sur l'épidémie cholérique de* 1853-1854, *dans les établissements dépendant de l'administration générale de l'assistance publique de la ville de Paris.* Paris, 1855. — Bouvier, *Mém. sur la mortalité comparée des quartiers de Paris dans l'épidémie de choléra de* 1849 (*Mém. de l'Acad. de méd.* Paris, 1853, t. XVII, p. 335).

On a compté d'ailleurs :

En 1832......	1 décès, à domicile et dans les hôpitaux, sur			45 hab.
1849......	1	—	—	65
1853-1854..	1	—	—	132

La comparaison du chiffre total des victimes avec l'ensemble de la population donne :

En 1832..............	5 décès 8/10 sur 100 habitants.		
1849..............	4	4/10	—
1853-1854.........	4	»	—

Parmi les analogies la plus frappante est la similitude d'action du choléra, à chacune de ses phases, sur tous les points de la ville, à l'égard de toutes les classes de personnes ; similitude telle que les mêmes dates, presque les mêmes heures, marquent le commencement, le maximum d'effet et la décroissance de chacune de ces périodes, pour tous les quartiers, comme pour toutes les catégories d'habitants.

Pendant l'épidémie de 1853 à 1854, on a étudié la durée du séjour à Paris de 4 730 cholériques admis dans les hôpitaux, et cet examen a donné les résultats suivants :

264	malades étaient à Paris depuis	1 à 15 jours.
55	—	16 à 29
426	—	1 à 2 mois.
665	—	3 à 6
2,988	—	plus de 6 mois.

Sur 4740 malades du dehors, 4 359 ont avoué avoir eu la diarrhée avant l'admission à l'hôpital. Des 4 359 derniers, 2491 avaient ressenti de la diarrhée pendant :

1 jour,
1 635 de 3 à 9 jours,
233 depuis 10 jours au moins.

Sur 1 953 individus frappés de choléra pendant leur séjour dans les hôpitaux, on a trouvé comme maladies extérieures :

Fièvres typhoïdes........................	207
Maladies des organes de la respiration......	200
Cas de chirurgie........................	182
Suites de couches	100
Maladies des organes de la digestion........	93

BELGIQUE (1).

En Belgique, la première des deux épidémies cholériques débuta, le 24 avril 1832, dans une petite commune de la province de Hainaut, celle de Vaulx, arrondissement de Tournay. Quatre jours après, la maladie se montrait en même temps à Courtray et à Wetteren. Les localités où elle se manifesta dans le cours du mois suivant sont les villes de Furnes, de Gand, de Saint-Ghislain, de Peruwelz, de Tournay, et les communes de Ghlin, de Bruyelles et de Calonne. En juin, elle parut dans les provinces d'Anvers et de Brabant, et, en août, dans celle de Limbourg, où elle s'éteignit bientôt. La province de Liége en fut exempte jusqu'au 17 septembre; à cette époque, la maladie était partout en décroissance. Une seule commune du Luxembourg belge, celle de Habay-la-Neuve, fut envahie par l'épidémie. L'hiver arrêta la marche de la maladie, et ce n'est qu'au mois de juillet qu'on la vit reparaître. Les provinces qui en souffrirent le plus furent celles de Liége, d'Anvers et de la Flandre orientale. Elle disparut de nouveau à l'arrivée de la saison froide, pour ne plus se montrer que dans six communes, dont une de la province de Brabant. Cette troisième invasion du choléra dans la ville de Gand, en 1834, donna 301 malades et 201 décès. Les cinq communes rurales réunies n'eurent que 22 victimes.

Le premier malade de la seconde épidémie cholérique fut observé au port d'Anvers, le 28 octobre 1848; c'était un matelot du bâtiment à vapeur *l'Amicitia*, arrivé la veille de Rotterdam, où la maladie sévissait depuis longtemps. Quelques autres cas, tous isolés, ne tardèrent pas à se montrer dans la ville même. La maladie semblait avoir cessé sur se point, lorsqu'on la vit éclater presque simultanément dans les provinces de la Flandre orientale, de Hainaut et de Liége. Le choléra s'éteignit à Mons et à Anvers vers le 12 janvier, mais il se maintint à Liége, sans y prendre, jusqu'au 17 du même mois, un mouvement sensiblement ascensionnel. Le nombre journalier des morts, qui avait été jusque-là de 4 à 5 au plus, s'éleva à 17 et, au 1er février, cinquantième jour de l'existence de la maladie, on constata qu'elle avait déjà fait 280 victimes. En janvier 1849, la maladie fit invasion dans les villes de Visé, d'Antoing, de Gand et sur plusieurs autres points des provinces de Liége, de Hainaut et de la Flandre orientale. Le nombre des communes infectées, qui n'était alors que de 31, atteignit, à la fin de mai, le chiffre de 140; à cette époque, le fléau re-

(1) *Statistique générale de la Belgique*, p. 545-548.

doubla d'activité et, comme en 1832, ce fut pendant les mois de juin, de juillet et d'août qu'il fit le plus de ravages. L'approche de l'automne l'arrêta dans sa marche ; il s'éteignit sous l'influence des constitutions hivernales. Le Luxembourg est la seule province où le choléra ait reparu en 1850 ; il y a cessé dans le mois d'avril, après avoir fait 28 victimes.

En comparant les deux épidémies, on trouve que la première a causé 7984 décès (6031 en 1832 et 1953 en 1833) ; que la seconde a été beaucoup plus étendue ; que, dans l'une comme dans l'autre, les campagnes ont moins souffert que les villes ; qu'aux deux époques, les provinces de Brabant, de la Flandre orientale et de Hainaut ont été plus maltraitées que les autres.

C'est sur les terrains les plus modernes que l'épidémie a pris généralement le plus d'extension ; il s'en faut toutefois que ces données puissent être admises d'une manière absolue. Voici les indications que fournissent sur ce point les recherches faites au moyen de la carte géologique de la Belgique, dressée par le professeur Dumont, de Liége. Ces recherches se bornent aux 82 communes où le choléra a fait le plus de victimes, dans les deux épidémies. Ces localités se répartissent ainsi :

Terrains quaternaires...........	54
— tertiaires..............	12
— secondaires............	4
— primaires..............	12

Sur les douze localités appartenant aux terrains primaires, cinq reposent sur le terrain houiller et sept sur le calcaire anthraxifère. Deux de ces dernières, la ville de Verviers et la commune de Pepinster, ont été fortement éprouvées par l'épidémie, dans sa dernière invasion. En 1833, la commune de Vaux-sous-Chèvremont, qui est assise sur le terrain houiller, est une de celles qui ont fourni le plus de décès. Le choléra ne s'est pas manifesté dans un grand nombre de communes situées dans des bas-fonds humides ; il a généralement épargné celles où la fièvre intermittente est considérée comme endémique ; à l'exception de quelques localités, les points des Flandres où l'on rencontre beaucoup d'eau ont relativement moins souffert que des cantons d'autres provinces placés dans des conditions opposées.

Voici la répartition mensuelle des décès pendant l'épidémie de 1848 à 1849 :

	Sexe.		
	Masculin.	Féminin.	Total.
Janvier	297	200	497
Février	267	251	518
Mars	384	331	715
Avril	263	273	536
Mai	669	592	1,261
Juin	2,466	2,383	4,849
Juillet	2,315	2,434	4,749
Août	2,512	2,568	5,080
Septembre	1,832	1,883	3,715
Octobre	495	465	960
Novembre	59	63	122
Décembre	7	18	25
	11,566	11,461	23,027

Sur 23,027 décès cholériques, on a compté :

	Nombre des décès.	Proportion pour 100.
De la naissance à 1 an	715	3,11
De 1 à 5 ans	2,738	11,90
5 à 15 ans	3,248	14,10
16 à 30 ans	3,396	14,75
31 à 60 ans	9,350	40,60
61 à 80 ans	3,332	14,46
80 à 100 ans	248	1,08
Total	23,027	100,00

Pour comparer le chiffre des décès à celui des cas de maladie, il a fallu recourir aux éléments fournis par les villes. Ceux dont on a fait usage ont été recueillis, pour les deux épidémies, dans les quatre principales villes de la Belgique : Anvers, Bruxelles, Gand et Liége. Sur les 17,161 malades et les 9,641 décès cholériques observés dans ces communes pendant les deux épidémies, il y a eu :

	Malades.	Décès.
De la naissance à 1 an	223	192
De 1 à 5 ans	1,407	1,009
6 à 15 ans	2,506	1,172
16 à 30 ans	3,567	1,461
31 à 60 ans	7,114	4,120
61 à 80 ans	2,203	1,567
81 à 100 ans	141	120
Totaux	17,161	9,641

La comparaison du chiffre des décès avec celui des malades établit que les deux points extrêmes de la vie ont donné la mortalité la plus élevée, et que la période où elle a été la moins forte est celle de trente à soixante ans. A partir de l'âge de quinze ans jusqu'à soixante, le nombre des décès a toujours excédé la moitié du chiffre des malades.

ART. III. — Du choléra en Suisse et en Bavière.

SUISSE (1).

Le choléra s'est montré pour la première fois à Genève en 1854, mais il n'a fait que paraître et disparaître en n'emportant que deux malades. En 1855, serrée de près par le fléau épidémique, qui sévissait cruellement dans une ville du voisinage (2), Genève a fini par lui payer son tribut. L'année précédente, le choléra s'était bien approché des frontières, mais il avait été beaucoup moins meurtrier que cette année dans la localité envahie (3). L'épidémie de Genève a été une des moins étendues que l'on ait observées, le nombre des malades n'ayant pas dépassé 92 dans la ville et le canton réunis qui comptent à peu près 66 000 âmes (4). Elle a commencé à la fin du mois d'août et fini dans les derniers jours du mois d'octobre ; sa durée a été d'environ soixante jours.

« La proportion des cholériques sans prodromes, dit M. Rilliet, a été peut-être plus considérable que dans la plupart des autres épidémies ; ainsi je suis certain que *sur un cinquième au moins de mes malades, le choléra a paru brusquement au milieu d'un bon état de santé*, *et sans être pré-*

(1) *Le choléra à Genève en* 1855, par M. Rilliet, médecin en chef de l'hôpital de cette ville (*Union médicale du* 22 *mars* 1856).

(2) A Seyssel, à 30 kilomètres au-dessous de Genève (1500 cas sur 10 000 habitants).

(3) En 1854, le choléra a régné à Annecy (72 cas sur 10000 habitants).

(4) Les chiffres suivants donnent une idée du peu d'intensité de l'épidémie de Genève comparée à d'autres .

Années.	Noms des villes.	Nombre des cas sur 10000 hab.
1832	Paris	400
1835	Turin	29
1854	Gênes	531
1854	Milan	29
1854	Turin	158
1854	Annecy	72
1855	Bâle	120
1855	Seyssel	1500
1855	Genève	21

cédé d'aucun symptôme abdominal ou autre. Il va sans dire que je me suis enquis des antécédents dans les plus grands détails et avec le soin le plus scrupuleux. A toutes mes interrogations j'ai reçu cette réponse uniforme : « Nous étions en parfaite santé, nous n'avions point perdu l'appétit, nos » digestions se faisaient bien, nous nous étions couchés bien portants, » lorsque le choléra nous a pris. »

BAVIÈRE.

En Bavière, M. Pettenkofer a cherché à montrer que le choléra ne se développe ni d'après les lois des maladies purement contagieuses, ni d'après celles des épidémies miasmatiques, mais que les personnes atteintes de diarrhée, même légère, pendant la durée de l'épidémie cholérique, peuvent répandre elles-mêmes le germe de la maladie. Il s'appuie sur les faits suivants: 1° Les 225 surveillants du palais de l'Industrie (à Munich) répandirent le choléra dans leurs quartiers respectifs, n'étant eux-mêmes atteints que d'un léger dévoiement. 2° A Ebrach, l'épidémie éclata dans la prison à la suite de l'arrivée d'un prisonnier venant de Munich et qui n'avait qu'une légère diarrhée. La blanchisseuse qui lava son linge souillé par des matières fécales succomba promptement au choléra. 3° A Ratisbonne, le teneur de livres de la fabrique de porcelaine revint de Munich avec la diarrhée ; deux jours après le choléra se déclara dans sa maison, il mourut et cinq locataires le suivirent en peu de temps. 4° Dans la prison de Kaiserheim, même résultat : arrivée d'un étranger venant d'un lieu infecté et se croyant bien portant, ne présentant qu'un léger dérangement d'entrailles ; période d'incubation de huit à vingt et un jours, suivant l'état plus ou moins humide de l'atmosphère ; l'épidémie éclate, elle a sa période de progression, sa période stationnaire, sa période de diminution et souvent une recrudescence, surtout si de nouveaux étrangers surviennent dans la localité. La marche du choléra à Nuremberg lui paraît prouver l'immunité des quartiers bâtis sur le roc. Le côté de Saint-Laurent, bâti sur un banc de sable, fut décimé, tandis que l'autre moitié de la ville, établie sur le roc, eut peu de cas qui ne présentèrent jamais la forme épidémique. A Munich et à Nuremberg, les lieux bas et humides souffrirent beaucoup. « J'hésitai longtemps, dit M. Pettenkofer, à décider si cette étrange et constante influence du sol agissait sur la prédisposition individuelle, ou sur la production même du poison. Diverses observations me convainquirent que, de la nature du sol, dépendait la quantité de matière septique produite et que sa composition, et surtout le plus ou moins d'humidité de ses couches, avaient une grande influence sur le développement du choléra. » Mais, que laisse l'homme au sol ? Selon M. Pettenkofer, il y laisse son urine et ses excréments, modifiés, infectés, ayant subi l'influence d'un milieu où règne le choléra et possédant dès lors, pourvu qu'ils rencontrent un sol propice, la propriété de reproduire les miasmes, le poison, le choléra enfin. Les matières infectées subiraient dans la terre humide une division, une fermentation lente, et produiraient, outre les gaz ordinaires, le virus cholérique. Chaque organisme résiste plus ou moins au poison : le premier degré d'empoisonnement serait cette diarrhée reproduisant les miasmes empoisonnés, le second degré serait la cholérine, le troisième le choléra. 90 fois sur 100 le choléra s'est déclaré de minuit à six heures du matin, ce qui peut être attribué au défaut de renouvellement de l'air ou à l'état de faiblesse de l'organisme pendant le sommeil. Les femmes chargées d'ensevelir les morts, auxquelles l'usage abandonne les derniers vêtements, furent peu atteintes, tandis que la mortalité de ces femmes était énorme dans les campagnes. Il est vrai que les premières, ayant trop d'occupation, faisaient laver le linge par d'autres personnes, tandis que les campagnardes se chargaient elles-mêmes de ce soin. En résumé, pour M. Pettenkofer, le choléra a pour cause le développement d'un miasme produit par la fermentation, la décomposition ou la putréfaction des excréments humains dans un sol poreux et humide, excréments provenant d'individus déjà atteints du choléra, ou du moins ayant contracté la diarrhée dans une localité où sévit l'épidémie.

ART. IV. — Du choléra en Angleterre, en Danemark, en Suède et en Russie.

ANGLETERRE (1).

Mesures préventives. Dès le commencement de novembre 1848, c'est-à-dire au début de l'épidémie, le conseil général de santé publia des instructions détaillées et des observations destinées à mettre en lumière cet enseignement que c'est dans les parties les plus malpropres et les plus humides des villes, là où il n'y a ni égouts ou canaux pour le déversement des immondices, ni cours d'eau pour faciliter leur écoulement, que le choléra se montre de préférence et exerce le plus de ravages. Il s'appliqua

(1) *Report of the general board of health, on the epidemic cholera of* 1848 *and* 1849. Consultez aussi : *Report on cholera in England*, 1848-1849. London, 1852, 8°. Ce dernier rapport, émané de l'administration du Registraire général, est précédé d'une savante introduction due à M. Farr.

surtout à montrer que le choléra s'était comporté ainsi en 1832, et à faire comprendre qu'il en serait probablement de même en 1848. L'invasion du choléra confirmée, les mesures d'assainissement furent conduites avec diligence dans les localités, telles que Londres, où la population pauvre et les autorités municipales les avaient entièrement négligées. Des ordres furent donnés pour le nettoyage complet et le lavage à eau courante des rues étroites et malpropres et des cours intérieures qui servaient de réceptacles aux immondices, pour le lavage des murs intérieurs des maisons, pour l'organisation des secours. On institua un service régulier de visites quotidiennes dans toutes les maisons, dans le but spécial de combattre la diarrhée prodromique; on requit un nombre suffisant de médecins; on ouvrit des maisons de secours temporaires; on créa de nombreux dispensaires et seulement quelques hôpitaux uniquement affectés aux cholériques. Tel fut le système de mesures adopté. Les résultats, au dire du rapport, ont dépassé les espérances et constituent une expérience décisive. Le docteur Sutherland faisait pratiquer le lavage des rues à grande eau, au moyen des pompes à incendie. Il cite notamment la ville de Sunderland, où ce procédé hygiénique amena les plus heureux effets. La maladie, qui était dans toute son intensité, déclina immédiatement. Elle offrit, il est vrai, quelques jours plus tard, une recrudescence; mais bientôt elle disparut, presque complétement, après une pluie torrentielle. Le lavage des murs intérieurs des maisons était fait à l'eau de chaux. On le pratiqua partout en même temps, et les autorités locales eurent ordre d'enrôler un certain nombre d'ouvriers partout où le choléra sévissait avec intensité. A Édimbourg, où ce moyen avait été employé avec succès pendant la première épidémie, on le renouvela dans les paroisses les plus insalubres, et sur une grande échelle. On joignait ordinairement au lavage des fumigations. Or la mortalité à Édimbourg a été inférieure de moitié à celle de 1832; le contraire a eu lieu dans toutes les villes où les mesures hygiéniques n'ont pas été appliquées.

Le rapport général établit trois choses : la première, c'est que, dans toute l'Europe, l'apparition du choléra épidémique a été *constamment* annoncée par un grand nombre de cas de diarrhée. En Russie, à Berlin, à Hambourg, à Bristol, à Hull, à Manchester, à Liverpool, à Londres, partout la même succession. Le second fait mis hors de doute, c'est que, pendant le règne du choléra, la diarrhée continuait d'envahir une grande partie des populations. A Glascow, elle n'a épargné presque personne; à Coatbridge, sur 4000 habitants, 600 seulement ont échappé à ses atteintes. Enfin il a été démontré que, dans l'immense majorité des cas, les attaques de choléra avaient été précédées de diarrhée. M. Sutherland ajoute que sur 500 cas examinés avec soin, la diarrhée a existé presque sans exception Le rapport affirme que la diarrhée, toutes les fois qu'elle règne épidémiquement en même temps que le choléra, constitue un signe prodromique du choléra lui-même; qu'elle n'est pas seulement une cause prédisposante, mais bien *une partie* de cette dernière affection, dont elle marque le début.

Les médecins se distribuèrent les localités envahies, de manière à pouvoir visiter *toutes* les maisons, et à traiter sans retard ces indispositions, en apparence légères, que l'incurie ou le soin des affaires porte trop souvent à négliger. Cette mesure produisit les résultats qu'on était en droit d'en attendre. Dans toutes les localités où elles furent rigoureusement exécutées, le chiffre des cas de choléra ne tarda pas à baisser; en même temps, le nombre des diarrhées paraissait augmenter, comme si elle eussent pris la place du choléra proprement dit. Pendant les huit semaines que dura cette opération, on découvrit et on traita 43 737 cas de diarrhée, 987 cas de choléra commençant, et 780 cas de choléra confirmé; 52 fois seulement le choléra se développa malgré le traitement préventif. La commission regarde l'ouverture des maisons d'asile, lorsqu'elles sont situées dans des localités salubres, comme un auxiliaire indispensable des visites à domicile. M. Sutherland affirme que, dans les villes de province qu'il a parcourues, 87 fois sur 100 les cas de choléra se déclaraient dans des maisons où des malades avaient déjà séjourné. Quand l'affection se montrait en même temps dans plusieurs maisons contiguës, il y avait grand danger pour les habitants à rester dans leurs demeures; un grand nombre d'entre eux ne tardaient pas à être frappés. Si, au contraire, ils se réfugiaient dans des habitations éloignées et convenablement disposées, ils étaient atteints dans une proportion infiniment moindre. Ainsi, dans la dernière épidémie, sur 270 entrants à la maison d'asile d'Édimbourg, aucun cas de choléra ne s'est déclaré A Glascow, sur 807 admissions, il n'y eut que 25 cas de choléra et 8 morts. A Dundee, sur 250 personnes, 4 cholériques seulement. Dans les villes et villages dépourvus des ressources suffisantes pour l'établissement de maisons de secours, la commission fit donner des tentes qu'on dressait en plein air et sous lesquelles se retiraient les habitants. *Plusieurs fois cette mesure arrêta les progrès de l'épidémie.* Quant aux hôpitaux spéciaux proprement dits, à ceux qui étaient affectés aux cholériques, le comité d'hygiène a craint les fâcheux effets de l'entassement et a préféré s'attacher, moyennant rétribution, un nombre suffisant de personnes chargées de soigner les indigents dans leurs foyers, sous la direction de médecins visiteurs. Le rapport compare les résultats du traitement des cholériques dans les hôpitaux et à domicile, et cette comparaison n'est pas à l'avantage des établissements hospitaliers. Cette remarque avait déjà été faite en 1832. Suivant M. Sutherland, les trois hôpitaux de cholériques de Glascow et les quatre de Liverpool, sur 2 040 cas, ont donné 1 099 morts ou 53,8 p. 100; dans les mêmes villes, les malades traités à domicile ont donné, sur 5 168 cas, seulement 1 909 décès ou 36 p. 100.

Le fond du rapport est tout entier dans cette croyance que le choléra se propage exclusivement par infection, jamais par contagion (1). L'infection peut avoir des sources nombreuses: les miasmes des égouts, des étangs, des vidanges, des cimetières; elle peut émaner d'un rassemblement d'hommes; mais, dans aucun cas, un individu atteint de choléra ne peut, à lui seul, transmettre le mal à un individu sain. Dès lors, les voies de la prophylaxie sont toutes tracées. Il est indifférent de laisser communiquer deux personnes dont l'une est cholérique et l'autre bien portante; mais il faut disséminer les populations ravagées par le fléau, il faut les éloigner des foyers épidémiques, les transporter dans des maisons bien aérées, exemptes d'émanations nuisibles, ou les faire camper dans les plaines sous des tentes. Il faut tarir les diverses sources d'infection, laver les égouts, les ruisseaux stagnants, dessécher les étangs, prévenir les filtrations dans les fosses d'aisances, blanchir à la chaux les murailles grasses et imprégnées d'émanations putrides.

Résultats des diverses méthodes de traitement. — 2 749 cas ont été rangés en trois groupes: 1° ceux qui se sont produits dans les hôpitaux de Londres, au nombre de 1 104; 2° ceux qui se sont présentés dans les districts métropolitains, en dehors des hôpitaux, au nombre de 1 645; 3° ceux qui se sont montrés dans les districts de province. Ces trois classes ont été elles-mêmes subdivisées, suivant le caractère prédominant du traitement employé: 1° traitement par les altérants; 2° par les astringents; 3° par les stimulants; 4° par les vomitifs et les purgatifs. Sur les 2 749 on en compte dans les hôpitaux de la métropole 680 traités par les altérants, 231 traités par les astringents, 84 par les stimulants, et 100 par les évacuants; et dans les districts de la métropole, en dehors des hô-

(1) Il va de soi que nous laissons au Rapport du conseil général de santé d'Angleterre toute la responsabilité d'une théorie si absolue.

pitaux, 977 traités par les altérants, 426 par les astringents, 196 par les stimulants, 46 par les éliminateurs. Les tableaux du rapport fournissent la condamnation formelle du traitement par les évacuants. Ils semblent témoigner encore contre le traitement par les stimulants, excepté comme ressource dans les cas extrêmes. Ils accordent un avantage marqué aux altérants, surtout au calomel associé à l'opium; ils reconnaissent une supériorité plus tranchée aux astringents, en particulier à la chaux unie à l'opium. La mortalité moyenne est, en effet :

Dans le traitement par les évacuants	de 71,7 pour 100
— par les stimulants..............	54
— par les altérants, calomel et opium.	36,2
— par les astringents, chaux et opium.	20,3

Pour juger exactement de la valeur de ces preuves, il serait nécessaire d'apprécier le degré de gravité des malades, et le seul moyen que la commission eût sous la main pour fixer sa conviction était de rechercher la proportion relative des cas de collapsus par rapport au nombre des décès dans chacune de ces classes respectivement. En comparant le nombre des cas de collapsus à celui des morts, on trouve que le calomel et l'opium occupent le rang le plus élevé dans l'échelle des succès, et l'ordre de préférence se trouve le suivant :

Calomel et opium............	de 59,2 pour 100
Calomel à hautes doses	60,9
Médication saline............	62,9
Chaux et opium	63,2
Calomel à petites doses........	73,9
Huile de ricin...............	77,6
Acide sulfurique	78,9

La chaux, associée à l'opium qui se trouve à la tête de la liste dans la moyenne générale, tant dans la pratique civile que dans les hôpitaux, n'occupe donc plus que le quatrième rang, si l'on compare les cas de collapsus avec le nombre des décès. Dans les relevés des hôpitaux, le nombre des cas de collapsus est beaucoup moindre ; mais, en revanche, à la suite de l'emploi de cette espèce d'astringents, le nombre des accidents fébriles consécutifs dépasse de beaucoup la moyenne. On pourrait admettre qu'une bonne méthode de rendre compte de cette différence des résultats fournis par les astringents, en général et dans les cas graves, serait de tenir note de la proportion relative des accidents fébriles consécutifs dans les cas graves; on en conclurait alors que ce traitement a arrêté le passage à l'état de collapsus pour augmenter le nombre des passages à l'état fébrile dans les cas qui ont survécu. Les divers modes de traitement suivis dans les hôpitaux ont fourni des résultats dans un rapport tout à fait semblable à ceux que ces mêmes méthodes de traitement ont donnés dans la pratique privée. Il est difficile, quand plusieurs remèdes ont été employés simultanément ou successivement, de faire la part de l'influence de chacun d'eux; néanmoins, on peut arriver approximativement à apprécier la valeur de ces moyens en particulier, en agissant sur un grand nombre de cas, et en comparant les résultats dans les cas dans lesquels ces moyens ont été employés, et dans ceux dans lesquels ils ne l'ont pas été. Prenons pour exemple l'emploi des vomitifs, des lavements de térébenthine ou d'eau glacée. Sur 1 100 cas observés dans les hôpitaux de la métropole, 643 ont eu des vomitifs au début; sur ce nombre, 410 ont eu du collapsus, et 140 des accidents fébriles consécutifs; 344 sont morts, ou 53,4 p. 100, et en ne tenant compte que des cas de collapsus, 83,9 p. 100. Au contraire, 457 cas n'ont pas été traités par les vomitifs; sur ce nombre, il y a eu 303 collapsus, 106 fièvres consécutives et 226 morts (49,4 p. 100, ou 74,6, en ne tenant compte que des cas de collapsus). Sur ce même nombre de 1 100 cas, 102 ont eu des lavements de térébenthine, avec divers autres traitemens, 87 ont eu du collapsus, 59 ont succombé (57,8 p. 100, ou 67,8, en tenant compte seulement des cas de collapsus). Le nombre des malades qui n'ont pas eu de ces lavements a été très considérable, 998; il y a eu 626 collapsus et 511 décès (51,2 p. 108, ou 81,6, en tenant compte des cas de collapsus seulement). De même encore, sur les 1 100 cas, il en est 496 dans lesquels l'eau à la glace a été employée en même temps que divers autres traitemens; sur ce nombre, 404 ont passé au collapsus, et 248 sont morts (50 p. 100, ou 611 p. 100, par rapport aux cas de collapsus); tandis que sur les 604 cas dans lesquels il n'a pu être donné d'eau à la glace, 309 ont passé au collapsus, 322 ont succombé (53,8 p. 100 et plus que le nombre des cas de collapsus).

Sur 272 cas de *fièvre consécutive*, un peu plus des deux tiers prirent des salins, 1/5e du calomel, et 11 furent traités par l'alimentation simple; saignées locales dans 6 cas, générales dans 2; vésicatoires dans 12 cas; toniques dans 1/5e des cas. Proportion des décès, 73, ou 26,8 p. 100. 54 cas ont passé à la fièvre consécutive sans avoir passé par le collapsus. Dans les districts de la métropole, en dehors des hôpitaux, 296 cas de fièvre consécutive; un peu moins des deux traités par les salins, 1/10e par le calomel; 23 traités par l'alimentation seule; toniques dans 1/10e des cas; stimulants dans 1/9e. Proportion des décès, 92 ou 31 p. 100. Dans 94 cas, la fièvre consécutive est venue sans que la maladie eût passé par le collapsus. La mortalité moyenne excède d'un peu plus de 5 p. 100 celle causée par la fièvre typhoïde. Les 1 104 cas traités dans les hôpitaux métropolitains, qui fournissent des renseignements sur les périodes du choléra confirmé, ne donnent malheureusement que des renseignements très rares, relativement à la période de diarrhée simple ou prodromique. Dans 1 008 cas, il n'est pas dit s'il y avait eu ou non un traitement à l'époque de la diarrhée simple; 73 autres n'avaient pas été traités; 23 seulement avaient été soumis à un traitement dans cette période. Dans 1,005 cas, il n'est pas dit non plus s'il y avait eu un traitement à la période de diarrhée cholériforme; dans 48 cas, il n'y avait pas eu de traitement du tout, et dans 51 seulement un traitement avait été mis en usage. Dans 123 cas enfin, il est dit que la diarrhée simple et cholériforme avait fait défaut. Reste donc un bien petit nombre de cas dans lesquels on a fait connaître les moyens employés contre la diarrhée simple et la diarrhée cholériforme. Relativement à ces deux espèces de diarrhée, on voit figurer dans le traitement les astringents, les altérants, les stimulants, les évacuants; ces cas étant peu nombreux, la commission a cru devoir utiliser tous les documents qu'elle avait reçus relativement à la diarrhée prodromique, et qui portent sur un chiffre important de 17 333. Ces documens témoignent en faveur des astringens. Le tableau suivant donne la proportion des cas de diarrhée qui ont passé au choléra confirmé, sans que la maladie ait pu être arrêtée dans sa première période ou dans celle de la diarrhée prémonitoire.

Traitement salin	13,6	—	»	(1)
Mixture de chaux	8,9	—	12,6	
Calomel et opium	6,9	—	7,1	
Opium	»	—	2,6	
Calomel	2,4	—	»	
Chaux, opium, calomel et astringents	1,5	—	1,7	
Acide sulfurique, opium, calomel	1,3	—	1,5	
Acide sulfurique et opium	»	—	0,3	
Chaux, opium, ammoniaque et cachou	0,2	—	»	
Acide sulfurique avec ou sans opium et associé quelquefois au calomel	1,33	—	1,54	
Chaux avec ou sans opium avec confection aromatique et ammoniaque, cachou, kino, bois de campêche, calomel, comme moyens auxiliaires	1,31	—	1,55	

Pendant l'épidémie de 1849, la mortalité des deux sexes a été pour le

(1) En y ajoutant les cas de mort par diarrhée, considérés comme insuccès.

sexe masculin, de 1 décès par choléra sur 331 individus vivants ; pour le sexe féminin, de 1 décès sur 333.

Lorsque le choléra s'est terminé par la mort, sa durée a été, depuis l'invasion :

Heures.		
De 50,9	pour les malades âgés de	15 à 35 ans,
46,8	—	35 à 55 ans,
47,3	—	55 ans et au-dessus.

En étudiant en Angleterre et dans le pays de Galles les décès selon les jours de la semaine, on a trouvé la répartition ci-après (1) :

Lundi	7693 décès.
Mardi	7826
Mercredi	7621
Jeudi	7607
Vendredi	7167
Samedi	7769
Dimanche	7610
Moyenne	7614

On voit que, de tous les jours de la semaine, le vendredi a été incomparablement le moins chargé de décès.

DANEMARK ET SUÈDE (2).

« Le choléra, dit M. Hubertz, s'est montré pour la première fois à Copenhague le 12 juin 1853; pendant 20 à 30 jours, l'épidémie marcha lentement et irrégulièrement, puis elle devint plus intense et plus rapide. Son apogée eut lieu le 27 juillet ; elle reprit ensuite peu à peu sa marche lente et irrégulière, jusqu'à sa disparition, le 1er octobre ; sur 7 219 malades, 4 737 succombèrent, soit 557 malades et 365 décès sur 10 000 habitants. Le sexe féminin fut un peu plus atteint que le sexe masculin. L'âge de 10 à 20 ans fut le plus épargné ; l'âge de 3 à 10 ans et celui de 20 à 35 ans montrèrent moins de tendance à contracter la maladie que les autres. L'âge de 15 à 20 ans offrit la mortalité la moins élevée, l'âge de 3 à 15 et celui de 20 à 35 ans eurent une mortalité assez modérée. Pendant les premières semaines, la maladie attaqua principalement les personnes dans la

(1) Voir l'introduction du docteur Farr au rapport cité du *Régistraire général*, p. XLIX.

(2) J. R. Hubertz, *Beretning om cholera epidemien i Kjobenhavn* (*Rapport de la Commission royale de santé sur l'épidémie de choléra à Copenhague en* 1853. Copenhague, 1855.

force de l'âge, et les enfants et les gens âgés furent alors atteints rarement. Plus tard, la maladie se répandit avec une grande violence dans tous les âges et elle finit comme elle avait commencé, en cherchant pendant quelques semaines ses victimes parmi les hommes et les femmes robustes, négligeant les enfants et les gens âgés. La maladie eut sa plus grande gravité pendant la période qui précéda l'apogée. Depuis le 12 juin jusqu'au 27 juillet, il mourut 69,8 malades sur 100 ; depuis le 28 juillet jusqu'au 1er octobre, la proportion des décès fut seulement de 58,6 sur 100.

» A Copenhague, les rues, dont l'élévation au-dessus du niveau de la mer est à peu près égale, présentèrent des différences marquées dans la mortalité. Dans les mêmes rues, où il n'y a point de difffèrence d'altitude, on trouva une très grande différence de mortalité de chaque côté. Ainsi, le quartier de Sainte-Anne-Oster et celui de Christianhavn, dont l'altitude est de 5 à 10 pieds, eurent, l'un 811, l'autre 535 décès sur 10,000 habitants; le quartier du Strand, dont l'élévation est la même, n'eut que 35 décès sur 10 000 habitants. La rue Nihavn, de l'un des côtés du canal, eut 97 décès sur 10 000, et de l'autre côté 716. Dans le quartier du Strand, la plus grande élévation est de 10 pieds; les habitants de 5 rues furent frappés, et les décès ont été, dans la rue Nabolos, 0; dans la rue Amagertror, 0; Lœderstrœde, 34; Gammelstrand, 57; et dans la rue de la Bourse, 114 sur 10,000 habitants. Le quartier Rosenborg a une élévation de 20 à 25 pieds; les habitants de 14 rues furent attaqués dans les proportions suivantes: 0, 54, 95, 98, 128, 182, 208, 227, 232, 262, 270, 308, 335, 531 décès sur 10,000 habitants. Ainsi la ruelle Saint-Gjertrustœde a d'un côté 127 décès et de l'autre 308; la ruelle contiguë, Tornebuskegade, d'un côté 39, de l'autre 270 décès sur 10 000 habitants. Onze localités, où la population est de 8 à 12 habitants sur 400 pieds carrés, ont donné 77, 84, 98, 112, 169, 182, 200, 308, 352, 355 décès sur 10,000 habitants. Cinq rues, où la densité de la population est de 12 à 16 habitants par 400 pieds carrés, ont donné 224, 402, 498, 531, 584 décès sur 10,000 habitants. »

En ce qui concerne la Suède, nous recevons, au moment de terminer, divers travaux importants; nous sommes obligé, vu l'étendue déjà très grande de ce chapitre, de renvoyer le lecteur aux ouvrages suivants :

MAGNUS HUSS, *Om Sverges endemiska Sjukdomar*. Stockholm, 1852.

F. TH. BERG, *Bidrag till Sveriges medicinska Topographi och Statistik*. Stockholm, 1853.

TIM. WISTRAND, *Kolera-epidemin i Sverige ür*, 1854 (avec une carte relative à la distribution du choléra en Suède).

RUSSIE.

« D'après les rapports officiels du ministère de l'intérieur 1 686 849 individus ont été atteints du choléra pendant l'année 1848, et 668 012 ont succombé. L'épidémie s'étendit en général des endroits où elle régnait aux lieux environnants, dans la direction de l'est et du sud, vers l'ouest et le nord. Dès le printemps de 1848, des fièvres intermittentes se manifestèrent sur toute la surface de l'empire russe, et offrirent d'une manière aussi constante que dans les années précédentes cette connexion avec le choléra. Outre les fièvres, il existait une disposition particulière aux embarras gastriques. La diarrhée et la cholérine étaient toujours les précurseurs de l'épidémie. Le choléra se déclara dans quelques localités, soit spontanément, soit à la suite de l'arrivée d'individus qui avaient parcouru des pays où sévissait l'épidémie. Dans le premier cas, de grands rassemblements d'individus, à l'occasion d'une foire, par exemple, hâtèrent le développement de la maladie. Le choléra sévissait surtout fortement dans les endroits bas, à terrain gras, découverts; il était moins violent dans les localités déjà antérieurement atteintes. Une forte chaleur et la sécheresse augmentèrent l'intensité de l'épidémie, tandis que l'humidité de l'air et la pluie la diminuèrent et arrêtèrent même souvent complétement son développement. Ces changements subits et instantanés eurent lieu par des orages, par une transition brusque du froid au chaud, enfin par la direction des vents (1). »

ART. V. — Du choléra observé en Amérique (2).

« La route la plus suivie par le commerce et par les voyageurs, dit M. Duchassaing, est la ligne entre les États-Unis et Chagres ; les Américains la prennent pour se rendre en Californie, en passant par Panama. De plus, il y a un commerce continuel sur les côtes de l'Atlantique, entre Chagres, Santa-Marta et Carthagène. Les marchandises européennes partent de Carthagène et de Santa-Marta, et remontent le Rio Magdalena, pour se rendre jusqu'à Santa-Fé de Bogota. Or, l'épidémie a suivi précisément ces lignes, en épargnant les autres localités. A la fin de 1849, des navires américains

(1) *Médiz. Corresp. Blatt Bayerischer Aerzte ;* le choléra en Russie pendant l'année 1848 par le docteur Schleis.

(2) Duchassaing, *De la route suivie par le choléra-morbus dans l'Amérique, et de la nature transportable de cette maladie.*

arrivèrent à Chagres, le choléra sévissait à bord. La maladie se répandit à Chagres, suivit la route que prennent les voyageurs, dévasta Crucès, Gorgona et arriva à Panama, où il fit les plus grands ravages; mais il ne se répandit nullement dans les bourgs et villes de l'Isthme, qui n'ont, à raison de leurs mauvais chemins, presque aucune communication avec les ports de mer. De Chagres le choléra se propagea aussi à Carthagène, et arriva à Santa-Marta. Après y avoir fait un grand nombre de victimes, il remonta le Rio Magdalena, seule route ouverte au commerce, et dévasta Baranquillas, Monpor, Hondas, tous les villages situés sur les bords du fleuve, et ne s'arrêta qu'aux plateaux élevés, où se trouve Santa-Fé de Bogota, qui se trouva heureusement épargnée. Dans ce trajet, la maladie ne s'étendit pas aux villes et villages, situés en dehors des lignes du commerce. En 1849, le choléra avait éclaté à Panama, il y dura quelques mois et disparut avant l'année 1850; mais il se répandit dans les ports du Mexique, tels que Mazatlan et Acapulco; or ce sont précisément les lieux où touchent les steamers qui font le service entre Panama et San-Francisco, et où relâchent presque tous les bâtiments à voile qui font ces mêmes voyages. Depuis lors, l'épidémie a régné constamment dans les ports du Mexique situés sur l'océan Pacifique, tandis que les républiques de Guatemala et de Costa-Rica, qui ont des villes populeuses, mais qui avaient fort peu de relations avec les lieux envahis, furent épargnées. Le choléra a éclaté une seconde fois à Panama; mais cette fois, au lieu d'être venu par les États-Unis, il a été apporté des ports du Mexique. Le vapeur américain *le Panama*, venant de la Californie, toucha vers le 8 du mois de juillet 1850 à Acapulco, où régnait l'épidémie. Les passagers descendirent à terre et y séjournèrent assez longtemps; l'on se rembarqua. Quelques jours après, la maladie se déclara à bord, et avant d'arriver à Panama, c'est-à-dire dans huit jours, il mourut dix-huit personnes du choléra. Le sénat de la Nouvelle-Grenade ayant dans ces derniers temps prohibé les quarantaines, on laissa débarquer les malades à terre, et les passagers se dispersèrent dans la ville. Tous ceux qui étaient malades périrent, et avec eux un assez grand nombre de ceux qui étaient arrivés bien portants. La nuit même qui suivit le débarquement des hommes, la maladie commença à se répandre parmi les habitants de la ville. Une femme qui coucha avec un des employés du vapeur fut, dans la nuit même, attaquée de choléra, et périt en quelques heures. Le lendemain, un autre cas se présenta sur un Péruvien domicilié à Panama, et tous les jours le nombre des victimes s'accrut. La maladie se répandit sur tout le chemin qui fait communiquer l'océan

Pacifique à l'océan Atlantique entre Chagres et Panama. Les autres villages furent épargnés. »

ART. VI. — Résumé de quelques faits relatifs au mode de propagation du choléra.

Dans les derniers jours de juin 1833, la frégate *la Melpomène* quitta Lisbonne où régnait le choléra, pour se rendre à Toulon, où elle arriva le 11 juillet, après avoir perdu 9 marins pendant la traversée. Mise aussitôt en quarantaine, elle reçut à bord quatre gardes de santé et débarqua cinquante cholériques au lazaret où furent envoyés quatre infirmiers forçats sous la conduite d'un garde chiourme. Dès le soir de l'arrivée au lazaret, un des gardes de santé fut pris du choléra et mourut en huit heures; le lendemain deux autres gardes furent atteints et moururent; le quatrième garde fut frappé aussi, mais il se rétablit. Des quatre forçats, deux furent pris de choléra le premier jour et succombèrent le lendemain; un troisième forçat et le garde chiourme moururent peu de jours après. Aucun de ces infirmiers, venus de Toulon où le choléra ne se montra d'ailleurs que deux ans plus tard (juin 1835), n'avait mis le pied sur *la Melpomène*. Tous contractèrent le choléra dans les vastes locaux parfaitement aérés du lazaret. La maladie épargna complétement les nombreux employés du lazaret, logés dans le voisinage des infirmeries, mais séparés par une grille (1).

Manifestation du choléra à Paris, 1849. — Lorsqu'en 1849 le choléra se manifesta à Paris, il régnait depuis six semaines à Saint-Denis où un bataillon de chasseurs, parti de Douai pendant le règne de la maladie, avait perdu plusieurs cholériques (2). Dès le surlendemain de son arrivée à Saint-Denis, le 31 janvier, il envoyait un cholérique à l'hôpital de cette dernière ville; un autre le 1er février. Le premier des deux malades, le nommé Antoine, chasseur, succomba le 2 février; le second, Bernard, le 20 du même mois. Tous deux offraient les symptômes pathognomoniques du choléra indien dans sa forme la plus tranchée. D'autres décès dus au choléra furent constatés à Saint-Denis dans la seconde quinzaine de février et dans la première quinzaine de mars. Trois décès eurent lieu le 27 février dans la maison de détention. Un cholérique du 11e léger mourut à l'hôpital le 4 mars; un autre du même corps le 5. Le 7, on enregistrait 3 décès de

(1) Voy. *Mémoire sur le choléra qui a régné à Toulon pendant l'année* 1835, par M. Regnaud, premier chirurgien en chef. Paris, Imprimerie royale, 1838, p. 40. — Voir aussi : Levicaire, *Brochure sur le choléra*. Toulon, 1835.

(2) *Gazette méd. de Paris*, 1854, p. 353.

cholériques civils, 1 du 11ᵉ léger le 9, et le chiffre des individus qui avaient succombé au choléra dans Saint-Denis s'élevait déjà à 18 quand la maladie se manifesta à Paris (1).

Faits observés à Nogent-le-Rotrou en 1849 (2). — *A*. Depuis plus de six semaines, le choléra avait entièrement disparu de Nogent-le-Rotrou. Pendant toute la durée de l'épidémie qui avait ravagé cette ville, la commune de Masles, arrondissement de Mortagne (Orne), distante de Nogent de 8 kilomètres, n'avait pas offert un seul cas d'affection cholérique. D'un autre côté, l'influence épidémique n'avait pas franchi l'enceinte de Nogent et ne s'était manifestée ni dans le département de l'Orne ni dans celui de la Sarthe. La commune de Masles se trouvait ainsi au centre d'une circonférence de 60 kilomètres au moins de rayon, dans laquelle il n'existait pas la plus légère influence cholérique. La femme C. (de Masles), jouissant d'une bonne santé, va voir à Paris sa fille convalescente d'une attaque de choléra, et passe quelques jours avec elle, puis revient à Masles avec de la diarrhée. Le 15 septembre, huit jours après son retour de Paris, elle est atteinte de choléra. Sa mère, qui était venue lui donner ses soins, est, elle-même, frappée le 19 et meurt le 20. Le jeune enfant de sa fille était près de là en nourrice, on l'apporte chez sa grand'mère malade; il succombe en trente heures à la même affection. Après cela, le choléra ne frappe personne dans toute l'étendue de la commune de Masles.

B. Une femme de 54 ans, demeurant à Nogent, meurt du choléra le 2 juin. Son mari, pressé d'aller habiter Condé-sur-Huisne, bourg du département de l'Orne, distant de Nogent de 8 kilomètres, emporte les effets et le linge de sa femme sans avoir la précaution de les faire blanchir. Une voisine qui se portait très-bien, visite ce linge pour le nettoyer; elle meurt en cinquante heures du choléra. Avant et après ce cas, il n'y eut pas un seul exemple de choléra dans toute la commune de Condé.

C. Le 1ᵉʳ juin 1849, une femme part de Courville où régnait le choléra et se rend aux Aubées, village distant de Courville de 24 kilomètres. Elle est prise le soir même du choléra et meurt le 3. Sa voisine, qui seule l'avait soignée, est atteinte le 5 juin et meurt le 7. Le 9, sa fille, qui était venue du village de la Brivollière, près des Aubées, pour lui donner des soins, est

(1) Pellarin, *Gaz. méd. de Paris*, 1854, p. 353.

(2) Brochard, *Du mode de propagation du choléra et de la nature contagieuse de cette maladie* (*Relation médicale de l'épidémie de choléra qui a régné pendant l'année* 1849, *à Nogent-le-Rotrou*), 1 vol. in-8°. Paris.

frappée à son tour et succombe le 14. Il n'y a eu, ni avant ni après, aucun autre cas de choléra dans toute la contrée.

Faits observés à Bone en 1850. — Le bateau à vapeur le *Sphinx*, qui fait le service de la correspondance de Tunis à Marseille, parti de Tunis le 19 juin 1850, a mouillé sur la rade de Bone le lendemain, ayant à bord 160 passagers pour notre ville. La veille de son départ, on avait constaté à Tunis 149 décès cholériques ; pendant sa traversée, qui est de vingt heures, il y eut 3 décès à bord. Les 160 passagers furent internés au fort Génois pour y subir une quarantaine de cinq jours, à partir du jour où il n'y aurait plus de décès. Depuis leur débarquement jusqu'à ce jour 6 juillet, 7 passagers ont été atteints par le choléra dont 5 sont morts. Un officier de santé, un élève en pharmacie et 9 gardes de santé ont été installés dans le fort pour le service intérieur; une compagnie d'infanterie du 43ᵉ régiment fut campée en dehors du fort, pour former un cordon sanitaire et empêcher les communications. Le 27 juin, le nommé Blanquet, soldat du 43ᵉ, faisant partie du cordon sanitaire, est atteint de choléra algide. Le 28, le nommé Lajous, fusilier au même corps, employé au cordon sanitaire, est atteint et meurt après treize heures de maladie. L'autopsie, faite avec soin en présence de plusieurs médecins, ne laisse aucun doute sur l'existence du choléra. La cyanose a envahi les membres et la partie supérieure du tronc. L'intestin est rempli par la matière riziforme caractéristique du choléra. La vessie, contractée, est complètement vide. Ces deux militaires n'avaient pas communiqué directement avec les passagers. Le 29, un garde de santé, préposé à la surveillance et au service des passagers dans le fort même, est atteint par la maladie ; on observe chez lui l'enfoncement des orbites, les crampes, les vomissements et la diarrhée de matières riziformes. Les urines étaient supprimées. Le 2 juillet, un élève en pharmacie, envoyé, depuis le 22 juin, au fort pour préparer les médicaments, offre tous les symptômes cholériques. Le 3, ce malade meurt dans l'état algide (1).

CHAPITRE XII.

DE LA CLAUDICATION. (2)

L'étude de la distribution géographique de la claudication, loin de con-

(1) *Lettre de M. Moreau*, médecin à Bône, *Gaz. méd. de Paris*, 1850, p. 760.

(2) La claudication n'est considérée ici qu'au point de vue du service militaire. Voy. *Comptes-rendus du ministère de la guerre sur le recrutement*, et P. L. A. Devot, *Op. cit.*

stituer une simple question de curiosité scientifique, touche, au contraire, de très près au grave problème du recrutement, en ce sens que cette infirmité est une des causes d'exemption du service militaire. Dans la période de dix-neuf années, de 1831 à 1849 inclusivement, on a compté sur 3 295 202 jeunes gens examinés, 16 734 exemptions pour cause de claudication. Pendant cette même période, la moyenne annuelle des exemptions sur 100 000 examinés a été de 507; le maximum de 608, en 1833; le minimum de 435, en 1840. De 1837 à 1849 inclusivement, c'est-à-dire pendant une période de treize années, les exemptions pour cause de claudication, se sont réparties ainsi qu'il suit entre les 86 départements de la France :

Exemptions pour cause de claudication sur 100 000 jeunes gens examinés de 1837 à 1849.

Numéro d'ordre.	Départements.	
1	Indre	175
2	Seine-et-Oise	191
3	Rhône	206
4	Seine	208
5	Var	210
6	Pas-de-Calais	215
7	Eure	225
8	Aveyron	251
9	Loir-et-Cher	274
10	Seine-Inférieure	277
11	Bas-Rhin	282
12	Sarthe	288
13	Loire-Inférieure	292,1
14	Loire	292,9
15	Aisne	294
16	Côtes-du-Nord	299
17	Nièvre	302
18	Landes	320
19	Doubs	322
20	Calvados	330
21	Basses-Pyrénées	335
22	Haute-Vienne	353
23	Maine-et-Loire	354
24	Orne	364
25	Meuse	367
26	Oise	368
27	Seine-et-Marne	369
28	Gard	372
29	Gironde	376
30	Somme	381
31	Ille-et-Vilaine	393
32	Meurthe	410
33	Yonne	413
34	Hérault	417
35	Corse	420
36	Saône-et-Loire	431
37	Tarn	433
38	Indre-et-Loire	434
39	Haute-Garonne	441
40	Côte-d'Or	452
41	Dordogne	460
42	Loiret	466
43	Bouches-du-Rhône	470
44	Aube	487
45	Tarn-et-Garonne	495,6
46	Jura	495,7
47	Corrèze	497
48	Lozère	517
49	Ardèche	523
50	Eure-et-Loir	526
51	Marne	535
53	Moselle	537
53	Drôme	541
54	Vosges	546
55	Haut-Rhin	552
56	Hautes-Pyrénées	553
57	Morbihan	569
58	Charente-Inférieure	570
59	Isère	571
60	Manche	576
61	Mayenne	589,3
62	Deux-Sèvres	589,8
63	Puy-de-Dôme	591
64	Vaucluse	592,3
65	Nord	592,4
66	Creuse	603
67	Pyrénées-Orientales	614
68	Aude	623
69	Ariége	624
70	Haute-Saône	625

Numéro d'ordre.	Départements.		Numéro d'ordre.	Départements.	
71	Charente	632	79	Basses-Alpes	725
72	Haute-Marne	636	80	Cher	734
73	Finistère	643,2	81	Allier	738
74	Lot		82	Hautes-Alpes	784
75	Ardennes	651	83	Cantal	903
76	Ain	663	84	Haute-Loire	937
77	Vienne	687	85	Vendée	941
78	Gers	691	86	Lot-et-Garonne	973

On voit combien la claudication est inégalement répartie, puisque le département de l'Indre compte cinq fois moins d'exemptions pour cette cause que le Cantal, la Haute-Loire, la Vendée et le Lot-et-Garonne. En dépit d'une grande irrégularité de répartition, on remarque néanmoins un groupement prononcé de maxima dans la moitié méridionale de la France, groupement qui semble correspondre à des pays montagneux.

CHAPITRE XIII.

DE LA COLIQUE VÉGÉTALE OU COLIQUE SÈCHE (1).

Cette maladie, décrite par Mouson Smith en 1717 (2), a été peu étudiée dans la littérature médicale anglaise moderne, et nous ne la trouvons pas même mentionnée dans le livre récent du docteur Martin (3) sur les maladies des tropiques, ni dans le grand ouvrage du professeur Morehead, de Bombay, sur les maladies de l'Inde (4), ni dans les comptes rendus statistiques sur l'état sanitaire de l'armée et de la flotte de la Grande-Bretagne. Nous ajouterons même, qu'ayant tout récemment interrogé M. le professeur Morehead sur la colique végétale, le seul nom de la maladie parut l'étonner beaucoup. On peut dire que cette affection n'a été étudiée avec soin que dans ces derniers temps par les médecins français, et notamment par les chirurgiens de notre marine, parmi lesquels nous citerons particulièrement les travaux de MM. Fonssagrives, J. Rochard, Dutroulau, et les thèses de MM. Mauduyt, Lemarié, Barthe, Le Tersec, Bories, Lecoq, Colson, Delarue, Petit, etc. C'est en consultant ces travaux, presque tous récents, que nous aurons souvent occasion de citer, que nous avons élaboré l'histoire de la colique végétale.

(1) Le nom anglais de la colique sèche est *dry belly ach.*

(2) Mouson Smith, *De colica apud incolas Caribienses endemica.* Leyde, 1717.

(3) Martin, *The influence of tropical climates on european constitutions.* London, 1856.

(4) Morehead, *Clinical researches on the disease in India.* London, 1856.

La colique végétale, une des maladies les plus graves des pays chauds, s'observe particulièrement à bord des navires et surtout à bord des navires à vapeur. Très commune sur la côte occidentale et orientale de l'Afrique, au Sénégal et dans le fond du golfe de Guinée, elle est rare à la côte d'Angola et inconnue sur la côte septentrionale du continent africain. Elle règne aussi dans l'Indo-Chine et dans l'Inde, à Madagascar, à la Nouvelle-Zélande, aux Antilles, à Cayenne, au Brésil et dans la Plata. Elle est à la fois moins fréquente et moins grave à terre qu'à bord des navires.

Symptômes (1). — La douleur est le symptôme qui marque l'invasion, la durée et la gravité d'une attaque primitive de colique végétale, et celui qui semble avoir le plus d'importance, et les suites de la maladie paraissent être en rapport avec son intensité. On observe aussi une sensibilité, plus ou moins vive à la pression, de divers points du ventre, qu'il ne faut pas confondre avec la douleur de la colique, dont elle est très-distincte ; on la dirait plus superficielle. Le caractère de la douleur propre à la colique est de ne pas augmenter par la pression. Après la douleur, la constipation est le symptôme le plus constant ; elle commence ordinairement et finit avec la douleur ; quelquefois cependant elle préexiste à celle-ci ; d'autres fois elle peut avoir cessé, que la douleur existe encore, quoique affaiblie. Dans la grande majorité des cas, elle marque avec la douleur le début et la fin, ainsi que l'intensité de l'attaque de la colique, et quand on parvient à la faire cesser, tous les accidents cessent comme par enchantement. Lorsque la constipation cesse, la forme ovillée des matières rendues a été signalée comme caractéristique. Après ces deux symptômes, le vomissement est le plus fréquent de ceux que fournit l'appareil digestif ; il est très fatigant pour les malades, et souvent un obstacle à la médication. Le vomissement se montre ordinairement dès le début, et reparaît pendant les exacerbations de la colique. Les matières vomies sont le plus souvent des matières bilieuses, vertes, porracées, pouvant exhaler une odeur infecte, et même l'odeur de matières fécales, dont elles ont alors l'apparence. La langue est blanche, épaisse, tremblante, conservant sur ses bords l'impression des dents ; elle n'offre de teinte limoneuse, avec rougeur sur les bords, que dans les cas assez rares d'embarras gastrique persistant. La soif est à peu près nulle, ou du moins le malade craint de la satisfaire, à cause des nausées et des vomissements que provoquent les liquides ingérés. Il

(1) Voy. *Archiv. gén. de méd.*, décembre 1855 et janvier 1856, *Un mot sur la colique végétale*, par M. Dutroulau, médecin en chef de la marine à la Martinique.

y a anorexie complète. Le ventre est le plus habituellement rétracté, souple, se laissant facilement comprimer; quand on le presse, il y a une sorte de soulagement à la douleur. On sent qu'il est vide, et si des gaz viennent à s'y développer, on peut suivre leur marche chez les sujets maigres, comme celle d'une boule qui roulerait dans l'abdomen. Dans la majorité des cas, les urines sont notablement diminuées: elles sont rouges, épaisses et sédimenteuses; l'émission en est très difficile et cause un sentiment de brûlure prononcé. Il n'y a pas rétention d'urine dans la vessie, mais bien suppression de la sécrétion urinaire. Les testicules sont quelquefois, une fois sur huit à peu près, le siége de douleurs vives qui remontent le long des cordons; ils semblent rétractés et tiraillés vers l'abdomen; les bourses ne partagent pas cette rétraction. Dans un cas où cette douleur testiculaire était développée, M. Dutroulau a vu survenir une paralysie des fonctions génératrices qui s'est prolongée pendant plusieurs années. Pendant une attaque de colique, le pouls tombe presque toujours au-dessous de son rhythme normal. Sans être moins plein, il est pourtant plus faible. Cet affaiblissement va quelquefois jusqu'à la syncope. Lorsque les violentes douleurs sont calmées, le pouls reprend sa fréquence. La température de la peau suit en général les variations du pouls: elle baisse quand il diminue de fréquence, et se relève quand il se ranime; rarement elle est couverte de sueurs, si ce n'est après la réaction d'une violente douleur; sa couleur est en général pâle, exsangue, mais jamais d'un jaune ictérique. Dans presque toutes les attaques intenses, la respiration est plus ou moins gênée, la voix est cassée, comme soufflée, et la poitrine semble avoir de la peine à se dilater. Le malade n'a pas toujours conscience de cet état, mais quelquefois il existe un sentiment de constriction à la base de la poitrine, et alors il éprouve de la difficulté à aspirer l'air.

Les douleurs vagues des membres et du tronc sont les plus fréquentes, si elles ne sont pas les plus intenses. Parmi les douleurs localisées la rachialgie et la douleur des lombes et du rachis sont les plus fréquentes et les plus insupportables. Après viennent les douleurs des membres, celles des avant-bras et des jambes en particulier, puis les douleurs articulaires. La céphalalgie et les douleurs testiculaires sont rares (1).

Dans l'ordre d'apparition des accidents, c'est la paralysie qui succède à l'arthralgie; elle succède toujours, et plus ou moins promptement, à la douleur des membres. Elle attaque d'abord les muscles douloureux, et peut

(1) Dutroulau, *Op. cit.*

s'étendre plus tard à la totalité des quatre membres ; elle attaque aussi les muscles de la vie organique. Comme dans la colique saturnine, ce sont surtout les muscles extenseurs des membres qui sont atteints, et la chute des poignets, ainsi que l'incertitude de la marche, font facilement reconnaître ce genre de paralysie. Rien n'est déplorable à voir, dit M. Dutroulau, comme un malheureux arrivé à un degré avancé de la colique végétale : sa maigreur squelettique, la teinte exsangue de sa peau, la résolution de tous ses membres, la titubation de sa marche, en font un véritable squelette ambulant. La durée de la paralysie est très variable ; quand elle est incomplète, elle cesse ordinairement peu de temps après la fin de l'attaque de colique et après la cessation des douleurs ; quand elle est complète, elle peut durer fort longtemps, et exister encore après que les accidents encéphalopathiques ont disparu. Enfin elle peut, par ses progrès, et en atteignant les muscles de la vie organique, devenir cause de la mort. L'encéphalopathie végétale succède le plus ordinairement aux accidents précédemment décrits ; quelquefois cependant elle éclate à une époque assez rapprochée de l'époque des coliques, sans que la paralysie existe, et elle paraît n'être que la progression toujours croissante des accidents primitifs. D'autres fois, elle constitue une période distincte, et ne se déclare qu'après un mieux assez prolongé, mais toujours sous l'influence de l'action persistante de la cause spécifique qui a fait naître la maladie. Elle présente plusieurs formes qu'on peut observer isolément ou réunies sur un même malade.

Marche et durée. — La marche et la durée diffèrent suivant que la maladie est primitive ou récidivée. Quand elle est primitive, elle peut parcourir toutes ses périodes ou se borner à la première, qui est la colique proprement dite, et ce dernier cas est le plus fréquent. L'attaque de colique constitue donc toute la maladie, ou bien elle n'est que l'introduction à des accidents plus graves qui compromettent l'existence du malade. « L'attaque de colique est, dit M. Dutroulau, la période aiguë de la maladie, par l'intensité de ses symptômes ; elle est constituée par la douleur abdominale surtout, et par la constipation qui l'accompagne presque toujours ; les douleurs du rachis et des membres, ou les autres variétés de douleurs déjà signalées, en font partie 9 fois sur 10, et en augmentent encore les souffrances ; la paralysie même peut apparaître pendant son cours, quand elle se prolonge. C'est pendant cette période qu'ont lieu les vomissements. Ces accidents ne sont pas continus, bien qu'ils ne disparaissent pas complétement ; ils marchent par paroxysmes. L'attaque de colique qui n'est suivie d'aucun accident grave a une durée presque constante. Il est bien acquis cependant aux vieux médecins coloniaux qui ont vu la colique pendant longtemps, que ses attaques ont une durée presque fatale ; qu'elles ne dépassent presque jamais le septième jour, et qu'elles cessent rarement avant le cinquième; pour eux, c'est la constipation qui règle cette durée. Quand celle-ci existe, l'apparition des selles est suivie d'une amélioration subite dans les douleurs. Il est rare, quand l'attaque de colique cesse, que le malade passe immédiatement à la santé ; presque toujours les douleurs arthritiques ou les paralysies commençantes le tiennent affaissé pendant plusieurs jours. Mais souvent aussi une rechute de la colique a lieu, et peut offrir des accidents aussi graves que le premier accès, ce qui prolonge beaucoup la durée totale de l'attaque. Quand la colique est récidivée, il y a plus d'irrégularité dans la succession des symptômes et dans leur durée ; mais c'est surtout quand la maladie suit tout son cours qu'alors les symptômes se croisent, et que la durée totale peut aller très loin. On peut admettre trois périodes dans la colique végétale, quand sa marche est régulière : la colique proprement dite forme la première ; l'arthralgie et la paralysie, la deuxième ; et l'encéphalopathie, la troisième. Mais il ne faut pas considérer ces périodes comme tellement distinctes, qu'elles n'empiètent le plus souvent les unes sur les autres. Ainsi la colique et la constipation reparaissent à diverses reprises dans le cours de la maladie, et laissent toujours une aggravation dans l'état général ; la paralysie et les tremblements commencent fréquemment pendant la première attaque de colique, quand elle est violente, persistent pendant les accidents encéphalopathiques, ou peuvent se prolonger longtemps après encore ; enfin les diverses formes de l'encéphalopathie peuvent se montrer peu de temps après l'attaque de colique, surtout si elle est en récidive et que le malade soit déjà très anémié. La durée de la maladie complète est fort longue, comparée à l'intensité des symptômes, et l'on est en droit de se demander comment l'homme peut supporter pendant si longtemps de si atroces douleurs. C'est par mois que se compte cette durée, et elle n'est pas moindre de trois à quatre mois. La marche de la colique végétale complète paraît essentiellement continue, mais à paroxysmes quelquefois assez éloignés, et pouvant être séparés par des intervalles de mieux qui se rapprochent de la santé. Dans les localités à endémie paludéenne, si le malade était atteint de fièvre intermittente avant la colique végétale, on peut voir ses accès reparaître dans le cours de la maladie, mais toujours dans les moments où la colique se tait, et sans exercer d'influence sur elle. M. Raoul admettait qu'alors la quinine peut enlever la fièvre et la colique en même temps. »

Diagnostic différentiel. — Les symptômes sont les mêmes que ceux de la colique saturnine ; les phénomènes consécutifs, la paralysie, les accidents cérébraux offrent les mêmes caractères, mais les maladies de plomb sont précédées par une période prodromique, et dont les signes sont assez tranchés pour être souvent reconnus par les chefs d'atelier et par les ouvriers des fabriques. Ils consistent, comme on sait, dans une saveur sucrée, une odeur spéciale de l'haleine, une coloration de la peau, désignée sous le nom d'ictère saturnin, dans un liseré, dans une teinte grisâtre des gencives. Rien de tout cela ne s'observe avant l'invasion de la colique sèche, rien, pas même le liseré gingival de Burton, qui n'a jamais été signalé avant le début de la maladie, et qu'on ne trouve même pas d'une manière constante pendant son cours. MM. Dutroulau et Fonssagrives ne l'ont jamais vu chez leurs malades ; M. Lecocq ne l'a rencontré que chez la moitié des siens ; beaucoup d'observateurs n'en parlent même pas. M. J. Rochard l'a constaté, mais il l'a vu manquer souvent ; par compensation, il l'a remarqué plusieurs fois sur des sujets revenant des colonies dans un état de chloro-anémie profonde, mais sans avoir eu la colique sèche. L'intoxication saturnine la plus grave peut survenir sans coliques. Elle peut apparaître, pour la première fois, sous forme d'arthralgie, de paralysie, d'encéphalopathie. Dans la maladie qui nous occupe, c'est toujours la colique qui ouvre la scène. La marche de la colique sèche, dans les cas graves, est beaucoup plus rapide et le nombre proportionnel des décès plus considérable. En général, les malades ne succombent à l'intoxication saturnine qu'après de nombreuses rechutes, au bout d'un temps parfois fort long. Dans la colique sèche la mort arrive, le plus souvent, après trois ou quatre mois de maladie, et quelquefois plus tôt. Dans quelques cas, l'encéphalopathie a été si promptement mortelle, qu'on a pu la qualifier de foudroyante. D'après M. Tanquerel, 4 809 cas d'intoxication saturnine n'ont causé que 111 décès ; or, la colique sèche, dans certains pays, enlève un tiers des malades. Ainsi, l'*Eldorado*, station du Sénégal, a eu 14 malades et 4 décès ; l'*Espadon*, station du Sénégal, 21 malades et 9 décès ; la *Capricieuse*, mers de Chine, 45 malades et 4 décès ; l'*Érigone*, mers de Chine, a perdu 60 hommes, dont 20 de colique sèche. Dans les ateliers, dans les fabriques, où le plomb est partout, dans l'air que respirent les ouvriers, sur leurs vêtements et jusqu'à la surface de leur peau, il n'en fait périr qu'un petit nombre, il ne choisit guère ses victimes que parmi les malheureux qui, poussés par le besoin, par une sorte de fatalité professionnelle, reviennent, après chaque guérison, se replonger dans le milieu qui les tue ; et ce même agent, dit M. Rochard, tellement atténué à bord de nos navires (en admettant pour un instant qu'il y existe), qu'on ne peut en découvrir la trace, serait la cause de ces accidents si promptement, et si fréquemment funestes ! M. Fonssagrives résume ainsi le diagnostic différentiel de la colique végétale et de la colique saturnine :

COLIQUE VÉGÉTALE.	COLIQUE DE PLOMB.
1° Début brusque. Les aggravations et les récidives semblent dominées par une cause épidémique, et se manifestent en même temps chez plusieurs individus.	1° Début lent, annoncé par des prodromes variés. Les cas que le hasard ou l'influence d'une même cause rapproche les uns des autres n'ont entre eux aucun lien, aucune solidarité de marche.
2° L'embarras gastrique et des vomissements verts porracés sont des symptômes constants.	2° On ne les trouve qu'accidentellement dans la colique de plomb.
3° Le ventre conserve sa forme habituelle.	3° Il est toujours plus ou moins rétracté.
4° Le début n'est nullement annoncé par de la constipation ; il n'est même pas rare de voir un peu de diarrhée le jour même ou la veille du début.	4° Constipation plus ou moins opiniâtre, mais constante.
5° Marche continue, mais paroxystique.	5° Les attaques sont séparées par des intervalles dans lesquels il n'y a pas de douleurs.
6° L'anémie est le cachet habituel de la colique sèche.	6° Coloration toute différente : teinte plombée ou ictère saturnin.
7° La paralysie ne survient toujours que consécutivement.	7° Elle peut ouvrir la scène dans l'empoisonnement par le plomb.
8° Les extenseurs de l'avant-bras sont à peu près exclusivement atteints.	8° Les membres inférieurs sont très souvent paralysés dans la colique de plomb.
9° L'encéphalopathie de la colique végétale est curable si le malade effectue son retour dans les pays froids.	9° L'encéphalopathie saturnine est habituellement mortelle.
10° Un abaissement de température modifie favorablement les cas existants de colique sèche et arrête la marche d'une épidémie.	10° La production des accidents saturnins ne reconnaît, pas plus que leur marche, l'influence de la température ou des saisons.
11° Dans le cas de paralysie, les muscles atteints conservent leur contractilité électrique.	11° Les muscles restent inertes à la faradisation.

Pronostic. — Le pronostic de la colique végétale varie suivant que la maladie s'arrête à la colique ou qu'elle parcourt toutes ses périodes. Il est douteux que l'on ait observé un seul cas de mort après une attaque de colique simple, quelque intense qu'elle fût. On guérit donc toujours d'une colique primitive qui n'est pas suivie d'accidents graves, et on peut le faire d'une manière radicale, c'est-à-dire sans qu'il y ait désormais aucune récidive et bien qu'on ne quitte pas le lieu où on l'a contractée. C'est l'exception, mais cela a lieu à terre. Si ce genre de guérison est l'exception, c'est donc que la récidive est la règle, et que les accidents de la seconde période, souvent, et ceux de la troisième, plus rarement, accompagnent et suivent la colique ; alors le pronostic est toujours grave, et, quand le malade ne meurt pas, il reste pendant longtemps affaibli ou exposé à divers accidents qui en font un être impropre à toute occupation nécessitant l'activité de l'esprit ou du corps. A terre, la mort a lieu rarement ; mais, à bord des navires, où elle a le plus souvent le caractère endémique, le pronostic change. L'*Artémise*, à Mayotte, a fait aussi des pertes considérables ; à Cayenne et aux Antilles, au contraire, on n'observe pas cette grande mortalité. Les accidents observés à la suite de la colique sont le plus souvent des paralysies ou des tremblements musculaires, qui persistent pendant un temps plus ou moins long et peuvent durer même plusieurs années (1).

Étiologie. — La colique sèche, dit M. Rochard, n'est pas un empoisonnement saturnin (2) : 1° parce que l'agent toxique n'existe pas à bord de nos navires, sous une forme qui lui permette de déterminer des accidents ; 2° parce que la maladie qu'on lui attribue se développe dans des conditions qui excluent toute possibilité d'intoxication ; 3° parce que, si les deux affections se ressemblent par leurs symptômes, elles diffèrent par la rapidité de leur marche et par la gravité de leur pronostic. Pour que le plomb puisse être absorbé et pour qu'il s'introduise dans l'économie, il faut qu'il soit mêlé à l'air atmosphérique, aux aliments ou aux boissons ; aussi les a-t-on successivement accusés de recéler l'agent toxique. Les navires de guerre sont peints en totalité à l'époque de l'armement, et comme l'armement se fait dans les ports de France et que la colique sèche

(1) Dutroulau, *Op. cit.*

(2) J. Rochard, second chirurgien en chef de la marine du port de Brest, *De la non-identité de la colique de plomb et de la colique sèche des pays chauds* (*Union médicale des 8 et 10 janvier 1856*).

n'y règne pas, l'équipage et l'état-major vivent au milieu de cette atmosphère, sans qu'on la voie éclater. Ce n'est que plusieurs mois, parfois un an après, lorsque le bâtiment arrive dans la sphère d'action de cette maladie, qu'elle se déclare. Parfois, en cours de campagne, on rafraîchit la peinture du pont et de la batterie; comme la température est élevée, que ces parties du navire sont bien aérées, la dessiccation en est rapide, et cette mesure n'a pas d'inconvénients. Enfin, on a substitué, depuis plusieurs années, le blanc de zinc au blanc de plomb, dans la préparation de la peinture employée à bord des navires, et cependant la colique sèche n'a pas diminué de fréquence.

L'eau qui se consomme à bord provient de deux sources : de l'approvisionnement fait au départ et qu'on renouvelle à chaque relâche, et de la cuisine distillatoire introduite, depuis quelques années, à bord des bâtiments de l'État. La première est conservée dans des caisses de tôle, et par conséquent à l'abri de tout soupçon. Quant aux cuisines distillatoires, elles sont en cuivre étamé, ainsi que leurs tuyaux de conduite, et, depuis leur introduction, les cas de colique sèche ne sont ni plus ni moins nombreux qu'auparavant. Les goëlettes des stations locales ne consomment pas d'eau distillée et la colique sèche y est aussi commune que partout ailleurs. La contre-épreuve se présente d'elle-même : le brick *l'Abeille*, par exemple, pendant sa station au Sénégal, n'a pas présenté un seul cas de cette maladie, bien que l'équipage ne fît usage que d'eau distillée. Des analyses ont été faites à diverses reprises et dans des conditions différentes, par M. Fonssagrives, à bord de l'*Eldorado*, au Sénégal ; à bord de *l'Armide*, aux Antilles, par M. Lecoq et par le pharmacien de la frégate (1) ; par M. Le Tersec, à bord de la *Capricieuse*, dans les mers de l'Inde (2). Le résultat a toujours été négatif. Dans quelques circonstances, dit M. Le Tersec, on a pu recueillir à la surface de l'eau, dans la cale, une matière grasse, verdâtre, qui n'était autre chose que du margarate de cuivre ; mais, dans ce cas, l'eau n'a pas été distribuée comme boisson et l'on s'est même assuré qu'elle ne tenait en dissolution aucune trace de cuivre sensible aux réactifs. Dans les rares circonstances où l'appareil a été démonté, pour être visité, avant d'être remis en place, chaque boulon de cuivre était enduit d'un corps gras dont l'excédant était entraîné par la vapeur, dans les jours qui suivaient la réparation. Ainsi, ni l'eau des caisses, ni celle qui provient de la cuisine distillatoire ne contiennent du plomb ; mais, dira-t-on peut-être, les vases,

(1) Lecoq, *thèse*. Paris, 1855.
(2) Le Tersec, *thèse*. Montpellier, 1855.

dans lesquels on la délivre à l'équipage pourraient en renfermer. Or, l'eau que consomment le commandant, l'état-major, les aspirants et les maîtres est conservée, comme à terre, dans des filtres, des vases de terre, de verre, ou de porcelaine, ce qui ne les empêche pas de contracter la colique sèche, comme les autres; celle qui est destinée à l'équipage est contenue dans un réservoir en bois nommé charnier; les hommes aspirent le liquide, à l'aide de tubes métalliques fixés à ce réservoir. Les tubes sont de fer-blanc ou de zinc; et, sous les tropiques, dans les longues traversées, alors qu'il devient indispensable d'économiser l'eau et d'empêcher les matelots d'en faire un abus préjudiciable à leur santé, on distribue la ration dans des bidons de bois, ce qui ne les préserve nullement de la maladie.

En ce qui concerne le vin, l'État l'achète directement aux propriétaires de vignobles; il ne sort pas des mains de ses agents, et personne n'a intérêt à lui faire subir une altération. Le même vin est d'ailleurs délivré à tous les navires, quelle que soit leur destination; il serait surprenant qu'inoffensif pour la majorité des équipages, il réservât son action toxique pour les bâtiments des stations intertropicales. Quant au vin pris en cours de campagne, dans les colonies, il n'est pas dans le même cas; sa pureté pourrait être suspectée; mais, s'il renfermait du plomb, comme tous les hommes de l'équipage en consomment chaque jour la même quantité, les mêmes accidents devraient se montrer chez tous à la fois; à des nuances d'intensité près, ils devraient éclater au même moment; or, c'est ce qui n'arrive jamais. Il est des pays, Pondichéry, par exemple, où, d'après M. Collas, la colique sèche est à peine connue, tandis qu'on la voit fatalement éclater à bord des navires qui séjournent sur cette rade. L'attribuera-t-on au vin pris à terre et que la population consomme sans inconvénients, ou à celui que le navire a pris en France, et dont l'équipage a fait usage, pendant cent ou cent vingt jours qu'à durée la traversée? D'ailleurs ces vins ont été soumis aux mêmes analyses que l'eau, et toujours avec le même résultat négatif. « Nous avons inutilement cherché, dit M. Fonssagrives, à constater la présence du plomb dans le vin donné à l'équipage, nous n'en avons pas trouvé un atome. » Le vin du bord, dit M. Lecoq, a été soumis à l'analyse et examiné avec le plus grand soin, je dirai même avec l'intention d'y découvrir du plomb, et toujours sans succès. « J'ai soumis, dit M. Barthe, plusieurs fois à l'analyse les aliments et les boissons de l'équipage, j'ai notamment traité le vin par l'acide sulfhydrique, sans obtenir de résultats qui puisse dénoter la présence du plomb. » (Thèse inaugurale.) M. Raoul, pendant qu'il centralisait le service médical de la station des côtes occidentales d'Afrique, avait cru remarquer que les Anglais qui y comptent plus de navires que nous, ne connaissent pas la colique sèche. Il l'attribua à ce que leurs hommes ne boivent pas de vin et reçoivent en échange une ration de grog. Mais, s'il en était ainsi, comme ce régime réglementaire est le même partout, les Anglais devraient jouir de la même immunité dans toutes les mers, et c'est le contraire qui arrive. « Les chirurgiens anglais de Bombay (1), dit M. Lemarié (thèse, Montpellier, 1851), reçoivent un grand nombre de malades atteints de colique sèche des postes et des bâtiments du Sind et du golfe Persique ; ceux de Calcutta, de la navigation du Gange et du golfe de Bengale. »

Quant aux aliments solides, jamais ils ne sont en contact avec une parcelle de plomb. Les farines, les viandes salées sont renfermées dans des barils ; les légumes secs, le biscuit, dans des soutes de bois ; rien de tout cela ne peut donner prise au moindre soupçon. M. Hétet a examiné les urines, la salive, le mucus buccal des malades ; jamais il n'a pu découvrir la moindre trace de plomb. Enfin, chaque jour on administre des bains sulfureux aux malades qui reviennent des colonies, et il n'est pas arrivé une seule fois de déterminer la coloration de la peau qui se manifeste dans l'intoxication saturnine.

Tous les navires sont soumis aux mêmes règles, aux mêmes influences hygiéniques, à part le climat. Si la colique sèche dépend de l'une d'entre elles, pourquoi n'éclate-t-elle jamais dans les escadres de la Méditerranée, dans les stations des côtes d'Espagne et de Portugal, de Terre-Neuve, etc. ? Pourquoi la voit-on se montrer à la mer à bord de bâtiments pour lesquels rien n'a changé que la latitude (2) ?

« Au mois de juillet 1846, dit M. Lecoq, nous partons de Brest pour aller prendre le commandement de la station de l'Indo-Chine (à bord de la frégate la *Gloire*) ; nous arrivons après sept mois de traversée dans les mers de Chine, où nous visitons successivement Macao, Canton, puis Touranc en Cochinchine. Pendant une période de quatorze mois, pas un seul cas de colique nerveuse ne se déclare parmi notre équipage. Au mois d'août 1847, nous faisons naufrage sur les côtes de la Corée et nous nous réfugions sur une île inhabitée, où nous formons un camp en attendant les navires qui doivent nous rapatrier, couchant sur le sol, à l'abri de tentes formées avec les voiles de nos bâtiments. Quinze jours après

(1) Cette proposition n'est pas tout à fait conforme à la déclaration, rapportée plus haut, de M. le professeur Morehead, de Bombay.

(2) Rochard, *Op. cit.*, *Union médicale du 10 janvier* 1856.

notre débarquement, sur cette île, des cas nombreux, très graves, de colique nerveuse éclatent parmi notre équipage. Celui de la corvette la *Victorieuse*, notre compagne d'infortune, fut aussi maltraité que nous et paya un large tribut à l'affection que nous venions de constater depuis notre débarquement, sur l'île que nous habitions depuis quinze à vingt jours. Voilà la maladie, où en est la cause? Est-il logique d'aller la chercher dans le plomb de nos navires que nous avions abandonnés depuis plusieurs jours? Dans la litharge du vin, dont nous étions à peu près complétement privés après notre naufrage? » M. Marroin, chirurgien principal de la marine, chargé, pendant les années 1850, 1851 et 1852, de la direction du service de santé à Montevideo, s'exprime ainsi (1) : « J'ai soigné des capitaines et des matelots du commerce, arrivant des Antilles. L'investigation la plus minutieuse ne m'a fait découvrir de plomb ni sur la peinture qui était à la chaux, ni dans la cargaison de leurs bâtiments. Il m'est arrivé maintes fois de soigner les patrons ou les matelots des barques qui font la navigation des affluents de la Plata; leur commerce consiste uniquement en tabac, fruits, cuirs. Où auraient-ils absorbé du plomb? ».

Le plomb est un des poisons les plus généraux, il n'est guère d'idiosyncrasie qui lui résiste. Sans doute il épargne quelques individus; tous les ouvriers ne sont pas atteints avec la même violence, mais en somme, si l'on suppose un certain nombre de personnes soumises à la même dose de cet agent toxique, la presque totalité en subira les atteintes. C'est le contraire à bord des navires, où la colique sèche n'atteint en général qu'une fraction de l'équipage. Le plomb est toxique à tous les âges de la vie, il n'épargne pas les enfants; ils contractent la colique avec la plus grande facilité, plus fréquemment même que les adultes. La colique sèche épargne les enfants dans les colonies et les mousses à bord des bâtiments; or, si les règlements n'accordent pas le vin aux mousses, chacun sait qu'il n'en sont pas privés pour cela et qu'ils prennent part à la ration des hommes de leur plat.

La colique sèche n'est pas une affection propre aux navires; mais, à part quelques exceptions, elle règne dans presque toute la région tropicale. Elle sévit souvent dans les garnisons de nos colonies, bien que les soldats y habitent des casernes peintes à la chaux et qu'ils n'y boivent pas d'eau distillée. Souvent les cas les plus nombreux et les plus graves proviennent des postes établis dans l'intérieur. La colique sèche offre à un haut degré le caractère épidémique, et les médecins qui l'ont observée

(1) Voy. *Nouvelles Annales maritimes*, août 1852.

lui reconnaissent, pour condition indispensable, une température élevée ; pour cause essentielle, un état spécial de l'organisme caractérisé par une débilité profonde ; pour cause occasionnelle, les variations atmosphériques et les refroidissements.

La colique sèche ne règne que dans les pays chauds. Pendant une longue station dans les mers de Chine, à bord du *Cassini*, M. Fallier dit avoir remarqué que jamais elle ne se montrait lorsque le thermomètre était au-dessous de 22° centigrades ; le nombre et la gravité des cas nouveaux et des rechutes s'élevaient et s'abaissaient avec ce chiffre. La colique sèche est d'autant plus fréquente et d'autant plus meurtrière qu'on l'observe sous un climat plus ardent. La côte occidentale d'Afrique, le pays le plus chaud du globe, certains points de l'Inde et de la Chine, qui s'en rapprochent sous ce rapport, marchent en première ligne ; les côtes de Madagascar, les Comores, Cayenne, le Brésil, les Antilles, jouissent d'une température plus supportable, et la colique sèche y sévit avec moins d'intensité ; on l'observe sous une forme encore plus atténuée, dans les mers du Sud, et sur les bords de la Plata. Cette règle n'offre que peu d'exceptions. C'est pendant la saison la plus chaude de l'année, pendant l'hivernage qu'elle sévit avec le plus d'intensité. Dans toutes les stations, les bateaux à vapeur, qui doivent à leur machine un surcroît de chaleur, sont plus cruellement éprouvés que les navires à voiles. M. Fonssagrives assure n'avoir pas vu, pendant quatre années passées sur la côte d'Afrique, un seul navire à vapeur qui n'eût souffert de la colique sèche ; les bâtiments à voiles, avec un effectif plus élevé, jouissaient d'une immunité relative remarquable. Elle affecte une sorte de prédilection pour les chauffeurs, les mécaniciens, les hommes chargés de la cuisine distillatoire, les boulangers, les cuisiniers et les hommes qui leur sont adjoints, les infirmiers qui préparent les aliments des malades. A bord de l'*Espadon*, sur 21 malades, 8 appartenaient à ces diverses professions ; à bord du *Cassini*, elles ont offert à M. Fallier huit fois plus de coliques sèches que les autres ; le *Crocodile*, à Madagascar, a vu tous les chauffeurs successivement atteints.

Cette maladie ne se montre guère que chez les hommes affaiblis ; mais, pour quelques médecins, cet état d'anémie suffit pour la produire quelle que soit d'ailleurs la cause qui l'ait amené, tandis que les autres le considèrent comme le résultat d'une infection miasmatique. La colique sèche présente dans son invasion, dans sa marche, dans ses apparitions capricieuses et jusque dans ses symptômes tous les caractères des maladies infectieuses. Mais on ne saurait la regarder comme une forme de l'intoxication paludéenne, car alors elle devrait se montrer plus fréquente et plus grave à terre, au voisinage des marais, qu'à bord des navires, moins immédiatement exposés à leur influence, tandis qu'elle attaque plus particulièrement ceux-ci. D'autre part on la voit souvent éclater dans des parages exempts de fièvres, chez des hommes qui n'en ont jamais été atteints; enfin, le caractère des affections paludéennes est la périodicité, et la colique sèche ne le présente pas. Lorsque les influences prédisposantes ont agi, il ne faut à la maladie qu'un prétexte pour éclater, et les variations brusques de température, les refroidissements, les suppressions de transpiration sont là pour le lui offrir. Toutes les relations médicales, toutes les observations particulières signalent cette étiologie. La relation de cause à effet est trop manifeste, dans la plupart des cas, pour qu'on puisse élever des doutes. Les chauffeurs, les mécaniciens, les boulangers quittent leurs fournaises aussitôt que le service le leur permet, pour aller respirer l'air frais du dehors, le corps baigné de sueur et la poitrine nue; les matelots, entassés pendant la nuit dans le faux pont ou dans la batterie, soumis à une chaleur accablante, plongés dans une atmosphère à peine respirable, viennent, en dépit des conseils qu'on leur donne, se coucher et dormir sur le pont.

Nature de la maladie. — M. Fonssagrives résume ainsi qu'il suit ses opinions sur la nature de la colique végétale :

1° La colique endémique des pays chauds, quoique ayant une analogie symptomatologique assez grande avec la colique de plomb, en diffère cependant par un grand nombre de traits; elle a une cause spécifique particulière, comme la colique de plomb a la sienne. Ce sont deux maladies parfaitement distinctes.

2° Les désordres nerveux qui constituent cette maladie, dérivent d'une altération du sang, d'un empoisonnement miasmatique, dont la nature est inconnue.

3° L'air est le véhicule du miasme toxique.

4° L'influence de l'altération spécifique du sang sur les centres nerveux ne se fait pas toujours sentir, en premier lieu, sur le grand sympathique; les nerfs cérébro-rachidiens sont plus souvent atteints que les premiers, comme l'indiquent les névralgies du début.

5° Le résultat du contact d'un sang vicié avec les centres nerveux est la production d'une névrose, qui place l'innervation normale, tantôt au-dessus de son type (coliques, névralgies), tantôt au-dessous (paralysie).

6° Sans vouloir assimiler en rien les effluves qui engendrent la colique nerveuse des pays chauds à ceux d'où dérivent des maladies paludéennes, néanmoins les uns et les autres peuvent se produire dans des conditions identiques, et leurs manifestations réciproques se mêlent quelquefois d'une manière digne d'être notée.

7° La douleur intestinale est le phénomène essentiel de la maladie ; c'est elle qui produit et entretient la constipation : celle-ci résiste tant qu'on n'a pas éteint cette sensibilité morbide. De là dérive l'indication que l'on peut considérer comme capitale dans le traitement de la *colique sèche*, de recourir, en premier lieu, aux agents thérapeutiques qui sont de nature à enrayer la douleur, et de n'arriver qu'ultérieurement aux purgatifs. Il en est du plan charnu de l'intestin comme de tous les autres muscles ; toute fibre musculaire douloureuse est perdue pour la contraction régulière ; elle reste forcément ou paralysée ou agitée de mouvements convulsifs (spasmes cloniques), ou bien encore frappée de contractions (spasmes toniques).

8° Le résultat intime de cette névralgie intestinale paraît être de déterminer une contraction tonique de l'intestin, laquelle, au lieu d'accélérer les fèces, les retient au contraire fortement emprisonnées. Cette hypothèse paraît confirmée par les particularités suivantes : 1° forme ovillée des matières ; 2° nature constrictive des douleurs ; 3° contraction du sphincter ; 4° expulsion en jet du liquide des lavements ; 5° sensation accusée par beaucoup de malades d'un picotement intestinal ; 6° constriction le long de l'œsophage ; 7° mobilité des douleurs abdominales ; 8° l'existence d'un véritable globe hystérique ; 9° dyspnée s'accompagnant d'un sentiment grave de constriction, au niveau de la division des grosses bronches ; 10° possibilité de vaincre la constipation sans purgatifs, et par le seul fait de l'administration de la belladone. La contraction tonique de la plupart des muscles de la vie de nutrition explique tous ces phénomènes d'une manière satisfaisante, et les subordonne, à titre de symptômes, à un même état organique qui les domine tous.

9° Enfin la désorganisation de l'encéphale, qui clôt cette douloureuse affection, est due à la perpétuité de souffrances horribles que l'on voit quelquefois se prolonger pendant trois ou quatre mois, et cela presque sans répit.

Traitement. — « Il est rationnel, dit M. Dutroulau, de chercher à calmer la sensibilité et à rétablir les fonctions de l'intestin. Ceux qui regardent la constipation comme donnant la mesure de la durée et de la gravité de la colique s'attaquent surtout à ce symptôme, espérant faire cesser les douleurs en même temps. Le traitement de la Charité, dans la colique de plomb, n'a pas d'autre but, et il réussit souvent; il paraît n'avoir été jamais employé dans la colique végétale. Aujourd'hui la douleur est regardée avec plus de raison comme le symptôme le plus grave et comme celui qui domine tous les autres, et c'est à elle qu'il est prudent de s'attaquer tout d'abord. Des médecins éclairés par une longue expérience, après avoir essayé contre la colique végétale tous les calmants et les évacuants de la matière médicale, convaincus que les médications actives ne font que fatiguer les malades, et que, quoi qu'on fasse, on ne parvient pas à abréger la durée presque fatale de la maladie, se sont bornés à employer les moyens adoucissants les plus simples, ceux que tous les malades réclament quant ils en ont senti les premiers effets; ce sont les bains prolongés, les lavements simples ou huileux, les frictions camphrées et opiacées sur les parties douloureuses. Ce n'est que lorsqu'ils savent que le moment approche de la détente qu'ils la favorisent par les évacuants les moins irritants et par les opiacés portés à une certaine dose.

» Mais, dans la plupart des cas épidémiques, et même dans quelques cas sporadiques, la maladie se présente avec un aspect tellement effrayant et avec des symptômes tellement menaçants pour l'avenir, que le médecin ne saurait rester inactif devant de telles souffrances. S'il y a embarras gastrique prononcé ou si les vomissements sont fréquents, il paraît utile de débuter par un émétique, qui ordinairement calme et même supprime ce symptôme, très gênant pour la médication, puis on s'attaque immédiatement à la douleur. Si celle du rachis est très forte et primitive, l faut de suite appliquer un long vésicatoire sur le point de l'épine qui fait souffrir, comme pouvant être le point de départ des autres douleurs; ce vésicatoire est entretenu et pansé avec 10 ou 15 centigrammes d'extrait de belladone étendus sur l'emplâtre; si c'est la douleur abdominale qui domine, comme c'est habituel, c'est alors par la bouche qu'il faut administrer le calmant (1). La belladone calme un peu plus que la morphine; elle est sujette à moins d'inconvénients peut-être, mais elle ne guérit pas davantage. Le symptôme qu'il importe le plus de faire cesser en même temps que la douleur, c'est la constipation; mais il n'est pas prudent de recourir aux purgatifs un peu actifs avant le troisième ou même le quatrième jour.

(1) Les exhalations de chloroforme par le rectum paraissent avoir donné de bons résultats à M. Prat, qui en a fait usage à Mayotte.

Les praticiens ne sont pas d'accord sur le purgatif qu'on doit préférer. Il est important encore de ne pas négliger les douleurs qui ont leur siége sur d'autres points que l'abdomen ; si c'est au rachis, les moxas et les vésicatoires promenés le long du siége de la douleur sont utiles ; les vésicatoires sont pansés soit avec la morphine, soit de préférence, d'après M. Raoul, avec l'extrait de belladone ; aux membres, on emploie des frictions avec l'huile camphrée, quand les douleurs sont légères, la térébenthine opiacée, quand elles sont vives et accompagnées de paralysie. Tel est le traitement d'une attaque de colique. Si elle est primitive et si elle constitue toute la maladie, le traitement actif doit s'arrêter là, et les soins hygiéniques commencent ; néanmoins le ventre doit être surveillé pendant longtemps encore, et les annonces de douleur ou de constipation doivent être combattues par la belladone à petite dose et par les purgatifs légers. Aux rechutes, on oppose les moyens qui ont réussi dans la première attaque. Mais si la maladie suit son cours, et qu'on ait à combattre la paralysie et les accidents de l'encéphalopathie, alors commence l'emploi d'une série de moyens qui semblent ne rien emprunter de particulier à la colique végétale. Enfin un moyen qui manque rarement son effet dans les cas les plus graves de colique végétale, c'est le rapatriement pour les Européens, l'émigration vers les régions nord pour les créoles (1). Cette dernière ressource est nécessaire pour les marins, après une première attaque un peu intense de la maladie, parce qu'ils vivent dans un foyer d'infection toujours actif. Elle l'est aussi pour les créoles qui ont été très gravement atteints ; mais il ne faut pas oublier que ceux-ci peuvent guérir radicalement et sans déplacement, quand ils n'ont eu qu'une attaque simple de colique (2). »

CHAPITRE XIV.

DE LA CONGÉLATION.

Dans le tome premier de cet ouvrage (p. 397 à 415), nous avons exposé, à l'occasion du froid, l'ensemble des faits les plus importants relatifs à l'histoire de la congélation dans les pays froids et dans les pays chauds. Depuis lors, M. Legouest a publié dans le *Recueil de mémoires de méde-*

(1) Nous n'hésitons pas à proposer, parmi les moyens hygiéniques les plus rationnels, le placement des malades dans une zone très élevée au-dessus du niveau de la mer.

(2) Dutroulau, *Op. cit.*

cine militaire, un travail intéressant sur les congélations de Crimée observées par lui dans les hôpitaux de Constantinople pendant l'hiver de 1854 à 1855. Nous croyons devoir donner ici un résumé de ce nouveau document (1).

La température ne s'était jamais abaissée au-dessous de —7° ou —8°; elle s'était maintenue en moyenne entre —4° et 5°; des neiges abondantes avaient couvert le sol pendant une grande partie des mois de décembre, janvier et février; il était tombé des quantités considérables de pluie; les vents de sud-ouest avaient le plus souvent régné. La température à laquelle avait été soumise l'armée avait donc été généralement froide et humide; à peine avait-elle pu compter quelques jours de froid sec; presque sans bois, sans abris suffisants, un grand nombre d'hommes étaient restés plus de quinze jours sans pouvoir sécher leurs vêtements; les troupes de garde aux tranchées passaient vingt-quatre heures presque immobiles, soit dans la neige jusqu'à mi-jambe, soit dans une boue glacée de neige fondue qu'elles retrouvaient à leurs bivouacs.

Les gelures au premier degré, dit M. Legouest, ont été rares, surtout aux pieds; elles se présentaient avec une tuméfaction plus ou moins considérable des doigts ou des orteils atteints; une coloration d'un rouge vif ou d'un rouge brun de la peau; une tension des téguments coïncidant surtout avec la première coloration; une douleur ou un prurit modérés le jour, quelquefois nuls, mais s'exaspérant le soir au point de ne permettre le sommeil qu'à une heure assez avancée de la nuit. Souvent on observait un épaississement notable du derme et du tissu cellulaire qui le double, avec coloration rouge-brun : cette altération occupait quelquefois une grande étendue; elle siégeait habituellement sur la face dorsale des pieds et la face externe des jambes; la peau avait perdu sa souplesse et sa mobilité sur les tissus sous-jacents; son épaisseur était souvent double de l'épaisseur ordinaire; sa teinte bistre, uniformément répandue, était assez nettement limitée, et la sensibilité avait totalement disparu dans ces limites mêmes. Quelques malades marchaient sans ressentir l'impression du sol; n'ayant pas la conscience d'avoir posé le pied à terre, leur marche était indécise jusqu'à ce que l'habitude l'assurât. Ces accidents mettent un temps fort long à s'amender. La coloration, l'épaississement et la dureté du derme disparaissent les premiers; la sensibilité revient la dernière.

(1) Legouest, *Des congélations observées à Constantinople pendant l'hiver de* 1854 *à* 1855. — Voir *Recueil de mémoire de méd., de chir. et de pharm. milit.*, 2e série, t. XVI, p. 275.

Le second degré était beaucoup plus fréquent : constitué par des phlyctènes renfermant une sérosité blanchâtre, quelquefois grumeleuse, il se montrait principalement sur la face dorsale des doigts, des orteils et des pieds. Ces phlyctènes, entourées d'une auréole très limitée d'un rouge brun, disparaissaient, les unes en laissant au-dessous d'elles un épiderme reconstitué, fin, rosé, un peu ridé, très sensible ; les autres, des ulcérations grisâtres, insensibles, très lentes à se cicatriser, très difficiles même à modifier. Souvent on voyait des épanchements de sang sous l'épiderme ; aux mains, toujours aux pieds, à la face plantaire des orteils, à la plante du pied même ou au talon, très rarement sur la face dorsale des membres. Les épanchements sanguins affectant spécialement les parties où l'épiderme présente la plus grande épaisseur, différaient beaucoup des phlyctènes séro-sanguinolentes que l'on rencontre dans les gangrènes ou les fractures : ils s'étendent en nappe sous l'épiderme, qu'ils colorent par imbibition en noir très foncé. Ces épanchements étaient quelquefois très vastes ; ils occupaient la moitié antérieure de la face plantaire, y compris les orteils, ou bien le talon tout entier ; ils étaient durs, non douloureux, à moins d'une pression très forte ; aucune auréole ne les limite ; ils sonnaient à la percussion, absolument comme des tissus momifiés. Quand on perforait l'épiderme, le sang ne s'écoulait pas : dans le principe il était visqueux ; mais après un temps très court il se convertissait, sur la face dermique de l'épiderme, en un dépôt plus noir que l'épiderme lui-même, et prenait l'aspect d'un vernis desséché se détachant par écailles. La chute de cette masse de sang concret et de l'épiderme qui la recouvre, se faisait attendre longtemps ; en l'enlevant, ou lorsqu'elle tombait spontanément, on trouvait au-dessous le derme avec un épiderme reconstitué, ou bien le derme rouge-brun, ulcéré, et ne tardant pas à pousser des bourgeons exubérants renversés en champignons, noirâtres, saignant facilement, donnant une suppuration abondante, et présentant une sensibilité des plus vives. Quelquefois les épanchements, dont le siége de prédilection est la face plantaire du pied, se rencontraient aux orteils, dans leur totalité, ou le long des bords et surtout du bord externe du pied, faisant toujours suite à ceux des orteils. Au début, ils offraient un peu de mollesse et une coloration bleuâtre qui permettait, avec un peu d'attention, de les distinguer de la gangrène momifique ; mais quand on les examinait après un certain temps de leur existence, ils étaient noirs, durs, un peu ridés, aussi bien à la face dorsale qu'à la face plantaire des orteils, que l'on était tenté de croire frappés de mort.

Le degré suivant était caractérisé par des taches d'une coloration bleunoirâtre, quelquefois diffuse, quelquefois bien limitée. Ces taches, de la largeur de nos pièces de menue monnaie, siégaient habituellement soit au talon, soit au bout du gros orteil, soit sur la tête du premier métacarpien, ou sur la tubérosité postérieure du cinquième ; îlots perdus souvent au milieu des tissus sains, plus souvent dans le centre de tissus devenus bruns et présentant les caractères des engelures chroniques. Ces taches noires sont des eschares molles, que l'on aperçoit à travers l'épiderme non soulevé et conservant sa transparence ; elles se détachent ordinairement à une époque très reculée, et sont remplacées par une ulcération fongueuse, bourgeonnante, donnant naissance à une abondante suppuration, saignant souvent et au moindre contact, supportant à son sommet une portion gangrénée du derme irrégulièrement frangée. D'autres fois leur chute s'opère avec une délimitation très exacte et très nette, comme à l'emporte-pièce, et au-dessous se présentent des tissus rougeâtres, à peu près secs, au niveau des téguments externes, et n'ayant nulle tendance à la cicatrisation. Les différences dans les résultats de la chute des eschares paraissaient être en rapport avec la profondeur de l'altération des tissus, plus grande dans le premier cas et atteignant les muscles, moindre dans le second et se bornant au derme. Dans l'un comme dans l'autre, les malades n'accusent que fort peu de douleur. Lorsque le froid a agi sur les tissus avec une intensité plus grande encore, d'autres phénomènes se présentent à l'observation : colorées en bleu foncé, livides, les parties sont un peu tuméfiées ou plutôt semblent gorgées de liquide, conservent l'impression du doigt, se relèvent lentement, et ont perdu toute sensibilité ; elles sont frappées de mort. La gangrène atteint souvent les orteils entiers ou en partie, souvent l'avant-pied jusqu'au milieu des métatarsiens et plus haut encore, quelquefois le pied tout entier et la jambe à une hauteur plus ou moins grande. L'épiderme ne présente que rarement des phlyctènes, qui, dans ce cas, sont remplies de sérosité roussâtre ; mais il se détache facilement sous un frottement un peu rude, et se comporte comme celui des cadavres qui sont restés longtemps sous l'eau. Il est donc fort difficile alors, sinon impossible, de dire jusqu'à quelle distance des os sont parvenues les atteintes du mal ; mais la congélation en totalité ne se produisant la plupart du temps que sur des parties recouvertes par une couche mince de téguments ou de tissus, ces derniers sont frappés de mort dans toute leur épaisseur ; et, dans presque tous les cas que nous avons eus sous les yeux, les os ont été dénudés complétement, ou plus ou moins dépouillés des couches musculaires et tégumentaires qui les recouvraient.

Cette mortification, dit M. Legouest, est pour ainsi dire une gangrène d'emblée ; elle diffère essentiellement de celle qui peut suivre la réaction dans les tissus où l'abaissement de la température a amené la stase du sang : aussi bien que de celle qui s'empare des parties qui ont subi des modifications incompatibles avec la vie.

Après un temps qui varie suivant l'âge, la force, la constitution et la race des individus (ce temps est de moitié plus court chez les nègres), mais toujours après un temps assez long, la dessiccation s'empare du membre, en commençant par les orteils, qui se rident, s'amoindrissent, se momifient, et acquièrent la dureté et la résonnance du bois. Selon que l'effet du froid s'est fait sentir plus ou moins haut sur le membre, les phénomènes se produisant de proche en proche remontent vers le tronc, et le sillon éliminateur, dont la place est marquée d'avance par la limite de la coloration bleuâtre des téguments, se creuse entre le mort et le vif. L'eschare restant à l'état humide dans l'étendue de $0^m,03$ environ, les parties demeurées vivantes se comportent de deux manières différentes. Une inflammation légère se borne, la plupart du temps, aux environs du cercle éliminatoire ; elle n'envahit les téguments que dans l'étendue de 0,01 à 0,02 centimètres. Quelquefois, au contraire, dans une étendue de 0,15 à 0,20 centimètres, on remarque sur toute la circonférence du membre une coloration rouge-brun, accompagnée de dureté et d'empâtement ; les parties ainsi altérées sont douloureuses à la pression; un pansement un peu trop serré, et surtout l'action intempestive de l'instrument tranchant, y déterminent rapidement des points gangréneux.

Le sphacèle complet du membre, quand il se produit d'emblée, a une grande analogie avec la gangrène sèche, ou avec la gangrène sénile. Mais la momification des parties, bien que très générale, n'a pas toujours lieu, et quelques membres congelés ont parcouru les phases de la gangrène humide : les tissus se sont détachés en eschares molles, laissant à nu les os qui mettaient un temps fort long à se séparer du membre, soit dans leur continuité, soit dans leur contiguïté. Cette gangrène secondaire, produit d'une congélation moindre ou consécutive à la réaction, doit être rangée, au contraire, à côté des gangrènes humides : dans les cas rencontrés par M. Legouest, elle n'a pas montré de tendance à s'étendre au delà des parties primitivement affectées par le froid ; elle n'a jamais amené la mortification d'un membre dans sa totalité ; mais, occupant souvent une très vaste surface, elle n'en a pas moins eu de funestes résultats. Elle s'est le plus fréquemment montrée avec les phénomènes suivants : les membres modérément tuméfiés, assez résistants, présentaient une coloration rouge-violet, marbrée de taches noirâtres ; ils étaient chauds, douloureux. Peu de temps après, les taches noires perdaient la consistance des tissus voisins, se ramollissaient et devenaient fluctuantes ; si l'on n'intervenait pas avec le bistouri, les téguments s'amincissaient graduellement, s'ulcéraient de dedans en dehors, se rompaient, et laissaient s'écouler un liquide composé de sang, de pus et de détritus gangréneux, sans aucun mélange de gaz. Ces foyers de liquide avaient la plupart du temps pour siége le tissu cellulaire profond intermusculaire, et, dans ce cas, ils étaient mal limités, fusaient et provoquaient des décollements sous les téguments et entre les masses musculaires. D'autres fois, ils siégeaient dans l'épaisseur des muscles eux-mêmes, creusés de vastes pertes de substance parfaitement circonscrites. D'autres fois encore, les muscles et le tissu cellulaire ambiant avaient servi à les former ; la gangrène s'emparait, dans les limites exactes du foyer, de ses parois tégumentaires, et l'on voyait apparaître des hémorrhagies. Un ou plusieurs de ces foyers envahissaient les jambes, quelquefois les cuisses, donnant aux membres un aspect analogue à celui que leur impriment les tumeurs charbonneuses à leur dernière période.

Cette gangrène ne marchait pas avec la rapidité de la gangrène traumatique ; elle ne procédait pas des extrémités sur le tronc. Car souvent l'apparition de foyers gangréneux supérieurs précédait celle de foyers se produisant plus bas ; elle se bornait aux parties primitivement altérées dans leur volume, leur consistance et leur coloration. La plupart de ces derniers cas, et tous ceux de mortification d'emblée remontant jusqu'à mi-jambe, se sont terminés par la mort.

Ces deux genres de gangrène ont eu les mêmes causes, mais une marche et des débuts différents. Les gangrènes d'emblée se sont produites sans que les hommes en eussent eu conscience autrement que par l'insensibilité qui succédait à un sentiment douloureux de froid excessif. Après quelques heures de séjour dans la neige fondue, ils ne pouvaient plus se soutenir immobiles ; quelques-uns se traînaient péniblement, ne sentant plus leurs pieds, selon leurs propres expressions ; pour la plupart, la marche était devenue impossible, et ils étaient rapportés par leurs camarades. Leurs pieds se coloraient légèrement en rose ou devenaient tout à fait pâles ; ils étaient un peu tuméfiés, et, le lendemain ou le jour suivant, ils présentaient les phénomènes que nous avons décrits précédemment. Les gangrènes secondaires atteignaient surtout les hommes plus vigoureusement constitués ou plus énergiques, sur lesquels le froid avait moins d'action, qui cherchaient à le combattre par le mouvement, qui excitaient en un mot la réaction. Chez ceux-là, les parties présentaient d'abord un gonflement assez notable; elles étaient marbrées de teintes rouges, blanches et violettes, durcissaient un peu, et passaient, dans les premières vingt-quatre heures, à l'état signalé plus haut.

A l'autopsie, les eschares produites d'emblée ne présentaient rien de spécial; elles se comportaient selon la profondeur à laquelle les parties avaient été atteintes. Dans les tissus qui avaient éprouvé une réaction on rencontrait l'infiltration séreuse ou purulente des couches cellulaires; des traînées gangréneuses suivant les os et aboutissant soit à des ulcérations, soit à des foyers purulents. Les os étaient devenus plus friables. Ils présentaient une raréfaction de leur substance, dont les aréoles étaient imbibées d'un liquide jaunâtre, glaireux, sanguinolent ou purulent. Cette altération se remarquait surtout vers leurs extrémités, qui se laissaient facilement entamer par le scalpel. Il était rare qu'un os n'eût pas souffert du voisinage de la mortification des tissus, alors même qu'une certaine épaisseur de ceux-ci le recouvrait encore; et, une fois atteint, il l'était généralement dans toute sa longueur. Ce dernier phénomène donnait lieu, dans les tissus sains, à tous les accidents provoqués par la carie ou la nécrose, et compromettait gravement l'existence des parties primitivement respectées par le froid. Souvent on constatait dans l'épaisseur du tissu cellulo-adipeux de la plante du pied, chez des hommes qui n'avaient eu que quelques orteils congelés, ou chez lesquels les pieds étaient intacts, de petits épanchements sanguins en nombre très considérable, renfermés dans les mailles cellulo-adipeuses mêmes. Le volume de ces épanchements variait de celui d'un grain de millet à celui du fruit de l'épine-vinette, avec lequel ils présentaient la plus grande ressemblance. Le sang était congelé et ne s'épanchait pas, alors même que l'on ouvrait la vésicule qui le contenait. Ces épanchements ne se rencontraient pas seulement dans la masse cellulo-adipeuse de la plante des pieds, mais très fréquemment dans le tissu cellulaire avoisinant les vaisseaux et les nerfs, dans leurs gaînes mêmes, et accolés soit aux uns, soit aux autres, dans une certaine étendue. Trois fois M. Legouest a constaté une décoloration des muscles de la plante du pied; elle existait sur un seul pied, l'autre pied conservant sa coloration normale.

Cet état des pieds ne s'était révélé par aucun phénomène pendant la vie. Quant au piqueté sanguin et aux épanchements de la plante, il était possible de les prévoir, les malades se plaignant quelquefois de vives douleurs, quelquefois n'en accusant aucune, et l'absence ou la présence des altérations précitées ne venant pas, à l'autopsie, donner raison du silence des organes des uns, pas plus que des douleurs accusées par les autres. D'après les faits qui précèdent, M. Legouest propose de rapporter les congélations à cinq degrés : le premier, constitué par l'engelure, toujours facile à diagnostiquer, et ne méritant pas, à proprement parler, non plus que le suivant, le nom de congélation ; le second, indiqué par des phlyctènes ou des épanchements sanguins, avec ou sans ulcérations consécutives ; le troisième, présentant des eschares peu profondes n'intéressant que le derme ou la partie la plus superficielle des muscles sous-jacents ; différence impossible à diagnostiquer *à priori* ; le quatrième, intéressant rarement d'une manière uniforme les muscles et le tissu cellulaire intermusculaire à une plus ou moins grande profondeur ; le plus souvent dans plusieurs endroits séparés, quelquefois voisins, quelquefois à une assez grande distance les uns des autres ; le cinquième, frappant les membres de mort dans la totalité, soit d'emblée, soit consécutivement.

La plupart des malades, aussi bien ceux dont les membres avaient été soumis à des degrés divers de congélation, que ceux qui n'en portaient aucune trace, présentaient un amaigrissement notable, une coloration ictérique de la peau, et se plaignaient de douleurs dans les membres. Ces douleurs apparaissaient surtout après les contractions musculaires. Chez quelques-uns on observait, dans les parties qui avaient été particulièrement exposées au froid, une rigidité ou une contracture partielle ; un seul malade, ayant eu les deux avant-pieds gelés, a succombé au tétanos. Souvent il existait un œdème fugace de la face, des paupières surtout ; quelquefois l'œdème était général. Une lenteur extrême des mouvements, une paresse, une sorte de torpeur générale, un sommeil de plomb, se faisaient remarquer chez le plus grand nombre ; beaucoup étaient atteints de diarrhées incoërcibles, quelques-uns de dysentéries sans douleurs abdominales. La diarrhée au plus haut degré s'observait surtout chez les hommes dont les extrémités inférieures avaient été congelées en totalité ; pas un d'eux n'a survécu. Chez le plus grand nombre des malades, les premiers phénomènes signalés ne tardaient pas à s'amender ; chez d'autres, ils persistaient un temps fort long sans s'aggraver. Un ou plusieurs accès de fièvre qu'on aurait pu confondre avec des accès rémittents, jugeaient le mal dans ces deux catégories, et semblaient être la crise nécessaire à l'établissement de la convalescence ; chez d'autres, enfin, on voyait apparaître tous les accidents du scorbut, si l'on en excepte l'altération des gencives qui était fort rare.

CHAPITRE XV.

DU CRABE.

Le crabe est considéré comme une complication ou comme une suite du pian; quelquefois, cependant, il se développe chez des individus qui n'ont jamais éprouvé les atteintes de ce dernier. Il semble être plus fréquent chez la femme que chez l'homme; plus encore que le pian, il paraît être le partage de la race noire. Il s'annonce par des gerçures et des fissures irrégulières qui peuvent être comparées aux pattes et aux pinces du crustacé connu sous le nom de crabe. Tantôt il présente, dit M. Levacher, après la chute de son fongus, un trou semblable à celui que fouille le crabe; tantôt il ronge et entame la plante des pieds à la manière dont cet animal creuse la terre. Le crabe affecte dans sa marche trois variétés distinctes : la première n'endommage que la peau (*crabe sec* ou *courant* des Antilles); la seconde, à fongus rouge, petit, profond et pédiculé, forme la variété du crabe à fongus rouge; la troisième, plus développée que la précédente, à fongus large, saignant, noirâtre et marbré, constitue la variété du crabe à fongus hématode. La première variété trace des gerçures sur la face plantaire du pied, et rarement sur la face palmaire de la main. Elle atteint particulièrement le rebord plantaire de la portion du talon. Ses formes et ses dimensions sont toujours irrégulières, et les parties qu'elle affecte s'entr'ouvrent et deviennent écailleuses. Ses fissures sont douloureuses et suppurent quelquefois. « C'est une véritable altération squirrheuse de la peau avec gerçure et induration des premières couches du tissu cellulaire sous-cutané. Sous ce rapport, elle diffère de l'éléphantiasis en ce que ses désordres sont toujours superficiels (1). »

« La température de l'atmosphère et la qualité propre de certaine portion du sol, celle des terrains argileux particulièrement, et, dans quelques années, la fréquence des grains de pluie, suivis de coups de soleil brûlants, paraissent contribuer à la production du crabe sec ou courant. Cette variété ne s'observe en effet, le plus souvent, que durant les mois d'hivernage, dans les habitations humides et les localités marécageuses. Elle seule semble être étrangère au pian. Les pieds des nègres, directement en contact avec la chaleur et l'humidité du sol, avec une boue, tantôt

(1) Voy. Levacher, *Guide médical des Antilles*. Paris, 1840, p. 307.

d'argile, tantôt de tuf, tenace ou légère, et d'autres fois noire et vaseuse, acquièrent bientôt une épaisseur extrême. La face plantaire de leurs pieds devient cornée ; c'est presque une semelle naturelle, avec laquelle il leur est plus facile de se soutenir et de courir, qu'à l'aide des souliers qui, dans cet état, les gêneraient en les privant de la contraction libre et entière des orteils, si utile à leur marche. Cette induration des surfaces plantaires et l'altération de la peau, qui ne sont que le résultat des causes énumérées, ont aussi une part considérable dans la naissance des différentes espèces de crabe (1).

» Je suis d'autant plus convaincu de cette opinion, dit M. Levacher, qu'il ne m'est jamais arrivé d'observer aucune des variétés du crabe sur les jeunes noirs, qui ont, dans la première enfance, les pieds aussi tendres et aussi délicats que les nôtres ; et que les blancs qui dans des circonstances exceptionnelles avaient pu contracter la maladie, marchaient aussi nu-pieds et se trouvaient, par la misère, dans des conditions semblables à celles des nègres les plus malheureux. Le crabe sec ou courant se guérit en évitant l'humidité, en bassinant les parties affectées avec une solution de nitrate d'argent fondu, de sulfate de fer ou de cuivre ; en les saupoudrant d'oxyde rouge de mercure, et mieux encore, de sublimé corrosif. »

Le crabe à fongus rouge naît constamment sous la plante des pieds. Il débute par la présence d'un point fixe, douloureux, qui ne laisse apercevoir d'abord aucune altération de la peau. Après quelques jours, le derme et l'épiderme blanchissent dans une étendue circulaire d'un quart de pouce. A cet endroit la peau devient humide, de plus en plus douloureuse, et ne tarde pas à laisser suinter un peu de sérosité. Bientôt elle s'altère, se détruit, et découvre un fongus d'un rose vif et rouge, très sensible, et qui ne présente aucune tendance à s'élever au-dessus de son niveau. Dès lors il s'en écoule continuellement un pus ichoreux qui semble provenir de la circonférence du fongus. Celui-ci est assez profondément pédiculé ; il s'étend jusque vers la couche adipeuse sous-cutanée, quelquefois même sur les couches musculaires sous-jacentes. Son pédicule est étroit, son corps est arrondi et peut atteindre le volume d'une petite olive ; son sommet est plus large que sa base, et sa forme est celle d'une pyramide renversée. Cette deuxième variété du crabe peut, d'après M. Levacher, reconnaître pour cause l'humidité et la malpro-

(1) Levacher, *Guide médical des Antilles*. Paris, 1840, p. 310.

preté, mais elle est le plus souvent une affection concomitante du pian.

Il est encore plus important ici de maintenir les malades dans un repos absolu. « Il convient aussi presque toujours, dit M. Levacher, de les soumettre aux tisanes sudorifiques et à la liqueur de Van Swieten. Les fongus seront pansés avec des caustiques. Quelquefois ces médicaments les minent simplement et les détruisent peu à peu sans les détacher; d'autres fois ils provoquent au bout d'un certain temps leur chute entière, et la cavité qui en résulte semble d'autant plus profonde, que la plante des pieds du nègre est d'une épaisseur toujours considérable. Rarement le fongus se détache, ou guérit avant deux ou trois mois ; il peut même quelquefois résister plus longtemps (1). »

Le crabe à fongus hématode s'observe plus rarement que le précédent. Il occupe une plus grande étendue des surfaces plantaires, et des symptômes plus graves l'accompagnent dès son début. Une douleur atroce indique et circonscrit le point de naissance de la maladie. La peau, dans cette limite, devient blafarde et humide; elle s'élève, se boursoufle, s'entr'ouvre et laisse apercevoir dans une ouverture circulaire, qui n'excède jamais la largeur d'une pièce de cinq francs, un fongus marbré, noirâtre, à tête arrondie comme le champignon, parsemé de bourgeons d'une extrême sensibilité et baigné dans une sanie fétide, dont la résorption, jointe à la réaction douloureuse de la tumeur, cause de violents accès de fièvre. Lorsque l'insouciance des malades leur a fait négliger les soins et les pansements que cette affection réclame dès son origine, il n'est pas rare de voir le fongus s'élever à un centimètre et plus au-dessus de la surface de la peau. « Dans ces cas, les parties environnantes sont imbibées et altérées par le pus; elles répandent une odeur repoussante. La durée de cette variété peut se prolonger jusqu'au delà de quatre, cinq ou six mois. Il est des nègres qui préfèrent la mort à l'assujettissement d'un long traitement ; rarement quelques-uns d'entre eux consentent à en essayer les avantages, et la seule idée de s'y soumettre, et surtout d'y être contraints, est pour tous une source profonde de chagrin. Cette espèce de crabe, constamment grave, ne survenant dans la généralité des cas que sous l'influence du pian, doit être avec raison considérée comme la conséquence de cette dernière affection. Lorsque le fongus hématode s'élève au-dessus du niveau de la peau, l'excision doit s'effectuer le plus promptement possible. Le soulagement

(1) Levacher, *Op. cit.*, p. 314.

qui en résulte et la propreté de la plaie la rendent doublement utile. L'opération est suivie d'une hémorrhagie considérable, mais quelques plumasseaux de charpie sèche gradués, et un bandage compressif, en triomphent facilement. Il est prudent de ne relever l'appareil que lorsque son imbibition annonce que la suppuration est bien établie. L'excision est inutile si le fongus n'excède que de quelques lignes le niveau de la peau; il suffit alors d'employer la poudre de sublimé, ou de recouvrir avec des plumasseaux de charpie imbibés dans la solution de sulfate de fer ou de cuivre. La jambe et le pied sont placés sur un coussin résistant et disposé sur un plan horizontal; le repos doit être absolu. Le fongus, après son excision, présente une organisation presque semblable à celle des tumeurs hématodes : son tissu est plus serré, plus dense et d'une couleur plus foncée; les nervures, les sillons et les veinules qui le parcourent sont également mieux dessinés. Le crabe hématode qui arrive, même longtemps après la disparition du pian, peut dénoter que cette dernière affection n'a pas été combattue primitivement d'une manière convenable.

» Le crabe hématode qui se montre immédiatement ou peu de temps après la suppression du pian dont la disparition s'est effectuée sans traitement, réclame non-seulement les moyens extérieurs dont il vient d'être question, mais encore l'usage intérieur de la liqueur de Van Swieten et des sudorifiques. Sous l'influence de cette médication, l'affection première ne tarde pas à reparaître, pour s'effacer bientôt. Mais celui qui survient immédiatement après un long traitement du pian, ou même pendant que ce traitement se poursuit, ne doit inspirer aucune inquiétude : il sera simplement combattu par des applications extérieures, auxquelles on le voit toujours céder. Les nègres affectés du crabe ne peuvent s'appuyer sur le pied malade, sans éprouver une douleur souvent extrême. Les efforts qu'ils s'imposent et la réaction douloureuse que cette affection transmet aux tendons sont tels, qu'ils donnent à leurs pieds un aspect particulier de difformité. Les mouvements de flexion ne peuvent avoir lieu sans provoquer de vives angoisses, et l'action des extenseurs, celle en particulier des muscles péroniers qui domine alors, détermine la rétraction des orteils, et les porte en haut et en dehors (1). »

(1) Levacher, *Op. cit.*, p. 316.

CHAPITRE XVI.

DU CRÉTINISME ET DU GOÎTRE (1).

ART. Ier. — Considérations générales.

On a donné aux crétins les appellations les plus variées. Désignés dans les Pyrénées sous le nom de *cagots* ou *capots* (2), ils prennent, dans la Navarre, celui de *caffos*. En Piémont, on les connaît sous le nom de *pazzi*; dans le Salzbourg sous celui de *Fexe*; en Styrie et en Carinthie, leur nom est *Dosten, Trotteln, Gacken;* en Souabe, *Simpel, Dackel, Lalle, Kralle, Tropf*, etc.

Les anciens ont gardé sur le crétinisme un silence absolu, à moins qu'il ne soit permis de voir une allusion à cette affection dans un passage de Vitruve, qui signale une eau de l'île de Scio, laquelle, bien qu'agréable au goût, avait l'inconvénient de *pétrifier* l'esprit : νόω πετρος ὁ ληςδε πτων. Le silence des anciens sur une infirmité à la fois si grave et si palpable est d'autant plus surprenant, que le goître leur était parfaitement connu, comme le montre déjà le vers de Juvénal :

> « Quis tumidum miratur guttur in Alpibus? »

Le crétinisme est mentionné pour la première fois au commencement

(1) La question du crétinisme et du goître a déjà été abordée dans le tome Ier, pages 81, 99, 201 ; et dans le tome IIe, pages 234 et 235.

(2) A la bataille de Vouglé, près Poitiers, donnée en l'an 507, les Visigoths furent défaits par les Francs. Les plus éminents d'entre eux se retirèrent en Espagne ; ceux qui restèrent en France se soumirent aux vainqueurs ; mais ils étaient de la secte d'Arius. Mêlés aux descendants des Alains, des Suèves, des Hérules et des Huns, et persécutés comme eux, ils se réfugièrent dans les lieux les plus inhabitables, et par conséquent les plus malsains de la France. Ne formant plus qu'une caste abhorrée et maudite, ils y furent en proie à la plus affreuse misère. Dans les solitudes de la petite Bretagne, et dans un âge un peu plus civilisé, à peine leur permit-on de vaquer aux professions de cordonnier et de tonnelier qu'ils avaient embrassées. Le parlement de Rennes fut obligé d'intervenir pour leur faire accorder la sépulture. On les trouve alors désignés sous le nom de *cacoux* et de *caqueux;* et les ducs de Bretagne avaient ordonné qu'ils ne parussent point sans une marque distinctive. Vers l'Aunis, on retrouvait leurs pareils cachés dans l'île de Maillezais. La Rochelle était peuplée par les *coliberts* ou esclaves. Ils reparaissent sous le nom de *cahets* en Guyenne et en Gascogne. Dans les deux Navarres, ils s'appellent quelquefois *caffos*. On les découvre enfin dans les montagnes du Béarn, de la Bigorre, des quatre Vallées et du comté de Comminges. Là ce sont des *cajols* ou *capots* (de

du XVIe siècle, par Félix Plater (1). Voici comment s'exprime cet auteur : « Sunt et aliqui stulti qui præter innatam stultitiam vitiis quibusdam » notati sunt a natura ; quorum aliqui passim occurrunt, maxime vero » in certis regionibus frequentiores inveniuntur, uti in Valesio pago, » Brem appellato ; plurimos in viis sedentes, quorum aliqui ad me » Sedunum delati fuerunt, an forte aliquid auxilii ipsis adferre possem : » vidi capite informi, interdum lingua immensa et tumida, mutos, stru- » moso simul aliquando gutture, aspectu deformi, qui, ante suas ædes » collocati, torvo visu solem intuebantur, ac bacillis digitorum interstitiis » inditis corpusque varie torquentes, oreque deducto, cachinnum et ad- » mirationem pætereuntibus movebant. » Vers 1574, Simler, dans une description du Valais, s'exprimait ainsi sur le même sujet : « Quod Vale- » sianos spectat in quibusdam pagis complures gutturosi inveniuntur, » in aliis prorsus nulli, in quibusdam pauci admodum. Alium quoque » pagum se illis nosse amicus quidam ad me scripsit, in quo plures clau- » dicant, quum in proximo pago nemo tali vitio laboret. Item pagum » esse in quo plures homines fatui inveniuntur, quos ipsi *Gauchen* vocant, qui » vix homines nominari merentur, bestiis similes ut qui nullo cibo humano » utantur ; se enim vidisse qui stercore equino uteretur, alium qui fœno, » alios qui nudi tota hieme incederent, et varia hujusmodi monstra, » quorum causa in occulto latet. »

En Asie, le crétinisme a été observé dans l'Himalaya, dans les montagnes du Thibet, de la Tartarie, de la Chine. En Afrique, divers voyageurs disent l'avoir rencontré dans la vallée du Niger, dans le Bambara, à Madagascar. En Europe, il a été constaté particulièrement dans les Alpes, les Pyrénées, le Jura, le Hartz et dans les Carpathes (2).

En ce qui concerne le goître, son endémicité, très répandue en Europe,

caas goth, chien de Goth) ; il ne leur est permis que d'être bûcherons ou charpentiers, et ils doivent, en cas d'incendie, marcher les premiers au feu. On les donne, lègue et vend comme esclaves. Ils sont réputés ladres et infects, n'entrent à l'église que par une petite porte séparée, et y trouvent leur bénitier particulier et leur siége à part. En plusieurs lieux, les prêtres ne veulent pas les recevoir à la confession. On croit même leur faire honneur en prenant sept témoins d'entre eux pour valoir un témoignage. Enfin, ils furent, en 1460, l'objet d'une réclamation des états de Béarn, voulant qu'il leur fût défendu de marcher pieds nus dans les rues de peur d'infection, et qu'ils portassent sur leurs habits leur ancienne marque distinctive, le pied d'oie ou de canard.

(1) F. Plateri, *Observationes in hominis affectionibus plerisque*. Basiliæ, 1714.

(2) Boudin, *Carte médicale du globe* (sous presse).

a été constatée : 1° en Asie, dans les montagnes qui entourent le plateau de Gobi, dans l'Oural et le Caucase, à Sumatra ; 2° en Afrique, dans l'atlas de Fez, selon Léon l'Africain, et au pied du mont Kong, d'après Mungo Park ; 3° en Amérique, au Chili, au Pérou, et à Edmonton, près la rivière de Saskathavan, sous le 35° degré de latitude nord. Il est digne de remarque que l'Indien américain est beaucoup moins sujet au goître que l'Européen et le Créole (1). D'autre part, il y a une trentaine d'années, la Société médicale de Metz mettait au concours la question suivante : « Pourquoi la femme juive est-elle exempte du goître ? »

Parmi les travaux publiés sur le crétinisme depuis une vingtaine d'années, nous signalerons les suivants :

J. M'Clelland, *Geology of Komaon* (*Dublin Journal*, 1837).

Demme, *Ueber endemischen Cretinismus, Eigenthum der Rettungsanstalt für Cretinen auf dem Abendberg*. Bern, 1840.

Buek, *Vortrag über Cretinismus und die Möglichkeit demselbem vorzubeugen*. Hamburg, 1842.

Otho Thieme, *Der Cretinismus*. Weimar, 1842, in-4° avec 5 planches.

Rösch, *Die Stiftung fur Cretinenkinder auf dem Abendberge*. Stuttgard, 1842.

Berchtold-Beaupré, *Dissertation sur le crétinisme*. Fribourg, 1843.

Twining, *Some account of cretinism and the institution for its cure on the Abendberg in Switzerland*. London, 1843.

Extracts from the first Report of the Institution on the Abendberg for the cure of cretins, translated by doctor W. Twining. London, 1843.

Maffei und Rösch, *Neue Untersuchungen über Cretinismus*. Erlangen, 1844.

Michaelis, *Skizzen von der Verbreitung des Cretinismus im Kanton Aargau*. Aarau, 1843.

Edward Wells, *Essay upon cretinism and goitre*. London, 1845.

D.-A. Chavannes, *Des crétins sur l'Abendberg* (*Journal de la Société vaudoise d'utilité publique*, n° 145. Lausanne, 1844).

Verhandlungen der Schweiz. naturforschenden Gesellschaft über Cretinismus zu Freyburg, Zürich, Lausanne, Chur und Genf, 1840.

Beobachtungen über den Cretinismus, eine Zeitschrift herausg. v. d. Aerzten der Heilanstalt Mariaberg. 3. Hft., grand in-4. Tubingen, 1850.

H. Lebert, *Ueber den Kretinismus im Kanton Waadt in der Schweiz*.

L. A. Gosse, *De l'étiologie du goître et du crétinisme*, 1re partie. Genève, 1853, in-4°.

Rapport de la Commission créée par S. M. le roi de Sardaigne pour étudier le crétinisme. Turin, 1848, in-4°.

(1) Alc. d'Orbigny, *Voyage pittor. dans les deux Amériques*, p. 455.

MARC D'ESPINE, *Compte rendu sur l'ouvrage précédent* (*Gaz. méd. de Paris*). Juin, 1850.

J. GUGGENBÜHL, *Die Heilung und Verhütung des Cretinismus und ihre neuesten Fortschritte.* Bern und St-Gallen, 1853, in-4°.

J. GUGGENBÜHL, *Raccolta de relazione, lettere ed articole diversi concernenti lo stabilimento dell' Abendberg.* Genova, 1854, in-8°.

B. SCHNEFF, *Études sur le crétinisme* (*Moniteur des hôpitaux*, 1855, n° 67).

GRANGE, *Rapp. sur le goître et le crét.* (*Arch. des miss. scient.* Paris, 1850).

G. FERRUS, *Mémoire sur le goître et le crétinisme.* Paris, 1851. *Discussion à l'Académie impér. de méd. sur le goître et le crét.* Paris, 1851, in-8° de 89 pages.

NIÈPCE, *Traité du goître et du crétinisme.* Paris, 1851-1852, 2 vol. in-8°.

ART. II. — Pathologie du crétinisme.

Le crétin ne naît pas crétin ; ordinairement le crétinisme commence à se montrer peu après la naissance ; d'autre part, il n'y a pas d'exemple qu'un enfant sain, parvenu à sa septième année, soit jamais devenu crétin plus tard, quelque intenses que puissent être les influences morbides du pays qu'il habite. M. Maffei fixe à la quatrième année de la vie la limite de la possibilité du développement de la maladie. Quelquefois l'enfant nouveau-né, menacé de crétinisme, présente déjà une tête volumineuse et difforme, qu'il tient difficilement droite ; les fontanelles sont plus larges qu'à l'état normal ; le front est presque entièrement effacé par des cheveux épais, qui se rapprochent beaucoup des sourcils ; le nez est écrasé, la bouche large, la langue épaisse, le cou court, souvent déjà pourvu d'un goître. Dans d'autres cas, il n'existe aucun signe qui permette de présumer le futur développement du crétinisme.

M. Ferrari croit pouvoir pronostiquer le crétinisme, lorsque le poids de l'enfant est moindre que celui d'un nouveau-né sain, bien que le volume du corps en soit plus considérable. Pour M. Guggenbühl, il y a menace de crétinisme lorsqu'un enfant a la tête volumineuse, la physionomie stupide, le nez épaté, la langue volumineuse, la voix aiguë et tremblotante, les mains grosses, de l'indifférence à la lumière, au bruit, de la difficulté à teter et de fréquentes convulsions. Une fois que le crétinisme apparaît, il se manifeste successivement par l'alanguissement de toutes les fonctions. La dentition est difficile et tardive ; les dents sont rares ; elles noircissent vite, et une fois tombées, elles ne sont pas remplacées par une seconde dentition. A sept ans, le crétin est encore si faible, qu'à peine il peut se tenir sur ses jambes ; à cet âge, où l'enfant sain est vif, gai, et se livre avec impétuosité aux jeux de son âge, le crétin demeure apathique ; il marche ainsi vers la puberté sans modification notable, si ce n'est que la peau devient rugueuse et que la physionomie grossière prend rapidement l'expression qu'elle doit conserver toute la vie. Pour le crétin il n'y a pas d'âge moyen entre l'enfance et la puberté, pas plus qu'il n'y en a entre l'âge pubère et la vieillesse. L'enfance se prolonge jusqu'à la puberté, et à celle-ci succède immédiatement la décrépitude sénile.

La stature des crétins, parvenue à son plus grand développement, dépasse rarement 1 mètre 1/2 ; dans les vallées d'Aoste et de Maurienne, on en rencontre qui ont moins de 1 mètre de hauteur. Le crétin est ordinairement maigre et grêle, et son volume apparent se lie souvent à l'œdème. La peau est d'un jaune sale et foncé. Le facies, qui dénote l'état négatif des fonctions intellectuelles, ne subit que peu de changements sous l'influence de l'âge. Voici quelques autres traits qui méritent d'être notés : os du crâne durs, épais, beaucoup d'os wormiens; cheveux épais, crépus, châtain sale, cuir chevelu bosselé, encroûté de crasse et d'insectes parasites; face stupide et n'ayant aucune expression, en sorte qu'elle n'offre aucune différence selon les âges; nez épaté, ligne de jonction du nez avec les joues dépassant d'un tiers la longueur du bord antérieur libre; yeux souvent affectés de strabisme convergent, distance de 40 à 50 millimètres séparant les angles internes; sourcils et cils ordinairement courts et rares ou longs et enchevêtrés; bords libres des paupières souvent collés aux angles externes de manière à rendre l'œil petit; couleur de l'œil brun indécis; regard stupide; protubérance zygomatique considérable, bouche très grande, lèvres tuméfiées, ainsi que la langue, mâchoire inférieure très forte; face dégarnie de poils, cou garni d'un goître chez presque les deux tiers des crétins, et ceux qui ne l'ont pas ont le cou gros, court et difforme; thorax difforme, tantôt large, tantôt aplati sur les côtés; colonne vertébrale à gibbosités, ou vertèbres mal articulées; mamelles des femmes tout à fait crétines très peu apparentes; abdomen très volumineux, quelquefois même pendant; bassin presque toujours déformé ; organes génitaux plus ou moins atrophiés dans les deux sexes chez les crétins complets; membres grêles, retirement des jambes et des pieds, genoux tombant en avant, talons en arrière; mains grosses, courtes, ongles très durs et larges; pieds tournés en dehors, plats, malléoles internes touchant le sol.

Les fonctions végétatives, quoique moins atteintes par le crétinisme que celles de la vie de relation, n'ont cependant pas chez le crétin le même essor que dans l'état normal. La respiration serait ralentie d'après le docteur Savayen, c'est-à-dire qu'au lieu de dix-huit respirations par minute, le crétin en moyenne n'en aurait que quinze. Le pouls, selon le même auteur, aurait en moyenne quatre ou cinq pulsations de moins par minute; enfin, la température du corps, au lieu de 38 degrés, serait de 30 à 36 degrés. Quoique l'appétit soit considérable, les digestions sont imparfaites; plusieurs sont sujets à des diarrhées habituelles. La fonction de reproduction est nulle dans les deux sexes chez les crétins complets; la menstruation est tardive, difficile et très irrégulière chez les crétines. Les sujets moins profondément atteints ont l'instinct du rapprochement des sexes, ils peuvent même concourir efficacement à la reproduction, mais les exemples en sont moins fréquents qu'on ne croit, et surtout la grossesse survenant, l'accouchement est le plus souvent difficile à raison des vices de conformation du bassin. On parle à tort des tendances lascives du crétin; les habitudes impures sont aussi beaucoup plus rares chez eux qu'on ne l'a prétendu.

« Les affections, dit M. Marc d'Espine, sont presque nulles chez les crétins complets; les causes excitantes en sont l'alimentation, les soins, les cadeaux, dont ils sont objets. Ils témoignent cette affection presque indifféremment à des personnes, à des animaux et à des objets inanimés. Chez les demi-crétins les affections s'étendent un peu plus. Ils discernent un peu davantage; mais elles diffèrent encore essentiellement de celles de l'homme le plus médiocrement doué. Un fait remarquable est l'aversion prononcée que les crétins éprouvent les uns pour les autres. Les sensations nouvelles et imprévues les effraient facilement, tandis que les dangers qu'ils ne sont pas à même de prévoir ou de juger ne les alarment pas. La douleur provoque chez eux plutôt la colère que des plaintes. La joie des crétins complets se manifeste par des grimaces; les demi-crétins l'expriment par un rire stupide. Les sentiments moraux, la justice, la prudence, la mesure de ses actions, sont pour le crétin des sentiments inconnus (1). » Le crétin ne se montre ni bon ni méchant; il ne manifeste de malignité que lorsqu'il est contrarié dans ses désirs (2). Le docteur Krauss rapporte le fait suivant : « Le 5 janvier 1850, la fa-

(1) Marc d'Espine, *Op. cit.*

(2) Dans un voyage que nous fîmes en Italie en 1848, nous rencontrâmes à Saint-Jean-de-Maurienne une femme crétine, ayant dans ses traits quelque chose de la vache; nous lui donnions une vingtaine d'années, mais nous apprîmes qu'elle en avait soixante, et l'habitant qui nous fournissait ces renseignements ajouta : *Elle est méchante comme une gale.*

mille Kober, composée du père, de la mère, de leur fils Louis atteint de crétinisme, et de leurs deux filles, se trouvait réunie. Le père invite Louis à cirer ses bottes, mais celui-ci ne tient nul compte de cet ordre. Le père réitère sa demande, et le fils lui répond avec humeur. Alors survient une scène dont nous ne connaissons pas les détails, puisque les acteurs et les assistants sont morts à l'exception du meurtrier et d'une sœur imbécile. Toutefois nous savons que le père est allé chercher sa canne dans la chambre voisine ; que le fils a tiré aussitôt un couteau de sa poche. Le fils déclare que les premiers coups de couteau qu'il a donnés à son père ont été portés dans le ventre. La mère venant au secours est tuée de même, ainsi que l'une des sœurs ; l'autre sœur allait avoir le même sort, si un vigoureux voisin n'était parvenu à l'arracher, au risque de sa propre vie, des mains du crétin furieux. Deux autres hommes, accourus avec des fourches sont sérieusement blessés. On ne serait pas parvenu à saisir le crétin si, par de vigoureux coups assénés sur la tête, on ne l'eût fait tomber en syncope. »

De tous les sens, celui de la vue est le plus développé chez les crétins ; ils sont rarement myopes ou presbytes, et plus rarement aveugles. Au contraire, l'ouïe est fréquemment altérée. La conformation de leur nez les rend peu impressionnables aux odeurs ; leur gloutonnerie et leur dispostion à manger les aliments les plus grossiers avec autant d'avidité que les mets délicats laissent à penser que le goût est peu prononcé chez eux. Enfin leurs mains rugueuses sont peu exercées à percevoir les nuances du tact. Les forces musculaires et les mouvements volontaires sont en rapport avec l'apparence grêle de leurs membres. Les crétins sont faibles, lents et titubants dans leurs mouvements : de là leur tendance à l'oisiveté et à la paresse. La faiblesse peut être telle chez les crétins qu'on en voit fréquemment, dans la vallée d'Aoste, qui sont entièrement incapables de se mouvoir, quoique aucune maladie ne justifie cette incapacité. La volonté, la liberté morale, et par conséquent la responsabilité, peuvent être nulles. Aucun crétin avancé n'est capable d'un acte de jugement sur les choses abstraites ; aucun ne discerne les attributs des corps ni les différences de nuances. Le raisonnement est à peu près nul chez tous ; chose remarquable, et qui est sans exception parmi les crétins, d'après Maffei, c'est que tous sont sujets une ou plusieurs fois par jour à des phases d'absence complète pendant lesquelles leurs yeux sont fixés en haut. Leur physionomie est immobile ; de sorte que pendant ces instants il y a comme une suspension totale des manifestations de l'être. L'aptitude au travail, l'esprit de sociabilité, le goût pour les arts sont nuls, et se réduisent à peu de chose pour les crétins incomplets. Les plus développés parmi ceux-ci sont employés à faire quelques simples commissions, à garder les enfants au berceau ou des porcs et des bestiaux à l'étable. »

En somme, les signes du crétinisme peuvent se résumer ainsi : tête mal conformée, écrasée en avant et en arrière, saillante sur les côtés; manque de proportion entre les diverses parties du corps; nutrition imparfaite; impuissance ou faiblesse des organes générateurs; absence d'énergie musculaire; imperfection ou manque du langage articulé, intelligence faible et souvent nulle.

Les crétins sont rarement malades, ils sont peu soumis aux petites incommodités qui affligent l'espèce humaine en général; ils surmontent facilement les maladies de l'enfance et jouissent d'une certaine immunité quant aux influences épidémiques. Les alternatives atmosphériques ont peu de prise sur eux; ils restent pour ainsi dire impassibles aux causes morbifiques ordinaires. Un bon tiers des crétins est affecté d'un goître souvent volumineux. Plusieurs enfants prédisposés à devenir crétins naissent avec un rudiment de goître. D'autre part, il y a aussi des crétins complets entièrement privés de goître, et le degré de crétinisme n'est pas toujours proportionné au volume du goître; enfin on rencontre d'énormes goîtres chez des individus qui n'offrent aucun indice de crétinisme. Le goître est quelquefois congénital, d'autres fois l'enfant n'apporte que la prédisposition à le contracter; en général c'est vers la puberté qu'il prend son plus fort développement. Chez les femmes, qui y sont beaucoup plus sujettes que les hommes, c'est à la première grossesse que le goître se développe surtout. Il frappe quelquefois des familles entières, et en épargne complétement d'autres; il est souvent héréditaire, surtout par les mères. Les crétins sont assez sujets à l'épilepsie et à l'éclampsie, quoique ces états morbides n'aient par eux-mêmes aucun effet sur le développement du crétinisme dont ils ne sont que des accidents possibles, dans le cas surtout où le crétinisme est accompagné d'hydrocéphale chronique. On a signalé aussi quelquefois des accès de manie furieuse survenant chez certains crétins. Les hernies sont fréquentes chez les crétins. Enfin le crétinisme peut s'associer avec la pellagre.

On confond souvent avec le crétinisme la surdi-mutité, le rachitisme, les scrofules, l'idiotisme. Le sourd-muet ne parle pas parce qu'il n'entend pas, et son intelligence est telle qu'il supplée au langage par des signes et parvient à lire, écrire et calculer. Le crétin avancé, alors même qu'il entend, ne parle pas à raison de son manque d'intelligence, et il est incapable d'arriver par l'éducation aux opérations intellectuelles auxquelles le sourd-muet s'élève. Tout ce qu'on peut dire en faveur d'un rapprochement entre ces deux états constitutionnels, c'est que les pays où l'on trouve des crétins renferment assez de sourds-muets, et que même certains crétins sont sourds-muets. — Quant au rachitisme, c'est une disposition spéciale, un ramollissement du système osseux qui se rencontre rarement chez les crétins; d'autre part, les rachitiques ont une vivacité d'esprit, une grâce et une facilité à s'énoncer qui les distingue entièrement des crétins. Un état scrofuleux très prononcé offrirait plus de traits de ressemblance avec le crétinisme; aussi l'opinion qui fait du crétinisme une variété spéciale des scrofules n'est-elle pas dénuée de vraisemblance. Mais alors les caractères distinctifs sont plus que suffisants pour distinguer très nettement le crétinisme de toute autre forme de scrofules. Le scrofuleux a la tête grosse et saillante en arrière, là où elle est aplatie chez les crétins. Le premier a la peau blanche, rosée, son visage offre une rondeur gracieuse; le second a une peau sèche, jaune, olivâtre, son visage est anguleux. C'est la lèvre supérieure qui est grosse et empâtée chez les scrofuleux, tandis que ces caractères appartiennent à la lèvre inférieure chez le crétin. Enfin les scrofules confirmées sont un état maladif qui entraîne un certain nombre de désordres fonctionnels, tandis que le crétinisme confirmé peut se combiner avec un état de santé complet. En ce qui concerne les idiots, ils ne diffèrent des hommes ordinaires qu'au point de vue intellectuel et moral, et leurs formes peuvent rester complétement normales, tandis que le crétinisme implique détérioration du corps, sans entraîner nécessairement, au moins quand il n'est pas très avancé, l'altération des facultés morales et intellectuelles. Fodéré et M. Guggenbühl citent plusieurs crétins remarquables par leur aptitude pour le dessin, la musique et le calcul. On a dit que le crétinisme seul était endémique, et que l'idiotisme ne l'était pas, mais c'est une erreur grave. D'une part le crétinisme se rencontre même à l'état sporadique, et l'idiotisme est endémique dans certaines contrées, par exemple aux îles Feroë.

ART. III. — Du crétinisme dans les États sardes.

La commission sarde définit le crétinisme : « Une dégénération de l'espèce humaine qui se manifeste dans certaines parties du globe, et se caractérise par un degré plus ou moins prononcé d'idiotisme, associé à un habitus vicié du corps, et qui doit sa production à des causes tellement étendues, qu'une grande partie des individus indigènes s'en ressentent plus ou moins dans la beauté de leurs formes et dans le développement de l'intelligence et du corps (1). »

Le centre du crétinisme endémique dans les États sardes est représenté par les vallées des Alpes qui entourent le Mont-Blanc, par la vallée de la Doire-Baltée, la vallée de l'Isère, de l'Arc, de l'Arve, et par celle de l'Orco. Sur une population de 4125740 habitants, le gouvernement piémontais a accusé en 1848 :

21 841 goîtreux,
7 084 crétins.

Ces deux catégories d'infirmités étaient ainsi réparties :

	Population en 1838.	Goîtreux.	Crétins.	Crétins pour 1000 hab.
Savoie propre	148 844	587	304	2,0
Haute Savoie	49 758	1 054	362	7,2
Chablais	54 686	133	87	1,6
Faucigny	101 792	741	504	4,9
Génevois	100 005	»	12	0,1
Maurienne	62 344	4 329	1 418	2,7
Tarentaise	46 688	2 160	679	14,5
Aoste	78 110	3 554	2 180	27,9
Turin	369 677	20	29	0,7
Ivrée	160 574	1 643	418	2,5
Pignerol	126 998	594	189	1,4
Suse	78 036	82	32	0,4
Coni	168 796	1 831	361	2,2
Albe	111 007	2	18	0,1
Saluces	148 112	4 485	325	2,1
Alexandrie	109 739	27	27	0,2
Acqui	92 777	55	»	»
Asti	127 973	110	18	0,1
Tortone	53 570	18	9	0,1
Novare	186 159	4	49	0,2
Pallanza	95 598	15	7	0,7
Nice	112 428	»	11	0,9
Oneille	57 435	397	45	0,7

Ce tableau donne pour l'ensemble des provinces continentales des États sardes 1,7 crétins sur 1 000 habitants, proportion que l'on peut porter

(1) Il est superflu de faire remarquer combien cette définition laisse à désirer, tant il est vrai que le crétinisme est d'une définition difficile, pour ne pas dir impossible.

à 2 sur 1 000, si l'on tient compte de quelques omissions. La répartition diffère au reste très notablement suivant l'altitude et la configuration du sol. Ainsi, on compte sur 10 000 habitants : 35 crétins dans les montagnes, et seulement 4 dans les plaines ; 100 goîtreux dans les montagnes, et seulement 1,6 dans les plaines. On trouve des crétins à Maurienne, à 1151 mètres ; à Bramans, à 1256 ; à Notre-Dame-du-Villard, à 1404 ; au mont Cenis, à 1382 ; à Albiez-le-Jeune, à 1384 ; à Mont-Pascal, à 1553, et à Albiez-le-Vieux, à 1566 mètres. Dans ce dernier endroit, on compte même jusqu'à 90 cas de goître ou de crétinisme sur 1 000 habitants.

Voici les renseignements fournis sous le rapport du sexe :

	Sexe	
	Masc.	Fém.
Goître	4 323	5 236
Crétins sans goître	1 120	891
Crétins avec goître	1 943	1 959

Le crétinisme s'est manifesté :

De la naissance à 2 ans, chez	4 440	individus.
De 2 à 5 ans	187	
De 5 à 12 ans	202	
De 12 à 20 ans	31	
De 20 ans et au-dessus	28	
Age non spécifié	2196	
	7 084	

Sous le rapport de l'âge, les crétins du Piémont se répartissent ainsi :

Au-dessous de 10 ans	331
De 10 à 20 ans	1332
De 20 à 30 ans	1339
De 30 à 40 ans	1021
De 40 à 50 ans	444
De 50 à 60 ans	322
De 60 et au-dessus	168
Age non spécifié	2129
	7084

Chez les crétins goîtreux, le goître a commencé à paraître :

De la naissance à 2 ans	2333
De 2 à 5 ans	199
De 5 à 12 ans	449

De 12 à 20 ans	157
De 20 ans et au-dessus	43
Age non spécifié	711
	3912

Sur 4 009 pères de crétins on trouve :

Nés dans un lieu infecté	3915
Nés dans un lieu non infecté	62
Sans désignation	32
	4009

Parmi les pères de crétins, on compte :

Ni goîtreux ni crétins	2494
Goîtreux	962
Crétins	51
Goîtreux et crétins	106
Sans désignation	396

Sur 4 015 mères de crétins, le rapport signale :

Mères nées dans un lieu infecté	3881
Mères nées dans un lieu non infecté	70
Mères sans désignation	64
	4015

En général, les vallées les plus riches en crétins sont les vallées profondes, étroites, tortueuses, et fermées à leur extrémité : telles sont la vallée de Maurienne et plusieurs des vallées latérales à celle d'Aoste. Leur direction ne paraît avoir aucune influence sur la fréquence du crétinisme : ainsi, autour du soulèvement du Mont-Blanc, les vallées de l'Isère, de l'Arc, de la Doire-Baltée et du Rhône, dans le Valais, abondent en crétins, malgré la direction très différentes de ces vallées. Une autre observation est que les villages les plus infectés se trouvent dans des vallées secondaires, disposées de manière que le vent y domine constamment dans une seule direction. La Valpelline, la vallée de Tournanche et celle de Brusson dans le duché d'Aoste, ouvertes aux vents du midi et fermées pour tout autre vent, en sont un exemple. Le crétinisme semble dominer dans les vallées resserrées. Les vallées qui appartiennent au centre des soulèvements alpins, la Maurienne, la Tarentaise, Aoste, le Faucigny, sont toutes profondes et étroites ; leur fond dépasse rarement l'étendue d'un kilomètre ; le plus souvent, le pied d'une montagne touche la base de celle qui lui est opposée. Au contraire, les vallées de la Savoie propre et de certaines parties du Faucigny, du Chablais et du Génevois, moins profondes et plus spacieuses, ou ne contiennent pas de crétins, ou n'en contiennent qu'un nombre moindre. La vallée de l'Isère et les plaines des provinces de Coni et de Saluces font exception à cette règle; malgré l'étendue et la largeur de ces contrées, le crétinisme s'y rencontre à l'état endémique.

Dans toutes les contrées où l'on trouve le crétinisme on rencontre en même temps le goître; de plus, les trois cinquièmes des crétins recensés par la commission sont en même temps goîtreux. Le recensement des goîtreux n'a pas été fait généralement; on s'est borné à indiquer les goîtreux bien caractérisés de toutes les contrées exposées au crétinisme. C'est en ce sens qu'il faut entendre le chiffre de 21 841 goîtreux non crétins signalés par la commission. Il n'existe des goîtreux et des crétins que dans les vallées alpines, c'est-à-dire dans les portions septentrionales et occidentales de la ceinture de montagnes, et toute la chaîne ligurienne est exempte, sauf la portion occidentale par laquelle elle se relie aux Alpes. Quelques vallées au nord de Nice et d'Oneille offrent des cas sporadiques de crétinisme et de goître; au delà on ne rencontre plus rien. Les vallées seules renferment les crétins et les goîtreux; les habitants des plateaux élevés et des hauteurs alpines sont entièrement préservés; c'est une loi générale. Parmi les vallées, celles qui tiennent aux Hautes, Basses-Alpes et aux Alpes maritimes, depuis Suse jusqu'à Nice, renferment, relativement à celles qui forment le front septentrional du Piémont, infiniment moins de goîtreux et de crétins. Sur les 7 084 crétins inscrits, 5 500, c'est-à-dire les quatre cinquièmes, appartiennent aux vallées de Savoie et du duché d'Aoste, et sur les goîtreux inscrits 13 000, c'est-à-dire plus des trois sixièmes se rencontrent dans ces mêmes vallées. Toutefois, quoique les goîtreux des diverses provinces, comparés entre eux, suivent à peu près la même loi que les crétins, de telle sorte que là où le crétinisme est le plus intense, là aussi les goîtreux sont les plus nombreux, cependant on trouve une anomalie qu'il importe de signaler; le maximum des goîtreux se rencontre dans la vallée de la Maurienne, qui en compte à elle seule 4 329; il est vrai que cette vallée renferme aussi 1 418 crétins; mais le val d'Aoste, qui en compte 2 180, et qui paraît être le principal foyer crétinique du royaume, n'est qu'au second rang pour les goîtreux dont le nombre s'élève à 3 554.

Le crétinisme n'est pas aussi généralement répandu dans la Savoie qu'il l'est dans le duché d'Aoste; les vallées très larges et les plaines de la Savoie en sont presque exemptes; si l'on compte sur toute la population savoisienne 60 crétins pour 10 000 habitants, c'est-à-dire trois fois plus de crétins que dans l'ensemble des États, il y a une grande différence d'une province à l'autre. Dans le Génevois, dont le chef-lieu est Annecy, et qui est en grande partie formé de plaines, on ne compte que 1 crétin sur 10 000 habitants, tandis que dans la Tarentaise, province encaissée dans les montagnes, on en compte 145, et dans la Maurienne, province formée d'une seule vallée étroite, 227 sur le même nombre d'habitants. Le duché d'Aoste seul dépasse cette proportion, et fournit 279 crétins sur 10 000 habitants, c'est-à-dire presque 3 crétins sur 100.

Il ressort de ce qui précède que le crétinisme et le goître sont l'apanage des habitants des vallées alpines, et que l'intensité ainsi que le degré de généralité de ces infirmités sont proportionnels à l'étroitesse et à la profondeur des vallées. Toutefois cette loi n'est pas sans exception, car l'on observe des crétins et surtout des goîtreux dans les plaines qui environnent Saluces, tandis que certaines vallées dont la configuration est identique avec celles qui fourmillent de crétins, telles que la vallée de Gressoney, dans le duché d'Aoste, ne renferment ni goîtreux ni crétins.

Quoique l'étroitesse de la vallée ait ordinairement une influence réelle, on trouve aussi quelques vallées larges, telles que celles de l'Isère, en Savoie, de Maira, de Varaita, de Stura, en Piémont, qui renferment beaucoup de crétins. La direction de la vallée n'est d'aucune importance; mais les vallées courtes et fermées brusquement à leur origine supérieure, de manière que le vent n'y souffle que dans une direction, comme cela s'observe dans les vallées secondaires, sont évidemment très favorables au développement du crétinisme et du goître.

Les villages de crétins sont assez généralement placés dans les angles rentrants des vallées, dans les lieux où le vent tourbillonne sur place, au lieu de renouveler l'air sur son passage. En général ces villages sont privés de la lumière solaire directe pendant plusieurs heures du jour, soit à cause de l'élévation perpendiculaire des montagnes voisines, soit à cause des arbres touffus au milieu desquels les habitations sont disséminées. Toutefois le défaut d'une insolation suffisante n'est pas à lui seul une condition absolue pour le développement du crétinisme.

Quelques auteurs ont fait jouer un rôle important aux variations de température, parce que, dans plusieurs localités à crétins, on voit fréquemment, dans une même journée d'été, le thermomètre passer de 15° et 18° centigrades au milieu du jour, à 0° le soir ou la nuit. Mais ces transitions sont tout aussi fortes sur les montagnes qui encadrent les vallées dont il s'agit, et cependant les vallées renferment des crétins, tandis que les stations élevées sur les montagnes n'en ont point. MM. Ferrari, Rendu, évêque d'Annecy, Billet, archevêque de Chambéry, attribuent aux dépôts schisteux entraînés dans les vallées par les eaux des montagnes une influence importante dans la production du crétinisme, et ils se fondent sur un fait avéré, c'est qu'en Savoie les crétins abondent surtout là où les schistes finissent et où commencent les formations calcaires. Mais en étudiant le crétinisme hors de la Savoie, en Suisse par exemple, et dans les Alpes Noriques, on trouve des crétins aussi bien sur les terrains de calcaire jurassique qu'ailleurs. D'autres attribuent au contraire le crétinisme aux dépôts calcaires. Entre ces deux hypothèses, les auteurs du rapport placent le fait des vallées de Logre et de Gressoney, du duché d'Aoste dont la nature géologique est identique et dont l'une renferme beaucoup de crétins, tandis que l'autre n'en a pas un seul.

La commission signale des eaux stagnantes près de tous les villages où domine le crétinisme, en même temps qu'elle insiste sur la diminution du nombre des crétins là où il a été pratiqué des desséchements. Les eaux potables des localités à crétins sont signalées comme très chargées en sels calcaires, et privées de brome et d'iode. Ces données perdent cependant de leur valeur, si l'on considère qu'à Ivrée, où l'eau est très mauvaise, il n'y a ni goîtres ni crétins, tandis que les deux affections abondent à Saint-Vincent et dans le val d'Aoste, où l'eau potable semble ne laisser rien à désirer.

De l'examen des localités dans lesquelles le crétinisme a été observé dans les États sardes du continent, la commission piémontaise déduit les propositions ci-après : 1° Le crétinisme endémique est limité aux vallées et aux plaines appartenant aux grands soulèvements alpins, lesquels ont pour centre les trois cimes du mont Viso, du Mont-Blanc et du Mont-Rose. L'infection commence dans les premières ramifications des Alpes maritimes ; elle augmente dans les Alpes cottiennes, et atteint son plus haut degré dans les Alpes grecques et pennines. 2° Les conditions des différentes vallées infectées, quelle qu'en soit la direction, se ressemblent entre elles au point que celui qui les parcourt successivement peut croire n'être jamais sorti de la même vallée. 3° Les vallées les plus infectées sont les plus profondes, les plus resserrées, les plus humides, et celles qui sont le plus privées d'air et de lumière. 4° Les crétins se rencontrent plus particulièrement dans les habitations écartées du chef-lieu, dans les lieux les plus mal exposés, les plus mal bâtis, éloignés des voies que suit le commerce, ou voisins de quelques marais. 5° Dans les villes et dans les bourgs les plus considérables, où passent fréquemment des étrangers, ce n'est ni toute la ville ni tout le bourg qui contiennent des crétins, mais seulement la partie la plus reculée du centre; ce sont les rues et les maisons dans lesquelles l'extension du commerce et les progrès de la civilisation n'ont pas encore fait sentir leur heureuse influence.

La commission sarde conclut à l'adoption des mesures suivantes: 1° Défricher les marais, principalement le long de la Doire-Baltée, de l'Isère, de l'Arc et de l'Arve, et canaliser les eaux de ces rivières, sujettes à déborder; 2° convertir les lieux délaissés de ces rivières en champs labourables, aussitôt que les atterrissements seront terminés, au lieu de les laisser en prairies, attendu qu'avec celles-ci on ne parviendrait pas à dissiper l'humidité; 3° abattre les plantations de haute futaie à la distance au moins de 50 mètres de toute habitation, afin que l'air puisse librement circuler, que l'humidité n'y soit pas stationnaire et que la lumière solaire y puisse pénétrer; 4° dans les pays où l'analyse chimique ou l'expérience ont prouvé l'existence d'une eau potable nuisible, dériver l'eau d'une bonne source, ou, s'il n'y en a pas, corriger ce défaut le mieux possible, en établissant des citernes d'eaux pluviales; 5° démolir les habitations qui, par leur exposition ou par leur construction vicieuse, sont reconnues très insalubres et incapables d'être améliorées; 6° défendre de construire dans les localités reconnues malsaines; 7° obliger les propriétaires à construire selon les règles de l'hygiène, à choisir une bonne exposition, à établir des fenêtres grandes et nombreuses dans les nouveaux bâtiments, à en ouvrir de nouvelles; à construire sur deux étages, à élever le rez-de-chaussée au-dessus du niveau du sol, avec un pavé ou un plancher de bois sur un lit de sable, de charbon ou de cailloutis, à rendre les étables élevées, spacieuses et aérées; 8° dans la construction des nouveaux villages, s'éloigner du bas des vallées, les placer sur les hauteurs et dans les points les plus exposés au soleil et au vent, y tracer des routes spacieuses et pavées avec des cailloux; 9° établir des lois sévères pour maintenir partout la propreté, réserver les lieux écartés pour y entasser le fumier et les immondices; 10° créer au chef-lieu de mandement une junte de santé, composée principalement de médecins, en donnant à cette junte plein pouvoir pour faire exécuter, empêcher ou modifier directement tout ce que peut exiger la salubrité des communes; 11° établir de sages lois annonaires pour prévenir le renchérissement excessif des aliments les plus nécessaires à la vie, pour prévenir l'usage immodéré des spiritueux ; 12° vendre le sel de cuisine au plus bas prix possible, afin que tout le monde en fasse une plus grande consommation ; 13° encourager l'usage de la viande ; 14° favoriser, par tous les moyens possibles, le commerce, afin d'occuper un grand nombre de bras pendant l'hiver ; 15° ouvrir de nouvelles routes et faciliter les communications d'un pays à l'autre, afin d'attirer les voyageurs. L'exemple de la Maurienne suffit pour prouver le grand avantage que présentent les pays de passage, même sous le rapport hygiénique ; il n'est pas douteux qu'en ouvrant la route du petit Saint-Bernard, la Tarentaise et le duché d'Aoste ne gagnassent beaucoup non-seulement sous le rapport matériel, mais encore sous le rapport de la santé ; 16° établir des jeux publics de gymnastique ; 17° empêcher, par tous les moyens possibles, les individus qui ont une tendance au crétinisme ou qui appartiennent à des familles dans lesquelles le crétinisme paraît héréditaire, ou qui sont rachitiques et scrofuleux à un haut degré, de contracter mariage ; favoriser le croisement des races ; 18° régulariser le service des accouchements ; 19° engager les femmes qui appartiennent aux familles dans lesquelles le crétinisme est fréquent à habiter les hauteurs des montagnes ou autres lieux salubres pendant leur grossesse, pendant l'accouchement, et pendant l'allaitement de leurs enfants ; 20° instituer des prix d'encouragement en faveur des mères les plus soigneuses de leurs enfants ; 21° établir des salles d'asile et des écoles ; 22° populariser les préceptes de l'hygiène par tous les moyens possibles ; 23° recueillir les crétins dans un établissement semblable à celui de l'Abendberg, et y réunir spécialement ceux qui laissent quelque espoir d'amélioration.

La commission sarde n'a reçu de notes nécroscopiques que de cinq médecins qui paraissent n'avoir ouvert qu'un seul corps chacun. Malheureusement les renseignements laissent beaucoup à désirer. Les os du crâne sont signalés comme très épais par deux auteurs, tandis que les trois autres ne disent rien sur ce point. Deux auteurs signalent le petit volume du cerveau, et les trois autres gardent le silence. La consistance du cerveau est notée par quatre médecins ; un le trouve induré, deux autres l'ont vu ramolli ; un quatrième l'a trouvé induré dans un hémisphère et ramolli dans l'autre (chez un crétin hémiplégique). Un seul médecin signale la rareté de la substance grise, un seul la présence de la sérosité dans les ventricules chez un crétin mort d'ascite. Un seul indique le peu de proéminence des corps striés et des couches optiques, des éminences mamillaires ; trois parlent des sinus de la dure-mère, l'un les ayant trouvés gorgés de sang, un autre offrant des traces d'inflammation, le troisième peu apparents. Un seul parle des anfractuosités cérébrales qu'il dit avoir trouvées peu profondes; un seul des pédoncules cérébraux qu'il a estimés plus grêles que dans l'état normal; un seul du pont de Varole qu'il trouve moins couvert de filaments nerveux que d'ordinaire ; un seul des nerfs de la vie de relation qu'il a trouvés indurés. La moelle allongée a été trouvée mince, presque dépourvue des éminences pyramidales et olivaire, et ramollie, par un seul; la moelle épinière est indiquée saine par un autre, tandis qu'il y a silence complet sur ces deux points dans les trois autres descriptions. La petitesse du cervelet n'est indiquée qu'une seule fois. Enfin, on n'indique qu'une seule fois non plus le petit calibre des artères basilaires et vertébrales, les bosselures de la colonne épinière et l'amincissement des os des membres dans leur corps, tandis que leurs extrémités sont hypertrophiées. Les seuls faits signalés par les auteurs, et dont les médecins qui ont relaté des nécroscopies à la commission ne parlent pas, sont les suivants : 1° Le défaut de symétrie des deux lobes cérébraux observé par MM. Guggenbühl et Valentin; 2° l'aplatissement de l'apophyse basilaire, son horizontalité et la perpendicularité du trou occipital indiqué par Malacarne, Prochaska, Michaëli et Ackermann, tandis qu'Autenrieth et Iphofen trouvent le contraire; 3° la presque obturation des trous déchirés qui livrent passage aux nerfs vague, glosso-pharyngien et accessoire de Willis, signalée uniquement par Malacarne; 4° la présence du sérum sur les surfaces encéphaliques, signalée par Ackermann, et la largeur des ventricules, indiquée par Donati.

ART. IV. — Du crétinisme et du goître en France.

En France il n'a été fait jusqu'ici aucun recensement de l'ensemble des crétins. Depuis 1850, à la vérité, les comptes rendus du ministère de la guerre sur le recrutement signalent les exemptions prononcées pour cause de *crétinisme*, d'*idiotisme* et d'*imbécillité*. Mais la réunion même de ces trois infirmités s'oppose à l'évaluation du nombre des crétins; d'autre part, les documents du ministère de la guerre n'ont trait qu'aux individus du sexe masculin âgés de vingt ans. Quoi qu'il en soit, il résulte de ces renseignements que, dans la période de 1850 à 1852, il a été exempté 1 717 individus pour cause de crétinisme, d'idiotisme et d'imbécillité. Le nombre des jeunes gens examinés pendant la même période ayant été de 485 421, il s'ensuit que la proportion des jeunes gens de vingt ans atteints de crétinisme, d'idiotisme ou d'imbécillité est de 353 sur 100 000. En appliquant *par hypothèse* cette même proportion à la généralité de la population, on trouverait un total de 123 555 individus idiots ou imbéciles pour l'ensemble de la France.

En ce qui concerne le goître, on possède aujourd'hui deux documents officiels relatifs à l'ensemble de la France : l'un est le recensement des goîtreux en 1851, dans les 86 départements, publié par le ministère du commerce, et dont nous avons reproduit plus haut, page 235, les principales données ; l'autre, beaucoup plus authentique, en ce qu'il a pour garant l'autorité des conseils de révision, est la collection des comptes rendus annuels du ministère de la guerre sur les opérations du recrutement de l'armée.

D'après ces documents officiels, le nombre annuel des exemptions, sur 100 000 examinés, se présente ainsi dans la période de 23 années, de 1831 à 1853 inclusivement :

Années.	Exemptions.	Années.	Exemptions.	Années.	Exemptions.
1831.	655	1839.	753	1847.	542
1832.	740	1840.	724	1848.	617
1833.	752	1841.	687	1849.	665
1834.	835	1842.	687	1850.	673
1835.	860	1843.	722	1851.	662
1836.	848	1844.	688	1852.	722
1837.	756	1845.	620	1853.	558
1838.	779	1846.	608		

On voit que dans cette période de 23 années le chiffre des exemptions pour goître a varié entre 542 et 860 sur 100 000 examinés.

Nous avons donné, dans le premier volume, pages 82 et 83, un tableau du nombre des jeunes gens exemptés pour cause de goître dans chacun des 86 départements, sur 100 000 examinés, pendant la période de 1837 à 1849 inclusivement. C'est ce même tableau qui a servi de base à la construction de la carte ci-jointe dans laquelle les départements sont classés en cinq séries, distinguées par des teintes graduées, de telle sorte que la teinte la plus foncée correspond aux départements dans lesquels on trouve la plus forte proportion d'exemptions pour cause de goître. Le chiffre inscrit au centre de chaque département représente le numéro d'ordre du tableau de la page 82 (tome Ier). Les cinq séries se présentent ainsi :

1re, de 28	départ., comptant de	0 à 94	exempt. sur 100 000 examinés.
2e, de 21	—	101 à 374	—
3e, de 15	—	400 à 978	—
4e, de 15	—	1021 à 1895	—
5e, de 7	—	2769 à 9166	—
Total. 86			

La carte met en lumière le fait remarquable de l'immunité relative de tout le littoral de la Manche, de l'Océan et de la Méditerranée, et la localisation spéciale des principaux foyers dans une partie de la Lorraine, de l'Alsace et de la Franche-Comté ; dans une portion des Pyrénées ; enfin dans les Alpes, et sur les deux rives du Rhône.

Département du Bas-Rhin. — Le goître et le crétinisme ont été de la part des médecins cantonaux de ce département l'objet d'une étude spéciale, et leurs travaux ont servi de base à un rapport de M. G. Tourdes, dont nous allons donner un résumé (1). Le goître et le crétinisme, se présentent dans ce département avec une extension que sa richesse ne faisait pas prévoir. Des témoignages unanimes attestent que cette dégradation de l'espèce humaine devient d'année en année moins profonde et plus rare, bien qu'elle existe encore dans des proportions dignes d'appeler l'attention.

Arrondissement de Strasbourg. — Quatre cantons et seize communes de cet arrondissement renferment les nombres ci-après de crétins et de goîtreux :

	Crétins.	Goîtreux.	Total.
Banlieue de Strasbourg	26	60	86
Canton de Geispolsheim..........	25	24	49
Canton de Brumath.............	5	2	5
Canton de Bischwiller	43	76	119
Total	99	160	259

La Robertsau présentait autrefois, aux portes mêmes de Strasbourg, le spectacle du crétinisme endémique dans des proportions considérables. Cet état de choses est aujourd'hui complétement changé. Le crétinisme et le goître ont presque entièrement disparu sous l'influence des améliorations hygiéniques et des travaux de desséchement. Les villages de Neuhof et de Neudorf sont bâtis sur un terrain couvert de bas-fonds vaseux, coupé en tout sens par des fossés et des canaux, bordé par le Rhin et par l'Ill, et sujet à des inondations périodiques. Le crétinisme et le goître y étaient autrefois très communs; aujourd'hui encore le nombre des malheureux atteints par cette infirmité est assez considérable. Sur 21 crétins recensés par M. Schaaf, on compte 8 hommes et 13 femmes; sur les 29 goîtreux, 7 hommes et 22 femmes. La plupart étaient dans l'âge adulte. Quelle que soit l'élévation actuelle de ce chiffre, le nombre des crétins, depuis une vingtaine d'années, n'en a pas moins diminué d'une manière sensible.

(1) *Gaz. méd. de Strasbourg* du 24 novembre 1852.

Cette diminution paraît due aux travaux d'assainissement qui ont amené un abaissement dans le niveau général des eaux et ont ainsi rendu le sol et les habitations moins humides. Autrefois la population de ces villages se composait de familles qui s'alliaient entre elles; aujourd'hui, grâce à l'affluence des étrangers qui sont venus se fixer autour de Strasbourg, la population est formée d'éléments très hétérogènes, et l'influence du croisement des races s'y fait sentir. Jadis on conservait les crétins au foyer domestique; aujourd'hui on s'empresse de les faire recevoir dans les asiles de charité. On s'oppose ainsi à la propagation héréditaire du mal. Trois communes sur quatorze dans le canton de Geispolsheim sont atteintes par le goître et par le crétinisme endémiques. Toutes ces communes sont situées en deçà de l'Ill, sur les terrains bas et humides compris entre cette rivière et le Rhin. La Wantzenau, dans le canton de Brumath, située au confluent de l'Ill et du Rhin, présente aussi quelques traces de l'endémie. Sur les vingt et une communes du canton de Bischwiller, il y en a dix où l'on observe le goître et le crétinisme endémiques. Sur ces dix communes, huit sont riveraines du Rhin, placées sur des terrains humides et exposées à des inondations fréquentes. L'âge des crétins semble indiquer que la génération actuelle échappe en partie à cette infirmité. La banlieue de Strasbourg, les cantons de Geispolsheim, de Bischwiller et de Brumath, sont les seules parties de l'arrondissement atteintes. L'endémie règne dans seize communes riveraines du Rhin et de l'Ill; on y a compté au moins 99 crétins et 160 goîtreux; c'est un total de 259 individus atteints à divers degrés de cette dégradation de l'espèce humaine. L'âge des individus affectés indique un affaiblissement progressif dans l'activité du mal. Les médecins cantonaux sont unanimes pour reconnaître que le goître et surtout le crétinisme ont notablement diminué depuis une trentaine d'années. Quelques analyses chimiques démontrent la présence de la magnésie dans les eaux de plusieurs communes où le crétinisme et le goître endémiques n'ont jamais existé, et dans les eaux d'autres communes où ces affections, naguère répandues, ont aujourd'hui notablement diminué. Ainsi, M. Oberlin a trouvé, dans l'eau du Rhin, 0,015 de magnésie (sur 1000 grammes); dans l'eau de l'Ill, 0,004; dans l'eau de deux puits à Strasbourg, 0,019 et 0,077; au Neuhof, 0,020; sur la route du Polygone et dans une maison habitée par des crétins, des traces; à la Robertsau, dans les puits de deux maisons de goîtreux, 0,017. M. Litschgi a également rencontré des sels magnésiens dans les eaux de Molsheim, de Wolxheim et de Gresswiller, où le crétinisme est inconnu. Quatre cantons de l'arrondissement de

Schelestadt, Villé, Erstein, Benfeld et Marckolsheim, sont atteints par le goître et par le crétinisme endémiques. Dix-sept communes de ces quatre cantons ont présenté un total de 26 crétins et de 655 goîtreux ; 681 individus au moins sont atteints à des degrés divers. Les quatre autres cantons de l'arrondissement sont, au contraire, exempts. L'absence de l'endémie est surtout remarquable dans les cantons de la montagne, où se trouvent déjà des vallées élevées et profondes. Le val de Villé fait seul exception. C'est à l'entrée de la vallée, à Scherwiller, dans la plaine, que se trouvent les cas les plus nombreux ; c'est aussi là presque exclusivement que l'on rencontre des crétins. Mais le goître endémique est disséminé dans les autres communes, et la maladie remonte même jusqu'à Steige, au haut de la vallée. Les autres cantons, Marckolsheim, Benfeld et Erstein, où règnent le goître et le crétinisme, sont situés près du Rhin ; les douze communes atteintes par l'endémie sont toutes placées entre l'Ill et le fleuve. Le sol de l'arrondissement de Wissembourg s'abaisse près le Rhin, où il présente quelques marécages ; il se relève ensuite et devient légèrement montueux, il s'étend à l'ouest sur le versant des Vosges. Le crétinisme y est presque entièrement inconnu ; le goître n'existe qu'exceptionnellement et dans des proportions trop peu considérables pour pouvoir être considéré comme endémique. Le canton de Seltz est en grande partie limitrophe du Rhin ; le canton de Lauterbourg ne touche au fleuve depuis 1815 que par une étroite langue de terre. MM. Bernauer et Huber n'ont rencontré que des cas isolés de l'une ou l'autre de ces affections. Cette partie du département, quoique riveraine du Rhin, est épargnée par l'endémie qui a plus haut son foyer principal, le long du fleuve. Mais ici les rives du Rhin changent de nature ; elles se relèvent et deviennent plus sablonneuses ; l'élévation de leur niveau rend les inondations moins fréquentes et moins générales. Les communes voisines du Rhin sont d'ailleurs peu nombreuses. A l'exception de Seltz et de Beinheim, la plupart des villages sont éloignés du fleuve. Les autres cantons de l'arrondissement sont situés en partie dans la plaine et en partie sur les premières collines des Vosges. Le crétinisme et le goître n'y existent pas à l'état endémique. M. Metzmann signale pour le canton de Wissembourg quelques cas isolés de goître, particulièrement chez les femmes, dans les villages rapprochés de la montagne. M. Pouillot, dans le canton de Soultz-sous-Forêts, a aussi constaté le goître chez quelques femmes de la commune de Lembach. M. Sadoul a observé la même affection dans les deux communes de Langensultzbach et de Neewiller. Niederbronn, tout à fait dans la montagne, ne présente ni goître ni crétinisme.

M. Kühn a constaté l'absence de cette endémie dans les vallées de ce canton qui comprend déjà les cimes élevées des Vosges.

Arrondissement de Saverne. — Canton de Saverne.

	Crétins.	Goîtreux.
Ottersthal	—	20
Ernolsheim	quelques cas.	30
Saint-Jean-des-Choux / Eckartswiller	—	quelques cas.

L'arrondissement de Saverne occupe les plaines accidentées qui précèdent les Vosges et s'étend sur les deux versants de ces montagnes. Le crétinisme et le goître n'existent à l'état endémique que dans quatre communes de cet arrondissement. Ernolsheim et Ottersthal, du canton de Saverne, suivant M. Hirtz, sont atteints par l'endémie dans des proportions assez considérables. Ces deux communes sont situées dans la montagne et ont assez d'analogie l'une avec l'autre par leur position topographique. Il y a une trentaine d'années, l'endémie y faisait un plus grand nombre de victimes. Le goître n'est endémique dans aucun des autres cantons.

M. Tourdes résume ainsi les travaux des médecins cantonaux : 1° Le crétinisme et le goître existent encore à l'état endémique dans le département du Bas-Rhin. Le recensement effectué en 1852 constate les résultats suivants :

	Nombre de communes atteintes.	Nombre de crétins.	Nombre de goîtreux.	Total.
Arrondissement de Strasbourg	16	99	160	259
— de Schelestadt	17	26	655	981
— de Wissembourg	1	»	8	8
— de Saverne	4	»	50	50
Total	38	125	873	998

Il existe donc dans le département du Bas-Rhin trente-huit communes où règnent le crétinisme et le goître endémique ; elles comprennent au moins 125 crétins et 873 goîtreux, c'est un total de 998 individus atteints à divers degrés de cette dégradation de l'espèce humaine ; ce nombre même n'est qu'un minimum évidemment dépassé par la réalité. 2° Le goître et le crétinisme ont pour siége principal les bords du Rhin ; deux vallées des Vosges sont aussi le siége de l'endémie. 3° Vingt-neuf communes sur trente-huit sont situées sur les bords du Rhin ; elles contiennent 114 crétins et 774 goîtreux. Dix-huit de ces communes sont placées entre le Rhin et l'Ill. La portion du territoire comprise entre le Rhin et l'Ill, jusqu'au confluent du fleuve, peut être considérée comme le principal foyer. Sur une longueur d'une cinquantaine de kilomètres, les terrains situés entre la rivière et le fleuve sont bas et humides, exposés à des inondations fréquentes, et malgré de grands travaux d'assainissement, couverts encore de marécages. 4° Dix autres communes sont situées dans le voisinage du Rhin, au delà de l'embouchure de l'Ill, sur les terrains humides que traversent deux de ses affluents, la Zorn et la Moder. On y compte environ 43 crétins et 76 goîtreux. Les bords du Rhin changent plus loin de nature ; ils se relèvent et deviennent sablonneux ; l'endémie cesse ; elle n'existe plus dans les cantons de Seltz et de Lauterbourg. 5° En général, les vallées des Vosges qui appartiennent au département du Bas-Rhin sont exemptes du crétinisme et du goître. Le val de Villé, dans l'arrondissement de Schelestadt, un groupe de quatre communes dans l'arrondissement de Saverne, sont les seules parties des Vosges comprises dans le département où l'on ait constaté l'existence du crétinisme et du goître endémiques. Ces villages renferment une douzaine de crétins et environ 90 goîtreux. Les causes de l'endémie n'ont point été déterminées, mais les communes où elle règne, surtout celles du val de Villé, comptent parmi les plus pauvres du département. 6° La partie moyenne du département, les plaines et les collines qui s'étendent du Rhin et de l'Ill aux Vosges, sont entièrement exemptes. 7° On a constaté la présence de la magnésie dans les eaux de quelques communes où règnent le goître et le crétinisme ; la même substance a été rencontrée dans les eaux d'autres communes où l'endémie est en décroissance et où elle est même entièrement inconnue. 8° Le sexe féminin a prédominé d'une manière évidente parmi les victimes de l'endémie. 9° Le goître et le crétinisme ont notablement diminué dans le département du Bas-Rhin ; l'âge de la plupart des crétins indique que la génération actuelle échappe en grande partie à cette infirmité. La décroissance de l'endémie a particulièrement coïncidé avec l'assainissement du sol et avec le desséchement des marais.

ART. V. — Du crétinisme et du goître en Allemagne et en Suisse.

Dans le royaume de Wurtemberg, le docteur Rœsch, (1) chargé, en 1841, par le gouvernement d'étudier le crétinisme de ce pays, a trouvé, sur une population de 1 530 515 habitants, 4 967 crétins, soit 1 crétin sur 320 habitants (page 125). De ce nombre, 2 918 crétins ont été de

(1) Rösch, *Untersuchungen über den Cretinismus*. Erlangen, 1844.

sa part l'objet d'une constatation directe; les autres 2 049 ont été signalés au gouvernement par des rapports officiels. Les crétins de la première catégorie se divisent ainsi :

	Sexe masc.	Sexe fém.
Rachitiques	121	84
Imbéciles	507	508
Sourds-muets	268	231
Idiots	495	566
Crétins à un haut degré	60	78
	1451	1467

Sur 2 901 individus dont l'âge a été noté par M. Rœsch, on comptait :

Au-dessous de 15 ans	769
De 15 à 30 ans	1193
De 30 ans et au-dessus	939
Total	2901

D'autre part, le docteur Maffei, dans ses recherches sur le crétinisme dans les Alpes Noriques, donne les renseignements statistiques suivants, relativement à 31 crétins observés par lui : 17 appartenaient au sexe masculin, 14 au sexe féminin ; 23 étaient crétins, 8 étaient demi-crétins ; 16 étaient nés dans la montagne, 13 sur le terrain calcaire, 2 sur le grès. L'altitude du lieu de naissance était (1) :

De 1394 à 2000 pieds	pour	12 crétins.
2000 à 3000	—	12
3000 à 3400	—	7

« Les crétins, dit M. Maffei, jouissent assez généralement d'une excellente santé. Ils traversent avec facilité les maladies de l'enfance, et ils ne prennent que rarement part aux maladies épidémiques. » (Page 87.)

Dans le canton de Berne, le docteur Schneider a trouvé en 1836 le nombre des crétins de 1 306, dont 690 appartenant au sexe masculin et 616 au sexe féminin. Ces idiots étaient ainsi répartis au point de vue du sol (2) :

Formation jurassique	1 crétin sur	614 habitants.
Mollasse	1 —	271
Formation alpine	1 —	361

(1) Maffei, *Der Cretinismus in den Norischen Alpen*. Erlangen, 1844.

(2) Meyer-Ahrens, *Communication historique sur la distribution géographique du crétinisme en Suisse avant* 1840, dans *Beobachtungen über den Cretinismus. Eine Zeitschrift von den Aertzten der Heilanstalt Mariaberg*. Tubingen, 1850.

Pour M. Gosse (*op. cit.*, p. 23), c'est moins la composition géologique et chimique du sol que la qualité physique du terrain superficiel qui produit la prédisposition au goître et au crétinisme : « Plus le terrain est perméable et poreux, moins il permet à l'humidité de séjourner au niveau du sol ; plus il est compacte et dense, plus il empêche l'eau de s'écouler vers le bas. Aussi voit-on le goître endémique disparaître dans les terrains rocailleux et calcaires, facilement perméables et peu hygrométriques, mais il se développe le plus fréquemment dans les terrains schisteux et tufeux, dans les formations de mollasse, sur les terrains d'alluvion, où se trouvent presque constamment des couches d'eau, terre argileuse compacte, formée par les détritus de roches ardésiennes, qui, non-seulement conserve longtemps l'humidité, mais qui, n'étant pas perméable, maintient l'eau à la surface du sol et alimente de nombreuses sources. » M. Gosse applique le même raisonnement à la configuration du sol.

En ce qui concerne l'influence de certaines localités sur la production du goître et du crétinisme, le fait suivant nous paraît digne d'être signalé. Lors d'une enquête faite par le gouvernement autrichien en 1844, à Syrnitz, près Klagenfurt, M. Willeger fit la déposition suivante : « Mon père a observé que les domestiques étrangers qui arrivaient dans le pays, pour habiter sa ferme, avaient bientôt le cou très gros, et, de temps à autre, à mesure qu'ils y séjournaient plus longtemps, ils devenaient plus goîtreux, et respiraient avec plus de difficulté ; en même temps, les genoux se tuméfiaient, les pieds devenaient le siége de douleurs lancinantes, se roidissaient et s'affaiblissaient. A mesure que cet état de faiblesse et de roideur augmentait, l'intelligence s'affaissait aussi : après des années, l'intelligence s'altérait au point de passer au crétinisme. Les gens nés dans la métairie sont atteints de cette infirmité à un plus haut degré ; elle était autrefois occupée par une famille composée de quatre enfants crétins et un oncle demi-crétin ; le père des quatre enfants avait été également demi-crétin, ce qui n'avait pas empêché les deux frères de parvenir l'un à l'âge de cent cinq ans et l'autre à cent ans. On constate la même dégénérescence dans le bétail, surtout dans le bétail à cornes, au point qu'on ne pouvait élever de jeune bétail sans remarquer des vices de croissance et des maladies intestinales, et qu'il fallait importer de l'étranger les bêtes de trait. Le propriétaire des domaines de la seigneurie d'Abbeck, après avoir fait l'achat de ce bien, y arriva avec sa femme, bien portant. Celle-ci est morte goîtreuse et à demi-crétine, et le propriétaire avec sa seconde femme ont aussi passé au demi-crétinisme. Les cinq enfants du premier lit sont idiots; leur cou est épais, et leur corps est roide. Les enfants du second lit, l'un âgé de trois ans, l'autre de un an, sont encore en bonne santé, mais ils doivent s'attendre au même sort que leurs frères aînés, car ces deux derniers aussi étaient bien portants dans leur première enfance. A la torpeur générale du corps, à l'hébétement des facultés intellectuelles, se joignent aussi des vices de l'ouïe et de la parole, qui s'aggravent avec l'âge; il est d'observation que des enfants nés bien portants ne commencent à éprouver cette maladie que dans les dernières années de l'enfance, et qu'à mesure qu'ils croissent, leur état s'aggrave jusqu'à tourner au crétinisme. Le contraire a lieu lorsque des individus atteints de crétinisme changent d'habitation et boivent une autre eau. »

Parmi les asiles consacrés au traitement, et principalement à l'éducation des crétins, se trouve celui qui fut fondé en 1840 par le docteur Guggenbühl, dans le canton de Berne sur le sommet de l'Abendberg. Sept ans plus tard, le roi de Wurtemberg, après avoir visité l'asile de la Suisse, confia la création d'un établissement semblable au docteur Rœsch; le vieux monastère de Mariaberg reçut cette affectation. Depuis lors il a été créé un grand nombre de ces asiles : un dans la Prusse rhénane, à Bendorf, près de Coblentz; un dans le duché de Bade, près de Mühlheim, dans l'ancien cloître de Bürgelen; un autre dans la vallée d'Aoste par l'ordre de Saint-Maurice et de Saint-Lazare; des établissements analogues sont en voie de construction en Bavière, en Autriche, dans le Danemark et en Norwége.

CHAPITRE XVII.

DE LA PERTE DE DENTS (1).

Indépendamment du rôle physiologique qu'elles remplissent dans la mastication et dans l'articulation de la voix, les dents ont encore dans la carrière militaire un usage spécial d'une haute importance, celui de déchirer la cartouche. Aussi la loi française exempte-t-elle du service militaire : 1° lorsqu'il y a perte ou carie des dents incisives ou canines d'une des mâchoires; 2° lorsqu'il y a perte, carie et mauvais état de la plupart ou d'un grand nombre des autres dents. De 1831 à 1849 inclusivement, les conseils de révision ont prononcé l'exemption pour mauvaise denture de 25 918 jeunes gens sur 3 295 202 examinés, soit une moyenne annuelle de 785 exemptions sur 100 000 examinés. Le maximum annuel a été de

(1) Considérée au point de vue du service militaire.

895 (en 1837); le minimum de 643 (1847). Le tableau suivant donne la répartition proportionnelle des exemptions pour perte de dents, entre les quatre-vingt-six départements, pendant la période de 1837 à 1849 inclusivement (treize années), sur 100 000 jeunes gens examinés (1).

Exemptions pour perte de dents. — Proportion sur 100000 examinés.

Numéros d'ordre.	Départements.		Numéros d'ordre.	Départements.	
1	Puy-de-Dôme	36	44	Doubs	415
2	Haute-Loire	41	45	Bas-Rhin	416
3	Finistère	60	46	Haute-Garonne	424
4	Rhône	85	47	Sarthe	462
5	Cantal	99	48	Basses-Alpes	514
6	Corrèze	102	49	Nord	531
7	Loire	111	50	Seine	532
8	Morbihan	119	51	Var	551
9	Mayenne	133	52	Marne	553
10	Côtes-du-Nord	137	53	Charente-Inférieure	557
11	Drôme	139	54	Ariége	604
12	Aude	146	55	Loir-et-Cher	624
13	Tarn	156	56	Indre	627
14	Gard	165	57	Loiret	644
15	Ille-et-Vilaine	175	58	Vienne	652
16	Allier	178	59	Côte-d'Or	674
17	Haut-Rhin	184	60	Bouches-du-Rhône	741
18	Pyrénées-Orientales	186	61	Meuse	792
19	Ain	188	62	Aisne	814
20	Moselle	194	63	Vendée	831
21	Gers	197	64	Yonne	834
22	Hérault	211	65	Aube	902
23	Meurthe	215	66	Haute-Marne	946
24	Lozère	221	67	Pas-de-Calais	959
25	Ardèche	222	68	Indre-et-Loire	1000
26	Saône-et-Loire	251	69	Basses-Pyrénées	1003
27	Isère	254	70	Seine-et-Marne	1013
28	Hautes-Alpes	255	71	Ardennes	1061
29	Aveyron	265	72	Lot-et-Garonne	1111
30	Vaucluse	271	73	Hautes-Pyrénées	1140
31	Corse	274	74	Eure-et-Loir	1269
32	Nièvre	282	75	Orne	1537
33	Cher	283	76	Somme	1727
34	Tarn-et-Garonne	284	77	Calvados	1732
35	Haute-Saône	286	78	Landes	1819
36	Deux-Sèvres	290	79	Gironde	1837
37	Lot	311	80	Loire-Inférieure	1959
38	Vosges	319	81	Maine-et-Loire	2017
39	Jura	323	82	Seine-et-Oise	2120
40	Creuse	356	83	Oise	2623
41	Manche	377	84	Seine-Inférieure	3140
42	Haute-Vienne	397	85	Eure	5014
43	Charente	404	86	Dordogne	6760

(1) *Comptes rendus sur le recrutement*, et P.-L.-A. Devot, *Op. cit.*, p. 20.

On voit par ce tableau que la perte de dents, considérée comme motif d'exemption du service militaire, est à son minimum dans le Puy-de-Dôme; qu'elle atteint son maximum dans la Dordogne; enfin que le minimum est au maximum comme 1 à 18. Au point de vue géographique, les *minima* d'exemptions forment deux groupes, dont l'un est constitué par une grande partie de la Bretagne; l'autre, beaucoup plus considérable, occupe le plateau central de la France, et se prolonge pour ainsi dire jusqu'à la Méditerranée, en suivant les deux rives du Rhône. Les *maxima*, au contraire, se présentent seulement dans les départements de l'ancienne Normandie, à l'embouchure de la Garonne, de la Dordogne, de la Loire et de la Seine. L'ensemble de ces documents paraît établir que, si l'influence du sol est évidente, d'un autre côté il y a lieu aussi de faire la part de la race.

CHAPITRE XVIII.

DU DISTOME ET DE L'ANCYLOSTOME D'ÉGYPTE (1).

Le distome, de la classe des trématodes, est très commun en Égypte. MM. Griesinger et Bilharz, qui en ont fait sur les lieux l'objet d'une étude particulière, affirment même que la moitié des fellahs et des Coptes en sont atteints. Il n'est pas rare parmi les Nubiens qui habitent l'Égypte, mais M. Bilharz ne l'a rencontré qu'une seule fois chez le nègre. On n'est pas encore fixé sur l'existence du distome chez le Turc et l'Européen, dont les corps sont restés jusqu'ici soustraits aux recherches anatomiques. Les distomes de l'homme n'étaient représentés, jusqu'à ce jour, que par deux espèces, rarement observées, le *D. hepaticum* et le *D. lanceolatum*, fréquents chez les herbivores et surtout chez les ruminants. M. Bilharz en a découvert deux autres en Égypte, le *D. heterophyes*, qui se rapproche des précédents, et le *D. hæmatobium*, qui s'en éloigne par la séparation des sexes, et surtout par la forme du corps. La longueur de ce dernier est de quatre lignes, tantôt plus, tantôt moins, selon que l'animal s'étend ou se contracte. Le mâle a le volume d'un gros fil à coudre; il est d'un blanc de lait. Le premier huitième de son corps est aplati de haut en bas, en forme de lancette; il est garni, à l'extrémité antérieure, d'un suçoir buccal percé, et à la face ventrale, d'un suçoir ventral non perforé.

(1) *Archiv für physiol. Heilkunde*, 1855. — *Wiener mediz. Wochenschrift*, 1856, n°s 4 et 5.

Derrière celui-ci, les parties latérales du corps se recourbent en bas, de manière à se toucher sur la ligne médiane du ventre. La plus grande partie du corps prend aussi la forme d'un tuyau fendu dans sa longueur. Ce tuyau est destiné à loger la femelle. Celle-ci n'a été rencontrée encore que dans son réceptacle ; elle est beaucoup plus grêle, plus fine que le mâle, et transparente comme du verre. Elle n'a pas de canal caudal. Les individus adultes de cet entozoaire ont été trouvés dans le tronc et les branches de la veine porte, dans la veine splénique, les veines mésentériques et le plexus veineux du rectum et de la vessie. Ils se nourrissent de sang, dont les globules remplissent toujours le canal intestinal. Les œufs ont été rencontrés dans le parenchyme du foie, entre et dans les tuniques de l'intestin grêle; mais surtout, en quantité énorme, dans le tissu cellulaire sous-muqueux, dans la muqueuse de la vessie, des uretères, des vésicules séminales et de la fin du gros intestin, ainsi qu'à la surface de cette muqueuse (1).

Peu d'habitants de l'Égypte semblent posséder les organes urinaires à l'état normal; une de leurs affections les plus familières est le catarrhe de la vessie et des uretères. A l'état aigu, on trouve par plaques la muqueuse un peu gonflée et ramollie, d'un bleu ou brun-rouge, entourée de vaisseaux capillaires variqueux, recouverte d'une couche de mucus tenace, vitreux, renfermant souvent des gouttelettes de sang, retenues souvent encore en partie dans la lumière béante d'un petit vaisseau sanguin. Les suites de cette affection sont : 1° l'induration ; 2° des excroissances polypeuses ; 3° l'ulcération. Les deux premières, surtout la première, sont les plus fréquentes et occupent ordinairement des surfaces étendues. Dans l'induration, la muqueuse est épaissie, coriace, de couleur jaune verdâtre ou grisâtre, anémique et criant un peu sous le scalpel. Elle est farcie d'un grand nombre de petites granulations luisantes, qui ne sont que des œufs de distome morts, remplis en partie de graisse, mais surtout de carbonate calcaire. La surface de ces plaques est tantôt lisse, tantôt rugueuse. Ce dernier état provient d'une couche de cellules fusiformes agglutinées, entremêlées de beaucoup d'œufs, contenant rarement de l'acide urique. On y rencontre souvent des concrétions lithiques, de la grosseur d'un grain de millet, dans l'intérieur desquelles on trouve parfois des œufs. L'hypertrophie polypeuse est moins fréquente. Elle est constituée par des excroissances de différentes formes, jusqu'à la grosseur d'une fève, parcourues d'un

(1) *Zeitschrift für wissenschaftl. Zoologie*, t. IV, 1852-53, p. 52 et planche V; et *Supplément*, p. 454, et table XVII.

réseau capillaire développé, à vaisseaux souvent élargis, au point de former des cavités communiquant entre elles, et renfermant parfois des exemplaires de distome adultes. Le parenchyme de ces végétations contient un grand nombre d'œufs, ordinairement frais. L'ulcération n'a été observée qu'une fois dans la vessie, et le fond de l'ulcère n'était pas exempt d'amas d'œufs.

Selon M. Bilharz, le dépôt d'œufs dans les capillaires, dans le tissu sous-muqueux et dans la muqueuse de la vessie et des uretères, est alors la cause immédiate de l'inflammation. En effet, il a toujours trouvé de grandes quantités de ces œufs dans les parties malades. 2° La quantité et l'état des œufs est dans un rapport constant avec l'intensité et le développement de la lésion. Les places saines ou peu malades ne contiennent pas ou peu d'œufs; plus elles sont malades, plus elles en contiennent. Les endroits où siégent l'inflammation aiguë et les végétations polypeuses, renferment de préférence des œufs frais, remplis de masses de vitelline ou d'embryons; les endroits indurés, au contraire, sont parsemés d'œufs morts, remplis de produits de décomposition. 3° Les lésions anatomiques décrites coïncident avec la présence de l'helminthe. En Europe, où ce ver n'a pas encore été constaté, les altérations pathologiques n'existent pas, du moins dans leurs formes tranchées. Les cadavres de nègres n'ont présenté ces lésions qu'une seule fois, et c'était aussi le seul cas où le distome eût été trouvé. Lésions anatomiques et distomes sont au contraire très fréquents chez les Égyptiens.

Voici la théorie étiologique proposée par M. Bilharz : Un mâle, portant dans son canal gynécophore une femelle fécondée, pénètre dans le plexus veineux de la vessie. Dans les vaisseaux un peu larges, il se meut surtout au moyen de ses deux suçoirs, et dans les canaux plus rétrécis, les poils roides de la surface de son corps lui viennent en aide. Arrivés dans un capillaire trop étroit, la femelle dépose les œufs probablement réunis en un globule par une masse gélatineuse, qui peut-être les colle encore contre la paroi du vaisseau. La présence de ces œufs, ainsi que celle des animaux eux-mêmes, produit une hypérémie passive de ce capillaire; et si cette altération se fait dans plusieurs vaisseaux et reste permanente, il s'ensuit une exsudation de lymphe plastique et la déchirure de quelques vaisseaux. Par ce dernier mécanisme, les œufs seront ou portés à la surface de la muqueuse et entraînés par l'urine à l'extérieur, où ils peuvent continuer leur évolution, ou bien déposés dans les tissus, dans lesquels ils entretiennent l'inflammation, à la manière des corps étrangers. C'est par cette raison que la résolution paraît ne pas pouvoir se faire. L'induration en est la terminaison la plus fréquente. Alors les parties liquides de l'exsudation sont absorbées; les solides restent, compriment les capillaires, les rendent imperméables, et s'opposent ainsi à de nouvelles hypérémies, inflammations et hémorrhagies. L'entozoaire est obligé de changer de résidence ; le contenu des œufs déposés se transforme en graisse, puis en carbonate de chaux; le dépôt d'acide urique dans l'enveloppe de l'œuf est rare et ne se montre guère qu'à la surface de la muqueuse. Dans d'autres cas, il en résulte une dilatation permanente des capillaires, et formation nouvelle de tissus et de vaisseaux. Les excroissances polypeuses molles sont prédisposées aux hémorrhagies, et paraissent se prêter longtemps aux dépôts d'œufs frais. Les vaisseaux de leur substance se dilatent parfois en des cavités spacieuses, qui peuvent loger plusieurs vers. L'ulcération est très rare. Elle peut provenir de l'oblitération subite des vaisseaux d'une portion de la muqueuse, déterminant la mortification de ces tissus.

La maladie est d'un diagnostic facile au moyen du microscope. On découvre les œufs dans le dépôt muqueux de l'urine, et surtout dans les petits coagulums sanguins. M. Rayer, médecin au Caire, confirme non-seulement la relation de cause à effet, entre la présence des œufs de distome et les maladies des voies urinaires, mais il insiste surtout sur les suites de ces maladies, qui donnent souvent naissance à la pierre, par suite de la cystite étendue et persistante. Pour lui les concrétions qui se rencontrent sur la surface rugueuse de la muqueuse altérée peuvent devenir directement les noyaux de calculs, et il cite un calcul qui présentait au centre une cavité renfermant une masse brunâtre, ratatinée, reconnue pour de la fibrine, et contenant des quantités innombrables d'œufs de distome.

Indépendamment du distome dont il vient d'être question, on rencontre fréquemment en Égypte l'*Ancylostomum duodenale*. C'est un nématode de 4 à 5 lignes de longueur, qui habite la partie supérieure de l'intestin grêle, et se trouve quelquefois en nombre prodigieux ; il s'enfonce sous la muqueuse et se trouve quelquefois dans une petite cavité remplie de sang, dans le tissu sous-muqueux. M. Griesinger considère la présence de cet entozoaire dans l'intestin comme la cause d'une maladie particulière à l'Égypte, qu'on rencontre à la ville comme à la campagne, dans tous les rangs de la société, maladie quelquefois incurable et qu'il désigne sous le nom de *chlorose égyptienne*. Cet auteur estime que le quart au moins de la population égyptienne présente cette affection ; il en trouve 71 inscrits dans ses registres, mais un nombre au moins triple de cas compliquaient d'autres maladies. Les symptômes caractéristiques sont tout à fait ceux de l'anémie. Après un certain temps, la peau devient jaunâtre ou verdâtre ; les malades tombent dans le marasme et traînent une vie misérable; ils meurent souvent hydropiques. On a attribué cette forme particulière de la chlorose à la présence de nombreux ancylostomes dans l'intestin grêle, où tous correspondaient à autant de petites cavités.

CHAPITRE XIX.

DU DRAGONNEAU (1).

Le dragonneau a été signalé par Galien : « Quemadmodum in quodam Arabiæ loco (ut aiunt) in tibiis hominum dracunculi vocati nascuntur, nervosa natura, colore, crassitudineque, lumbricis similes (2). » Avicenne a aussi signalé le filaire (3).

Parmi les ouvrages qui ont traité du dragonneau, nous mentionnerons particulièrement :

SCHENCK, *Obs. médic.*, lib. V, *De dracunculis Æthiopiæ et Indiæ propriis.*

J. GREGOR, *Medical sketches of the expedition to Egypt from India.* London, 1804.

F.-J. L'HERMINIER (de la Guadeloupe), *Dissertation sur le dragonneau et sur les cinq vers qui se trouvent le plus communément dans l'intestin de l'homme.* Thèse de Paris, 1826, n° 169.

SMYTTAU AND BIRD, *Dracunculus, as prevailing in the artillery while stationed at Matoongha in the island of Bombay.* (Voir les premiers volumes des *Transactions of the medical and physical Society of Calcutta.*)

MOREHEAD, *On dracunculus in the 4th Light Dragoons, at Kirkee*, t. VI et VIII des *Transactions de Calcutta*, 1833 et 1835.

DUNCAN, *On dracunculus at Bhewndy*, t. VII des *Transactions de Calcutta.*

FORBES, *On dracunculus at Dharwar, in* 1836 *and* 1837 (*Transact. of the medic. and physic. Society of Bombay*, n° 1).

H. J. CARTER, *Note on dracunculus in the island of Bombay* (*Transact of the med. and phys. Soc. of Bombay*, 1853).

(1) Voir l'article DRAGONNEAU, t. I, p. 343. Le dragonneau est le *areug el Medine* (ver de Médine) des Arabes.

(2) Galeni opera, *De locis affectis*, lib. VI. — *Œuvres médicales de Galien.* trad. par Ch. Daremberg. Paris, 1856, t. II, p. 674.

(3) Liber quartus, *De vena Medini.*

Le dragonneau se rencontre particulièrement dans l'Arabie Pétrée, sur le littoral du golfe Persique, sur les bords de la mer Caspienne ; dans l'Inde, la haute Égypte, en Abyssinie, dans la Guinée ; il n'a guère été observé en Europe que sur des voyageurs revenant de ces divers pays ; en Amérique, on le rencontre sur des esclaves venant de l'Afrique. Selon Dampier et Jacquin, on l'observe à Curaçao indifféremment chez les blancs et les nègres.

La fréquence du dragonneau se montre dans une dépendance étroite des divers mois de l'année, comme le montre le tableau suivant, qui résume la répartition mensuelle de 2927 admissions aux hôpitaux pour cause de dragonneau dans la province de Bombay (1) :

	Nombre mensuel des admissions à l'hôpital.
Janvier	46
Février	64
Mars	165
Avril	273
Mai	448
Juin	480
Juillet	428
Août	337
Septembre	246
Octobre	224
Novembre	123
Décembre	93
	2927

On voit que le dragonneau est dix fois plus fréquent en juin qu'en janvier. Il habite plus spécialement le tissu cellulaire sous-cutané ; mais on le rencontre beaucoup plus fréquemment aux membres inférieurs qu'aux supérieurs. Il peut affecter toutes les parties du corps ; on l'a vu s'enrouler autour de la malléole, s'étendre le long d'un membre, serpenter sous les téguments du ventre et de la poitrine. Ordinairement on trouve plusieurs filaires chez le même individu : Andry en a vu vingt-trois, et Poupée-Desportes cinquante dans un seul malade. Sur 181 observations recueillies par Grigor, le dragonneau était fixé 124 fois aux pieds, 33 fois aux jambes, 11 fois aux cuisses, 2 fois au scrotum et 2 fois aux mains. Kæmpfer l'a rencontré dans le tissu cellulaire du creux du jarret et au scrotum ; Péri

(1) Morehead, *Clinical researches on the disease in India*, t. II.

l'a trouvé dans celui de la tête, du col et du tronc. Bajon dit l'avoir rencontré deux fois sous la membrane muqueuse du globe de l'œil.

Plusieurs auteurs ont attribué le dragonneau à la mauvaise qualité de l'eau, à l'usage de certains aliments, tels que le poisson, le froment de l'Inde, à l'exercice immodéré des organes génitaux, à l'habitude de coucher sur la terre, de se promener les bras et les jambes nus, dans les pays où on l'observe. « Selon quelques-uns, dit M. l'Herminier, le dragonneau est une larve d'insecte; selon d'autres, c'est un gordius aquatique. Si c'était une larve, on devrait voir l'insecte qui l'a déposée; elle acquerrait l'état parfait, et sortirait du corps comme les œstres, mais c'est ce qui n'a pas lieu. Si c'était un gordius, on devrait le trouver dans l'eau des contrées où on en est affecté. Lœfler et Lind, qui l'y ont cherché, ne l'y ont jamais vu; Pallas a rencontré dans le lac de Waldei un nombre de gordius plus grand que partout ailleurs, et jamais les habitants de la contrée ne sont affectés du dragonneau. De toutes ces causes, il n'y en a aucune dont l'action soit prouvée. On rencontre, en effet, le dragonneau aussi bien chez les personnes qui se sont soumises aux causes énoncées que chez celles qui s'y sont soustraites. Relativement à l'eau potable, Cromer cite un général hollandais, résidant à Angola, qui ne put s'en préserver, bien qu'il ne fît usage que de boissons et d'aliments venant d'Europe. Le baron Jacquin raconte que pendant son séjour à Curaçao un de ses compagnons, qui buvait constamment du vin, parce qu'on l'avait averti que l'usage de l'eau donnait le dragonneau, en fut néanmoins atteint, tandis que lui-même qui buvait du vin et de l'eau en fut exempt (1).

Les limites assignées à la longueur du dragonneau sont loin d'être fixes. Albucasis dit avoir vu des filaires de trois à trente pieds; Bruce assure qu'il est rare d'en voir au-dessous d'un pied et demi et au-dessus de six. Il peut, au dire de Barère et de Bajon, présenter jusqu'à six aunes de long. Rudolphi croit que sa taille peut varier de deux à douze pieds. Ces dimensions peuvent paraître exagérées, mais l'on sait que Bremser déjà avait trouvé, dans des sauterelles, des filaires de quinze et même de trente pouces de long.

Le plus souvent, c'est après plusieurs mois de séjour dans les lieux où se trouve le dragonneau, que les étrangers en sont affectés. Sa présence s'annonce par une démangeaison désagréable et par la formation d'une tumeur furonculeuse dans la partie du corps qu'il occupe. Quand c'est un

(1) L'Herminier, *Dissertation sur le dragonneau*, thèse de Paris, 1826, n° 169, p. 23.

membre, il éprouve de la roideur, et plus ou moins de gêne dans ses mouvements. Quelquefois on sent à travers la peau la saillie du ver, et des nodosités qu'on pourrait confondre avec un cordon lymphatique engorgé, ou une veine variqueuse. Dans quelques cas, le malade éprouve de vives souffrances, des phénomènes prononcés d'une inflammation locale, de la fièvre avec frissons et nausées ; d'autres fois, ces phénomènes manquent entièrement. Bientôt il se forme une pustule vésiculeuse rougeâtre, avec un point noir au centre. Du pus s'accumule sous l'épiderme ; celui-ci se rompt, et l'on voit paraître une portion plus ou moins longue de l'extrémité céphalique du ver, reconnaissable à sa couleur blanche. Il paraît qu'abandonné à lui-même, loin de sortir du corps, il s'y multiplie, donne lieu à des abcès plus ou moins nombreux, et peut épuiser le malade par l'abondance de la suppuration. C'est sans doute dans la crainte d'une terminaison fâcheuse qu'on s'accorde généralement à faire l'extraction du ver aussitôt qu'il se présente ; une fois qu'on l'a extrait, l'ulcération qui lui a donné passage se cicatrise avec une rapidité surprenante.

Il résulte des recherches de M. Jacobson, que certains dragonneaux se composent, non d'un individu unique, mais d'un ensemble d'individus vivants sous un même fourreau. Une portion de la substance interne d'un dragonneau extraite par ce médecin, et soumise par M. de Blainville au microscope, s'est trouvée formée en presque totalité de petits animaux tout à fait conformes à la description donnée par l'anatomiste danois. M. de Blainville pense toutefois qu'il y aurait lieu de vérifier si tous les dragonneaux présentent la même composition (1).

On extrait le ver en exerçant sur lui des tractions de deux manières : 1° en agissant sur une seule des extrémités ; 2° en agissant sur chacune d'elles alternativement, après avoir soulevé sa partie moyenne. Dans le premier cas, on saisit la portion du ver qui se présente après la rupture de la vésicule ; on la fixe à l'aide d'un fil, et on la roule autour d'un petit cylindre de bois ou de diachylon ; on tire avec précaution jusqu'à ce qu'on éprouve de la résistance ; on s'arrête alors, on panse l'ulcération et l'on fixe le cylindre au moyen d'une compresse ; on répète les tractions, et l'on fait le pansement deux fois par jour, jusqu'à la sortie complète du ver. Kæmpfer fut deux fois assez heureux pour extraire en un seul pansement le ver, qui siégeait dans le scrotum. Le plus souvent il faut trois ou quatre semaines pour obtenir la guérison ; elle peut se faire attendre plusieurs mois quand

(1) *Gaz. méd. de Paris*, 1834, p. 216.

le nombre de vers est considérable. Le second procédé, conseillé par Lœfler, consiste, après avoir mis le membre dans le relâchement, à faire une incision de quatre lignes sur le point des téguments qui répond à la partie moyenne du ver. L'écartement des lèvres de la plaie le fait reconnaître à la blancheur de son corps ; on le soulève à l'aide d'une pince à disséquer, on le saisit dans une petite fourche de bois et l'on exerce sur un de ses côtés des tractions jusqu'à ce qu'il résiste ; on confie alors à un aide la portion extraite et l'on agit sur celle qui est encore enfoncée dans les tissus. En tirant ainsi sur deux points du ver à la fois, on l'extrait plus rapidement que par le premier procédé. Gregor, Ninian, Bruce et Péri recommandent le dernier mode de traction. De quelque manière que l'on tire sur le dragonneau, on doit le faire avec beaucoup de précaution, afin d'éviter sa rupture qui paraît avoir été suivie de la gangrène et même de la mort. Quand le ver s'est rompu, ou quand il résiste aux tractions, on couvre la partie qu'il occupe de fomentations émollientes. Pour extraire le ver sans traction, Bancroft et Griffith proposent de recourir à l'emploi bizarre des moyens suivants : Appliquer sur la tumeur un cataplasme fait avec des oignons, de la mie de pain et du lait bouilli ensemble; aussitôt que la tête du ver se présente, l'envelopper dans du coton sans tirer sur elle. Le malade doit faire usage d'une teinture faite avec du poivre noir, de l'ail pilé et de la fleur de soufre. Un ou deux jours après l'emploi de cette médication, disent les auteurs cités, on trouve sous le cataplasme le ver diversement contourné.

M. L'Herminier a vu le dragonneau déterminer la mort des malades par l'excès de la suppuration. Péri cite un jeune nègre réduit au dernier degré de marasme par suite des ravages occasionnés par un dragonneau dont on ne supposait pas la présence, et promptement rendu à la santé aussitôt qu'on en eut pratiqué l'extraction.

CHAPITRE XX.

DE LA DYSENTÉRIE.

Cette maladie se rencontre dans toutes les parties du globe, mais avec une fréquence et une gravité très variables, comme le montre le tableau suivant, dans lequel se trouvent résumé, d'après les documents officiels et pour la presque totalité des possessions britanniques, l'effectif général des troupes blanches, ainsi que les admissions aux hôpitaux et les décès causés par dysentérie.

Tableau numérique des admissions aux hôpitaux et des décès ayant pour cause la dysentérie.

Stations.	Période d'observation.	Effectif général des troupes.	Malades.	Morts.	Rapport des décès aux malades.
Antilles et Guyane ...	20 ans.	86661	17843	1367	1 sur 13
Jamaïque...........	20	51567	4909	186	1 sur 26 2/3
Gibraltar...........	19	60269	2653	64	1 sur 16 1/2
Malte..............	20	40826	1401	94	1 sur 15
Iles Ioniennes........	20	70293	3768	184	1 sur 20 1/2
Bermudes...........	20	11721	1751	36	1 sur 48 1/2
Nouvelle-Écosse...... et Nouveau-Brunswick...	20	86442	244	18	1 sur 13 3/5
Canada............	20	64280	735	36	1 sur 20 1/2
Afrique occidentale...	18	1843	370	55	1 sur 7
Cap de B.-Espérance..	19	22714	1425	44	1 sur 32 1/2
Sainte-Hélène	9	8973	751	69	1 sur 11
Maurice............	19	30515	5420	285	1 sur 19
Ceylan.............	20	42978	9069	993	1 sur 9
Prov. de Tenasserim..	10	6818	1460	137	1 sur 10 2/3
Madras	5	31627	6639	559	1 sur 12
Bengale...........	5	38136	5152	411	1 sur 12 1/2
Bombay...........	5	17612	1879	151	1 sur 12 1/2

Ce tableau suffit pour donner une idée de l'inégale répartition des ravages de la dysentérie dans les diverses parties du globe. En comparant le nombre des malades et des décès à l'effectif général des troupes, nous avons obtenu le résultat ci-après, qui servira à mettre mieux encore en lumière la proposition qui précède :

	Malades sur 1000 hom.	Décès sur 1000 hom.
Antilles et Guyane..................	205,9	15,7
Jamaïque	95,2	3,6
Gibraltar.......................	44,0	1,0
Malte..........................	34,2	2,3
Iles Ioniennes..................	53,6	2,6
Bermudes	14,9	3,0
Nouvelle-Écosse et Nouveau-Brunswick...	2,8	0,2
Canada	11,4	0,5
Afrique occidentale................	200,7	29,8
Cap de Bonne-Espérance	62,7	1,9
Sainte-Hélène....................	83,7	7,8
Maurice.........................	177,6	9,3
Ceylan..........................	211,0	11,5
Province de Tenasserim.............	214,1	28,0
Madras	209,9	17,6
Bengale.........................	135,0	10,7
Bombay.........................	106,6	8,5

Les diverses races paient à la dysentérie un tribut fort inégal, comme le montre le tableau suivant dans lequel nous résumons la proportion des malades et des morts parmi les troupes anglaises et cipayes dans la province de Madras (1) :

	PROPORTION SUR 1000 HOMMES.			
	ANGLAIS.		CIPAYES.	
	Malades.	Morts.	Malades.	Morts.
Littoral	271	13,7	26	2,1
Plaine	160	12,7	21	1.3
Plateaux	236	17,4	30	1,8

L'intensité de la chaleur ne semble pas produire à elle seule la dysentérie, comme le montre la répartition mensuelle suivante de 564 admissions aux hôpitaux pour cause de dysentérie aiguë dans la garnison anglaise de Malte, pendant la période de 1816 à 1823 (2):

Janvier	35	admissions.
Février	19	—
Mars	21	—
Avril	18	—
Mai	18	—
Juin	37	—
Juillet	52	—
Août	50	—
Septembre	67	—
Octobre	75	—
Novembre	111	—
Décembre	61	—
	564	

On voit que le maximum des admissions, loin de correspondre à l'été, correspond au contraire à la fin de l'année.

De 1830 à 1843 (3), on a compté, dans la Méditerranée, sur un effectif général de 100464 marins et de 102214 hommes de l'armée de terre, les nombres ci-après d'admissions aux hôpitaux et de décès par suite de dysentérie :

	Marine.	Armée de terre.
Malades	1152	3688
Morts	32	157

(1) G. Balfour, *Statist. report on the sickness and mortality among the troops serving in the Madras presidency*. Edinburgh, 1847.

(2) Hennen, *Medical topography of the Mediterranean*, p. 610.

(3) 1840 n'est pas compris; la période est donc de douze années.

Ainsi, à terre on trouve trois fois plus de malades et cinq fois plus de décès qu'à bord des navires (1). Nous croyons devoir rappeler à cette occasion qu'en pleine mer la température la plus élevée paraît ne jamais excéder 30 à 31 degrés centigrades (2).

La prolongation du séjour dans les pays à dysentérie diminue-t-elle la tendance à contracter la maladie et les chances de mort; en d'autres termes, y a-t-il acclimatement? Voici ce que répondent les faits. En examinant 121 décès causés par dysentérie dans la garnison de Maurice (île de France), on trouve la répartition suivante au point de vue de l'âge (3) :

De 18 à 25 ans	6,7	décès sur 100 h.
25 à 33 ans	11,8	—
33 à 40 ans	19,7	—
40 à 50 ans	26,6	—

« Or, disent les rapports officiels, les hommes les plus jeunes, c'est-à-dire principalement des recrues arrivées depuis peu dans l'île (*composed principally of recruits but a short time in the colony*), n'ont éprouvé que le quart des pertes des hommes âgés de 40 à 50 ans, dont la majorité avait, selon toutes les probabilités, fait un séjour de plusieurs années dans la colonie. »

Le même fait se reproduit dans la garnison anglaise de Ceylan où, pendant la période de 1830 à 1837, la mortalité causée par dysentérie se présente ainsi :

De 18 à 25 ans	10,0	décès sur 1000 h.
25 à 33 ans	20,2	—
33 à 40 ans	31,2	—
40 à 50 ans	25,3	—

Cet accroissement de mortalité avec l'âge est accompagné dans les documents officiels des mêmes réflexions concernant la durée du séjour dans l'île. Il semble donc permis de déduire des faits qui précèdent que, dans les pays chauds, il n'y pas acclimatement du côté de la dysentérie.

(1) *Statist. report on the sickness, etc., among the troops*. London, 1853.

(2) Voy. *Carte physique et météorol. du globe terrestre*, 3e édit.

(3) *Statist. report of the sickness, mortality and invaliding among the troops in the Mauritius*. London, 1840, f°, p. 11 c.

CHAPITRE XXI.

DE L'ÉLÉPHANTIASIS DES ARABES.

Cette affection est endémique à la Barbade, sur le littoral S.-O. de Ceylan, dans le voisinage de Cochin, sur la côte de Malabar, en Chine, à Java et à Sumatra, en Égypte, en Abyssinie et dans une grande partie de l'Afrique septentrionale (1). Elle est appelée *dal fil* et *dul-usad* par les Arabes, *korah* par les Persans, *ara mianny wanny* par les habitants de Ceylan, *bar a Azar* par les Hindous, *matoung* par les Chinois. A la Barbade, la population nègre en avait été seule affectée jusqu'en 1704. Dans cette année même un blanc en fut atteint pour la première fois, et vers 1760 la maladie y était déjà très répandue parmi la population d'origine européenne. Dans l'île de Ceylan, l'éléphantiasis paraît ne frapper que les indigènes, les métis et les créoles. Les Européens, les Malais et les Hindous, lorsqu'ils habitent l'île depuis peu de temps, en sont ordinairement épargnés. On ne cite dans Ceylan qu'un seul Européen atteint d'éléphantiasis, mais il habitait l'île depuis une trentaine d'années (2). En Algérie, la maladie se rencontre spécialement chez le Kabyle, très peu chez l'Arabe. Cette maladie attaque tous les âges; selon Ainslie, le sexe féminin y serait moins sujet que le sexe masculin. Le même auteur admet que l'hérédité, la misère, le froid et l'humidité, l'usage habituel du poisson comme aliment, constituent des causes prédisposantes. Pour Ainslie l'éléphantiasis prononcé s'oppose à la reproduction de l'espèce.

Parmi les publications relatives à l'éléphantiasis des Arabes, nous signalerons les ouvrages suivants :

J. Hendy, *A treatise on the glandular disease of Barbadoës*. London, 1784.

Alard, *De l'inflammation des vaisseaux absorbants, lymphatiques, dermoïdes et sous-cutanés*, etc. Paris, 1824.

W. Ainslie, *Observ. on the Lepra Arabum* (*Transact. of the royal Asiatic Society*, 1826).

Blosfeld, *Ueber die Lepra in den Ostseeprovinzen Russlands* (*Journal de Humfeland*, sept. 1836).

Fuchs, *De lepra Arabum*. Thèse, Würzbourg, 1831.

Hasselaar, *Beschryving der in de Kolonie Suriname voorkomende Elephantiasis en Lepra*. Amsterdam, 1835.

Rayer, *Traité théor. et prat. des maladies de la peau*. Paris, 1835, t. III.

(1) *Carte médicale du globe* (sous presse).

(2) Voy. *Cyclopædia of pract. medicine*, art. Elephantiasis Arabum (par M. Scott).

SIMPSON, *Antiquarian notices of leprosy and leper hospitals in Scotland and England* (*Edinb. med. and surgic. Journal*, oct. 1841).

SINZ, *De elephantiasi Arabum. Dissert. inaug.* Turici, 1842.

HENLE UND PFEUFFER, *Zeitschrift für rat. Medicin*, 1842, t. I, p. 86.

G. SIMON, *Die Hautkrankheiten*. Berlin, 1851, p. 51.

On désigne sous le nom d'éléphantiasis des Arabes certaines intumescences chroniques des membres, du scrotum, des grandes lèvres, de la face, etc., ordinairement avec hypertrophie de la peau. L'éléphantiasis des Arabes frappe plus souvent les membres inférieurs ; ordinairement un seul membre se trouve affecté. Quelquefois l'intumescence des membres s'annonce d'une manière aiguë par une douleur vive dans l'aine ou le jarret, et par la manifestation d'une raie rouge, d'une corde dure, noueuse, tendue, ressemblant à un chapelet de petites tumeurs sous-cutanées, depuis le pli de l'aine jusqu'au genou ou à la malléole, ou encore par un érysipèle.

Presque toujours la peau prend une teinte érythémateuse, et le tissu cellulaire sous-cutané devient le siége d'une tuméfaction considérable. Les articulations voisines sont roides et contractées ; souvent, dès le début, frissons prolongés, soif vive, malaise, anxiété, efforts violents pour vomir, vomissements, parfois délire, puis chaleur intense accompagnée de contractions plus fréquentes du cœur, et suivies de sueurs générales ou partielles et de la cessation des symptômes fébriles. Dans l'espace d'un ou de plusieurs mois, ces phénomènes reparaissent sous forme d'accès à des intervalles plus ou moins éloignés. Ces accès, dont le nombre et la durée ne peuvent être prévus ni calculés, sont suivis d'une augmentation progressive du volume du membre. Plus tard celui-ci devient dur et ne conserve plus l'impression du doigt. Les ganglions lymphatiques de l'aine, souvent devenus plus volumineux, sont quelquefois sains et indolents. A cette seconde période, la maladie existe sans trouble autre que celui qu'entraîne inévitablement la déformation du membre, qui peut acquérir alors les formes les plus bizarres et des dimensions complétement disproportionnées avec celles des autres parties. En effet, tantôt la tumeur est pleine et unie comme un sac rempli ou comme une outre ; tantôt elle est par étages, de sorte que chacun des accès paraît avoir fait sa tumeur particulière. Après les premières attaques, la peau est ordinairement lisse et sans changement de couleur, des vaisseaux rampent quelquefois au-dessous d'elle et lui donnent une teinte rembrunie ; peu à peu elle acquiert de la rudesse, surtout dans le voisinage de l'articulation du pied ; elle se couvre de mamelons, de petites veines, et l'épiderme devient plus épais comme dans l'ichthyose. Enfin il se forme quelquefois des gerçures et des crevasses sur le membre, qui devient d'une difformité extrême (1).

L'éléphantiasis des Arabes attaque plus rarement les membres supérieurs; M. Alard en cite quatre exemples. Dans l'un le gonflement dur et permanent du bras gauche était survenu après l'application d'un vésicatoire; dans l'autre, le bras droit acquit un tel volume qu'il pesait deux cents livres de Gênes, dont quatre-vingt de sérosité; la tumeur formée par le bras et l'avant-bras ressemblait à une outre pleine; les artères, les veines et les nerfs n'avaient subi aucune altération; les vaisseaux lymphatiques, très dilatés, étaient gorgés de lymphe. Dans le courant du mois de février de l'année 1755, on vit régner dans l'île des Barbades des fièvres avec frissons de quatre à cinq heures; chaleur, céphalalgie et quelquefois douleurs dans le dos. Elle était parfois éphémère et parfois n'avait qu'une durée de deux à trois jours; mais le plus souvent elle se prolongeait, et il survenait alors au moment de l'invasion une inflammation dans la jambe semblable à celle que produit la fièvre de l'éléphantiasis, mais sans tumeur de la glande et sans corde dure. La partie enflammée était d'un rouge vif; il s'élevait çà et là des petites phlyctènes, comme dans l'érysipèle, et la desquamation avait lieu après la cessation des symptômes inflammatoires. La même épidémie se renouvela pendant le mois de février de l'année 1757, avec quelques variétés importantes, qui purent tenir à l'extrême chaleur qu'on ressentit à cette époque. Cette fois la fièvre, qui débutait, comme dans le premier cas, par le frisson et de la chaleur, était de plus accompagnée de mal d'estomac, de nausées, de toux, quelquefois de délire et de coma. L'affection locale se portait sur les pieds, les jambes; les bras de l'un ou de l'autre côté, jamais de deux à la fois, et produisait le même gonflement et la même rougeur que dans l'éléphantiasis, et ce gonflement augmentait après la disparition de la fièvre. Le mois suivant, quelques personnes n'eurent d'autres symptômes qu'une toux qui s'arrêtait aussitôt qu'il survenait une tumeur au bras ou à la main. Cette maladie continua jusqu'en juin, époque à laquelle elle éprouva de nouveaux changements. La chaleur fut plus considérable, la soif plus grande, les douleurs du dos et des membres beaucoup plus intenses que dans le commencement, et les tumeurs passèrent facilement à la suppuration au lieu de se dissiper comme les mois précédents (2).

(1) Rayer, *Op. cit.*, t. III, p. 821 et suiv.
(2) Rayer, *Op. cit.*, p. 841.

L'éléphantiasis du cuir chevelu est rare. Schenck cite un homme dont la tête surpassait en grosseur celle d'un bœuf; la face était entièrement recouverte par le nez, de telle sorte qu'il fallait soulever la masse qu'il formait pour donner à ce malheureux la faculté de respirer. Cette maladie donne aux mamelles un volume souvent extraordinaire. Après les membres inférieurs, le scrotum est la région du corps affectée le plus souvent; cette altération a été improprement désignée sous le nom de sarcocèle d'Égypte (Larrey), de hernie charnue (Prosper Alpin), ou d'hydrocèle endémique du Malabar (Kæmpfer).

Les individus affectés d'éléphantiasis des Arabes peuvent être atteints de maladies aiguës ou chroniques avant ou après le développement de ces intumescences, qui surviennent quelquefois après des attaques répétées d'eczéma. L'éléphantiasis des Arabes peut se terminer spontanément par la guérison. Après avoir éprouvé plusieurs attaques, un homme atteint d'un éléphantiasis du scrotum fut réveillé un matin par une humidité gênante autour des cuisses; c'était une eau qui s'épanchait par une crevasse de la peau malade. On recueillit environ six onces de cette humeur. Peu de mois après cette attaque, le malade en eut une autre, accompagnée d'une pareille évacuation, par le scrotum, à la suite de laquelle cette partie fut presque réduite à son état naturel.

On combat les symptômes inflammatoires de la première période de l'éléphantiasis par des applications émollientes, des bains tièdes et des émissions sanguines. Dans la période chronique, la saignée a été suivie, dit-on, d'un soulagement au moins momentané; lorsque les malades se plaignent d'un sentiment de tension douloureuse dans les membres affectés, M. Rayer dit avoir obtenu d'heureux effets des saignées locales au pli de l'aine ou au creux du jarret, des aisselles. La partie affectée doit être placée, autant que possible, dans une position qui facilite le retour du sang vers le cœur. On a préconisé les bons effets de l'oxyde de zinc sublimé, et Hendy assure même que ce remède calme les vomissements et les anxiétés qu'éprouvent les malades lors des exacerbations périodiques de l'éléphantiasis. Plusieurs médecins de l'île Barbade, frappés de la production de vomissements pendant les accès, ont cru nécessaire de les favoriser et même de les provoquer. On dit avoir guéri un certain nombre de malades à l'aide de la compression seule ou combinée avec d'autres moyens. Fatigués par le poids énorme des parties affectées, des malades en ont réclamé l'amputation; mais M. Alard assure que ceux qui ont survécu ont été atteints de nouveau de l'éléphantiasis sur d'autres régions du corps, ou bien qu'ils n'ont pas tardé à succomber à des affections viscérales.

CHAPITRE XXII.

DE L'ÉPILEPSIE (1).

Au point de vue du service militaire, l'épilepsie constitue un cas manifeste d'exemption et de réforme; dans les conseils de révision, l'épilepsie se constate par la notoriété publique, c'est-à-dire par des certificats de trois pères de famille domiciliés dans le même canton, et dont les fils sont soumis à l'appel ou ont été appelés. De 1831 à 1853 inclusivement (vingt-trois années), on a compté sur 4 036 372 jeunes gens examinés par les conseils de révision, 6 627 exemptions pour cause d'épilepsie, ou 164 sur 100 000 examinés. Pendant cette même période, la proportion des exemptions sur 100 000 examinés a varié ainsi qu'il suit :

Années.	Exemptés.	Années.	Exemptés.
1831	269	1843	153
1832	220	1844	163
1833	198	1845	141
1834	178	1846	147
1835	159	1847	173
1836	151	1848	170
1837	154	1849	167
1838	169	1850	141
1839	168	1851	140
1840	160	1852	124
1841	143	1853	135
1842	155		

Il ne faudrait pas se presser de conclure de ce tableau, que le nombre des épileptiques a diminué en France depuis 1831. Une conclusion plus légitime serait peut-être : qu'à dater de 1834, et surtout de 1833, les opérations du recrutement se sont faites avec plus de justice. Il est digne de remarque, en effet, que depuis cette époque la proportion des exemptions pour épilepsie a offert une fixité prononcée. Quoi qu'il en soit, si l'on considère que la moyenne des jeunes gens du sexe masculin âgés de 20 ans accomplis est, année moyenne, d'environ 300 à 310 000, on peut conclure de la moyenne annuelle des

(1) L. M. Louail, *Essai sur l'épilepsie*, thèse de Paris, 1854, 28 août.

exemptions pour cause d'épilepsie (164 sur 100 000) qu'il existe en France environ 3 × 164 = 492 jeunes gens épileptiques âgés de 20 ans.
Il reste à examiner quelle est la répartition de l'épilepsie entre les divers départements. Le tableau suivant résume pour la période de 1837 à 1849 inclusivement la proportion des exemptions annuelles pour cause d'épilepsie dans chacun des 86 départements :

Proportion des exemptions pour cause d'épilepsie sur 100 000 examinés.

Numéros d'ordre.	Départements.		Numéros d'ordre.	Départements.	
1	Puy-de-Dôme	41,5	44	Pas-de-Calais	153,4
2	Manche	60,2	45	Nord	155,3
3	Haute-Vienne	76,2	46	Basses-Alpes	156,0
4	Loiret	78,4	47	Aveyron	158,1
5	Seine-et-Marne	82,1	48	Gironde	158,3
6	Yonne	82,6	49	Vaucluse	160,2
7	Tarn-et-Garonne	85,9	50	Nièvre	163,7
8	Aude	86,8	51	Maine-et-Loire	166,6
9	Indre	87,6	52	Haute-Saône	169,7
10	Rhône	88,5	53	Vienne	174,2
11	Meurthe	93,5	54	Ille-et-Vilaine	178,6
12	Côte-d'Or	93,9	55	Seine-et-Oise	183,5
13	Doubs	93,9	56	Oise	184,3
14	Deux-Sèvres	98,3	57	Lot-et-Garonne	184,4
15	Finistère	100,5	58	Eure-et-Loir	185,7
16	Ain	105,9	59	Drôme	186,9
17	Bas-Rhin	106,8	60	Indre-et-Loire	187,3
18	Vosges	109,8	61	Hautes-Pyrénées	188,2
19	Calvados	111,5	62	Loir-et-Cher	194,7
20	Lot	113,7	63	Hérault	196,4
21	Ardennes	117,9	64	Landes	197,8
22	Jura	118,5	65	Isère	201,8
23	Cantal	120,7	66	Gers	202,8
24	Tarn	123,7	67	Morbihan	203,1
25	Saône-et-Loire	124,4	68	Sarthe	204,2
26	Moselle	125,3	69	Haute Marne	204,4
27	Hautes-Alpes	127,7	70	Haute-Loire	209,1
28	Charente	130,9	71	Var	210,3
29	Orne	130,9	72	Somme	213,2
30	Charente-Inférieure	131,1	73	Haute-Garonne	222,4
31	Côtes-du-Nord	132,2	74	Mayenne	223,7
32	Eure	133,4	75	Vendée	232,9
33	Gard	133,4	76	Marne	233,3
34	Ardèche	133,9	77	Basses-Pyrénées	255,1
35	Loire	134,6	78	Bouches-du-Rhône	257,1
36	Seine	137,6	79	Ariége	258,9
37	Creuse	137,7	80	Loire-Inférieure	261,2
38	Haut-Rhin	138,0	81	Seine-Inférieure	274,2
39	Cher	139,2	82	Lozère	277,2
40	Dordogne	144,1	83	Aube	280,5
41	Corse	145,5	84	Corrèze	285,5
42	Aisne	150,3	85	Meuse	296,3
43	Allier	150,4	86	Pyrénées-Orientales	339,9

On voit que le minimum des exemptions est au maximum comme 41 est à 339, soit comme 1 à 8, preuve manifeste de l'inégale répartition de l'épilepsie dans les diverses parties de la France. Peut-on conclure de ce qui précède que l'épilepsie soit, dans certains cas, une affection endémique proprement dite? Nous ne pensons pas que nos documents autorisent cette déduction, et il ne serait pas impossible que l'extrême fréquence relative de l'épilepsie dans certains départements se rattachât à des influences d'hérédité, peut-être même de race. Toutefois nous sommes loin de nier d'une manière absolue la possibilité d'une influence endémique. Quelques auteurs ont pensé que l'épilepsie était, tout égal d'ailleurs, beaucoup plus fréquente dans les montagnes que dans les plaines. Le tableau qui précède est contraire à cette proposition si on la généralise. En effet, on voit que le minimum des épileptiques se trouve précisément dans le Puy-de-Dôme, tandis que le département des Bouches-du-Rhône, très peu montagneux comparativement, compte annuellement 257 exemptions pour épilepsie sur 100 000 examinés.

En ce qui concerne l'âge des épileptiques, F. Hoffmann déjà disait : « Patent adfectui maximè omnium pueri, posteà adolescentes, rarissime » qui in provectiori jam ætate sunt constituti. » Cette maxime semble aujourd'hui confirmée par les recherches statistiques de M. Moreau, qui ont trait à 995 individus ainsi répartis :

Epileptiques de naissance	87
Le sont devenus dans l'enfance	25
De 2 à 10 ans	281
De 10 à 20 ans	364
De 20 à 30 ans	111
De 30 à 40 ans	59
De 40 à 50 ans	51
De 50 à 60 ans	13
De 60 à 70 ans	4
	995

Le nom de σεληνιακοι (lunatiques) donné aux épileptiques par les Grecs prouve quelle influence les anciens attribuaient à cet astre dans la production des accès. Les recherches de M. Moreau, portant sur tous les accès que 108 épileptiques ont éprouvés dans le cours de cinq années, accès qui atteignent le chiffre de 42 637, tendent à établir que l'influence de la lune sur les attaques d'épilepsie doit être niée d'une manière absolue. En effet, les accès se trouvent ainsi répartis :

Pendant les phases lunaires	16324 accès.
Dans l'intervalle	25313
Différence en faveur de ces derniers	8989 accès.

D'après M. Moreau, il en serait de la température, des saisons, des influences atmosphériques, considérées sous le point de vue de leur action prédisposante dans le développement de l'épilepsie, comme de l'influence de la lune. Voici la répartition mensuelle de 42 637 accès éprouvés par 108 épileptiques pendant la période de 1846 à 1849 exclusivement (1) :

Janvier	3944	Juillet	3657
Février	3709	Août	3081
Mars	3794	Septembre	3131
Avril	3732	Octobre	3472
Mai	3972	Novembre	3426
Juin	4025	Décembre	3739
		Total	42637

Les causes morales paraissent avoir une grande supériorité sur les causes physiques. La peur a été notée 314 fois sur 444 ; il faut ajouter les émotions vives, la vue d'épileptiques, le viol, qui expriment des impressions à peu près identiques ; ce qui donne en réalité pour la frayeur un chiffre total de 364. D'où il résulte que ce sentiment est vis-à-vis des autres causes morales dans la proportion de 6 à 1 environ. Le tableau suivant résume les observations de MM. Bouchet, Cazauvieilh, Beau, Maisonneuve, Calmeil et Moreau :

Causes morales.		*Causes physiques.*	
Frayeur	314	Onanisme	22
Chagrin	42	Chutes sur la tête	10
Émotion pénible	24	Ivresse	10
Vue d'épileptique	15	Age critique	9
Contrariétés	14	Règles supprimées	8
Viol	11	Chutes	5
Mauvais traitements	7	Accouchements	4
Colère	6	Coups sur la tête	2
Joie	5	Insolation	2
Crainte	3	Épistaxis supprimées	2
Misère	2	Syphilis	2
Peur en rêve	1	Croûtes à la tête	2
	444	Asphyxie par le charbon	1
		Mercure	1
		Refroidissement	1
		Empoisonn. par le camphre.	1
		Opération chirurgicale	1
		Dentition	1
		Indigestion	1
			85

(1) Moreau (de Tours), *De l'étiologie de l'épilepsie et des indications que l'étude des causes peut fournir pour le traitement de cette maladie* (*Mémoires de l'Acad. de médecine*. Paris, 1854, t. XVIII, p. 99).

Les recherches statistiques de M. Moreau sur l'influence de l'hérédité comprennent : 1° 124 faits recueillis par lui-même, soit à Bicêtre, soit à la Salpêtrière, soit en ville ; 2° 240 observations d'épilepsie recueillies à la Salpêtrière pendant les années 1821 et 1822, par M. Calmeil. Total des faits : 364. En groupant ces faits relativement aux phénomènes anormaux présentés par les parents, et prédisposant, suivant M. Moreau, à l'épilepsie, on obtient les résultats qui suivent, si l'on a le soin d'éliminer 67 cas où il n'a pas été possible d'avoir des renseignements certains. Les parents des épileptiques ont eu des parents (plus ou moins éloignés) :

Épileptiques	62
Hystériques	18
Apoplectiques ou paralytiques	37
Aliénés	38
Réputés sains	127
Atteints de maladies diverses	195
	476

En d'autres termes, parmi 364 épileptiques qui ont pu fournir des renseignements sur l'état de leurs parents (pères, mères, oncles, tantes, frères, sœurs, cousins, cousines), on n'a trouvé que 62 fois une origine vraiment épileptique, tandis que, dans les 302 cas restants, il a fallu se contenter pour prédisposition héréditaire : 17 fois d'hystériques ; 37 fois d'apoplectiques ; 38 fois d'aliénés, et 195 fois de parents atteints de convulsions, de phthisie, d'ivrognerie, d'excentricités, de scrofules, de bégaiement, d'éclampsie, d'asthme, d'amaurose, etc., ou morts par suicide. M. Musset, sur 170 épileptiques, en trouve 72 dont les ascendants ont été ou aliénés, ou hystériques, ou choréiques. Sur 241 épileptiques, M. Beau ne constate cette influence héréditaire que 28 fois. En compulsant les registres de la Salpêtrière (240 cas), M. Moreau lui-même n'arrive qu'à 65 faits d'hérédité. Mais avec ces propres observations (124 cas), il constate qu'il n'y a eu que *sept* épileptiques dont les parents n'aient offert aucune affection susceptible d'être considérée comme cause prédisposante et héréditaire de la maladie.

CHAPITRE XXIII.

DE LA FACALDINE.

On a donné ce nom à une maladie de nature peut-être syphilitique, et qui paraîtrait avoir été introduite en 1786 dans le village de Facaldo, près de Bellune, par une mendiante. Les caractères de la facaldine sont les suivants (1) : « Éruption scabieuse, de nature syphilitique très intense, qui attaque les adultes et les enfants ; ulcères dans la gorge et les fosses nasales, destruction du nez, ulcères serpigineux, qui labourent la peau dans plusieurs directions ; rarement des tumeurs gommeuses et des douleurs ostéocopes et presque jamais des exostoses. Chez les adultes on a vu des écoulements blennorrhagiques, des ulcères aux parties génitales, des bubons et plusieurs espèces d'excroissances. Guérison à l'aide d'un traitement mercuriel. » Marcolini a rapporté une observation et donné une figure de la facaldine qu'il considère comme une variété de scherlievo. Roulin a décrit, sous le nom impropre de pian de Nérac, une affection qui ne manque pas d'une certaine analogie avec la facaldine. « A la fin du mois de juin 1752, dit cet auteur, une maladie épidémique singulière se manifesta à Nérac : c'était une espèce de lèpre ou de pian semblable à celui des nègres du golfe du Mexique. Elle se propagea parmi les enfants à la mamelle ; ceux qui en étaient atteints commençaient à maigrir ; peu à peu des pustules survenaient au visage, à la bouche, au cou, aux fesses et aux cuisses. Les nourrices contractaient aussi cette éruption aux mamelles, et ensuite par tout le corps. Ces pustules étaient généralement rondes, dures, un peu calleuses ; quelques-unes rendaient un ichor jaunâtre, d'autres se couvraient d'une croûte farineuse ; ces pustules couvrant le corps devenaient confluentes et ne paraissaient former qu'une seule croûte ; elles dégénéraient en ulcères profonds qui dénudaient les os et causaient la mort. Vers la fin de décembre on comptait déjà plus de quarante enfants attaqués de cette maladie. On ignore absolument quelles furent l'origine et la cause de cette affection (2). »

CHAPITRE XXIV.

FAIBLESSE DE CONSTITUTION (3).

Sur 4 036 372 jeunes gens examinés par les conseils de révision, de 1831 à 1853 inclusivement (23 années), 378 160 ont été exemptés pour faiblesse de constitution, soit 9 371 sur 100 000 examinés. Pendant cette même

(1) Marcolini, *Memorie medico-chirurg.* Milano, 1839, p. 18.

(2) P. Rayer, *Traité théor. et prat. des maladies de la peau.* Paris, 1835, t. III, p. 867.

(3) Au point de vue du service militaire.

période, le minimum a été de 6000 exemptions (en 1832); le maximum de 12089 (en 1846) (1). Le tableau suivant donne pour chacun des 86 départements de la France la proportion des exemptions sur 100000 examinés de 1837 à 1849 inclusivement (19 années).

Proportion des exemptions pour faiblesse de constitution sur 100 000 examinés.

Numéros d'ordre.	Départements.		Numéros d'ordre.	Départements.	
1	Morbihan	2035	44	Côte-d'Or	9832
2	Indre	2178	45	Puy-de-Dôme	10237
3	Corse	2968	46	Corrèze	10263
4	Pyrénées-Orientales	3783	47	Loire-Inférieure	10297
5	Doubs	4495	48	Bouches-du-Rhône	10383
6	Ardèche	4540	49	Marne	10575
7	Haute-Saône	4768	50	Vosges	10632
8	Meurthe	5466	51	Aisne	10689
9	Ain	5504	52	Pas-de-Calais	10849
10	Ille-et-Vilaine	5596	53	Aube	10866
11	Mayenne	5678	54	Ardennes	11108
12	Bas-Rhin	5683	55	Loire	11154
13	Calvados	6220	56	Lot-et-Garonne	11438
14	Seine	6227	57	Oise	11555,0
15	Seine-et-Oise	6667	58	Manche	11555,5
16	Vaucluse	6690	59	Lot	11573
17	Ariége	6718	60	Seine-Inférieure	11718
18	Jura	6887	61	Seine-et-Marne	11826
19	Vendée	7117	62	Vienne	12021
20	Hérault	7189	63	Deux-Sèvres	12447
21	Moselle	7202	64	Eure	12448
22	Landes	7205	65	Cher	12495
23	Haut-Rhin	7417	66	Haute-Garonne	12602
24	Saône-et-Loire	7492	67	Hautes-Pyrénées	12636
25	Basses-Pyrénées	7562	68	Loiret	12669
26	Gironde	7777	69	Loir-et-Cher	12796
27	Côtes-du-Nord	7938	70	Charente	12865
28	Aveyron	8165	71	Haute-Loire	12943
29	Gard	8196	72	Nièvre	12945
30	Finistère	8301	73	Creuse	13162
31	Basses-Alpes	8691	74	Haute-Vienne	13349
32	Hautes-Alpes	8695	75	Tarn	13726
33	Cantal	8859	76	Aude	13794
34	Gers	8919	77	Maine-et-Loire	13894
35	Var	8920	78	Indre-et-Loire	14126
36	Haute-Marne	9088	79	Somme	14659
37	Rhône	9158	80	Dordogne	14887
38	Isère	9293	81	Orne	15034
39	Tarn-et-Garonne	9489	82	Eure-et-Loir	15259
40	Drôme	9612	83	Charente-Inférieure	16125
41	Meuse	9745	84	Nord	16475
42	Yonne	9809	85	Sarthe	16702
43	Lozère	9815	86	Allier	21624

(1) P. L. A. Devot, *Op. cit.*, p. 57.

On voit que la faiblesse de constitution est très inégalement répartie, et qu'elle varie de 2035 exemptions (Morbihan) à 21 624 (Allier), sur 100 000 jeunes gens examinés. Les départements qui représentent les minima sont, d'une manière générale, ceux de l'est et de l'ouest, et parmi ces derniers, dans leur ensemble, ceux de la Bretagne; ils forment pour ainsi dire une double bordure latérale aux départements auxquels correspondent les maxima d'exemption.

CHAPITRE XXV.

DES FIÈVRES CONTINUES DU NORD ET DU CENTRE DE L'EUROPE.

ART. Ier. — Des fièvres continues de la Grande-Bretagne.

Nous nous proposons de donner ici la description des quatre formes principales de fièvres continues observées dans la Grande-Bretagne, et qui sont : 1° la fébricule (*febricula*) ; 2° la fièvre à rechute (*relapsing fever*) ; 3° la fièvre typhoïde ; 4° le typhus (*typhus* ou *typhus fever* des Anglais). Ces quatre maladies ont été définies par M. Jenner dans les termes suivants (1) :

Febricula. — Maladie accompagnée d'une sensation de froid alternant avec de la chaleur; céphalalgie, langue blanche, constipation, urines rares et foncées en couleur, sécheresse et chaleur à la peau, fréquence du pouls; maladie se terminant dans l'espace de deux à sept jours, et reconnaissant pour cause, des excès, une grande fatigue, l'exposition du corps aux intempéries de l'air, etc., en un mot, n'ayant point de cause spécifique.

Fièvre à rechute. — Maladie déterminée par une cause spécifique ; accompagnée de frissons avec sentiment de froid, de céphalalgie, de vomissements, de langue blanche, de sensibilité de la région épigastrique, de constipation, d'engorgement (augmentation de volume) du foie et de la rate, d'urines foncées en couleur, de fréquence du pouls, de chaleur à la

(1) W. Jenner, *On the identity or non-identity of typhoid and typhus fever*. London, 1850. Voir aussi : Jenner, *On the identity or non-identity of the specific causes of typhoid, typhus and relap ing fevers*; London, 1850. *De la non-identité du typhus et de la fièvre typhoïde*, traduit de l'anglais, par M. Verhæghe. 1re partie, Bruxelles, 1853 ; et 2e partie, Bruges, 1853, in-8°. Dans tout cet article, nous suivrons tantôt l'édition anglaise, tantôt la traduction française.

peau et quelquefois d'ictère, se terminant par une convalescence apparente, du cinquième au huitième jour. Après une semaine environ, rechute, c'est-à-dire répétition des symptômes qui avaient existé pendant la première attaque ou période. Après la mort, on trouve la rate et le foie considérablement augmentés de volume, et l'absence de congestion marquée des organes internes.

Fièvre typhoïde. — Maladie reconnaissant pour origine une cause spécifique ; accompagnée de frissons, de sentiment de froid, de céphalalgie, d'apparition successive de taches rosées, de fréquence du pouls, de râle sonore, de diarrhée, de plénitude ou tension, de résonnance et de sensibilité de l'abdomen, de gargouillement dans la fosse iliaque droite, d'augmentation de la matité splénique, de délire, de langue sèche et brune, de prostration des forces et se terminant vers le trentième jour. A l'autopsie, on trouve : un engorgement des glandes mésentériques, une lésion des plaques de Peyer, une augmentation de volume de la rate, des ulcérations et des inflammations disséminées.

Typhus. — Maladie ayant une cause spécifique ; accompagnée de frissons, de sentiment de froid, de céphalalgie, d'éruption de taches mûricolores, de fréquence du pouls, de délire, de langue brune et sèche, de prostration des forces, et se terminant vers le vingt et unième jour. A l'autopsie, on trouve des congestions prononcées et disséminées dans divers organes, et, chez les jeunes sujets, une augmentation de volume de la rate.

FÉBRICULE. — Cette fièvre n'est pas contagieuse ; elle n'a pas de cause spécifiqué, mais elle se déclare quelquefois après un exercice poussé à l'excès, d'autres fois après un léger excès dans le régime, souvent aussi sans cause connue. Elle débute ordinairement par des frissons généralement peu marqués, quelquefois à peine sensibles, d'autres fois cependant assez intenses. Un sentiment de froid, de la céphalalgie, des douleurs dans les membres accompagnées d'un sentiment de fatigue suivent bientôt les frissons, et ces symptômes sont suivis, à leur tour, par de la chaleur et une sécheresse de la peau, ainsi qu'une fréquence du pouls qui varie généralement de 96 à 120 pulsations par minute. La soif, la perte d'appétit, une langue blanche, une légère constipation et l'assoupissement ne tardent pas à se montrer ; quelquefois cependant le malade ne dort presque pas. On remarque encore, rarement chez les adultes, plus fréquemment chez les enfants, un peu de délire au moment où ils se réveillent de leur sommeil agité. Il n'y a pas de toux ; l'examen de la poitrine n'offre point de signes physiques anormaux; l'abdomen est indolent et conserve la tension et la résonnance naturelles. Ces symptômes croissent rapidement pendant l'espace de trois ou quatre jours; la fréquence du pouls va en augmentant jusqu'à 100 et 120 pulsations par minute; en même temps il est dur, plein et parfois rebondissant; la langue se couvre d'une couche blanche et épaisse; il y a une anorexie complète; les évacuations ont rarement lieu sans être provoquées; les urines sont rares et foncées en couleur; la face conserve son expression naturelle ou bien les traits expriment un peu d'inquiétude ou de l'abattement; il est rare qu'il y ait de la prostration. Après cinq, six ou sept jours, les symptômes fébriles disparaissent avec la même promptitude qu'ils avaient mise à se montrer. Chez beaucoup de malades le commencement de la convalescence est indiqué par une évacuation critique, par un dépôt dans les urines, ou par une transpiration copieuse.

Les principales différences observées dans la maladie ont lieu : 1° dans son mode d'attaque; quelquefois elle débute d'une manière insidieuse; 2° dans sa durée, qui souvent ne va pas au delà de deux ou trois jours, mais qui dans d'autres cas, rares il est vrai, peut se prolonger jusqu'à huit et dix jours. Dans quelques cas la céphalalgie, dans d'autres l'agitation, dans d'autres encore des douleurs dans les membres, comme si le malade avait le corps brisé, sont les symptômes prédominants, et donnent à la maladie un caractère particulier. Une épistaxis, l'écoulement des règles, ou bien une diarrhée, peuvent constituer des évacuations critiques ou coïncider avec le moment de la crise. Quelquefois la maladie se termine tout à coup et sans aucune évacuation critique; d'autres fois elle cesse peu à peu au point qu'il est difficile de fixer le jour auquel la convalescence a commencé. Il n'est pas rare de voir survenir une éruption herpétique autour de la bouche, vers l'époque où les symptômes généraux vont diminuer. La maladie, lorsqu'elle n'est pas compliquée, ne se termine jamais d'une manière fatale. Des inflammations locales se développent parfois pendant son cours, et l'affection locale se termine alors en même temps que l'affection générale; ou bien une évacuation critique met fin à la fièvre, tandis que la lésion locale, excitée et entretenue par la condition morbide de l'économie, se termine en même temps. Dans ces circonstances, l'ordre des phénomènes est le suivant : frissons, sentiment de froid, chaleur à la peau, fréquence du pouls; après un jour ou deux, une inflammation de la substance pulmonaire s'établit. — Après un septénaire, il survient une transpiration copieuse, suivie d'une prompte diminution dans la température de la peau ainsi que dans la fréquence du pouls, et coïncidant avec une amélioration marquée dans les symptômes du côté de la poitrine : le malade est moins oppressé, la toux est moins fatigante et disparaît quelquefois tout à fait ; les signes fournis par l'auscultation et la percussion cessent de faire des progrès ; le malade ne tarde pas à recouvrer la santé.

FIÈVRE A RECHUTE. — Elle attaque les personnes de tout âge. Au milieu de la plus belle santé, le malade est pris, le matin en se réveillant, ou dans le courant de la journée, au milieu de ses occupations habituelles, de frissons souvent intenses, accompagnés d'un sentiment de froid et de céphalalgie limitée habituellement au front. Ces symptômes sont suivis de chaleur à la peau qui est suivie, à son tour, fréquemment par de la transpiration, laquelle cependant ne paraît pas amener de soulagement. Il s'y joint bientôt des douleurs lombaires et dans les membres ; le pouls devient fréquent et la peau, est sèche et brûlante. La langue est blanche ; l'urine fortement colorée ; l'appétit se perd et le malade est tourmenté par une soif considérable. Les nuits sont agitées. Les premiers symptômes sont généralement accompagnés de vomissements de matières bilieuses verdâtres. Les douleurs dorso-lombaires, les frissons, la céphalalgie et les vomissements pourraient faire soupçonner l'apparition de la variole ; mais les douleurs sont rarement aussi intenses, et d'ailleurs les vomissements moins constants qu'ils ne le sont ordinairement au début de cette dernière maladie. La céphalalgie est rarement aussi forte que celle qui accompagne communément l'embarras gastrique où elle se fait en outre sentir davantage à la région occipitale : la chaleur de la peau et la fréquence du pouls peuvent aider encore à faire distinguer la fièvre à rechute de l'embarras gastrique. Le début soudain, les frissons, la chaleur à la peau, les douleurs lombaires et l'état de la langue feront distinguer la fièvre que nous décrivons d'une affection cérébrale idiopathique. Le malade est ordinairement forcé de se coucher tout de suite ; non pas qu'il se sente trop faible, mais il est trop malade pour rester levé ; les vertiges dont il est tourmenté lui font désirer d'être couché. Cette transition subite d'un état de santé à un état maladif l'avertit qu'il va être en proie à quelque affection grave. Le deuxième ou troisième jour, le pouls offre 100, 120 ou même 130 pulsations par minute ; il y a de l'insomnie, et le malade est pris souvent vers le cinquième ou sixième jour d'un violent délire. Il y a habituellement un peu de constipation au début. Après un temps qui varie de cinq à dix jours, une transpiration abondante survient, et, après quelques heures, l'amélioration a fait de tels progrès que le malade semble presque rétabli. Ce changement est remarquable; car le pouls peut avoir été, le matin, à 120, la peau sèche et brûlante, la tête lourde, tandis que, l'après-midi, on trouve la peau fraîche, la tête libre et le pouls à 60. Le lendemain, le malade est, en apparence, parfaitement bien. L'appétit revient, ainsi que les forces, et *on le croit en pleine convalescence, lorsque du douzième au vingtième jour, à compter du commencement de la maladie, ou vers le septième, à dater du moment de la crise, il est pris de nouveau, tout à coup, sans cause connue et après que, la veille encore, il s'était senti presque rétabli*, de frissons, de vomissements de matières verdâtres et de céphalalgie, suivis bientôt de chaleur à la peau, de fréquence du pouls; la langue est chargée, il y a perte d'appétit et constipation; quelquefois il se montre aussi du délire; en un mot, le malade se trouve être dans le même état qu'au premier jour de la maladie. Le pouls, dont la fréquence, pendant cette convalescence apparente, était singulièrement tombée, et qui, la veille encore de la rechute, ne battait pas au delà de 48 pulsations dans la minute, monte rapidement à 120 et même davantage. Mais après deux à cinq jours, une nouvelle transpiration abondante se montre, et, le lendemain, la convalescence est déclarée.

Telle est la marche ordinaire de la fièvre à rechute d'intensité moyenne. Mais, dans quelques cas, la maladie dévie de cette forme qui est pour ainsi dire son type normal. Ainsi, au lieu de débuter tout à coup, elle peut commencer d'une manière insidieuse; une épistaxis peut se montrer parmi les premiers symptômes; la crise, qui a le plus souvent lieu par la transpiration, peut se faire par une diarrhée, une hémorrhagie nasale, et quelquefois aussi, d'après le dire de quelques auteurs, par des évacuations intestinales sanguinolentes; mais M. Jenner n'a jamais eu l'occasion d'observer ce dernier fait. L'apparition des règles paraît, dans quelques cas, faire crise chez les femmes. Quelquefois la récidive n'est qu'imparfaitement marquée; elle est bornée alors à une légère augmentation dans la fréquence du pouls, qui n'a lieu même que de temps en temps et d'une manière comparative, ainsi qu'à un peu de chaleur à la peau qui est plus prononcée que le jour précédent.

Si des déplétions sanguines ont été pratiquées, soit pendant la première période de la maladie, soit pendant la récidive, le sang est ordinairement plus ou moins couenneux, malgré l'absence de toute inflammation locale. On observe souvent une teinte jaunâtre de la peau, qui peut aller jusqu'à l'ictère prononcé. Ce symptôme peut exister pendant la première période et disparaître définitivement avant la récidive, ou bien il peut se montrer pendant la récidive seulement. Il est à remarquer que, durant cette espèce d'ictère, les selles conservent leur couleur normale, ou sont même plus foncées en couleur que d'habitude ; les urines, au contraire, sont souvent chargées de bile. La peau offre quelquefois un aspect maculé de pourpre qui n'est qu'une ressemblance exagérée de ce que l'on appelle peau tigrée chez les jeunes enfants. Il existe parfois des pétéchies; mais on a pris fréquemment pour telles les morsures de puces qui couvrent souvent par milliers le corps des pauvres; dans ces cas, l'étendue de l'extravasation sanguine sous-cutanée et la circonstance notée par quelques médecins, que ces taches ne se sont montrées qu'après l'entrée du malade à l'hôpital, prouvent suffisamment qu'elles ne sont pas dues à des morsures d'insectes. *Jamais on n'a observé, dans la fièvre à rechute, les taches mûricolores du typhus ni les taches rosées lenticulaires de la fièvre typhoïde.* La progression de la maladie est quelquefois marquée par un affaissement rapide. Alors la face prend un teint très livide ; les mains et les pieds aussi deviennent livides, et toute la surface de la peau est comme marbrée de pourpre. La peau du tronc est fraîche ; celle des extrémités est tout à fait froide ; tout, dans l'aspect du malade, indique un état de collapsus que l'on ne peut expliquer ni par les effets d'une douleur intense, ni par ceux d'une perte de liquide qui n'ont point existé. Dans ces sortes de cas, il est impossible de tirer le malade de cet état de stupeur; il ne donne aucun signe de sensibilité, et il n'est pas rare de le voir succomber quelques heures, généralement de douze à vingt-quatre heures, après que le médecin l'avait cru hors de tout danger. Cependant la fièvre à rechute ne se termine que rarement par la mort; et si cette terminaison fatale survient, elle peut avoir lieu pendant la première période de la maladie, aussi bien que pendant la récidive. M. Jenner est porté à croire que la mort a lieu plus souvent dans la première attaque que durant la rechute.

Une douleur intense dans les membres compte souvent parmi les symptômes qui marquent le début de la maladie. Mais des douleurs musculaires prononcées se font aussi quelquefois sentir, soit après la terminaison de la première période, soit après la récidive, c'est-à-dire à une époque où, sous tous les autres rapports, le malade se sent rétabli. Un délire plus ou moins violent parfois se montre après la terminaison de la crise, ainsi que le docteur Robertson l'a observé. Des vomissements ont fréquemment lieu durant la récidive aussi bien que pendant la première période de la maladie. Les matières de ces vomissements consistent ordinairement en un liquide d'un vert couleur d'herbe et sont très abondantes. Les vomissements sont parfois presque incessants, et persistent pendant tout le cours de la maladie. L'épigastre est sensible à la pression dans la généralité des cas, mais il l'est surtout dans ceux qui sont marqués par des vomissements. Presque toutes les femmes enceintes, lorsqu'elles sont affectées de fièvre à rechute, avortent. La maladie peut alors entraîner la mort, mais cette terminaison est loin d'être la règle.

Une seconde rechute a lieu dans un petit nombre de cas. Alors le malade, se croyant convalescent vers le septième jour, rechute vers le quatorzième ; puis, se croyant encore une fois convalescent entre le dix-septième et le vingt et unième jour, il se voit de nouveau saisi d'une rechute entre le vingt et unième et le vingt-cinquième, jusqu'à ce qu'enfin la convalescence s'établisse d'une manière définitive, du vingt-cinquième au vingt-huitième jour. Dans d'autres cas, au contraire, la maladie se termine définitivement à la fin du premier septénaire.

La fièvre à rechute se termine rarement par la mort, et n'a point d'ailleurs de caractères anatomiques qui lui soient propres. La lésion que l'on trouve le plus souvent est l'engorgement de la rate. Le volume que cet organe peut atteindre paraît, en général, dépasser celui qu'on rencontre dans le typhus et dans la fièvre typhoïde. Dans un cas, il avait le poids énorme de trente-huit onces, et son volume était en proportion de son poids. On trouve quelquefois dans la substance de cet organe, et surtout à proximité de sa surface, des masses d'une couleur rose jaunâtre, variables en volume, dures au toucher, mais friables et d'une cassure légèrement granulée. Ordinairement, il n'y a que peu de congestion du tissu pulmonaire. Le poids des poumons contraste singulièrement avec celui que ces mêmes organes offrent chez les individus morts de typhus. Le cerveau ainsi que ses membranes sont exempts de toute lésion appréciable. Cependant, on trouve quelquefois un léger excès de sérosité au-dessous de l'arachnoïde et dans les ventricules latéraux. Dans quelques cas on a constaté une fluidité du sang plus grande que dans l'état normal. Le cœur ne présente aucune altération. Le foie est généralement engorgé, son volume est plus considérable que dans l'état normal, et la vésicule contient une grande quantité de bile épaisse et foncée en couleur. Le canal cholédoque est libre, et la bile peut couler aisément dans le duodénum, même quand l'ictère existait au moment de la mort. La membrane muqueuse gastrointestinale, celle de l'appareil respiratoire, comme aussi celle des organes génito-urinaires, présentent tous les caractères de l'état normal. Les reins sont exempts d'altérations.

TYPHUS OU TYPHUS FEVER (1). — Cette maladie, dit M. Jenner, attaque indistinctement les personnes de tout sexe et de tout âge, depuis la première enfance jusqu'à la vieillesse la plus avancée. Après quelques jours de faiblesse, d'abattement ou de malaise, tant de l'esprit que du corps, le malade est pris, plus ou moins soudainement, de frissons et d'une sensation de froid, ordinairement suivis de chaleur à la peau et parfois de transpiration ; en même temps, il éprouve des douleurs dans le dos et dans les membres, et se plaint de céphalalgie frontale. Les frissons et la sensation de froid se répètent, à des intervalles irréguliers, pendant deux ou trois jours. Tantôt le malade s'approche très près du feu, quoique la peau paraisse chaude à celui qui la touche, et, une heure après, il se plaint d'avoir trop chaud ; tantôt il se sent oppressé et se plaint de chaleur lorsqu'il est près du feu, tandis qu'il grelotte et se sent mal à l'aise quand il s'en éloigne. L'appétit est nul ; la soif plus ou moins prononcée. La langue est blanche, pâle et large et souvent tremblotante. Il y a constipation ou bien les évacuations sont régulières ; l'urine est rare et foncée en couleur. On remarque souvent des nausées et des vomissements qui comptent alors parmi les premiers symptômes observés. Il y a de l'insomnie, ou bien de l'assoupissement et de l'accablement. Le sommeil, s'il a lieu, n'est pas réparateur : il est interrompu par des songes qui réveillent, à chaque instant, le malade en sursaut. Celui-ci croit souvent n'avoir pas fermé l'œil, tandis que, pour ceux qui le soignent, il a dormi des heures entières. Incapable de fixer son attention ou d'avoir des idées suivies, il se sent tellement faible que, malgré le plus pressant besoin, il est obligé de garder le lit, souvent depuis le premier jour de la maladie. Il y a un sentiment de faiblesse et d'épuisement presque inexprimable, ainsi qu'une prostration absolue des forces. Des vertiges et des tintements d'oreilles comptent parmi les premiers symptômes, et donnent lieu à de vives plaintes de la part des malades. La faiblesse augmente rapidement, et, vers le septième jour, il est rare qu'ils puissent se lever seuls. A la même époque, quelquefois plus tôt, les mouvements musculaires sont incertains et tremblants : quand on fait lever le bras, le membre tremble ; il en est de même de la langue. L'impossibilité de fixer une

(1) Nous passons sous silence la fièvre typhoïde, qui est en Angleterre ce qu'elle est en France et en Allemagne.

idée se change bientôt en perte de la mémoire, et celle-ci en délire. Le délire n'a d'abord lieu qu'entre le sommeil et la veille, ensuite pendant la nuit; enfin, il se présente le jour comme la nuit. Au commencement du délire, le malade est encore, lorsqu'il fait une erreur, en état de s'en apercevoir et de la corriger, mais cette faculté se perd bientôt aussi, et il croit à l'existence réelle de tout ce que son imagination crée ou que ses sens trompés lui font apparaître. La céphalalgie cesse du septième au dixième jour; quelquefois plus tôt, et presque toujours du moment où le délire commence. Vers le cinquième ou sixième jour, il se fait une éruption à la surface de la peau. Cette éruption consiste d'abord en taches nombreuses, arrondies, légèrement élevées au-dessus du niveau de la peau environnante, d'une couleur rose foncé, s'effaçant sous la pression, mais reprenant leur couleur primitive aussitôt que le doigt est ôté. Le deuxième ou troisième jour après leur apparition, ces taches ne s'effacent plus par la pression, mais elles se bornent à pâlir. En même temps que ces taches, on remarque une autre éruption, beaucoup plus pâle, et que l'on semble voir à travers l'épiderme, comme si les taches qui la composent n'étaient pas bien sorties. Ceci est l'éruption que M. Jenner appelle sous-cuticulaire : les deux éruptions, c'est-à-dire les taches distinctes et celles-ci, forment ce qu'il appelle *éruption mûricolore*. Les caractères de cette éruption étant pour lui d'une grande importance pour le diagnostic, il en donne une description détaillée.

Lorsqu'un individu est affecté de typhus, dit M. Jenner, son corps paraît, vers le neuvième jour, couvert d'une éruption de couleur rouge obscur ou foncé, ressemblant à des taches de jus de mûres. Si l'on examine cette éruption de près, et surtout lorsqu'on suit bien sa marche depuis sa naissance jusqu'à sa disparition, on voit qu'elle peut se diviser en deux parties : en taches distinctes et en éruption sous-cuticulaire.

1° Les *taches distinctes* passent chacune par trois périodes. — *Première période.* — Dès leur apparition, les taches ont une teinte rose foncé et sont très légèrement élevées au-dessus du niveau de la peau. Elles varient en étendue depuis un point seulement jusqu'à un diamètre de deux, trois et même de quatre lignes : elles sont un peu aplaties à leur surface et ont un contour irrégulier; leurs bords ne sont pas exactement limités, mais passent insensiblement à la teinte de la peau environnante. Elles disparaissent sous la pression, mais elles reprennent leurs caractères primitifs aussitôt que la pression cesse. Les taches les plus larges semblent résulter de la confluence de deux ou plusieurs autres plus petites : il en résulte que leur forme est plus irrégulière que dans celles qui sont isolées. — *Deuxième période*. Après deux ou trois jours, les taches subissent un changement marqué : elles ne sont plus élevées au-dessus du niveau de la peau, leur couleur devient plus foncée, et, au lieu de disparaître momentanément sous la pression, elles ne font plus que pâlir sous le doigt qui les presse même avec force. Dans quelques cas, les taches, arrivées à cette période, passent à une couleur rouge-brun très faiblement marquée et disparaissent. — *Troisième période*. Dans d'autres cas, les taches passent à un troisième stade : leurs centres deviennent d'un pourpre foncé et ne paraissent plus sensibles à la plus forte pression, quoique leurs circonférences pâlissent encore ; ou bien toutes les taches, la circonférence aussi bien que le centre, se changent en véritables pétéchies. Quelques-unes peuvent être passées déjà au troisième stade, alors que le plus grand nombre est encore à la seconde période. Les taches sont généralement très nombreuses au tronc et sur les extrémités ; quelquefois cependant leur nombre est faible. On les voit rarement à la face. Quelquefois elles sont assez uniformément répandues sur toute la surface du corps ; d'autres fois, au contraire, il en existe peu à la surface antérieure du tronc, tandis que la surface postérieure en est recouverte ; ou bien encore elles sont en quantité innombrable sur les deux surfaces du tronc. Leur nombre atteint le maximum au deuxième ou au troisième jour. Chaque tache persiste depuis son apparition jusqu'à la terminaison de la maladie, à l'exception de quelques plaques presque écarlates, qui se voient quelquefois au dos de la main, le cinquième ou sixième jour de la maladie, et qui ordinairement disparaissent entièrement après un jour ou deux.

2° L'*éruption sous-cuticulaire*. Lorsqu'elle est très abondante, elle offre ordinairement l'apparence de nombreuses taches pâles, imparfaitement dessinées, et qui se confondent les unes avec les autres. On ne les voit qu'indistinctement et comme si elles étaient situées sous l'épiderme : elles donnent souvent à la peau un aspect tigré, et c'est sur cette surface maculée, désignée par M. Jenner sous le nom d'éruption sous-cuticulaire, que sont situées ces taches distinctes, plus foncées. Comme celles-ci, l'éruption sous-cuticulaire est plus marquée sur les parties les plus déclives du corps. Elle peut précéder les taches distinctes ou en être précédée d'un jour ou deux : c'est-à-dire que, pendant un jour ou deux, l'éruption est très pâle, et qu'alors quelques taches deviennent plus distinctes ; ou bien des taches prononcées apparaissent d'abord ; puis, après un jour ou deux, l'éruption devient plus abondante.

L'apparence de l'éruption typhique peut varier suivant le nombre des taches, la période à laquelle celles-ci sont arrivées, l'abondance de l'éruption sous-cuticulaire et le degré de couleur de chacune. Dans quelques cas, il n'y a qu'une faible éruption sous-cuticulaire ; dans d'autres, il existe seulement un petit nombre de taches distinctes bien marquées ; ou bien encore la première peut être abondante, tandis que les taches sont en petit nombre, ou enfin celles-ci sont très nombreuses, tandis que l'autre manque tout à fait. La peau, pendant toute la durée de la maladie, est quelquefois tellement sensible que le plus léger attouchement cause de la douleur.

A la fin du premier septénaire ou au commencement du second, la langue devient sèche à son centre, en même temps que la couche blanche qui la recouvrait est remplacée par une croûte de mucus brunâtre et sale. C'est ordinairement vers le neuvième ou dixième jour, quelquefois beaucoup plus tôt, que le délire devient permanent, quoique l'attention du malade puisse encore être fixée quand on le questionne vivement. A cette époque, le malade devient quelquefois violent, et si l'on n'avait le soin de le maintenir dans l'immobilité, il quitterait son lit pour errer dans la chambre. L'expression de la figure, qui d'abord indiquait seulement un grand abattement, une lassitude ou un assoupissement ressemblant à l'état d'un homme qui éprouve de la répugnance à être tiré d'un sommeil d'ivesse, est en ce moment celle d'une stupeur complète et d'une prostration marquée des forces. Le teint de la peau qui, au commencement, était mat et sale, devient tout à fait terreux dans le cours du deuxième septénaire ; les conjonctives sont injectées et les pupilles contractées. La face est souvent colorée, la coloration étant foncée et assez uniformément répandue ; cependant elle est quelquefois plus marquée aux joues qu'ailleurs. L'éruption devient plus foncée en couleur, et c'est aussi vers la fin du deuxième septénaire que quelques-unes des taches se changent en véritables pétéchies. La surface postérieure du tronc est fortement congestionnée ; les taches y sont plus foncées et cèdent moins à la pression qu'à la surface antérieure.

Vers le dixième ou onzième jour, la somnolence commence et passe graduellement à la stupeur et même au coma, tandis que l'expression indique une prostration de forces très profonde. Le malade est couché sur le dos et il est incapable de s'aider ou de se tourner dans le lit ; les urines coulent involontairement, ou bien il y a rétention, et le cathétérisme devient nécessaire. La langue est recouverte d'une croûte brune, épaisse ou même noire, comme si elle avait été brûlée : quelquefois le malade ne peut pas la faire sortir de sa bouche ; les dents sont couvertes de fuliginosités. Il est impossible de tenir le malade éveillé plus d'une minute ou deux pendant lesquelles il murmure des paroles incohérentes. Les conjonctives sont encore plus injectées; les pupilles sont contractées ; la peau est fraîche et par moments moite. Des vésicules miliaires ou des sudamina existent quelquefois à la fin du deuxième septénaire, le plus ordinairement aux aines, à l'épigastre et sous les clavicules. Le ventre continue à être flasque et indolent pendant tout ce temps. Il y a ordinairement une ou deux selles un peu liquides par jour. Le pouls, depuis le commencement de la maladie, est fréquent, et sa fréquence augmente jusqu'à la terminaison fatale : ou bien, après avoir atteint un certain degré, la fréquence diminue graduellement jusqu'au rétablissement du malade. Il existe, par moments, un peu de toux, et l'on entend de temps en temps un peu de râle sonore.

Si la maladie se termine par la mort, c'est ordinairement du douzième au vingtième jour qu'elle a lieu. Avant la mort, la prostration devient extrême ; des soubresauts des tendons ou des contractions involontaires des muscles de la face et des extrémités supérieures ont lieu; la face prend une teinte foncée et même livide; la respiration devient très fréquente; le pouls est très rapide, faible, quelquefois tout à fait imperceptible. A cette période avancée, on trouve quelquefois un peu de matité du son dans les parties les plus déclives de la poitrine; le murmure respiratoire y paraît comme si on l'entendait à travers un voile épais, et il n'est pas rare d'y entendre un peu de râle crépitant, grossier et inégal. L'urine, qui est sécrétée en grande quantité (quelquefois trois à quatre pintes par jour), est poussée involontairement avec les selles, ou bien il y a rétention de ce liquide. La peau est quelquefois couverte de sueur à cette époque et sa température est au-dessous du degré normal : les taches sont à peine affectées par la pression, surtout au dos, qui est aussi fortement congestionné. Le malade reste couché immobile sur le dos, et, lorsqu'on soulève la tête, le reste du corps glisse comme une masse inerte vers les pieds du lit. Une eschare se forme souvent vers la fin du deuxième septénaire au sacrum et aux épines iliaques postérieures. On observe quelquefois, un jour ou deux avant la mort, le coma vigil. Le malade présente alors un extérieur tout à fait particulier : il ne dort jamais; il reste couché sur le dos, les paupières largement ouvertes, les yeux égarés et fixés dans le vide ; la bouche est à moitié ouverte, la face est pâle et sans expression aucune. Il est de toute impossibilité de réveiller le malade ou de le retirer de cet état ni d'en obtenir quelque signe de connaissance. La respiration est souvent presque imperceptible, le pouls fréquent, faible ou difficile à sentir; la peau est fraîche, souvent baignée dans la transpiration. Les seuls signes qui indiquent que la vie s'est éteinte dans ce corps, sont la perte du brillant des yeux et la cessation des mouvements lents et faibles de la respiration. M. Jenner n'a jamais vu guérir un malade qui avait eu le coma vigil.

Si la maladie doit se terminer par la guérison, l'amélioration qui survient dans l'état du malade a lieu souvent d'une manière subite. Du treizième au dix-septième jour, il tombe dans un sommeil profond et tranquille, et, après douze ou vingt-quatre heures, ou même plus, il s'éveille, se sentant mieux sous tous les rapports. Le teint de la face est plus clair; le délire a cessé, la fréquence du pouls a diminué; les conjonctives ne sont plus injectées; la langue est devenue humide sur les bords; il y a peut-être un peu d'appétit; la peau est plus douce au toucher; les taches sont plus pâles et les forces générales un peu revenues. Après quelques jours la langue se nettoie tout à fait; l'appétit devient vorace, et le malade regagne rapidement ses forces.

Lésions anatomiques. — La rigidité cadavérique disparaît peu de temps après la mort. Les surfaces postérieures du cadavre sont d'une couleur de vin d'Oporto foncée; les parois du ventre prennent rapidement une couleur verdâtre, et la direction des veines superficielles du cou, des bras et des extrémités inférieures, est souvent marquée par des lignes d'un violet obscur et sale. Si des sudamina ont existé pendant les derniers jours de la vie, on les retrouve sur le cadavre. La peau du tronc et des membres porte les traces des taches notées pendant la vie. Celles qui pâlissaient sous la pression sont moins marquées et leur teinte est moins foncée que durant la vie. Celles qui ne pâlissaient pas sous la pression conservent la même apparence qu'elles avaient avant la mort. Celles qui ont leur siége sur les parties les plus déclives du corps sont aussi les plus foncées en couleur. Si l'on enlève une portion de peau pour l'examiner à la loupe, on trouve que la persistance des taches qui pâlissaient sous la pression est due à la maculature de la surface de la peau; dans celles qui n'étaient point affectées par la pression durant la vie, toute l'épaisseur de la texture de la peau et même le tissu sous-cutané sont profondément teints en pourpre. On trouve ordinairement une certaine quantité de sérosité sous l'arachnoïde et dans les mailles de la pie-mère; cette dernière membrane est fortement congestionnée, surtout entre les circonvolutions. Les sinus et les gros vaisseaux intra-crâniens sont gorgés de sang noir et liquide. L'arachnoïde et la pie-mère se laissent enlever de la surface convexe du cerveau avec une facilité anormale et par portions beaucoup plus larges que d'habitude. Ces deux membranes s'enlèvent généralement ensemble et sans se rompre. Le pointillé rouge des substances grise et blanche est plus abondant qu'à l'ordinaire. La quantité de liquide dans les ventricules latéraux et à la base du cerveau est légèrement augmentée. La consistance du cerveau est à peu près normale. Le pharynx et le larynx sont sains. L'œsophage l'est aussi, mais son épithélium se trouve détaché en grande partie. Les glandes mésentériques conservent leur apparence naturelle. La membrane muqueuse de l'extrémité cardiaque de l'estomac, même la totalité des parois de l'organe dans cette partie, est souvent ramollie : toute la muqueuse est lisse et ne présente que quelques rugosités : l'organe, sous d'autres rapports, paraît sain. L'intestin grêle et le gros intestin ont la couleur, la consistance et l'épaisseur normales. Le foie est un peu congestionné et flasque ; le pancréas est de même. L'état de la rate varie un peu d'après l'âge des sujets : au-dessous de quarante ou cinquante ans, cet organe est ordinairement très augmenté en volume ; après cet âge il l'est encore souvent, mais moins fréquemment que dans une époque moins avancée de la vie. Le ramollissement de la rate semble suivre un ordre inverse ; il est plus prononcé chez les sujets âgés que chez les individus jeunes. Les reins sont congestionnés et flasques. L'épithélium des tubes de la substance corticale se sépare spontanément du tissu sous-jacent peu de temps après la mort. La vessie est saine, mais contient souvent un peu de liquide trouble, ce qui est dû, dans beaucoup de cas, à la séparation de l'épithélium de la membrane muqueuse de l'organe. Le cœur est particulièrement flasque : le sang qu'il contient est ou liquide ou peu coagulé en caillots noirs ; il s'y trouve aussi des concrétions fibrineuses petites et mobiles tachetées en rouge violet. Les poumons sont fortement congestionnés dans leurs parties postérieures ; quelquefois ces parties, qui sont aussi les plus déclives, sont solidifiées. Cette splénisation s'étend d'un quart de pouce à un pouce et demi dans le tissu pulmonaire. Celui-ci y est dur, non crépitant, et n'a pas l'aspect granuleux : il contient beaucoup de sérosité rougeâtre. Les portions crépitantes sous-jacentes sont généralement gorgées d'une sérosité écumeuse et rougeâtre. Les bronches contiennent ordinairement beaucoup de mucus écumeux et leur membrane muqueuse est fortement congestionnée. Les ganglions bronchiques sont sains. Le péritoine, les plèvres et le péricarde sont à l'état normal ; si l'examen a lieu à une époque un peu avancée, le péricarde contient un peu de sérosité. On y voit, au moyen du microscope, flotter de larges plaques d'épithélium.

NON-IDENTITÉ DU TYPHUS, DE LA FIÈVRE TYPHOÏDE ET DE LA FIÈVRE A RECHUTE. — « Ce qui imprime à une cause morbifique son cachet de spécificité, dit M. Jenner (1), c'est la propriété qu'elle a, chez les individus exposés à son action, de développer une seule espèce de maladie, toujours la même. En effet, *si le miasme émanant du corps d'un individu affecté de l'une de ces maladies pouvait donner lieu non-seulement à celle dont était affecté l'individu dont il provient, mais encore aux deux autres, il ne serait plus possible de dire que ces affections sont distinctes. Elles ne seraient plus que de simples variétés d'une seule et même maladie* (2). »

Pendant l'année 1847, cinq localités différentes envoyèrent au *London fever hospital*, chacune deux ou un plus grand nombre de malades affectés de typhus; deux autres endroits fournirent chacun un individu atteint de fièvre typhoïde, et cinq localités, chacune deux malades affectés de fièvre à rechute. On comptait douze cas de typhus venant de cinq habitations; quatre cas de fièvre typhoïde venus de deux, et dix cas de fièvre à rechute, provenant de cinq maisons; tous furent admis dans l'espace de six mois. Pendant la même période, on ne rencontra pas un seul exemple pouvant faire soupçonner que l'une de ces affections avait communiqué l'autre, ou que toutes les trois, ou même deux d'entre elles, avaient été engendrées par la même cause. Les trois maladies régnaient alors simultanément à Londres. Dans le courant de l'année 1848, trente-quatre localités

(1) Traduction du docteur Verhæghe, 2e partie, p. 167.

(2) Nous partageons complétement l'opinion émise ici par M. Jenner, mais on verra plus loin que M. Magnus Huss insiste sur plusieurs faits qui, s'ils ont été bien observés, prouveraient précisément qu'un homme atteint de typhus peut produire chez d'autres, à la fois, typhus et fièvre typhoïde. Jusqu'ici, à la vérité, M. Huss est le seul auteur qui ait signalé de tels faits. Nous ajouterons même que pendant notre séjour en Provence, au commencement de l'année 1856, nous n'avons pas rencontré un seul cas de fièvre typhoïde parmi plus de trente mille militaires revenant de Crimée et de Constantinople. Une seule maladie régnait parmi eux, et cette maladie était le typhus sous diverses formes et à divers degrés. Ce fait était d'autant plus remarquable, qu'à la même époque, la fièvre typhoïde régnait dans les garnisons proprement dites de Marseille, de Toulon et de l'île de Porquerolles, et que pas un seul exemple de typhus ne fut constaté parmi ces dernières troupes. Ainsi, les deux maladies marchaient parallèlement et sans se confondre, l'une à côté de l'autre : le typhus parmi les hommes revenant de l'armée d'Orient; la fièvre typhoïde dans les garnisons des places du littoral de la Provence.

fournirent au même hôpital, chacune deux ou plusieurs malades présentant les symptômes de typhus. Ces trente-quatre foyers fournirent en tout 101 malades. Pendant la même année, plus du quart de tous les malades admis au même hôpital offraient les symptômes de la fièvre typhoïde. Il résulte de là, dit M. Jenner, que, si le typhus et la fièvre typhoïde n'étaient que de simples variétés d'une seule et même affection, il aurait fallu que le quart de ces 101 malades, soit 25, eussent présenté les symptômes de la fièvre typhoïde. Or, il n'est arrivé qu'une seule fois que deux malades venus d'une même habitation fussent affectés, l'un du typhus, et l'autre de la fièvre typhoïde. Le premier de ces deux malades, homme de quarante-six ans, fut admis le 10 octobre 1848, offrant les symptômes bien caractérisés du typhus ; le second, âgé de seize ans et fils du premier, avait été admis le 19 septembre ; il offrait tous les symptômes de la fièvre typhoïde. Cette exception pourrait peut-être s'expliquer par cette circonstance, que la mère du jeune garçon étant venue le voir à l'hôpital, où se trouvaient alors un certain nombre de typhiques, aurait pu transmettre la maladie à son mari. Celui-ci n'avait pas vu son fils malade, n'étant pas en bons termes avec lui.

Depuis le 1er janvier jusqu'au 26 novembre de l'année 1849, dix-huit localités différentes ont envoyé, chacune deux ou un plus grand nombre de typhiques à l'hôpital. Ces dix-huit localités ont fourni un total de 51 malades. Pendant ces onze mois, la moitié à peu près de tous les malades admis à l'hôpital étaient affectés de fièvre typhoïde. Le total des admissions se montait à 262, dont 116 cas de fièvre typhoïde, et 143 de typhus. Il s'ensuit que, si la cause de ces deux affections était identique, il aurait fallu que la moitié environ des 51 cas, soit 22,6, fournis par les dix-huit localités, présentassent les symptômes de la fièvre typhoïde. Or, pas un seul des 51 malades n'offrait les symptômes de cette dernière affection. En outre, en 1848, cinq localités différentes donnèrent, chacune, deux malades offrant les symptômes de la fièvre typhoïde ; mais comme plus des trois quarts de tous les malades admis à l'hôpital pendant cette année étaient affectés de typhus, il eût fallu que la moitié au moins de ces dix individus eussent le typhus, tandis qu'il n'y en avait qu'un seul comme on l'a vu plus haut. Depuis le premier janvier jusqu'au 26 novembre 1849, quatre localités fournirent chacune deux ou un plus grand nombre de malades atteints de fièvre typhoïde, en tout dix. Comme un peu plus de la moitié de tous les malades admis à l'hôpital pendant ce temps étaient affectés de typhus, il eût fallu que ces dix individus offrissent les symptômes du typhus, si la cause des deux affections était identique. Mais il n'arriva pas une seule fois qu'un individu affecté de typhus et un autre affecté de fièvre typhoïde provinssent de la même habitation pendant tout ce temps.

Les tableaux dressés par M. Jenner démontrent aussi que, dans les divers mois des années 1848 et 1849, il fut admis simultanément des malades affectés de typhus et d'autres affectés de fièvre typhoïde, et que la constitution atmosphérique, favorable à la propagation du typhus, avait très peu d'effet sur l'augmentation ou la diminution du nombre absolu des fièvres typhoïdes. C'est ainsi que, durant les huit premiers mois de l'année 1848, il fut admis à l'hôpital 60 individus affectés de fièvre typhoïde et 292 atteints de typhus; tandis que dans les mois correspondants de l'année 1849, il fut admis 70 individus atteints de fièvre typhoïde, et 121 seulement affectés de typhus. Ainsi, pendant que le nombre de ces derniers avait diminué dans une proportion de près des trois cinquièmes, ceux de la première catégorie — fièvre typhoïde — avaient augmenté dans la proportion d'un sixième.

Quelques auteurs ont avancé que l'on pouvait, dans certains cas, remarquer une sorte de transition d'une constitution épidémique à une autre; quant aux symptômes caractéristiques de la fièvre typhoïde, et particulièrement pour ce qui concerne les taches rosées, M. Jenner affirme qu'ils étaient aussi marqués pendant l'automne de 1846 qu'ils le furent plus tard en 1847, époque à laquelle régnait une épidémie de fièvre à rechute; il en fut de même en 1847 et 1848, époque à laquelle régnait une épidémie de typhus. Pendant tout ce temps, les taches rosées n'ont éprouvé aucune modification, quoique la constitution épidémique — qui, d'après quelques écrivains, exercerait une influence marquée sur l'exanthème, eût changé plus d'une fois. La même chose eut lieu relativement à l'exanthème mûricolore du typhus, qui offrait les mêmes caractères sur le petit nombre de cas observés en 1846, que sur ceux observés durant l'épidémie des années 1847 et 1848. Il en est de même pour les ulcérations intestinales. Chez tous les malades qui durant ces trois années succombèrent, et dont l'autopsie fut faite, on trouva, dans les cadavres de tous les individus où l'exanthème mûricolore avait existé pendant la vie, les plaques de Peyer et les glandes mésentériques tout à fait exemptes de lésions; tandis que, dans les cadavres de tous les individus chez lesquels on avait constaté des taches rosées, on trouva des ulcérations étendues des plaques de Peyer et un engorgement plus ou moins prononcé des glandes mésentériques. La constitution épidémique, si favorable à la propagation du typhus pendant les années 1847 et 1848, n'avait imprimé aucune modification à la lésion anatomique ni à l'exanthème. Ainsi, quoique la constitution épidémique qui régnait pendant l'automne de l'année 1849 fût favorable à la propagation de la fièvre typhoïde, on avait cependant constaté que dans le mois d'août, alors que deux époux ou deux habitants d'une même maison affectés de typhus furent admis à l'hôpital, l'exanthème mûricolore avait conservé ses caractères identiques ; et dans les cas où la mort survenait, comme cela eut lieu pour les deux époux dont il vient d'être question, on ne trouva aucune lésion des plaques de Peyer ni des glandes mésentériques.

Parmi les faits exposés dans les tableaux du docteur Jenner, il en est quelques-uns sur lesquels il n'est peut-être pas inutile de s'arrêter un instant. Ainsi, pendant les mois de novembre et décembre 1848, il est entré à l'hôpital quarante-huit individus atteints de typhus, et vingt affectés de fièvre typhoïde, soit un tiers à peu près de fièvres typhoïdes. Vers la fin d'octobre de la même année, un garçon âgé de quatorze ans alla habiter avec une famille du nom de Mitchell, dans Addenplace, Saint-Pancras, famille qui à cette époque jouissait d'une bonne santé. Ce garçon avait quitté la maison paternelle au moment où deux de ses frères étaient affectés de « fièvre continue » ; lui-même dut entrer à l'hôpital, au commencement de novembre, pour typhus bien constaté. Presque en même temps, le chef de la famille Mitchell, âgé de vingt-neuf ans, ainsi qu'une fille de ce dernier, âgée de sept ans, et une femme de vingt-deux ans, qui logeait chez eux, furent reçus dans les salles de M. Jenner, tous offrant les symptômes caractéristiques du typhus. Les autres membres de la famille, obligés alors de quitter la maison d'Addenplace, allèrent habiter le n° 21 Hertford-street, à un mille au moins de distance de leur première résidence. A cette époque, d'après les renseignements qu'il prit lui-même, il n'y avait pas un seul cas de « fièvre continue » dans Hertford-street, et il n'y en avait certainement point dans la maison n° 21. Malgré cette absence, les deux sœurs de la femme Mittchell, âgées respectivement de quatorze et de vingt-deux ans, et qui avaient quitté Addenplace avec le reste de la famille, furent admises le 22 novembre, affectées toutes deux de typhus. Le 8 décembre, la propriétaire de la maison n° 21 dans Hertford-street, âgée de soixante ans, fut admise à son tour, affectée aussi de typhus très grave, et le 20 du même mois, le beau-fils de cette femme suivit aussi le chemin de l'hôpital pour la même maladie. Un peu après, M. Jenner visita à domicile l'enfant de la femme Mitchell, âgé de quatre ans et atteint de typhus, mais à un degré peu prononcé. Le seul membre de cette malheureuse famille qui échappa à la contagion, fut la femme Mitchell qui, d'après sa déclaration, avait eu le typhus exanthémateux quelques années auparavant (1). Il y avait donc là tout un groupe d'individus dont l'âge variait de quatre à soixante ans, et dont les prédispositions constitutionnelles doivent nécessairement avoir varié aussi, puisque plusieurs d'entre eux n'étaient pas unis par les liens du sang. Tous ces individus avaient été exposés au miasme du typhus, porté au milieu d'eux par un garçon de quatorze ans, et cela à une époque où le nombre de malades atteints de typhus était seulement le double de celui des individus affectés de fièvre typhoïde. Or la fièvre typhoïde ne se montra chez aucun des dix-huit malades ; tous, au contraire, eurent un typhus bien caractérisé.

Dans le mois de décembre 1848, il fut admis à l'hôpital dix individus atteints de typhus, et sept de fièvre typhoïde. Cinq de ces individus venaient d'une même maison, et leur âge variait de sept à cinquante-deux ans ; c'était le grand-père, sa fille et ses trois petits-enfants. Ces cinq malades offraient tous l'éruption mûricolore bien marquée ; tous étaient évidemment affectés de typhus. A la même époque, le nombre des malades atteints de fièvre typhoïde égalait, à peu de chose près, celui des individus affectés de typhus. Il est donc évident que, si la cause de ces affections eût été identique, deux de ces malades auraient dû offrir la fièvre typhoïde avec ses taches rosées. Pendant les mois de mars et d'avril 1849, M. Jenner reçut à l'hôpital huit cas de fièvre typhoïde et trente et un de typhus. Depuis le 19 mars jusqu'au 10 avril inclusivement, il lui arriva huit individus, habitant tous une seule et même chambre ; or, *tous* offraient les symptômes bien marqués du typhus ; aucun ne présentait les taches rosées de la fièvre typhoïde.

Durant les mois de septembre, d'octobre et de novembre de la même année, M. Jenner reçut dans ses salles dix-huit cas de typhus et quarante-huit de fièvre typhoïde ; c'est-à-dire à peu près trois fois autant de cas de fièvre typhoïde que de typhus. Pendant ce même temps, il lui arriva, entre autres, neuf malades fournis par trois localités différentes, et qui avaient entre eux les relations suivantes : une mère avec ses deux filles, âgées respectivement de cinquante-quatre, seize et treize ans ; un mari et sa femme, âgés de quarante et de quarante-sept ans ; un mari, sa femme, leur enfant et une personne logée chez eux, âgés respectivement de quarante, trente-neuf, douze et quarante ans. Sur ce nombre, il

(1) M. Jenner fait observer ici qu'il n'est jamais venu à sa connaissance qu'un individu ait été affecté deux fois du typhus.

eût fallu que cinq au moins offrissent les symptômes de la fièvre typhoïde, si, comme quelques-uns le prétendent, cette affection reconnaissait la même cause spécifique que le typhus. Il était cependant loin d'en être ainsi, puisque ces neuf individus étaient affectés de la même maladie que celui qui la leur avait communiquée. En avril 1849, une fille, affectée de fièvre à rechute, fut amenée à M. Jenner, d'une maison du quartier de Fulham. Au bout de quelques jours, ses frères et ses sœurs vinrent aussi à l'hôpital, affectés de la même maladie; or, malgré le typhus qui régnait à cette époque, malgré le nombre de fièvres typhoïdes qui était infiniment plus considérable que celui des fièvres à rechute, aucun membre de cette famille n'offrit les symptômes de ces deux premières maladies ; tous trois, au contraire, étaient affectés de fièvre à rechute.

M. Jenner a visité des habitations qui avaient fourni plusieurs malades affectés de typhus ou de fièvre typhoïde, mais il n'a jamais pu découvrir ni dans les conditions hygiéniques au milieu desquelles les habitants se trouvaient placés, ni dans les localités elles-mêmes, des différences capables d'exercer une modification quelconque sur la cause déterminante de la maladie. Ce médecin a vu arriver à l'hôpital un individu atteint de typhus, venant d'une maison où tous les enfants avaient la rougeole, et un autre venant d'une maison où tous les enfants avaient la scarlatine. Une fille fut admise à l'hôpital pour une scarlatine, quoiqu'elle eût des rapports très fréquents avec une de ses compagnes affectée de fièvre typhoïde. Dans aucun de ces faits, il ne fut possible de découvrir la source de la contagion qui avait donné lieu à la maladie dont ces sujets étaient affectés. Il n'est pas sans intérêt de faire remarquer que, pendant le même temps, les cas de scarlatine étaient loin d'être aussi fréquents que ceux de typhus ou de fièvre typhoïde. « Tous les faits qui viennent d'être cités paraissent prouver, dit M. Jenner, d'une manière incontestable, autant du moins que la question peut être résolue par voie d'induction, que les causes spécifiques du typhus et de la fièvre typhoïde diffèrent l'une de l'autre d'une manière absolue, et que la cause spécifique de la fièvre à rechute diffère de celle des deux autres affections. Or, comme la fièvre à rechute diffère du typhus et de la fièvre typhoïde, tant sous le rapport de sa marche que sous celui de ses symptômes et des lésions anatomiques qu'elle laisse après elle, on peut en appeler ici à l'argument déjà invoqué plusieurs fois pour prouver la diversité du typhus et de la fièvre typhoïde. Ainsi donc, si la différence observée dans la marche, les symptômes, les lésions anatomiques et la cause spécifique de la variole, de la scarlatine et de la rougeole, constitue une raison suffisante pour établir leur diversité comme espèces morbides, les mêmes raisons doivent pouvoir être invoquées pour établir la diversité entre le typhus, la fièvre typhoïde et la fièvre à rechute. »

ART. II. — Du typhus et de la fièvre typhoïde en Suède.

« J'ai suivi, dit M. Huss, la marche de deux épidémies de typhus. La première a commencé en septembre 1841 et continué jusqu'en juin 1842; la seconde a pris naissance en décembre 1845 et a duré jusqu'au mois de juin 1846 inclusivement. Pendant la première épidémie, il a été admis à l'hôpital Séraphim 503 malades, dans la seconde 414. Aucune de ces deux épidémies ne présentait d'une manière exclusive ce qu'on nomme communément typhus, ou ce qu'on appelle fièvre typhoïde; au contraire, à partir du commencement de l'épidémie jusqu'à son apogée, la majorité des cas appartenait au typhus, et, vers la fin, cette majorité passait à la fièvre typhoïde. Cette observation est fondée non-seulement sur les symptômes, mais aussi sur le résultat des autopsies. Tous les cadavres, à l'exception de 4, ont été ouverts : 55 malades sont morts dans la première épidémie, et 33 dans la seconde. Parmi les 55 premiers, on a trouvé, chez 36, les lésions du tube intestinal et des glandes du mésentère propres à la fièvre typhoïde; dans les 19 autres cas, les glandes du tube intestinal et celles du mésentère étaient sans altération aucune. Sur 33 cadavres de la deuxième épidémie, il n'en a été ouvert que 29 ; 19 avaient des altérations à différents degrés dans les glandes intestinales ; 10 ne présentaient pas de ces lésions. Pendant les deux épidémies, il s'est formé dans l'intérieur de l'hôpital un miasme nosocomial, dont ont été atteintes diverses personnes, tant parmi les malades en traitement pour d'autres affections, que parmi les hommes et les femmes de service et les étudiants. Ceux-ci eurent alors la fièvre dite *nosocomiale*; mais cette fièvre concordait, sous tous les rapports, avec l'épidémie régnante. Quelques malades présentaient la forme pétéchiale; d'autres avaient la forme abdominale.

» J'ai eu occasion d'étudier une épidémie plus circonscrite, dans une caserne de gendarmerie : sur 250 hommes, 64 tombèrent malades dans le cours de six semaines. Quoique ces hommes menassent le même genre de vie, qu'ils fussent sous l'empire des mêmes influences étiologiques, et qu'ils eussent tous de vingt à quarante ans, il arriva cependant que, chez quelques-uns d'entre eux, la maladie se montra manifestement comme typhus pétéchial, chez quelques autres comme typhus abdominal, chez d'autres, enfin, sous un aspect qui tenait le milieu entre les deux formes susdites. Dans une maison particulière, chez un menuisier, j'ai observé 17 malades en quinze jours ; sur ce nombre, 10 avaient des symptômes de typhus, 7 de fièvre typhoïde, quoique, là aussi, le logement et les autres conditions fussent les mêmes pour tous, et qu'il n'y eût de différence que sous le rapport de l'âge et du sexe.

» Le fait suivant mérite d'être cité : un homme était mort avec les symptômes du typhus, selon la description qui m'en a été faite ; le frère du défunt vint habiter avec sa femme le logement de celui-ci, et il se servit de ses vêtements, sans leur avoir préalablement fait prendre l'air et sans les avoir nettoyés ; tous deux tombèrent bientôt malades et furent conduits à l'hôpital, où ils moururent : le mari avait eu un violent délire avec un fort érythème pétéchial, et l'autopsie ne présenta pas de lésion des glandes intestinales ; la femme avait présenté des symptômes plus bénins du cerveau et un érythème qui n'était presque rien ; l'ouverture du corps fit voir que les plaques de Peyer étaient tuméfiées et ulcérées ; les glandes du mésentère étaient aussi tuméfiées.

» Dans une petite île de la côte occidentale de la Suède, il débarqua un voyageur qui, déjà malade à son arrivée, dut le même jour prendre le lit ; la maladie montrait tous les signes du typhus pétéchial, avec altération prononcée du sang et exanthème de typhus (pétéchies ecchymotiques) en fort grande abondance ; elle se termina le neuvième jour par la mort. Sept personnes tombèrent ensuite successivement malades dans l'île ; de ces sept malades, un seul présenta les signes que l'on considère comme caractéristiques du typhus ; les six autres malades, dont un succomba, portaient tous les caractères irrécusables de la fièvre typhoïde. La marche de cette petite épidémie montre évidemment qu'elle provenait par contagion du premier malade, lequel était déjà malade à son arrivée, et avant l'arrivée duquel il n'y avait du reste encore eu, de plusieurs années, ni là, ni dans les environs, aucun cas de fièvre typhoïde ni de typhus ; il en est résulté la preuve que le même élément contagieux a provoqué là et typhus et fièvre typhoïde.

» Au point de vue étiologique, on a cherché à établir une ligne de démarcation entre les deux formes. Toutes deux sont reconnues pouvoir être contagieuses, le typhus toutefois à plus haut degré que la fièvre typhoïde ; telle est aussi l'observation que j'ai faite, quoique la puissance de l'un ou de l'autre de se continuer par la contagion dépende beaucoup de la différence de nature des différentes épidémies. Mais il est une autre question, celle de savoir si l'élément contagieux qui provoque le typhus est différent de celui qui donne naissance à la fièvre typhoïde, ou bien si les deux formes de maladies ne peuvent pas être provoquées par un seul et même élément contagieux. J'ai déjà dit que, du commencement de la maladie jusqu'à son acmé, le typhus était prédominant, mais que, peu à peu, à mesure que l'épidémie avançait, le typhus passait à l'état de fièvre typhoïde et se terminait comme telle. On peut objecter que le *typhuscontagium* se changeait en *typhoïdcontagium* (1), et que la circonstance par moi citée n'est pas une preuve de l'identité de ces éléments contagieux. Mais, si l'on ajoute l'observation que, dans une caserne où les hommes demeuraient dans les mêmes circonstances hygiéniques, les formes différentes apparaissent pourtant à la fois à côté l'une de l'autre ; si l'on se rappelle certaine maison particulière où la même chose a eu lieu, ainsi que ce mari et cette femme qui, évidemment, ont été affectés du même élément contagieux, mais qui cependant sont morts, l'un du typhus et l'autre de la fièvre typhoïde, il me semble difficile de contester qu'un seul et même élément contagieux peut provoquer l'une ou l'autre de ces deux formes. Le fait que la maladie prend telle ou telle forme me paraît dépendre de circonstances individuelles, difficiles, sinon impossibles, à expliquer pleinement : toutefois il me semble, d'après mon expérience, que le tempérament et la constitution exercent ici une influence importante. Dans le cours d'une épidémie, ce sont principalement les personnes sanguines et phlegmatiques qui sont attaquées du typhus, tandis que les personnes lymphatiques et nerveuses sont attaquées de la fièvre typhoïde ; le premier attaque les constitutions fortes et vigoureuses, et le second les constitutions faibles et grêles. Cependant je ne puis donner ce fait comme règle absolue ; car il existe plusieurs exceptions. Dans les localités où les circonstances endémiques produisent exclusivement le typhus, ou exclusivement la fièvre typhoïde, il semble bien que l'élément contagieux, quand il se présente, ne provoque qu'une forme déterminée ; mais cela doit être alors attribué précisément à l'influence endémique, dont nous ne connaissons pas encore la nature (2). »

De l'ensemble des faits et des considérations qui précèdent, M. Huss

(1) Nous reproduisons textuellement les expressions de M. Huss.

(2) Magnus Huss, professeur de clinique médicale, et membre de l'Académie des sciences de Stockholm, *Statistique et traitement du typhus et de la fièvre typhoïde*, observations recueillies à l'hôpital Séraphim de Stockholm, pendant douze années, de 1840 à 1851, inclusivement. Paris, 1855, 1 vol. in-8. Cet ouvrage est publié en français.

conclut « que le typhus et la fièvre typhoïde, le typhus pétéchial et le typhus abdominal, tels qu'ils se montrent en Suède, ne sont que deux modifications de forme d'un seul et même genre de maladie. »

Dans la période de 1840 à 1851, il a été traité à l'hôpital Séraphim, par MM. les professeurs Huss et Malmsten, 3 186 malades affectés de *typhus* (1). Les mois de mai, juin et décembre ont présenté les nombres les plus élevés; les mois d'août et septembre les nombres les plus faibles de malades. « Ces diverses épidémies ont commencé pendant les derniers mois de l'année, en automne et au commencement de l'hiver; elles ont continué ensuite à sévir pendant l'hiver et pendant les mois de printemps, jusqu'en été même. On peut en tirer cette conséquence vraisemblable, que, dans le Nord, le miasme du typhus ne parvient que pendant l'automne au degré d'intensité qui lui donne la faculté de provoquer une épidémie; mais, comme il n'arrive pas d'épidémie tous les ans, la cause du fait pourrait être cherchée dans certaines circonstances atmosphériques plus favorables dans certaines années à la formation d'une épidémie. »

Après avoir exposé les influences météorologiques, M. Huss conclut ainsi : « 1° Ce n'est ni l'élévation extraordinaire de la température moyenne, ni la circonstance opposée pendant les mois d'été, qui produisent les causes favorables au développement d'épidémies de typhus pendant les mois d'automne; au contraire, ces causes semblent être plus prononcées lorsque la température moyenne pendant les mois d'été s'est maintenue dans le milieu entre le point le plus élevé et le point le plus bas de la température moyenne. 2° Pendant les mois qui précèdent de plus près le développement d'une épidémie de typhus, la hauteur moyenne du baromètre a été ou très faible ou bien très élevée. Les deux extrêmes, à cet égard, semblent donc favoriser ces épidémies. Mais, attendu que la hauteur moyenne peu élevée s'est rencontrée deux fois avec épidémie, et que la hauteur moyenne élevée ne s'est rencontrée qu'une fois, on pourrait considérer la première comme ayant une influence plus puissante que la seconde. 3° Le terme moyen des pluies, d'après les résultats que fournit le pluviomètre pendant les mois qui ont précédé les épidémies et qui les ont vues commencer, n'a été remarquable ni en hauteur ni dans le sens opposé. »

(1) Il ne faut pas perdre de vue que, pour M. Huss, cette appellation comprend le typhus et la fièvre typhoïde.

Parmi les malades traités, on compte :

2181 individus du sexe masculin,
1005 — du sexe féminin.

Sous le rapport de l'âge et du sexe, les malades se répartissent ainsi :

Entre 10 et 20 ans, 68,6 p. 100 du sexe masc., et 31,3 du sexe fém.
20 et 30 ans, 71,2 — 28,7 —
30 et 40 ans, 70,6 — 29,3 —

« Passé quarante ans, la proportion se montre au contraire en sens inverse : entre quarante et cinquante ans, il y a 47 hommes contre 52,9 femmes ; entre cinquante et soixante ans, il n'y a plus que 39 hommes contre 60,9 femmes. Enfin, entre soixante et soixante-dix ans, on trouve un nombre égal d'hommes et de femmes. Il faut donc conclure que, entre huit et dix ans, de même qu'entre soixante et soixante-dix, il y a, dans les deux sexes, disposition égale à être atteint du typhus ; qu'entre dix et quarante ans, les hommes y sont plus sujets que les femmes, et qu'entre quarante et soixante ans, les femmes y sont plus sujettes que les hommes. »

La gravité de la maladie a varié notablement suivant les mois ; ainsi on a compté les nombres ci-après de décès sur 100 malades :

Mois.	Décès pour 100 malades.
Janvier	15,7
Février	10,5
Mars	12,9
Avril	8,7
Mai	11,7
Juin	10,0
Juillet	8,2
Août	11,0
Septembre	10,4
Octobre	8,4
Novembre	10,8
Décembre	8,6

« Les années présentent des différences importantes, quant à la mortalité selon le sexe ; cependant il ne paraît pas qu'il y ait à tirer de là une déduction importante. Même dans les années où il y a eu épidémie, la proportion des morts n'a pas suivi de règle fixe, car la mortalité a été :

En 1842, de 14 p. 100 pour les hommes, et de 8,8 p. 100 pour les femmes.
En 1846, de 8,4 — — 5,5 —
En 1851, de 11,6 — — 7,4 —

» La même disproportion a eu lieu pour les autres années dans lesquelles il n'y a pas eu d'épidémie. Ainsi il est mort :

En 1840, 11,7 sur 100 hommes et 4,3 sur 100 femmes.
En 1843, 8,7 — 9,0 —
En 1845, 13,6 — 10,0 —

» La mortalité varie aussi d'une manière notable selon les âges et dans les deux sexes. On a compté sur 100 malades les proportions ci-après de décès :

Ages.	Hommes.	Femmes.
De 8 à 18 ans..........	0,0 p. 100.	9,0 p. 100.
10 à 20.............	8,2	7,8
20 à 30.............	9,1	6,6
30 à 40.............	14,0	11,5
40 à 50.............	38,4	10,1
50 à 60.............	44,0	15,5
60 à 70.............	100,0	100,0
72.................	100,0	»

» Parmi les hommes, la mortalité montre donc toujours une proportion croissante par chaque nouvelle période de dix ans ; c'est-à-dire que, pour l'homme, le typhus devient plus dangereux à mesure que l'âge est plus avancé. C'est passé quarante ans que ce fait se montre le plus évident, puisque, pendant la période décennale de quarante à cinquante ans, la mortalité est deux fois plus élevée que celle de la précédente période de dix ans, de trente à quarante. Pendant la période décennale de cinquante à soixante ans, la mortalité s'élève tellement, qu'il est mort un individu sur deux ; passé soixante ans, tous les malades sont morts. Ceci est, en ce qui concerne le sexe masculin, une circonstance fort importante, quant au pronostic. Aucun des douze sujets de huit à dix ans n'étant mort, il s'ensuit que, pendant cette période, le typhus est bénin, en opposition complète avec ce qu'il est après soixante ans. Ce caractère peu grave du typhus semble s'étendre jusqu'à l'âge de quinze ans, car il n'est mort que deux individus du sexe masculin entre dix et quinze ans. Entre quinze et trente ans, la mortalité paraît être à peu près également grande, c'est-à-dire entre 8 et 9 pour 100, et ce n'est que passé trente ans qu'elle commence à croître considérablement.

» Pour les femmes, on ne voit pas de progression fixe d'après l'âge,

A tous les âges, la mortalité proportionnelle est cependant moins élevée pour les femmes que pour les hommes, à l'exception : 1° de la période au-dessous de dix ans, où il est mort 1 sujet sur 11 (tandis qu'il n'y a eu aucun décès sur les douze sujets du sexe masculin); 2° à l'exception aussi de la période de soixante à soixante-dix ans, dans laquelle tous les sujets du sexe féminin sont morts, ce qui est arrivé aussi pour les hommes. Sauf la période de soixante à soixante-dix ans, la plus haute proportion de mortalité a lieu aussi bien pour la femme que pour l'homme dans la même période décennale, celle de cinquante à soixante ans, quoique à la vérité la mortalité proportionnelle des hommes soit presque trois fois plus élevée que celle des femmes, soit 44 pour 100 quant aux premiers, et 15,5 pour 100 quant à celles-ci; en d'autres termes, il y est mort parmi les hommes 1 sur 2,2, et 1 sur 6,5 parmi les femmes. Si ce n'est pas l'effet d'un hasard, c'est dans la période décennale de vingt à trente ans que le typhus serait le moins grave pour la femme, puisque alors la mortalité est la plus basse (6,6 pour 100 des sujets), ce qui revient à 1 décès seulement sur 15,1 malades; dans la période décennale qui suit, la mortalité est de 11,4 pour 100; soit 1décès sur 8,7 sujets. »

De l'ensemble des faits qui précèdent, M. Huss déduit les conclusions générales suivantes : « 1° Les hommes sont plus souvent attaqués du typhus que les femmes, et cela dans le rapport de 68 à 31. 2° L'âge a une influence prononcée sur la disposition au typhus. La période de vingt à trente ans y est de toutes la plus sujette; vient ensuite celle de quinze à vingt ans, puis celle de trente à quarante ans, avec décroissance jusqu'à soixante-douze ans, année avec laquelle on pourrait admettre que cesse le typhus. 3° Le rapport entre les sexes varie selon les âges. De huit à dix ans, la disposition au typhus paraît être égale pour les deux sexes; de même entre soixante et soixante-dix ans; entre dix et quarante ans, elle est prédominante chez le sexe masculin; mais entre quarante et soixante ans, elle prédomine chez le sexe féminin. 4° La mortalité varie selon les années. Elle peut varier entre 7 et 18 pour 100 malades; le fait dépend de la différence de gravité avec laquelle la maladie se manifeste, mais il est indépendant de la manifestation épidémique ou sporadique de la maladie. Le terme moyen de la mortalité pour les douze années est 10,6 décès sur le nombre total de malades. 5° Les saisons ont une influence sur la mortalité. Le plus grand nombre de morts a lieu au mois de janvier; il se rencontre par conséquent avec l'époque du froid le plus rigoureux; le nombre le plus bas a lieu au mois de juillet et se rencontre ainsi avec l'époque presque la plus chaude de l'année. La mortalité est en janvier 15,7 pour 100 malades, et seulement 8,2 en juillet. 6° La mortalité varie selon le sexe. En effet, il est mort 11,5 hommes sur 100, et seulement 8,6 femmes ; ainsi il meurt environ 1 homme sur 8, et il ne meurt que 1 femme sur 11. 7° La mortalité croît avec l'âge. Elle est à son maximum entre huit et dix ans, et à son minimum passé soixante ans. Elle augmente subitement après la trentième année; en effet, elle est de quinze à trente ans de 8 pour 100 malades, et de trente à quarante ans, de 13 pour 100 malades; de quarante à cinquante ans, de 23 pour 100 malades, et de cinquante à soixante ans, de 26 pour 100 malades. Tous les malades, passé soixante ans, ont succombé. 8° La mortalité varie aussi pour les différents sexes dans des âges différents. Ce fait est le plus évident passé quarante ans; de quarante à cinquante ans, il est mort :

	38	individus sur 100	du sexe	masculin,
	10	—	—	féminin,
De 50 à 60 ans,	44	—	—	masculin,
—	15	—	—	féminin.

« Entre dix et vingt ans, dit M. Huss, la mortalité est presque égale pour les deux sexes; mais, entre vingt et trente ans, de même qu'entre trente et quarante ans, il y a environ 3 pour 100 de différence entre les sexes, de sorte qu'il est mort 3 pour 100 de plus des malades du sexe masculin. 9° La moyenne du séjour à l'hôpital, quant aux sujets qui ont guéri, diffère suivant les années. Pendant les épidémies, ce terme moyen est plus bas que lorsque la maladie est sporadique. La moyenne du séjour est moins élevée pour les hommes que pour les femmes, dans la proportion de 26,1 à 31,5; ce terme moyen est de 27,89 jours pour tous les sujets guéris, hommes et femmes ensemble. Si, à ce dernier chiffre, on ajoute de 5 à 7 jours, qui ordinairement se sont écoulés depuis le commencement de la maladie jusqu'à l'arrivée à l'hôpital, on trouve que le temps moyen de la durée de la maladie depuis son commencement jusqu'à la fin de la convalescence, est de 33 à 35 jours. 10° Le terme moyen du séjour pour les sujets qui ont succombé diffère également suivant les années. Ce terme moyen est différent aussi pour les hommes et pour les femmes, dans la proportion de 11,8 à 13,7, d'où il suit que, de même que les femmes restent plus longtemps à l'hôpital avant de guérir, elles y restent plus longtemps aussi avant de mourir (1). »

(1) Magnus Huss, *Op. cit.*, p. 70.

ART. III. — Du typhus observé à Toulon en 1829 et en 1833.

« Le bagne de Toulon, dit M. Marc d'Espine (1), fut affligé, en 1829, d'une épidémie qui régna quelques mois, et n'atteignit pendant tout son cours que les condamnés, quelques gardiens et deux ou trois chirurgiens employés au service de l'hôpital du bagne. La ville proprement dite fut complétement épargnée. Sur les 3 à 4000 condamnés qui peuplaient le bagne, 1050 furent atteints. Le nombre des morts s'éleva à 150. L'affection fut qualifiée de typhus. Les principaux symptômes étaient une stupeur marquée de la face avec apparence fuligineuse de la bouche et de la langue et du délire ; le dévoiement était rare. Les caractères anatomiques parurent difficiles à trouver ; on prétendait avoir rarement vu les plaques de Peyer. Les forçats sont logés en partie dans des constructions à terre, en partie à bord de vieux bâtiments, amarrés près du quai ; ils sont plus entassés sur les pontons qu'à terre, ils y sont surtout moins proprement tenus. C'est aussi à bord d'un des pontons que l'épidémie débuta. Les premiers malades furent fournis par celui des trois pontons qui était situé le plus à l'est, pendant que le vent d'est régnait, chassant les émanations provenant d'un curage du port qui se faisait à côté de ce bâtiment et remuait les immondices provenant des trois pontons. Toutefois ce curage n'était point nouveau : il s'effectuait sans inconvénient depuis longtemps, il a été continué depuis, et toujours on avait eu la précaution de ne point laisser séjourner et fermenter les produits du curage, qui, aussitôt extraits, étaient emportés à plus d'une lieue du bagne. L'épidémie débuta en hiver et se termina au printemps. Quelques années se passèrent sans apparition d'aucune épidémie. Les forçats continuèrent à occuper les trois pontons du port ; le plus maltraité par le typhus, le ponton de l'est, avait été remplacé par un nouveau. Mais en février 1833, sous l'influence d'un vent d'est persistant et le curage du port continuant, le typhus reparut, et précisément dans le ponton de l'est occupant la place de celui où avait débuté la première épidémie. Depuis quelques jours le vent avait tourné au nord-ouest ; dès lors le nombre des malades diminua, et l'affection était moins grave. 110 forçats avaient été atteints, sur lesquels 8 étaient morts, il n'y avait pas encore un seul cas de guérison. Presque tous avaient eu de la céphalalgie dès le début ; tous, un seul excepté, dont l'affection ne datait que de trois jours, ou ne répondaient pas aux questions, ou s'en acquittaient avec une lenteur

(1) Marc d'Espine, *Parallèle entre le typhus et l'affection typhoïde*. Genève, 1853, p. 4.

notable; chez tous il y avait une expression de stupeur de la face plus ou moins marquée. Tous avaient de la fièvre et la langue sèche; chez un bon nombre elle était fuligineuse. Un seul malade offrit de la douleur épigastrique; ceux qui pouvaient répondre disaient qu'ils souffraient partout ou qu'ils ne souffraient nulle part. Il n'y eut du météorisme que chez un seul malade qui paraissait très gravement atteint. Un seul malade avait eu plus d'une selle par jour, les autres en avaient eu une ou point. Il n'y eut chez aucun de vraies taches typhoïdes roses lenticulaires, mais un grand nombre présentaient sur toute la poitrine une éruption rose non élevée, composée de petites taches inexactement limitées, ressemblant assez bien à la roséole. Tous les malades toussaient plus ou moins vers le début de l'affection; ils avaient, vers le second ou troisième jour, des épistaxis. »

Tous les renseignements obtenus sur les sept ouvertures faites avant l'arrivée à Toulon de M. d'Espine indiquaient comme lésion à peu près constante un boursouflement avec rougeur intense de la membrane muqueuse des fosses nasales, et une injection marquée des membranes du cerveau; le tube digestif avait été trouvé le plus souvent sain; les plaques de Peyer n'avaient été aperçues que sur un des sept sujets; les follicules de Brunner étaient fréquemment développés. « Les deux sujets à l'autopsie desquels j'assistai, dit M. d'Espine, étaient morts l'un cinq jours, l'autre sept jours après le début. Le premier offrait une coloration jaunâtre de la peau, et l'on remarquait sur la poitrine, l'origine des cuisses, les épaules, des taches violettes non élevées, de 1/2 à 1 ligne de diamètre, et bien circonscrites; le second n'offrait rien de semblable. Les muscles du premier se faisaient remarquer par leur coloration d'un rouge foncé. La substance cérébrale et les membranes étaient fort injectées dans les deux cas. Le premier sujet offrait une coloration jaunâtre de la substance blanche analogue à celle qui existait sur la peau. La rate était volumineuse et diffluente chez le sujet qui avait présenté des pétéchies de bonne consistance, et de volume convenable chez le second. Les poumons et le cœur ne furent pas examinés; l'estomac fut lacéré au point qu'il était impossible de se faire une juste idée de son état, mais je fus plus heureux pour le tube digestif, qu'on voulut bien me permettre d'examiner seul et à mon aise. Chez tous deux le jéjunum était uniformément coloré en jaune dans sa partie supérieure, et sans apparence d'injection sur aucun point. L'iléum n'offrait aucune coloration morbide. Chez les deux sujets, les plaques de Peyer ne se reconnaissaient qu'à leur aspect irrégulier, faisant contraste avec le poli de la membrane muqueuse;

elles n'étaient nullement saillantes; elles étaient enfin telles qu'on les rencontre chez les sujets non atteints d'affection typhoïde. Je ne trouvai d'ulcérations en aucun point du tube intestinal. Quelques follicules de Brunner à demi développés se rencontraient seulement dans les derniers pouces de l'intestin grêle. Le gros intestin présentait chez les deux sujets une coloration ardoisée par places; chez le premier, mort le cinquième jour, tout le cæcum était ardoisé; la plus grande partie du côlon était d'un blanc mat ou légèrement fauve. Chez le second sujet, on trouva çà et là, disséminées sur la membrane muqueuse du côlon ascendant et transverse, de petites surfaces arrondies du diamètre des follicules isolés, de couleur brune, tranchant avec la blancheur de la muqueuse, non élevées d'une manière sensible au-dessus de sa surface, présentant un petit point noir au centre. Les ganglions mésentériques ne furent malheureusement pas examinés. »

ART. IV. — Du typhus de Crimée en 1856.

Comment s'est produit le typhus dans l'armée française en Crimée? Nous n'avons assurément pas la prétention d'en donner l'explication. Toutefois nous ne pensons pas que la misère, les privations, l'encombrement, puissent à eux seuls engendrer cette affection, pas plus que nous ne les croyons capables de produire la rougeole ou la variole. De même que pour ces deux maladies, il faut indispensablement de la *semence*, quelle que soit la nature de cette dernière, de même, à notre sens, il en faut aussi pour faire le typhus. C'est assez dire que nous n'admettons pas de typhus spontané. Pendant notre séjour en Provence, nous n'avons pas rencontré un seul cas de typhus sans communication préalable évidente avec un foyer. Aussi les ravages de cette maladie étaient-ils circonscrits dans les hôpitaux. Un seul typhique s'est présenté à notre observation dans la population civile de Marseille : c'était un domestique d'une maison de commerce de la rue de Rome, mais qui était allé trois fois porter des marchandises à bord du *Jacquard* et du *Gantelet*, navires qui venaient de débarquer des militaires atteints de typhus. Il est un fait dont l'importance nous semble avoir généralement échappé : c'est que le typhus, avant d'exercer ses ravages parmi les troupes françaises (1) en Crimée, avait régné à Toulon, en mars 1855, à bord du bagne n° 4, ancien vaisseau *Algésiras*, mouillé à Castigneau, près du parc à charbon. Les condamnés qui l'habitaient

(1) On sait que l'armée anglaise et l'armée piémontaise ont très peu souffert du typhus en Crimée.

étaient alors occupés jour et nuit à embarquer le charbon à bord des bateaux à vapeur qui venaient s'amarrer à un pont destiné à cet objet. Or, au 1er septembre 1855, le bagne n° 4 avait fourni 542 cas de typhus et 165 décès. Nous nous sommes assuré, sur place, de l'exactitude de ce fait. Or, ne serait-il pas *possible* que le typhus, au lieu d'avoir été importé en 1856 de Constantinople en Provence, comme on l'a généralement supposé, eût été, au contraire, importé en 1855 de France à Constantinople et en Crimée ? Nous nous bornons à poser la question.

Il nous reste à dire un mot du typhus tel qu'il a été observé en Crimée. Sur ce point, nous allons laisser parler M. Baudens, qui en a fait l'objet d'une communication à l'Académie des sciences (1). « Le typhus, dit M. Baudens, est engendré par la misère, par l'accumulation, par l'encombrement dans les prisons, dans les navires, dans les camps, dans les hôpitaux ; on pourrait le faire naître et mourir à volonté. Une fois né spontanément (2) sous l'empire des causes précitées, le typhus se propage ensuite par infection. A l'ambulance de la première division du troisième corps, presque tout le personnel hospitalier, presque tous les soldats entrés pour d'autres maladies et quinze médecins sur seize ont eu le typhus. Entre la Crimée et Constantinople, trente-sept médecins, vingt sœurs de Charité, huit aumôniers, des centaines d'infirmiers, tous pleins de santé, sont morts empoisonnés au souffle des malades typhiques. Qu'il y ait infection ou contagion, vraisemblablement les deux à la fois, n'importe, le résultat est le même : l'infection, qui bien certainement a la plus grande part, est bien plus redoutable que la contagion, puisqu'il suffit de respirer l'air contaminé par les typhiques, dans le premier cas, tandis qu'il n'y aurait qu'à ne pas les toucher pour être préservé dans le second. C'est par ces propriétés contagieuses que le miasme du typhus se révèle ; il est attesté par la propagation du fléau et une grande mortalité partout où il a été apporté. Nos hôpitaux de Constantinople l'ont reçu de la Crimée. L'incubation du miasme organique paraît être, en moyenne, de six jours. L'empoisonnement miasmatique a marché quelquefois lentement en Crimée ; quand il rencontrait une très grande puissance de réaction, et pendant le temps qui précède son apparition complète, on peut suivre sur la physionomie des malades, où la stupeur a laissé sa trace visible, les progrès du mal.

(1) Lettre adressée le 5 mai 1856 à l'Académie des sciences.

(2) On voit que M. Baudens admet l'origine *spontanée* du typhus. Bien que cette opinion diffère de la nôtre, nous devons reconnaître qu'elle est encore celle de la grande majorité des médecins.

Ces cas d'infection lente et progressive ont été presque toujours mortels.

» Le typhus de Crimée a offert une marche moins uniforme et moins régulière que celui qui a été si bien décrit par Hildenbrand. L'irrégularité du typhus de Crimée tient à diverses causes, parmi lesquelles il faut noter en première ligne le scorbut, la dysentérie, les fièvres intermittentes dues surtout aux marais de la vallée de la Tchernaïa. A dater du 1er janvier 1856; le typhus, qui l'année précédente avait commencé à poindre, a pris de grands développements; mais, dans les derniers temps du siége de Sébastopol, la pourriture d'hôpital, ce typhus des plaies, avait fait de grands ravages. Pour éclater, le typhus contagieux n'attendait plus que la concentration et l'accumulation, que la rigueur de l'hiver a amenées naturellement. Les soldats, blottis dans leurs tentes hermétiquement fermées, dont le sol était humide et imprégné d'impuretés, ont subi l'empoisonnement du miasme organique. L'état prodromal (lassitude, sommeil non réparateur, douleurs lombaires, horripilations, tension douloureuse de la tête, vertiges), si commun dans la fièvre typhoïde, a souvent manqué. Le typhus, assez souvent, débute d'emblée par un frisson initial et par la période inflammatoire, marquée par un état catarrhal plus ou moins prononcé des yeux, des fosses nasales et des bronches; par une forte céphalalgie frontale, vertigineuse, comme dans l'ivresse; par la stupeur, qui est le cachet du typhus; par un délire calme ou furieux; par une grande prostration des forces; par une soif intense, et souvent par un état saburral des voies digestives. La peau brûlante se couvre, après deux ou trois jours, d'une éruption exanthémateuse qui n'a manqué que chez les sujets déjà épuisés par d'autres maladies, et qui diffère essentiellement de celle de la fièvre typhoïde. Elle se montre au tronc et aux membres par groupes irréguliers de taches arrondies, d'un rouge foncé, sans relief, moins grandes qu'une lentille, ne disparaissant pas par la pression; sans pétéchies, sans sudamina, qu'on a vus que trois ou quatre fois sur des milliers de malades. La continuité de la fièvre avec pouls de 100 à 130 pulsations, plus ou moins développé ou déprimé même, soit par une débilité antérieure, soit par une oppression réelle des forces vitales, a été souvent interrompue par un et plus rarement par deux paroxysmes réguliers en vingt-quatre heures, assez semblables à des accès de fièvre rémittente, qui ont donné au typhus de Crimée un caractère particulier. Le ventre est souple, sans météorisme, sans gargouillement dans la fosse iliaque droite. La constipation a toujours remplacé le flux intestinal de la fièvre typhoïde quand la dysentérie n'existait pas déjà avant l'invasion du typhus. Après la période inflammatoire, qui dure cinq à six jours, survient la période nerveuse, marquée par les phénomènes ataxiques ou adynamiques, et souvent par un mélange des deux à la fois ; elle ne dure que de quatre à cinq jours, et se montre peu prononcée quand la convalescence doit être franche. La mort est survenue souvent le troisième jour, même le deuxième et quelquefois le premier. Il était alors foudroyant, dans la force du mot. Rarement il a persisté au delà de douze à quinze jours, à moins de complications, telles que des congestions organiques de l'une des trois cavités splanchniques. Le retour à la santé a presque toujours eu lieu dans les dix premiers jours. Le malade passait tout à coup du trépas à la vie ; le délire, la stupeur tombaient tout d'un coup comme par magie, mais le malade conservait encore des cauchemars très pénibles, de la surdité, un affaiblissement de la vue et une perte plus ou moins complète de la mémoire. Toutefois on ne remarque pas, comme dans la fièvre typhoïde, la chute des cheveux. Ces heureux changements sont souvent précédés d'épistaxis, de sueurs, d'urines critiques et quelquefois de parotides. La convalescence, si lente dans la fièvre typhoïde, marche rapidement dans le typhus, et les écarts de régime sont peu redoutables ; ce qui s'explique par l'absence de plaques de lésion des follicules intestinaux et d'engorgement des glandes mésentériques, dont la constance est l'un des principaux caractères de la fièvre typhoïde. Des centaines d'autopsies ont constamment donné des résultats négatifs de ce côté, sauf des granulations miliaires et quelques plaques pointillées de noir, comme les grains d'une barbe fraîche, à la fin de l'intestin grêle. On trouve la rate et le foie souvent gorgés de sang et ramollis. Les poumons, quand il y a eu vers eux une congestion locale, sont engoués ou hépatisés, surtout à la partie déclive, et quelquefois le siége de petits noyaux apoplectiques. Les lésions les plus constantes sont du côté du cerveau : forte injection sanguine des méninges, épanchement séreux, teinte opaline de l'arachnoïde, et quelquefois avec plaques pseudo-membraneuses ; substance cérébrale piquetée, ou ramollie, ou suppurée à la surface. Deux médecins ont succombé au typhus, bien qu'ils eussent eu quatre ou cinq ans auparavant la fièvre typhoïde, dont on a pu retrouver les traces dans la cicatrice d'ulcères intestinaux (1). »

ART. V. — De la contagion de la fièvre typhoïde en France (2).

La contagion de la fièvre typhoïde a été mise hors de doute par les

(1) Lettre de M. Baudens.

(2) Voyez plus haut, page 256, les faits relatifs à la fièvre typhoïde en Islande et dans les Feroë.

observations de MM. Louis (1), Bretonneau (2), Leuret, Gendrin (3), Putégnat, Piedvache (4), Letanelet, Lombard, Mayer (5), Ragaine (6), etc. Nous nous bornerons ici à la seule analyse du travail de M. Piedvache. Les recherches qui ont conduit ce médecin à admettre la contagion de la fièvre typhoïde ont pour base l'observation de 452 cas recueillis par lui dans une période de neuf années. Il range dans quatre classes les faits dans lesquels il croit avoir reconnu la contagion. Dans la première, il s'agit de faits où la fièvre typhoïde, après avoir attaqué un individu, atteint successivement les autres membres de la même famille. Dans toutes les observations rapportées sous ce titre, on voit la reproduction du même fait : un premier individu est atteint, et, à une époque ordinairement avancée de l'affection de ce premier malade, d'autres membres de la même famille, vivant dans le même appartement, se trouvent successivement atteints. L'auteur a constaté ce fait dans les quatre cinquièmes de ses observations, et avec cette circonstance, qu'il importe de noter pour aller au-devant d'une objection souvent reproduite de simples coïncidences ou d'une influence locale commune, que, dans tous les cas, les habitations voisines de celles où le fait se passait, bien que placées identiquement dans les mêmes conditions et sous les mêmes influences, étaient complétement à l'abri de semblables atteintes, et que les sujets atteints ne l'étaient jamais simultanément, mais successivement et presque toujours à un intervalle de trois semaines ou d'un mois. Dans la deuxième catégorie, c'est un individu atteint de fièvre typhoïde, et qui, transporté dans sa famille habitant un lieu où elle ne règne pas, lui communique sa maladie. Les faits que M. Piedvache rapporte dans cette série présentent, comme les précédents, cette circonstance commune, que la fièvre typhoïde a attaqué presque tous les membres d'une même famille, mais ici avec cette particularité qui exclut l'idée d'une influence locale possible, que le développement de la fièvre typhoïde dans tous ces cas a suivi d'une manière constante l'arrivée récente du malade. Le troisième ordre de faits est relatif au cas d'un individu atteint de fièvre typhoïde,

(1) *Recherches sur la fièvre typhoïde*, 2e édit. Paris, 1841, t. II, p. 368.

(2) *Archiv. gén. de méd.*, 1re série, t. XXI, p. 57.

(3) *Journ. des connaiss. méd.-chir.*, 1834.

(4) *Recherches sur la contagion de la fièvre typhoïde* (*Mém. de l'Acad. de méd.*, 1850, t. XV, p. 239).

(5) *Bull. de la Soc. de méd. de Besançon*, n° 2, 1847.

(6) *Bull. de l'Acad. de méd.*, t. X, p. 736, 896 ; t. XII, p. 536.

transmettant sa maladie aux personnes qui lui donnent des soins, tandis que le reste de la famille ou de l'entourage du malade n'en est pas atteint. Huit observations de ce genre montrent des gardes-malades, des parents, qui, après avoir donné des soins à des personnes atteintes de fièvre typhoïde, et avoir par conséquent vécu pendant un temps plus ou moins long dans l'atmosphère du malade, et de plus en contact immédiat avec lui, ont contracté la maladie. Dans la quatrième classe se trouvent les observations relatives à ce dernier ordre de faits, savoir : une garde-malade à qui s'est communiquée la fièvre typhoïde et qui la transmet à son tour, circonstance qui met en relief la migration de la maladie de maison en maison, de hameau en hameau, de commune en commune, en un mot le transport de la maladie d'un lieu à un autre, par l'intermédiaire de personnes qui ont soigné des malades.

Les faits rapportés par M. Piedvache, au nombre de 60, comprennent 424 fièvres typhoïdes, et sur le chiffre total de 452 cas, 411 l'ont transmise ou ont été le produit de la transmission; par conséquent, cause ou effet. La contagion de la fièvre typhoïde lui paraît démontrée par le concours des circonstances suivantes, savoir : qu'on voit la fièvre typhoïde se propager successivement d'un individu aux autres membres de la famille, et suivre dans cette propagation un ordre constant, laissant toujours un intervalle de quelques semaines entre l'invasion de la maladie dans le premier cas et dans ceux qui le suivent ; qu'on la voit par ces attaques successives durer trois mois, quatre mois et même plus dans la même maison ; que l'arrivée d'un malade dans une localité où il n'y avait aucun cas de fièvre typhoïde devient pour sa famille et pour ceux qui lui donnent des soins le point de départ de nouvelles fièvres typhoïdes ; que, dans un hameau, il n'y a de malades que dans les maisons habitées par les familles qui ont eu des rapports intimes avec les premiers malades; que les personnes qui soignent les malades sont seules atteintes; que, de retour dans leurs familles, les personnes qui sont allées soigner les malades y transportent la fièvre typhoïde. Il est difficile, si l'on rapproche ces observations des faits qu'ont publiés MM. Bretonneau, Gendron, Leuret, Patry, Putégnat, Lombard, Jacquez, et tant d'autres observateurs qui ont tous conclu dans le même sens, de ne pas conclure comme eux. Mais comment concilier ces résultats avec les faits presque constamment négatifs constatés par les médecins des grandes villes, et notamment ceux de Paris ? M. Piedvache compare la situation respective des malades des villes et des malades de la campagne, et il recherche dans quelles conditions se trouvaient placés, dans les cas où la contagion avait été manifeste, et le malade qui a transmis la maladie et celui qui l'a reçue. Or il résulte de cette comparaison que, pour les malades de la campagne, il existe un concours de circonstances qui se reproduit d'une manière presque constante, et qu'on retrouve rarement réunies chez les malades des villes. Ces circonstances se résument : du côté du malade, dans le défaut de renouvellement de l'air au milieu duquel il vit ; du côté de celui à qui se transmet la maladie, dans un séjour plus ou moins prolongé dans cet air non renouvelé, et principalement pendant la nuit, si ce n'est toute la journée ; et enfin, accessoirement, dans le défaut de propreté et l'inobservance des plus simples précautions hygiéniques.

ART. VI. — De la contagion de la fièvre puerpérale, constatée en Autriche.

« La Maternité de Vienne (1) existe depuis 1784, et comme ses salles étaient toujours encombrées, on se trouva dans la nécessité d'établir en 1833 une seconde division. La nouvelle construction fut occupée par l'ancienne clinique ; la nouvelle clinique, fut installée dans le vieux bâtiment, qui d'ailleurs n'est séparé du nouvel établissement que par une porte. La mortalité dans les deux cliniques fut d'abord à peu près égale (2). Il fut arrêté en 1839 que, pour plusieurs raisons, tous les élèves en médecine feraient désormais leurs études dans la première clinique, tandis que les sages-femmes ne seraient plus admises que dans la deuxième. Comme la mortalité dans la Maternité fut toujours beaucoup plus grande qu'elle ne l'est ordinairement chez les femmes en couches dans la ville, on fit de temps en temps des enquêtes pour étudier, et les causes de cette grande mortalité, et les moyens de la prévenir. Ce qui frappa tout le monde, ce fut la grande différence qui, quelques années après qu'on eut considérablement augmenté la Maternité, eut *constamment* lieu entre les résultats obtenus dans la première clinique (établie dans la nouvelle construction) et dans la seconde clinique (établie dans l'ancien bâtiment).

(1) *Note sur le moyen hygiénique de M. Semelweis pour empêcher le développement des épidémies puerpérales dans la Maternité de Vienne*, par M. Arneth. Lue à l'Académie de médecine, le 7 janvier 1851 (*Annales d'hygiène*, t. XLV, p. 281).

(2) Il mourut, en effet :

	Dans toute la Maternité.	Dans la 2e clinique.
En 1834.................	8,06 p. 100.	8,60 p. 100.
1835.................	5,33	4,98
1836.................	7,61	7,80
1837.................	8,28	6,90
1838.................	3,73	4,94

Voici le relevé comparatif de la mortalité des deux cliniques à dater de 1839. Il mourut :

	Dans la première.	Dans la seconde.
En 1839	5,4 p. 100.	4,5 p. 100.
1840	9,5	2,6
1841	7,7	3,5
1842	15,8	7,5
1843	8,9	5,9
1844	8,2	2,3
1845	6,8	2,0
1846	11,4	2,7

» On suspectait le blanchissage, on accusait la position défavorable des salles ; mais on oubliait toujours, que ces conditions, étant parfaitement semblables, ne pouvaient nullement expliquer la grande différence dans la mortalité des deux cliniques. En novembre 1846, on crut avoir trouvé la cause des revers dans le toucher trop souvent exercé sur les femmes enceintes, et l'on diminua le nombre des élèves dans la première clinique. En effet, en novembre et décembre 1846, janvier et février 1847, la mortalité fut considérablement réduite, pour reparaître malheureusement de nouveau en avril 1847, où il mourut 57 accouchées, et au mois de mai, où il en mourut 36. Ce fut ce triste résultat qui montra mieux que n'auraient pu le faire les théories les plus savantes, que ce n'était pas dans le nombre des élèves qu'il fallait chercher la véritable cause. Ce fut au mois de mars 1847 que M. Semelweis fut nommé chef de la première clinique. Après s'être assuré que ce n'était ni par des précautions ni par un traitement spécial des femmes malades, ni par des salles plus aérées, etc., qu'elle l'emportait, M. Semelweis fut frappé d'une circonstance dont l'importance avait jusqu'alors échappé aux yeux les plus expérimentés. Tandis que les élèves sages-femmes n'assistaient pas aux autopsies et que les chefs mêmes de cette clinique ne venaient que rarement dans les salles de dissection où ils n'avaient pas de leçons à faire, les élèves de la première clinique étaient ou des médecins qui se préparaient à leurs examens, se vouant spécialement à la pratique des accouchements et en même temps à des travaux anatomo-pathologiques, ou des docteurs étrangers qui suivaient les leçons du professeur Rokitansky. Tous se livraient aux travaux anatomiques ; ils assistaient à huit ou dix nécropsies par jour. Les dissections étaient souvent faites par eux-mêmes, ou bien on se rendait à des leçons d'anatomie pathologique où toutes les pièces pathologiques de chaque jour, même celles du canal intestinal, étaient examinées et passaient de main en main. En outre, le chef de clinique d'accouchements faisait presque sans relâche un cours où l'on pratiquait sur le cadavre des opérations obstétricales. Après de si longues opérations sur le cadavre, les élèves n'allaient que trop souvent immédiatement continuer la pratique des accouchements à la Maternité. C'est dans les autopsies faites en très grand nombre par les élèves d'une des cliniques, à l'exclusion des élèves de l'autre clinique, que M. Semelweis crut reconnaître la cause de la grande différence dans la mortalité des deux services ; c'était l'inoculation des atomes cadavériques aux parties génitales qui était pour lui la source des maladies puerpérales.

» Des liquides en putréfaction, soit par le linge, soit par des parties du placenta, par des instruments mal nettoyés, par les ustensiles, par l'atmosphère même imprégnée de tels atomes, voilà pour M. Semelweis la cause la plus fréquente des fièvres puerpérales. Pour lui, le mode de propagation le plus commun est le toucher exercé par des mains imprégnées des miasmes des cadavres. Il fut arrêté, vers la fin de mai 1847, que personne ne serait admis désormais dans les salles de la Maternité, qu'il vînt des autopsies ou non, sans avoir trempé, dans la salle d'accouchements même, les mains dans une solution de chlorure de chaux et sans avoir fait usage d'une brosse à ongles. Déjà après le premier mois de la mise en pratique de cette mesure, il ne mourut que 6 femmes sur 300 accouchements ; au mois de juillet, 3 ; août, 5 ; septembre, 12 ; octobre, 11 ; novembre, 11 ; décembre, 8, toujours sur un peu plus de 300 accouchements ; tandis que sur le même nombre, 57 avaient succombé en avril, 36 en mai, avant qu'on se fût servi de ce moyen hygiénique. Les résultats obtenus en 1848 furent plus satisfaisants encore. Dans le courant de cette année, il ne mourut dans la première clinique qu'*une* femme sur 84 accouchées ; dans l'autre clinique rivale, 1 sur 76. La mortalité n'avait jamais été aussi faible dans la première clinique depuis l'année 1827.

» Depuis le moment où M. Semelweis eut introduit l'usage du moyen indiqué jusqu'au mois de novembre 1850, où M. Arneth quitta Vienne, c'est-à-dire dans une période de plus de trois ans, le résultat a été constamment le même, c'est-à-dire que la mortalité a été toujours à peu près égale dans les deux cliniques. A Kiel, on a obtenu les mêmes résultats. M. Michaelis, professeur d'accouchements de cette université, fit savoir à M. Semelweis, le 18 mars 1848, qu'on avait été forcé, le 1er juillet 1847, de fermer son hôpital à cause des cas nombreux de maladies puerpérales qui s'y produisaient. On l'ouvrit de nouveau en novembre, et la maladie recommença ses ravages. On était sur le point de fermer encore une fois l'établissement, lorsque, le 21 décembre 1847, arriva à Kiel la nouvelle des résultats obtenus à Vienne. M. Michaelis n'hésita pas un moment à employer les lotions chlorurées, et, depuis ce moment, il n'eut qu'une seule malade, chez laquelle l'affection parut même être le résultat de l'emploi d'une sonde mal essuyée.

CHAPITRE XXVI.

DE LA FIÈVRE JAUNE (1).

ART. Ier. — Limites géographiques et étiologie.

La fièvre jaune a été désignée sous les noms de *typhus ictérode*, *typhus nautique*, *typhus amarille*, *fièvre bilieuse d'Amérique*, *coup de barre*, *de vomito negro*, etc. Elle a des limites géographiques qu'elle n'a jamais franchies; jusqu'ici elle n'a jamais dépassé le 48e degré de latitude boréale (Québec) et le 27e degré de latitude australe; sous le rapport de l'altitude, elle semble même, dans la région tropicale, ne s'être jamais élevée au delà de 924 mètres au-dessus du niveau de la mer. Une certaine élévation de la température, environ 20° centigrades, paraît nécessaire à son développement. A bord des navires à vapeur, les chauffeurs semblent être plus exposés que le reste de l'équipage à contracter la fièvre jaune; à Barcelone, les boulangers et les maréchaux ferrants ont donné une proportion exceptionnellement forte de victimes. L'humidité, l'électricité atmosphérique et les vents du sud ont été signalés comme favorisant le développement de la maladie. Le théâtre habituel de la fièvre jaune est représenté par tout le littoral du golfe du Mexique et de la mer des Antilles; cependant elle a été observée aussi sur le littoral américain de l'océan Pacifique, à Guayaquil et à Acapulco en 1853, et si l'on en croit M. Barton, même au Pérou et au Chili, en mars 1854 (2). La fièvre jaune s'est montrée aussi sur la côte occidentale du continent africain, et, en Europe, sur le littoral du Portugal, de l'Espagne et de l'Italie. Parmi les saisons, l'été et l'automne sont celles dans lesquelles la maladie se manifeste le plus souvent (3). En général, la fièvre jaune n'at-

(1) Cette question a été abordée déjà plusieurs fois, t. I, p. 3, et t. II, p. 230.

(2) « Now we hear of its firts advent in Chili and Peru, March. » 1854 (*Report of the sanitary commission of New-Orleans*. New-Orleans, 1854, in-8.)

(3) Voyez plus haut, t. II, p. 230.

taque qu'une fois le même individu. On admet généralement qu'un certain acclimatement est nécessaire pour y résister. Si l'on entend par là que les individus les plus anciens de séjour dans les foyers de fièvre jaune sont le plus à l'abri, rien n'est assurément plus vrai. Mais la préservation a-t-elle lieu en raison du simple acclimatement, ou bien sous l'influence d'une première atteinte de fièvre jaune, atteinte souvent légère, qui a pu échapper à l'observation, mais qui suffit, aussi bien qu'une atteinte grave, pour garantir d'une seconde atteinte ? C'est ce qui est loin d'être décidé. Quoi qu'il en soit, voici dans quelles proportions ont eu lieu les pertes des divers éléments de la population de la Nouvelle-Orléans pendant l'épidémie de fièvre jaune qui a frappé cette ville en 1853 (1).

Provenance des individus.	Proportion des décès sur 1000 habitants.
Nouvelle-Orléans État de la Louisiane	3,58
Arkansas, Mississipi, Alabama Géorgie, Caroline du Sud	13,22
Caroline du Nord, Virginie, Maryland Tennessee, Kentucky	30,69
New-York, Vermont, Massachusetts Maine, Rhode-Island, Connecticut New-Jersey, Pensylvanie, Delaware	32,83
Ohio, Indiana, Illinois Missouri	44,23
Possessions britanniques de l'Amérique	50,24
Moyenne	12,32
Indes occidentales Amérique du Sud Mexico	6,14
Grande-Bretagne	52,19
Irlande	204,97
Danemark Suède Russie	163,26
Prusse Allemagne	132,01
Hollande Belgique	328,94
Autriche Suisse	220,08
France	48,13
Espagne Italie	22,06
Moyenne générale	111,91

(1) Barton, *Report of the sanit. commission of New-Orleans on the epid. yellow fever of* 1853, New-Orleans, 1854, p. 248.

On voit que la mortalité a varié depuis 3 jusqu'à 204 décès sur 1 000 individus, et que, d'une manière générale, les hommes du nord ont été les plus maltraités. D'après M. de Humboldt, les blancs et les métis qui habitent le plateau intérieur du Mexique contractent plus facilement le *vomito* lorsqu'ils descendent au port de la Vera-Cruz, que les Européens et les habitants des États-Unis qui arrivent par mer. — « Il y a peu d'années, sur 300 soldats mexicains, tous de l'âge de dix-huit à vingt-cinq ans, on en a vu périr en trois mois 272. A mon départ du Mexique, le gouvernement comptait confier la défense de Saint-Jean-d'Ulua à des compagnies de nègres et d'hommes de couleur (1). »

ART. II. — Transmission et importation de la fièvre jaune.

La fièvre jaune est-elle transmissible, est-elle importable ? Cette question est aujourd'hui diversement résolue. Pour mettre le lecteur en mesure de prononcer en connaissance de cause, nous allons exposer successivement les arguments invoqués par ceux qui nient et par ceux qui affirment la transmissibilité et l'importabilité de la fièvre jaune. Nous laisserons au conseil général de santé d'Angleterre, aujourd'hui le principal représentant de la non-transmission, le soin de défendre cette cause.

A. — *Opinion du Conseil général de santé* (2). — « Les épidémies de fièvre jaune éclatent simultanément dans des villes éloignées les unes des autres, et dans des parties différentes et éloignées d'une même ville, souvent dans des circonstances où la communication avec les personnes infectées était impossible. Les épidémies de fièvre jaune sont ordinairement précédées par des cas isolés individuels ou sporadiques qui ne sont pas moins communs pendant les saisons où ne règne aucune épidémie. Bien que les épidémies de fièvre jaune s'étendent quelquefois sur une grande étendue de pays, elles sont plus fréquemment limitées quant à l'espace sur lequel elles se répandent ; souvent elles n'enveloppent pas toute une ville, ni même un district considérable de cette ville. Les épidémies de fièvre jaune ne s'étendent pas d'un quartier à un autre d'après une règle de progression graduelle, mais elles ravagent souvent certaines localités tandis qu'elles épargnent entièrement ou ne visitent que légèrement d'autres localités très rapprochées avec lesquelles les habitants sont en communication constante. Lorsque les épidémies de fièvre jaune envahissent un district, elles ne se répandent point des maisons

(1) *Second rapport sur la quarantaine (fièvre jaune)*, présenté aux deux chambres par ordre de Sa Majesté, édit. franç. Londres, 1853, p. 133.

(2) *Essai polit. sur le roy. de la Nouvelle-Espagne*. Paris, 1827, t. IV, p. 196.

les premières infectées aux maisons les plus voisines ; souvent, au contraire, elles se restreignent rigoureusement à certaines maisons d'une rue, à certaines chambres de la même maison. En général, lorsque la fièvre jaune éclate dans une famille, un ou deux individus seulement en sont attaqués, ceux qui soignent les malades y échappent ordinairement ; et lorsque plusieurs membres d'une famille en sont successivement attaqués ou que ceux qui soignent les malades ont à en souffrir, c'est que l'épidémie était générale dans la localité, ou que les individus attaqués étaient allés dans un district infecté. Lorsque la fièvre jaune règne dans une localité, l'isolement le plus sévère dans cette localité n'assure aucune protection contre la maladie. D'un autre côté, tel est le succès qui suit la translation d'une localité infectée, et la dispersion des malades dans un district salubre, que, par cette mesure seule, la marche ultérieure d'une épidémie est souvent arrêtée tout à coup. Cette dispersion des malades n'est suivie d'aucune transmission de la maladie, pas même lorsque les malades sont placés dans les salles d'un hôpital au milieu d'individus souffrant d'autres affections. Il est impossible de concilier aucun des faits précédents avec une autre conclusion que celle-ci : c'est que, quelle que soit la cause excitante de la fièvre jaune, elle est locale ou endémique dans son origine, et l'évidence de cette conclusion est par conséquent cumulative. Les conditions qui influent sur la localisation de la fièvre jaune sont connues, définies et, en grande partie, susceptibles d'être écartées ; elles sont, en substance, les mêmes que les causes localisantes du choléra et de toutes les autres maladies épidémiques. Comme dans les autres maladies épidémiques, à mesure qu'on éloigne ou qu'on diminue ces causes localisantes, la fièvre jaune cesse de paraître, ou ne revient qu'à des intervalles plus éloignés et sous des formes plus bénignes. Outre les causes localisantes extérieures ordinaires, il y a encore une cause constitutionnelle prédisposante d'une importance immense, nous voulons dire la non-acclimatation ; d'où résulte cette leçon pratique qu'il faut prendre le plus grand soin d'empêcher les individus ou les corps de troupes récemment arrivés dans la zone de la fièvre jaune, d'aller dans un district où la maladie existe pour le moment, ou dans lequel elle a existé peu avant. Il n'y a pas de preuve que la fièvre jaune ait jamais été importée. Par conséquent, les moyens de protection contre la fièvre jaune ne sont pas la restriction de la quarantaine et les cordons sanitaires, mais des travaux hygiéniques ayant pour objet l'éloignement des diverses conditions localisantes, et, lorsque ces travaux permanents sont impraticables, l'éloignement temporaire de la population des localités infectées. »

B. — *Faits de transmission et d'importation* (1). — « L'observation a reconnu, comme cause des épidémies qui se sont déclarées dès 1851 à la Martinique et en 1852 à la Guadeloupe, l'importation par des navires infectés. La première invasion de la Martinique, qui s'est faite en septembre 1851, fut généralement attribuée à un développement spontané. Seul peut-être je fus frappé de voir les premiers cas de la maladie suivre de près l'arrivée à Port-de-France, venant de Cayenne et de Saint-Domingue où régnaient des épidémies, de navires infectés et admis à la libre pratique. Ce ne fut que progressivement que l'épidémie s'établit, et elle se concentra pendant longtemps au port où étaient arrivés les navires; en juillet 1852 seulement elle s'étendit à Saint-Pierre, où je me trouvais; toutefois, après deux bouffées limitées, l'une, en novembre 1851, au séminaire et à l'évêché dont les habitants communiquent fréquemment avec Port-de-France, l'autre, en 1852, à l'hôpital, où la *Sibylle*, arrivant d'un port infecté, envoya ses malades en traitement. Ces faits ne me laissèrent pas de doute sur l'importation ; mais ils n'étaient pas entourés d'assez de preuves.

» La seconde invasion de la même colonie s'est opérée en septembre 1855, dans les conditions suivantes : la corvette la *Recherche* arrive de Brest, le 24 août, à Cayenne où elle séjourne 18 jours, communiquant librement pendant tous ce temps, par son équipage et par ses passagers, avec le bateau à vapeur le *Gardien* où sévissait la fièvre jaune et avec la terre où régnait également cette maladie. Partie le 12 septembre de Cayenne, elle mouille le 18 à Port-de-France, d'où la fièvre jaune avait disparu depuis le commencement de 1853. On lui impose une quarantaine de trois jours, à raison de sa provenance d'un pays infecté, et le 22, jour de sa mise en libre pratique, tombe malade un de ses passagers, lieutenant d'infanterie de marine, qui est conduit à l'hôpital le 23, et y meurt de fièvre jaune le 25. Du 23 au 30, six hommes atteints de la même maladie sont envoyés à l'hôpital. La *Recherche* part le 30, et emporte avec elle le germe de son épidémie qui ne cesse que sur le banc de Terre-Neuve. Que se passe-t-il à la Martinique ? Un artilleur passager de la *Recherche* débarque le 22 et va habiter la caserne où est logé son corps ; le 24 il est porté à l'hôpital atteint de fièvre jaune. La maladie ne se reproduit nulle part; tout à coup, le 3 octobre, elle se déclare dans la caserne de l'artillerie avec une telle violence, que du

(1) Extrait d'une lettre de M. Dutroulau à l'auteur.

8 au 9 elle frappe 17 militaires. On ordonne l'évacuation de la caserne; une partie des artilleurs monte au fort Desaix, en emportant avec elle la fièvre jaune qui se communique là à la 18e compagnie d'infanterie de marine, casernée au rez-de-chaussée du même bâtiment qu'elle; d'autres, détachés au Marin et à la Trinité, y portent également le mal et le transmettent à la garnison de ces postes. Enfin, l'épidémie ne tarde pas à se généraliser dans toute la colonie. Si l'importation n'a pas été constatée d'une manière suffisamment précise pour la première invasion, on voit que ce caractère ne lui manque pas pour la seconde.

» A la Guadeloupe, ce n'est qu'en 1852 que l'épidémie s'est déclarée, et voici comment : En juillet, le *Gaston*, bâtiment de commerce, et le *Génie*, brick de guerre, arrivant tous deux de la Martinique, mouillent sur la rade de la Pointe-à-Pître, et envoient des malades à l'hôpital. En août, la frégate l'*Armide*, partie des îles du Salut, arrive à Port-de-France le 4, ne séjourne dans ce port que 66 heures, et n'envoie à terre qu'un canot qui y reste presque toute la journée du 6 pour le service des vivres. Le 7, elle part pour la Pointe-à-Pître, et le 9, un des canotiers qui avait été à terre à Port-de-France présente les symptômes de la fièvre jaune; il est envoyé à l'hôpital où il meurt le 13. Après avoir débarqué ses passagers, l'*Armide* part le 14 de la Pointe-à-Pître pour se rendre en France, et le 18 août se manifeste parmi son équipage le premier cas d'une épidémie de fièvre jaune qui a duré 28 jours, a frappé 122 hommes sur 160 d'effectif, et fait 54 victimes. Quelques cas s'étaient déjà déclarés en juillet à la Pointe-à-Pître; après le départ de l'*Armide*, de nouveaux cas apparurent, à l'hôpital comme à la caserne, et bientôt l'épidémie fut constituée. A la Basse-Terre, ce fut un gendarme débarqué par ce même navire qui fut le premier cas; bientôt toute la caserne de la gendarmerie qu'habitait ce militaire fut envahie, et de là la maladie gagna les maisons voisines du *champ d'Arbaud*, habitées par des Européens, s'étendant bientôt aux casernes de l'infanterie et de l'artillerie. Cette marche de l'épidémie fut très facile à constater, et l'importation par le gendarme débarqué de l'*Armide* ne resta douteuse pour personne. Ce ne fut qu'au commencement de 1853 que l'épidémie s'étendit au reste de la colonie.

» A la Basse-Terre encore, la frégate l'*Iphigénie*, partie du Port-de-France en décembre 1855 avec un germe d'épidémie qui ne put disparaître par un mouillage de près d'un mois aux *Saintes*, où elle débarqua la plus grande partie de son équipage et envoya ses malades à l'hôpital, vint, le 1er janvier 1856, mouiller sur la rade, et envoya à l'hôpital de ce port 5 malades de fièvre jaune dont 3 moururent; d'autres malades furent déposés dans la salle des blessés pour des maladies chirurgicales. L'épidémie continua sur la frégate, qui dirigea plus tard ses malades sur le camp Jacob, et partit vers la fin du mois sans en être encore débarrassée. Pendant ce même mois, l'aviso *la Chimère*, qui accompagnait *l'Iphigénie*, avait quelque cas de fièvre jaune, et en envoyait deux à l'hôpital. La frégate *l'Erigone*, venant de Port-de-France au mois de février, envoyait de son côté un artilleur pris dans ce port, qui mourut à l'hôpital de la Basse-Terre. La fièvre jaune avait cessé à la Basse-Terre depuis le 4 juillet 1855, et dans toute la colonie depuis plus d'un an; à partir du mois de mars une influence épidémique manifeste s'est réveillée et s'est localisée à la Basse-Terre, où sont arrivés les navires infectés, prenant son point de départ à l'hôpital où ont été traités les malades. Ce n'est pas là l'effet d'une constitution épidémique qui se généralise, c'est l'influence limitée d'une importation.

» La transmission, plus limitée encore, d'un malade à ceux qui s'approchent, a été constatée un grand nombre de fois. Ainsi, en 1854, la frégate l'*Armide*, partant de la Guadeloupe pour France, emporte des artilleurs valides ayant fini leur temps de colonie; parmi eux se trouve un malade qui n'accuse pas son mal, de peur d'être laissé à l'hôpital. Il se couche en arrivant à bord, et meurt au bout de trois jours. Quatre jours après, les quatre hommes qui couchaient le plus près de lui sont atteints successivement de fièvre jaune et guérissent; tout se borne là. Pendant la même année, à la Pointe-à-Pître comme à la Basse-Terre, on observe le fait suivant : Un planton logé chez un fonctionnaire tombe malade et va mourir à l'hôpital; il est remplacé dans la même chambre et dans le même lit par un second planton, et celui-ci par un troisième, qui contractent la fièvre jaune, et vont à leur tour succomber à l'hôpital; il faut supprimer ce planton pendant quelque temps. Au mois de décembre, au moment où l'épidémie finissait, un soldat d'infanterie atteint de fièvre jaune grave est placé dans une salle où n'existait aucun autre cas de cette maladie; il succombe au bout de trois jours, vomissant noir; deux jours après, trois artilleurs, dont l'un était son voisin, sont atteints et succombent tous les trois. En juin 1856, la caserne de l'artillerie étant envahie par l'épidémie importée à la Basse-Terre par des navires infectés, on fait monter au camp Jacob, en préservation, ceux des artilleurs qui n'avaient pas encore eu la maladie. Trois de ces militaires, atteints par l'infection entrent à l'hôpital du camp et y meurent. La sœur qui les soigne et qui est depuis cinq mois seulement dans la colonie, tombe malade cinq jours après le dernier décès, et présente les symptômes les plus graves de la fièvre jaune. Aucun cas n'existait au camp avant l'arrivée des artilleurs, aucun ne s'est déclaré après la maladie de la sœur. »

ART. III. — Symptômes, anatomie pathologique, pronostic, traitement.

La fièvre jaune se déclare plus souvent le jour que la nuit; elle débute par une céphalalgie intense avec frissons, tremblements, douleurs dans les membres; ces symptômes sont suivis de près par de la rougeur et de la bouffissure de la face et par des douleurs dorsales. Aux frissons succède de la chaleur et quelquefois de la sueur. La céphalalgie persiste ordinairement jusqu'à la fin de la maladie. Les yeux sont rouges et larmoyants; la peau devient jaune, mais il arrive souvent que cette coloration soit à peine perceptible. La langue est ordinairement humide et blanche, la soif vive, l'appétit nul. Les vomissements, d'abord bilieux, expulsent plus tard une matière noire, quelquefois même du sang pur. Les selles deviennent noirâtres; il y a souvent une diarrhée bilieuse. Les urines se suppriment dans quelques cas rares. Le pouls, en rapport avec la chaleur, donne de 80 à 100 pulsations; il est dépressible et petit. Toutefois, aucun des symptômes que nous venons d'examiner n'est constant (1). La durée de la fièvre jaune varie depuis trois jours jusqu'à vingt jours, non compris la convalescence. La mortalité est ordinairement plus forte au commencement de l'épidémie. Les rechutes sont fort rares. M. Louis a trouvé le foie de couleur café au lait clair, gomme-gutte, orange, olive. Rien de constant dans les autres lésions.

A Cadix, en 1800, sur une population de 57 500 individus, 48 688 furent, d'après Fellowes (2), atteints de la fièvre jaune. A Séville, sur 70 488 habitants, 61 718 furent frappés. A Gibraltar, en 1804, sur 20 000 habitants, 28 seulement échappèrent à la maladie, et il mourut, selon Pym (3), 5 946 personnes. En 1813, Gibraltar comptait 15 600 habitants et 5 500 hommes de garnison. Sur 7 870 individus qui restèrent dans la place, 3 800 qui avaient eu la fièvre jaune en 1804 furent épargnés; il en fut de même de 2 600 hommes de la garnison campés et séquestrés sur les hau-

(1) Voy. Louis, *Rech. sur la fièvre jaune de Gibraltar* (*Mém. de la Soc. méd. d'obs. de Paris*, t. II, 1844); et Dutroulau, *Thèse de Paris*, 1842.

(2) Sir J. Fellowes, *Reports on the pestilential disorder of Andalusia*. London, 1815, in-8°.

(3) W. Pym, *Observ. upon the Bulam fever*, etc. London, 1815, in-8°.

teurs de la forteresse. Quant aux autres habitants, 40 seulement échappèrent à la fièvre jaune.

Le traitement de la fièvre jaune n'a rien de spécial; jusqu'ici rien ne prouve qu'il y ait mieux à faire qu'à combattre les symptômes. En ce qui regarde la prophylaxie, nous avons résumé, dans le Ier volume, p. 380, les expériences faites en Amérique par M. de Humboldt (neveu), et d'après lesquelles il se croyait autorisé à conclure en faveur de l'action préservatrice de la morsure de la vipère. Depuis lors, des essais répétés ont eu lieu à la Guadeloupe, sous la direction de M. Dutroulau, qui en a rendu compte dans les termes suivants (1) : « Quelques-uns des militaires qui n'avaient pas été atteints par la fièvre jaune ont été soumis à l'inoculation du liquide préconisé par M. de Humboldt. M. Longueteau, un des membres de la commission envoyée à la Havane, était présent; il a lui-même opéré suivant les préceptes de M. de Humboldt; nous avons employé le liquide qu'il en avait reçu. Nous n'avons obtenu aucun effet direct de cette inoculation. Une purgation assez abondante a seulement été provoquée par le sirop antivénéneux chez une première série de dix hommes. Sur une seconde série de sept hommes, le sirop, qui n'est recommandé que comme modérateur des effets de l'inoculation, n'a pas été administré, et, de même que les premiers, ils n'ont éprouvé aucun effet sensible. » D'autre part, M. Senard, chirurgien principal de la marine, a publié (2) un résumé critique des expériences faites sur d'autres points de l'Amérique tropicale. Voici les conclusions de cet article : « 1° Il n'est pas certain que les phénomènes consécutifs à l'inoculation soient dus à l'absorption du venin de la vipère. 2° Ces phénomènes se rapportent aux symptômes de l'empoisonnement septique et non à ceux de la fièvre jaune. 3° Le procédé ne répond pas, en conséquence, aux intentions de M. de Humboldt, qui a voulu substituer une fièvre jaune artificielle à la fièvre jaune spontanée. Il reste acquis d'ailleurs qu'une première atteinte de fièvre jaune ne garantit pas sûrement d'une seconde. 4° Rien ne prouve, jusqu'à présent, la préservation en faveur des inoculés; au contraire, les décès de Gonzalès et de Guinprecht, lorsqu'il n'existait aucune épidémie, n'inspirent guère de sécurité. 5° Il n'est pas permis de voir, dans les faits rapportés par la commission, l'affirmation des promesses de M. de Humboldt. 6° L'inoculation de matières putréfiées présente un danger réel et proportionné à la quantité introduite dans l'organisme. 7° L'inoculation pouvant, devant même, selon

(1) *Gaz. hebd. de méd. et de chirurgie*, décembre 1855.
(2) Même journal, décembre 1855.

les idées de l'inventeur, déterminer l'incapacité de travail pendant quelques jo..rs, il appartient seulement aux individus privés de se soumettre, sous leur responsabilité propre, à cette opération. »

ART. IV. — Mesures prophylactiques pour les navires.

A côté d'un point malsain où la maladie frappe indistinctement tous les navires, se trouve presque toujours un lieu salubre, où l'on est le plus souvent préservé, et il importe de connaître ces lieux où les bâtiments peuvent hiverner sans danger. Pour ceux de la station de nos Antilles, c'est le mouillage des Trois-Ilets, dans la baie de Fort de France, dont la salubrité n'a jamais été mieux démontrée que pendant l'épidémie de 1839, dont l'hivernage fut si funeste à tous les bâtiments mouillés dans le carénage, tandis que ceux qui s'étaient réfugiés aux Trois-Ilets étaient épargnés. « Souvent, dit M. Dutroulau (1), il a suffi à un navire de changer son mouillage contre celui-là pour voir la maladie s'arrêter. A Saint-Domingue, la rade des Gouaïnes est un refuge salutaire contre l'influence si pernicieuse de celle de Port-au-Prince. La frégate *la Téthys* et presque tous les bâtiments faisant partie de la même station en ont fait l'expérience. A la Havane, à la Vera-Cruz, dans les différents ports des États-Unis, il existe à côté des foyers malsains des points plus salubres qu'il est du devoir du médecin de connaître. Mais, une fois l'épidémie déclarée à bord, il faut mettre tout en œuvre pour se débarrasser promptement des malades. C'est par cette mesure que *la Thisbé*, *le Bisson*, *la Téthys*, *le Génie* et beaucoup d'autres navires, ont pu arrêter une épidémie déjà établie. Quelquefois même, quand l'encombrement paraît être la cause aggravante, il faut débarquer une partie des hommes valides, comme l'ont fait *le Berceau*, *l'Euryale* et quelques autres. Au débarquement des malades, la plupart des médecins ont ajouté le nettoyage en grand et la purification du bord par tous les moyens usités. La mesure est utile, mais il ne faudrait pas lui accorder une confiance trop absolue ; car souvent elle a été impuissante à prévenir ou à arrêter une épidémie. Le désarmement en grand serait superflu ; car on pourrait, après avoir mis beaucoup de temps et de peine à faire ce désarmement, être forcé de reconnaître, comme l'a fait l'amiral Duperré pour une précédente épidémie du brick *l'Euryale*, que les fonds du navire sont aussi propres et le matériel d'armement aussi intact que si le navire

(1) Nous empruntons à ce médecin les documents résumés dans cet article (Voy. *Gaz. méd. de Paris*, 1853).

venait d'être armé. Le navire devra s'éloigner des lieux infectés, soit en gagnant la pleine mer, soit en allant mouiller sur un point plus salubre. Un navire mouillé sur rade naviguant dans des parages infectés, doit être considéré comme étant plongé dans une atmosphère imprégnée de la cause morbifique et comme pénétré partout, dans ses parties les plus profondes, par cette atmosphère. Sans doute, ce n'est pas en un jour que se fait cette pénétration d'un air nouveau, et l'on sait avec quelle difficulté se renouvelle l'air à bord de certains navires, surtout ceux qui n'ont point de batterie et dont le faux pont renferme, nuit et jour, hommes et matériel d'armement. Il faut, pour s'en faire une idée, lire le tableau que font les médecins navigateurs des nuits passées sous les tropiques, de cette agitation du sommeil, de cette transpiration qui force à se découvrir, à changer de position, à monter même sur le pont sans vêtements, malgré le danger qu'on sait courir, pour trouver un air respirable. Cette gêne va quelquefois jusqu'à un commencement d'asphyxie, et l'on a retiré des faux ponts des hommes en syncope. Au mouillage, les hublots et les manches à vents sont insuffisants pour remédier entièrement à cet état de choses; à la mer, leur usage est souvent impossible. Aussi, n'est-ce jamais qu'au bout d'un certain temps, un mois au moins, que commence à se faire sentir l'influence épidémique. Mais les communications ne sont jamais interdites rigoureusement entre les navires et la terre infectée, et là les foyers beaucoup plus intenses peuvent atteindre au bout de peu de jours les hommes qui vont s'y exposer, ce qui fait qu'après peu de temps ils rencontrent partout la cause de la maladie, et il n'est pas facile de déterminer si c'est du bord ou de la terre que provient le premier cas qui se déclare. » Voici quelques faits cités par M. Dutroulau.

En 1833, le brick *le Méléagre* arrive aux Antilles et visite successivement la Martinique, Porto-Rico, Cuba, la Vera-Cruz, la Nouvelle-Orléans, Pensacola, ne restant que peu de temps dans chaque localité; il n'éprouve aucune influence ni du choléra, ni de la fièvre jaune, qui régnaient cependant sur plusieurs de ces points. Mais, à une seconde relâche à la Havane un mousse, laissé à l'hôpital dans ce port pendant deux mois, revient à bord; il est atteint de fièvre jaune. Malgré le départ après quinze jours pour la Vera-Cruz, l'épidémie se déclare et continue dans ce dernier port. Dans cinq semaines, 23 cas et 5 morts; parmi ces malades se trouvent 7 officiers, et M. Delaporte explique cette énorme disproportion par la position de la plupart des chambres dans la sainte barbe, devant le panneau de la cale aux vivres.

La Thisbé, arrivée à la Martinique depuis juillet 1838, fait un court séjour à Fort-Royal, puis un voyage à la côte ferme, et vient mouiller le 22 novembre sur la rade de Saint-Pierre, où régnait la fièvre jaune. Un mois après, la maladie se déclare à bord, et, dans l'espace d'un mois, 48 hommes furent atteints. Les communications avec la terre avaient été fréquentes, et aucune précaution n'avait été prise pour se préserver. Les malades étaient envoyés à l'hôpital à mesure qu'ils se présentaient. La corvette ayant appareillé pour un nouveau voyage à la côte ferme, l'épidémie cessa, et, à son retour à Saint-Pierre, elle put y séjourner plusieurs mois sans que rien reparût. Mais, envoyée au mouillage du carénage à Fort-Royal, pour y passer l'hivernage, elle vit, au bout de trois semaines, reparaître l'épidémie à son bord. Tous les bâtiments mouillés plus profondément dans le cul-de-sac étaient décimés. *La Thisbé*, ayant déjà 29 hommes malades, la plupart envoyés à l'hôpital, reçoit l'ordre d'aller aux Trois-Ilets, où étaient mouillés *l'Armide*, *l'Astrée*, *le Hussard*, à l'abri de l'épidémie; à dater de ce moment, quelques hommes tombent encore, mais la cause morbide semble s'épuiser, et finit par disparaître tout à fait.

A la fin de 1838, la frégate *la Néréide* arrive au Mexique ; elle essuie les combats du 27 novembre et du 5 décembre contre Saint-Jean d'Ulloa et Vera-Cruz, sans éprouver d'autre accident que ceux de la guerre. Et cependant, à la suite de ces combats, la plupart des autres bâtiments de la division avaient été éprouvés par la fièvre jaune. Elle part en mai 1839 pour la Havane, en passant par Galveston où la fièvre jaune n'avait pas encore paru depuis dix-huit mois que durait l'occupation. Quinze jours après son arrivée à la Havane, cette maladie se déclare à bord et fait plusieurs victimes. M. Golfier reconnaît comme cause aggravante l'atmosphère intérieure du navire, qui exhale une odeur infecte d'hydrogène sulfuré provenant des soutes et de la cale. Aussi les habitants du faux pont et les élèves, qui couchent près du grand panneau, sont-ils particulièrement frappés.

Le *Berceau*, arrivé en décembre 1840 sur la rade de Fort-Royal, peut y passer quatre mois sans accident autre que quelques traces d'influence épidémique. Après un voyage à la Côte-Ferme, il va relâcher à Santiago de Cuba. Là commence une épidémie terrible, qui continue à Saint-

Domingue, où la corvette fait un court séjour, pendant la traversée de cette île à la Martinique, et même sur la rade de Fort-Royal, où cependant les malades sont envoyés à l'hôpital. L'hivernage survenant, le bâtiment va mouiller aux Trois-Ilets, mais là, contrairement à ce qui se passait à bord des autres navires, l'épidémie continue sa marche avec intensité ; ce n'est que quand on se décide à débarquer dans un poste voisin, la Pointe-du-Bout, 45 hommes pris parmi les convalescents, que les cas deviennent moins nombreux et que l'épidémie cesse tout à fait. Elle avait duré trois mois. Deux mois après, tous les convalescents reviennent à bord et le *Berceau* part pour Saint-Domingue et mouille sur la rade de Port-au-Prince le 16 décembre 1841. Ici une seconde épidémie reparaît, et tous ceux qui avaient été épargnés pendant la première sont atteints.

Le Gomer arrive à Fort-Royal en mai 1843 ; il en part en juin pour visiter toutes les Antilles et le golfe du Mexique. La fièvre jaune existe partout où il relâche, et il commence à en sentir les atteintes à Saint-Thomas. A Porto-Rico, à Port-au-Prince, de nouveaux cas se déclarent, et ce n'est qu'à la Havane que la maladie prend décidément le caractère épidémique. Il faut noter que *le Gomer* est un bâtiment modèle, qui est visité par un grand nombre d'étrangers partout où il relâche. Parti de la Havane le 2 août, il arrive à Pensacola, où un hôpital est installé à terre, avec les ressources du bord, pour recevoir les malades. Malgré l'emploi du même matériel et du même personnel affectés au service du bord, la maladie s'épuise bientôt, et le bâtiment, bien aéré et nettoyé, voit revenir son équipage sept semaines après son débarquement, sans qu'aucun accident reparaisse.

La frégate *l'Andromède*, arrivée à la Martinique en mai 1844, au moment où l'épidémie s'éteignait dans la colonie, voit cependant, après trois mois de séjour sur la rade de Fort-Royal, apparaître quelques cas isolés de fièvre jaune, et en compte 10 jusqu'à la fin de cette première année. Toute l'année suivante et les neuf premiers mois de 1846 se passent sans aucun cas. Arrivé au terme de sa station, et retournant en France en visitant les ports des grandes Antilles, elle mouille en septembre sur la rade de la Havane. Le 3 octobre, elle reçoit un coup de vent qui cause de graves avaries et nécessite des travaux forcés ainsi que des communications fréquentes avec la terre. Aussitôt une épidémie violente se déclare à bord et 251 hommes sont frappés dans l'espace de quatre mois. Les malades étaient envoyés au fur et à mesure à une maison de santé ; mais la frégate, obligée de poursuivre ses réparations, restait toujours plongée au milieu du même foyer morbide. Avant ce coup de vent, le bateau à vapeur *le Tonnerre*, qui était mouillé près de *l'Andromède*, et qui n'avait pas non plus de fièvre jaune à son bord, va faire son charbon au môle de Casa-Blanca (le point le plus malsain de la rade), et voit la maladie se déclarer. Ici le coup de vent n'a pas été nécessaire, et le rapprochement d'un point malsain de la côte a suffi pour faire naître l'épidémie.

Le Hussard, arrivé à la Martinique un mois après *l'Andromède*, ne reste que huit jours sur cette rade, et part pour Saint-Domingue sans avoir eu aucun cas de fièvre jaune. Pendant un mois passé dans la rade de Port-au-Prince, il ne se manifeste que peu de signes d'influence épidémique ; ce n'est qu'en juillet, dans la traversée de Port-au-Prince à la Caldera, port de la partie dominicaine de l'île, que l'épidémie commence. Ce mouillage est réputé très malsain ; dans l'espace de trois mois, 47 hommes sur 108 sont frappés ; il en meurt 11. Le départ de ce mouillage fait cesser l'épidémie, et pourtant quelques jours après, à la mer, *par de violents orages*, 5 cas mortels se déclarent encore. Tout cesse sur la rade de Fort-Royal. Un nouveau voyage à Port-au-Prince, en 1845, fait reparaître la fièvre jaune, mais 5 cas seulement sont notés. De retour encore à la Martinique, épidémie grave de dysentérie qui atteint presque tout l'équipage. Enfin, un troisième voyage à Saint-Domingue, en 1846, ne donne lieu à aucun cas de fièvre jaune ; mais pendant les sept mois que dure ce troisième voyage, les appareillages ont été fréquents et les séjours sur rade peu prolongés. Résultat des trois années de station : 259 malades et 21 morts, sur un effectif de 108 hommes.

Arrivée à Port-au-Prince en novembre 1844, *la Téthys* voit paraître, trente-cinq jours après, le premier cas de fièvre jaune, et en un mois à peu près présente 45 malades, dont 11 succombent. Alors une maison de santé est établie à terre et les malades y sont envoyés. Dès ce moment, les cas diminuent et l'épidémie cesse promptement. Aussi M. Golfier, qui rapporte ces faits, insiste-t-il sur les avantages qu'il y a à débarquer les malades, autant pour l'effet moral produit à bord que pour le danger que peut y faire naître leur agglomération, et aussi pour le bien-être plus grand qu'ils trouvent à terre. La frégate va mouiller aux Gonaïves pendant l'hivernage, et la maladie ne se reproduit pas ; mais, obligée de séjourner de nouveau sur la rade de Port-au-Prince, son chef-lieu de station, elle est prise, à dix-huit mois d'intervalle, d'une seconde épidémie coïncidant avec une épidémie de dysentérie. Ici les officiers et les hommes à leur service sont le plus frappés.

Voilà des exemples pris sur tous les points où se montrent le plus habituellement les épidémies de fièvre jaune : dans nos possessions des Antilles, à Saint-Domingue, à Cuba, au Mexique, au Sénégal. Partout on voit arriver les navires dans un état satisfaisant de santé et de moral ; nulle part il n'est fait mention de l'existence à bord d'un foyer morbide pouvant développer la fièvre jaune. L'insouciance est si grande que personne ne redoute les communications avec les terres infectées ; et si les influences hygiéniques ou morales sont signalées, ce n'est que plus tard et lorsque l'apparition de la maladie a amené la démoralisation. « Quelques navires, dit M. Dutroulau, peuvent traverser une longue épidémie, soit dans une seule localité, soit successivement dans plusieurs, sans en être atteints ; et les médecins attribuent ce résultat à la faculté qu'ils ont de séjourner peu de temps sur les rades, et de prendre souvent la mer, encore plus qu'à l'observation rigoureuse des précautions hygiéniques, que chacun entend d'ailleurs à sa manière. D'autres voient une influence épidémique manifeste être arrêtée par les mêmes moyens, se rencontrer à chaque mouillage et disparaître à un nouvel appareillage. Ce sont là des cas heureux ; mais, lorsque, par nécessité, les navires sont retenus sur les rades infectées, et même quelquefois, malgré la précaution d'appareiller et par une disposition qu'on ne peut expliquer, le mal se déclare, et presque toujours alors il prend promptement le caractère épidémique. Il résulte des faits qui précèdent que ce n'est qu'après avoir séjourné un certain temps, quelquefois même longtemps après avoir navigué dans les parages infectés, que la fièvre jaune se déclare à bord ; que la maladie peut se borner à quelques cas isolés, mais que le plus souvent elle prend le caractère épidémique ; enfin que l'intensité très variable des épidémies à bord prouve aussi les divers degrés d'intensité que peut avoir la cause. Mais le fait qui domine tous les autres pour le danger d'une invasion de la maladie, c'est le déplacement d'un lieu infecté dans un autre. Autant le départ pour la pleine mer est favorable, autant l'arrivée dans un nouveau foyer est funeste. Tel bâtiment qui avait échappé à l'épidémie dans la première localité se voit frappé dans celle-ci ; une première épidémie ne le préserve même pas alors d'une seconde. Cette influence funeste du déplacement est encore mieux constatée à terre qu'à bord. On peut donc affirmer que les foyers épidémiques ne se forment à bord que par l'influence prolongée des lieux infectés où se trouve le navire, et surtout par le passage d'un lieu infecté dans un autre. Ils s'y entretiennent par l'accumulation des malades. »

M. Dutroulau formule, en terminant, les conclusions suivantes : 1° La cause de la fièvre jaune ne réside pas à bord des navires, et n'y trouve pas les éléments propres à lui donner naissance. 2° Elle ne s'y développe que par l'influence prolongée des lieux infectés où se trouve le navire, et surtout par le changement de lieux. L'accumulation des malades à bord paraît être la cause principale du caractère épidémique que prend la maladie. 3° Il y a une période d'incubation pour la fièvre jaune observée sur chaque malade en particulier, comme il y en a une pour l'épidémie dont est menacé un équipage. L'observation n'a pas encore déterminé les signes caractéristiques de cette incubation, et sa durée, peu connue aussi, peut cependant être évaluée au *minimum*, pour la maladie à quelques jours, pour l'épidémie à un mois environ. 4° On peut éviter l'invasion d'une épidémie de fièvre jaune à bord, soit que le bâtiment doive séjourner peu de temps dans les lieux infectés, soit qu'il doive y stationner. 5° On peut même arrêter une épidémie déclarée, soit dès le début, soit quelque temps après son invasion. 6° Le caractère des épidémies à bord peut offrir des particularités dépendant de diverses circonstances ; on est assez d'accord sur le traitement de la première période de la maladie, très peu sur celui de la seconde. 7° On ne peut pas compter sur l'acclimatement d'un équipage pendant le temps que dure ordinairement la station dans les lieux habités par la fièvre jaune.

ART. V. Considérations générales sur quelques épidémies récentes

Fièvre jaune observée à la Nouvelle-Orléans (1). — En tête des causes particulières, M. Thomas place une chaleur de 26 à 27 degrés centigrades. Toutefois, ce n'est pas au moment des plus fortes chaleurs que la fièvre se montre ; elles ne suffiraient pas seules pour la produire, il faut qu'il s'y joigne un foyer d'infection. Or, ce foyer d'infection ne pouvant se former que par la putréfaction des matières végétales et animales qui croupissent dans les bas-fonds humides et les flaques d'eau, un certain temps de chaleur est nécessaire pour sa formation et pour que son extension subséquente permette un dégagement de miasmes suffisants et indispensables à la production du caractère de malignité qui forme l'essence de la fièvre jaune. A ces deux principales causes de la fièvre jaune, la chaleur et un foyer d'infection, il en faut ajouter une troisième, l'humidité. Mais, suivant

(1) Thomas, *Traité pratique de la fièvre jaune, observée à la Nouvelle-Orléans*. Paris, 1848.

M. Thomas, l'humidité n'a d'influence sur la production de la fièvre jaune qu'autant qu'elle est réunie aux deux conditions précédentes et qu'elle concourt à la putréfaction des matières organiques. Non-seulement l'humidité ne peut point, par elle-même, produire la fièvre jaune lorsqu'elle ne détermine pas le résultat ci-dessus ; mais, quand elle est très considérable, c'est-à-dire lorsque des pluies abondantes rafraîchissent l'atmosphère et renouvellent les eaux croupissantes, l'épidémie cesse, ou ne se produit point. M. Thomas considère le non-acclimatement comme la principale prédisposition individuelle, ou même comme la seule cause véritablement déterminante, puisque toutes les autres, quelque nombreuses et énergiques qu'elles soient, échouent complétement, selon lui, sur les acclimatés. Mais cette immunité acquise par l'acclimatement n'est pas acquise sans retour ; elle se perd par plusieurs années de séjour en Europe ou dans d'autres contrées où la fièvre jaune n'a jamais lieu habituellement. Quelques auteurs, et M. de Humboldt est de ce nombre, vont plus loin et circonscrivent le bénéfice de cette immunité aux limites mêmes de la localité ; par exemple, les personnes nées dans une ville où cette maladie est endémique, et qui par conséquent ne la contractent jamais dans leur pays, pourraient, suivant cet auteur, en être atteintes par le seul fait de leur émigration dans une autre ville où elle existe également. M. Thomas pense qu'on aura observé de pareils faits sur des sujets qui, par un long séjour en Europe ou ailleurs, avaient perdu le bénéfice de l'acclimatement.

Fièvre jaune observée à Rio-Janeiro (1). — M. M'Kinlay fait remonter au 3 novembre 1849 le premier cas de fièvre jaune qui s'est montré à Bahia. En février 1850, la maladie avait atteint son summum d'intensité; elle avait notablement diminué en juillet. A Fernambouc, où l'invasion eut lieu le 17 décembre, l'épidémie n'atteignit son apogée qu'au mois de mars. A Rio, qui possède 300 000 habitants, la maladie commença le 14 décembre ; elle prit, en mars 1850, tout son accroissement, et disparut au mois d'août. On remarquera sans doute que la fièvre jaune affecte ici une marche inverse de celle qui s'observe dans l'hémisphère nord. L'auteur évalue à 15 000 le nombre des personnes qui moururent dans cet intervalle. Au sud de Rio, l'épidémie ne s'étendit pas au delà du 27e degré de latitude ; à Montevideo, malgré l'arrivée de plusieurs navires ayant la

(1) William M'Kinlay, *Remarques sur la fièvre jaune qui s'est montrée dans ces dernières années sur les côtes du Brésil* (*Monthly Journ. of medical science*, 1852).

fièvre jaune à bord, la maladie ne se propagea pas dans la ville. M. M'Kinlay pense que la fièvre jaune n'a pas été importée au Brésil, mais qu'elle s'y est développée à la manière des endémo-épidémies. Sans se prononcer d'une manière absolue contre la contagion, il admet que la maladie une fois développée, sa multiplication se fait par l'atmosphère.

Fièvre jaune à la Guadeloupe en 1853 (1). — « La première personne atteinte de fièvre jaune à Marie-Galante, dit M. Brette, a été M. C., sous-lieutenant à la 23e compagnie du 1er régiment d'infanterie de marine. Cet officier, qui était allé passer quelques jours, vers la fin de décembre 1852, à la Pointe-à-Pître, où régnait la fièvre jaune, contracta la maladie au moment de son départ pour Marie-Galante. Le second cas fut observé quelques jours après sur un employé des douanes, qui fut apporté à l'hôpital au moment où il vomissait noir. Cet homme fréquentait souvent la caserne et l'homme de confiance de M. C., qui tomba malade presque en même temps. Tous deux moururent. Ces cas bien établis, la maladie se propagea à la caserne et à l'hôpital, dans une des salles où elle parut avoir fixé son lieu d'élection. En effet, les militaires qui entraient à l'hôpital, soit pour des plaies insignifiantes, des fièvres intermittentes simples, ou toute autre maladie, y contractaient le typhus ictérode, au moment où ils allaient être mis *exeat*. Alors, nous nous décidâmes à évacuer pour quelque temps cette salle et à placer les malades dans une nouvelle maison louée par l'administration. La fièvre jaune continua, il est vrai; mais les cas furent moins graves et moins nombreux. La provenance du premier cas et la relation de celui-ci avec les suivants établissent l'importation de la fièvre jaune à Marie-Galante et sa transmission par les foyers d'infection développés autour des premiers malades.

» Plus tard, c'est au Moule que se déclarait l'épidémie, et ses débuts donnèrent les plus vives inquiétudes. On évacua immédiatement sur le camp Jacob la 36e compagnie qui y tenait garnison et qui venait d'arriver de France. La maladie s'arrêta aussitôt; au bout de quelques mois la 29e compagnie put aller sans inconvénient occuper le poste. Vers la fin de mars, l'épidémie s'abattit sur les Saintes et un peu moins de 100 Européens qui s'y trouvaient donnaient 53 malades et 23 morts; la 10e compagnie, qui en formait la garnison et qui était arrivée de France depuis deux mois, avait à elle seule 45 malades et 21 morts sur un effectif de 69 hommes. C'est là que la maladie a montré pour la première fois le caractère de gravité qu'elle

(1) *Revue coloniale*, sept. 1855. Rapport de M. Dutroulau.

devait revêtir plus tard à la Basse-Terre et à la Pointe-à-Pître. Les nouvelles reçues des épidémies qui sévissaient sur différents points à la même époque étaient désastreuses; à la Nouvelle-Orléans, à Saint-Thomas, etc., les ravages étaient bien plus considérables qu'à la Guadeloupe. Quand, à côté de cette intensité toute particulière de la maladie, on se représente le petit nombre de malades qui ont été atteints, on est frappé du défaut complet de rapport qui peut exister quelquefois entre la gravité et l'étendue du mal; on serait naturellement porté à croire que plus une épidémie est grave, plus elle doit se propager, et pourtant c'est le contraire qui a eu lieu dans cette circonstance. Un caractère propre à l'épidémie de cette année est l'influence marquée du non-acclimatement sur le développement de la maladie. Ainsi, sur 433 hommes qui composaient la garnison de la Basse-Terre pendant l'épidémie, 318 acclimatés ont fourni 49 malades, et 115 non acclimatés en ont donné 98. Sur 57 morts, 45 appartenaient aux non acclimatés; les acclimatés n'ont fourni que 12 décès (1). D'après ces chiffres, on peut calculer que, si les 500 hommes envoyés au camp Jacob par précaution avaient été laissés à la Basse-Terre, les résultats de l'épidémie eussent été déplorables. Ce qui fait mieux ressortir encore l'influence funeste du non-acclimatement et l'immunité de l'acclimatement, c'est surtout la salubrité parfaite dont a joui partout la population créole... Il a suffi, d'autre part, de faire monter au camp Jacob la compagnie du Moule pour qu'elle n'eût plus un seul malade; l'équipage de l'aviso à vapeur *le Grondeur*, frappé à la Pointe-à-Pître, avait eu, en quinze jours, 23 malades et 11 morts, quand on en dirigea la majeure partie sur le Matouba, et, à dater de ce moment, il ne se déclara plus un seul cas parmi ceux-ci. Enfin les 700 hommes tenus en préservation au camp Jacob pendant les six mois d'épidémie meurtrière qu'a subie la Basse-Terre n'ont donné que quelques cas isolés et de médiocre intensité, la plupart contractés par des excursions sur le littoral. Il n'y a rien à opposer à de tels faits, et ils prouvent qu'on peut se préserver de la fièvre jaune.

(1)

	MALADES.		DÉCÈS.	
	Nombre.	Proportion pour 100 de l'effectif.	Nombre	Proportion pour 100 de l'effectif.
318 acclimatés.........	49	15,40	12	3,77
115 non acclimatés......	98	85,16	45	39,13
433	147	33,94	57	13,16

CHAPITRE XXVII.

DES FIÈVRES PALUDÉENNES (1).

ART. Ier. — Distribution et limites géographiques.

De toutes les maladies auxquelles l'homme est sujet, les fièvres paludéennes sont, sans contredit, les plus fréquentes, non-seulement à raison de l'étendue de leur vaste domaine géographique, mais encore à cause de leur tendance à se produire, même sous les formes les plus graves, loin du théâtre de leur endémicité, et souvent fort longtemps après l'abandon de ce dernier (2). Elles peuvent atteindre, sous le double rapport du nombre et de la gravité, des proportions qui en font, pour les armées et pour les populations, les plus redoutables fléaux. C'est dire de quelle haute importance est leur étude géographique et statistique, non-seulement pour le médecin, mais encore pour l'administrateur.

Dans l'hémisphère nord, le domaine géographique des fièvres paludéennes s'étend de l'équateur à une limite boréale qui, au moins sur l'ancien continent, correspondrait assez bien à la courbe isotherme de 5 degrés centigrades (3), mais qui, dans l'océan Atlantique, pourrait être représentée par une ligne droite partant de Québec (Canada) et allant gagner la côte de la Norwége, vers le 59e degré de latitude. Cette ligne droite exclut du domaine des fièvres paludéennes endémiques le nord de l'Écosse, les Hébrides et les Orcades, les îles Shetland, les Feroë et l'Islande. Dans l'hémisphère sud, ce domaine est beaucoup plus circonscrit, et sa limite australe n'atteint pas même l'isotherme de 15 degrés. « En Suède, dit M. Magnus Huss (4), en procédant du nord au sud, on commence à rencontrer les fièvres intermittentes dans la ville de Gèfle, vers 60° 40' de latitude boréale, sur le littoral de la mer du Nord. Si l'on pénètre dans l'intérieur du pays, on voit la limite septentrionale des fièvres intermittentes descendre un peu plus vers le sud, environ jusqu'au

(1) Nous avons eu occasion d'aborder plusieurs fois la question étiologique des fièvres paludéennes. — Voy. t. I, p. 79, 141, 200, et t. II, p. 149, 256. — Voy. aussi notre *Traité des fièvres*, 1842, et notre *Essai de géogr. méd.*, 1843.

(2) Voy. notre *Carte phys. et météorol. du globe terrestre*, 3e édition. 1855.

(3) *Norsk. Magazin Anden Række*, t. IV, p. 630. — *Gerson's Magazin*, t. IX, p. 514.

(4) *Om Sverges endemiska Sjukdomar*. Stockholm, 1852, in-8°, p. 482 à 85.

60ᵉ degré. » Au sud de cette limite, ces fièvres se montrent très généralement répandues ; elles paraissent s'être élevées autrefois beaucoup plus au nord de la Suède, si l'on en croit M. Waldenstrom (1) ; elles sont assez rares en Norwége (2). En Amérique, les fièvres paludéennes se rencontrent depuis l'équateur jusqu'au Canada : en revanche, elles sont remarquablement rares dans toute la portion de l'Amérique du Sud située en dehors des tropiques, même sur un grand nombre de points où les eaux stagnantes, les lagunes et les marais se montrent largement répandus, et qui plus est, dans des localités dont les températures annuelles est estivales dépassent de beaucoup celles que l'on observe à l'extrémité méridionale de l'Europe et même à Alger (3). Selon M. A. d'Orbigny, les fièvres intermittentes ne sont connues à Corientes que depuis peu d'années ; « encore, ajoute-t-il, ne se montrent-elles pas fréquentes *dans ce pays couvert d'eaux stagnantes* qui s'évaporent l'été et laissent des marais immenses contenant de l'eau croupie et fétide. » Un chirurgien de la marine française qui a séjourné dans la Plata, de 1845 à 1849, déclare même n'avoir pas observé un seul cas de fièvres paludéennes à bord des navires de guerre et du commerce (4). Un autre officier de santé de la marine, M. Saurel, se prononce dans le même sens (5). « Une chose remarquable, dit M. Maurin (6), c'est la salubrité des îles de la rivière d'Uruguay, qui offrent partout des lagunes et des mares d'eau produites par les débordements ; les fièvres intermittentes s'y observent rarement et guérissent facilement. »

On peut admettre que les fièvres paludéennes, considérées d'une manière générale, diminuent de fréquence et de gravité de l'équateur aux pôles, et du niveau de la mer vers les lieux élevés. Mais, en dehors de cette grande loi, il existe, même dans la région chaude du globe, divers points qui se distinguent par une immunité remarquable. Ainsi, de 1837 à

(1) *Svensk. Läk. Sällsk, Handl.*, t. VIII, p. 82.

(2) *In dem Beretning om Sygdoms forholden i 1842 og 1843 in Danmark, Sverige og Norge.* Christiania, 1847, p. 48.

(3) A Montevideo, par exemple, la température moyenne est de 19°,3 centigrades pour l'année, et de 25°,2 pour l'été ; à Rome, la température annuelle n'atteint pas même 16°, et celle de l'été est inférieure à 23°.—Voy. *Carte phys. et météorol. du globe terrestre*, 3ᵉ édit.

(4) Petit, *Considérat. méd. sur la campagne de la frégate l'*ÉRIGONE, *dans la rivière de la Plata, de* 1845 *à* 1849. Thèse de Montpellier, 1850.

(5) Saurel, *Essai sur la climatol. de Montevideo et de la républ. orient. de l'Uruguay*. Thèse de Montpellier, 1851.

(6) *Souvenir de la climatol. et de la const. méd. de l'Uruguay*. Thèse de Montpellier, 1853.

1846 inclusivement, et sur un effectif général de 11 224 hommes, on n'a compté aux Bermudes que 25 admissions aux hôpitaux pour fièvres intermittentes et 4 pour fièvres rémittentes (p. 176). Ces dernières n'ont produit qu'un seul décès. Dans l'île Sainte-Hélène, un effectif général de 5 908 hommes n'a fourni, dans une période de six années, que 39 admissions aux hôpitaux pour fièvres intermittentes et 25 pour fièvres rémittentes. Ces dernières n'ont donné lieu qu'à un seul décès.

Dans la colonie du cap de Bonne-Espérance, un effectif total de 22 714 hommes de troupes n'a produit, de 1818 à 1836 (19 années), que 28 admissions aux hôpitaux pour cause de fièvres intermittentes et rémittentes; encore les rapports officiels font-ils observer que les fièvres intermittentes, entièrement inconnues dans la population civile, avaient été probablement contractées en dehors de la colonie (1). Ici toutefois l'immunité s'explique sans difficulté par la complète absence de marais (*total absence of marsh*). Il n'en est plus ainsi à Maurice, île située dans la région tropicale, et dont la capitale est signalée comme étant entourée de tous les agents palustres que l'on considère comme causes de fièvres (2). Malgré la présence de ces causes, 30 515 hommes de garnison n'ont donné, de 1818 à 1836, que 19 admissions aux hôpitaux pour cause de fièvres intermittentes et rémittentes.

Le séjour en mer constitue, à lui seul, un puissant élément d'immunité contre les fièvres paludéennes; aussi ces fièvres sont-elles, d'ailleurs, beaucoup plus rares parmi les marins que parmi les troupes de l'armée de terre. Le tableau suivant donnera une idée de l'inégale répartition des fièvres dont il s'agit parmi les marins anglais en station dans la Méditerranée, comparée à l'armée de terre en garnison dans les possessions britanniques de cette même mer :

	MARINS. Effectif, 100,464 h.		ARMÉE DE TERRE. Effectif, 102,214 h.	
	Malades.	Morts.	Malades.	Morts.
Fièvre intermittente........	846	13	3575	12
Fièvre rémittente..........	769	27	2877	182

En faisant le dépouillement de l'ensemble des volumes des documents statistiques de l'armée anglaise, nous avons construit le tableau suivant

(1) « *Intermittent and remittent fevers, among the inhabitants, are said to be altogether unknown... Among the troops, they may probably have been slight attaks in persons who had originally contracted that disease in other climates.* » (*Stat. Rep.*)

(2) « *There are many low swampy spots, sluggish streams, and receptacles of filth.* » (*Stat. Reports on the sickn., etc., among the troops in the Mauritius.* London, 1840, f°, p. 9 c.)

dans lequel nous donnons les nombres proportionnels des admissions aux hôpitaux et des décès causés par fièvres *rémittentes* dans chacune des possessions britanniques :

	Nombre annuel des malades sur 1000 h.	Nombre annuel des décès sur 1000 h.
Guyane et Antilles	205,3	22,6
Jamaïque	744,5	99,1
Gibraltar	1,5	0,08
Malte	9,4	0,3
Iles Ioniennes	98,6	8,8
Bermudes	0,3	0,08
Nouvelle-Écosse et Nouveau-Brunswick	0,3	»
Canada	4,8	0,2
Afrique occidentale	868,6	400,9
Cap de Bonne-Espérance	0,6	0,04
Sainte-Hélène	2,7	0,1
Maurice	0,1	0,03
Ceylan	108,0	21,1
Provinces de Tenasserim	87,1	3,2
Madras	35,8	1,3
Bengale	34,3	2,3
Bombay	162,0	6,4

On voit que les fièvres paludéennes atteignent leur maximum de gravité sur la côte occidentale de l'Afrique, à la Jamaïque, aux Antilles, à la Guyane et à Ceylan, et que l'Inde anglaise est incomparablement plus épargnée que la région tropicale de l'Afrique et de l'Amérique. On remarque également que la fréquence et la gravité des fièvres sont loin d'être déterminées exclusivement par l'élévation de la température.

Influence de l'altitude. — En thèse générale, les fièvres paludéennes endémiques diminuent de fréquence et de gravité à mesure qu'on s'élève au-dessus du niveau de la mer. Il y a plus, de même que le type s'écarte de plus en plus de la continuité à mesure que l'on s'éloigne de l'été, de même le type des fièvres paludéennes varie également avec l'altitude ; en sorte que, dans les pays chauds et marécageux, on peut trouver successivement, en montant, une série graduée, véritable stratification morbide, depuis le type continu jusqu'à l'intermittence la plus rare. Telle est la règle générale ; mais on comprend que les faits peuvent se trouver intervertis lorsque sous l'influence d'une situation spéciale du foyer, l'agent fébrigène affecte une marche descendante. Soit, par exemple, un marais situé au pied du versant d'une montagne ; on comprend que, sur le versant opposé, les fièvres ne pourront se manifester qu'après avoir atteint le sommet, et qu'elles suivront ici une marche décroissante inverse à celle de la loi générale. C'est ainsi que l'on s'explique l'accroissement des ravages des fièvres survenues dans la garnison anglaise de la Dominique à la suite de l'installation d'une caserne presque au sommet du versant d'une montagne au pied de laquelle se trouvait un marais du côté opposé. Ferguson, qui fut témoin du fait, raconte que la garnison fut contrainte par les maladies d'abandonner la caserne et de chercher un refuge dans un bâtiment, dédaigné jusque-là, situé beaucoup plus bas, mais par cela même placé à cinq cents *yards* plus loin du foyer marécageux (1).

Influence des vents et du séjour antérieur. — Les fièvres paludéennes s'observent souvent à une distance considérable du foyer fébrigène, résultat qui peut se rapporter à deux causes fort différentes, à savoir : 1° l'action des vents ; 2° l'aptitude de l'organisme à produire la fièvre longtemps après avoir subi l'influence de sa cause. Lancisi raconte que trente personnes ayant fait une promenade en bateau à l'embouchure du Tibre, et le vent étant venu à souffler de manière à pousser les miasmes d'un marais éloigné sur les promeneurs, vingt-neuf furent atteints de fièvres intermittentes. Selon Lind, un régiment anglais débarqué à Pensacola y perdit 120 hommes et 12 officiers par les fièvres, tandis que les équipages des navires qui avaient jeté l'ancre à la faible distance d'un mille en furent complétement épargnés. Pour de plus amples développements, nous croyons devoir renvoyer à l'article des *vents considérés comme véhicule de corps étrangers* (2).

Exemples d'une incubation prolongée. — Nous avons soigné, en 1842, M. C..., juge au tribunal de Calvi, pris de *fièvre pernicieuse tétanique à Marseille, six semaines* après avoir quitté la Corse. M. C... nous déclara n'avoir jamais eu le moindre accès pendant son séjour à Calvi, et Marseille, à cette époque, ne produisait pas même des fièvres intermittentes simples. La fièvre pernicieuse, survenue à la suite d'un refroidissement, céda promptement à la quinine, pour l'ingestion de laquelle il fallut écarter avec force les mâchoires. Plusieurs fois nous avons constaté à Marseille des accidents pernicieux tout à fait identiques chez des militaires rentrés d'Afrique, et dont un avait quitté l'Algérie depuis *quatre mois*. A Paris, nous avons soigné un architecte atteint de fièvre pernicieuse pleurétique, dont

(1) Voy. Th. Watson, *Lectures on the principles and practice of physic. (Second american edition)*. Philadelphia, 1845, p. 462.

(2) Voy. t. I, p. 171-173.

la première atteinte s'était manifestée à Jérusalem un an auparavant. L'architecte était de retour à Paris depuis six mois.

ART. II. — Changements constatés dans les manifestations pathologiques sous l'influence du desséchement des marais.

L'histoire médicale de Londres offre un exemple très curieux de ces changements pathologiques. Comme l'indiquent encore les cartes du temps d'Élisabeth, il y avait jadis au sud de cette ville une vaste surface palustre ; le marais de Moorfield ne fut desséché qu'au XVIIe siècle. Aussi l'auteur de l'*Histoire de la Réforme*, l'évêque Burnet, compare-t-il les ravages des fièvres intermittentes à ceux d'une véritable peste. En 1558, ces ravages furent si considérables, qu'une grande partie de la récolte fut perdue par le manque d'hommes valides et en état de faire la moisson. Les écrits de Willis, de Morton, de Sydenham, attestent la fréquence à Londres des fièvres de marais, fièvres dont Jacques Ier, Cromwell et toute la famille furent victimes. Au milieu du XVIIe siècle, les diarrhées, les dysentéries et les maladies paludéennes enlevaient encore à cette ville de 2 000 à 3 000 individus par an. Eh bien, qu'est devenue cette ancienne pathologie de la capitale de l'Angleterre? Le pavage des rues, le desséchement des marais l'ont complétement anéantie. Aussi Bateman et sir Gilbert Blane font-ils remarquer que la plupart des fièvres intermittentes, que l'on rencontre aujourd'hui à Londres, portent sur des individus *venant de la campagne.* » (*Londres ancien et moderne*, par M. Bureau Rioffrey.) Le chiffre des dysentériques morts en 1681 dans la capitale de l'Angleterre était de plus de 3 000 ; en 1839, il n'était plus que de 537 pour toute l'Angleterre. Le docteur R. Willan, dans son livre sur les maladies de Londres (*Reports on the diseases in London*), dit textuellement, page 330, que les fièvres intermittentes et les dysentéries ont considérablement diminué de fréquence et de gravité depuis 150 ans.

A Strasbourg, le quartier situé près de la Porte des pêcheurs, s'appelait autrefois *Beym-Tich* (*près de l'étang*). Entre l'Ill et les murailles de la ville, se trouvait un vaste marais, comme l'indiquent encore aujourd'hui les noms de *gruner*, *alter*, *neuer*, *dürrer Bruch* (marais vert, vieux, neuf, sec, etc.) Il est permis aussi de dériver le nom du quartier de la Krütenau, du mot *Krœtenau*, qui signifie île des crapauds. Le chroniqueur Kleinlauel (1) cite vingt inondations de la ville dans la seule pé-

(1) *Strassburger Cronik durch einen Liebhaber der teutschen Poëterey*, 1625.

riode de 1524 à 1589, et l'on peut se faire une idée des ravages que devaient exercer autrefois les maladies de marais. D'autre part, parmi toutes les épidémies de Strasbourg dont l'histoire nous a conservé le souvenir, on cherche vainement une seule épidémie de typhus, depuis l'an 591 jusqu'au commencement du XVIIe siècle ; le premier typhus épidémique de Strasbourg correspond à l'année 1622. A dater de cette époque, à laquelle correspondent de grands travaux de desséchement, le cachet paludéen des maladies endémiques s'efface de plus en plus ; les épidémies de typhus se multiplient, malgré l'agrandissement de la ville, et *malgré le décroissement de l'agglomération de la population.* De temps à autre, une grande inondation du Rhin vient rétablir l'ancien état des choses ; alors les fièvres paludéennes reprennent le dessus, et les maladies ordinaires décroissent dans une proportion correspondante. C'est ainsi que la grande inondation des bords du Rhin, en 1824, fut suivie à Strasbourg, dans les années 1825, 1826 et 1827, d'une augmentation de 20 pour 100 dans la proportion ordinaire des malades atteints de fièvres intermittentes. Voici quel avait été, à l'hôpital militaire, le chiffre des admissions dans les quatre années qui précédèrent l'inondation :

En 1821, sur 2181	admissions,	887	fièvres intermittentes, ou	41 sur 100.
1822, sur 2260	—	948	—	42 —
1823, sur 2300	—	990	—	43 —
1824, sur 3249	—	1 517	—	47 —
	Total.......	4 342		

Ainsi, de 1821 à 1824 inclusivement, la moyenne annuelle des admissions pour fièvres intermittentes avait été de 43,25 sur 100. Ce ne fut qu'en 1825 que les effets de l'inondation commencèrent à se dessiner, c'est-à-dire après le retrait des eaux, dont l'influence fébrifère se prolongea pendant quatre années, comme l'indiquent les chiffres suivants :

En 1825, sur 2592	admissions,	1 938	fièvres intermittentes, ou	75 sur 100.
1826, sur 2681	—	2 030	—	75 —
1827, sur 3486	—	2 471	—	74 —
1828, sur 3655	—	2 469	—	68 —
	Total	9 008		

Il résulte de là que la proportion des admissions, pour fièvres intermittentes, qui pendant l'inondation avait été de 43,25 sur 100, s'éleva, pendant les quatre années suivantes, à une moyenne de 73 sur 100 ! Mais voici qui donne un intérêt spécial aux faits qui précèdent. On a pu voir que le chiffre des admissions pour fièvres intermittentes, qui, de 1821 à 1824, était de 4 342, s'éleva, dans les quatre années suivantes, à 9,008. A cette occasion, M. Tourdes père, ancien médecin de l'hôpital militaire de Strasbourg, fait la réflexion suivante : « Il n'en fut pas de même des maladies continues, qui, de 1821 à 1824, se montrèrent au nombre de 5 648, mais dont le chiffre, de 1825 à 1828, tomba à 3 406 ; la proportion des maladies continues, qui, en 1821, avait été de 59 sur 100 malades, s'abaissa :

En 1825, à 25 sur 100.
1826, à 25 —
1827, à 26 —
1828, à 32 —

ART. III. — Statistique des types ; du type continu en particulier.

Les fièvres paludéennes peuvent se présenter sous les types intermittent et rémittent, et surtout dans les pays chauds, même sous le type continu. La forme intermittente, la plus répandue et la plus fréquente, affecte de préférence le type quotidien ; le type tierce vient en seconde ligne. Les fièvres quartes diminuent à mesure que l'on se rapproche de l'équateur. Voici les faits observés sur divers points du globe :

	France (1).	Bône (2).	Alger (3).
Fièvres quotidiennes.....	198	1 582	599
Fièvres tierces..........	115	730	171
Fièvres quartes.........	59	26	6
Totaux........	386	2,338	776

Sur 100 admissions à l'hôpital de Blidah pour cause de fièvres paludéennes, M. Finot compte (4) :

Fièvres quotidiennes................	61,05
Fièvres doubles tierces...............	0,49
Fièvres tierces.....................	24,87
Fièvres quartes.....................	0,43
Fièvres subintrantes.................	0,21
Fièvres rémittentes..................	12,44

(1) J.-F. Nepple, *Traité des fièvres rémitt. et intermitt.* Paris, 1835, p. 300.

(2) F.-C. Maillot, *Traité des fièvres ou irritations cérébro-spin. intermitt.* Paris, 1836, p. 9.

(3) Antonini et Monard frères, *Lettres médicales.* — *Recueil de Mém. de méd., chir. et pharm. milit.*, t. XXXIII, p. 203.

(4) *Recueil de Mém. de méd., de chir. et de pharm. milit.*, t. LVI, p. 4.

Le dépouillement des comptes rendus statistiques sur l'état sanitaire de l'armée anglaise nous a donné la statistique ci-après pour chacune des possessions britanniques :

Lieux d'observation.	Effectif.	Période.	Admissions aux hôpitaux.	Décès.	
Canada.	64,280	de 1817 à 1836	1,858	3	Fièvre intermit. quotid.
—	—	—	3,212	1	— tierce.
—	—	—	16	»	— quarte.
—	—	—	294	18	— rémittente.
Canada supérieur. . . .	12,825	de 1818 à 1827	1,289	2	Fièvre intermit. quotid.
—	—	—	988	»	— tierce.
—	—	—	9	»	— quarte.
—	—	—	149	7	— rémittente.
Canada inférieur. . . .	20,341	de 1818 à 1827	262	1	Fièvre intermit. quotid.
—	—	—	272	»	— tierce.
—	—	—	1	»	— quarte.
—	—	—	19	4	— rémittente.
Nouvelle-Écosse.	46,442	de 1817 à 1836	33	»	Fièvre quotidienne.
—	—	—	4	»	— tierce.
—	—	—	15	»	— rémittente.
Iles Bermudes	11,721	de 1817 à 1836	27	»	Fièv. inter. (diff. types).
—	—	—	19	6	— rémittente.
Antilles et Guyane . . .	86,661	de 1817 à 1836	24,607	149	Fièvre intermit. quotid.
—	—	—	1,973	11	— tierce.
—	—	—	133	1	— quarte.
—	—	—	17,799	1,966	— rémittente.
Jamaïque.	51,567	de 1817 à 1836	6,090	37	Fièv. inter. (diff. types.)
—	—	—	38,393	5,114	— rémittente.
Bahama	535	de 1817 à 1836	103	»	Fièv. inter. (diff. types).
—	—	—	389	81	— rémittente.
Honduras.	320	de 1822 à 1836	65	»	Fièv. inter. (diff. types).
—	—	—	110	26	— rémittente.
Sierra-Leone	1,843	de 1819 à 1836	948	11	Fièv. inter. (diff. types).
—	—	—	1,601	739	— rémittente.
Cape Coast	630	de 1823 à 1826	15	»	Fièv. inter. (diff. types).
—	—	—	224	»	— rémittente.
Col. du cap de B.-Espér.	22,714	de 1818 à 1836	11	»	Fièvre intermit. quotid.
—	—	—	2	»	— quarte.
—	—	—	15	1	Fièvre rémittente.
Cap, front. de l'est. .	6,630	de 1822 à 1834	5	»	Fièv. inter. (diff. types).
—	—		2	»	— rémittente.
Maurice	30,515	de 1818 à 1836	13	1	Fièv. inter. (diff. types).
—	—	—	6	1	— rémittente.
Sainte-Hélène.	5,908	de 1818 à 1821	39	»	Fièv. inter. (diff. types).
—	—	et de 1836 à 1837	25	1	rémittente.
Ceylan	42.978	de 1817 à 1836	5,238	104	Fièv. inter. (diff. types).
—	—	—	4,643	868	— rémittente.
Prov. de Tenassérim. .	6,818	de 1827 à 1836	1,149	13	Fièvre intermit. quotid.
—	—	—	233	1	— tierce.
—	—	—	2	»	— quarte.
—	—	—	594	22	— rémittente.
Empire des Birmans . .	3,004	du 21 avril 1824	805	36	Fièv. inter. (diff. types).
Rangoon.	—	au 20 mars 1826	1,290	115	— rémittente.
Empire de Birman . . .	—	—	858	32	Fièv. inter. (diff. types).
		du 21 déc. 1824			
Prome, Yamdaboo. . .	3,248	au 20 mars 1826	1,040	144	— rémittenté.
Gibraltar.	60,269	de 1818 à 1836	174	5	Fièvre intermit. quotid.
—	—	—	124	»	— tierce.
—	—	—	314	28	— rémittente.
Malte.	40,826	de 1817 à 1836	232	1	Fièvre intermit. quotid.
—	—	—	79	»	— tierce.
—	—	—	384	16	— rémittente.
Iles Ioniennes.	70,293	de 1817 à 1836	5,363	44	Fièvre intermit. quotid.
—	—	—	3,848	11	— tierce.
—	—		107	»	— quarte.
—	—	—	6,934	623	— rémittente.

On voit qu'à l'exception du Canada, partout le nombre des fièvres quotidiennes excède celui des fièvres tierces.

Les fièvres paludéennes peuvent-elles, sans cesser de rester *essentielles*, revêtir le type *continu?* Telle est la question que nous posions il y a quinze ans, et que nous avons résolue par l'affirmative (1). Le problème est d'une haute importance scientifique et pratique. En effet, si les fièvres dont il s'agit peuvent à la fois se présenter sous le type continu et céder à la médication spécifique, il est évident : 1° que l'appellation générique de fièvres *intermittentes* et la dénomination de médication *antipériodique* deviennent désormais impropres ; 2° que le médecin européen, transporté dans les pays chauds, hésitera moins à recourir à la médication spécifique en présence du type continu.

Pour nous, les fièvres paludéennes essentielles peuvent se présenter sous le type continu et céder à la médication dite *antipériodique;* mais encore, et ceci mérite une attention spéciale, elles peuvent revêtir à la fois et la forme larvée et le type continu, tout en restant susceptibles d'être combattues avec succès par la médication spécifique des fièvres intermittentes ; mais citons un exemple pour nous mieux faire comprendre. Au mois d'août 1839, et dans un moment où nous comptions un certain nombre de fièvres paludéennes continues parmi nos malades à l'hôpital du Jardin du Dey, à Alger, nous eûmes à traiter le capitaine d'état-major, aujourd'hui colonel, de S..., atteint de névralgie frontale continue, mais sans fièvre, accidents dans lesquels nous vîmes une forme larvée des maladies régnantes (fièvre céphalalgique). Le malade, qui réclamait avec instance une saignée, mais à qui nous nous bornâmes à prescrire 2 grammes de sulfate de quinine, ne consentit à prendre qu'une partie de la dose prescrite. Qu'arriva-t-il ? Le lendemain matin, M. de S... nous fit la déclaration suivante : « Vous aviez raison ; la quinine m'a enlevé ma douleur comme par enchantement ; mais, je n'en avais pas pris assez, aussi m'est-il survenu cette nuit un accès terrible de fièvre avec claquement de dents. » Nous ordonnâmes une nouvelle dose de quinine, et tout fut terminé. Ce fait est un des plus curieux que nous connaissions. En effet, on trouve ici à la fois et le type continu et la forme larvée. La quinine, prise à une dose insuffisante, enlève la céphalalgie et lui substitue la forme pyrexique, en même temps qu'elle fait passer la continuité à l'intermittence. Nous pensons qu'avec un peu plus de docilité de la part du malade, une plus forte dose de quinine eût enlevé le tout.

(1) Boudin, *Traité des fièvres intermittentes, rémittentes et* CONTINUES *des pays chauds et des contrées marécageuses, suivi de Recherches sur l'emploi thérap. des préparat. arsenicales.* Paris, 1842, p. 120 à 132.

Mais écoutons, sur la question du type continu des fièvres paludéennes, le langage de quelques auteurs ; il est curieux à plus d'un titre : « A Rome, dit Bailly, les médecins appelés *en été* près d'un malade n'agitent que cette question : Est-ce ou non une fièvre à quinquina? *Si l'intermittence constituait à elle seule le fond* de la maladie, l'expérience n'aurait jamais donné aux médecins qui pratiquent dans les lieux marécageux l'idée qu'une maladie *dont les symptômes sont* CONTINUS peut cependant avoir le fond des fièvres à quinquina ; car j'aimerais mieux employer cette dernière dénomination..., que d'appeler *intermittente une affection qui peut ne l'être pas.* » (P. 524.) Dans un autre passage, Bailly s'exprime ainsi : « J'ai vu souvent des malades qui, examinés *à tous les moments du jour*, ne présentaient *aucune rémission;* il est probable cependant qu'elle existait; mais enfin, *elle était difficile à rencontrer.* » Nous ne ferons qu'une seule réflexion : Qu'est-ce donc qu'une rémission qui échappe à un examen de tous les moments, sinon une rémission imaginaire? Passons à M. Nepple (*Op. cit.*, p. 130) : « Lorsque l'été est brûlant et sec, dit ce médecin, les fièvres rémittentes ne paraissent, en Bresse, qu'à la fin du mois d'août. Dans les trois ou quatre premiers jours, *on croirait avoir affaire à une fièvre continue* grave. Mais bientôt, soit spontanément, soit plutôt à la suite d'évacuations sanguines, le type *rémittent* se prononce. » Mais d'abord, si, dans les étés brûlants, les fièvres de la Bresse *font croire à la continuité*, c'est qu'elles ne sont pas *rémittentes.* En second lieu, si au lieu d'opposer aux fièvres paludéennes continues l'expectation ou les déplétions sanguines (ce qui était permis à une époque où la médecine française voyait des *gastro-entérites* partout), on les eût attaquées vigoureusement par la médication spécifique, il est permis de croire qu'on les eût enlevées ou qu'on les eût, pour le moins, ramenées à l'*intermittence.* Enfin, voici comment s'exprime sur la question qui nous occupe M. Maillot (*op. cit.*, p. 227) : « Dès le début, les fièvres pseudo-continues simulent tout à fait une affection réellement continue. Livrées à elles-mêmes, ou traitées..., tantôt après quelques jours de durée, elles deviennent nettement rémittentes ou intermittentes. » Ici nous n'avons aucune réflexion à faire, M. Maillot nous ayant déclaré maintes fois depuis, qu'il admettait avec nous la parfaite continuité du type.

Voilà donc la continuité du type établie pour la France, l'Italie et l'Afrique ; on va voir que son existence n'est pas moins évidente dans l'Inde. Nous lisons, en effet, à la page 103 du volume Ier des *Recherches cliniques* de M. le professeur Morehead, de Bombay, sur les maladies de l'Inde :

« Il arrive parfois que la rémission est tellement faible, qu'elle devient à peine saisissable. La fièvre prend alors un caractère presque continu, ce qui peut dépendre de l'intensité avec laquelle agit la malaria (1). » Or, ce qui prouve que M. Morehead ne confond pas la continuité essentielle avec la continuité symptomatique, c'est qu'il ajoute : « Enfin, la forme continue peut être favorisée par la complication d'une inflammation locale (2). » Bien qu'ici encore le langage se ressente toujours un peu de l'opinion préconçue qui tend à résumer toute la famille naturelle des fièvres paludéennes dans ses manifestations périodiques, le fait de la continuité du type subsiste, et c'est là pour nous le point important. Nous terminerons par la relation d'un passage d'un mémoire de M. Dutroulau, qui prouvera à lui seul combien la thèse que nous défendons a poussé de profondes racines dans le corps médical de notre marine : « M. Raoul a observé la fièvre sous les trois formes : continue, rémittente et franchement intermittente, mais dans des rapports très différents de 12 pour la première, de 66 pour la seconde, de 611 pour la troisième. Il est très important de bien apprécier la première forme, qui a été rare et qui a présenté quatre fois le caractère pernicieux. Si sa coexistence avec les fièvres d'accès ne suffisait pas pour en déceler la nature, la guérison par la quinine à haute dose, bien avant l'époque où guérissent les fièvres typhoïdes, avec lesquelles on l'a confondue, en serait la preuve incontestable. Or, comme elle atteint son maximum d'intensité en deux ou trois jours, il est indispensable de ne pas la méconnaître, et mieux vaudrait considérer une véritable fièvre typhoïde comme une fièvre pernicieuse que tomber dans l'erreur contraire. D'ailleurs il faut se rappeler la rareté de la fièvre typhoïde dans les pays chauds. Au Sénégal, M. Raoul n'en a traité que *deux cas* sur 2731 hommes, *encore arrivaient-ils de France*. Aussi insiste-t-il sur la *non-existence de la fièvre typhoïde à la côte d'Afrique* et sur le danger de la confondre avec les fièvres paludéennes continues. Il insiste également sur la rapidité avec laquelle la fièvre paludéenne atteint son summum d'intensité et sur la nécessité d'agir contre elle avec énergie et promptitude. La fièvre typhoïde est très rare à bord des navires, et d'autant plus qu'on est depuis plus longtemps à la mer ; *elle disparaît complètement après un an d'absence du port*. Du reste, la *forme continue de la fièvre paludéenne peut présenter*

(1) « *The remissions are so slight as to be hardly observed. The fever becomes almost continued in character. This may have proceeded from the intensity of the malaria acting on.* »

(2) « *Finally the continued form may be favoured by the access of local inflammation.* »

les mêmes accidents pernicieux que la forme intermittente, et c'est à la marche rapide des symptômes graves qu'il faut surtout reconnaître la nature du mal. Quand elle succède à la forme intermittente, il n'est plus permis de la méconnaître. Sa durée est ordinairement de six à sept jours, en suivant une marche progressivement décroissante, représentée par l'état du pouls (1). »

De l'ensemble des faits qui précèdent nous concluons que les fièvres paludéennes, ainsi que nous l'avons soutenu dès 1841, peuvent revêtir le type continu sans cesser d'être essentielles, et que ce type réclame la même médication que le type intermittent.

ART. IV. — Distribution des fièvres et des accès selon les mois et selon les heures du jour.

De même que le nombre proportionnel et la gravité des fièvres paludéennes augmentent ou diminuent selon la latitude géographique et selon l'altitude des lieux, de même ces fièvres se montrent dans une dépendance étroite de saisons. Sous ce dernier point de vue, l'hiver joue le rôle des latitudes et des altitudes élevées ; l'été représente le rapprochement de l'équateur et du niveau de la mer. Dès lors la distribution mensuelle des fièvres doit varier dans les deux hémisphères. D'autre part, on comprend que des circonstances locales, inhérentes au foyer paludéen, pourront tantôt hâter, tantôt retarder l'apparition ou la cessation des fièvres. Quoi qu'il en soit, nous donnons à titre d'exemple, dans le tableau suivant, la distribution mensuelle des fièvres quotidiennes, tierces et quartes, telle qu'elle s'est présentée à Bône (2) :

	Fièvres quotidiennes.	Fièvres tierces.	Fièvres quartes.
Février	8	5	»
Mars	6	1	»
Avril	7	13	»
Mai	16	17	3
Juin	51	38	1
Juillet	82	48	1
Août	73	49	2
Septembre	51	20	1
Octobre	50	21	»
Novembre	96	39	1
Décembre	155	43	2
Janvier	116	29	1
	711	323	12

(1) Dutroulau, *Études sur les maladies maritimes, fièvres paludéennes* (*Gaz. méd. de Paris*, 1850, p. 795).

(2) F.-C. Maillot, *Op. cit.*, p. 414.

En ce qui concerne la distribution horaire des accès, M. Finot a trouvé à bord les accès deux fois plus fréquents de minuit à midi que de midi à minuit; les accès les plus nombreux avaient lieu de 10 heures du matin à midi; les moins nombreux, de 10 heures du soir à 3 heures du matin (1). Voici, d'autre part, la distribution horaire observée à Bône par M. Maillot :

Heures des accès.	Fièvres quotidiennes.	Fièvres tierces.	Fièvres quartes.
De minuit à 1 heure..........	12	12	2
De 1 à 2 heures...........	15	5	»
De 2 à 3 —	17	12	»
De 3 à 4 —	18	30	1
De 4 à 5 —	31	22	2
De 5 à 6 —	51	38	»
De 6 à 7 —	82	68	»
De 7 à 8 —	118	63	»
De 8 à 9 —	163	86	»
De 9 à 10 —	239	87	»
De 10 à 11 —	137	72	3
De 11 à midi.................	206	55	5
Totaux.............	1089	550	13
De midi à 1 heure...........	70	33	»
De 1 à 2 heures...........	113	39	3
De 2 à 3 —	63	23	4
De 3 à 4 —	58	27	1
De 4 à 5 —	54	11	2
De 5 à 6 —	47	11	1
De 6 à 7 —	19	9	1
De 7 à 8 —	22	10	»
De 8 à 9 —	8	»	»
De 9 à 10 —	21	8	»
De 10 à 11 —	10	6	1
De 11 à minuit..............	8	3	»
Totaux.............	493	180	13
Totaux généraux.........	1582	730	26

Ici les deux tiers des fièvres ont leurs accès de minuit à midi, et le maximum pour les fièvres quotidiennes et tierces se montre à dix heures du matin. Le minimum a lieu de neuf heures du soir à minuit. En outre, les accès quotidiens n'ont pas seuls la tendance, comme on l'a dit, à se déclarer dès le matin ; sous ce rapport, les fièvres tierces, proportion gardée, l'emportent même de beaucoup.

(1) *Recueil de Mém. de méd., de chir. et pharm. milit.*, t. LVI, p. 4.

ART. V. — Distribution des fièvres paludéennes selon les races.

Les diverses variétés humaines ont-elles une égale tendance à contracter la fièvre paludéenne ? La solution de cette question n'intéresse pas seulement la science, elle touche en même temps au grave problème du recrutement des troupes et des équipages des navires. On sait que vers le milieu du mois d'août 1841, trois navires à vapeur anglais, l'*Albert*, le *Wilberforce* et le *Soudan*, entrèrent dans le Niger, montés par 145 blancs choisis parmi des matelots vigoureux ayant tous fait preuve d'une résistance exceptionnelle dans les pays chauds, et par 158 nègres, d'origine américaine ou *kroomen*. Or, vers le 4 septembre suivant, 130 blancs sur 145 se trouvaient atteints de fièvres graves auxquelles 40 succombèrent, bien que, dès le 21 septembre, deux des trois navires eussent regagné la pleine mer; parmi les 158 noirs, au contraire, 11 seulement eurent de légères indispositions, et personne ne mourut. Il est digne de remarque que les 11 nègres qui furent indisposés avaient tous habité l'Angleterre pendant plusieurs années avant l'expédition du Niger, circonstance à laquelle ils étaient peut-être redevables d'avoir perdu une partie de leur immunité (1). Ce fait prouve à lui seul l'importance pratique de la question qu'il s'agit d'examiner.

Dans la province de Madras, les pertes annuelles causées par les fièvres paludéennes sont représentées par les nombres ci-après (2) :

	Troupes anglaises.	Troupes cipayes.
Littoral	2,0 décès sur 1000 h.	3,1 décès sur 1000 h.
Plaines.............	6,2 —	3,0 —
Plateaux...........	6,1 —	4,7 —

Si l'on admet avec M. Morehead que la fièvre typhoïde et le typhus sont inconnus à Bombay, on peut conclure que ces deux affections sont au moins très rares dans la province de Madras, et, par conséquent, que les fièvres dont il s'agit ici sont presque en totalité des fièvres paludéennes. Bien que les chiffres du tableau révèlent une certaine différence dans la mortalité des deux races, cette différence n'est pourtant pas assez tranchée ni assez constante pour qu'il soit permis d'en déduire une loi générale. Il

(1) Voy. la relation intéressante des docteurs Mac Willam et Prichett, tous deux attachés à l'expédition : *Medical history of the expedition of the Niger*, London, 1843; et *Some account of the African remittent fever*, London, 1843.

(2) Balfour, *Op. cit.*, p. 51.

en est autrement lorsque l'on compare les pertes des troupes nègres avec celles des troupes blanches, comme le montrent les deux tableaux suivants :

Proportion annuelle des décès causés par fièvres, de 1817 à 1836 inclusivement (1).

	DÉCÈS CAUSÉS PAR FIÈVRES sur 1000 hommes.	
	Troupes blanches.	Troupes nègres.
Guyane anglaise	59,2	8,5
Trinité	61,6	3,2
Tabago	104,1	8,6
Grenade	26,3	4,8
Saint-Vincent	11,2	0,9
Barbade	11,8	3,8
Sainte-Lucie	63,1	5,2
Dominique	49,3	7,7
Antigoa	14,9	1,7
Saint-Christophe	42,1	10,5
Moyenne	36,9	4,6

	Troupes blanches.	Troupes nègres.
Jamaïque	101,9	8,2
Bahama	159,0	5,6
Honduras	81,0	4,4
Sierra-Leone	410,0	2,4
Maurice	1,7	0,0
Ceylan	24,6	1,1

Ici la constance de l'infériorité des décès des nègres et la différence prononcée dans les chiffres de mortalité n'admettent aucune hésitation, et la conclusion est forcée. Mais poursuivons notre parallèle. Il est une île dans l'océan Indien, l'île de Ceylan, dans laquelle le gouvernemeut anglais entretient, depuis un grand nombre d'années, des corps de troupes de cinq provenances différentes. Parmi ces divers corps, un seul est recruté dans l'île ; les quatre autres sont étrangers au pays. Eh bien, voici pour chacune des races les chiffres des pertes annuelles causées par les fièvres :

	Décès sur 1000 hom.
Troupes nègres	1,1
Troupes recrutées dans l'Inde	4,5
Malais	6,7
Indigènes de Ceylan	7,0
Troupes anglaises	24,6

(1) Voir les deux tableaux, p. 274 et 275.

Ainsi, chaque race présente son chiffre spécial de mortalité, et les fièvres font à Ceylan 22 fois plus de ravages parmi les troupes anglaises que parmi les troupes nègres ; d'autre part, les pertes des indigènes dépassent celles de toutes les autres troupes, si l'on en excepte la seule garnison anglaise.

ART. VI. — Faits généraux concernant la médication arsenicale.

De tout temps on s'est beaucoup préoccupé de la recherche d'un médicament capable, dans le traitement des fièvres paludéennes, de remplacer le quinquina. La cherté de ce médicament, et son épuisement dans les forêts de l'Amérique du Sud, signalé par M. Weddel, donnent un intérêt particulier d'actualité à la médication arsenicale. Nous avons soumis, il y a quinze ans (1), quelques malades atteints de fièvres intermittentes au traitement arsenical. Un succès marqué ayant couronné cette tentative, nous avons généralisé l'emploi de cette substance, et aujourd'hui notre expérience a pour base le traitement heureux de plus de cinq mille malades. Nos expériences ont été répétées avec succès en France, en Italie, en Corse, en Afrique, aux Antilles, en Amérique. On peut donc admettre que la médication arsenicale a subi aujourd'hui la quadruple épreuve du temps, des lieux, du nombre des médecins et de celui des malades. Dans l'état de santé, l'acide arsénieux, pris à la dose de 3 centigrammes, nous a causé une excitation générale, comparable, jusqu'à un certain point, à celle que produit le café très fort ; mais le phénomène le plus curieux a été la production d'une vigueur prononcée des membres inférieurs, permettant de faire de longues courses sans fatigue (2).

En examinant avec attention les résultats obtenus par divers médecins, nous constatons entre eux une notable différence. La cause de cette différence ne pouvant être attribuée qu'à la méthode suivie, nous croyons devoir exposer très succinctement celle qui nous a paru réunir la plus grande somme d'avantages. *Première règle :* Ouvrir le traitement par un vomitif (ipéca, 1 gramme ; tartre stibié, 1 décigramme), si la fièvre s'accompagne d'embarras gastrique, de suppression ou même seulement de diminution de l'appétit. Une fois la fièvre coupée, revenir sans hésiter au vomitif, pour peu que le retour de l'appétit complet se fasse attendre, afin de rendre promptement possible une alimentation substantielle et abondante.

(1) Voir notre *Traité des fièvres*. Paris, 1842.

(2) En Styrie, ainsi que dans le Tyrol, on prend de l'arsenic pour faire l'ascension des montagnes. Dans quelques provinces de l'Allemagne, on administre cette substance aux vieux chevaux pour leur donner du jarret.

Deuxième règle : Faire prendre l'acide arsénieux à doses fractionnées, c'est-à-dire en plusieurs prises, dont la dernière doit être administrée au moins deux heures avant le moment présumé de l'accès; proportionner la dose au génie spécial des fièvres, génie variable selon les lieux, les saisons, les individus. Profiter de la tolérance au début du traitement pour élever la dose d'acide arsénieux, en donnant tous les quarts d'heure 1 milligramme ou seulement 1/2 milligramme (1 gramme ou 1/2 gramme de la solution aqueuse). A mesure que la tolérance baisse, diminuer graduellement la dose, et insister sur le fractionnement; donner le médicament pendant les jours d'apyrexie aussi bien qu'aux jours d'accès. Le continuer pendant un temps proportionné à l'ancienneté de la maladie, ainsi qu'à son caractère plus ou moins rebelle aux traitements antérieurs. Dans les fièvres de première invasion, le continuer au moins pendant huit jours après l'entière cessation des accès. Contre les fièvres anciennes et rebelles, prolonger l'usage de l'acide arsénieux pendant trente, quarante, cinquante jours, et même plus longtemps, s'il le faut. *Troisième règle* : Faire usage d'une alimentation substantielle, aussi abondante que possible, et n'ayant d'autre limite que l'appétit et la faculté de digérer. La faire consister de préférence en bœuf ou en mouton rôtis; faire boire un vin généreux en quantité proportionnée au degré de la détérioration de la constitution du malade. En résumé, faire vomir pour combattre l'embarras gastrique, la suppression ou la diminution initiale ou persistante de l'appétit; proportionner la dose de l'acide arsénieux à la tolérance; fractionner le médicament et le continuer sans interruption pendant un temps proportionné à la durée ainsi qu'à l'opiniâtreté de la fièvre : en un mot, opposer à la diathèse paludéenne en quelque sorte une *diathèse arsenicale;* alimenter fortement; faire subir au malade un véritable *entraînement;* échelonner les trois parties du traitement de telle sorte que le temps soit utilisé de la manière la plus profitable pour le malade. Telles sont les règles dont nous recommandons la rigoureuse observation si l'on veut tirer le meilleur parti possible de la médication fébrifuge. Ainsi notre médication ne consiste nullement dans la simple substitution des préparations arsenicales à la quinine, mais bien dans une médication complexe, dans laquelle l'arsenic est secondé par deux puissants moyens : les vomitifs et le régime alimentaire. Les vomitifs combattent l'embarras gastrique et hâtent le retour de l'appétit; le régime alimentaire abrége la convalescence, combat la tendance aux récidives et prévient les accidents consécutifs multiples qui se lient à l'appauvrissement du sang.

L'acide arsénieux peut s'administrer en solution aqueuse, en poudre, en pilules. Nous préférons la forme liquide, et voici la solution dont nous nous servons :

Acide arsénieux............	1 gramme (20 grains).
Eau distillée...............	1000 grammes (1 litre).

Pour rendre la solution complète, il est indispensable de la soumettre à l'ébullition pendant un quart d'heure ; on remplace par de l'eau distillée la petite quantité d'eau qui s'est évaporée, de manière à compléter 1000 grammes d'eau. 50 grammes de cette solution aqueuse représentent 5 centigrammes (1 grain) d'acide arsénieux. Ordinairement nous ajoutons à cette solution aqueuse partie égale de vin, d'où il résulte que l'acide arsénieux représente en poids la 2000e partie du liquide. Dans ce cas, il est évident qu'il faut 100 grammes de la solution vineuse pour représenter 5 centigrammes d'acide arsénieux. Cette solution, d'une extrême simplicité et d'une préparation facile, nous paraît devoir remplacer les liqueurs de Pearson et de Fowler, qui joignent à l'inconvénient d'une préparation compliquée celui d'un maniement difficile. Quant à la dose, elle n'a rien d'absolu ; elle doit s'adapter au génie spécial des fièvres, et surtout à la *tolérance* des malades. Il y a autant d'inconvénient à rester en deçà qu'à aller au delà de la dose exigée. C'est pour n'avoir pas tenu compte de cette règle que quelques médecins ont provoqué des accidents passagers, ou n'ont pas obtenu de l'arsenic tout ce que ce médicament peut donner. Ordinairement les malades supportent parfaitement 2 à 3 centigrammes d'acide arsénieux, au début du traitement, et cessent de tolérer cette dose deux ou trois jours après, quand la fièvre est coupée. La non-tolérance se manifeste par des nausées, de la céphalalgie, la diminution de l'appétit ; à un plus haut degré, elle se traduit par des vomissements, de la diarrhée. A mesure donc que la tolérance décroît, il faut aussi diminuer la dose et insister sur le fractionnement (1).

(1) Au lieu d'attendre que les malades se plaignent, il faut, dès que la fièvre est coupée, diminuer chaque jour graduellement la dose initiale, à moins de rencontrer des organismes exceptionnels qui supportent cette dernière jusqu'à la fin du traitement. Le premier signe d'intolérance est la production d'une grande quantité d'eau dans la bouche, production d'eau qui précède la nausée A Paris, dès que la fièvre est coupée, nous passons ordinairement de la dose initiale de 25 milligrammes (un demi-grain) à 20, à 15 et à 10 milligrammes d'acide arsénieux. C'est en nous conformant à l'ensemble de ces règles que nous avons pu, depuis plus de dix ans, ne pas employer un seul atome de sulfate de quinine dans le traitement des fièvres intermittentes.

Interrogeons maintenant les faits relatifs à l'action comparée de la quinine et de l'arsenic. Sur 422 malades atteints de fièvres intermittentes, traités dans nos salles, à l'hôpital militaire de Versailles, du 1er janvier 1843 au 1er janvier 1846, M. Masselot (*Archives générales de médecine*, année 1846) signale 111 malades soumis au traitement par le sulfate de quinine dans les salles de plusieurs autres médecins et 311 malades soumis dans notre service au traitement par l'acide arsénieux. Les premiers ont fourni 14 récidives, soit 12,5 récidives sur 100 ; les seconds n'en ont fourni que 10, soit 3,2 sur 100. D'autre part, M. F.-C. Maillot (*Gazette médicale*, septembre 1850) signale 15 rechutes sur 77 malades soumis par lui au traitement arsenical, et 15 rechutes sur 42 autres malades traités par le sulfate de quinine. Bien qu'ici encore il existe un notable avantage en faveur de l'arsenic, nous pensons que ces faits n'ont pas une valeur suffisamment concluante, attendu qu'ils ont trait à une période trop courte (du 11 février au 16 juillet 1850). Maintenant, quelle est la puissance de la quinine à prévenir les récidives ? Pour répondre à cette question, nous invoquerons les seuls documents numériques que nous avons pu nous procurer : Sur 1 192 militaires malades traités à Alger par la quinine, MM. Monard frères signalent 520 fièvres de première invasion, et 672 récidives (*Mémoires de médecine, de chirurgie et de pharmacie militaires*, t. XLVII, p. 193). A Blidah, M. Finot compte, sur 6 018 malades, 2 414 fièvres de première invasion, et 3 604 fièvres récidivées (*Mémoires de médecine militaire*, t. LVI, p. 63). Ces chiffres sont d'autant plus significatifs qu'ils ont trait à des militaires en grande partie récemment débarqués en Afrique, et chez lesquels les récidives n'avaient pas eu le temps d'atteindre leur maximum. Enfin, à Rome, l'armée française, d'après M. Jacquot, comptait en mai 1850, c'est-à-dire après moins d'un an de séjour, au delà de 91 récidives ou rechutes sur 100 fièvres, non compris les malades renvoyés en France pour affections rebelles, et dont les récidives sont venues peupler les hôpitaux de l'intérieur.

Aptitude à couper la fièvre.—M. F.-C. Maillot dit avoir réussi à couper la fièvre dans les trois quarts des cas, après une seule administration du sulfate de quinine, et dans la moitié des cas, seulement après une première prise d'acide arsenical. En admettant que l'arsenic eût dit son dernier mot dans ce premier essai de M. F.-C. Maillot, le résultat serait encore très beau, car dans les neuf dixièmes des cas il est peu important de couper la fièvre au premier ou au second accès. D'ailleurs, ce petit inconvénient, fût-il démontré, se trouverait, dans les expériences mêmes de M. Maillot, racheté par un grand avantage en faveur de l'arsenic : celui de mieux garantir contre les récidives. En ce qui concerne la durée du traitement, MM. Monard frères ont signalé ainsi qu'il suit la durée du séjour à l'hôpital militaire d'Alger de 1192 malades traités par la quinine :

		Jours.
Fièvres intermittentes............	589	27,7
Fièvres rémittentes..............	540	38,5
Fièvres subintrantes.............	63	34,7
	1192	

M. Masselot a trouvé, pour 311 malades traités à Versailles par l'acide arsénieux, une moyenne de 22 jours; alors que 111 malades traités dans la même ville, par le sulfate de quinine, lui ont donné une moyenne de 30 jours d'hôpital.

Fièvres pernicieuses. — Doit-on employer les préparations arsenicales contre les fièvres pernicieuses? Telle est la question qui nous a été souvent adressée. Voici notre réponse. Il y a trente-six ans, lorsque le sulfate de quinine fut introduit dans la thérapeutique, personne ne songea d'abord à le substituer, dans le traitement des fièvres pernicieuses, au quinquina, qui était alors le médicament classique. Nous pensons qu'il y a lieu d'imiter aujourd'hui cette sage réserve quant aux préparations arsenicales. En ce qui regarde le sulfate de quinine, la constance prétendue de son efficacité dans le traitement des fièvres pernicieuses ne résiste pas à l'examen des faits. Ainsi la proportion des décès des malades traités pour fièvres pernicieuses par la quinine a été :

Pour M. F.-C. Maillot.........	de 1 sur 5
Pour MM. Monard frères........	de 1 sur 4,5
Pour M. Bailly................	de 1 sur 2,25
Pour M. Nepple................	de 1 sur 2
Pour M. Gonnet (Guadeloupe)....	de 1 sur 2

On voit que, malgré le sulfate de quinine, les pertes s'élèvent de 20 à 50 sur 100 malades atteints de fièvres pernicieuses.

Il nous reste à examiner une autre question, en ce qui regarde la quinine, celle de sa prétendue innocuité. Citons quelques faits : A Tours, une religieuse prend 1 gramme 25 centigrammes de sulfate de quinine, dose prescrite par M. Bretonneau, et elle se trouve bientôt en proie à une folie maniaque. Après avoir administré 50 grains de sulfate de quinine à un asthmatique, M. Trousseau voit son malade pris de délire et de surdité (1). 18 cas analogues sont relatés par M. Frantonnetti. De faibles doses de quinquina ont produit la surdité, au rapport de Morton (2); M. Chaalupt l'a remarqué sur lui-même (3). En 1843, un jeune homme soigné par M. Nacquard éprouve, après avoir pris 2 grammes de sulfate de quinine, de l'aphonie en même temps que de la surdité et du délire. Six observations de surdité à la suite d'un traitement par le sulfate de quinine sont mentionnées par MM. Miquel et Williams (voir *Bulletin de thérapeutique*, t. XIX, p. 382). Itard, entre autres inconvénients dus à la quinine, cite une surdi-mutité incurable survenue chez un jeune enfant (4). MM. Ménière, Saint-Laurent et Husson ont plusieurs fois constaté des surdités rebelles causées par le sulfate de quinine. Des cas nombreux d'amblyopie sont, indépendamment de divers autres accidents, signalés par M. Piorry comme résultant de l'usage du sulfate de quinine (5). Dès 1837, Alibert soutenait que le sulfate de quinine, à la dose d'un gramme, peut causer la mort. Quatre décès dus à la quinine sont signalés dans les hôpitaux de Paris. *Premier décès :* Un jeune homme à l'Hôtel-Dieu, service de M. Récamier, prend du sulfate de quinine; bientôt après il tombe dans le délire, le coma, et meurt (6). *Deuxième et troisième décès :* Deux malades atteints de rhumatisme et traités à l'hôpital Cochin, dans les salles de M. Briquet, par le sulfate de quinine, meurent empoisonnés (7). *Quatrième décès :* Un malade de M. Piédagnel (hôpital Saint-Antoine) succombe à des signes visibles d'empoisonnement dû au sulfate de quinine qui lui a été administré. Un autre décès causé par la quinine est signalé par Giacomini (8). 6 décès à la suite de fièvres intermittentes traitées par le sulfate de quinine sont signalés dans la pratique de M. Piorry (9). M. Guersant (art. QUINQUINA, *Dict. de méd.*) rapporte qu'un médecin de la Haute-Saône, après s'être administré à lui-même, ainsi qu'à sa femme, du sulfate de quinine pour fièvre intermittente, succomba promptement à des phénomènes d'intoxication, tandis que sa femme ne mourut pas, grâce à la maladie de son mari qui fit interrompre

(1) Trousseau et Pidoux, *Thérapeutique*, t. II, p. 301, 3e édition.
(2) Barbier, *Mat. médic.*, art. QUINQUINA.
(3) *Thèse sur les convulsions*, 1824, p. 67.
(4) Mérat et Delens, *Dict. de mat. médic.* Paris, 1833, t. V, art. QUINQUINA.
(5) Piorry, *Traité de médec. iatrique*, t. IV, p. 145 et 146.
(6) *Examinateur médical*, 15 février 1843.
(7) Beau, *Journal de médecine*, février 1843.
(8) *Annali universali di medicina*, mars 1841.
(9) Piorry, *Traité de médecine iatrique*. Paris, 1845, t. VI, p. 150, 516 et suiv.

le traitement, mais elle resta toujours sourde et aveugle. Tels sont quelques-uns des faits qui nous semblent de nature à infirmer l'opinion, un peu optimiste, qui admet l'innocuité absolue du sulfate de quinine.

Il est permis de déduire de l'ensemble des considérations qui précèdent et des faits nombreux dont nous sommes témoin depuis plus de quinze ans, les conclusions générales suivantes : 1° Les préparations arsenicales peuvent remplacer la quinine dans le traitement de l'immense majorité des fièvres intermittentes et des exacerbations périodiques qui compliquent d'autres affections. 2° Elles réussissent souvent là où le sulfate de quinine a échoué, et là où l'administration de ce dernier médicament offre de grandes difficultés, par exemple chez les enfants. 3° Maniées avec la prudence que commande l'emploi de tous les médicaments héroïques, elles sont d'une innocuité complète, toutes les fois que l'on se conformera aux règles indiquées ci-dessus (1).

CHAPITRE XXVIII.

DE LA GALE BÉDOUINE ET DE LA GALE DES ILLINOIS.

On désigne en Algérie sous le nom de *gale bédouine* (*hhabb lareug*, bouton de sueur) une éruption vésiculeuse qui se manifeste surtout dans les premiers jours de grandes chaleurs et qui n'est pas contagieuse (2). D'autre part, les quatre cinquièmes des individus qui ont habité pendant une année l'État des Illinois, dans le nord des États-Unis, sont atteints, d'après H. Newhall, d'une maladie connue sous le nom de *gale des Illinois*. Elle débute par une vive démangeaison aux bras et aux cuisses. Le grattement amène en peu d'instants une éruption de petites papules de la même couleur que la peau environnante, qui disparaissent souvent pendant que d'autres se développent; après un ou deux jours, ces dernières deviennent vésiculeuses. Ces vésicules sont remplies d'un fluide clair et transparent qui se change en peu de jours en une matière opaque d'un jaune pâle. Il n'y a point d'inflammation autour des vésicules, jusqu'à ce qu'on se soit beaucoup gratté. Si les vésicules sont ouvertes à leur début avec la pointe d'une aiguille, elles disparaissent sans laisser de traces ; mais si leur sommet est arraché, un fluide aqueux, mêlé de sang,

(1) Voy. notre art. FIÈVRES INTERMITTENTES du tome IX du *Dict. des dict. de méd.*
(2) E.-L. Bertherand, *Médecine et hygiène des Arabes*. Paris, 1855, p. 447.

suinte à leur surface et il se forme des croûtes noires ou brunes qui disparaissent avec le temps, mais qui souvent laissent de petites cicatrices permanentes. Lorsque la maladie a duré un certain temps, les vésicules sont quelquefois entremêlées de pustules psydraciées, contenant une humeur jaune-paille. Ces pustules deviennent souvent confluentes, et, en se desséchant, elles donnent lieu à des croûtes larges et irrégulières. Ces croûtes sont ordinairement situées sur les jambes des hommes, sur les jambes et sur les seins des femmes, sur la tête et beaucoup d'autres parties chez les enfants. Autour des doigts, l'éruption produit quelquefois la chute des ongles. Ainsi, dans cette maladie, on voit des papules sans cercle inflammatoire, des papules avec des bases enflammées, des vésicules, des pustules, de petites écailles et de larges croûtes. L'éruption est plus abondante à la partie interne des cuisses, des bras, des poignets, entre les doigts et autour des aisselles et des testicules. La plante des pieds chez les enfants en est surtout atteinte ; la face n'est jamais le siége de l'éruption. La démangeaison est intolérable, et la chaleur l'augmente : quelquefois les mains sont gonflées de manière à empêcher le malade de se livrer à tout travail. Ordinairement il n'y a pas de fièvre ; la maladie n'est pas contagieuse et ne peut être reproduite par inoculation. M. Newhall a vu des personnes atteintes de cette maladie la conserver pendant quatre à cinq années (1).

CHAPITRE XXIX.

DE L'HÆMOPHILIE (2).

Albucasis parle d'individus chez lesquels des blessures ont saigné jusqu'à ce qu'ils en soient morts : « Indesinenter sanguis fluit ex vulneré » quousque moritur. » Les enfants de ces mêmes individus succombaient par suite d'hémorrhagies, d'apparence peu graves, comme par de simples saignements des gencives : « Et recitaverunt mihi super hoc, quod » quibusdam ex pueris suis cum fricaret manu gingivas, cœpit sanguis » fluere ex illis, donec mortuus sit. » (*Trad. latine* de Paul Ricius. Augs-

(1) H. Newhall, *Remarques sur une maladie de la peau appelée gale des Illinois* (*Illinois itch*, (*Engl. journal*, vol. XIII, p. 134 ; *Bulletin des sciences médicales de Férussac*, t. XVIII, p. 65 ; Rayer, *Traité théor. et prat. des maladies de la peau*, t. III, p. 898).

(2) Voir le résumé qu'a donné de cette affection M. Schnepf (*Recherches histor. sur l'hœmophilie* (*Gaz. méd. de Paris*, 27 octobre 1855).

burg, 1519, tol. 145, cap. 15.) Ces premières traces d'une disposition morbide particulière se perdent pendant plusieurs siècles; un professeur de Padoue, Alexandre Benedictus, en rapporte cependant un exemple dans son livre *De omnium a vertice ad plantam morborum signis, causis, etc.* (Padua, 1525). Ce n'est que vers la fin du XVIIIe siècle que Fordyce signale des hémorrhagies rebelles se transmettant par voie d'hérédité directe, dans certaines familles (*Fragmenta chirurgica*, Lond., 1784). Mais ce n'est qu'au commencement du XIXe siècle que les médecins américains Otto, Rush, Hay, etc., ont rassemblé un nombre suffisant de faits pour permettre une description complète de cette diathèse (*Philad. med. Reposit.*, vol. VI, 1803). Hasse en réunit plusieurs exemples dès 1820. Schœnlein lui accorde une place dans le cadre nosologique sous le titre d'*hæmophilie*, dénomination admise dans la monographie de M. Wachsmuth (Magdeb., 1849), dans celle de M. Grandidier, de Cassel (Leipzig, 1855). Ce médecin cite 121 faits identiques observés dans un grand nombre de familles, savoir : 8 en Amérique, 29 en Angleterre, 10 en France, 2 en Hollande, 4 en Suisse, 3 en Suède et en Danemark, 4 en Russie, 61 en Allemagne. Il y ajoute la relation de quatre familles nouvelles, dans lesquelles règne cette diathèse.

Le caractère pathognomonique de l'hæmophilie est moins une perte de sang que la durée, la ténacité de l'hémorrhagie; en outre, cette diathèse se distingue de toutes les autres par la coexistence de trois groupes de phénomènes : 1° par les hémorrhagies; 2° par les pétéchies, les ecchymoses et les tumeurs sanguines; 3° par les douleurs et gonflements articulaires. Les hémorrhagies dont il s'agit ici diffèrent de toutes les autres par leur ténacité, leur durée et leur fréquence; elles peuvent être traumatiques ou spontanées. M. Virchow recommande d'être sobre d'opérations chirurgicales chez ces individus, rappelant à cette occasion l'hémorrhagie rebelle d'une piqûre de vaccination qu'Heyfelder a dû combattre sérieusement, et la mort survenue chez une femme par la déchirure de la membrane hymen. Le docteur Grandidier compte déjà 88 victimes parmi les familles où règne l'hæmophilie; sur ce nombre 58 appartiennent à l'Amérique du Nord, 14 à la Grande-Bretagne, 12 à l'Allemagne et 4 à la France. Chez les nouveaux-nés, l'hémorrhagie ne se fait pas par les vaisseaux ombilicaux, mais presque constamment le sang sort sur les bords du cordon ou par les tubercules ou les granulations qui entourent la cicatrice ombilicale. Elle s'est montrée, d'après le docteur Minot, dans 46 cas, 41 fois le huitième jour après la naissance.

L'hémorrhagie traumatique peut, avec l'apparence la plus bénigne, devenir grave et même mortelle. M. Grandidier a noté cette terminaison 4 fois par suite de la déchirure du frein de la lèvre supérieure, 11 fois par des plaies légères du cuir chevelu, 1 fois par une blessure du pied sans qu'une artère eût été lésée, 7 fois par la morsure de la langue produite par les dents du même individu, 2 fois par la contusion légère d'un doigt, 14 fois par la fente ou la gerçure de la peau ou de la muqueuse des lèvres, 1 fois par une coupure du doigt, 5 fois par des saignements de nez résultant d'une chute (on cite même un cas de mort par saignement nasal chez un jeune homme qui, en cueillant des pommes, en reçut une sur le nez), 1 fois par contusion profonde du thorax, l'hémorrhagie restant sous-cutanée. La mort par perte de sang a été causée par les opérations suivantes : 1 fois par la section du frein de la langue, 4 fois par des piqûres de sangsues, 2 fois par des plaies de ventouses, 4 fois par des scarifications, 6 fois par la saignée, 1 fois par l'établissement d'un séton, 2 fois par la surface d'un vésicatoire, 10 fois par l'avulsion de dents, 4 fois par la circoncision, 1 fois par l'opération de la fistule, 1 fois par la ligature de la carotide, 1 fois par la ligature des radiales et cubitales après la ponction d'un anévrysme, 1 fois par la ligature de la crurale, 1 fois par l'amputation de la cuisse, et 1 fois par celle de l'avant-bras. Dans les 5 derniers cas, l'hémorrhagie mortelle s'est faite, non par les vaisseaux sur lesquels on opérait, mais bien par la surface parenchymateuse ou les lèvres de la plaie.

Les hémorrhagies spontanées surviennent souvent d'une manière subite, sans être annoncées par aucun trouble de l'économie. En général, cependant, les auteurs ont noté des phénomènes de congestion, comme précurseurs de ces hémorrhagies ; d'autres ont signalé de la céphalalgie, des vertiges, de la dyspnée, des inquiétudes, des désordres du sentiment, de la mélancolie et même de l'agitation maniaque ; Wachsmuth, qui a signalé plusieurs de ces anomalies psychiques, se demande si les hæmophiles, qui, dans ces moments d'exacerbation, se portent à un acte coupable, doivent être considérés comme étant responsables. Les hémorrhagies spontanées ont pour siége le plus ordinaire les muqueuses, rarement les séreuses et la peau. Grandidier a trouvé 10 fois des épistaxis, 32 fois des saignements de la muqueuse buccale (dont 14 dépendaient des gencives), 32 fois des hémorrhagies intestinales, 8 hématémèses, 11 hématuries, 14 hémoptysies, 3 fois des hémorrhagies par les caroncules lacrymales, 3 fois par la langue, 1 fois par les oreilles, 8 fois par les organes génitaux de la femme, 3 fois par la pulpe des doigts, 2 fois par le cuir chevelu. Ces variétés d'hémorrhagies peuvent se montrer chez le même sujet et se remplacer à des époques indéterminées; de plus, les auteurs soutiennent qu'elles peuvent exister, même d'une manière exclusive, chez certains *bluter* chez lesquels une lésion traumatique n'amène pas d'hémorrhagie plus durable que chez des individus qui ont une constitution normale. D'après M. Grandidier, la mort est arrivée 11 fois par l'épistaxis (dans un autre cas il y avait en même temps une hypertrophie du cœur); 1 fois l'hémorrhagie se faisait par les oreilles, 1 fois par l'occiput, 1 fois par l'épaule, 1 fois par le gros orteil, 3 fois par les gencives par la chute d'une dent de lait, 3 fois elle dépendait d'une pleurésie, 1 fois de la grippe, 1 fois d'une entérite; 1 fois la perte de sang avait lieu à la fois par les oreilles et les yeux, 2 fois par les parties sexuelles de la femme, 1 fois il y avait hématurie, et 4 fois seulement hémoptysie. M. Grandidier a trouvé du sang accumulé dans le péritoine et dans la tunique vaginale.

Les hémorrhagies qui caractérisent l'hæmophilie sont capillaires; elles se font en bavant, elles sont en nappes; les auteurs comparent la surface saignante à une éponge imbibée de sang que l'on voit sourdre par des gouttelettes qui se réunissent en nappe, comme la lymphe sur la peau excoriée. Coxe a trouvé sur la pulpe des doigts et des orteils par lesquels se faisait une hémorrhagie incoercible, de petits trous qui avaient le diamètre de fortes aiguilles. Grandidier en a rencontré de semblables sur les côtés du frein, dans un cas d'hémorrhagie à la suite de la circoncision. C'est par leur durée, leur tendance à ne pas s'arrêter, que se distinguent, selon M. Schnepf, les hémorrhagies de l'hæmophilie de toutes les autres hémorrhagies. Cette durée est cependant variable, et la mort survient plus ou moins rapidement, selon l'abondance de la perte de sang ou le degré d'épuisement dans lequel se trouve déjà le malade. Ainsi, on a vu le saignement d'une petite plaie reçue dans un duel amener la mort en quarante-quatre heures. Les épistaxis peuvent durer cinq et six jours, même sept jours; après l'extraction d'une dent, Hay-Roberts a vu le saignement durer vingt-deux jours; Uhde parle d'une hématurie qui dura de trois à quatre semaines. Les quantités de sang perdues sont d'ailleurs très variables, depuis 1 litre après la circoncision, jusqu'à 4 pintes, et jusqu'à 12 litres dans un autre cas. Un malade de Schæfer a perdu 4 livres de sang en vingt-quatre heures; un autre, de Krimer, a perdu 4 livres et demi le premier jour, après l'extraction d'une dent; le malade de Claudi a perdu, dans une circonstance semblable, de 12 à 15 livres de sang en neuf jours, tandis que celui de Uhde a perdu par l'anus, en une heure, un plein seau de sang; aussi resta-t-il comme mort pendant vingt-quatre heures, puis il recouvra la vie peu à peu.

M. Grandidier (1) a réuni 45 observations dans lesquelles ont été notées la coloration, la consistance et la coagulabilité du sang. Au début de l'hémorrhagie le sang est plus foncé en couleur; il devient plus tard rouge, puis vermeil, puis rouge pâle, et enfin aqueux. Sa consistance était simplement diminuée 23 fois, analogue à celle d'un sang qui serait mélangé d'eau 3 fois, semblable à de la lavure de chair 4 fois, et normale seulement 8 fois. Il s'est montré fluide 5 fois, il a très peu coagulé 7 fois, comme à l'ordinaire 7 fois, et plus rapidement qu'à l'ordinaire 6 fois. La seule analyse quantitative que l'on possède sur la composition du sang, dans l'hæmophilie, appartient au docteur Heyland (de Lübeck); il a trouvé sur 1000 parties de ce liquide :

700	parties	d'eau,
4	—	de fibrine,
70	—	d'albumine,
137	—	de globules.

« Il est, dit M. Schnepf, un autre ordre de symptômes : ce sont les pétéchies et les tumeurs sanguines. Elles résultent d'hémorrhagies interstitielles traumatiques ou spontanées, dont le sang extravasé est retenu dans le tissu cellulaire ou parenchymateux. Les pétéchies sont des taches irrégulières, de grandeur variable, depuis la grosseur d'une tête d'épingle jusqu'à l'étendue de plusieurs centimètres, se présentant d'abord avec une coloration bleu sombre, puis rouge bleuâtre, puis jaune sale ou verdâtre, en prenant successivement les différentes teintes de toutes les taches ecchymotiques. Elles se montrent le plus souvent pendant la nuit, quand elles sont spontanées, et envahissent d'abord les points les plus éloignés du cœur : ainsi, sur les téguments extérieurs, on les voit de préférence sur les fesses, sur le scrotum et sur les membres inférieurs, souvent autour du genou, quand cet article est douloureux; la face n'en est pas atteinte, en général. Wachsmuth en a remarqué cependant sur le cuir chevelu. Ces taches ecchymotiques se rencontrent également sur les viscères; Roy en a trouvé sur le bord antérieur du foie vers la base du poumon, chez un enfant de deux jours; M. Dubois (de Neufchâtel), sur le voile du palais et sur la langue; Schliemann, sur la muqueuse de l'estomac, et Minot rappelle que, dans 39 cas d'hæmophilie, il a constaté 12 fois des taches

(1) *Die haemophilie, oder die Bluterkrankheit.* Leipzig, 1855, in-8°.

ecchymotiques à la fois internes et externes. Ces taches précèdent souvent les hémorrhagies spontanées, elles peuvent se montrer seules, constituer par elles-mêmes toutes les manifestations de l'hæmophilie, elles sont quelquefois l'expression d'une crise heureuse pour les hémorrhagies et les douleurs articulaires qui cessent dès que les taches se montrent. Quand l'hémorrhagie interstitielle est très abondante, le sang s'accumule par place comme dans une poche, et constitue les tumeurs sanguines dont le volume variable atteint parfois la grosseur d'une tête d'enfant, dit le docteur Grandidier. Ces tumeurs ont le plus souvent une couleur tirant sur le bleu foncé ou le bleu noir; elles sont circonscrites par un bord rouge plus ou moins évident qui disparaît d'abord quand la résorption se fait; elles sont molles ou fluctuantes ou d'une durée considérable, selon qu'elles renferment du sang diffluent, un mélange de sang et de pus ou des caillots; elles sont assez douloureuses à la pression, qui d'ailleurs engendre des ecchymoses dans les parties voisines, ce qui les distingue aussitôt des tumeurs sanguines qui ne sont pas liées à l'hæmophilie. Leur siége, quand elles sont traumatiques, est variable; mais les tumeurs spontanées se montrent le plus souvent au niveau des fausses côtes, dans la région lombaire, vers la racine des cuisses et autour du genou. L'apparition de ces tumeurs sanguines est annoncée par des phénomènes de congestion semblables à ceux qui précèdent des hémorrhagies; elles peuvent aussi remplacer celles-ci. Les individus atteints d'hæmophilie présentent un troisième ordre de symptômes; ce sont les douleurs articulaires qui, pour la plupart des auteurs, ne sont que des espèces d'arthrites rhumatismales. Il convient de leur assigner en outre un caractère propre et particulier à la diathèse dont elles expriment une forme. Il est rare, selon M. Grandidier, qu'un des membres au moins d'une famille de *bluters* ne soit atteint de douleurs articulaires, et il compte cinquante familles dans lesquelles l'hæmophilie a revêtu cette forme. On sait, par les intéressantes monographies de MM. Wachsmuth et Grandidier, que ces douleurs articulaires peuvent se montrer dès le plus jeune âge et avant toute espèce d'hémorrhagie. Il n'est pas rare d'ailleurs de les voir alterner avec les pertes de sang et les tumeurs sanguines; elles surviennent alors après quelques phénomènes de congestion du côté de la tête.»

Les articulations peuvent être envahies simplement par de la douleur, qui est plus ou moins intense, rémittente ou intermittente, s'exaspérant vers le soir et rendant tout mouvement impossible. Ces douleurs peuvent passer d'une articulation à une autre pour se fixer, après trois ou quatre jours, dans un dernier article; le plus souvent c'est le genou qui obtient cette préférence. D'après le relevé de M. Grandidier fait sur cinquante familles d'hæmophiles, toutes les articulations ont été prises 9 fois, le genou 15 fois, l'articulation coxo-fémorale 5 fois, celle du coude 4 fois, celle du pied 7 fois, celle de l'épaule 4 fois, enfin celle de la main et des doigts 1 fois. Quand la douleur se montre dans le cours d'une hémorrhagie, c'est ordinairement un indice qui doit faire penser que celle-ci va s'arrêter; elle peut aussi annoncer une hémorrhagie et disparaître dès que celle-ci arrive, ou bien, comme chez le malade d'Erdmann, la douleur remplace complétement l'hémorrhagie. Dans les familles signalées par Vieli, les douleurs lancinantes des articles durent ordinairement neuf jours; elles se montraient surtout pendant la saison humide, en automne; le froid humide les exaspérait. Souvent la douleur articulaire est remplacée par un gonflement de l'articulation. Les téguments restent sains; rarement on perçoit une élévation de température. Les gonflements articulaires présentent, selon la plupart des observateurs, un volume très variable donnant à la pression une sensation élastique semblable à celle des tumeurs blanches; si elles sont parfois douloureuses, ce n'est que dans la distension des téguments qu'il en faut chercher la cause. Les ecchymoses qui se montrent quelquefois sur ces articulations ou autour d'elles paraissent être le résultat des tractions, des mouvements et du palper.

Parmi les causes de l'hæmophilie, les auteurs placent en première ligne le sexe. D'après le relevé de Lange, le rapport entre les femmes et les hommes atteints d'hæmophilie est :: 31 : 227, c'est-à-dire que cette disposition est 7 fois plus fréquente chez l'homme que chez la femme. Les hémorrhagies externes ou interstitielles, traumatiques ou spontanées, ne se montrent pas chez les femmes, seulement à l'âge de la puberté ou pendant les grossesses ou à l'époque critique, comme le pense le docteur Martin (de Java). Un grand nombre de faits témoignent contre cette opinion. La menstruation paraît s'établir plus tôt chez quelques filles atteintes d'hæmophilie; M. Grandidier a vu apparaître les hémorrhagies cataméniales à huit ans, Uhde à treize ans, Heyfelder à douze ans, dans des familles de *bluters* où l'époque de la puberté était en générale plus tardive. Celles des enfants qui échappent à l'hæmophilie qui règne dans leur famille étaient néanmoins disposées à d'autres particularités liées à la diathèse. Vieli croit devoir rapporter à cette influence l'avortement, qu'il a vu arriver cinq fois chez la même femme, et Heyfelder lui attribue trois faits semblables. L'hæmophilie peut se montrer à tous les âges; mais il y a des époques auxquelles les hémorrhagies sont plus particulièrement à redouter. M. Grandidier compte déjà 88 cas de mort à la suite d'hémorrhagies ombilicales, chez des enfants issus de familles où règne l'hæmophilie. Ces hémorrhagies apparaissent moins souvent pendant la seconde enfance et à l'époque de la puberté; chez les filles, l'époque de l'apparition des règles mérite d'être signalée comme répondant quelquefois au début des phénomènes graves de l'hæmophilie. Pour le sexe masculin, ce début a été noté d'une manière précise dans 65 cas, savoir :

Dans la première année	46 fois.
la seconde année	5
la troisième année	2
la quatrième année	2
la cinquième année	3
la sixième année	2
la dixième année	2
la onzième année	1
la vingt-deuxième année	2

L'âge le plus avancé dans lequel l'hæmophilie se soit établie est celui de vingt-deux ans, et les deux seuls faits observés se rapportent à la même famille dont le père et le fils sont morts au même âge et tous deux par des hémorrhagies nasales et intestinales. Les malades peuvent d'ailleurs atteindre un âge avancé, et MM. Steinmetz et Grandidier en signalent trois qui ont 62, 65 et 70 ans.

Les hémorrhagies surviennent plus particulièrement au printemps et en automne; M. Martin les croit cependant particulièrement graves et redoutables pendant les chaleurs de l'été, ou après les orages, ou après un froid intense. Les observations de Vieli, de Mutzenbecher, de Krimer et de M. Tardieu, font ressortir l'influence des temps humides et des saisons pluvieuses sur l'apparition des hémorrhagies et des douleurs articulaires. On possède aujourd'hui des renseignements précis sur 85 familles envahies par l'hæmophilie : sur ce nombre, 41 familles en sont frappées pour la première fois; chez elles la disposition est congénitale, et la transmission par voie d'hérédité ne peut par conséquent être invoquée que pour 44 familles, c'est-à-dire pour la moitié des cas. Mais les auteurs rapportent aussi quelques cas isolés ou sporadiques, et M. Grandidier en compte même 19 sur les 452 *bluters* connus. Ni les parents éloignés, ni les pères et mères, ni les frères et sœurs de ces dix-neuf individus ne présentent de symptômes d'hæmophilie ; mais des renseignements précis manquent pour que l'on puisse les considérer comme des cas d'hæmophilie acquise. Dans

15 familles les parents et les grands parents n'ont été atteints d'aucune espèce de maladie constitutionnelle; chez les 26 autres, le père ou la mère, ou tous deux, avaient été plus ou moins malades; le plus souvent les mères avaient eu des affections chroniques, des désordres du côté de l'utérus, etc.; on a d'ailleurs noté chez le père et la mère souvent diathèse scrofuleuse, rhumatismale, goutteuse, syphilitique ou des lésions organiques du cœur. On trouve des familles dans lesquelles cette diathèse existe depuis quatre et cinq générations; Hay et Otto en citent qui remontent à 1720 et à 1730; Vieli en signale de 1770. La loi de transmission, posée par M. Nasse en 1820, a été confirmée depuis par un grand nombre d'observateurs. Selon cet auteur, les filles, même celles qui ne sont pas atteintes d'hæmophilie, transmettent à leurs enfants cette diathèse qui existe dans la famille chez le père seulement, quand même elles seraient mariées à un homme parfaitement sain; mais les cas ne sont pas rares dans lesquels le père seul a transmis la diathèse à son fils. Il peut arriver que toute une génération soit exempte d'hæmophilie et que les petits-enfants seuls en soient atteints, malgré la grande fécondité remarquée dans ces familles. M. Grandidier a trouvé pour le nombre total 320 enfants, dont 197 fils et 123 filles; parmi les premiers, il y en avait 154 afffectés d'hæmophilie; parmi les filles, on n'en comptait que 17. « Dans toutes les autopsies, dit M. Schnepf, les cadavres offrent ceci de particulier, que leur système vasculaire est vide de sang, leurs téguments ont une pâleur mate, semblable à de la cire blanche, présentant seulement des taches ecchymotiques par places; la rigidité cadavérique est très prononcée. Le docteur Minot, qui a recueilli treize observations de nécropsies d'enfants hæmophiles n'a pu constater de lésions cadavériques constantes; on arrive au même résultat quand on compare entre elles les données nécroscopiques chez les adultes. Il en découle toutefois que les anomalies dans le système vasculaire, depuis le cœur jusque dans les ramifications veineuses et artérielles, ne sont qu'exceptionnelles et qu'elles ne paraissent pas liées immédiatement aux causes de l'hæmophilie. »

CHAPITRE XXX.

DE L'HÉPATITE.

Les maladies du foie sont très inégalement réparties sur la surface du globe, comme le montre le tableau suivant, dans lequel nous avons résumé le nombre annuel des admissions aux hôpitaux et des décès parmi les troupes anglaises dans les diverses possessions britanniques. Nous y avons joint la mortalité causée par dysentérie, afin de faire ressortir le parallélisme géographique des deux maladies.

Tableau des admissions à l'hôpital et des décès causés par maladies du foie parmi les troupes anglaises.

Lieux d'observation.	Effectif général.	Période d'observation.	Admis aux hôpitaux pour maladie du foie.	Morts sur 1000 h. de maladie du foie.	Morts sur 1000 h. de dysentérie.
Antilles et Guyane ...	86661	20 ann.	22,4	1,8	15,7
Jamaïque..........	51567	20	10,4	0,9	3,6
Gibraltar	60269	19	12,5	0,3	1,0
Malte..............	40826	20	21,2	1,1	2,3
Iles Ioniennes........	70293	20	16,6	0,7	2,6
Bermudes...........	11721	20	15,1	0,5	3,0
Nouvelle-Écosse...... et Nouveau-Brunswick...	46442	20	8,2	0,2	0,2
Canada............	64280	20	7,6	0,1	0,5
Afrique occidentale...	1843	18	81,4	6,0	29,8
Cap de B.-Espérance..	22714	19	21,1	1,1	1,9
Sainte-Hélène	8973	9	18,1	2,7	7,8
Maurice............	30515	19	79,2	3,9	9,3
Ceylan.............	42978	20	102,0	4,9	11,5
Prov. de Tenasserim..	6818	10	71,6	4,1	28,0
Madras	31627	5	106,1	6,0	17,6
Bengale............	38136	5	63,6	4,5	10,7
Bombay...........	17612	5	72,4	3,4	8,5

On voit combien les maladies du foie varient de fréquence et de gravité, et combien ces deux circonstances sont loin de dépendre exclusivement de l'élévation de la température. Le maximum des décès s'observe sur la côte occidentale de l'Afrique, dans l'Inde, dans l'île de Ceylan et à Maurice ; le minimum correspond au Canada, où la mortalité causée par maladies du foie est à celle de la côte d'Afrique comme 1 est à 60. On remarquera aussi les pertes relativement très faibles qui correspondent aux colonies situées dans le golfe du Mexique, comparativement à ce qui a lieu sur la côte d'Afrique et dans l'Inde. La colonne consacrée aux décès causés par dysentérie met en lumière un certain parallélisme dans l'intensité des pertes causées par les deux catégories de maladies, règle qui semble n'offrir d'exception que dans le commandement des Antilles et de la Guyane. Si l'ensemble des faits met hors de doute l'influence puissante des pays chauds sur la fréquence et la gravité des maladies hépatiques, on ne saurait révoquer en doute l'action plus puissante encore de certaines localités. Nous donnons, dans le tableau suivant, les pertes dans chacune des possessions britanniques du golfe du Mexique qui constituent le commandement dit Windward et Leeward.

Décès causés par maladies du foie, sur 1000 hommes.

	Troupes blanches.	Troupes nègres.
Guyane..................	1,0	0,3
Trinité..................	1,1	0,8
Tabago	2,0	1,0
Grenade..................	4,5	1,0
Saint-Vincent.............	1,6	0,0
Barbade..................	1,4	0,9
Sainte-Lucie...............	1,0	0,9
Dominique	1,7	1,6
Montserrat................	2,8	1,7
Saint-Kitt, Nevis et Tortola...	2,2	0,7

On voit que, pour les troupes blanches, les pertes sont quatre fois plus considérables à la Grenade qu'à Sainte-Lucie et à la Trinité, et que, pour les troupes nègres, ces pertes sont, à Montserrat, cinq fois plus nombreuses qu'à la Guyane, bien que la température de ces diverses colonies doive être très approximativement la même.

Les ravages des maladies du foie, parmi les troupes européennes, augmentent avec la prolongation de leur séjour dans les pays chauds. Ainsi, on a compté dans l'île de Ceylan :

De 18 à 25 ans.......	1,6	décès sur 1000 hommes.
25 à 33 ans.......	5,3	—
33 à 40 ans.......	10,0	—
40 à 50 ans.......	31,6	—

Les documents officiels font remarquer que les hommes les plus âgés étaient les plus anciens de séjour dans l'île. Bien que la mortalité de l'officier soit, en général, plus faible que celle du soldat et du sous-officier, les maladies du foie seules font plus de victimes parmi les premiers. Ainsi, pendant la période de 1817 à 1836, la mortalité causée par ces affections est représentée ainsi qu'il suit dans le commandement des Antilles et de la Guyane :

DÉCÈS SUR 1000 INDIVIDUS.	
Officiers.	Troupes.
3,5	1,8

Les rapports officiels expliquent le fait par cette circonstance, que l'officier, en permutant souvent, séjourne ordinairement plus longtemps dans les pays chauds que le soldat qui, d'habitude, suit son régiment dans ses diverses migrations.

En comparant des hommes de races différentes, on voit les mêmes localités produire des effets complétement différents. Le tableau suivant en donne la preuve.

Proportion annuelle des décès par maladies du foie sur 1000 hommes.

	Troupes blanches.	Troupes nègres.
Jamaïque....................	0,9	4,0
Antilles et Guyane...........	1,8	9,0
Bahama.....................	2,0	8,0
Honduras....................	?	8,0
Maurice.....................	4,0	5,7
Ceylan......................	4,9	3,2
Sierra-Leone................	6,0	1,1

Ainsi, tandis que la mortalité du blanc ne varie que de 0,9 décès à 6,0, celle du nègre varie de 0,3 à 9,0. Ce n'est pas tout, le maximum des pertes des troupes blanches par maladies hépatiques s'observe à Sierra-Leone, c'est-à-dire précisément là où l'on constate, du côté des troupes nègres, les pertes les plus faibles. Il est vrai qu'à Sierra-Leone le nègre est chez lui. Bien que le nègre semble devoir supporter mieux que le blanc les climats tropicaux, l'expérience, contrairement à la théorie, prouve que la mortalité du nègre est quatre fois plus élevée que celle du blanc à Bahama et à la Jamaïque, et cinq fois plus élevée dans les Antilles et à la Guyane.

Quant au soldat cipaye, il paraît jouir, au moins dans l'Inde, d'une immunité prononcée à l'endroit des maladies du foie, si on le compare au soldat européen. Voici en effet la mortalité des deux races dans la province de Madras (1) :

	PROPORTION DES DÉCÈS SUR 1000 HOMMES.	
	Troupes blanches.	Cipayes.
Littoral....................	5,6	0,1
Plaine......................	3,3	0,2
Plateaux....................	6,0	0,1

Il résulte de là que les maladies du foie font respectivement parmi les blancs, 16 fois, 50 fois et 60 fois plus de ravages que parmi les indigènes.

(1) G. Balfour, *Op. cit.*

Nouvelle preuve de cette vérité sur laquelle nous avons tant insisté depuis plusieurs années, que la provenance et la race de l'homme modifient et neutralisent même souvent l'action du climat. Au cap de Bonne-Espérance, le nombre annuel des décès causés par maladies du foie a été :

Parmi les troupes blanches.......	de 1,0 sur 1000 h.
Parmi les troupes hottentotes.....	de 0,5 —

Nous terminerons ces considérations par le tableau des pertes éprouvées dans l'île de Ceylan, sous l'influence des maladies du foie, par des troupes de cinq provenances différentes.

Armes.	Provenance.	Nombre annuel des décès sur 10000 hommes.
Lascoreyns,	littoral de Ceylan	0
Gun lascars,	Madras et Bengale.............	6
Pionniers,	Id.	6
Corps malais,	Java, Penang, Malaca, Sincapour..	8
Nègres,	Goa et côte de Mozambique	32
Anglais,	Royaume-Uni	49

Ici l'action de la race se révèle dans toute sa puissance ; elle se traduit, en effet, pour l'indigène, par une absence complète de pertes, et, pour les étrangers, par des pertes qui varient de 6 à 49 sur 10 000 hommes.

Anatomie pathologique de l'hépatite des pays chauds. — M. Dutroulau, en prenant pour base le dépouillement de soixante-six autopsies (1), a trouvé les abcès du foie ainsi disposés : 1° par rapport aux lobes : grand lobe, 62 ; lobe moyen, 12 ; petit lobe, 2 ; 2° par rapport aux faces : face convexe, 41 ; face concave, 9 ; 3° par rapport aux bords, la proportion du postérieur à l'intérieur est de 13 à 8. « On voit que les abcès sont incomparablement plus fréquents dans le grand lobe, à la face convexe et au bord postérieur qu'ailleurs. On a prétendu que c'était toujours à l'extérieur que se formaient les abcès du foie et qu'ils gagnaient de l'extérieur à l'intérieur. C'est certainement le contraire qui a lieu : on rencontre quelquefois des abcès tout à fait superficiels, de véritables ampoules recouvertes seulement par le péritoine ; mais presque toujours c'est à divers points de profondeur du parenchyme que les foyers purulents se forment, et, si le plus souvent ils gagnent la surface, c'est par leur accroissement et par la tendance naturelle des organes à se débarrasser des produits anormaux qu'ils contiennent. Sur 66 autopsies, il s'en est trouvé 41 n'offrant qu'un abcès

(1) *Mém. de l'Acad. de médecine.* Paris, 1856, t. XX, p. 207.

unique, 16 où il y en avait deux, 5 où il y en avait trois, 6 enfin où il y en avait un plus grand nombre. L'abcès unique est donc de beaucoup le plus fréquent, et en général le nombre des abcès est en raison inverse de celui des cas où on les rencontre. Dans les cas d'abcès multiples, on rencontre un foyer beaucoup plus vaste que les autres, et il ne se forme ailleurs de petits abcès que par une tendance particulière du foie à tomber en suppuration dans toutes ses parties. La dissémination des petits abcès dans tout le parenchyme du foie, qui en paraît criblé, semble à M. Dutroulau la meilleure preuve que les grands foyers ne se forment pas de la réunion des petits, et, ce qui le prouve encore, c'est la forme concentrique et régulière des grands abcès, et la présence du kyste, souvent très dense, très épais et à surface unie qui les tapisse. Les 66 autopsies ont offert 56 abcès du volume d'une orange à celui d'une tête de fœtus ; 11 abcès moyens, c'est-à-dire du volume d'une noix à celui d'une orange ; et enfin 11 petits, de volume inférieur à celui de la noix. Ceux-ci sont ordinairement en grand nombre, les autres peuvent être aussi multiples. Le kyste est une véritable membrane pyogénique formée par un dépôt de matière organique à la surface de l'abcès, et non pas par la condensation des lames du tissu cellulaire ; elle a pour fonctions, non pas seulement d'isoler mécaniquement le pus du reste du foie, mais surtout d'exercer une action d'exhalation et d'absorption indispensable à la marche et à la terminaison de l'abcès. Elle est de la nature des muqueuses, présente quelquefois des plis réticulés et un épithélium grisâtre, mou, qui s'enlève facilement ; son épaisseur est d'autant plus prononcée qu'elle est plus ancienne, et elle adhère d'autant plus alors aux tissus sous-jacents ; si l'abcès vient à s'étendre au tissu cellulaire abdominal, ou à la plèvre, ou au poumon, elle conserve ses caractères. Le pus phlegmoneux a été noté cinquante fois, le pus séreux trois fois, le pus vert ou jaune, c'est-à-dire coloré par la bile, six fois, et le pus lie de vin, altéré, offrant quelquefois l'odeur et l'aspect gangréneux, onze fois. Donc, le pus du foie est de nature phlegmoneuse, comme celui de la plupart des organes ; il est de même aussi susceptible de diverses altérations, ce qui lui donne ses différents aspects. La couleur lie de vin est due à l'absence de kyste Trente fois sur soixante-six la mort est survenue avant que l'abcès se soit rompu ou ait été ouvert ; vingt-cinq fois le pus a rompu ses digues et s'est ouvert dans les organes voisins ou dans les cavités voisines, et cela de la manière et dans les proportions suivantes : deux fois dans la plèvre, dix fois dans le poumon et les bronches, une fois dans l'estomac, une fois dans le gros intestin, sept fois

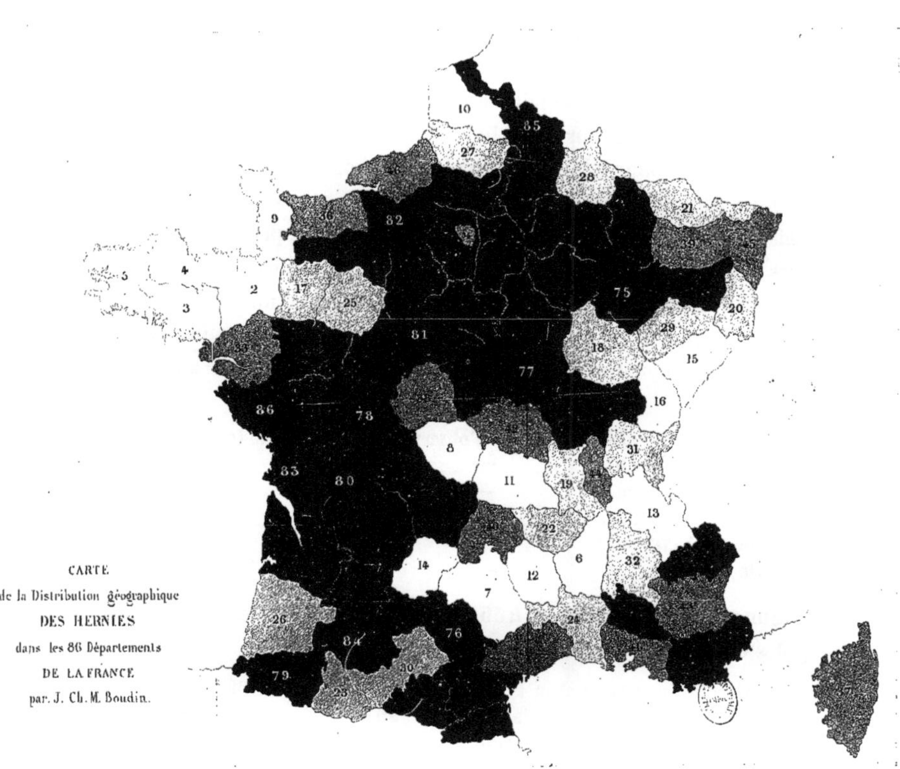

CARTE
de la Distribution géographique
DES HERNIES
dans les 86 Départements
DE LA FRANCE
par. J. Ch. M. Boudin.

dans le péritoine, quatre fois dans le tissu cellulaire abdominal ; l'abcès a été ouvert onze fois par le bistouri et ne s'est pas ouvert spontanément une seule fois à l'extérieur. »

CHAPITRE XXXI.

DES HERNIES.

L'examen de la distribution géographique des hernies peut paraître étrange au premier abord, et pourtant cette étude se trouve justifiée par un ensemble considérable de faits. En France, on compte, d'après M. Malgaigne (1), un hernieux sur vingt individus. Les hommes figurent pour 1/13e, et les femmes pour 1/52e; les hernies des hommes sont donc à celles des femmes comme 4 est à 1. Dans la première année de la vie, 1/21e des enfants est atteint de hernies. Plus tard, le nombre proportionnel des hernies diminue rapidement dans les années suivantes : à treize ans, on trouve une hernie sur 77 enfants; de treize à vingt ans, il y a plus de garçons, très peu de filles; de vingt à cinquante ans, les hernies augmentent rapidement chez les femmes (ce que l'on peut attribuer aux grossesses répétées).

A 28 ans,	les hernies s'observent sur	1/21e	de la population.
De 30 à 35 ans,	—	1/17	—
De 35 à 40 ans,	—	1/9	—
A 50 ans,	—	1/6	—
De 60 à 70 ans,	—	1/4	—
De 70 à 75 ans,	—	1/3	—

Sur un nombre total de 4665 hernies, l'ancienne Société des bandagistes de Londres a trouvé :

Hernies inguinales chez l'homme,	2567	à droite,	1469	à gauche.
—	chez la femme,	20	—	14	—
Hernies crurales chez l'homme,		47	—	38	—
—	chez la femme,	139	—	93	—

Et sur 2837 hernies, la Société nouvelle a trouvé :

Hernies inguinales chez l'homme,	1563	à droite,	927	à gauche.
—	chez la femme,	51	—	34	—
Hernies crurales chez l'homme,		19	—	11	—
—	chez la femme,	139	—	93	—

Du 1er janvier 1847 au 1er mars 1852, M. Hutin a visité 4252 inva-

(1) *Ann. d'hygiène publique*, 1840, t. XXIV, p. 5.

lides, dont 77 officiers, qui ont formé pendant ce laps de temps la population de l'hôtel; il a trouvé 896 hernieux, dont 34 officiers.

De 1831 à 1853, la proportion des exemptions du service militaire pour cause de hernie sur 100 000 examinés a été en France (1) :

En 1831.........	2357	exemptés.	En 1843.........	2150	exemptés.
1832.........	2152	—	1844.........	2225	—
1833.........	2448	—	1845.........	2095	—
1834.........	2325	—	1846.........	2175	—
1835.........	2256	—	1847.........	1872	—
1836.........	2527	—	1848.........	2034	—
1837.........	2252	—	1849.........	2020	—
1838.........	2176	—	1850.........	1751	—
1839.........	2316	—	1851.........	1686	—
1840.........	2010	—	1852.........	1616	—
1841.........	2103	—	1853.........	1729	—
1842.........	2173	—			

Ainsi, le maximum des exemptions pour hernies a été : 2 527 (en 1836); le mininum, 1 616 (en 1852), sur 100 000 examinés; de 1831 à 1853, la moyenne, a été de 2 104.

Pendant la période de treize ans, de 1837 à 1849 inclusivement, les exemptions pour hernies se sont réparties ainsi qu'il suit entre les 86 départements :

Exemptions pour hernies. — Proportion sur 100 000 examinés.

Numéros d'ordre.	Départements.		Numéros d'ordre.	Départements.	
1	Meuse	217	19	Loire	1363
2	Ille-et-Vilaine......	799	20	Haut-Rhin	1409
3	Morbihan..........	872	21	Moselle	1415
4	Côtes-du-Nord	894	22	Haute-Loire........	1418
5	Finistère	907	23	Hautes-Pyrénées	1433
6	Ardèche...........	908	24	Gard	1495
7	Aveyron	920	25	Sarthe	1509
8	Creuse	921	26	Landes............	1538
9	Manche	945	27	Somme............	1547
10	Pas-de-Calais.......	1028	28	Ardennes	1569
11	Puy-de-Dôme	1035	29	Haute-Saône........	1571
12	Lozère	1053	30	Haute-Garonne	1583
13	Isère	1117	31	Ain	1635
14	Lot	1128	32	Drôme	1653
15	Doubs	1174,1	33	Loire-Inférieure.....	1656
16	Jura..............	1174,8	34	Hérault	1733
17	Mayenne	1243	35	Seine.............	1736
18	Côte-d'Or..........	1255	36	Calvados	1760

(1) *Comptes rendus du ministre de la guerre sur le recrutement de l'armée.*

Numéros d'ordre.	Départements.		Numéros d'ordre.	Départements.	
37	Corse	1763	62	Oise	2481
38	Indre	1788	63	Yonne	2594
39	Meurthe	1813	64	Seine-et-Marne	2596
40	Cantal	1827	65	Cher	2626
41	Bouches-du-Rhône	1935	66	Indre-et-Loire	2642
42	Allier	1941	67	Hautes-Alpes	2664
43	Basses-Alpes	1954	68	Saône-et-Loire	2732
44	Rhône	1962	69	Lot-et-Garonne	2850
45	Bas-Rhin	1963	70	Eure-et-Loir	2896
46	Seine-Inférieure	1977	71	Loiret	3032
47	Vaucluse	2029	72	Deux-Sèvres	3145
48	Tarn-et-Garonne	2068	73	Aude	3195
49	Corrèze	2071	74	Dordogne	3290
50	Aube	2073	75	Haute-Marne	3481
51	Vosges	2077	76	Tarn	3514
52	Aisne	2143	77	Nièvre	3564
53	Orne	2152	78	Vienne	3774
54	Var	2206	79	Basses-Pyrénées	3823
55	Seine-et-Oise	2257	80	Charente	3939
56	Marne	2269	81	Loir-et-Cher	3965
57	Gironde	2322	82	Eure	4055
58	Pyrénées-Orientales	2325	83	Charente-Inférieure	4118
59	Ariége	2330	84	Gers	4524
60	Maine-et-Loire	2411	85	Nord	4621
61	Haute-Vienne	2429	86	Vendée	5120

On voit que le minimum des exemptions (217) est au maximum (5 120) comme 1 est à 23, et qu'en général la répartition diffère d'une manière notable sur les divers points du territoire de la France. Faut-il attribuer cette inégalité de répartition à la seule influence du sol, des localités, du climat? Telle n'est point notre opinion; d'autres modificateurs jouent peut-être ici un rôle important, et, dans tous les cas, il y aurait lieu d'examiner si l'hérédité et la race n'exercent pas, de leur côté, une influence prononcée. Il est digne de remarque que 26 des départements les plus mal partagés sous le rapport des hernies se trouvent, quant à la taille, parmi les plus favorisés.

Pour mettre en lumière la répartition géographique des hernies, nous donnons la carte ci-après dans laquelle les 86 départements sont classés en quatre séries, distinguées par des teintes graduées dont les plus foncées correspondent aux départements contenant le plus grand nombre proportionnel d'exemptions. Le chiffre inscrit au centre de chaque département est le numéro d'ordre du classement. Les séries se composent ainsi :

1re série,	16	départements comptant de	217	à	1174	exemptions.
2e	30	—	1243	à	1979	—
3e	28	—	2021	à	3290	—
4e	12	—	3481	à	5120	—
Total...	86					

On voit que les minima d'exemptions correspondent en grande partie à l'ancienne Bretagne ainsi qu'au plateau central de la France, et que les maxima forment deux groupes considérables dont le premier se trouve sur le littoral de l'Océan, entre la Dordogne et la Loire, et le second au nord de la Loire, entre ce fleuve et la Seine-Inférieure. On peut ajouter d'une manière générale que, sauf quelques faibles exceptions, les hernies sont plus fréquentes dans les pays de plaines que dans les montagnes.

CHAPITRE XXXII.

DE L'HYDROCÈLE ENDÉMIQUE (1).

On trouve sur la côte de Malabar, dans l'île de Ceylan et au Japon, deux affections endémiques dont l'une atteint le pied (perical), l'autre le scrotum (andrum). Le pérical est fréquent parmi les habitants de Cochin. Il attaque les jeunes gens de préférence aux vieillards. C'est une opinion reçue, que les chrétiens, parmi lesquels il est très répandu, l'apportèrent du Coromandel. Ce mal se porte sur l'une ou l'autre des extrémités inférieures; rarement sur les deux et toujours sur la partie la plus basse. Chaque mois les malades éprouvent une inflammation phlegmoneuse qui se dissipe après quelques jours, et laisse un gonflement qui dégénère de telle sorte, que le membre devient d'un volume triple, quadruple et même beaucoup plus considérable. Il est inégal, œdémateux, dur, d'un aspect squirrheux; quelquefois il présente des ulcères qui laissent échapper une humeur de nature séreuse. La tumeur s'étend le plus souvent jusqu'aux orteils, monte rarement au-dessus du mollet, et n'affecte jamais le genou. On l'observe quelquefois sur la cuisse, qui peut aussi n'être qu'infiltrée par la matière qui regorge du scrotum, dans les individus qui ont déjà été affectés d'hydrocèle endémique. L'engorgement n'est douloureux qu'à l'époque de l'inflammation périodique, et ne fait éprouver d'incommodité que par son poids. L'andrum ou hydrocèle endémique commence par un érysipèle au scrotum, qui se reproduit, dit-on, tous les mois à la nouvelle lune; il laisse après lui une tuméfaction causée par l'épanchement d'une matière séreuse dont la quantité augmente de jour en jour et distend la partie au point qu'il faut lui donner issue par des ponctions ou des scarifications. Cette maladie attaque les indigènes et les Européens. Il suffit

(1) P. Rayer, *Traité théor. et prat. des maladies de la peau*, t. III.

d'un séjour de quelques années pour y être sujet. Elle est incurable pour les habitants, sans être dangereuse ni même très incommode. Toutefois, il arrive souvent que le testicule s'affecte et devient squirrheux; si l'on change de climat, la tumeur diminue insensiblement et finit par disparaître complétement (1).

CHAPITRE XXXIII.

DE L'HYDROPISIE AVEC NARCOTISME DES NÈGRES (2).

Le docteur Winterbottom a signalé le premier cette maladie, qu'il dit être très commune chez les esclaves de la baie de Bernis et non moins chez les nègres Foulaho. De son côté, M. Bacon, médecin au cap Mesurado, établissement américain de la côte de Sierra-Leone, l'a observée fréquemment; M. Clark, médecin de l'hôpital de Kissy, qui en a fait l'objet d'un mémoire inséré dans le *Journal médical d'Édimbourg* en 1842 (3), dit l'avoir constatée chez la plupart des tribus de l'intérieur. D'après cet auteur, cette singulière maladie s'annonce par un embonpoint considérable et un appétit insatiable. Après quelque temps, l'appétit diminue et le malade maigrit. Le symptôme caractéristique est un besoin irrésistible de sommeil, à ce point que le malade s'y abandonne, dit-on, au moment même où il porte les aliments à la bouche. Les Nègres n'essaient de traiter la maladie qu'au début, en excitant d'abondantes transpirations; quand elle a une certaine durée, ils la déclarent incurable.

CHAPITRE XXXIV.

DE L'HYSTÉRIE.

L'hystérie est généralement considérée comme étant plus commune dans les pays chauds que dans les pays froids, plus fréquente au printemps et en été que dans les autres saisons, plus répandue dans les villes que dans les campagnes; mais ce sont là des assertions qui ne reposent jusqu'ici sur aucune base expérimentale. L'âge auquel l'hystérie débute a été étudié par M. Briquet (4) sur 406 hystériques, et M. Besançon a fait,

(1) Kæmpfer, *Amœnit. exotic. politic., phys. medic.* Lemgo, in-4°, 1712.

(2) *Sleep dropsy* des auteurs anglais.

(3) *Gaz. méd. de Paris*, 1843, p. 109.

(4) Briquet, *Étude expérimentale des périodes de la vie auxquelles se développent de préférence les affections hystériques* (*Union médicale* du 20 septembre 1856).

de son côté, la même recherche sur 61 hystériques à l'hôpital de Lourcine. Sur cet ensemble de 467 cas, le début de l'hystérie a eu lieu :

Dans un âge qui n'a pu être apprécié plus exactement qu'en l'appelant l'enfance	chez 28	personnes.
A l'âge de 5 à 6 ans	4	—
— 6 à 7 ans	4	—
— 7 à 8 ans	6	—
— 8 à 9 ans	8	—
— 9 à 10 ans	11	—
— 10 à 11 ans	7	—
Total	68	personnes.

Ainsi l'hystérie s'est développée, chez plus d'un septième des malades, avant l'âge de 11 ans. La plupart de ces enfants sont devenus des hystériques avec des attaques fréquentes, et si, dans leur enfance, il eût été difficile de constater la nature de l'attaque, plus tard les caractères en ont été assez tranchés pour qu'il ne restât aucun doute sur la nature de l'affection convulsive. On peut donc établir que le développement de l'hystérie n'a eu chez un septième des hystériques aucun rapport avec le développement des organes génitaux. L'hystérie a débuté :

A l'âge de 11 à 12 ans	chez 20	personnes.
— 12 à 13 ans	15	—
— 13 à 14 ans	28	—
— 14 à 15 ans	34	—
— 15 à 16 ans	29	—
— 16 à 17 ans	35	—
— 17 à 18 ans	34	—
— 18 à 19 ans	26	—
— 19 à 20 ans	36	—
Total	257	personnes.

Ainsi, non-seulement l'époque de la puberté, mais encore celle à laquelle le mariage est le plus commun, sont les époques du maximum de production de l'hystérie. Évidemment, dit M. Briquet, ce n'est pas à ce moment où les besoins génitaux sont les moins satisfaits ; ce n'est point non plus à l'âge de douze à vingt ans que se trouve la majorité des veuves. Sans doute, cette période comprend le temps pendant lequel les organes génitaux peuvent réagir avec le plus de force sur l'économie. Mais, comme la période qui suit comprend aussi le temps où les organes génitaux sont le plus mis en exercice par la menstruation, le mariage, les grossesses et les accouchements, et que l'hystérie s'y développe beaucoup moins, il en résulte que les organes génitaux n'exercent pas, sur le développement de l'hystérie, une influence aussi décisive qu'elle paraît le faire au premier abord. Le début de l'hystérie a eu lieu :

De 20 à 21 ans................ chez	22	personnes.
21 à 22 ans................	17	—
22 à 23 ans................	10	—
23 à 24 ans................	11	—
24 à 25 ans................	15	—
25 à 26 ans................	7	—
26 à 27 ans................	6	—
27 à 28 ans................	5	—
28 à 29 ans................	5	—
29 à 30 ans................	5	—
Total.............	103	personnes.

« D'après les probabilités, ajoute M. Briquet, l'âge de vingt à trente ans aurait plus de veuves *non satisfaites*, qu'il n'y en a dans la période précédente, et cette dernière moitié devrait en fournir le maximum. Or, il y a moitié moins d'hystériques de vingt à trente ans que de dix à vingt ans, et dans cette moitié, 75 appartiennent aux cinq premières années de la période de vingt à trente ans, et 28 seulement aux cinq secondes. Ainsi, cette période offre, comme les deux précédentes, une opposition complète avec la théorie des besoins *non satisfaits.* » Enfin l'hystérie s'est développée :

De 30 à 40 ans................ chez	25	personnes.
40 à 50 ans................	4	—
50 à 56	4	—

M. Briquet n'a pas observé un seul cas évident de développement de l'hystérie au delà de cette époque. Si maintenant on compare les tableaux de M. Landouzy, de Georget et celui de M. Briquet, on a la série ci-après :

	M. Landouzy.	Georget.	M. Briquet.
De la naissance à l'âge de 10 ans.....	0	1	61
De 10 à 15 ans.....	48	5	104
15 à 20 ans.....	105	7	162
20 à 25 ans.....	80	4	73
25 à 30 ans.....	40	3	28
30 à 35 ans.....	38	0	13
35 à 40 ans.....	15	0	12
40 à 45 ans.....	7	0	3
45 à 50 ans.....	8	0	1
50 à 55 ans.....	4	0	2
55 à 60 ans.....	4	0	1

On remarquera que les premiers chiffres de M. Landouzy sont moins élevés que ceux de M. Briquet. Dans les observations de ce dernier, le début a été noté exactement, qu'il ait eu lieu par une attaque hystérique ou seulement par des phénomènes hystériques autres que l'attaque. Dans les observations de M. Landouzy, il est probable que, dans un assez grand nombre de cas, on a fait dater le début de l'hystérie du moment auquel a eu lieu la première attaque convulsive ; or, comme dans un grand nombre de circonstances les simples phénomènes hystériques précèdent même de plusieurs années l'apparition des attaques, il en résulte qu'il faut rectifier les chiffres de M. Landouzy en rendant les premiers plus forts et les derniers plus faibles. Avec cette correction, on trouve une concordance remarquable entre les deux séries de faits. Ainsi, l'hystérie augmente de fréquence jusqu'à l'âge de vingt ans, époque du maximum d'élévation du chiffre ; on la voit ensuite aller en diminuant rapidement de vingt à quarante ans, puis rester la même, et se montrer rare de quarante à soixante ans. M. Briquet conclut : « 1° Qu'un nombre considérable d'hystéries a lieu, les organes génitaux étant encore, soit nuls, soit à l'état rudimentaire. 2° Que le développement de l'hystérie n'est point en rapport direct avec la période d'activité des organes génitaux. Car cette période commence à onze ou douze ans, et ne finit que de quarante à quarante-cinq ans. Tandis que le développement de l'hystérie ne va croissant que jusqu'à vingt ans, et décroît très rapidement de vingt à quarante-cinq ans. Par conséquent, sur une durée de trente-quatre ans qu'a cette période d'activité, il y en a seulement huit à neuf pendant lesquelles l'hystérie est commune, et vingt-quatre pendant lesquelles elle devient de plus en plus rare. C'est cependant de vingt à quarante-cinq ans que les fonctions génitales sont le plus exercées. C'est pendant ce temps que le rapprochement des sexes, les grossesses et les accouchements ont lieu le plus souvent. Ainsi, sur les 400 femmes hystériques observées, 139 étaient des femmes mariées ou qui avaient eu des enfants ; 53 d'entre elles n'avaient pas vingt ans, et 86 avaient dépassé cet âge. Sur 364 grossesses qui avaient eu lieu chez elles, il n'y en avait eu que 72 avant l'âge de vingt ans, et 292 après cet âge. Il est donc évident que, sous ce rapport, la seconde partie de la période d'activité des organes génitaux est encore beaucoup plus occupée que n'est la première. C'est encore dans cette seconde partie que se voit le plus grand nombre des maladies tant aiguës que chroniques de l'utérus, et c'est encore vers sa fin qu'a lieu une époque de grands troubles, celle de la cessation des menstrues. Ainsi, la théorie des besoins *non satisfaits* est en désaccord complet avec les faits, et, d'autre part, l'opinion de la période d'activité de l'utérus n'est pas plus soutenable (1). »

CHAPITRE XXXV.

DE L'IDIOTISME.

Nous avons réuni dans le tableau suivant le nombre des idiots recensés dans diverses contrées de l'Europe et de l'Amérique, et nous y avons joint, pour soutenir la comparaison, le résultat du recensement des aliénés (2).

États.	Époques.	Population.	Aliénés.	Idiots.	Nombre d'habitants pour 1 aliéné.	Nombre d'habitants pour 1 idiot.
Écosse (3)	1841.	2,620,184	2299	4486	1139	1419
Irlande (4)	1848.	8,175,124	3738	4688	2187	1743
Angleterre (5)	1847.	16,885,324	15064	12215	1120	1382
Danemark (6)	1845.	2,239,077	1821	2446	1230	915
Islande (7)	1845.	57,180	44	110	1299	519
Norwége	1845.	1,328,471	2227	4290	596	309
Maryland (8)	1850.	417,943	477	268	876	1559
Nouvelle-Écosse	1851.	276,117	166	299	1663	923
Bas Canada	1845.	693,549	308	950	2251	730
Haut Canada	1845.	516,055	719	399	703	1293
Orkney	1841.	8,443	12	26	632	324
Shetland	1841.	5,708	2	16	839	356
États-Unis d'Amérique :						
Population blanche	1850.				1295	1384
Population de couleur	—				1355	983
Population esclave	—				11011	3081

Ce tableau montre d'abord la grande inégalité de la distribution géographique de l'idiotisme, et sa prédominance dans le nord de l'Europe. Il

(1) *Union méd.* du 20 sept. 1856.

(2) Il n'existe jusqu'ici, pour la France, aucun recensement des idiots.

(3) Il n'est question ici que des aliénés et des idiots indigents. — Voir *Journ. of the statist. Society*, t. XIV, p. 58.

(4) Population blanche.

(5) Hübertz, *De sindsyge* (*Op. cit.*).

(6) Ainsi que nous l'avons dit plus haut, page 300, le bas Canada est peuplé particulièrement par des individus d'origine française ; la population du haut Canada est d'origine britannique.

(7) Schleisner, *Op. cit.*

(8) Il ne s'agit ici que de la population blanche.

ne serait pas impossible qu'une large part de cette prédominance de l'idiotisme dans les îles situées au nord de l'Angleterre fût due non-seulement à une influence d'hérédité, mais encore à la fréquence probable des marécages entre proches parents. En admettant l'exactitude des documents, on serait conduit à admettre un certain parallélisme entre la fréquence de l'idiotisme et celle de l'aliénation mentale. Il est digne de remarque que la population esclave de l'Amérique paraît être la plus épargnée des deux affections.

CHAPITRE XXXVI.

DU LABRI SULCIUM D'IRLANDE.

Selon Boot, il règne en Irlande et en Angleterre, parmi les enfants de quatre à cinq ans, une maladie spéciale caractérisée par une tuméfaction des lèvres qui, en s'éloignant des dents et des gencives, donnent à la figure une physionomie toute particulière. Quelquefois les lèvres sont divisés en deux par une espèce de crevasse ou de sillon profond, d'où il découle une humeur sanieuse, qui se transforme en croûte. Souvent la lèvre supérieure offre seule ce développement anomal, et, lorsque les deux sont affectées, celle-ci l'est beaucoup plus que l'inférieure. Les Anglais nomment cette maladie *cheilocace*, *labri sulcium* ou *mouth's canker*. Elle est ordinairement accompagnée d'ulcères dans la bouche, sur le palais, la langue et les gencives (1).

CHAPITRE XXXVII.

DE LA MALADIE DE BRUNN.

Thomas Jordan a décrit une épidémie qui se manifesta en 1578, à Brünn (en Moravie), et qui dans trois mois atteignit quatre-vingts personnes dans la ville et une centaine dans les faubourgs ; on la crut propagée par les bains et les ventouses scarifiées dont les habitants faisaient un grand usage. Thomas Jordan donne de cette maladie la description suivante : « Interim insuetâ quâdam ignaviâ, seu torpore gravati, pigri, segnes, inertes » ad consueta munia obeunda, animo quoque abjecto, tristes vultu, cum

(1) P. Rayer, *Traité théor. et prat. des maladies de la peau*, t. III, p. 343.

» nec mens neque manus et pedes officium facerent, veluti umbræ, non
» homines, passim oberrantes conspiciebantur. Nativus faciei color in
» pallidum : vigor ipse oculorum in torvum, circulo fusco sicut mulieribus
» menstruatis deformem, subito immutatus : frons exporrectior in cape-
» ratam et nubilam degeneraverat. Manifestis tum se prodidit indiciis.
» Vestigia cucurbitularum turgescentia extemplo ardor invasit immensus
» et immedicabilis, quem fœdi abscessus et ulcera excepere putrida, sanie
» taboque fluitantia; circumcirca pustulæ, palmum quoque latæ, acho-
» ribus floridæ, quibus dehiscentibus acu aut medicamine discissis, pro-
» fluxit pituita tenuis, serosa marcida, sanieque mucosa ; aliis etiam acris
» et erodens : tum curo cucurbitæ ambitu circumsepta, corrosa, putres-
» cens, tetrum ut e telephiis ac phagedænicis ulceribus invexit fœtorem.
» Ubi admiratione dignum initio, quod e tot affixis cucurbitis, cum alii
» decem plus minus, tres quoque tantum nonnulli apponi jussissent, una
» duntaxat aut ad summum duæ (socrui Laurentiæ Sartoris e quindecim,
» tres) ex iis omnibus in fœdam transiverint vomicam. Nonnullis uni-
» versum corpus pustulis compersum, facies informis, triste supercilium,
» horrendus vultus, dorsum, pectus, abdomen, pedes, loci a summo ad
» imum porriginosa scabie, crustaceis ulceribus supra cutem paulum
» elevatis, duorum cruciatorum nummum, vel unguis pollicis amplitudine,
» ambitu rubente, candido superficie (ut tinea quam barbari vocant) pol-
» luta, et deturpata, cernere erat. Manabant hæc quoque pingui liquore,
» mucore lento, qui non pus, sed saniem referret luridam. Imo, scabie
» sublata et sanata, maculæ atræ, diversæque ab impetiginibus aut vitili-
» ginibus, plumbei et fusci coloris, remanserunt. Progressu morbi, in capite
» calli concrevere, qui somno cum dolore et ejulatu rupti vel dissecti,
» melleum quippiam, resinosum et tenax, seu ex coniferis arboribus
» laticem extillare videmus, lentum inquam et viscidum, marescentis pi-
» tuitæ argumentum, exudabant. Abcessus hi sordidi vereque cacoethes,
» postquam magna difficultate expurgati, et non minore carne rursum
» producta, coaluissent, novum prorupit symptoma. Universi, corporis ar-
» tus, brachia, scapulæ, cubitus, humeri, suræ, tibiæ, pedes imi, puncturis
» quibusdam quasi aculeis, intensissime vellebantur, ac si ferris discende-
» rentur, aut forcipibus ignitis laniarentur (sic ægri sensum doloris expri-
» mebant) potissimum ubi tibia maxime excarnis, lacertorum non fulta
» thoris, a solo periosteo vestitur..... » Nulla tamen quies, perpetua voci-
» feratio, lachrymæ, gemitus, indesinenter torquentibus doloribus, nocte

» potissimum, quum fessa membra sopore dulci reficiuntur, illis noctes » pervigiles ob cruciatuum vehementiam (1). »

CHAPITRE XXXVIII.

DE LA MALADIE DE MELADA.

Dans l'île de Melada (golfe de Venise), on observe une maladie cutanée spéciale qui attaque les membres chez quelques habitants. Onze individus appartenant à trois familles présentent une même altération de l'enveloppe cutanée de la paume des mains, de la face palmaire des doigts, de la plante des pieds et des talons. Les nouveau-nés apportent, sur les paumes des mains, des signes non douteux de cette altération qui se développe avec l'âge. L'altération du tissu devient peu à peu plus épaisse et plus compacte et s'étend tellement qu'elle occupe toute la superficie des parties ci-dessus indiquées. Elle se porte ensuite sur les deux côtés des doigts et des orteils, s'étend dans leurs intervalles et aux articulations du métacarpe et du métatarse, et enfin la peau prend l'aspect d'une longue couche de suif jaunâtre qui oppose à la pression la résistance du cuir; elle est raboteuse et inégale par suite de fissures qui la rendent semblable à l'écorce de liége. Alors la couche la plus externe de la peau est changée en une membrane presque totalement inorganique et, en effet, dans les parties indiquées, il n'y a ni sueur ni transpiration. Il n'y a plus cette transsudation albumineuse par laquelle l'épiderme se renouvelle à mesure qu'il est détruit. Il survient aussi aux coudes un épaississement de l'épiderme; si l'on excepte ceux chez lesquels l'altération est arrivée au plus haut degré, le derme et le corps muqueux forment une seule couche; les enveloppes du carpe et du tarse sont sales et ridées; celles des genoux se trouvent aussi souvent couvertes d'écailles et d'excroissances verruqueuses; outre cela, les mains et les pieds sont perclus. Les parties affectées sont privées de toute sensation. Les habitants de Melada exhalent une odeur infecte causée par des fentes ayant leur siége sous la plante des pieds et qui traversent toute

(1) Voy. Thomas Jordan, *Brunno-Gallicus, seu luis novæ in Moravia exortæ descriptio*. Francfort, 1577, in-8°, ibid., 1785, in-8°. — *Joannis Sporeschii tractatus, Crato, epistolæ*, lib. II. Sckenck a reproduit le mémoire de Jordan (Sckenck, *Obs. medic. rarior.*, p. 793, lib. de Brunno Gallico). — P. Rayer, *Traité théor. et prat. des maladies de la peau*, t. III, p. 864.

l'épaisseur de la peau et mettent à découvert les fibres musculaires qui se laissent voir toutes saignantes. Les enfants qui présentent cette altération de la peau naissent quelquefois de parents exempts eux-mêmes, mais nés d'individus qui en étaient atteints : elle est commune aux deux sexes. Parmi les enfants d'un même père, quelques-uns sont atteints, d'autres ne portent aucun signe de la maladie. De cet état morbide des membres résulte une véritable difformité qui ressemble aux altérations extérieures que l'on observe chez les individus affectés d'ichthyose. Ce qu'il y a de plus grave, c'est le racornissement des téguments et l'altération du libre exercice des mains, les doigts étant dans un état permanent de flexion forcée (1).

CHAPITRE XXXIX.

DU MAL DE LA BAIE DE SAINT-PAUL (2).

De 1776 à 1780, il a régné au Canada, et particulièrement à la baie de Saint-Paul, une maladie qui a été désignée sous le nom de mal de la baie de Saint-Paul, mal de chien, mal de chicot, mal des éboulements. Elle s'annonçait par de petites pustules aux lèvres, à la langue et dans l'intérieur de la bouche. Ces pustules, qui ressemblaient assez bien dans le principe à de petits aphthes, faisaient des progrès rapides, et l'on a vu des enfants à qui elles avaient détruit presque toute la langue. La matière puriforme qu'elles renfermaient communiquait la même affection. Des douleurs ostéocopes nocturnes tourmentaient les malades, mais elles se calmaient ordinairement lorsqu'il survenait des ulcères à la peau ou dans l'intérieur de la bouche. Souvent on rencontrait des boutons cervicaux, axillaires et inguinaux ; à une époque plus avancée, le corps se couvrait de dartres prurigineuses qui disparaissaient bientôt après ; des exostoses, des caries se manifestaient aux os du nez, du palais, du crâne, du bassin, des cuisses, des bras et des mains ; toutes les fonctions s'altéraient profondément, les sens se perdaient et le malade périssait, en proie aux souffrances les plus aiguës. On voyait cependant des individus assez robustes pour résister et traîner ensuite une vie misérable. Quelquefois des membres entiers tombaient. Cette affection n'épargnait personne ; mais elle sévissait de

(1) Lettre du docteur Stulli sur une espèce de maladie cutanée (*Bull. des sciences de Férussac*, t. XXI, p. 96). — P. Rayer, *Op. cit.*, t. III, p. 894.

(2) *Dictionn. des sciences méd*,, t. XXX. — P. Rayer, *Op. cit.*, t. III, p. 858.

préférence sur les enfants. C'est surtout par l'acte vénérien qu'elle paraissait se transmettre. Les habitants du Canada, et entre autres ceux de la baie de Saint-Paul, accusaient les Anglais de la leur avoir apportée. La particularité la plus digne de remarque qu'elle présentait était d'attaquer rarement les organes de la génération et de pouvoir être contractée sans aucune cohabitation avec les personnes qui en sont infectées et même sans attouchement immédiat.

CHAPITRE XL.

DE LA MÉNINGITE CÉRÉBRO-SPINALE ÉPIDÉMIQUE OU TYPHUS CÉRÉBRO-SPINAL (1).

Une maladie remarquable par sa gravité et par l'extension de ses ravages a surgi vers 1837 dans le midi de la France. Circonscrite d'abord dans un petit nombre de villes, elle a, depuis lors, porté ses coups successivement dans presque toutes nos places de guerre et villes de garnison. Bien qu'elle ait régné à diverses reprises dans les places frontières du midi, du nord et de l'est, elle a épargné les États limitrophes; par contre, elle a franchi la Méditerranée en 1840, et inauguré ses ravages en Algérie; elle a, plus tard, suivi nos régiments jusque sur le sol de la Romagne. Nous voulons parler de la maladie décrite sous le nom de méningite cérébro-spinale épidémique, par les Allemands sous celui de *cerebral Typhus*, par les Italiens sous le nom de *tifo apoplettico tetanico.*

La connaissance du passé est d'un haut intérêt dans l'étude des maladies populaires; elle conduit à une appréciation plus juste des causes et de la symptomatologie, et donne une base plus solide à la thérapeutique et à l'hygiène. Toutefois, le rapprochement des faits ne devient réellement fécond qu'à la condition de porter sur des affections du même genre. Sous ce rapport, l'histoire de la maladie qui nous occupe présente de grandes diffi-

(1) La dénomination de *méningite* est née d'un examen incomplet des faits et des préoccupations anatomiques de la médecine moderne. Nous avons démontré dans diverses publications : 1° que plusieurs médecins ont constaté des autopsies complétement négatives; 2° que l'opium à haute dose représente aujourd'hui la médication la plus efficace contre la maladie; 3° que la maladie est transmissible et importable; 4° qu'elle est identique avec la maladie qui en 1813 et 1814 a régné sous le nom de typhus. (Voy. Boudin, 1° *Histoire du typhus cérébro-spinal.* Paris, 1854, in-8°; 2° divers mémoires publiés dans les *Archiv. génér. de méd.*, année 1849; 3° l'article MÉNINGITE du *Dictionn. des dictionn. de méd.*, t. IX.

cultés. Et d'abord, la maladie était-elle connue des anciens ? Assurément, si l'on tient à la dénomination *méningite*, la réponse est péremptoirement négative. Cependant, en examinant avec attention la littérature du passé, on est obligé de reconnaître au moins une grande analogie entre la méningite d'aujourd'hui et quelques épidémies décrites, tantôt sous le nom de frénésie, tantôt sous celui de typhus, plus rarement sous celui de tétanos. En ce qui concerne la frénésie en particulier, il semblerait que dans les écrits d'Hippocrate, la *phrénitis* s'applique particulièrement à la désignation de certaines fièvres paludéennes accompagnées de délire et d'autres symptômes cérébraux. Cependant, il y a lieu de croire que le mot n'avait pas toujours la même acception, si l'on en juge d'après l'insistance avec laquelle Asclépiade, après avoir proscrit la saignée du traitement des phrénétiques, recommande l'emploi de la médication narcotique, seule médication qui nous ait procuré, à nous-mêmes, quelques succès bien avérés dans le traitement de la maladie qui nous occupe. Faut-il voir une méningite dans l'épidémie d'Abdère qui éclata d'une manière subite sous l'influence d'un accident, pendant que les citoyens assistaient à la représentation d'une pièce d'Euripide ? Ce serait aller trop loin. On peut en dire autant de la maladie qui se manifesta en France en 1482, et sur laquelle Mézeray s'exprime ainsi : « Il courait alors (1482) dans la France, une dangereuse et mortelle maladie qui affligeait indifféremment les grands et les petits... C'était une espèce de fièvre chaude et frénétique qui s'allumait tout d'un coup dans le cerveau, et le brûlait avec de si cruelles douleurs, que les uns s'en cassaient la tête contre les murailles, les autres se précipitaient dans les puits... On en attribuait la cause à quelque maligne influence des astres, etc. (1). » Forestus cite une frénésie de 1545, avec « dolor plerumque capitis, renum calor cum lassitu- » dine ; » il ajoute : « verminum maxima copia per os vivi evomuntur. » On lit dans Palmarius (Paumier) l'histoire d'une maladie putride qui régna à Paris en 1568 ; « ab atrocissimo capitis dolore initum capiebant. » Déjà à cette époque les médecins voulaient en faire une méningite. Paumier proteste en ces termes : « non cerebri aut membranarum ipsius » inflammatio, sed maligna pestilentis veneni pernicies ; qui sanguinem » abunde mittebant, mortem accersebant. At contra, qui cardiacis medi- » camentis pugnabant, quam plurimos a morte vindicabant. Incredibile » dictu quam multos necârit eorum, qui nihil in febribus præter obstruc-

(1) Mézeray, t. II, p. 746.

» tionem agnoscunt, imperita stoliditas; dum mittendi sanguinem nullam » finem facerent, attrito naturæ robore omnes miserè perdebant (1). » Les méthodes de description du XVIe siècle laissent tant à désirer que nous nous abstiendrons de parler de la maladie décrite par les auteurs sous le nom de *morbus capitis*, *morbus pannonicus*. Peut-être serait-il permis de voir une *méningite* dans l'observation suivante de Stoll, relative à un jeune soldat qui, en 1779, arrivait de la guerre de Hongrie. « Die » 29 aprilis, juvenis 26 annorum ad nosocomium venit... Quidam re- » ferebant hoc bello inter levis armaturæ milites stipendia meruisse... » Dolor occipitis atque cervicis subinde, potissimum vesperi... Pridie ante » mortem, quasi in aprius uspiothonos... Iter piam meningem et arach- » noideam... pus excurrebat. » Le fait suivant, également rapporté par Stoll, semble se rattacher à la même maladie : « Famulus quidam 28 an- » norum, cum fratri ex febre putridâ mortuo et valde amato parentaret, » tristari initio cœpit... Elapso biduo, petechiæ conspiciebantur... » Le malade périt le dix-septième jour; à l'autopsie on trouva : « Magna seri » copia inter binas meninges. »

Il faut arriver au commencement du XIXe siècle pour rencontrer quelques descriptions un peu moins incomplètes. Ainsi, la maladie observée en 1805 à Genève, par Vieusseux, est manifestement une méningite cérébro-spinale. Cette même affection est observée, dans l'armée prussienne, par Hufeland de 1806 à 1807 ; en 1807 à Briançon, par Billerey ; en 1811 à Dantzick, par Gasc; en 1813 à Brest, par Arnaud; en 1813 et 1814 à Mayence, par Petit; en 1814 à Paris, à Grenoble, à Pont-à-Mousson; en 1815 à Metz, par Rampont; en 1816 dans la garnison bavaroise de Sarreguemines, par Seitz (2); en 1823 au Mans. Mais examinons les détails de quelques épidémies en particulier.

GENÈVE, 1805 (3). — La maladie se manifeste en janvier 1805 dans une famille composée d'une femme et de trois enfants. Deux de ces derniers sont atteints et meurent en moins de vingt-quatre heures. Quinze jours après, elle se montre dans une famille du voisinage, composée du père, de la mère et de cinq enfants. Parmi ces derniers, quatre sont atteints et succombent, après quatorze à quinze heures de maladie. Un

(1) *De morb. contag.* Paris, 1578, p. 317.

(2) Seitz, *Der Typhus, namentlich nach seinem Vorkommen in Bayern*. Erlangen, 1847.

(3) Vieusseux, *Mém. sur la maladie qui a régné à Genève au printemps* de 1805 (*Journ. de méd.* de Corvisart, frimaire an XIV).

jeune homme demeurant dans la maison attenante est frappé, et il meurt dès la première nuit, ayant le corps violet. La maladie disparaît au mois de mai, après avoir fait 33 victimes. Les caractères indiqués sont : invasion brusque pendant la nuit, vomissements de nature verte, céphalalgie atroce, roideur dans l'épine dorsale, déglutition difficile, convulsions, exacerbations nocturnes, pétéchies; mort survenant après douze heures à cinq jours de durée de la maladie.

PONT-A-MOUSSON, 1813 à 1814 (1). — Le *typhus* (forme cérébro-spinale), est importé en novembre 1813 par les lanciers de la garde impériale venant de Leipsick; la maladie se prolonge jusqu'en avril 1814 (p. 167). Elle atteint, dans la population civile, 161 hommes et seulement 68 femmes. Les enfants à la mamelle en sont épargnés. Elle frappe de préférence les hommes forts et vigoureux. Elle épargne, au contraire, un dépôt de 400 prisonniers espagnols et les juifs (p. 11). Dans une famille de cinq personnes, quatre sont atteintes (p. 165). Après la disparition du typhus, deux hommes sont frappés pour avoir travaillé à la réparation d'un matelas sur lequel était mort un malade. Parmi les militaires les plus maltraités, on signale les jeunes conscrits des dernières levées. La maladie débute par des frissons et des vomissements; il y a douleur occipitale, rachialgie, trismus, douleur des articulations et des membres, convulsions, roideur tétanique, secousses, paroxysmes nocturnes. Les malades couchés en supination portent la main à la tête et poussent des cris affreux; ils rendent des lombrics. Il y a diarrhée ou constipation.

En présence de tels faits, on est conduit à se demander si la maladie désignée par les médecins du XIXe siècle sous le nom de typhus, était le typhus tel qu'il a régné dernièrement dans l'armée française en Crimée, ou bien s'il n'était pas plutôt la maladie désignée, depuis 1837, sous le nom impropre de méningite cérébro-spinale épidémique. Examinons. Nous empruntons les passages suivants à l'instruction du ministre de l'intérieur du 27 janvier 1814 (2) : « La maladie qui règne dans quelques départements s'annonce ordinairement par des rêvasseries nocturnes, de la pesanteur le long de l'épine dorsale, des douleurs lombaires, des vomissements, une douleur de tête violente. » Parmi les symptômes, nous remarquons : « sensation de froid, tiraillement douloureux dans les mollets,

(1) Thouvenel, *Traité analyt. des fièvres contag.* qui ont régné dans le département de la Meurthe, vers la fin de 1813 et au commencement de 1818.

(2) *Instruction du Ministre de l'intérieur sur le typhus*, in-4°. — Ce document est devenu très rare.

convulsions légères, exacerbations régulières et délire pendant la nuit, déglutition difficile. A Mayence, le typhus paraît souvent sous la forme d'une encéphalite, avec mal de tête *s'étendant du vertex à l'occiput, et se prolongeant le long de la colonne épinière.* Il y a état comateux, ou délire féroce; dans quelques cas, *tétanos général, expulsion de lombrics... Les femmes et les vieillards sont moins exposés...* Il faut s'abstenir avec soin de la saignée... »

On conviendra que cette description, que le ministre de l'intérieur ne pouvait avoir puisée qu'aux meilleures sources de la science, et à une époque où tous les médecins avaient vu le typhus, constitue un argument très puissant en faveur de l'identité de la maladie de 1814 et de la méningite cérébro-spinale de 1837. Ajoutons que les phénomènes tétaniques sont signalés par presque tous les auteurs. Citons quelques exemples : « Les malades, dit Horn, étaient couchés en supination; les mâchoires étaient tellement serrées, qu'il était impossible de les écarter. » (Horn, *Archiv. für prakt. Medizin.*) « Chez un très grand nombre de malades atteints de typhus, dit Jos. Frank, il y a trismus, dysphagie et tension des muscles cervicaux (t. I, p. 404 et 407); consultez aussi Zecchinelli, *Narrazione del tifo contagioso*, p. 13; Omodée, t. II, p. 130). Hildenbrand dit avoir remarqué des contractions spasmodiques des muscles des mâchoires, du cou, une roideur des doigts, des membres, le trismus (p. 104). « Il se déclarait quelquefois, dit Kerkhove, des roideurs tétaniques (p. 408)... La roideur tétanique, les mouvements convulsifs étaient d'un funeste présage. » (*Maladies de la grande armée*, p. 411.) Enfin, les symptômes tétaniques sont signalés à chaque page dans la *Relation du typhus de Saragosse*, par Reveillé-Parise; dans celle du *typhus de Torgau*, par M. de la Tourrette; enfin dans celle du *typhus observé à la Salpêtrière à Paris*, par M. Pellerin. Biett a publié plusieurs observations détaillées, recueillies par lui-même en 1814, à l'hôpital Saint-Louis de Paris; ces observations ne laissent subsister aucun doute sur l'identité de la maladie observée par lui avec la méningite cérébro-spinale des modernes (1).

GRENOBLE, 1814. — « Il y avait, dit Comte (2), roideur tétanique de la tête et du tronc, produite par l'état inflammatoire de la moelle allongée. On remarquait une variété avec tétanos, l'autre sans tétanos. La maladie se manifesta pendant les mois de février, mars et avril 1814, parmi

(1) Biett, *De la frénésie aiguë idiopathique*. Thèse de Paris, 1814, n° 73.
(2) Sédillot, *Journ. de méd.* Paris, 1816.

les hommes de la garnison. La plupart venaient de l'armée du Mont-Blanc où, pendant des froids très rigoureux, ils avaient fait un service pénible, toujours dans la neige, et exposés jour et nuit à de grandes fatigues ; ils appartenaient presque tous aux dernières levées. La maladie débutait comme une véritable fièvre catarrhale, nerveuse ou ataxique ; au bout de deux ou trois jours, les yeux devenaient vifs et brillants, la conjonctive s'injectait, les muscles de la face présentaient des mouvements convulsifs, puis survenait une *roideur tétanique de la partie supérieure du corps, la tête étant constamment renversée et immobile.* Les douleurs de tête étaient vives et constantes, et s'élevaient principalement à la partie postérieure du cou ; il survenait un délire plus ou moins violent. La maladie atteignait fréquemment des individus en traitement à l'hôpital pour d'autres affections (1). MM. Billerey et Bilon, médecins attachés aux hospices, et qui virent les premiers malades, pensèrent, d'après les rapports parvenus sur la fièvre nerveuse de Dresde, de Leipsick et de Mayence, que c'était la même maladie. Plusieurs personnes de la campagne, qui avaient logé des soldats autrichiens, moururent de la maladie. Une jeune fille de Grenoble, qui était allée visiter ses parents malades à la campagne, rentra en ville, où elle succomba à la maladie, compliquée de roideur tétanique. Chez tous les sujets morts, on trouva constamment les vaisseaux sanguins du cerveau dilatés, des traces d'inflammation, des portions de ce viscère comme macérées, ses diverses cavités contenant une plus ou moins grande quantité de sérosité. Les recherches, *poussées jusque dans le canal vertébral*, ont constamment découvert des traces de phlegmasie sur la surface interne de l'enveloppe de la moelle ; des traces semblables, livides ou d'un rouge obscur dans la moelle même, avec des portions de la surface macérées et présentant une suppuration manifeste. »

Pour abréger, nous passons sous silence la période de 1815 à 1836. A dater de 1837, la maladie prend un développement qui commande l'attention. Elle se manifeste dans le sud-ouest de la France, sur deux lignes, dont l'une s'étend de Bayonne à La Rochelle, en passant par Dax et Bordeaux, et dont l'autre, longeant la frontière des Pyrénées, s'étend de Bayonne à Perpignan, en traversant Auch, Foix et Narbonne. Après avoir atteint, en 1839, un certain nombre de villes du Midi, telles que Nîmes, Avignon et Toulon, où se trouvent les dépôts des divers régiments de l'armée d'Afrique, on voit la maladie tout à coup se manifester, en 1840,

(1) L'auteur cite entre autres un infirmier-major qui fut atteint de la maladie avec tétanos. Deux médecins succombèrent.

dans la garnison de Douera, à quelques lieues d'Alger. Dans la même année, elle exerce ses ravages dans le royaume de Naples et dans les États de l'Église. En 1844, elle se montre dans la population civile de Gibraltar (1); et, dès l'année suivante, nous la voyons atteindre, à Philippeville (Algérie), la seule population maltaise des portefaix, en commençant par ceux qui s'occupent du déchargement des navires. Dès 1845, la maladie exerce ses ravages à Douera dans le 36e de ligne, au moment même où elle tue, à Toulon, dix-huit hommes du dépôt du même régiment. En 1846, la maladie, après s'être manifestée dans la garnison d'Alger, se propage à la population civile européenne ainsi qu'à la population arabe. Dans la même année elle se montre en Irlande. Enfin, elle règne en France en 1847, 1848, 1849 et 1850, dans un grand nombre de localités. Elle a atteint quelques soldats français en Italie en 1849 et en 1850. La Belgique (2), la Suisse et le grand-duché de Bade ont été épargnés.

LANDES ET BASSES-PYRÉNÉES, 1837. — Le 15 mars 1838, M. Lespès, médecin des épidémies à Saint-Sever, Landes, informait la Société de médecine de Bordeaux que la maladie du département des Landes avait débuté au commencement de 1837, d'après les uns dans l'intérieur des terres, selon les autres à Dax, Bayonne, Mugron, Tartas. On avait pensé qu'elle avait été importée à Saint-Sever par quelques individus venus de l'extrémité occidentale des Pyrénées: « Tout à coup et sans prodromes, écrivait M. Lespès, l'individu est pris de céphalalgie violente d'une nature inconnue à ceux qui l'éprouvent, de douleurs dans les reins, dans les membres, aux doigts, aux orteils. Il y a vomissement, perte de la vue, de l'ouïe, exaltation de la sensibilité tégumentaire, coma, stupeur, délire, tétanos précédé de convulsions. Quelques malades sont foudroyés et meurent dans quelques heures; d'autres luttent et se traînent longtemps, recouvrant certaines facultés; d'autres ne se rétablissent pas. »

ROCHEFORT, 1838 ET 1839 (3). — Vers la fin de 1837, le 18e léger quitte le théâtre de la maladie décrite par M. Lespès, pour se rendre à Rochefort; du 15 janvier au 8 février, 7 hommes de ce régiment sont

(1) Gilchrist, *Sketch of the meningitis which appeared at Gibraltar in the early part of* 1844. London, *Medic. gaz.*, 1844.

(2) Il résulte d'une lettre que nous a adressée M. Vlemynx, inspecteur général du service de santé de l'armée belge, que pas un homme de cette armée n'a été atteint de méningite.

(3) M. Lefèvre, *Ann. maritimes et coloniales*, avril 1840.

atteints de méningite, et six succombent. Tous les autres corps de la garnison sont épargnés. La maladie semblait avoir disparu complétement, lorsque, le 14 décembre 1838, elle commence à se manifester parmi les forçats du bagne. Dès le 31 décembre, 14 forçats et 5 gardes-chiourmes avaient été atteints et presque tous avaient succombé, 2 avant leur entrée à l'hôpital, 4 une heure après, 8 vingt-quatre heures après. Dans le courant de janvier 1839, la maladie atteint 68 forçats, 13 surveillants et 25 ouvriers et autres individus. « Concentrée dans la chiourme durant les premiers jours de janvier 1839, dit M. Lefèvre, elle frappe ensuite les ouvriers travaillant dans les ateliers voisins du bagne, et que leur service appelait journellement dans l'arsenal. Ceux qui peuvent changer souvent de linge sont préservés. Ainsi les paillots, les écrivains, les tailleurs ne fournissent aucun cas. Le 9 janvier, la maladie enlève très rapidement la femme d'un garde-chiourme habitant la ville, puis elle fait des victimes sur divers points, et quelquefois plusieurs sur le même point. Du 24 au 30 janvier, 3 femmes sont atteintes rue du Rempart, aux nos 18 et 24 qui sont très rapprochés. A la préfecture maritime, elle atteint un gardien, deux forçats jardiniers, et un enfant qui travaillait à la fonderie. A la fin d'avril, 5 ouvriers d'artillerie et d'autres ouvriers appartenant également à la direction d'artillerie sont atteints successivement en peu de jours, et succombent presque tous. Le mois suivant, une maison de la rue des Vermandois, assez rapprochée de l'arsenal et habitée par la famille Mondain, devient le théâtre de la maladie. En neuf jours, le père, charpentier de l'arsenal, trois de ses enfants et la fille Triaud sont atteints, et, sur ces cinq personnes, trois meurent en fort peu de temps. A l'hôpital, la maladie atteint quelques hommes entrés pour d'autres affections... A l'infirmerie du bagne, un condamné chargé du soin des malades, homme fort et vigoureux, succombe... Un second infirmier meurt à l'hôpital du bagne... A l'hôpital de la marine, un chirurgien éprouve les premiers symptômes de la maladie, après avoir fait l'autopsie d'un forçat qui avait succombé à l'épidémie. »

VERSAILLES, 1839 (1). — Vers la fin de 1838, le 18e léger, que nous avons vu atteint de méningite à Rochefort, à son arrivée de la frontière des Pyrénées, quitte cette dernière ville pour se rendre à Versailles. Dès le mois de février 1839, six hommes de ce régiment, habitant tous la même chambre, sont frappés à plusieurs jours d'intervalle. « Jusqu'à la fin de

(1) Rapport de M. Faure-Villar.

mars, la maladie règne à peu près exclusivement dans le 18e léger. Dès le 5 mars, les casernes occupées par ce régiment sont évacuées, et cette mesure paraît produire un effet avantageux... A la fin de mars, deux compagnies sont détachées à Chartres, où elles fournissent dès leur arrivée deux malades qui succombent avec tous les symptômes de la maladie de Versailles. Une recrudescence a lieu en mai, et six malades habitant la même chambre sont frappés. Deux hommes sont atteints à l'hôpital après y être entrés pour d'autres affections. » Sur 154 militaires atteints, 116 appartiennent au 18e léger; sur 66 décès, 48 sont fournis par ce régiment. Le 55e de ligne, le 4e de cuirassiers et le 2e de hussards ne fournissent chacun qu'un seul décès; le 4e de ligne n'en donne aucun.

AVIGNON, 1839 (1). — La maladie se manifeste pour la première fois en 1839; elle s'y reproduit en 1840 et 1841. En 1840, trois femmes attachées à l'hospice où sont traités les militaires sont atteintes successivement. Ce sont une sœur, une lingère, et une infirmière; cette dernière est frappée en soignant une jeune fille atteinte de méningite. La maladie se reproduit en 1845, 1846, 1847 et 1848, et chaque fois la population civile, envahie après la population militaire, fournit son contingent à l'affection régnante. Vers la fin de 1847, le dépôt du 3e léger se rend d'Avignon à Nîmes: il ne fournit plus aucun cas de méningite; en revanche, une trentaine d'hommes des bataillons de guerre, récemment arrivés d'Afrique, sont atteints et plusieurs succombent.

MARSEILLE, 1841. — Au mois de décembre 1841, le 3e bataillon du 62e ligne quitte Pont-Saint-Esprit où règne la méningite, pour se rendre à Marseille. Plusieurs hommes sont atteints en route, et la maladie continue d'exercer ses ravages dans le bataillon après son arrivée dans cette dernière ville, sans atteindre cependant le 20e léger, caserné à une certaine distance. Dans le courant de janvier 1842, les deux bataillons de guerre du 62e de ligne, venant d'Afrique, débarquent à Marseille, où ils ne tardent pas à fournir leur contingent à la maladie importée de Pont-Saint-Esprit.

AIGUES-MORTES, 1841 à 1842 (2). — La maladie, dit M. Schilizzi, éclate le 24 novembre 1841, et continue, à quelques courtes interruptions près, jusqu'au 4 mars 1842. Souvent plusieurs membres d'une même

(1) Mémoire de M. Chauffard, dans *Revue médic.* de 1842, ou *Œuvres de médecine pratique*. Paris, 1848, t. I, p. 156.

(2) Schilizzi, *Relation histor. de la méningite cérébro-spinale* qui a régné à Aigues-Mortes de 1841 à 1842. Montpellier, 1842.

famille sont frappés presque simultanément. Dans une famille composée de dix membres, cinq individus sont atteints et quatre succombent. Souvent la femme soignant son mari, ou la mère sa fille, suivent ou précèdent dans la tombe l'objet de leur affection. Sur 56 douaniers habitant la ville, 7 succombent. Sur 160 malades atteints en tout, 120 meurent. Sur une garnison composée de 80 hommes, pas un homme n'est atteint. »

STRASBOURG, 1840 à 1841 (1). — La maladie commence en octobre 1840, par le 7e de ligne, récemment arrivé à Strasbourg, et qui avait perdu quatre hommes de méningite en route. Pendant trois mois, ce régiment fournit presque seul les malades. Le 69e, dont deux compagnies habitent en commun une même caserne avec une fraction du 7e de ligne, est atteint en décembre; la maladie gagne le 29e de ligne et le 11e d'artillerie en janvier 1841, le 34e de ligne et le 1er d'artillerie en février; enfin, le régiment des pontonniers n'est atteint qu'en mars, c'est-à-dire six mois après la première apparition de la maladie dans Strasbourg. Dans la population civile, le premier cas ne se manifeste qu'en janvier. A dater de cette époque, la maladie suit une marche croissante jusqu'en juin, et elle continue de sévir après la cessation de l'épidémie militaire. Elle domine dans les rues étroites ; dans l'une d'elles on observe quatre malades. « A l'arsenal, dit M. Tourdes, plusieurs individus travaillant ensemble sont frappés simultanément; six cas se développent, dans un espace de temps très court, dans les rues voisines de ce bâtiment. Plusieurs ouvriers ayant des relations avec la troupe sont atteints. Du 27 mars au 18 avril, quatre cas se présentent parmi les ouvriers qui travaillent à la fonderie et à l'arsenal. Presque en même temps, d'autres cas se groupaient autour d'eux, dans les petites rues du Broglie qu'ils habitaient. » On compte parmi les individus atteints : 2 chirurgiens militaires, 1 élève en médecine, 5 infirmiers, 7 enfants de militaires. De Strasbourg, la maladie s'étend à Wasselonne, lieu de passage continuel pour les militaires; 8 habitants sont atteints; la maladie envahit Haguenau où elle épargne la maison centrale de détention.

SCHÉLESTADT, 1841 (2). — « Le 29e de ligne, dit M. Mistler, quitte Strasbourg le 20 janvier 1841. A Erstein, il perd un tambour par suite de méningite. Arrivé à Schélestadt le 21, il envoie à l'hôpital un malade atteint de cette même affection. Le 29, on constate dans la population

(1) Voir les monographies de MM. Forget et G. Tourdes.

(2) Mistler, *Gaz. méd. de Strasbourg*, année, 1841.

civile le premier cas chez l'enfant d'un cabaretier demeurant près de la caserne et dont la maison est exclusivement fréquentée par les soldats du 29ᵉ. Le 6 février, deux nouveaux cas se présentent sur les deux jeunes filles du boucher qui fournit la viande à la troupe. Peu à peu la maladie envahit tout le quartier, et dans l'espace de deux à trois semaines, j'observe pour ma part une trentaine de cas. Les habitants de l'intérieur de la ville et des quartiers autres que celui de la caserne sont épargnés. Dans la garnison, la maladie continue ses progrès, mais le 29ᵉ en fait seul les frais. »

PHILIPPEVILLE, 1845 à 1846. — La maladie éclate le 24 décembre 1845 dans la population maltaise : elle épargne la population sarde beaucoup plus encombrée, et la garnison. Le premier malade est un portefaix maltais; les autres malades civils sont des journaliers, des portefaix, des hommes de peine. Les femmes sont épargnées. Sur 6 militaires atteints nous trouvons un infirmier.

LYON, 1846 à 1847. — La maladie se manifeste vers la fin de 1846 dans la garnison. Sur 56 malades, 23 appartiennent au seul 61ᵉ de ligne, bien que ce régiment soit caserné au fort Lamotte, situé hors la ville, dans une plaine, fort dont les chambres sont vastes et bien aérées ; 13 autres appartiennent au 67ᵉ. Les 14ᵉ et 15ᵉ d'artillerie, moins bien partagés sous le rapport du casernement, ainsi que la population civile, restent complétement épargnés. « Un soldat du 61ᵉ, dit M. Chapuy, porte à l'hôpital un de ses camarades atteint de méningite. Il est en parfaite santé, il parle, il rit avec ses camarades. A peine de retour à la caserne, il tombe sans connaissance, et il est immédiatement transporté lui-même à l'hôpital, avec tous les symptômes de l'affection régnante, à laquelle il succombe. »

ORLÉANS, 1847 à 1848. — « L'épidémie semble avoir été importée par le 7ᵉ léger, qui venait de Lyon où avait régné la même année la maladie, et s'être communiquée de ce régiment au 5ᵉ léger et au 21ᵉ de ligne; à deux reprises, ce sont des hommes qui couchent voisins l'un de l'autre qui sont atteints. Un enfant de dix-huit mois, fille d'une cantinière qui habitait la caserne du 7ᵉ léger, est atteint et meurt; elle avait présenté le renversement de la tête en arrière; on trouve à l'ouverture du corps des pseudo-membranes purulentes sur la portion cervicale de la moelle. Une jeune fille meurt de la même maladie. L'utérus contient un embryon de six à sept semaines. Elle était la maîtresse d'un militaire et enceinte de lui. (Mém. de M. Corbin, *Gaz. méd.*, 1848, nᵒ 24)» En 1842, M. Cayol avait donné à dîner, à Paris, à deux jeunes hommes pleins de santé ; trois semaines plus tard, il apprend à la fois la nouvelle de la mort de ces deux jeunes gens, qui venaient de succomber, à Orléans, à la méningite, en même temps qu'il était appelé en toute hâte pour donner ses soins à leur sœur, enfant de douze ans, atteinte de la même maladie.

METZ, 1847, 1848 et 1849. — Le 2ᵉ d'artillerie venant de Bourges, où règne la maladie, et qui avait perdu un homme en route, est le premier atteint. Elle se manifeste ensuite dans le 13ᵉ d'artillerie qui occupe la même caserne, puis dans une batterie du 5ᵉ régiment de la même arme, et dans le 7ᵉ bataillon de chasseurs à pied, caserné dans le voisinage ; la maladie s'étend au 11ᵉ léger, qui occupe au fort Moselle la caserne dont le rez-de-chaussée constitue une des écuries de l'artillerie. A l'hôpital, trois infirmiers sont frappés. Un chirurgien élève est atteint et succombe. Il en est de même d'un militaire convalescent d'une autre affection. Les détenus de la prison et du pénitencier militaire, au nombre de près de 400, sont épargnés. La population civile ne fournit qu'un faible contingent de malades, et on les constate dans les rues voisines des casernes. Sur 9 malades civils, on compte les deux enfants du portier de l'hospice.

Manifestation de la maladie dans diverses villes de garnison formant groupe. — De 1837 à 1838 la maladie sévit presque exclusivement dans le sud-ouest de la France et elle exerce ses ravages dans un groupe de villes de garnison plus ou moins rapprochées; ces villes sont : Bayonne, Dax, Bordeaux, Rochefort, La Rochelle; de 1838 à 1841, la maladie sévit spécialement dans les villes de garnison du sud-est, et notamment dans celles de la vallée du Rhône. Ainsi on l'observe à Toulon, Marseille, Aigues-Mortes, Nîmes, Avignon, Pont-Saint-Esprit; de 1839 à 1842, on la voit s'appesantir sur le nord-est, et envahir successivement les places de guerre de Strasbourg, Schélestadt, Colmar, Nancy, Metz, Givet. De 1839 à 1842, elle sévit à Versailles, Saint-Cloud, Rambouillet, Chartres. En 1841, elle porte ses coups spécialement sur le littoral de la Bretagne, à Brest, Lorient, Nantes, Ancenis. Enfin, de 1840 à 1841, elle se manifeste successivement sur diverses fractions d'un régiment, disséminées à Laval, Le Mans, Château-Gontier, Tours, Poitiers.

Reproduction de la maladie dans divers corps, malgré les changements de garnison. — En examinant les documents relatifs à l'histoire de la maladie, nous voyons le numéro de certains régiments se reproduire avec une fatalité obstinée sur divers théâtres, malgré la distance souvent considérable qui sépare ces derniers. Ainsi, le 4ᵉ de ligne est frappé successivement : en 1839 à Versailles, en 1840 à Metz, en 1841 à Blois ; le

18e de ligne est atteint : en 1838 à Rochefort, en 1839 à Versailles et Chartres, en 1841 à Metz ; le 7e léger : en 1841 à Nancy, en 1847 à Lyon, en 1848 à Orléans, en 1849 à Bouchain (Nord).

Reproduction de la maladie dans quelques villes, malgré le renouvellement des garnisons. — La maladie règne dans la garnison de Bayonne en 1838, 1839, 1840, 1841, 1843, 1845 ; à Versailles en 1839, 1840, 1841, 1842, 1843 ; à Avignon, en 1839, 1840, 1841, 1845, 1846, 1847, 1848.

Localisation par quartiers. — Dans l'immense majorité des cas, la maladie se manifeste dans une fraction de la population ; tantôt elle y reste confinée, tantôt elle s'étend de proche en proche aux autres éléments de la population. Le plus souvent la maladie débute dans la garnison, et elle épargne quelquefois complétement la population civile (Marseille 1841) ; dans d'autres circonstances, elle débute par la population civile, et elle épargne plus ou moins complétement la garnison (Rochefort, Aigues-Mortes). Elle se localise dans certains quartiers ; elle frappe, dans les villes de garnison, avec une prédilection prononcée certaines casernes, et, dans celles-ci, certaines chambres. Ici elle débute dans une prison, et elle épargne la population (bagne de Rochefort 1839, et prison de la Force à Paris en 1849) ; là, au contraire, elle exerce ses ravages dans la garnison et dans une partie de la population civile, alors qu'elle épargne les prisons (prison et pénitencier de Metz en 1849, prison de Haguenau en 1841, bagne de Toulon en 1851). A Rochefort, elle exerce ses ravages au bagne ; plus tard elle frappe quelques habitants, mais elle n'atteint que deux militaires. A Lille, 1848, sur 20 malades, 15 appartiennent au 57e, 4 au 74e, 1 au 9e de hussards. A Lyon, 1842, la maladie sévit exclusivement dans un bataillon du 12e léger. A Metz 1848, sur 96 malades, 26 appartiennent au 11e léger, 18 au 1er du génie, 15 au 7e de chasseurs à pied. Sur un effectif de 1105 hommes, le 2e léger ne fournit que 3 malades. Enfin, tandis que 131 infirmiers militaires donnent 3 malades, 387 détenus de la prison et du pénitencier militaires n'en fournissent pas un seul. A Marseille, le 62e de ligne occupant les casernes du nord, fait tous les frais de l'épidémie ; le 20e léger, caserné dans la partie sud de la ville, est entièrement épargné (1841 et 1842). A Versailles, en 1839, sur 154 malades, 116 appartiennent au 18e léger, 26 au 14e de ligne, 5 au 4e de hussards, 4 au 15e de ligne, 2 au 4e de cuirassiers, 1 au 55e de ligne, 1 au 4e de ligne. A Aigues-Mortes, dont la population civile est décimée dans l'épidémie de 1841 à 1842, la caserne, occupée par 80 militaires, est entièrement épargnée. Depuis 1842, la maladie reparaît pendant plusieurs années d'une manière sporadique et n'atteint que les habitants, jamais la garnison. A Avignon, en 1846, 46 malades sont fournis par le dépôt du 3ᵉ léger, alors que le dépôt du 6ᵉ léger et les subsistants n'en donnent pas plus de 18. A Philippeville, sur 25 malades reçus dans les salles de M. Lagrave, on ne compte que 3 militaires. A Versailles, elle sévit presque exclusivement dans l'infanterie et atteint à peine la cavalerie. A Metz, en 1841, et à Grenoble, en 1848, elle règne spécialement dans l'artillerie, et elle épargne à un haut degré l'infanterie. A Lyon, en 1846-1847, elle frappe l'infanterie et elle respecte les 14ᵉ et 15ᵉ d'artillerie. Enfin à Strasbourg, en 1841, elle épargne le régiment des pontonniers.

Théâtre de la maladie. — La maladie qui, en 1837, s'était à peine montrée dans sept villes du Midi, en avait, dès 1841, envahi au delà de trente. Après cette époque, elle décroît journellement pour reparaître de nouveau avec intensité en 1847, en 1848 et 1849. Elle affecte une prédilection marquée pour les villes de garnison, et c'est peut-être par suite de cette tendance qu'elle a épargné jusqu'ici le plateau central de la France. Peu de cas de méningite ont été jusqu'ici constatés en Corse, encore ont-ils porté sur des militaires arrivant de France où leur régiment avait souffert de la maladie. En Algérie, elle a fait sa première apparition en 1840, c'est-à-dire peu de temps après s'être montrée dans les villes du Midi où est le siége du dépôt de plusieurs régiments dont les bataillons de guerre étaient en Afrique. Elle a sévi plus particulièrement dans les provinces de l'est et du centre de l'Algérie, et ses ravages y ont été constatés depuis le niveau de la mer jusqu'à Sétif, c'est-à-dire au delà de 1000 mètres au-dessus du niveau de la mer.

Sexe. — Les individus des deux sexes offrent-ils la même disposition à contracter la maladie? On compte en 1839, dans la population civile de Rochefort, 59 malades du sexe masculin et seulement 17 du sexe féminin. A Strasbourg, la population civile fournit, de 1840 à 1841, 90 morts, dont 50 hommes et 40 femmes. A Alife, en Piémont, on compte 23 hommes atteints et seulement 11 femmes. Sur 9 malades civils signalés à Metz, en 1849, nous ne trouvons que 3 femmes. A Belfast, en Irlande, la maladie n'atteint que deux garçons de sept à douze ans, travaillant dans un atelier; à deux exceptions près, elle n'atteint à Hardwick que des individus mâles. Les choses se passent d'une manière analogue en 1849 à Petit-Bourg. Il est donc permis de conclure que, tout étant égal d'ailleurs, le sexe féminin semble être moins apte que le sexe masculin à contracter la maladie.

Age. — Tant que l'on a fait de la méningite une maladie exclusivement militaire, on l'a supposée aussi le triste apanage de l'âge de vingt à trente ans. Il est prouvé aujourd'hui qu'elle atteint tous les âges, depuis la première enfance jusqu'à la vieillesse la plus avancée. A Rochefort, 1838-1839, tant parmi les forçats que parmi les surveillants, le plus grand nombre des individus atteints avaient de trente à cinquante ans. Parmi les individus étrangers au bagne, le plus âgé avait soixante-dix-huit ans. A Aigues-Mortes, la maladie a sévi surtout parmi les enfants, moins parmi les adolescents, peu parmi les adultes, presque pas parmi les vieillards. En Irlande, la maladie a régné spécialement parmi les jeunes garçons de sept à douze ans.

Acclimatement. — A Metz comme à Versailles, la maladie a sévi avec beaucoup plus d'intensité parmi les hommes nouvellement incorporés que parmi les anciens. Cependant, en y regardant de près, et si l'on considère que l'âge moyen des hommes nouvellement incorporés est celui de vingt à vingt et un ans, on conçoit que ces documents ne résolvent pas la question, par l'immunité pouvant dépendre uniquement de l'âge, au lieu de se rattacher à l'arrivée récente au corps. A Strasbourg, sur 114 militaires morts de méningite, 40 avaient de vingt à vingt et un ans, 37 avaient de vingt-cinq à vingt-six ans. Or, selon M. Tourdes, ces derniers appartenaient à la réserve des classes de 1834 et de 1835, et ils venaient d'arriver au corps. Ce fait, qui est d'une grande importance, tendrait à établir que la prédisposition si marquée des soldats les plus jeunes pour la méningite résulte non de leur âge, mais de leur arrivée récente, en d'autres termes, de leur non-acclimatement.

Secondes atteintes. — On lit dans la *Gazette médicale de Paris* (2ᵉ année, n° 12, p. 13) l'histoire d'un soldat qui, après être sorti de l'hôpital de Strasbourg, en février 1841, guéri de méningite, aurait été atteint une seconde fois de la même maladie le 4 février 1843, et aurait succombé le lendemain. Pour notre part, nous avons constaté deux exemples parfaitement clairs d'atteintes multiples chez deux malades admis à l'hôpital du Roule.

Constitution. — Un des points sur lesquels on rencontre le plus d'accord parmi les auteurs est la prédominance des constitutions fortes parmi les individus atteints de méningite, au moins dans les rangs de l'armée. La localisation de la maladie dans la classe des portefaix maltais, à Philippeville, constitue un des exemples les plus curieux de cette prédominance.

Population civile et garnison. — La fréquence de la manifestation de la maladie dans nos villes de guerre et de garnison a pu faire supposer que là profession militaire constituait une cause prédisposante. Cette opinion n'est point soutenable, si l'on considère que, dans le royaume de Naples et dans les États de l'Église, la population civile a été presque seule atteinte ; que les armées étrangères, dont les conditions hygiéniques sont généralement inférieures à celles de nos troupes, ont été épargnées jusqu'ici par la maladie ; enfin, que la méningite a frappé presque exclusivement la population civile à Rochefort en 1839, à Aigues-Mortes en 1841, à Gibraltar, en 1845, à Philippeville en 1846, à Petit-Bourg en 1849.

Aisance. — Tant dans la population que dans l'armée, les classes aisées ont joui d'une immunité relative très prononcée. Ainsi, à Aigues-Mortes, pas un riche n'est atteint. Les choses se passent d'une manière analogue à Rochefort, à Versailles, à Strasbourg, à Toulon. La maladie ne compte, dans l'armée, qu'un très petit nombre de victimes parmi les officiers et sous-officiers. Toutefois il importe de ne pas perdre de vue qu'il existe entre ces deux classes de militaires et le soldat d'autres différences que celles de l'aisance, et qu'il ne serait peut-être pas permis de leur refuser une part dans la production de la différence des résultats. Ainsi l'officier n'habite pas la caserne, et le sous-officier est en général mieux logé, moins aggloméré que le soldat. L'officier et le sous-officier sont aussi généralement moins jeunes et moins nouvellement arrivés au corps, toutes causes qui peuvent, à juste titre, revendiquer leur part d'influence dans l'immunité signalée.

Voisinage, isolement. — Un des traits les plus remarquables de la maladie qui nous occupe est sa tendance à se localiser par quartiers, par maisons, par familles, d'irradier de là dans le voisinage et d'épargner plus ou moins certaines catégories isolées de la population. Ainsi à Genève, en 1805, elle débute dans une famille composée de quatre personnes, et elle en fait mourir deux ; quinze jours après, elle se montre dans une maison du voisinage habitée par sept personnes : quatre sont atteintes et succombent ; enfin elle frappe un jeune homme habitant la maison attenante. A Pont-à-Mousson, quatre personnes sont atteintes dans une famille composée de cinq membres. A Rochefort, elle se localise dans le bagne ; peu de temps après, elle se manifeste dans une maison voisine : cinq personnes y sont atteintes et trois meurent. A Aigues-Mortes, elle atteint deux personnes dans un grand nombre de maisons ; dans une seule maison, cinq personnes sont frappées et quatre succombent. A Orléans, la maladie tue en peu de jours deux frères et une sœur. A Metz, M. Laveran compte, sur neuf malades civils, les deux enfants du portier de l'hospice. A Dijon, M. Poggi constate, parmi cinq malades civils, un frère et une sœur. A Schelestadt, la maladie frappe les deux enfants du boucher qui fournit à la troupe. A Versailles, six hommes habitant la même chambre sont atteints presque simultanément. A Saint-Étienne, deux camarades de lit succombent à vingt-quatre heures de distance l'un de l'autre. Plusieurs personnes, en rapport avec des malades, éprouvent des accidents de divers genres. Parmi les personnes attachées aux hôpitaux, les auteurs signalent comme ayant été atteints : à Grenoble, 2 médecins et 1 infirmier-major ; à Rochefort, 1 chirurgien et plusieurs infirmiers ; à Strasbourg, 3 chirurgiens et 5 infirmiers ; à Saint-Étienne, 2 infirmiers ; A Avignon, 1 sœur, 1 infirmière et 1 lingère, toutes trois attachées à l'hospice où sont traités les soldats atteints de méningite ; à Philippeville, 1 infirmier ; à Alger, 1 chirurgien ; à Metz, 1 chirurgien et 3 infirmiers. N'y aurait-il dans cet ensemble de faits que des coïncidences?

Saisons, mois, température. — La maladie règne en 1805 à Genève du mois de janvier au mois de mai. Elle se manifeste en 1814 dans la garnison de Grenoble pendant les mois de février, mars et avril (Comte). Elle règne dans la garnison de Paris au commencement de l'année 1814 (Biett). Elle est observée à Metz en 1815, pendant le premier semestre (Rampont). Elle sévit dans la garnison bavaroise de Sarreguemines dans l'hiver de 1816 à 1817 (Seitz). Elle se manifeste en juin dans la garnison du Mans, et pendant une chaleur de plus de 30 degrés centigrades (Pingrenon). Elle exerce ses ravages sur la garnison de Saint-Étienne de juin à septembre 1848 (Poggioli). A Douera, elle disparaît dès que le thermomètre s'élève à 12 degrés (Magail). M. Gasté, en 1841, signale un hiver doux parmi les causes de la maladie à Matz. A Strasbourg, le refroidissement est signalé neuf fois comme cause occasionnelle sur un total de 136 malades (Tourdes). En résumant un nombre assez considérable des manifestations de la maladie sur des théâtres variés, nous trouvons qu'elle a régné :

26	fois en janvier,	9	fois en juillet,
29	en février,	3	en août,
19	en mars,	7	en septembre,
18	en avril,	9	en octobre,
12	en mai,	15	en novembre,
15	en juin,	20	en décembre.

Il est évident que la maladie affecte une prédilection prononcée en faveur des mois les plus froids. L'influence du froid devient plus évidente encore, si l'on examine la répartition mensuelle du chiffre des malades.

Symptomatologie. — Invasion souvent brusque, quelquefois au milieu de la nuit, pendant le sommeil, pendant le repas ; frisson, céphalalgie fronto-occipitale, renversement de la tête en arrière, trismus, rachialgie ; vomissements de matière verte, expulsion d'ascarides par la bouche ou par le rectum ; constipation, délire ou état comateux, cris aigus, exacerbations nocturnes ; décubitus dorsal ou décubitus latéral et en Z ; quelquefois herpès labialis, pétéchies, taches gangréneuses, parotide et odeur spéciale ; pouls normal ou ralenti ; marche souvent très rapide, guérison plus ou moins rare, quelquefois avec perte de l'ouïe ou de la vue ou avec paralysie : telle est, en résumé, l'image symptomatologique de la maladie dans ses manifestations les plus ordinaires. L'invasion est tantôt foudroyante, tantôt précédée de prodromes. A Strasbourg, sur 94 malades 45 ont offert des phénomènes précurseurs. Dans les cas d'invasion brusque, les individus sont frappés pendant leur repas, dans la rue, pendant une faction ; à Strasbourg, à Avignon, à Aigues-Mortes, des malades ont été atteints pendant le sommeil, au milieu de la nuit.

Anatomie pathologique. — Plusieurs traits nous semblent dominer la question anatomo-pathologique. Ce sont : 1° l'absence possible de toute lésion anatomique appréciable ; 2° la dissémination des lésions sur l'ensemble du système séreux ; 3° la rencontre de lésions anatomiques, là où aucun signe ne les avait fait soupçonner pendant la vie ; 4° enfin la tendance de la maladie à produire du pus. Sous ces divers rapports, cette affection offre une analogie incontestable avec la fièvre puerpérale.

Pronostic. — Nous résumons dans les deux tableaux suivants le chiffre des malades et des morts, constatés à des époques et sur des théâtres variés, tant dans l'armée que dans la population civile :

	POPULATION CIVILE.	
	Malades.	Morts.
Rochefort (bagne), 1834	222	174
Strasbourg, 1840	150	90
Aigues-Mortes, 1841	160	120
Royaume de Naples, 1841	218	102
Paris (prison de la Force) (1), 1848	12	10
Toulon, 1850	11	6

(1) Michel Lévy, *Mém. sur la méningite* (*Gaz. méd.*, 1849.)

	ARMÉE.	
	Malades.	Morts.
Versailles, 1840	227	111
Metz, 1840	39	28
Strasbourg, 1841	184	108
Bayonne, 1841	28	21
Orléans, 1848	20	14
Lille, 1848	20	13
Douera, 1840	13	12

Ajoutons que cette triste statistique n'indique le plus souvent que les décès constatés au moment même de l'expédition des rapports, c'est-à-dire avant la complète cessation de la maladie, et qu'il n'est pas toujours tenu compte de la mortalité survenue plus tard, ni des récidives, ni des suites souvent fort graves de la méningite cérébro-spinale. Quoi qu'il en soit, cette effrayante proportion des pertes doit-elle être considérée comme exprimant d'une manière rigoureuse la gravité propre de la maladie ? Nous pensons au contraire que la mortalité résumée dans les deux tableaux qui précèdent n'exprime rigoureusement que la gravité de la méningite, traitée par les déplétions sanguines. En effet, M. Chauffard, après avoir perdu 30 malades sur 31, en employant la médication antiphlogistique, affirme en avoir sauvé plus tard au delà de la moitié en ayant recours à l'opium. A Alger, M. Besseron perd, en 1846, 21 malades sur 22; il renonce aux déplétions sanguines, et l'emploi de l'éther sulfurique lui donne des résultats favorables. En ce qui concerne la gravité de la méningite dans ses rapports avec les divers mois de l'année, voici quelques documents capables d'élucider le problème :

	ROCHEFORT.	
	Malades.	Morts.
Décembre	14	14
Janvier	68	52
Février	21	19
Mars	8	6
Avril	3	2
Mai	3	3
Juin	1	1
Juillet	1	1
Totaux	119	97

	STRASBOURG.	
	Malades.	Morts.
Octobre, 1840	1	1
Novembre	3	3
Décembre	8	8
Janvier, 1841	34	23
Février	43	32
Mars	65	36
Avril	29	10
Mai	9	6
Juin	4	3
Totaux	196	122

On voit que la gravité de la maladie n'est en rapport ni avec l'intensité du froid, ni avec celle de la chaleur.

Traitement. — Nous nous bornerons ici à la seule exposition de la médication par l'opium, tous les autres traitements n'ayant abouti qu'à des résultats déplorables ou imparfaitement constatés. L'emploi de l'opium dans le traitement des maladies caractérisées par un trouble des fonctions cérébrales semble remonter à une haute antiquité. Voici, d'après Celse (1), l'opinion d'Asclépiade : « Asclepiades perinde esse dixit phre- » neticis sanguinem mitti, ac si trucidentur... Sed ipse in his somnum » quæsivit... Omnibus vero sic affectis somnus et difficilis et præcipue » necessarius est : sub hoc enim plerique sanescunt... Quidam somnum » moliuntur potui dando aquam in qua papaver aut hyoscyamum de- » coctum sit. » Nous nous sommes demandé si cette double règle avait survécu à l'époque de Celse. Or, on la retrouve, au moins partiellement, dans les écrits d'Arétée et d'Alexandre de Tralles. Voici comment s'exprime le premier de ces auteurs : « Freneticis somnus et quies conci- » liandi sunt... Magis autem soporiferum est papaver in oleo elixum, » capitis sincipiti superdatum, ipsæ quoque integræ herbæ. » Ainsi, le sommeil et le repos (*somnus et quies*) constituent, ici encore, le principal but du traitement, et le *papaver* continue d'être recommandé d'une manière explicite. Alexandre de Tralles appelle le sommeil : le meilleur et même le seul remède du délire (*solum et maximum delirantium remedium*). Si les applications externes de décoction de pavot sont insuffisantes, il recommande le diacode, qui guérit l'exaltation, « vigiliis medetur », et refroidit la tête brûlée comme par le feu : « Caput tanquam ab igne adustum » refrigerat (2). » Voici, au reste, le passage complet : « Cum morbus viget et » vigilias mentisque alienationem invehit, caput implendum decocto pa- » paveris capitum... Nec non unctionibus utendum, ut omni re vigilias ex- » scindamus, somnumque ægro accersamus : quod solum et maximum » est delirantium remedium. Quod si, his administratis, vigiliæ et » alienationis symptomata perseverent, dato ei medicamentum, quod a » papaverum capitibus diacodion Græci appellant, ad omnia futurum » utilissimum. Non solum enim vigiliis, sed etiam febri medetur. Præ- » terea caput, tanquam ab igne adustum, refrigerare poterit (3). » Ettmuller rejette l'emploi de la saignée, et recommande l'opium « in

(1) *A. Corn. Celsi, de medicina lib. III*, cap. XVIII., édit. Fouquier et Ratier. Parisiis, 1823, p. 114.

(2) *Aretæi Cappadocis curatio phreneticorum*, cap. I, p. 143.

(3) *Alexandri Tralliani de phrenitide lib. I*, cap. XIII, p. 43.

» augmento morbi, præsertim ubi anxii et inquieti sunt ægri. » Sydenham dit s'être bien trouvé de l'emploi de ce médicament dans le traitement de la frénésie, mais il ne l'administrait qu'au douzième jour. Boerhaave et Van Swieten se servent du sirop diacode. Stoll n'a recours à l'opium que dans la convalescence. Stœrck donne le laudanum jusqu'à quarante gouttes. D'après Hufeland, « l'opium était le plus prompt et le plus efficace de tous les médicaments » dans l'épidémie qui ravagea la Prusse pendant l'hiver de 1806 à 1807. Hildenbrand, peu favorable en général à l'emploi de ce médicament, déclare cependant qu'une dose élevée d'opium, administrée une seule fois, est préférable à de faibles doses, données avec une certaine insistance. D'après Horn, l'opium a souvent rendu de grands services. J. Frank déclare s'être bien trouvé de l'emploi de ce médicament, et il ajoute : « Mon collègue Sniadetzki en a retiré de bons effets, spécialement contre la céphalalgie, dans l'épidémie de Wilna en 1812. Inutile de faire observer que nous n'entendons nullement soutenir l'identité de la méningite cérébro-spinale et des diverses affections plus ou moins vaguement décrites dont il vient d'être question. Le seul point sur lequel nous insistions, est l'antiquité de l'emploi de l'opium dans la thérapeutique de diverses maladies aiguës caractérisées par le trouble des fonctions cérébrales. A M. Chauffard, d'Avignon, appartient l'honneur d'avoir introduit l'opium dans le traitement de la maladie qui nous occupe. Ce fut après avoir perdu, en 1840, 31 malades sur 32 individus soumis à la médication antiphlogistique, que ce médecin se décida à recourir à l'opium. Depuis lors, d'autres praticiens ont essayé ce médicament avec des succès dont la variété est due peut-être au mode d'administration adopté. Sous ce dernier rapport, on peut établir trois méthodes principales : 1° emploi de l'opium à faible dose avec déplétions sanguines ; 2° opium à haute dose avec déplétions sanguines ; 3° opium à haute dose sans déplétions sanguines.

Nous n'insisterons ici que sur la troisième méthode, c'est-à-dire sur l'emploi de l'opium à haute dose sans déplétions sanguines. Cette médication diffère essentiellement des deux précédentes, et n'a été, que nous sachions, employée que par nous. Nous y avons été conduit graduellement, d'abord par l'insuccès des antiphlogistiques, employés soit isolément, soit avec le secours de l'opium à faible dose ; plus tard, par la constatation de l'influence amoindrissante des déplétions sanguines sur l'efficacité thérapeutique de l'opium à haute dose. Nous allons exposer les règles auxquelles nous ont conduit une longue observation et de nombreux tâtonnements. L'extrait gommeux d'opium est la préparation dont nous nous servons habituellement, et nous l'administrons en solution dans une faible quantité de tisane ou sous forme pilulaire. La gravité de la maladie et l'impérieuse nécessité d'agir rapidement imposent au médecin le devoir de ne rien négliger pour acquérir la certitude de la bonne qualité du médicament. Opposer une diathèse médicinale à la diathèse morbide, c'est-à-dire créer le plus promptement possible, dans l'organisme, un état général incompatible avec la persistance et la reproduction de l'ensemble symptomatologique qui caractérise la diathèse cérébro-spinale, telle est la pensée médicale qui préside à notre plan thérapeutique. Ce principe constitue, peut-être plus qu'on ne le pense, une règle de thérapeutique générale; pour le moment, nous n'entendons l'appliquer qu'à la méningite cérébro-spinale. Pour remplir l'indication dont il s'agit, nous avons recours à l'opium, donné, dès le début, à une dose proportionnée à l'ensemble des phénomènes qu'il s'agit d'éteindre, et continuée ensuite d'une manière fractionnée, jusqu'à la complète disparition de ces mêmes phénomènes. Le retour à la santé, ou la cessation progressive de la tolérance, cessation annoncée par la production des effets normaux de l'opium, indique l'opportunité de diminuer ou de suspendre l'administration du médicament. Voilà, en peu de mots, le but vers lequel se dirigent nos efforts. Examinons les détails d'exécution. Nous avons l'habitude de proportionner la dose initiale à l'intensité des phénomènes cérébro-spinaux. Ainsi, plus le délire, les convulsions, les contractures, le coma même, le tétanos, la douleur sont prononcés, plus aussi la tolérance pour l'opium existe à un degré élevé, et plus aussi il est impérieusement indiqué d'agir vigoureusement. Dans le principe, nous débutions par un ou deux décigrammes. L'expérience nous ayant enhardi, nous avons donné, à plusieurs reprises, en et présence de nombreux témoins, 50 centigrammes et même 1 gramme d'opium en une seule fois, sans avoir jamais à nous en repentir. Après cette dose initiale, administrée conformément aux règles qui précèdent, nous donnons 5 à 10 centigrammes d'opium toutes les demi-heures. Un mieux prononcé vient-il à se manifester, ou survient-il un peu de somnolence, on ralentit ou l'on suspend l'administration de l'opium; on recommence, selon les mêmes règles, si le mieux faiblit, ou si, au sortir du sommeil, les phénomènes morbides reparaissent. Nous avons vu des malades entrer franchement en convalescence au sortir même de ce *sommeil d'opium*, observation qui rappelle l'axiome d'Asclépiade : « Sub hoc » enim somno plerique sanescunt. » Dans d'autres circonstances, le mieux se prononce sans sommeil médicinal préalable. Chez plusieurs malades, nous n'avons jamais pu le produire, autre fait confirmatif de la doctrine antique : « Somnus difficilis. » Dès que le mieux réel se manifeste, la tolérance baisse, et nous avons constaté itérativement le fait curieux d'individus dormant, dès leur entrée en convalescence, sous l'influence d'*un grain* d'opium, alors que des doses considérables, administrées la veille ou l'avant-veille, n'avaient pu provoquer le plus léger sommeil. Cette tendance des convalescents à dormir sous l'influence d'une simple pilule d'opium fait naître chez quelques-uns une certaine répugnance pour la continuation du médicament, répugnance contre laquelle le médecin doit se tenir en garde. Nous avons eu lieu d'attribuer une récidive complétement inattendue, survenue chez un homme en pleine convalescence, à ce que l'opium, prescrit à titre préventif, n'avait pas été pris. L'opium, dans le traitement de la méningite cérébro-spinale, ne nous a point paru augmenter la constipation ; nous avons même vu des malades qui prenaient au delà de 3 grammes d'opium par jour, présenter, sans le secours de lavements, des garderobes presque naturelles. Tant il est vrai que la diathèse morbide et l'idiosyncrasie peuvent modifier à un haut degré l'action normale des médicaments. Voici quelques faits à l'appui de notre proposition. Le docteur Leigh, cité par le professeur Christison (1), rapporte qu'un de ses amis avait l'habitude, quand le sommeil l'empêchait de travailler, de prendre trente gouttes de laudanum, pratique qui le réveillait et le mettait en état de continuer ses études. Lorsque, après deux heures, l'état comateux de l'opium commençait à se produire, il le dissipait en prenant cent gouttes de laudanum de plus ; mais alors se produisait une gaieté folle qui se traduisait par un besoin irrésistible de rire, de chanter, de danser. M. Schearman rapporte l'histoire d'un ivrogne qui, après s'être enivré avec de la bière et de l'eau-de-vie, avala deux onces (60 grammes) de laudanum. Pendant cinq heures, il ne se produisit aucun phénomène appréciable, et ce ne fut qu'après ce laps de temps que des phénomènes d'intoxication se manifestèrent, lesquels ne tardèrent pas à être suivis de mort. Pinel rapporte l'histoire d'une dame atteinte de cancer, à laquelle il fallait donner jusqu'à cent vingt grains (6 grammes) d'opium. Le docteur Chapmann cite un autre malade qui prenait jusqu'à trois *pintes* de laudanum par jour. Mais l'exemple le plus curieux de l'influence exercée sur l'opium par une disposition spéciale de l'organisme est, sans contredit, celui que rapporte le célèbre anatomiste Falopia, dans le passage suivant : « Princeps jubet ut » nobis dent hominem quem nostro modo interficiamus et illum anato-

(1) *A Treatise on poisons, in relation to medical jurisprudence.* Edinburgh, 1834, 3e édit., p. 649.

» mizemus. Cui exhibui drachmas duas opii ; sed adveniens paroxysmus » (nam hic patiebatur quartana), prohibuit opii actionem. Hic gloriabun- » dus rogavit ut bis adhuc adhiberemus, quod, si non moriretur, ut pro- » curaremus pro ejus salute apud principem... Rursus illi exhibuimus, » extra paroxysmum, duas drachmas opii, et mortuus est. » (Falopia, *De* » *tumoribus præt. nat.*, c. XIV.)

CHAPITRE XLI.

DE LA MORVE.

Cette affection n'a été étudiée chez l'homme que depuis environ trente-six ans. Le premier cas de morve humaine paraît avoir été constaté en 1821 par M. Schilling, médecin militaire à Berlin (1). Cette communication fut suivie des travaux de MM. Seidler, Wolff, Grossheim, Eck, Brunslow, etc., et bientôt de ceux des médecins anglais, notamment MM. Travers et Elliotson (2). Mais il était réservé aux savantes recherches de M. Rayer (3) de mettre complétement hors de doute l'existence de la morve dans l'espèce humaine. L'homme paraît, après les solipèdes, avoir le plus de tendance à contracter cette affection. La science ne possède pas encore de documents sur la fréquence relative de la morve humaine sur les divers points du globe.

Pour donner une idée des ravages de la morve parmi les chevaux, nous dirons que dans une période de huit années, de 1846 à 1853 inclusivement, un effectif total de 438 157 chevaux de toutes armes a perdu (4) :

Par morve.................	10437	chevaux,	soit 23,8	sur	1000 chev.
Par farcin.................	660	—	1,5		—
Par maladies de poitrine.....	5460	—	12,4		—
Par affections typhoïdes.....	638	—	1,4		—
Par affections diverses.......	5629	—	12,8		—
Total..........	22824	—	52,0		—

(1) Schilling, *Merkwürdige Krankh. und Sectionsgeschichte einer wahrscheinlich durch Uebertragung einer thierischen Giftes erzeugten Brandrose* (Rust's *Magaz. für die ges. Heilk.*, Berlin, 1821, t. XI, p. 480).

(2) Elliotson, *On the glanders in the human subject* (*Med. chir. Transact.*, t. XVI, p. 1 et 171).

(3) Rayer, *De la morve et du farcin chez l'homme, chez les solipèdes et quelques autres mammifères* (*Mém. de l'Acad. de méd.* Paris, 1837, t. VI, p. 625 à 873, et *Rec. de méd. vétér.*, 1840, t. XVII, p. 137). — Amb. Tardieu, *De la morve et du farcin chronique chez l'homme.* Paris, 1834, in-4°. — *Discussion à l'Acad. de méd. sur la morve* (*Bull. de l'Acad. de méd.*, 1839 et 1842, t. III et VII).

(4) *Documents officiels* (*Mém. de méd. et d'hyg. vétér. milit.*, t. VII). Paris, 1857.

Ainsi, près de la moitié des pertes, 10 437 sur 22824, ont eu pour cause la morve. C'est assez dire de quelle importance est l'étude de cette affection, non-seulement au point de vue scientifique, mais encore sous le rapport de l'hygiène publique et de l'économie politique.

CHAPITRE XLII.

DE LA MYOPIE.

« Une des causes les plus communes de la myopie, dit Weller, réside dans les efforts continuels de l'organe de la vue pendant la lecture, ou dans une trop grande persistance à écrire, à coudre, à tricoter, ou à faire d'autres ouvrages minutieux, surtout lorsque les personnes se refusent toute récréation en plein air, à trop pencher la tête en travaillant, et que leur appartement n'est pas suffisamment éclairé. Or, comme la lumière artificielle n'est jamais suffisante, puisque même un grand nombre de bougies allumées ne peut remplacer le jour naturel, le travail du soir est surtout très propre à produire une myopie durable. Je connais beaucoup de personnes qui, après s'être livrées à des travaux continus qui exigeaient une grande application des yeux, sont devenues myopes pour toujours, *en une seule nuit*; chez la plupart des myopes que j'ai connus, la myopie était acquise. » Lawrence, en entrant un jour dans un salon de lecture, fut frappé de voir que, sur vingt-trois personnes, il y en avait douze qui lisaient avec des lunettes (1). Ware dit avoir constaté, en Angleterre, que, sur 10 000 hommes de la garde, il ne s'en trouvait pas un qui eût la vue courte ; il apprit, en outre, qu'on n'avait pas réformé plus de 6 hommes pour cette infirmité, dans une période de vingt ans. En revanche, dans les universités d'Oxford et de Cambridge, il avait trouvé sur 127 personnes 32 myopes. « Nous n'avons jamais pu rencontrer, dit Reveillé-Parise, un seul myope en Dalmatie, chez les Morlaques, les Albanais, les Monténégrins, quoique leurs yeux fussent continuellement frappés d'une vive lumière, réfléchie par les rochers dont le pays est couvert. L'Allemagne, la France, l'Angleterre et l'Italie, sont, de toutes les contrées, celles où l'on trouve le plus grand nombre de vues basses. » Selon M. Furnari, la myopie serait très fréquente chez les graveurs, les ciseleurs, les horlogers, les opticiens, les mineurs, et chez les hommes forcés de séjourner dans les cachots, dans la cale des navires.

(1) *Traité prat. des maladies des yeux*, publié par Billard (d'Angers). Paris, 1830, in-8°.

Au point de vue militaire, la myopie constitue, en France, un cas d'exemption, si l'homme peut lire des caractères ordinaires à 30 ou 35 centimètres de distance du nez, avec des verres concaves des numéros 3 et 4, et s'il distingue nettement les objets éloignés avec le numéro 5 1/2. Sur 4 036 372 jeunes gens examinés, de 1831 à 1853 inclusivement (23 années), les conseils de révision ont prononcé 15 018 exemptions pour cause de myopie. La proportion des exemptions sur 100 000 examinés a été (1) :

Années.	Exemptés.	Années.	Exemptés.
1831	552	1843	313
1832	535	1844	318
1833	533	1845	330
1834	518	1846	284
1835	450	1847	385
1836	428	1848	329
1837	380	1849	328
1838	383	1850	296
1839	379	1851	283
1840	359	1852	266
1841	366	1853	250
1842	329		

On voit que le maximum (552) correspond à l'année 1831, et le minimum (250) à 1853, ce qui semblerait indiquer que la proportion des myopes tend à diminuer en France. Pour toute la période, la moyenne des exemptions est de 372 sur 100 000 examinés. Le tableau suivant donne la proportion des exemptions sur 100 000 examinés dans chacun des 86 départements pendant la période de 1837 à 1849 inclusivement :

Exemptions pour myopie. — Proportion sur 100 000 examinés.

Numéros d'ordre.	Départements.		Numéros d'ordre.	Départements.	
1	Indre-et-Loire	51	13	Ille-et-Vilaine	169
2	Côtes-du-Nord	59	14	Meurthe	170
3	Bas-Rhin	82	15	Calvados	175
4	Cher	91	16	Haute-Saône	179
5	Finistère	97	17	Loiret	181
6	Corrèze	106	18	Cantal	183
7	Morbihan	113	19	Allier	185
8	Indre	131	20	Manche	193
9	Puy-de-Dôme	134	21	Vendée	196
10	Landes	149	22	Moselle	202
11	Doubs	154	23	Creuse	227
12	Lot	158	24	Nièvre	249

(1) *Comptes rendus sur le recrutement de l'armée*, et A. Devot, *Thèse citée*.

Numéros d'ordre.	Départements.		Numéros d'ordre.	Départements.	
25	Haute-Loire	251	56	Haute-Vienne	381
26	Rhône	251,5	57	Vienne	383
27	Mayenne	253	58	Charente-Inférieure	386
28	Drôme	254	59	Maine-et-Loire	387
29	Corse	258	60	Aveyron	391
30	Seine-et-Marne	260,1	61	Pyrénées-Orientales	394
31	Saône-et-Loire	260,5	62	Gers	416
32	Gard	262	63	Hérault	417
33	Meuse	265	64	Lozère	425
34	Loire-Inférieure	271	65	Deux-Sèvres	430
35	Ariége	274,2	66	Orne	440
36	Pas-de-Calais	274,9	67	Haute-Garonne	454
37	Somme	277	68	Yonne	462
38	Nord	285	69	Eure	468
39	Eure-et-Loir	287	70	Aude	477
40	Oise	303	71	Seine	481
41	Jura	307	72	Hautes-Alpes	538
42	Sarthe	314	73	Gironde	548
43	Basses-Pyrénées	314,5	74	Haute-Marne	566
44	Tarn	317	75	Charente	579
45	Haut-Rhin	322	76	Lot-et-Garonne	608
46	Ardèche	322,2	77	Vaucluse	620
47	Seine-et-Oise	324	78	Basses-Alpes	633
48	Isère	326	79	Tarn-et-Garonne	641
49	Ain	331	80	Seine-Inférieure	663
50	Ardennes	333	81	Var	670
51	Loire	333	82	Marne	686
52	Côte-d'Or	337	83	Aube	701
53	Aisne	348	84	Loir-et-Cher	764
54	Vosges	366	85	Dordogne	772
55	Hautes-Pyrénées	376	86	Bouches-du-Rhône	1181

On voit par ce tableau combien la myopie est inégalement répartie sur les divers points du territoire de la France, puisque le département des Bouches-du-Rhône a 22 fois plus de myopes que l'Indre-et-Loire. Toutefois nous croyons ici beaucoup plus à une influence de race qu'à une influence géographique proprement dite. Ainsi, par exemple, nous voyons les quatre départements qui forment la pointe saillante de la Bretagne représentés par une proportion d'exemptions très faible et faisant déjà contraste avec les départements voisins de la Normandie. D'autre part, les cinq départements qui forment l'ancienne Provence et le comtat d'Avignon constituent un groupe de maxima de myopes. Citons quelques chiffres :

Bretagne.	Exemptions sur 100 000 h.	Provence.	Exemptions sur 100 000 h.
Côtes-du-Nord	59	Hautes-Alpes	538
Finistère	97	Vaucluse	620
Morbihan	113	Basses-Alpes	633
Ille-et-Vilaine	169	Var	670
		Bouches-du-Rhône	1181

Parmi les groupes de maxima de myopes, nous devons citer encore les départements traversés par la Garonne.

CHAPITRE XLIII.

DU NOME DE SUÈDE.

« Il règne en Suède, parmi les pauvres qui vivent d'aliments salés, et qui respirent un air corrompu, une espèce d'ulcère, appelé nôme, qui attaque les enfants de un an à dix ans. Il se manifeste par de la lassitude avec pâleur, et fétidité de la bouche, suivie de chaleur, de soif, de diarrhée, d'insomnie et d'enflure passagère du corps. Un bouton noirâtre se montre alors à la face ou au cou ; les gencives deviennent d'un vert foncé et les dents tombent ; une eau fétide découle de la bouche ; la langue, le visage et les lèvres se tuméfient ; tout le corps est douloureux ; les urines sont brunes, le pouls petit et accéléré, la respiration fréquente ; il y a du tremblement par faiblesse. Dès le second jour, les extrémités deviennent froides, le bouton s'étend, la croûte tombe et laisse un ulcère couvert d'un pus gris noirâtre, épais et fétide ; le pouls devient fréquent, inégal et faible, et bientôt le malade meurt (1). »

CHAPITRE XLIV.

DES OESTRES.

Les œstres sont des insectes diptères, caractérisés par l'absence presque absolue de la bouche. Leurs larves, déposées sous la peau de l'homme, et plus souvent sous celle du bœuf, y déterminent une inflammation douloureuse et circonscrite. « Après une marche pénible, dit M. Brik (2), j'allai me baigner dans le Chania, petit torrent qui se jette dans le lac de Maracaïbo. Peu de temps après être sorti de l'eau, je fus piqué par un insecte à la jambe gauche, sur la partie antérieure et supérieure du tibia. J'éprouvai pendant plusieurs jours une vive démangeaison, mais je continuai mon voyage sans éprouver autre chose que l'incommodité suivante : je ressentais tout à coup une douleur vive qui, s'étant répétée à plusieurs reprises,

(1) *Mém. de l'Acad. de Stockholm*, t. XI. — P. Rayer, *Op. cit.*, t. III, p. 900.
(2) *Journ. de Philadelphie*, t. II, p. 363.

finit par devenir continuelle. A mon arrivée et durant mon séjour à Il-Rosario-de-Cuenta, je marchai avec difficulté ; il existait sur le tibia une tumeur considérable qui avait l'apparence d'un phlegmon, et au centre de laquelle on voyait une petite tache noire. Les applications ordinaires furent employées sans succès, et la tumeur s'enflamma davantage. Je restai ainsi pendant plusieurs jours, ressentant par moments des douleurs extrêmement vives. En retournant à Maracaïbo, j'eus à descendre le Battatumba dans un bateau sans aucun abri, et je fus mouillé jusqu'à la peau par une pluie froide qui tombait chaque nuit ; je souffris beaucoup et je fus presque continuellement tourmenté par cette douleur, qui devint de plus en plus forte ; parfois je croyais sentir un corps vivant qui se mouvait sous la peau. A mon retour à Maracaïbo, j'étais à peine capable de marcher, et je fus enfin confiné chez moi. Je restai pendant quinze jours dans cette situation, sans éprouver aucune diminution dans la douleur. La tumeur ayant commencé à suppurer, lorsqu'elle fut presque entièrement ouverte, il me vint à l'idée de la couvrir pendant plusieurs nuits d'un cataplasme de tabac. Durant le jour je la saupoudrais fréquemment avec de la cendre de cigare ; pour faire le cataplasme j'employai du rhum au lieu d'eau. Quatre jours après l'usage de ce remède, j'éprouvai un soulagement considérable, et le cinquième je retirai avec une pince une larve morte. Au bout de quelques jours le mal commença à marcher vers sa guérison, et, le dixième jour, j'étais parfaitement guéri, quoique de temps en temps j'éprouvasse quelques douleurs dans le lieu d'où la larve avait été extraite. Cette larve avait voyagé sur le périoste du tibia dans l'espace de deux pouces, et j'attribue les douleurs vives que j'éprouvais par moments, à l'irritation de quelques filets nerveux distribués dans la partie que la larve traversait. » M. Say pense que cette larve, qui lui fut adressée par M. Brik, appartenait au genre œstre. Elle était renflée ; la moitié postérieure de sa longueur était plus grosse que l'antérieure, et un peu comprimée ; les anneaux de cette partie étaient armés de séries transversales de petits tubercules noirs, cornés, élargis à leur base, et se terminaient à leur sommet en un petit crochet filiforme dirigé en avant. Ces séries, au nombre de six sur le dos et sur les côtés, étaient rapprochées par paires, et au nombre de trois sous le ventre. Près de l'extrémité postérieure du corps il y avait de petits tubercules nombreux semblables aux précédents, mais ne formant pas de séries régulières. La moitié antérieure du corps était entièrement glabre, cylindrique, ou plutôt elle formait un cône allongé et tronqué d'un diamètre beaucoup plus petit que la partie postérieure ; au sommet, les replis de la partie postérieure du corps étaient courts et la scissure qui les séparait était étroite. M. Say compare cette larve à celle de l'œstre du bœuf, du cheval, du mouton, et à l'œstre hémorrhoïdal dont elle offrait plusieurs caractères. Il y a, dit-il, plusieurs opinions à l'égard de cette larve; parmi les Espagnols et les créoles, quelques-uns la nomment *ouche* et disent qu'elle n'est pas autre chose qu'un ver qui de la terre rampe sur le corps, pénètre dans la peau et s'y développe ; d'autres soutiennent qu'elle est produite par la piqûre d'un insecte ailé qu'ils nomment *zancudo*. M. Say admet que la larve se produit par un insecte ailé qui dépose ses œufs dans la peau après l'avoir piquée (1). »

CHAPITRE XLV.

DE L'OPHTHALMIE ET DE QUELQUES AUTRES MALADIES DE L'ORGANE DE LA VUE.

ART. Ier. — Considérations générales sur l'ophthalmie.

Bien que l'ophthalmie se rencontre dans tous les climats, elle a cependant, sur divers points du globe, des foyers spéciaux où elle sévit à la fois avec plus de fréquence et plus de gravité. Il est digne de remarque que l'ophthalmie se rencontre à l'état endémique non-seulement dans plusieurs pays chauds, mais aussi dans les régions polaires, parmi les Esquimaux, en Irlande, dans le nord de la Suède et de la Sibérie. L'ophthalmie est loin d'être la même dans les diverses contrées, comme l'indique déjà sa nature, tantôt contagieuse, tantôt son caractère de non-transmissibilité. La science ne possède jusqu'ici aucun document statistique capable de déterminer la fréquence relative des maladies de l'œil dans les divers pays. Nous donnons dans le tableau suivant le nombre et la proportion des jeunes gens exemptés du service militaire en France pendant la période de 1850 à 1853 inclusivement :

		Nombre des exemptions de 1850 à 1853.	Proportion des exemptions sur 10,000 jeunes gens examinés.
Perte complète de la vue	par maladie ou de naissance.	208	2
	par accidents ou blessures ..	85	1
Perte d'un œil ou de son usage		3297	44
Strabisme		586	7
Myopie		2011	27
Maladies des yeux et de leurs annexes (autres) qui n'entraînent pas la perte de la fonction		5108	68

(1) P. Rayer, *Op. cit.*, t. III, p. 811.

On voit que les maladies des organes de la vision donnent lieu à une moyenne annuelle de 149 exemptions sur 10 000 jeunes gens examinés.

Influences des saisons. — La fréquence des maladies de l'œil est-elle dans une certaine dépendance des saisons de l'année ? Voici quelques documents destinés à répondre à cette question.

Tableau des militaires admis aux hôpitaux pour cause de maladies ophthalmiques, dans le Royaume-Uni pendant la période décennale de 1837 *à* 1846 *inclusivement* (1).

	Nombre des malades.	Proportion sur 1000 hom.
Janvier	438	1,6
Février	434	1,5
Mars	535	1,9
Avril	492	1,7
Mai	559	1,9
Juin	576	2,0
Juillet	601	2,2
Août	606	2,2
Septembre	641	2,3
Octobre	600	2,2
Novembre	534	2,0
Décembre	493	1,8
Total	6509	

Pendant la période de 1822 à 1825, les admissions dans les hôpitaux militaires de Bruxelles pour cause d'ophthalmie se sont réparties ainsi qu'il suit (2) :

Saisons.	Années. 1822.	1823.	1824.	1825.	Totaux des 4 années.
Janvier à mars	56	79	94	49	278
Avril à mars	145	370	280	83	878
Juillet à septembre	136	359	384	403	1282
Octobre à décembre	121	158	130	219	628
Totaux	458	966	888	754	3066

Ces documents établissent d'une manière manifeste que les maladies ophthalmiques se montrent plus fréquemment dans les mois les plus chauds de l'année, au moins dans le nord-ouest de l'Europe.

Transmission et importation de l'ophthalmie ; ravages exercés par

(1) *Statist. report on the sickness, etc.* London, 1853, f°, p. 33.

(2) Fallot et Varlez, *Rech. sur les causes de l'ophthalmie.* Bruxelles, 1829, in-8°, p. 61.

cette affection dans la race nègre. — « J'ai vu, dit M. Kluyskens, des miliciens, arrivés en congé chez leurs parents avec l'ophthalmie, ou ayant encore un reste de cette maladie, la communiquer à tous les habitants de la maison. L'année dernière, en passant de Grammont à Renaix, je m'arrêtai dans un cabaret et je fus étonné d'y voir une famille entière avec l'ophthalmie ; le fils, milicien, était arrivé depuis quelques jours de Mons, avec un reste de cette maladie, et y avait répandu cette contagion. Le même cas s'est présenté dans cinq maisons différentes à Gand, où des miliciens retournés près de leurs parents, étant pour ainsi dire guéris de l'ophthalmie, ont néanmoins communiqué la maladie à leurs frères et sœurs. Le fils d'un paysan de Merelbeke, près de Gand, avait eu deux rechutes d'ophthalmie dans son bataillon ; on l'envoya presque rétabli en congé chez lui ; quinze jours après son arrivée dans ses foyers, huit individus de sa famille, qui habitaient avec lui, étaient pris de la même affection. Edmonstone raconte qu'au retour de Malte de quelques régiments anglais qui avaient fait la campagne d'Égypte, les gens de la basse classe furent les premières victimes de l'ophthalmie qui s'étendit et devint générale dans toute l'île. Plusieurs soldats, à leur arrivée d'Égypte en Angleterre, étaient affectés d'ophthalmie. Quelques-uns accompagnèrent les régiments dans leurs marches ; d'autres furent licenciés à la paix et retournèrent chez eux, et la maladie se propagea ainsi. » En 1814, *la Rosalie*, navire négrier, appareilla de la rivière du vieux Calebar, sur la côte de Guinée, avec un chargement de 220 nègres qu'il transportait à la Martinique. A deux cents lieues environ de la côte d'Afrique, des calmes survinrent et le navire resta vingt jours au milieu de l'Océan, sous l'ardeur d'un ciel tropical. Vers le vingtième jour quelques orages éclatèrent... L'eau s'épuisait, et pourtant pour conserver les esclaves, il fallait leur distribuer la ration d'eau habituelle... Une maladie terrible se manifesta parmi eux et même dans l'équipage ; l'ophthalmie avait réduit le plus grand nombre à l'état d'une cécité presque complète. Quinze jours se passent de nouveau sans un souffle de vent et sans une seule goutte de pluie. Les nègres malades et presque aveugles pouvaient alors se livrer en toute liberté à la promenade sur le pont : ils n'étaient plus redoutables aux matelots aveugles comme eux. Les nègres atteints d'ophthalmie, rapprochés de ceux qui en étaient préservés, ne tardèrent pas à leur communiquer leur mal (1). 2e *exemple* (2) *: Le Rôdeur*

(1) *Le Négrier* de Corbière, t. IV, p. 185.

(2) Guillée, *Biblioth. ophthalm.*, 1820, p. 74.

du Havre, destiné à la traite, part d'Europe le 24 janvier 1819, et arrive sur la côte d'Afrique, dans la rivière de Rulabar, devant Bauny, le 14 mars; l'équipage, composé de 22 hommes, les habitants de la côte et les nègres que l'on chargea à bord, jouissaient d'une santé parfaite. Quinze jours après le départ, le navire étant près de la ligne, les noirs, entassés au nombre de 160 dans la cale et dans l'entrepont, avaient contracté une ophthalmie qui se propageait rapidement des uns aux autres. Ces premiers symptômes excitèrent peu l'attention; on les attribua au défaut du renouvellement de l'air et à la disette d'eau. On voulut faire monter successivement les noirs de la cale sur le pont, afin de leur faire respirer un air plus pur; mais il fallut renoncer à cette mesure, parce que ces infortunés, affectés de nostalgie, s'embrassaient alors les uns les autres, et se précipitaient dans la mer. La maladie ne tarda pas à se propager à tout l'équipage et au capitaine lui-même. Un seul matelot résista et servit à diriger la marche du vaisseau. Arrivé à la Guadeloupe le 21 juin 1819, l'équipage était dans un état déplorable... Trois jours après le débarquement, le seul homme qui pendant la traversée avait résisté à la contagion, fut frappé d'ophthalmie à son tour. Parmi les nègres, 39 devinrent aveugles, 12 borgnes; 14 avaient des taches plus ou moins considérables sur la cornée. Parmi l'équipage, 12 hommes perdirent la vue : de ce nombre était le chirurgien; 5 sont devenus borgnes, de ce nombre était le capitaine; 4 conservèrent des altérations des cornées, et 3 des adhérences de l'iris à la cornée. 3ᵉ *exemple :* En 1830, dit M. Sigaud (1), l'ophthalmie fut introduite à Rio-Janeiro par plusieurs chargements de nègres venus de Benguela et d'Angola. Elle fut d'abord bénigne; l'année suivante, l'épidémie devint plus grave et causa un grand nombre de cécités. L'ophthalmie africaine, depuis trois siècles, n'a cessé de régner sur tous les points en contact avec les navires négriers; dans les établissements publics, tels que l'arsenal de la marine, celui de la guerre, la maisons des Orphelines, l'hospice des Enfants-Trouvés de Rio-Janeiro, elle a exercé ses ravages depuis cinquante ans avec une opiniâtreté remarquable, tantôt conservant le caractère purulent, tantôt le caractère blennorrhagique. De ces établissements elle s'est propagée dans la ville et dans les campagnes, se modifiant suivant la sécheresse et l'insolation, souvent se compliquant d'amaurose dès le début. La nature contagieuse de l'ophthalmie africaine est généralement admise par les médecins

(1) Sigaud, *Du climat et des maladies du Brésil*, p. 206 et 207.

du Brésil, en présence des faits innombrables qui l'appuient d'une manière irrésistible. L'ophthalmie est endémique dans tous les pays à esclaves. Le docteur Sarda-y-Montès m'a transmis à ce sujet les renseignements les plus affligeants : rien n'est douloureux comme son récit des ravages que l'ophthalmie a exercés parmi les nègres enlevés par les Anglais à des navires qui faisaient la traite, et jetés impitoyablement sur les côtes de la Havane. Ce médecin m'écrivait, en 1844, au sujet de la colonie de Sierra-Leone : « Les nègres qui arrivent sont pour la plupart atteints d'ophthalmie contagieuse. Rien n'est affreux comme certains débarquements de nègres, tous en proie à des ophthalmies qu'ils apportent de chez eux, et que l'entassement à bord augmente et rend au plus haut point contagieuses. Ces ophthalmies ont absolument les mêmes caractères que celles qui règnent en Égypte. »

De l'ophthalmie des nouveau-nés en Russie (1). — Du 1er septembre 1846 au 1er septembre 1848, 882 enfants furent affectés de l'ophthalmie des nouveau-nés (474 garçons et 408 filles). La maladie a été observée le plus souvent du quatrième au huitième jour après la naissance. La durée la plus ordinaire a été de 15 à 40 jours; séjour moyen à l'hôpital : 23 jours. Sur les 882 malades, dont 827 se trouvaient dans la période inflammatoire, on a noté :

115	conjonctivites des paupières,	avec photophobie		et spasmes des paupières.
479	—	—	et de la sclérotique,	—
233	—	—	et de la cornée,	—

Les 55 autres enfants, tous âgés de plus d'un mois, ont présenté des maladies consécutives dont le chiffre total, sur les 882 malades, s'élève à 740 (234 à un œil, 506 aux deux yeux), observées sur 419 sujets; 463 guérirent sans suites consécutives. Des 882 malades, 64 devinrent aveugles; ainsi un peu plus de 7 sur 100 (22 avaient perdu la vue avant d'entrer à l'hôpital); 5 sur 100 avaient perdu l'usage des deux yeux; 3 3/4 sur 100 devinrent aveugles à l'hôpital, 2 1/2 sur 100 quittèrent l'établissement, avec perte complète de la vue. La moitié des maladies consécutives et deux tiers des cécités ont été observées parmi les enfants affectés d'aphthes; sur les 36 syphilitiques, 20 sur 100 ont perdu la vue, ou 1/9 de tous les aveugles avaient la syphilis. L'ictère n'avait pas d'influence fâcheuse sur l'ophthalmie, surtout chez les enfants bien nourris. Les croûtes serpigi-

(1) W. Fræbelius, *Bericht über die Ophthalmia neonatorum nach der numerischen Methode bearbeitet.* Saint-Pétersbourg, 1850.

neuses, en s'étendant aux paupières, empêchèrent la guérison et réveillèrent quelquefois l'inflammation. Les bronchites, les pneumonies, etc., étaient plutôt dans un rapport de causalité avec les autres maladies qu'avec l'ophthalmie; cela eut surtout lieu pour les affections des poumons, qui, se développant le plus souvent après une répercussion des croûtes serpigineuses, passèrent rapidement à l'état d'hépatisation suivie de mort. Les causes de l'ophthalmie des nouveau-nés ne doivent pas être cherchées dans les dispositions des établissements mêmes, au moins dans celui de Saint-Pétersbourg, les conditions hygiéniques ne laissant rien à désirer; ce qui confirme cette assertion, c'est qu'un cinquième des maladies consécutives et un tiers de toutes les cécités ont été constatées lors de l'entrée des petits malades. Les causes principales de cette ophthalmie sont, d'après l'auteur, les conditions hygiéniques dans lesquelles les nouveau-nés vivent avant leur entrée à l'hôpital. Il faut encore tenir compte de l'accès de la lumière, de l'air et des refroidissements auxquels sont exposés les petits malades lorsqu'ils arrivent à l'hôpital d'endroits quelquefois très éloignés, dès le lendemain ou le surlendemain de la naissance.

ART. II. — De la cécité (1).

Selon M. Zeune, le nombre proportionnel des aveugles aurait son maximum dans la région tropicale et diminuerait avec l'éloignement de l'équateur. D'après les recherches de ce savant, on trouverait la répartition approximative ci-après :

De 20° à 30°..........	1 aveugle sur	100	habitants.
30° à 40°..........	—	300	—
40° à 50°..........	—	800	—
50° à 60°..........	—	1400	—
60° à 70°..........	—	1000	—

On a trouvé dans la Prusse rhénane, en 1837, une proportion différente d'aveugles dans les pays plats et dans la région montagneuse; en effet, leur nombre qui dans cette dernière n'était que de 1 aveugle sur 1613 habitants, s'élevait, dans les premiers, à 1 sur 1308. Toutefois, la statistique des aveugles en France ne s'accorde pas avec la déduction tirée de la configuration du sol (voyez p. 235). En étudiant la cécité chez 2 056 aveugles, M. Dumont a trouvé les causes ainsi réparties (2) :

(1) Voir plus haut, page 303, le chapitre sur *les aveugles*.

(2) G. Dumont, *Recherches statist. sur les causes et les effets de la cécité*. Paris, 1856, 8°.

Variole.....	103	Ophthalmie......	341	Causes traumatiques.	113
Amaurose...	535	Cataracte........	66	Hydrophthalmie....	10

Sur 122 aveugles devant leur infirmité à la variole, M. Dumont en trouve 86 qui ont eu cette affection avant l'âge de cinq ans; 25 autres avant l'âge de dix ans, et 7 autres avant l'âge de quinze ans; 4 seulement sur 122 ont été atteints après quinze ans. C'est donc dans les premières années de la vie que la cécité semble être le plus souvent la conséquence de la variole, et l'on peut dire que la cécité est d'autant plus à craindre que le sujet atteint de variole est plus jeune. Passé quinze ans, la privation de la vue est très rarement la conséquence de l'éruption varioleuse. Sur tous les aveugles devant leur infirmité à la variole, observés par M. Dumont, aucun n'avait été vacciné d'une manière efficace. Sur 316 individus devenus aveugles par suite d'ophthalmie, 136 ont été atteints de cécité dans les dix premières années de la vie, soit 43 sur 100. En supposant, ce qui est peu probable, que quelques cas de cécité congénitale aient pu être considérés par erreur comme étant survenus dans les premières années de la vie, on verra que le nombre des cas d'opacité congénitale de la cornée est trop restreint pour avoir pu rien changer au résultat indiqué. L'enfance paraît donc être l'âge où l'ophthalmie présente le plus de gravité. Sur 316 aveugles, 75, c'est-à-dire 24 pour 100, ont été atteints de cécité dans la première année de la vie. L'ophthalmie purulente en est évidemment la cause la plus fréquente.

La cécité amaurotique est plus commune chez les femmes que chez les hommes, dans le rapport de 5 1/2 à 4. Il était naturel d'attribuer ce fait, dit M. Dumont, aux irrégularités du flux menstruel; car on croit avoir remarqué qu'elle survient souvent à la suite d'une suppression des règles qui cause la congestion rétinienne, et c'est pour cette raison qu'elle serait plus fréquente au temps critique qu'à tout autre âge. Mais l'extrême fréquence de la goutte sereine chez les femmes à cette période de la vie, ne prouve nullement l'influence de l'irrégularité des menstrues sur son développement; car la même fréquence exceptionnelle se montre à l'âge critique dans les deux sexes. La goutte sereine dure souvent plusieurs années avant de déterminer la cécité complète (20 et 30 ans). D'autres fois, la cécité survient brusquement sans lésion cérébrale appréciable, et ces exemples sont plus fréquents qu'on ne serait tenté de le croire. Une fois c'est un jeune enfant qui devient aveugle subitement en se baissant. Un cordonnier, en train de travailler la nuit, est tout à coup obligé de cesser son travail parce qu'il n'y voit plus. Un individu en s'éveillant reconnaît qu'il est aveugle. Un autre le devient en traversant le boulevard. Un père fait sauter son jeune enfant, qui tombe brusquement sur les pieds, sans se faire aucun mal, et qui est instantanément privé de la vue. C'est à l'âge critique que se produit le plus souvent la cécité amaurotique ; la fréquence de cette variété suit, à partir de 20 ans jusqu'à 50, une progression assez régulière ; enfin c'est après 60 ans qu'elle se produit le plus rarement, car sur 405 cas observés sur des aveugles dont un grand nombre sont des vieillards, il n'est que sept amauroses qui soient devenues complètes passé l'âge de 60 ans ; plusieurs d'entre elles avaient même débuté longtemps avant cet âge. Après 70 ans il ne s'en est pas trouvé d'exemple ; en outre, déjà après 50 ans, la proportion est moins élevée que de 20 à 40 ans et de 40 à 50 ans. Il résulte de là que, tout égal d'ailleurs, le pronostic de l'amaurose est plus grave à l'âge critique, et qu'une cataracte survenue après 60 ans, et, à plus forte raison, après 70 ans, chez un individu doué jusqu'alors d'une bonne vue, donne peu à craindre la complication de l'amaurose, et qu'avant cet âge on doit au contraire redouter la coexistence de cette affection.

Dans 86 cas dans lesquels il a été possible de reconnaître les causes déterminantes de l'amaurose, M. Dumont a trouvé :

Affections cérébrales aiguës sans paralysies, fièvres typhoïdes, hydrocéphales.	29
Convulsions de l'enfance	15
Hémiplégies, paraplégies survenues avant l'amaurose ou en même temps	18
Paralysie saturnine	1
Blessures, contusions, commotions	14
Hémorrhagies utérines graves	9
	86

Ainsi, les hémorrhagies utérines très abondantes ou persistant pendant longtemps, ont été 9 fois cause déterminante de la cécité amaurotique, et 6 de ces cas ne peuvent laisser aucun doute, puisque l'amaurose s'est produite subitement en peu de jours, pendant le cours de l'hémorrhagie ou immédiatement après.

Couleur de l'iris. — On a avancé que les yeux à iris foncé y sont particulièrement prédisposés ; cette opinion est admise, notamment par Beer et par M. Sichel. On explique le fait par la plus grande sensibilité dont seraient doués ces yeux. Beer va même jusqu'à prétendre que sur 25 à 30 individus atteints d'amaurose, on en rencontre un seul à iris gris ou bleu et que tous les autres ont les yeux foncés. Sur 201 amaurotiques des deux sexes, chez lesquels M. Dumont a noté la couleur de l'iris, il en trouve 93 à iris clair et 108 à iris foncé ; mais il faut noter qu'il a rangé dans cette dernière catégorie tous les cas douteux dans lesquels l'iris, sans être clair, n'était pas positivement brun ; selon ce médecin, les yeux iris foncé ne sont pas plus que les autres exposés à la cécité qui résulte de l'amaurose.

Hérédité. — On trouve dans les *Ephémérides des Curieux de la nature* (1) des observations, incomplètes selon Boyer (2), qui tendraient à faire admettre l'hérédité de l'amaurose. Beer dit avoir connu une famille dans laquelle toutes les femmes qui n'avaient pas eu d'enfants perdaient la vue au retour d'âge ; les hommes présentaient une disposition analogue. Demours cite des cas semblables. M. Sichel (3) a vu, dans quelques familles, plusieurs enfants être atteints d'amaurose congénitale qui lui a paru être le symptôme d'une hydrocéphale partielle. Pour la cataracte, l'hérédité a été notée quelquefois. Dupuytren en particulier en a vu plusieurs exemples (4). D'après un document inséré dans *Perkin's institution*, etc. (*Annual report*, Boston, 1842), le nombre des cas de transmission héréditaire de la cécité peut être évalué à 4 pour 100, sur 229 aveugles. D'un autre côté, M. Dumont note 36 cas dans lesquels cette influence s'est manifestée.

De la cataracte. — Quelques chirurgiens modernes, Montain (5), Ruelle (6), Conand (7), etc., ont avancé que certaines contrées de la France favorisaient le développement de la cataracte ; ils citent, par exemple, le Vivarais, où la cataracte serait très commune (8), et ils attribuent ce phénomène à la réverbération produite par les terrains volcaniques. Mais, d'autre part, les observations faites par M. Furnari, à Bronte, à Catane, Portici, à la Torre-del-Greco, et dans les principales villes de Naples et de la Sicile, qui sont bâties sur la lave du Vésuve et de l'Etna, tendraient au contraire à établir la rareté de la cataracte dans ces contrées (9).

(1) *Eph. cur. nat.*, déc. III, p. 63.
(2) Boyer, *Traité des maladies chirur.*, 5e édit., t. IV, p. 602.
(3) Sichel, *Traité de l'ophthalmie, de l'amaurose et de la cataracte.*
(4) Dupuytren, *Leçons orales de clinique chirurgicale*, t. III.
(5) *Traité de la cataracte.* Lyon, 1812, in-8°.
(6) *Dissertation sur la cataracte.* Paris, 1824.
(7) *De la cataracte et de son traitement*, thèse. Paris, 1827.
(8) *Rech. sur les volcans éteints du Vivarais.*
(9) Furnari, *Voyage médic. dans l'Afrique septent.* Paris, 1845, p. 112.

Selon ce médecin, la cataracte serait moins fréquente à Naples qu'à Paris, moins fréquente en Provence que dans le nord de la France. Il pense que l'action prolongée d'un soleil ardent et la réverbération de ses rayons sur des terrains brûlants et sablonneux n'a aucune influence directe sur l'appareil du cristallin ; selon lui, la fréquence de la cataracte dans les pays froids résulte plutôt de l'habitude de vivre que de l'action du climat et de la lumière.

De l'hydrophthalmie. — L'hydrophthalmie est fréquente en Algérie ; elle y affecte de préférence les juifs et la population mauresque ; on ne la rencontre que rarement chez les indigènes, presque jamais chez les Européens. Ordinairement lente dans sa marche, elle est presque toujours le résultat d'une dégénérescence des parties constituantes du globe de l'œil. Dans quelques cas d'hydrophthalmie, on a trouvé presque tous les tissus de l'œil ramollis, la membrane de l'humeur aqueuse et la cornée opaques et obscurcies, le cristallin cataracté, et les parties postérieures de l'œil plus ou moins dégénérées, quelquefois même carcinomateuses. Selon M. Grellois, le père et l'enfant sont atteints du même mal, tandis que l'affection ne frappe jamais l'Européen. Parmi les causes de l'hydrophthalmie en Afrique, il cite la blancheur éclatante des maisons et des terrasses qui, reflétant les rayons d'un soleil ardent, exercent une action spéciale sur l'organe visuel, d'où résulte fréquemment l'hydrophthalmie soit primitive, soit consécutive à une ophthalmie. Selon M. Furnari, au contraire, l'hydrophthalmie serait ordinairement symptomatique d'une affection scrofuleuse.

Du strabisme. — Selon quelques auteurs, le strabisme serait endémique dans l'Inde, et on le trouverait très prononcé dans la race malaise. « Chez les juifs d'Afrique, dit M. Furnari, on rencontre quelques cas de strabisme qui résultent d'ophthalmies chroniques, d'affections cérébrales, de taches sur la cornée, etc., mais ces cas sont peut-être moins communs qu'en Europe. Il n'en est pas de même parmi quelques tribus nomades de l'Afrique australe, tels que les Boschismans et les Cafres ; s'il faut s'en rapporter à quelques dessins donnés par des voyageurs chez les cafres-kosah, un grand nombre d'individus seraient habituellement louches (1). »

Influence de la cécité sur les fonctions. — La cécité exerce sur la santé

(1) Furnari, *Op. cit.*, dans l'ouvrage de Prichard, *Hist. nat. de l'homme*, Paris, 1843, t. II, p. 15, voir le portrait d'un cafre Kosah dessiné dans le pays même.

générale et sur les facultés intellectuelles, une influence variable, suivant qu'elle date de la première enfance ou qu'elle n'est survenue qu'à l'âge adulte. Dans ce dernier cas même, elle entraîne souvent des désordres intellectuels qui peuvent aller jusqu'à la folie. L'aveugle a généralement le teint pâle et sombre ; et c'est à tort que l'on a attribué ce teint au seul amaurotique. L'altération qui survient dans l'économie peut se comparer à celle qu'éprouve une plante qui s'étiole. L'enfant aveugle est, par sa situation même, condamné à un état d'inaction peu naturel à l'enfance. Il crie et saute sur place en agitant ses bras en l'air. Plus tard, la promenade lente est en général son seul exercice, et il arrive souvent à l'âge de raison sans avoir couru. Le tempérament lymphatique se rencontre souvent chez des enfants aveugles, mais il faut reconnaître que, dans les premières années de la vie, la cécité est souvent le résultat d'ophthalmies scrofuleuses, et que l'inaction doit augmenter la prédisposition aux scrofules. L'inaction est encore plus prononcée chez les aveugles dont la cécité date de l'âge adulte. Il en est qui finissent par perdre l'habitude des mouvements et de la marche (1). L'obésité des aveugles, dont il existe actuellement quelques exemples aux Quinze-Vingts, est probablement la conséquence de ce repos continuel des organes. C'est encore à cette cause, à l'absence de tout travail pénible et aux précautions qu'ils prennent en marchant, que doit être attribué le peu de fréquence des fractures chez les aveugles. Parmi les aveugles qui distinguent encore le jour de la nuit, il en est qui fixent hardiment le soleil, et d'autres auxquels le grand jour cause une douleur atroce. Chez un aveugle cité par M. Dumont, présentant tous les signes d'une amaurose asthénique ancienne, et qui entrevoit seulement le jour, la photophobie est telle qu'il se couvre constamment les yeux de manière à ne laisser pénétrer aucun rayon de lumière, et qu'il faut pour lui entr'ouvrir les paupières autant d'efforts que dans certaines ophthalmies scrofuleuses. Si, comme il est rationnel de l'admettre, la photophobie est due à la sensibilité exagérée de la rétine, il est curieux de voir que cette membrane, qui n'est plus impressionnée par la lumière de façon à donner la connaissance des corps, soit assez sensible à l'influence de son excitant naturel pour faire éprouver une douleur violente. On observe cette photophobie même chez des aveugles chez lesquels l'organe de la vue est détruit. Chez un homme devenu aveugle dans la première enfance, chez lequel les yeux se sont vidés et dont les paupières s'ouvrent à peine, le

(1) G. Dumont, *Op. cit.*, p. 89-93.

grand jour cause des douleurs vives dans le fond de l'orbite et dans la tête. Ordinairement cependant les aveugles n'ont connaissance du soleil que par l'impression de chaleur qu'ils ressentent.

CHAPITRE XLVI.

DE LA PESTE.

ART. Ier. — Considérations générales.

La peste n'a été observée que sur l'ancien continent, et le théâtre de ses manifestations s'est constamment rétréci depuis la fin du XVe siècle. Elle s'est montrée pour la dernière fois en 1493 en Islande, en 1645 à Édimbourg, en 1665 à Londres, en 1670 en Laponie, en 1721 à Marseille, en 1770 à Moscou. Après s'être cantonnée, pendant la première moitié du XIXe siècle, dans la portion orientale du littoral de la Méditerranée, elle a cessé de se montrer, même sous forme sporadique, en Turquie en 1838, en Égypte en 1844. En présence d'une si complète disparition qui se prolonge, sans interruption aucune, depuis plus de douze ans pour l'Égypte, et depuis plus de dix-huit ans pour la Turquie, il faut convenir qu'il serait difficile de soutenir aujourd'hui l'ancienne théorie de l'endémicité. Nous disons plus : si l'on considère que la peste, après avoir ravagé autrefois le nord de l'Europe, en a complétement disparu depuis deux siècles, sans y laisser subsister le moindre danger d'une reprodoction spontanée de la maladie, pourquoi donc l'heure de la disparition définitive de la maladie n'aurait-elle pas enfin sonné aussi pour l'Égypte, et, peut-être, pour le monde entier? Bien que nous apportions la plus grande réserve dans l'énoncé de cette proposition, on nous accordera sans doute que de puissants arguments militent aujourd'hui en sa faveur (1).

Plusieurs auteurs ont prêté à la peste une origine moderne, mais cette opinion devient insoutenable en présence du texte précis de plusieurs au-

(1) Le dogme de la disparition successive de certaines maladies a été formulé dans le passage suivant, par Sydenham, un des plus grands génies qu'ait possédés la médecine : « Sicut alii morbi jam olim extitere qui vel ceciderunt penitus, vel ætate saltem pæne confecti exolevere et rarissimi comparent (cujusmodi sunt lepra et alii fortasse nonnulli); ita, qui nunc regnant, morbi aliquando demum intercident, novis cedentes speciebus de quibus nos ne minimum quidem hariolari valemus (*Obs. med.*, sect. V, c. IV). » — Pline, le naturaliste, disait déjà, il y a près de deux mille ans : « Id ipsum mirabile videtur, alios in nobis morbos desinere (*gemursa*), alios durare sicuti colum. »

teurs anciens. Ainsi, on lit dans Rufus, contemporain de l'empereur Trajan, et cité par Oribase : « Pestilentes vero qui dicuntur bubones quam » maxime letales sunt et acuti qui maxime circa Lybiam et Ægyptum et Syriam observantur. » Toutefois, il est permis de croire que la peste proprement dite ne se produisait pas dans l'antiquité avec autant de fréquence et d'intensité que dans les temps plus rapprochés de nous.

Au XVIe siècle, on n'a observé, dit M. Prus, qu'une seule peste en Égypte ; il n'en est indiqué aucune ni en Turquie d'Asie ni en Syrie ; et, cependant, on compte dans ce même XVIe siècle 14 pestes en France, 12 en Allemagne, 11 en Italie, 9 en Dalmatie, 6 en Turquie d'Europe, 5 en Angleterre, 5 en Espagne, 2 en Portugal, 2 en Pologne, 2 en Belgique et 1 en Suisse. Dans le XVIIe siècle, on signale deux pestes seulement en Égypte ; on n'en signale aucune ni en Turquie d'Asie ni en Syrie ; et, cependant, nous en comptons 19 en Allemagne, 11 en Italie, 11 en France, 6 en Angleterre, 5 en Russie, 4 en Turquie d'Europe, 3 en Espagne, 2 en Hollande, 2 en Suisse, 2 en Danemark, 1 en Suède et 1 en Pologne. Dans le XVIIIe siècle, la peste épidémique s'est montrée 19 fois en Égypte, 7 fois dans la Turquie d'Europe, 4 fois en Dalmatie, 4 fois en Allemagne, 3 fois en Russie, 3 fois en Espagne, 2 fois en Pologne, 2 fois en Grèce, 1 fois en Italie, 1 fois en Suède et 1 fois en France. Il s'agit de la trop mémorable peste qui, en 1720 et 1721, a ravagé Marseille et la Provence. Enfin, dans les 45 premières années de ce siècle, la peste épidémique a frappé 8 fois l'Égypte, 6 fois la Turquie d'Europe, 1 fois la Turquie d'Asie, 3 fois la Grèce, 2 fois la Syrie, 2 fois l'Italie, 2 fois la Russie, 1 fois l'Allemagne, 1 fois la Dalmatie, 1 fois le Maroc (1).

Les pestes les plus intenses ont été celles qui, commençant sourdement en Égypte pendant le mois de novembre, ont atteint leur plus haut degré vers la fin de février ou pendant le mois suivant; et, par contre, celles qui n'ont pas présenté une très grande violence se sont toujours manifestées dans le courant de mars. Le mois de juin a souvent signalé la cessation des unes et des autres. Dans les pestes graves qu'a subies l'Égypte, la durée de l'épidémie a été de quatre mois, tandis qu'elle n'a été que de deux mois ou quatre-vingts jours dans les pestes légères (2). Déjà Prosper Alpin avait fait la remarque que les épidémies de peste se terminent en Égypte vers la fin de juin. Cette observation a été confirmée

(1) Prus, *Rapport sur la peste et les quarantaines*. Paris, 1846, p. 25.

(2) *Mémoire manuscrit des membres du Conseil supérieur de santé de Constantinople*, p. 126.

par tous les médecins qui ont habité le pays. C'est, dit-on, pendant les grandes chaleurs de l'été, sous l'influence des vents du sud et d'épais brouillards, que la peste épidémique se montrait à Constantinople. Commençant habituellement du 1er au 15 juillet, après ou avant l'arrivée du convoi des navires égyptiens et autres, qui, retenus plus ou moins longtemps à l'entrée du détroit par les vents contraires, sont enfin poussés par les vents du sud jusque dans le port de Constantinople, la peste épidémique finissait ordinairement dans cette capitale avec le dernier mois de l'année (1). La peste noire qui parcourut toute l'Europe eut presque partout une durée de cinq mois, quel que fût le temps ou le lieu de son apparition (2). Diemerbroek dit également que la peste observée par lui avait duré plus longtemps dans les endroits où elle s'était montrée plus tard (3). Chénot admettait que la peste ne persiste pas plus de six mois dans la localité où elle sévit (4).

Diemerbroek rapporte que, pendant la peste de Nimègue, en 1635 et 1636, les maladies qui pouvaient se montrer prenaient, dans les vingt-quatre heures, les caractères de la maladie épidémique. Pendant toute une année, ajoute-t-il, *vix ullus morbus peste incomitatus fuit* (5). « La peste, dit Pugnet, veut régner seule. Ce n'est pas à dire que, quand elle est dans sa vigueur, elle empêche toute autre maladie de se développer; mais elle marque du caractère qui lui est propre toutes celles qui paraissent à mesure qu'elles se manifestent, ne revêtant elle-même que les formes qui lui sont imprimées par le tempérament du sujet malade (6). »

D'après de nombreux témoignages, il se produit, lorsque la peste est imminente, un endolorissement prononcé dans la région inguinale chez les personnes qui ont eu la maladie antérieurement. La première observation de ce fait est citée par un chirurgien de Paris, qui l'a publiée en 1624 : « Moi, ayant eu la peste dès l'année 1596, étant avec mon maître, Hamelin, à l'Hôtel-Dieu, qui pour lors était employé à panser les malades de la contagion en cette ville de Paris; la partie en laquelle j'ai eu la maladie me sert de pronostic certain qu'il doit arriver une année pestilentielle, ce que j'ai expérimenté assez de fois dans les années 1606, 1607

(1) Brayer, *Neuf ans à Constantinople.*
(2) *Archenholtz, Minerva.* Aug. 1809.
(3) Diemerbroek, *Op. cit.*, lib. I, cap. 3.
(4) Chénot, *Tractatus de peste.* Vindebonæ, 1769, p. 33.
(5) Diemerbroek, *Op. cit.*, p. 13.
(6) Pugnet, *Op. cit.*, p. 135.

et 1619, par de grandes douleurs que je sentis en icelle partie, sans qu'il y survînt tumeur ni aucune inflammation, et alors que mes douleurs augmentoient; aussi faisoit le nombre des malades. Moi, étant ébahi et pour me rendre plus certain, ne trouvant pas, ce me semble, de raison naturelle, je me suis enquis de plusieurs, lesquels auparavant et en diverses années auroient eu la peste, s'ils sentoient quelques douleurs. Ils m'ont dit la même chose (1). » Robert Boyle cite un fait non moins remarquable, et qu'il dit tenir du médecin même qui avait eu occasion de l'observer. L'an 1665, trois mois avant l'invasion de la dernière peste de Londres, un homme qui avait eu la peste dans dans une autre épidémie se plaignait de douleurs et de gonflement les glandes inguinales, où il avait eu un bubon pestilentiel. Il fit venir son médecin, auquel il prédit l'apparition prochaine de la peste, faisant remarquer que les mêmes sensations s'étaient manifestées à l'approche de la peste précédente (2). Ce sont ces observations et d'autres analogues qui ont porté Paris à émettre la proposition suivante : les cicatrices des bubons ou des charbons pestilentiels, généralement indolentes, deviennent très douloureuses à la moindre approche de peste (3).

Diemerbroek dit avoir connu plusieurs familles dont les membres, quoique fort éloignés les uns des autres, furent attaqués de la peste au moment où cette maladie exerçait ses ravages dans les lieux où ces familles avaient leur domicile. Il signale cette coïncidence à l'égard de la famille Van Dans, de Nimègue. « Le père, craignant la peste pour deux de ses enfants, les envoya à Gorcum en Hollande; le troisième resta avec lui à Nimègue. Les deux enfants qui étaient à Gorcum, où la peste n'existait pas, restèrent pendant trois mois dans un état de santé parfait. Mais tout à coup ils furent pris de la peste, et moururent à une époque peu éloignée de celle où le père et son troisième enfant succombaient de la même maladie à Nimègue (4). » Diemerbroek ne paraît pas avoir eu connaissance des faits analogues déjà signalés avant lui par d'autres auteurs. Évagre, en parlant d'une épidémie de peste qui a régné à Antioche, dit : « Une chose vraiment étonnante, c'est que lorsque les habitants d'une cité désolée par

(1) *Traicté de la peste advenue en cette ville de Paris*, l'an 1596, 1606, 1619 et 1623, par Guillaume Potel. Paris, 1624, p. 98.

(2) Robert Boyle, *OEuvres complètes*. Londres, 1744, t. V, p. 724.

(3) Paris, *Mém. sur la peste*. Ce mémoire a été couronné par la Faculté de médecine de Paris en 1775, et publié en 1778.

(4) Diemerbroek, *Op. cit.*, lib. I, cap. IV, annot. VI.

l'épidémie se trouvaient absents et dans des lieux où la maladie ne régnait pas, ils en étaient seuls attaqués (1). » Procope, traitant de la peste de 542, s'exprime ainsi : « Elle infectait de son venin, dans une ville saine, les personnes qui étaient nées dans celle où elle exerçait ses ravages (2). » Senac rapporte également que les Anglais, dans un temps où la peste régnait chez eux, en étaient attaqués jusque dans les pays étrangers. Il cherche à expliquer le fait en disant que la parenté était une espèce de contagion (3).

Vers la fin du mois de mai 1841, une barque de passage, descendant le Nil, portait quinze esclaves noirs à Nadder pendant que la peste y sévissait. Le lendemain de l'arrivée, la plupart des esclaves étaient malades ; quelques-uns moururent le soir même, d'autres pendant la nuit. Le maître quitta le village de Nadder, emmenant le reste des esclaves, qui moururent avant le débarquement à Kafr-Regard. Il est digne d'attention que ni les hommes de l'équipage, ni les autres passagers qui encombraient cette barque, et se trouvaient pêle-mêle avec les pestiférés, ne furent atteints de la maladie (4). Dans la grande peste d'Alexandrie en 1835, M. Aubert-Roche a constaté les différences ci-après dans la mortalité :

Les nègres et les Nubiens perdirent....	84 p. 100, ou	1,528 sur	1,800
Les Maltais........... —	61 —	367 sur	600
Les Arabes non soldats.. —	55 —	10,936 sur	20,000

Les nègres, les Nubiens et les Arabes vivaient à peu près dans les mêmes conditions hygiéniques ; tous étaient en libre pratique. Pour le reste de la population d'Alexandrie, voici quelle fut la proportion des décès :

Les Grecs perdirent	14 p. 100, ou	257 sur	1800 hab.
Les Juifs, les Arméniens et les Cophtes..	12 —	482 sur	4000
Les Turcs..........................	11 —	678 sur	6000
Les Italiens et autres habitants des contrées méridionales de l'Europe.......	7 —	118 sur	1600
Enfin, les Français, Anglais, Russes et Allemands	5 —	52 sur	1000

(1) *Evagrii Scolastici hist. Eccles.*, lib. IV, cap. XIX, ex edit. August. Turinorum, 1748.

(2) Procope, *De bello persico*.

(3) Senac, *Traité de la peste*. Paris, 1744, in-4°.

(4) M. Penay, *Rapport fait au Conseil de santé du Caire sur la peste de* 1841. Pièces et documents du *Rapport de M. Prus sur la peste*, n° XXI, p. 539.

Quelquefois, les étrangers qui passent ou qui résident dans une ville frappée de la peste épidémique paraissent rester à l'abri de ses atteintes. C'est ainsi que, dans une peste qui ravagea Copenhague, les Anglais, les Hollandais, les Allemands, furent, dit-on, exempts de la maladie (1). Dans d'autres circonstances, au contraire, les étrangers sont plus affectés que les indigènes. En l'an VII, pendant que la peste régnait à Damiette, les Turcs, qui composaient alors les deux tiers de la population de la ville, ne subirent que 8 atteintes sur 100 qui frappaient les Français et les Grecs (2).

ART. II. — Pathologie de la peste.

Marche, durée de l'épidémie. — « Au début de l'épidémie, dit Clot-Bey, la peste est beaucoup plus rapide (3); la majorité des malades succombent dans l'intervalle de vingt-quatre à quarante-huit heures. A la deuxième période, ses prodromes sont mieux caractérisés, sa durée est plus longue ; lorsqu'elle a une issue funeste, celle-ci a lieu ordinairement du troisième au sixième jour ; on compte déjà un assez grand nombre de guérisons. A la troisième période, la plupart des malades guérissent (4). »

Symptômes. — « Les premiers phénomènes observés sont des troubles dans les fonctions de l'innervation, exprimés par un air d'hébétude, la marche chancelante et la difficulté de station. Les symptômes qui accompagnent ou qui suivent cet état consistent dans de graves désordres du système circulatoire, que dénoncent la petitesse et l'extrême fréquence du pouls, des mouvements congestionnels vers la tête, le cœur et les organes abdominaux ; les ganglions lymphatiques de l'abdomen, du cou, des aisselles, des aines, s'engorgent et forment, du deuxième au quatrième jour,

(1) Joannus Utenhovius, *Peregrin. Eccles.*, cap. IV, cité par Schnurrer.

(2) Pugnet, *Ouvrage cité.*

(3) Dans la peste de Moscou en 1771, Mertens constata que la mortalité, qui était de 1200 morts par jour sur une population réduite à 150,000 habitants au commencement de l'épidémie, c'est-à-dire en juillet, août et septembre, diminua considérablement vers le 10 octobre, pour devenir presque nulle dans les mois de novembre et de décembre, où elle cessa tout à fait. Dans la première période, continue Mertens, on vit des malades mourir subitement, ou dans l'espace de vingt-quatre heures, avant que les bubons et les charbons pussent sortir ; mais la plupart succombaient le troisième et le quatrième jour. Vers le milieu d'octobre, la maladie, moins grave, durait cinq à six jours. Enfin, dans les deux derniers mois, elle présentait souvent si peu de gravité, que les malades se promenaient dans les rues, portant un ou plusieurs bubons en suppuration.

(4) Clot-Bey, *Coup d'œil sur la peste et les quarantaines.* Paris, 1851, p. 93 à 97.

des bubons qui siégent aux régions cervicales, aux aisselles, aux aines, aux jarrets et nulle autre part. La résolution en est la terminaison la plus ordinaire. Les charbons se montrent rarement au début, mais lorsqu'ils apparaissent à cette époque il sont généralement de funeste augure ; on les observe plus particulièrement aux bras et aux jambes; leur nombre varie depuis un jusqu'à dix, vingt et trente. Le charbon ne se montre que chez un tiers environ des malades. Les pétéchies qui se présentent dans la peste offrent à peu près les mêmes caractères que dans les autres affections. Elles apparaissent à toutes les époques de la maladie et sont généralement un symptôme fâcheux ; comme les charbons, elles ne se montrent pas toujours, et pas plus qu'eux ne constituent un élément essentiel de la peste. Si les malades résistent à ce premier ordre de phénomènes, alors se présente une autre série de symptômes : c'est une réaction générale que caractérisent l'élévation du pouls, l'augmentation de la chaleur, la céphalalgie avec délire agité ou tranquille, l'irritation de la muqueuse des voies digestives, indiquée par la rougeur et la sécheresse de la langue, par les douleurs épigastriques, par les nausées, par les vomissements, par la diarrhée. La mort survient du quatrième au cinquième jour, ou bien les symptômes s'amendent, la langue devient humide, la peau moite, le pouls moins fort, les bubons marchent à leur fin par résolution, suppuration ou induration, les charbons bornent leurs ravages, les pétéchies se résolvent et le malade entre en pleine voie de guérison du quatorzième au vingtième jour (1). »

Anatomie pathologique. — « Il y a rigidité dans les membres quand la mort a été prompte, engorgements glandulaires aux aines, aux aisselles, rarement au cou, plus rarement aux jarrets ; on retrouve les traces de charbon et des pétéchies, quand ces phénomènes ont eu lieu pendant la vie. Les veines superficielles du cerveau et les sinus sont remplis d'un sang noir ; la substance cérébrale est souvent pointillée ; on la trouve quelquefois ramollie quand la maladie s'est prolongée, et qu'il y a eu délire violent ; la moelle épinière a toujours été trouvée dans l'état normal. Le péricarde contient ordinairement de la sérosité, il présente quelquefois des ecchymoses sur la surface interne ; le cœur est également recouvert de larges pétéchies ; il est sensiblement augmenté de volume ; ses cavités droites sont remplies de sang noir et fluide, ses cavités gauches sont presque vides. Les principaux troncs veineux sont gorgés de sang, surtout ceux de l'abdomen. Les membranes internes de ces vaisseaux offrent assez souvent des ecchymoses, et quelquefois toute

(1) Clot-Bey, *Op. cit.*

leur surface est d'un rouge foncé; le tissu cellulaire ambiant est infiltré, de telle sorte qu'il semble y avoir eu transsudation à travers les parois de ces vaisseaux pendant la vie. Les artères sont vides et ne présentent aucune altération. Tous les ganglions lymphatiques de l'économie sont augmentés de volume, leur dimension arrive quelquefois jusqu'à celle d'un œuf; leur tissu est constamment injecté, d'une couleur plus ou moins foncée; au dernier degré d'altération, ils sont à l'état de putrilage. La surface péritonéale présente souvent des pétéchies et des ecchymoses: la muqueuse offre, de plus, des points ramollis, des ulcérations et quelquefois la gangrène; le foie est augmenté de volume; la rate est extrêmement développée, son tissu est gorgé de sang, ramolli, et réduit quelquefois à l'état de bouillie. Les reins sont ordinairement plus volumineux que dans l'état normal; ils sont couverts d'ecchymoses; leur parenchyme est injecté; la vessie est rétractée, et ne contient que peu ou point d'urine (1). »

ART. III. — Mode de propagation.

Le scepticisme de notre siècle a tout nié, même la transmissibilité de la peste. Mais l'histoire entière de cette maladie proteste contre cette négation, et les arguments invoqués par les partisans de la non-contagion sont loin d'avoir renversé le dogme antique.

« Après la peste du Caire en 1835, toutes les hardes, tous les meubles des morts furent vendus dans les bazars, et mis en usage sans désinfection préalable. Les effets de plus de 50 000 pestiférés morts dans cette capitale n'ont communiqué la maladie à personne. Plus de 600 maisons, au Caire, sont restées vides à la fin de cette terrible épidémie; elles n'ont été ouvertes que plusieurs mois après la cessation du fléau. Le bey chargé de faire l'inventaire de ce que renfermaient ces maisons, ainsi que les commis et hommes de peine, au nombre de plus de 50, ont pénétré dans toutes les parties de l'intérieur des habitations, ont touché les hardes, et personne d'eux n'a contracté la maladie. 3000 pestiférés ont été reçus et traités au grand hôpital de l'Esbequiè, au Caire, dans cette même année 1835 (2). Quand le fléau fut éteint, l'hôpital dut reprendre sa destination première, c'est-à-dire recevoir tous les malades indigents de la ville. Ceux-ci entrèrent à l'hôpital, alors qu'il y avait encore quelques convalescents de la peste. On les coucha dans les mêmes lits où étaient morts les pestiférés. Les draps

(1) Clot-Bey, *Op. cit.*, p. 97.
(2) Prus, *Rapp. à l'Acad. roy. de méd.* Paris, 1846, p. 104.

seuls furent changés. On leur donna des couvertures de laine qui n'avaient point été désinfectées, qui n'avaient pas même été ventilées depuis qu'elles avaient servi aux pestiférés. Eh bien, plus de 500 de ces couvertures, encore imprégnées et saturées, pour ainsi dire, des émanations de pestiférés, et une foule d'autres objets qui avaient été à leur usage, ne donnèrent la peste à personne. »

« A Constantinople, dit M. Brayer, les juifs achètent les effets, non-seulement des personnes mortes de maladies ordinaires, mais encore des personnes mortes de la peste, peu importe qu'elle soit bénigne, maligne ou cruelle. C'est à Fit-Basar que les juifs ont leurs magasins remplis de tous les habillements à l'usage des musulmans et des raïas. Si la peste est cruelle, le marché regorge d'effets. Ne croyez pas qu'on se soit occupé de les désinfecter ; jamais on n'y a pensé. C'est là que se rendent tous ceux qui ont besoin d'habillements à bon marché. Les galeries sont obstruées d'allants et de venants. Les chalands ne s'en tiennent pas à un fripier ; de peur d'être trompés, ils vont de boutique en boutique, maniant et remaniant les objets avant de conclure le marché. C'est là que furent réunies en très grande partie les dépouilles des 150 000 victimes de l'épidémie de 1812. Quel foyer de miasmes pestilentiels ! s'écrie M. Brayer. Quel médecin franc devrait s'en approcher ! et cependant tous le traversent en tous sens, chaque fois que l'exigent leurs affaires. Combien de fois n'y ai-je pas été voir des malades, entouré, touché même par des tas d'habillements qui laissaient à peine l'espace nécessaire pour se retourner ! Une partie de ces objets passa promptement dans les mains des habitants de Constantinople ; une autre fut expédiée dans les principales villes de la Turquie européenne et asiatique. Ce qui ne fut pas vendu fut entassé dans des magasins petits, sales, obscurs, sans fenêtres, où l'air ne peut circuler, et revendus l'année suivante. Et cependant les cas de peste, encore assez nombreux vers le milieu de décembre, étaient presque nuls à la fin de ce mois. Les juifs, dont il n'aurait pas dû rester un seul, perdirent moins de monde, en proportion de leur nombre, que les Grecs, qui ont une très grande peur de la contagion de la peste (1). »

Conclusions du rapport de M. Prus. — « On a vu, dit M. Prus, la peste naître spontanément non-seulement en Égypte, en Syrie et en Turquie, mais encore dans un grand nombre d'autres contrées d'Asie, d'Afrique et d'Europe. 2° Dans tous les pays où l'on a observé la peste

(1) M. Brayer, *Ouvrage cité*, t. II, p. 354.

spontanée, son développement a pu être rationnellement attribué à des causes déterminées agissant sur une grande partie de la population. Ces causes sont surtout : l'habitation sur des terrains d'alluvion ou sur des terrains marécageux, près de la Méditerranée ou près de certains fleuves, le Nil, l'Euphrate et le Danube ; des maisons basses, mal aérées, encombrées ; un air chaud et humide, l'action de matières animales et végétales en putréfaction, une alimentation malsaine et insuffisante, une grande misère physique et morale. 3° Toutes ces conditions se trouvant réunies chaque année dans la basse Égypte, la peste est endémique dans cette contrée, où on la voit presque tous les ans sous la forme sporadique, et, tous les dix ans environ, sous la forme épidémique. 4° L'absence dans l'ancienne Égypte de toute épidémie pestilentielle pendant le long espace de temps qu'une administration éclairée et vigilante et une bonne police sanitaire ont lutté victorieusement contre les causes productrices de la peste, justifie l'espérance que l'emploi des mêmes moyens serait suivi des mêmes résultats. 5° L'état de la Syrie, de la Turquie, de la régence de Tripoli, de celle de Tunis et de l'empire de Maroc étant à peu près le même qu'aux époques où des épidémies de peste s'y sont montrées spontanément, rien n'autorise à penser que des épidémies semblables ne pourraient pas y éclater encore. 6° La peste spontanée paraît peu à craindre pour l'Algérie, parce que, d'une part, les Arabes et les Kabyles, vivant les uns sous la tente, les autres dans des demeures placées au sommet ou dans les flancs des roches, ne peuvent engendrer la maladie, et, d'une autre part, parce que l'assainissement de plusieurs parties marécageuses et les améliorations vraiment remarquables déjà apportées dans la construction et la police du petit nombre de villes existantes, semblent une garantie suffisante contre le développement spontané de la peste. 7° Les progrès de la civilisation et une application générale et constante des lois de l'hygiène peuvent seuls nous fournir les moyens de prévenir le développement de la peste spontanée. 8° Lorsque la peste a sévi avec violence en Afrique, en Asie et en Europe, elle s'est toujours montrée avec les principaux caractères des maladies épidémiques. 9° La peste sporadique diffère de la peste épidémique, non-seulement par le petit nombre d'individus atteints de la maladie, mais encore et surtout parce qu'elle ne présente pas les caractères appartenant aux maladies épidémiques. 10° La peste se propage à la manière de la plupart des maladies épidémiques, c'est-à-dire par l'air et indépendamment de l'influence que peuvent exercer les pestiférés. 11° L'inoculation du sang tiré de la veine d'un pestiféré ou du pus d'un bubon pestilentiel n'a fourni que des résultats équivoques ;

l'inoculation de la sérosité prise dans la phlyctène d'un charbon pestilentiel n'a jamais donné la peste : il n'est donc pas prouvé que la peste puisse se transmettre par inoculation. 12° Un examen attentif et sévère des faits contenus dans la science établit, d'une part, que dans les foyers épidémiques le contact immédiat de milliers de pestiférés est resté sans danger pour ceux qui l'ont exercé à l'air libre ou dans des endroits bien ventilés ; et, d'une autre part, qu'une observation rigoureuse ne démontre pas la transmissibilité de la peste par le seul contact des malades. 13° Des faits en très grand nombre prouvent que les hardes et vêtements ayant servi à des pestiférés n'ont pas communiqué la peste aux personnes qui en ont fait usage sans aucune purification préalable, et dans un pays actuellement ou récemment soumis à une constitution pestilentielle. 14° La transmissibilité de la peste par les marchandises, dans les pays où la peste est endémique ou épidémique, n'est nullement prouvée. 15° La peste est transmissible, dans les foyers épidémiques, par les miasmes qu'exhalent les pestiférés. 16° Il est incontestable que la peste est transmissible, hors des foyers épidémiques, soit sur des navires en mer, soit dans les lazarets d'Europe. 17° Rien ne prouve que la peste soit transmissible, hors des foyers épidémiques, par le contact immédiat des pestiférés. 18° Il n'est pas constaté que la peste soit transmissible, hors des foyers épidémiques, par les hardes et les vêtements ayant servi à des pestiférés. 19° Il n'est nullement établi que les marchandises puissent transporter la peste hors des foyers épidémiques. 20° La classification admise dans nos lazarets pour les objets susceptibles et non susceptibles ne repose sur aucun fait ni sur aucune expérience dignes de confiance. 21° L'étude des moyens à l'aide desquels on cherche à détruire le principe pestilentiel, qu'on suppose être contenu dans des vêtements ou des marchandises, est et sera complétement sans objet tant qu'on n'y aura pas démontré la présence de ce principe. 22° La peste peut se transmettre hors des foyers épidémiques par infection miasmatique, c'est-à-dire par l'air chargé de miasmes pestilentiels. 23° La peste est plus ou moins transmissible, suivant l'intensité de l'épidémie, suivant que celle-ci est dans sa première, sa seconde ou sa troisième période, suivant enfin les dispositions organiques des individus soumis à l'action des miasmes pestilentiels. 24° Les pestiférés, en viciant l'air des localités dans lesquelles ils sont renfermés, peuvent créer des foyers d'infection pestilentielle qui transmettent la maladie. 25° Les foyers d'infection pestilentielle peuvent persister après l'enlèvement des pestiférés. 26° Les foyers d'infection, une fois formés à bord d'un navire par la présence d'un ou de plusieurs pestiférés, peuvent être transportés même à de grandes distances. On les a vus trop souvent acquérir une intensité redoutable sur des bâtiments encombrés de troupes ou de pèlerins. 27° Les foyers mobiles ne peuvent devenir la cause de foyers secondaires, et, par suite, d'une grande propagation de la maladie, que s'ils rencontrent dans les pays où ils sont transportés les conditions nécessaires au développement de la peste. 28° Le temps ordinaire de l'incubation de la peste est de trois à cinq jours : la durée de cette incubation ne paraît pas avoir jamais dépassé huit jours. »

Telles sont les conclusions du rapport de M. Prus. Nous nous bornerons à les faire suivre de quelques réflexions. Et d'abord, il n'existe aucun fait authentique qui démontre la possibilité de l'origine *spontanée* de la peste. 2° Jamais la peste n'a pu être attribuée à des causes déterminées autres qu'un principe analogue à celui de toutes les autres maladies communicables. Il n'existe pas de terrains marécageux à Marseille et à Malte, ce qui n'a pas empêché la peste d'y faire de grands ravages. 3° En présence de l'absence complète de la peste en Égypte depuis l'année 1844, il n'est par possible aujourd'hui de soutenir l'hypothèse de l'endémicité, et il est encore moins permis d'avancer que cette maladie s'observe presque tous le, ans sous la forme sporadique et tous les dix ans sous la forme épidémique. 4° Il n'est nullement prouvé que l'absence de la peste en Égypte dans l'antiquité ait été le résultat d'une administration vigilante. 5° Rien n'autorise à penser que des épidémies de peste surgissent en Syrie, en Turquie et dans les États barbaresques autrement que par importation. 6° Si la peste spontanée est peu à craindre pour l'Algérie, c'est qu'elle n'y existe pas. 7° Les progrès de la civilisation ne sont pas en état de prévenir le développement de la peste spontanée, cette dernière n'existant pas. Une bonne hygiène et de bonnes stations quarantenaires, voilà ce qu'il faudrait opposer à la propagation de la peste si elle venait à surgir de nouveau. 8° La peste s'est montrée beaucoup moins avec les caractères des maladies épidémiques qu'avec ceux des maladies contagieuses. 9° Si la durée de l'incubation de la peste n'a jamais dépassé huit jours, il faut convenir qu'une foule d'auteurs, très recommandables d'ailleurs, se sont singulièrement trompés (1).

ART. IV.— Des mesures quarantenaires.

Convention internationale du 3 février 1852 (2). — Les hautes par-

(1) Voir la remarquable monographie du docteur G. Carbonaro, *Intorno al rapporto su la peste e le quarantene... dal dott. Prus, osservazioni*. Napoli, 1847, p. 164.

(2) Voir le *Moniteur universel* du 1er juin 1853.

ties contractantes se réservent le droit de se prémunir, sur leurs frontières de terre, contre un pays malade ou compromis, et de mettre ce pays en quarantaine. Quant aux arrivages par mer, elles conviennent en principe : 1° d'appliquer à la peste, à la fièvre jaune et au choléra les mesures sanitaires qui seront spécifiées dans les articles ci-après ; 2° de considérer comme obligatoire pour tous les bâtiments la production d'une patente, sauf les exceptions mentionnées dans le règlement sanitaire international annexé à la présente convention. Tout port sain aura droit de se prémunir contre un bâtiment ayant à bord une maladie réputée importable, telle que le typhus et la petite vérole maligne. Les administrations sanitaires respectives pourront, sous leur responsabilité devant qui de droit, adopter des précautions contre d'autres maladies encore. Il est bien entendu, toutefois, 1° que les mesures exceptionnelles mentionnées dans les deux paragraphes précédents ne pourront être appliquées qu'aux navires infectés et ne compromettront, dans aucun cas, le pays de provenance ; 2° que jamais aucune mesure sanitaire n'ira jusqu'à repousser un bâtiment, quel qu'il soit. — 2. L'application des mesures de quarantaine sera réglée, à l'avenir, d'après la déclaration, officiellement faite par l'autorité sanitaire instituée au port de départ, que la maladie existe réellement. La cessation de ces mesures se déterminera sur une déclaration semblable que la maladie est éteinte, après toutefois l'expiration d'un délai fixé à trente jours pour la peste, à vingt jours pour la fièvre jaune, et à dix jours pour le choléra. — 3. A partir de la mise à exécution de la présente convention, il n'y aura plus que deux patentes, la patente brute et la patente nette : la première pour la présence constatée de maladie, la seconde pour l'absence attestée de maladie. La patente constatera l'état hygiénique du bâtiment. Un bâtiment en patente nette, dont les conditions seraient évidemment mauvaises et compromettantes, pourra être assimilé, par mesure d'hygiène, à un bâtiment en patente brute, et soumis au même régime. — 4. Pour la plus facile application des mesures quarantenaires, les hautes parties contractantes conviennent d'adopter le principe d'un minimum et d'un maximum. En ce qui concerne la peste, le minimum est fixé à dix jours pleins, et le maximum à quinze. Dès que le gouvernement ottoman aura complété, dans les termes prévus par le règlement annexé à la présente convention, l'organisation de son service sanitaire, et que des médecins européens auront été établis, à la diligence des gouvernements respectifs, sur tous les points où leur présence a été jugée nécessaire, les provenances de l'Orient en patente nette seront admises en libre pratique dans tous les ports des hautes parties contractantes. En attendant, il est convenu que ces mêmes provenances arrivant en patente nette seront reçues en libre pratique, après huit jours de traversée, lorsque les navires auront à bord un médecin sanitaire, et après dix jours, quand ils n'en auront pas. Le droit est réservé aux pays les plus voisins de l'empire ottoman, tout en continuant leur régime quarantenaire actuel, de prendre, dans certains cas, telles mesures qu'ils croiront indispensables pour le maintien de la santé publique. En ce qui concerne la fièvre jaune, et lorsqu'il n'y a pas eu d'accident pendant la traversée, le minimum sera de cinq jours pleins, et le maximum de sept jours. Ce minimum pourra être abaissé à trois jours, lorsque la traversée aura duré plus de trente jours et si le bâtiment est dans de bonnes conditions d'hygiène. Quand des accidents se seront produits pendant la traversée, le minimum de la quarantaine à imposer aux bâtiments sera de sept jours, et le maximum de quinze. Enfin, pour le *choléra*, les provenances des lieux où règnera cette maladie pourront être soumises à une quarantaine d'observation de cinq jours pleins, y compris le temps de la traversée. Quant aux provenances des lieux voisins ou intermédiaires, notoirement compromis, elles pourront être aussi soumises à une quarantaine d'observation de trois jours, y compris la durée de la traversée. Les mesures d'hygiène seront obligatoires dans tous les cas et contre toutes les maladies. — 5. Pour l'application des mesures sanitaires, les marchandises seront rangées en trois classes : la première pour les marchandises soumises à une quarantaine obligatoire et aux purifications ; la seconde pour celles assujetties à une quarantaine facultative ; la troisième enfin, pour les marchandises exemptées de toute quarantaine. Le règlement sanitaire international spécifiera les objets et marchandises composant chaque classe, et le régime qui leur sera applicable en ce qui concerne la peste, la fièvre jaune et le choléra. — 6. Chacune des hautes parties contractantes s'engage à maintenir ou à créer, pour la réception des bâtiments, des passagers, des marchandises et autres objets soumis à quarantaine, le nombre de lazarets réclamé par les exigences de la santé publique, par le bien-être des voyageurs et par les besoins du commerce ; le tout dans les termes énoncés par le règlement sanitaire international.

Règlement sanitaire international du 27 mai 1853 (1). — TITRE Ier. — *Dispositions générales.* — Art. 1er. Conformément à l'art. 1er de la convention, les mesures de précaution qui

(1) *Moniteur universel* du 1er juin 1853. — Tardieu, *Dictionn. d'hyg. publique et de salubrité.* Paris, 1854, t. III, p. 274, art. RÉGIME SANITAIRE.

pourront être prises sur les frontières de terre seront : L'isolement, la formation de cordons sanitaires, l'établissement de lazarets permanents ou temporaires pour l'accomplissement des quarantaines. —Art. 2. Le droit accordé à tout port sain de se prémunir contre un bâtiment suspect ou malade pourra aller jusqu'à l'isolement du navire et l'adoption des mesures hygiéniques que les circonstances rendraient nécessaires. — Art. 3. Quel que soit le nombre des malades qui se trouveront à bord et la nature de la maladie, un navire ne pourra jamais être repoussé, mais il sera assujetti aux précautions que commande la prudence, tout en conciliant les droits de l'humanité avec les intérêts de la santé publique. Dans les ports qui n'ont pas de lazaret, l'administration sanitaire locale déterminera si le bâtiment suspect ou malade doit être dirigé sur un lazaret voisin, ou peut rester au mouillage dans un lieu réservé ou isolé, sous la garde de l'autorité sanitaire. Il ne pourra être dirigé sur un autre lazaret qu'après avoir reçu les secours et soins que réclamerait son état ou celui de ses malades, et avoir obtenu les moyens de continuer sa route. — Art. 4. La peste, la fièvre jaune et le choléra étant, d'après la convention, les seules maladies qui entraînent des mesures générales et la mise en quarantaine des lieux de provenance, les précautions prises contre les autres maladies, quelles qu'elles soient, ne s'appliqueront jamais qu'aux seuls bâtiments suspects ou malades.

TITRE II. — *Mesures relatives au départ.* — Art. 5. Les mesures relatives au départ comprendront l'observation, la vérification et la constatation de l'état sanitaire du pays ; la vérification et la constatation de l'état hygiénique des bâtiments qui en partent, de leurs cargaison et vivres, de la santé des équipages ; des renseignements, quand il y a lieu, sur la santé des passagers, et enfin les patentes de santé et tout ce qui s'y rapporte. — Art. 6. Ces observations, surveillance, constatation et vérification seront confiées aux autorités. — Art. 7. Tout bâtiment doit être, avant le chargement, visité par un délégué de l'autorité sanitaire et soumis, s'il y a lieu, aux mesures hygiéniques jugées nécessaires. — Art. 8. Le bâtiment sera visité dans toutes ses parties et son état hygiénique constaté. — Art. 9. Le chargement ne pourra avoir lieu qu'après cette visite et l'accomplissement des mesures préalables de propreté et de salubrité que l'autorité sanitaire jugera indispensables. — Art. 10. L'autorité s'enquerra de l'état des vivres et boissons, et en particulier de l'eau potable et des moyens de la conserver. Elle pourra s'enquérir aussi des vêtements de l'équipage, et, en général, de toutes les mesures relatives au maintien de la santé à bord. —

Art. 11. Les capitaines et patrons seront tenus de fournir à cet égard à l'autorité sanitaire tous les renseignements et toutes les justifications qui leur seront demandés. — Art. 12. Si l'autorité sanitaire le juge nécessaire et ne se croit pas suffisamment éclairée par le capitaine, il pourra être procédé à une nouvelle visite après le chargement du navire, afin de s'assurer si toutes les précautions sanitaires et hygiéniques prescrites ont été observées. — Art. 13. Les hommes de l'équipage seront visités par un médecin. L'embarquement de ceux qui seraient atteints d'une affection transmissible pourra être refusé par l'autorité sanitaire. — Art. 14. Ces diverses visites devront être faites sans délai et de manière à éviter tout retard aux bâtiments. — Art. 15. A l'égard des navires portant un pavillon autre que celui des pays dans lesquels ils sont mouillés, la visite et les constatations prescrites par les art. 9 à 14 inclusivement seront faites par l'autorité sanitaire, de concert avec le consul ou l'agent consulaire de la nation à laquelle appartient le navire. — Art. 16. Le nombre des passagers à embarquer sur les navires à voiles ou à vapeur, l'étendue de leurs logements et la quantité des approvisionnements de bord, suivant la durée probable du voyage, seront déterminés par des règlements particuliers dans les divers pays signataires de la convention du 19 décembre. — Art. 17. Les bâtiments de la marine militaire ne seront pas assujettis aux dispositions des articles précédents. — Art. 18. Les bâtiments affectés au transport des personnes, quel que soit leur tonnage, et tous les bâtiments d'une certaine capacité ou dont l'équipage se compose d'un certain nombre d'hommes, seront tenus de se munir d'un coffre avec les médicaments les plus indispensables et les appareils les plus ordinaires pour le traitement des maladies et pour les accidents qui arrivent le plus fréquemment à bord des navires. L'administration sanitaire supérieure de chaque pays fera rédiger le catalogue de ces médicaments et appareils, ainsi qu'une instruction détaillée sur la manière de les employer. — Art. 19. Les patentes de santé ne seront délivrées, à l'avenir, qu'après l'accomplissement des formalités spécifiées dans le présent règlement. — Art. 20. Seront, en temps ordinaire, dispensés de se munir d'une patente de santé : 1° les bateaux-pêcheurs ; 2° les bateaux-pilotes ; 3° les chaloupes du service des douanes et les bâtiments gardes-côtes ; 4° les navires faisant le cabotage entre différents ports du même pays et qui seront déterminés par les règlements locaux. — Art. 21. Chaque bâtiment ne pourra avoir qu'une seule patente. — Art. 22. Les patentes de santé seront délivrées au nom du gouvernement territorial par l'autorité sanitaire, pourront être visées par les consuls et feront foi dans tous les ports des hautes parties contractantes. — Art. 23. Outre le nom du navire et celui du capitaine ou patron, et les renseignements relatifs au tonnage, aux marchandises, aux hommes d'équipage, aux passagers, etc., la patente mentionnera exactement l'état sanitaire du lieu, tel qu'il résulte des renseignements recueillis par l'autorité sanitaire, et l'état hygiénique du bâtiment. S'il y a des malades à bord, il en sera fait mention. La patente devra contenir enfin tous les renseignements qui peuvent éclairer l'autorité sanitaire du port de destination, et la mettre à même de se faire une idée aussi exacte que possible de la santé publique au point de départ et environs, de l'état du navire et de sa cargaison, de la santé des équipages et de celle des passagers. Sont considérés comme *environs* les lieux en rapport habituel avec le port de départ, et faisant partie de la même circonscription sanitaire. — Art. 24. La patente sera, pour toutes les nations contractantes, conforme au modèle annexé au présent règlement. — Art. 25. Lorsqu'il régnera, au point de départ ou aux environs, une des trois maladies réputées importables et transmissibles, et que l'autorité sanitaire en aura déclaré l'existence, la patente donnera la date de cette déclaration. Elle donnera de même la date de la cessation, quand cette cessation aura été constatée. — Art. 26. Conformément aux dispositions de l'art. 3 de la convention, la patente ne pouvant être que nette ou brute, l'autorité sanitaire devra toujours se prononcer sur l'existence ou la non-existence de la maladie au point de départ. Le doute sera interprété dans le sens de la plus grande prudence, et la patente sera brute. — Art. 27. Sauf le système de Teskérés, tant qu'il sera jugé nécessaire dans l'empire ottoman, il ne sera pas exigé de bulletins de santé individuels pour les passagers et les hommes d'équipage. Toutefois, l'autorité sanitaire pourra exiger, pour ceux des passagers dont la santé serait suspecte et pourrait devenir compromettante, le certificat d'un médecin connu, à ce autorisé, et il en sera fait mention sur la patente. L'autorité sanitaire pourra même s'opposer à l'embarquement d'un passager dont la santé serait compromettante pour les autres.—Art. 28. La patente de santé ne sera considérée comme valable que si elle a été délivrée dans les quarante-huit heures qui ont précédé le départ. Si le départ est retardé, la patente devra être visée par l'autorité qui l'a délivrée, laquelle mentionnera si l'état sanitaire est resté le même ou s'il a éprouvé quelque changement. — Art. 29. Elle ne cesserait pas d'être considérée comme nette lors même que, dans le lazaret du pays, existeraient un ou plusieurs cas d'une maladie réputée transmissible et importable.

TITRE III. — *Mesures sanitaires pendant la traversée.* — Art. 30. Tout bâtiment en mer devra être entretenu en bon état d'aération et de propreté. A cet effet, chacune des nations contractantes fera rédiger, dans le plus bref délai, une instruction pratique et suffisamment détaillée prescrivant les mesures de propreté et d'aération à observer en mer. — Art. 31. Les capitaines et patrons seront tous munis de cette instruction et devront s'y conformer ; autrement ils pourraient être considérés, à l'arrivée, comme étant en patente brute et traités en conséquence. — Art. 32. Les bâtiments à vapeur assujettis à la patente, qui se livrent au transport des voyageurs, seront tenus d'avoir un médecin sanitaire à bord. Ce médecin aura pour mission spéciale de veiller à la santé des équipages et voyageurs, de faire prévaloir les règles de l'hygiène et de rendre compte à l'arrivée des circonstances du voyage. Il sera tenu, en outre, de consigner avec exactitude, et, autant que possible, jour par jour, sur un registre *ad hoc*, toutes les circonstances qui peuvent être de nature à intéresser la santé publique, en notant, avec un soin tout particulier, les maladies observées, les simples accidents même, ainsi que le traitement appliqué et ses suites. Le mode de nomination des médecins de bord sera déterminé par les gouvernements respectifs. — Art. 33. A défaut de médecin, les renseignements relatifs à la santé seront recueillis par le capitaine ou patron et inscrits par lui sur son livre de bord. Il sera tenu note exacte de toutes les communications arrivées en mer, pour en être rendu compte à l'arrivée. — Art. 34. Tout capitaine ou patron qui relâchera dans un port et y entrera en communication sera tenu de faire viser sa patente par l'autorité sanitaire, et, à défaut de celle-ci, par l'administration chargée de la police locale. — Art. 35. Il est interdit aux autorités sanitaires de retenir dans les ports de relâche la patente délivrée au point de départ. — Art. 36. En cas de décès arrivé en mer après une maladie de caractère suspect, les effets d'habillement et de literie qui auraient servi au malade dans le cours de cette maladie seront brûlés, si le navire est au mouillage, et, s'il est en route, jetés à la mer, avec les précautions nécessaires pour qu'ils ne puissent surnager. Les autres effets du même genre dont l'individu décédé n'aurait point fait usage, mais qui se seraient trouvés à sa disposition, seront immédiatement soumis à l'évent ou à toute autre purification.

TITRE IV. — *Mesures sanitaires à l'arrivée.* — Art. 37. Tout bâtiment sera, à l'arrivée, soumis aux formalités de la reconnaissance et de l'arraisonnement. — Art. 38. Toutefois, lorsque l'état sanitaire sera positivement sain, les navires venant d'un port à un autre port du même pays pourront, en vertu des règlements sanitaires particuliers à chaque pays, être affranchis de l'arraisonnement sanitaire. — Art. 39. Pourront également, en temps ordinaire, être affranchies de l'arraisonnement par voie de déclaration échangée entre les nations contractantes, toutes les provenances ou des provenances déterminées allant de l'un des deux pays dans les ports de l'autre. — Art. 40. La reconnaissance et l'arraisonnement seront faits par l'agent que l'autorité sanitaire déléguera à cet effet. Les résultats en seront consignés sur un registre spécial. — Art. 41. Ainsi qu'au départ, les cas douteux, les renseignements contradictoires, seront toujours interprétés dans le sens de la plus grande prudence. Le bâtiment devra être provisoirement tenu en réserve. — Art 42. L'admission à la libre pratique sera précédée de la visite du bâtiment toutes les fois que l'autorité sanitaire le jugera nécessaire. — Art. 43. Lorsqu'il existera des malades à bord, ils seront, à leur demande, débarqués le plus promptement possible et recevront les soins qu'exigera leur état. — Art. 44. Si le navire, quoique muni d'une patente nette et n'ayant eu pendant la traversée aucun cas de maladie, se trouvait, par la nature de sa cargaison, par son état d'encombrement ou d'infection, dans des conditions que l'agent de la santé jugerait susceptibles de compromettre la santé publique, le navire pourra être tenu en réserve jusqu'à ce qu'il ait été statué par l'autorité sanitaire. La décision devra être rendue dans les vingt-quatre heures. — Art. 45. Selon les conditions de salubrité du navire, l'autorité sanitaire pourra, si elle le juge convenable, ordonner comme mesure d'hygiène : le bain et autres soins corporels pour les hommes de l'équipage ; le déplacement des marchandises à bord ; l'incinération ou la submersion à distance dans la mer des substances alimentaires et des boissons gâtées ou avariées, ainsi que des marchandises de nature organique fermentées ou corrompues ; le lavage du linge et des vêtements de l'équipage ; le nettoyage de la cale, l'évacuation complète des eaux et la désinfection de la sentine ; l'aération de tout le bâtiment et la ventilation de ses parties profondes au moyen de la pompe à air ou de tout autre moyen ; les fumigations chloriques, le grattage, le frottage et le lavage des bâtiments ; le renvoi au lazaret. Quand ces diverses opérations seront jugées nécessaires, elles seront exécutées dans l'isolement plus ou moins complet du navire, selon la disposition des plages et des localités, mais toujours avant l'admission à la libre pratique. A part les formalités de reconnaissance et d'arraisonnement, les bâtiments en transit appartenant aux hautes parties contractantes seront dispensés, dans les ports intermédiaires, des formalités prescrites pour le départ et l'arrivée. — Art. 46. Sauf les dispositions transitoires énoncées aux paragraphes 4 et 5 de l'art. 4 de la convention concernant la Turquie d'Europe et d'Asie, ainsi que l'Égypte, tout bâtiment muni d'une patente nette, qui n'aura eu en mer ni accidents ni communications de nature suspecte, et qui se présentera dans des conditions hygiéniques satisfaisantes, sera immédiatement admis en libre pratique.

TITRE IV. — *Des quarantaines.* — Art. 47. Tout bâtiment arrivant en patente brute sera déclaré en quarantaine. Pourra être mis en quarantaine tout bâtiment arrivant dans les conditions prévues par l'art. 3 de la convention, qui l'assimilent à la patente brute. — Art. 48. Nulle provenance ne pourra être mise en quarantaine sans une décision motivée. Cette décision sera notifiée immédiatement au capitaine ou patron du bâtiment. — Art. 49. Sauf la présence à bord de la peste, de la fièvre jaune ou du choléra, un bâtiment aura toujours le droit de reprendre la mer, soit avant d'être mis en quarantaine, soit en cours de quarantaine. La patente de santé lui sera rendue, s'il n'est pas arrivé au port de destination, et l'autorité sanitaire mentionnera, sur cette patente, la durée et les circonstances de son séjour, ainsi que les conditions dans lesquelles il repart. Un bâtiment pourra reprendre la mer nonobstant la présence à bord de maladies ordinaires. Toutefois, l'autorité sanitaire devra s'assurer préalablement si les malades pourront être convenablement soignés pendant le reste de la navigation ; ceux qui voudraient rester au lazaret en auront toujours le droit. — Art. 50. La durée de la quarantaine sera la même pour le bâtiment, les personnes et les marchandises qui y sont assujettis. Elle se distingue en quârantaine d'observation et quarantaine de rigueur. — Art. 51. La quarantaine d'observation datera, pour les navires et tout ce qui se trouve à bord, de l'instant où un garde de santé aura été mis à bord et où les mesures d'aération et de purification auront commencé. La quarantaine de rigueur datera, pour le bâtiment, les personnes et les choses à bord, du moment où les marchandises assujetties au débarquement auront été enlevées ; pour les marchandises débarquées au lazaret ou dans un lieu réservé, du commencement des purifications ; pour les personnes débarquées, du moment de leur entrée au lazaret. Une quarantaine commencée à bord pourra toujours être continuée au lazaret. — Art. 52. La quarantaine d'observation se bornera à tenir en observation, pendant un temps déterminé, le bâtiment, l'équipage et les passagers, et elle n'entraînera pas le déchargement des marchandises au lazaret. Elle aura lieu, pour les hommes, à bord du navire ou au lazaret, à la volonté des quarantenaires. Pendant sa durée, le bâtiment, tenu à l'écart et surveillé par des gardes de santé en nombre suffisant, sera simplement soumis, par mesure d'hygiène, à une aération convenable, aux lavages et aux soins de propreté générale. — Art. 53. La quarantaine de rigueur ajoutera à la quarantaine d'observation les mesures de purification et de désinfection spéciales qui seront jugées nécessaires par l'autorité sanitaire. Elle entraînera, en outre, dans les cas spécifiés par le présent règlement, le débarquement au lazaret des marchandises de la première classe, et, selon les circonstances et les règlements locaux, celui des marchandises de la deuxième classe. (Art. 63 et 64.) — Art. 54. La quarantaine de rigueur ne pourra être purgée, pour la peste, que dans un port à lazaret. Celle qui est imposée à un navire pour cause de malpropreté, en vertu de l'art. 3 de la convention sanitaire, pourra être purgée dans une partie isolée d'un port quelconque. — Art. 55. La quarantaine pourra être purgée dans un port intermédiaire entre le point de départ et le port de destination, et, en apportant la preuve de cette quarantaine, le bâtiment sera admis à libre pratique. — Art. 56. Le temps de la traversée se comptera, pour tous les bâtiments, du moment du départ, constaté par le livre du bord et attesté par la déclaration du capitaine ou patron du navire. — Art. 57. Tout bâtiment à bord duquel il y aura eu, pendant la traversée, un cas de l'une des trois maladies réputées importables et transmissibles, sera, de droit, et quelle que soit sa patente, considéré comme ayant patente brute. — Art. 58. S'il y a eu un ou plusieurs cas de choléra pendant la traversée ou pendant la quarantaine, cette quarantaine comptera du moment de l'arrivée et de l'exécution des mesures sanitaires : il ne sera pas tenu compte de la traversée. — Art. 59. Sauf les exceptions temporaires rappelées ci-dessus (art. 46), les marchandises et objets matériels de toute sorte, arrivant en patente nette par un bâtiment en bon état et bien tenu, qui n'a eu ni morts ni malades suspects, seront dispensés de tout traitement sanitaire et admis immédiatement à la libre pratique comme le bâtiment lui-même, les équipages et les passagers. — Art. 60. Sont exceptés les cuirs, les crins, les chiffons et les drilles. Ces marchandises pourront, même en patente nette, devenir l'objet de mesures sanitaires. L'autorité sera juge de ces mesures et en déterminera la nature et la durée. — Art. 61. Sont également exceptés les marchandises et objets altérés ou décomposés; conformément au paragraphe 4 de l'art. 45, l'autorité aura le droit de les faire jeter à la mer ou d'en ordonner la destruction par le feu. Les formalités à remplir dans ce cas seront déterminées par les règlements locaux. — Art. 62. Conformément à l'art. 5 de la convention, et pour l'application des mesures sanitaires, les marchandises seront rangées, à l'avenir, en trois classes : composeront la première et seront soumis, à ce titre, à une quarantaine obligatoire et aux purifications, savoir : les hardes et effets à usage, les drilles et chiffons, les cuirs et peaux, les plumes, crins et débris d'animaux en général, enfin la laine et les matières de soie ; seront compris dans la deuxième et assujettis à une quarantaine facultative, savoir : le coton, le lin et le chanvre; composeront la troisième et seront, à ce titre, exempts des mesures quarantainaires, savoir : toutes les marchandises et objets quelconques qui ne rentrent pas dans les deux premières classes. — Art. 63. En patente brute de peste, les marchandises de la première classe seront toujours débarquées au lazaret et soumises aux purifications. Les marchandises de la deuxième classe pourront être livrées immédiatement à la libre pratique, ou débarquées au lazaret pour être purifiées, suivant les circonstances et les règlements sanitaires particuliers de chacun des pays contractants. Les marchandises de la troisième classe étant déclarées libres pourront toujours être livrées immédiatement au commerce, sous la surveillance de l'autorité sanitaire. — Art. 64. En patente brute de fièvre jaune, sans accident pendant la traversée, si cette traversée a été de plus de dix jours, les marchandises seront soumises, par mesure d'hygiène, à une simple aération sans déchargement. S'il y a eu des accidents, ou si la traversée a été de moins de dix jours, les marchandises pourront être l'objet des mêmes mesures qu'en patente brute de peste, c'est-à-dire débarquées au lazaret et purifiées ; mais cette mesure sera facultative et laissée à l'appréciation de l'autorité sanitaire. — Art. 65. En patente brute de choléra, les marchandises ne seront assujetties à aucune mesure sanitaire particulière ; le bâtiment sera seulement aéré et les mesures d'hygiène, toujours obligatoires, seront observées. — Art. 66. Dans tous les cas de patente brute, les lettres et papiers seront soumis aux purifications d'usage. — Art. 67. Toute marchandise ou objet quelconque provenant d'un lieu sain, qui sera contenu dans une enveloppe scellée officiellement et d'une matière non assujettie aux mesures de purification, sera immédiatement admis en libre pratique, quelle que soit la patente du bâtiment. Si l'enveloppe est d'une substance à l'égard de laquelle les mesures sanitaires soient facultatives, l'admission sera également facultative. — Art. 68. Les animaux vivants resteront soumis aux quarantaines et aux purifications en usage dans les différents pays. — Art. 69. Tout bâtiment qui n'aura pas de patente, lorsque, à raison du lieu de provenance, il devrait en être muni, pourra, selon les circonstances, être soumis à une qua rantaine d'observation ou de rigueur. La durée cette quarantaine sera fixée par l'autorité sanitaire. Elle ne pourra excéder trois jours, si le bâtiment vient d'un lieu notoirement sain et s'il est dans de bonnes conditions hygiéniques. Les cas de force majeure, ainsi que la perte fortuite de la patente seront appréciés par l'autorité sanitaire. — Art. 70. Toute patente raturée ou surchargée sera considérée comme nulle, et placera le navire dans les conditions prévues par l'article précédent, sans préjudice des poursuites qui pourraient être exercées contre les auteurs des altérations. — Art. 71. Si, pendant la durée d'une quarantaine, et quel que soit le point auquel elle soit parvenue, il se manifeste un cas de peste, de fièvre jaune ou de choléra, la quarantaine recommencera. — Art. 72. Outre les quarantaines prévues et les mesures spécifiées, tant par la convention du 19 décembre que par le présent règlement, les autorités sanitaires de chaque pays auront le droit, en présence d'un danger imminent et en dehors de toute prévision, de prescrire, sous leur responsabilité devant qui de droit, telles mesures qu'elles jugeront indispensables pour le maintien de la santé publique. A défaut de bâtiments spéciaux à terre, elles pourront disposer en lazarets des navires isolés et gardés de manière à empêcher toute communication avec l'extérieur.

Des lazarets, de l'institution et de la disposition des lazarets. — Art. 73. La distribution intérieure des lazarets sera telle, que les personnes et les choses appartenant à des quarantaines de dates différentes puissent être facilement séparées. — Art. 74. Des parloirs vastes et commodes permettront d'y recevoir les personnes du dehors qui voudront visiter les quarantainaires, sans préjudice des précautions nécessaires pour sauvegarder la santé publique. Les grillages seront supprimés ainsi que tout ce qui pourrait influer d'une manière fâcheuse sur le moral des quarantainaires. — Art. 75. Des bâtiments ou corps de bâtiments seront affectés dans les lazarets au service des malades. Ils seront disposés de manière à permettre la séparation des malades et à assurer en même temps les meilleures conditions d'hygiène, notamment l'aération. — Art. 76. Il est interdit de se mettre en communication directe et immédiate avec les personnes et les choses suspectes ou réputées telles, qui sont en quarantaine. Outre les peines portées par les lois et règlements, quiconque aura été en contact avec ces personnes ou ces choses sera déclaré en quarantaine et considéré comme faisant partie de la même provenance, sauf les exceptions que l'autorité sanitaire croirait pouvoir admettre, et dont elle sera juge. — Art. 77. Tout lazaret doit être pourvu d'eau saine en quantité suffisante pour tous les besoins du service. — Art. 78. Il y aura dans chaque lazaret, ou dans ses dépendances, un endroit convenable destiné aux inhumations.

Du traitement des marchandises, effets à usage et des dépêches dans les lazarets. — Art. 89. Les marchandises seront déposées dans des magasins spacieux et parfaitement secs; elles y seront soumises à la libre circulation de l'air et remuées de temps en temps. Les balles et les colis seront ouverts, afin que l'air y puisse pénétrer. Cette aération sera continuée durant toute la quarantaine. — Art. 90. Les marchandises appartenant à des quarantaines différentes seront séparées les unes des autres et placées, autant que possible, dans des magasins différents. — Art. 91. Les peaux, les cuirs, les crins, les drilles et chiffons, les débris d'animaux, les laines et matières de soie seront placés dans des endroits éloignés des chambres occupées par les quarantainaires, ainsi que des logements des employés. En cas d'infection notoire, de malpropreté ou d'altération, ces matières, et les marchandises en général, pourront être soumises à tel moyen de purification que l'autorité sanitaire jugera nécessaire. — Art. 92. Les substances animales et végétales en putréfaction ne pourront jamais être reçues dans les lazarets; elles seront brûlées ou jetées à la mer, conformément aux dispositions de l'art. 61 du présent règlement. — Art. 93. Il y aura dans chaque lazaret des magasins destinés au dépôt des marchandises purifiées. — Art. 94. Les effets des passagers devront être, pendant la durée de la quarantaine, exposés à la ventilation dans des pièces séparées et appropriées à cet effet, sous la surveillance des gardiens. — Art. 95. Les effets à usage, le linge et tout ce qui aurait servi aux personnes mortes ou atteintes de peste devront être soumis à des purifications plus sévères : aux fumigations de chlore, à l'immersion dans l'eau de mer, à l'action de la chaleur, selon les circonstances et la nature des objets. Il en serait de même dans le cas de toute autre maladie contagieuse. — Art. 96. Les lettres et les dépêches seront purifiées de manière que l'écriture ne soit pas altérée.

Dispositions particulières à l'Orient. — Art. 112. Outre les dispositions sanitaires communes et applicables à tous les pays signataires de la conférence, la Turquie d'Europe et la Turquie d'Asie, ainsi que l'Égypte, seront l'objet de dispositions particulières, destinées à prévenir le développement de la peste, à arrêter cette maladie quand elle existe, à la signaler et à s'opposer à son introduction dans les autres pays. — Art. 113. Ces dispositions, prises dans le double intérêt de l'Orient et des nations en rapport avec lui, consisteront dans le développement des institutions sanitaires établies par le gouvernement de Sa Hautesse le Sultan et dans la présence des médecins qu'entretiendront en Orient les nations contractantes.

CHAPITRE XLVII.

DE LA PHTHISIE PULMONAIRE.

L'étude de la phthisie pulmonaire au point de vue géographique et statistique soulève un grand nombre de questions scientifiques et pratiques d'une haute importance. Quelle est la fréquence relative de cette affection dans les divers climats, et quelles sont les modifications de cette fréquence selon la latitude et la longitude géographiques, selon l'altitude et la nature du sol, selon le séjour sur terre ou sur mer ? Quelle est la mortalité causée par la phthisie pulmonaire, selon les saisons, l'âge, le sexe, la nationalité et la race ? Si nous laissons subsister quelques doutes sur ces questions, peut-être nous accordera-t-on d'avoir réuni en faveur de leur solution, des faits plus nombreux, plus variés et plus complets que ceux qui avaient été publiés jusqu'ici.

ART. Ier. — De la phthisie pulmonaire selon les lieux et les temps.

Les diverses contrées du globe peuvent être classées en deux grandes catégories dont la première, fort circonscrite sans doute, mais néanmoins très réelle, comprend les pays qui se font remarquer par l'extrême rareté et même par l'absence complète de la maladie ; la seconde se compose de l'ensemble des régions dans lesquelles la phthisie pulmonaire se rencontre avec une fréquence variable, dont l'étude est du ressort spécial de la géographie médicale. Il est digne de remarque que les pays qui se font remarquer par la rareté ou l'absence de la phthisie, sont en général situés en dehors de la zone tempérée, les uns dans la région tropicale, les autres dans la région polaire. Parmi les premiers, on peut citer la province de Madras, où les pertes par phthisie dans l'armée anglaise, atteignent *à peine le dixième* des pertes de la même armée en Angleterre. D'autre part, M. Panum a signalé la marche de la phthisie dans les Feroë, et M. Schleisner, médecin distingué, chargé par le gouvernement danois d'une mission médicale en Islande, a beaucoup insisté, dans sa remarquable monographie, sur l'absence de la phthisie pulmonaire dans cette île (1).

Quelques autres contrées ont encore été citées pour la rareté de la phthisie pulmonaire; telles sont les Steppes des Kirghis où M. Maydell, médecin attaché au gouvernement, déclare n'avoir pas rencontré un seul exemple de cette affection (2). Quelques points très élevés se distinguent aussi par une certaine rareté de la phthisie pulmonaire; nous nous bornerons à mentionner les Cordilières du Pérou, le plateau du Mexique, les montagnes à l'ouest du Texas. On observe même quelque chose d'analogue en Europe, dans les montagnes du Harz, de la Thuringe et du Schwarz-Wald (3).

L'étude géographique de la phthisie dans les pays chauds est loin de dénoter une diminution de fréquence de cette affection, proportionnelle à l'élévation de la température. Si, d'une manière générale, on peut avancer que la phthisie est moins fréquente dans les pays chauds que dans la partie centrale de l'Europe et surtout qu'en Angleterre, d'autre part, il est incontestable que les influences locales ou de localité dominent constamment la question. Cependant des faits nombreux démontrent qu'à latitude et à température égales, la fréquence de la phthisie varie d'une manière notable selon la longitude géographique, et que cette affection est incomparablement plus fréquente dans les îles du golfe du Mexique, que dans les portions de la zone torride appartenant à l'ancien continent.

NORWÉGE. — « Il est peu de pays, dit M. Martins (4), qui jouissent d'un climat aussi égal que la Norwége septentrionale sous le 70e degré de latitude; c'est le climat marin par excellence; la température moyenne de l'hiver est de —4°,6, celle de l'été de 6°,4, c'est-à-dire qu'il ne fait pas très froid en hiver eu égard à la latitude, et que la température de l'été est

(1) Schleisner, *Op. cit.*, p. 39. Voici les expressions textuelles de l'auteur : *Island er bifriet for Lungesvindsot.* Il résulte d'ailleurs du tableau que nous avons donné plus haut, page 258, que sur 13 924 décès constatés en Islande dans la période décennale de 1827 à 1837, il ne se trouve pas un seul décès par phthisie. M. Schleisner nous a affirmé d'autre part, que les Islandais passent pour devenir phthisiques sous l'influence de leur séjour à Copenhague.

(2) P. Maydell, *Nonnulla topographiam medicam Orenburgi spectantia.* Dorpach, 1849. L'auteur attribue l'absence de la phthisie pulmonaire parmi les habitants des steppes à l'usage du lait caillé de jument.

(3) A. Mühry, *Die geograph. Verhältnisse der Krankheiten.* Leipzig und Heidelberg, 1856, t. I, p. 117.

(4) *Revue médicale.* Paris, 1847.

celle de mars à Paris : l'air est constamment humide et les pluies extrêmement fréquentes. Passé le cercle polaire, un jour presque continuel succède à une longue nuit, et le défaut d'alternance entre l'obscurité et la lumière influe péniblement sur la santé. Le sommeil en particulier n'est jamais complet ni réparateur. En hiver les habitants des plus petites villes cherchent à prolonger la veillée aussi longtemps que possible en dansant, en jouant la comédie ; car chacun retarde le plus possible le moment de se coucher, parce qu'il sait qu'il ne trouvera pas le sommeil. Les enfants et les femmes sont surtout affectés de cette insomnie ; même les petits enfants passent la nuit à s'agiter dans leurs berceaux : bientôt ils s'étiolent, deviennent rachitiques et meurent si on ne les envoie dans un climat meilleur au sud de la Norwége. En été, le même inconvénient subsiste, nous l'avons éprouvé par nous-mêmes, et les gens du pays l'éprouvaient comme nous. Le soleil ne se couche pas, l'action excitante de la lumière est continuelle, et on ne sent pas le besoin de dormir comme chez nous. Vers onze heures, minuit, même une heure, les habitants sont dans les rues, oisifs devant leurs portes ; enfin, on est pris d'un sentiment de fatigue, de lassitude ; on gagne son lit, mais on n'y trouve qu'un sommeil agité et qui répare incomplétement les forces. S'entourer d'obscurité est précaution peu efficace, et il faut que les habitants l'aient éprouvé, car il n'y a ni contrevents ni volets à leurs fenêtres. La constitution physique des habitants du Finmarck porte l'empreinte de ces influences. Les hommes, mais surtout les femmes, sont grêles, étiolées, souvent rachitique ; les incurvations de la colonne vertébrale sont fréquentes, la menstruation difficile et tardive, l'embonpoint est fort rare, ainsi que la coloration des joues. Au milieu de ces circonstances physiques et physiologiques, il semblerait que la phthisie doit être très commune ; je crois néanmoins qu'elle est très rare, *et je ne me rappelle pas avoir vu un seul phthisique dans le Finmark, et tous les médecins de la Scandinavie sont d'accord pour affirmer que cette maladie devient d'autant moins commune qu'on s'avance vers le nord.*

Selon M. Lepetit, la phthisie serait moins fréquente à Bourbon qu'en Europe, mais elle y marcherait plus vite. « Dès que la fonte tuberculeuse a commencé, elle progresse avec une rapidité effrayante, et elle enlève les malades beaucoup plus promptement qu'en France. Cette opinion est admise dans l'île, et les médecins y conseillent le retour en Europe aussitôt qu'apparaissent les signes du ramollissement des tubercules. » « La phthisie pulmonaire, dit M. Comeiras, est très commune à Taïti, aux Marquises, dans toute l'Océanie. Elle enlève près d'un tiers de la population. Elle sévit beaucoup plus souvent chez les femmes que chez les hommes, chez les jeunes personnes surtout. La désorganisation pulmonaire marche dans ces contrées avec une effrayante rapidité ; trois ou quatre mois suffisent pour conduire le malade au tombeau. On trouve à chaque pas dans les cases des familles entières en proie à une toux convulsive, des jeunes filles abandonnées par leurs parents, phthisiques à divers degrés, réduites à un état d'émaciation horrible à voir (1). » « La phthisie, dit M. Erhel, fait aussi de grands ravages parmi les Taïtiens, chez les femmes surtout. En quelques semaines ils passent de l'état de santé le plus florissant à l'émaciation la plus complète. » « La phthisie s'y montre à chaque pas chez les naturels aussi bien que chez les Européens. Pendant notre première traversée, quelques-uns de nos jeunes matelots ont été pris d'hémoptysie marquant le début de la tuberculisation pulmonaire. Ceux-là ont résisté peu de temps à l'influence du pays ; les autres frappés ultérieurement, ont vécu plus ou moins longtemps, suivant leurs forces et le degré de la prédisposition. Chez quelques-uns, la maladie a marché avec une effrayante rapidité. En somme, la *Sirène* a perdu 12 phthisiques (sur 680 hommes d'équipage), et elle en ramena plusieurs rendus au dernier terme de cette désastreuse maladie (Gautreau, chirurgien de la *Sirène*). » « Le fait le plus remarquable de la géographie médicale de Taïti, dit M. Gallerand, c'est l'absence complète de fièvres paludéennes. Pendant un séjour de trois ans, j'y ai vainement cherché un seul cas de fièvre intermittente bien constaté. En allant à Taïti j'étais moi-même sous l'influence de cette affection que j'avais contractée au Sénégal. Pendant la traversée, j'en avais éprouvé de fréquents accès ; je n'en ai pas eu un seul depuis le jour de mon arrivée. Les établissements français, l'hôpital, l'ancien parc d'artillerie, la maison de la reine, s'élèvent au milieu de vastes marécages, et la température n'est pas assez basse pour en neutraliser les effets. Papeete, malgré son sol marécageux, son climat chaud et humide, n'engendre pas de fièvre intermittente. Sur 2207 malades observés en quatre ans, on n'a compté à l'hôpital que 9 cas ; aucun n'a été mortel. La fièvre typhoïde est, après la phthisie, la maladie qui fait périr le plus d'Européens à Taïti. Sur 2207 malades et 123 décès, 113 cas de fièvre typhoïde, dont 21 suivis de mort. A bord de la *Sirène*, en rade de Taïti, elle a fait de grands ravages pendant les mois de novembre et de

(1) Comeiras, chirurgien de 1re classe, *Topographie médicale des îles de la Société*.

décembre 1847. Sur un effectif de 600 hommes, 60 en ont été atteints et 15 ont succombé (1).

MADÈRE (2). — Sur 100 phthisiques arrivés à Madère à des degrés divers de la maladie, celle-ci a été arrêtée chez 37 au premier degré, chez 5 au deuxième degré, et 5 au troisième. Sur le même nombre de phthisiques, il en est 11 au premier degré chez lesquels la maladie a continué à marcher, 17 au deuxième degré, et 23 au troisième degré, chez lesquels les progrès de l'affection n'ont pu être arrêtés. Tous n'ont pas succombé; la statistique de M. Lund fournit le résultat suivant :

Vivants :	au 1er degré................	43	
	au 2e degré................	13	66
	au 3e degré................	10	
Morts :	au 1er degré................	5	
	au 2e degré................	11	34
	au 3e degré................	18	
			100

« Au premier degré, la maladie a été arrêtée de 4 à 10 ans chez 13; 3 ans chez 2 ; de 8 à 20 mois chez 11 ; de 7 à 12 mois chez 11 ; et il y a eu des rechutes dans 2 cas. Au deuxième degré, chez un sujet, la maladie a été arrêtée pendant 10 ans; puis il y a eu une rechute et la maladie a été arrêtée de nouveau; chez un deuxième sujet, la maladie a été arrêtée pendant 5 ans; chez trois autres pendant 15 mois; puis chez un d'eux, il y a eu rechute, nouvel arrêt pendant 3 mois, et retour de nouveau à un assez bon état de santé. Au troisième degré, la maladie a été arrêtée chez un pendant 12 ans, chez deux pendant 8 ans, et les deux autres ont quitté l'île après 3 ans. Parmi ceux chez qui la maladie a progressé, il en est 6 au premier degré qui sont encore vivants après 14 et 16 mois, 2 ans et 5 ans de séjour, 3 au deuxième degré et 3 au troisième degré. Sur les 19 du deuxième degré, chez qui la maladie a marché, il en est 8 encore vivants, dont 2 en assez bon état, 4 au deuxième degré et 2 au troisième degré. Enfin, sur les 23 du troisième degré, chez lesquels la maladie a marché également, il en est 5 encore vivants, 2 après 14 et 15 mois, et les autres après un hiver. Quant aux décès, des malades qui sont venus à Madère au premier degré, il en est qui sont revenus passer jusqu'à huit hivers de suite, tandis qu'au deuxième degré la durée de la maladie a été au plus

(1) Rochard, *Influence de la navigation et des pays chauds sur la marche de la phthisie pulmonaire* (*Mémoires de l'Acad. de méd.* Paris, 1856, t. XX, p. 132.)

(2) G. Lund, *De la valeur du changement de climat, et en particulier du séjour à Madère, dans le traitement de la phthisie pulmonaire.* (*Association Medical Journal*, septembre 1853.)

de 14 mois en général, et dans un seul cas de 4 ans, et au troisième degré de quelques mois en général, mais rarement de quelques années, quoiqu'il y ait eu des cas où l'affection s'est prolongée un très grand nombre d'années. Ce qu'il y a de certain, c'est qu'à Madère une personne qui est au premier degré de la phthisie pulmonaire, a infiniment plus de chances de voir sa maladie s'arrêter qu'en Angleterre, en France ou dans tout autre pays froid, et que dans les dernières périodes de la maladie, ses progrès sont rendus beaucoup plus lents ; enfin, que dans un petit nombre de cas, la prolongation de la vie a été considérable. Beaucoup de malades vivent à Madère plus longtemps, trois ou quatre ans environ au delà de la durée ordinaire des trois périodes de la maladie, en Angleterre, qui est seulement de 18 à 24 mois. Parfois, le temps d'arrêt s'est prolongé 10, 12 et même 20 ans, et plusieurs ont vécu dans l'île en parfaite santé, alors que leurs frères et leurs sœurs avaient tous succombé ; ou bien ils sont arrivés sous le soupçon d'une phthisie pulmonaire, et n'ont jamais éprouvé les atteintes de cette maladie. »

ÉGYPTE. — Celse recommandait aux phthisiques le séjour dans un air épais, tel que celui d'Alexandrie en Égypte (1) : « Opus est cœli mutatione, sic ut densius quam id est quo discedit æger petatur ; ideoque Alexandriam ex Italia itur. » Pline le jeune signale la cure de son affranchi Zozimus, guéri d'hémoptysie par un voyage en Égypte : « Ante aliquot annos sanguinem rejecit, atque ob id in Egyptum missus a me, post longam peregrinationem confirmatus, rediit nuper. » M. A. Reyer, professeur de chirurgie au Caire, a publié dans un journal de Vienne, une notice dont nous allons citer quelques passages (2) : « On arrive généralement au Caire en octobre, à l'époque où la température de cette ville n'est plus aussi chaude qu'en été, mais où elle est encore aussi élevée que la température estivale du nord de l'Europe. La différence entre l'automne des pays que les patients quittent et celui du Caire, les fait d'ordinaire souffrir de la chaleur dans les premiers temps de leur séjour ; mais ils s'habituent promptement à ce climat bienfaisant, au ciel pur, aux soirées douces et calmes, au paysage toujours ondoyant. Les mois de novembre et de décembre sont, au dire des malades

(1) Celsus, *De phthisi*, lib. III, cap. 22.

(2) *De l'influence du climat de l'Égypte sur les tubercules pulmonaires*, in *Wochenbl. der Zeitschrift der Gesellsch. der Aertzte zu Wien*, 1856, n° 40. — Voir la traduction de cette notice par M. Pamard, dans *Gaz. hebdom. de méd. et de chir.* Paris, 14 novembre 1856.

qui nous visitent, les meilleurs mois en Egypte; ils ressemblent aux plus beaux mois de septembre de nos contrées. Les brouillards du matin se dissipent rapidement sous l'influence du soleil; il pleut une ou deux fois par mois et pendant une ou deux heures, ce n'est qu'exceptionnellement que les vents soufflent. Si d'un côté les arbres européens accusent l'hiver par leurs branches dépouillées de feuilles, les végétaux des tropiques et les semis verdoyants atténuent et effacent cette première impression. Les inondations de la vallée du Nil rendent l'air assez humide, mais l'étranger s'en aperçoit à peine, et les indigènes s'étonnent de son imprudence à sortir couvert seulement de vêtement léger. L'époque la plus froide commence avec le mois de janvier et finit vers le milieu de février. Pendant ces six semaines le thermomètre marque + 3 degrés Réaumur au moment du lever du soleil, et + 10 degrés pendant le jour. La température ne s'abaisse ainsi que lorsque le ciel est couvert et que le vent du sud souffle avec vigueur. D'ordinaire, la température est de + 5 ou 6 degrés le matin, + 13 à 15 degrés à midi, comme pendant nos beaux mois d'octobre européens. La température s'élève dans la seconde moitié de février, époque à laquelle il y a souvent quelques jours de pluie; le thermomètre monte brusquement sous l'influence d'un doux vent du sud, mais retombe le jour d'après au degré normal, lorsque le vent cesse de souffler. Les arbres et arbustes de l'Europe poussent leurs premières feuilles, les rosiers entr'ouvrent leurs boutons. Les deux mois suivants sont plus souvent troublés par le vent du sud dont l'effet est d'élever la température de 1 à 2 degrés Réaumur. La température d'avril ressemble déjà à nos mois d'été les plus chauds. Le mois de mai est le plus désagréable de toute l'année. Les vents du sud venant des déserts de l'Arabie et de la Libye, soufflent souvent trois ou quatre jours, s'exaspèrent jusqu'au milieu de juin; à partir de cette époque, ils sont remplacés par les vents du nord qui deviennent alors constants. »

LOCALITÉS MARÉCAGEUSES (1). — Voici en quels termes s'exprime Lancisi (*De noxiis paludum effluviis*) : « Quidquid tepor qui inter ipsos al- » gores sinuosis eis locis a solaribus radiis excitatur, affectis pulmonibus

(1) Nous avons développé cette question dans plusieurs publications et notamment dans celles dont les titres suivent : *Traité des fièvres intermittentes, rémittentes et continues*. Paris, 1842. — *Essai de géographie médicale*. Paris, 1843. — *Essai de géologie médicale sur la phthisie pulmonaire et la fièvre typhoïde dans les localités marécageuses*. Voir *Ann. d'hyg. publ.*, t. XXXIII, p. 58, t. XXXVI, p. 304, t. XXXVIII, p. 244.

» mederi solet. » D'après le docteur Green à Whitehale, province de Washington, où dominent les fièvres de marais, il n'existe pas d'exemple de phthisie développée sur place, et les phthisiques qui s'y rendent éprouvent une amélioration aussi prononcée que soutenue. Le même auteur ajoute qu'un marais près de Rutland, ayant été converti en étang, les fièvres intermittentes endémiques disparurent de la contrée et y furent remplacées par la phthisie pulmonaire. La population ayant sollicité et obtenu la suppression de l'étang, ou, ce qui est synonyme, le rétablissement du marais, les choses prirent une tournure opposée (1). Le docteur Drake, dans son grand ouvrage sur les maladies de la vallée de l'Amérique du Nord (2), insiste beaucoup sur l'augmentation de fréquence de la phthisie pulmonaire, des scrofules et de la fièvre typhoïde, à mesure que les fièvres paludéennes disparaissent de certaines localités (3). Le professeur Schœnlein (4) rapporte qu'une localité marécageuse du Gasterland, située entre les lacs de Wallenstædt et de Zurich ayant été desséchée, les fièvres intermittentes endémiques disparurent, mais qu'une maladie, inconnue jusque-là dans le pays, se manifesta : la phthisie pulmonaire. « La ville de Meze, dit le docteur Santy (5), située sur les bords de l'étang, a vu disparaître depuis longues années les nombreux marécages qui l'avoisinaient; ses remparts ont été abattus, ses rues élargies, toutes ces circonstances ont beaucoup diminué le nom-

(1) *Repert. Jahrbuch der gesammten Heilkunde*, par le docteur Sachs, p. 65, Leipzig, 1841.

(2) Daniel Drake, *Principal diseases of the interior valley of north America, as they appear in the Caucasian, Indian, African, and Esquimaux varieties of its population*, t. I.

(3) Cette filiation de formes pathologiques variées dans une même localité est un des phénomènes les plus curieux, et qui rappelle quelque chose d'analogue dans la culture des plantes. Ainsi, le froment vient mal après le froment, et plus mal encore si l'on insiste ; le seigle vient mieux après le seigle, l'avoine après l'avoine ; l'orge réussit après le froment, mais le froment ne réussit pas après l'orge. Un pêcher a vécu douze ou quinze ans et périt ; un autre pêcher planté à la même place n'y réussira pas ; plantez-y un poirier, il y viendra parfaitement. Une terre vient de porter une récolte superbe de pois ; si vous lui en demandez l'année suivante, elle vous les donnera fort médiocres, et misérables, si vous voulez lui en imposer une troisième fois. (*Comptes rendus hebdom. des séances de l'Acad. des sciences*, t. XX, p. 491). Voir aussi : V. Uslar, *Die Bodenvergiftung durch die Wurzelausscheidungen der Pflanzen*. Altona, 1844. (C'est-à-dire : *l'intoxication du sol par les excrétions des racines des plantes*).

(4) *Klinische Vortræge*.

(5) Tribe, *De l'heureuse influence des localités marécageuses sur la tuberculisation pulmonaire*. Montpellier.

bre de fièvres intermittentes. Les médecins qui m'ont précédé avaient à soigner tous les ans un nombre de fièvres intermintentes centuple de celui que nous soignons aujourd'hui. Or, les habitants affirment qu'autrefois les maladies de poitrine étaient infiniment plus rares, et qu'avec la diminution des fièvres on a vu la phthisie devenir plus fréquente. Quant à la question de savoir si les phthisies peu avancées peuvent s'amender ou guérir par le séjour dans les pays à émanations marécageuses, une longue expérience nous oblige à reconnaître que les affections de poitrine marchent plus rapidement vers leur terme fatal chez les malades de Loupian, pays élevé et peu fiévreux, que chez ceux de Mèze, de Bourzigues, de Ballarue, lieux bas et humides, où les fièvres sont très fréquentes. » M. Santy se résume en ces termes : « 1° Depuis la grande diminution des émanations miasmatiques, les fièvres ont subi un décroissement considérable. 2° Cette presque élimination des fièvres a été remplacée par un accroissement dans le nombre des phthisiques. 3° Les affections de poitrine observées sur les bords de l'étang ont une marche beaucoup plus lente que partout ailleurs. »

« La phthisie tuberculeuse et les scrofules, dit M. Nepple, sont les deux maladies qui attaquent le plus rarement l'habitant des marais de la Bresse. En revanche, on rencontre souvent des tuberculeux dans les pays de coteaux de cette province (1). » Voici un extrait d'une lettre adressée, en 1843, par ce médecin à l'Académie des sciences, à l'occasion de la question que nous avions soulevée : « Pour moi, le fait de la rareté de la phthisie dans les localités marécageuses n'est pas douteux, et cette rareté m'a toujours paru en rapport direct avec l'intensité des éléments d'impaludation, et diminuer avec eux, de telle sorte que, dans les communes situées au centre des pays d'étangs, si l'on n'observe plus un seul phthisique, on en rencontre un certain nombre qui va toujours croissant, à mesure que l'on s'éloigne du centre, d'où il résulte qu'à une certaine limite on trouve réunis et des tuberculeux et des fièvres intermittentes (2). Ainsi Montluel, que j'habitai, est loin de manquer de phthisiques, malgré le règne annuel des fièvres intermittentes; mais les miasmes qui les produisent n'arrivent sur la ville qu'après un trajet d'un quart de lieue : leur influence est faible et instantanée. L'organisme entier n'en subit aucune

(1) *Essai sur les fièvres intermittentes*. Paris, 1828, p. 14.

(2) On voit que M. Nepple avait parfaitement saisi notre proposition, tandis que ceux qui l'ont combattue ont commencé par la dénaturer.

modification durable, capable de s'opposer au travail de la tuberculisation. *Il en est tout autrement dans le centre des marais.* En ce qui concerne la fièvre typhoïde, je regrette que mon observation ne me permette pas de répondre à l'appel scientifique de M. Boudin. » — « Pendant plus de quarante-cinq ans, dit M. Pacoud (1), médecin de l'hôpital de Bourg, je n'ai pas rencontré un seul fait en opposition avec les observations que vous avez faites vous-même aux environs de Montluel; ma clientèle s'étendait autrefois au loin dans les pays d'étangs; je n'y ai trouvé aucune trace de phthisie tuberculeuse; l'hôpital de Bourg qui reçoit beaucoup de malades de ces contrées, n'en a pas reçu un seul phthisique. J'ai cru devoir ne pas m'en rapporter à moi seul, et j'ai consulté parmi nos collègues les meilleurs observateurs et notamment le docteur Hudelet père, médecin de l'hôpital de Bourg, très souvent appelé au centre des étangs. Il ne se souvient pas d'y avoir rencontré un seul exemple de phthisie. Les enfants appartenant aux familles riches et qui sont envoyés au dehors pour leur éducation, *perdent le bénéfice des pays paludéens.* » M. Nepple ayant communiqué les remarques qui précèdent à la Société de médecine de Lyon, MM. Candy et Rater, médecins de l'hôtel-Dieu de cette ville, déclarèrent avoir fait depuis longtemps dans la plaine marécageuse du Forez, des observations analogues. Selon M. Candy, depuis l'amélioration des conditions hygiéniques de ce pays, la phthisie commence à y être moins rare. D'après M. Monfrin, médecin de Chatillon-les-Dombes, pays essentiellement marécageux, la phthisie est très rare dans son arrondissement; pendant trois ans et sur un total de 400 morts, ceux de l'hôpital compris, on n'y avait compté que 8 phthisiques, dont 1 était même étranger au pays.

De l'Européen transporté hors de son pays natal. — La France ne possède jusqu'ici rien de satisfaisant quant à l'action exercée par les divers climats sur la phthisie déclarée. En revanche, les rapports statistiques sur l'état sanitaire de l'armée anglaise peuvent donner une idée des pertes par phthisie qui frappent l'Européen en santé, transporté dans divers pays. Mais l'influence thérapeutique des climats est-elle toujours corrélative à leur influence préventive? Évidemment, on peut le présumer, mais on ne saurait l'affirmer. Quoi qu'il en soit, voici d'après les rapports officiels, quelles ont été les pertes par phthisie pulmonaire et par maladie de l'appareil respiratoire en général parmi les troupes anglaises pendant la période de 1837 à 1846 inclusivement :

(1) Lettre adressée à M. Nepple.

		NOMBRE ANN. DES DÉCÈS PAR PHTHISIE SUR 1000 HOMMES.	
		Par phthisie pulmonaire.	Par maladies de l'appar. respir.
Royaume-Uni.	Cavalerie (garde household).....	6,4	6,55
	Dragons (garde et ligne).......	6,6	7,3
	Garde, infanterie.............	12,5	13,8
	Ligne, infanterie.............	8,9	10,2
Gibraltar (1)................................		3,62	5,82
Malte	Troupes anglaises.............	4,34	7,93
	Troupes maltaises.............	2,6	3,8
Corfou......................................		4,13	6,1
Sainte-Maure (île Ionienne).................		0,0	0,8
Bermudes....................................		5,1	9,4
Nouvelle-Écosse et Nouveau-Brunswick.........		4,14	7,1
Canada......................................		3,8	7,44
Terre-Neuve.................................		4,0	4,3

En ce qui concerne les autres possessions dont les noms suivent, les pertes se rapportent à la période de 1830 à 1836 inclusivement, le gouvernement anglais n'ayant pas encore publié les documents relatifs à la période décennale postérieure :

		NOMBRE ANNUEL SUR 1000 HOMMES.	
		Décès par phthisie.	Décès par maladies de l'appar. respir. en général.
Cap de Bonne-Espérance...............		2,4	5
Id., frontière....................		2,1	3
Antilles et Guyane (troupes blanches)		6,4	11
Jamaïque (troupes blanches)............		7,4	13
Maurice.............................		3,9	7
Ceylan..............................		3,5	5
Province de Madras.	Littoral..................	1,3	3
	Plaines...................	0,2	0,5
	Plateaux..................	0,7	2

(1) Indépendamment des pertes ci-indiquées, il a été réformé pour maladies de l'appareil respiratoire, pendant la période de 1837 à 1846 :

A Gibraltar..................	5,1	sur 1000 hommes.
A Malte......................	4,6	—
Dans les îles Ioniennes........	4,3	—

Pour les possessions dont les noms suivent, le *nombre absolu* des réformes prononcées pour la même cause a été :

Bermudes..............................	50	sur l'effectif total.
Nouvelle-Écosse et Nouveau-Brunswick.......	124	—
Canada................................	429	—
Terre-Neuve...........................	56	—

Il résulte de l'ensemble de ces faits : 1° que le maximum des pertes par phthisie pour le soldat anglais a lieu dans son propre pays ; 2° que *partout ailleurs* les pertes par phthisie tendent à diminuer non-seulement dans le sud, mais encore, et même souvent à un plus haut degré, dans le nord ; 3° que les pertes par phthisie dans l'Amérique du Nord sont deux à trois fois plus faibles que celles qui pèsent sur l'armée anglaise dans le Royaume-Uni ; 4° que l'action *préventive* des pays chauds varie d'une manière sensible avec la longitude géographique, et que, dans la zone torride, le maximum des pertes correspond aux îles du golfe du Mexique, et le minimum a la province de Madras.

OUEST DE L'EUROPE, ANGLETERRE ET FRANCE. — Sir James Clark estime que, dans la période de 1700 à 1821, on comptait en moyenne, en Angleterre, sur 1000 décès de toutes causes :

En 1700......................	145	décès par phthisie pulmonaire.
De 1700 à 1750	214	—
De 1750 à 1801	263	—
De 1801 à 1811	288	—
De 1811 à 1821	316	—

Le même auteur ajoutait en 1835 : « La phthisie semble aujourd'hui représenter le tiers de la mortalité générale (1). »

D'après les comptes rendus annuels du *Registraire général*, la mortalité générale ainsi que les décès par phthisie en Angleterre et dans le pays de Galles, se sont répartis ainsi qu'il suit pendant la période de 1838 à 1842 (2) :

	Total des décès.	Décès par phthisie pulmonaire.	Décès par phthisie sur 10000 hab.
1838...........	342529	59025	39,96
1839...........	338979	59559	39,39
1840...........	359561	59923	38,97
1841...........	343847	59592	38,22
1842...........	349519	59291	37,46

On voit que dans cette période quinquennale les décès par phthisie ont figuré pour plus d'un sixième dans la mortalité, et que la maladie dont il s'agit a donné lieu à une moyenne annuelle de près de 4 décès sur 1000 habitants.

(1) *Journ. of the Statist. Society*, July, 1838, p. 145.
(2) *Fifth annual report of the registrar general*. London.

La mortalité par phthisie n'est pas la même dans les campagnes que dans les villes, comme le montre le tableau suivant :

	Décès sur 1000 h.
Districts ruraux, de 1838 à 1839 inclusivement......	3,50
Grandes villes, de 1838 à 1840 inclusivement :	
Londres..................................	4,0
Birmingham	4,8
Leeds....................................	4,8
Manchester	4,8
Liverpool................................	6,4

Il est digne de remarque combien la mortalité par phthisie pulmonaire dans les grandes villes du littoral des États-Unis d'Amérique se rapproche des faits qui précèdent. Ainsi, d'après M. Stark, on compterait sur 1000 habitants (1) :

	Décès par maladies de l'app. respir.	Décès par phthisie.
A Boston.................	4,99	4,03
A Baltimore..............	5,84	4,12
A Philadelphie...........	5,47	4,20
A New-York...............	6,34	4,96

Pendant une période de quatorze années, de 1840 à 1853 inclusivement, Londres a compté 739 105 décès dont 132 974 ont eu pour cause des affections tuberculeuses (*sic*). Ces chiffres donnent une proportion : 1° de 18 décès sur 100 décès de toutes causes ; 2° de 4,37 décès par affections tuberculeuses sur 1000 habitants (2).

Le tableau suivant montre qu'à Londres la mortalité par phthisie augmente avec la densité de la population dans les divers quartiers :

Nombre de yards carrés par habitant.	Décès par phthisie pulmonaire sur 1000 hab.
33	4,24
144	4,06
173	3,32

En Écosse, on compte dans les grandes villes dont les noms suivent, sur 100 décès de toutes causes (3) :

(1) *Edinb. med. and surg. Journ.*, janvier 1851.

(2) Voy. plus haut, t. II, p. 248.

(3) Voy. t. II, p. 249.

A Édimbourg	11,9	décès par phthisie.
Leith	10,3	—
Glascow	17,1	—
Dundee	13,0	—
Paislay	20,8	—
Greenoch	14,3	—
Aberdeen	6,2	—
Perth	12,8	—

On voit d'après ce tableau que la phthisie pulmonaire figure dans les grandes villes de l'Écosse pour une part qui s'élève depuis un quinzième jusqu'au delà d'un cinquième dans la mortalité générale. En Irlande, la part de la phthisie serait, d'après M. Wylde, représentée par le huitième du nombre total des décès (1).

PARIS. — Nous résumons, dans le tableau suivant, le nombre des décès constatés à Paris pendant une période de douze années, de 1839 à 1850 inclusivement, et causés par diverses maladies des organes respiratoires (2) :

	Catarrhe pulmonaire.	Péripneumonie.	Phthisie pulmonaire.
En 1839	2198	2247	3492
1840	2327	2634	4388
1841	2107	2347	4294
1842	2440	3006	4363
1843	1997	2754	3897
1844	2216	2407	3913
1845	2068	2296	3736
1846	2088	2342	4696
1847	2692	3432	5094
1848	2088	2876	4551
1849	1924	2615	4102
1850	1739	2166	3727
Totaux	25884	31122	50253

En admettant que la population de Paris ait été, pendant toute cette période, d'environ 1 million d'habitants, chiffre qui doit être très près de la vérité, la mortalité par phthisie serait, à très peu de chose près, la même à Paris qu'à Londres. Il est digne de remarque qu'à Naples même, au dire de M. de Renzi, les pertes par phthisie pulmonaire représentent le cin-

(1) W. R. Wylde, *Report of the tables of deaths in the census of Ireland for the year* 1841. (*Edinb. med. and surg. Journ.*, 1842.)

(2) Voy. Trébuchet, *Statistique des décès dans la ville de Paris*, dans *Ann. d'hyg. publ.*, t. XLII, XLIII, XLIV, XLVI, XLVIII.

quième de la mortalité générale au moins à l'hôpital des Incurables (1).

Influence de la température et des saisons. — M. Haviland a fait le rapprochement suivant entre la température annuelle moyenne de Londres et le chiffre des décès causés par phthisie pendant la période de 1841 à 1853 inclusivement (2) :

Température annuelle moyenne.	Décès par phthisie pulmonaire.
51° Fahr.	6890
50°	6745
49°	6719
48°	7190
47°	7156

Peut-on inférer de ces chiffres que la température annuelle moyenne est capable d'influencer d'une manière constante la mortalité causée par phthisie ? Nous croyons la période d'observation trop courte pour légitimer une telle déduction.

Paris. — De 1831 à 1848 inclusivement, la préfecture de police a enregistré 65 388 décès attribués à la phthisie pulmonaire ; 22 774 appartenant à la période de 1831 à 1838, et 42 614 à celle de 1839 à 1848. Ces décès se trouvent ainsi répartis selon les mois (3) :

	De 1831 à 1838.	De 1839 à 1838.	De 1831 à 1848.
Janvier............	1925	3504	5429
Février............	1991	3478	5469
Mars..............	2192	4229	6411
Avril..............	2210	4383	6593
Mai...............	2123	4209	6332
Juin..............	2016	3618	5624
Juillet............	1856	3316	5172
Août..............	1800	3343	5143
Septembre.........	1649	2990	4639
Octobre...........	1628	2171	3799
Novembre..........	1682	3067	4749
Décembre..........	1702	3306	5008
Totaux.......	22774	42614	65388

Dans chacune des deux périodes, on voit que le maximum des décès correspond au mois d'avril, et le minimum au mois d'octobre. Le maximum

(1) E noi possiam soggiungere che almeno la quinta parte di que'che muoiono nello spedale degl' Incurabili di Napoli trapassano per la tisi (Salv. de Renzi, *Topografia e statistica medica della città di Napoli*. Napoli, 1838, p. 328).

(2) Alfred Haviland, *Climate, weather and disease*. London, 1855, p. 21.

(3) Trébuchet, *loc. cit.*

mensuel des décès est au maximum mensuel : : 64 : 38, ou : : 32 : 19. En groupant les mois par saisons, on trouve un maximum prononcé au printemps et un minimum très marqué en automne, comme le montre le tableau suivant :

Décembre, janvier, février..............	15906 décès.
Mars, avril, mai	19336
Juin, juillet, août..................	15939
Septembre, octobre, novembre........	13107

A Londres, pendant les années 1838, 1839 et 1840, les décès par phthisie pulmonaire se sont répartis ainsi :

Hiver	5600
Printemps	5778
Été..........................	5501
Automne	5148

On remarque donc une inégalité prononcée dans la répartition des décès, et, à Londres comme à Paris, le maximum correspond au printemps, le minimum à l'automne.

ART. II. — De la phthisie selon le sexe, l'âge, la profession, la race.

Du sexe. — En 1838 et 1839, les décès causés par phthisie pulmonaire constatés en Angleterre et dans le pays de Galles se présentent ainsi :

	Sexe masculin.	Sexe féminin.
1838.......	27935	31090
1839.......	28106	31453

En 1842, les décès par phthisie constatés dans toute l'Angleterre à l'exception de Londres, se sont répartis ainsi :

Sexe masculin.	Sexe féminin.
24048	28098

Le cinquième rapport annuel du *Registraire général* (p. 398) résume ainsi les décès par phthisie constatés, en 1841, dans 25 grandes villes comptant 1 883 693 habitants et dans 7 comtés ayant 1 700 434 habitants :

	Sexe masculin.	Sexe féminin.
Villes	4279	4427
Comtés..........	2886	3540

Il résulte de ces documents qu'en Angleterre la femme serait plus que l'homme exposée à la phthisie pulmonaire.

Les décès par maladies tuberculeuses, en général (*tubercular diseases*), se sont répartis ainsi (1) :

Années.	DÉCÈS. Sexe masc.	Sexe fém.
1848	31573	32502
1851	32278	33746

Ces chiffres sont loin d'indiquer une prédominance des affections tuberculeuses dans le sexe féminin, si l'on considère que dans presque tous les États de l'Europe le nombre proportionnel féminin excède celui de la population masculine.

M. Haviland s'est livré à l'étude de la durée de la maladie selon le sexe. Sur 215 malades atteints de phthisie pulmonaire, la maladie lui a présenté la durée suivante :

Durée.	Sexe masc.	Sexe fém.	PROPORTION SUR 100. Sexe masc.	Sexe fém.
Moins de 3 mois	1	0	0,0	0,0
De 3 à 6 mois	17	5	11,5	7,3
De 6 à 9 mois	28	8	19,0	11,7
De 9 à 12 mois	22	8	14,9	11,7
De 12 à 18 mois	21	13	14,2	19,1
De 18 à 24 mois	10	12	6,8	17,6
De 24 à 30 mois	15	8	10,2	11,7
De 30 à 36 mois	1	5	0,6	7,3
De 36 à 42 mois	7	2	4,7	2,9
De 42 à 48 mois	3	1	2,0	1,4
Au delà de 4 années	11	3	7,4	4,3
Durée douteuse	11	3	7,4	4,3
Total	147	68	100,0	100,0

Il résulterait de ce document que la phthisie pulmonaire, chez les personnes du sexe féminin, parcourt ses périodes plus rapidement que chez les individus du sexe masculin.

De l'âge. — En ce qui regarde l'âge, nous trouvons en Angleterre et dans le pays de Galles, pour 53 317 décès par phthisie constatés en 1847 la répartition suivante :

(1) Voir les 11e et 14e *rapports du Registraire général.*

	Nombre des décès par phthisie.	Proportion sur 100 décès par phthisie.
Au-dessous de 5 ans	5195	9,7
De 5 à 10 ans	1656	3,1
De 10 à 15 ans	2342	4,4
De 15 à 20 ans	5526	10,4
De 20 à 25 ans	7420	13,9
De 25 à 30 ans	6666	12,5
De 30 à 35 ans	5467	10,2
De 35 à 40 ans	4757	9,0
De 40 à 45 ans	3750	7,3
De 45 à 50 ans	2938	5,5
De 50 à 55 ans	2372	4,4
De 55 à 60 ans	1899	3,5
De 60 à 65 ans	1464	2,7
De 65 à 70 ans	1020	2,0
De 70 à 75 ans	449	0,9
De 75 à 80 ans	237	0,4
De 80 à 85 ans	67	0,1
De 85 à 90 ans	19	0,04
De 90 à 95 ans	5	0,009
De 95 et au-dessus	18	0,03
Total	53317	100

D'après les tables de mortalité de Londres (*metropolitan Life tables*), et d'après les tableaux hebdomadaires de la mortalité de 1842 (*weekly tables of mortality*), nous avons construit le tableau suivant qui résume la proportion des décès par phthisie pulmonaire dans la population masculine de Londres (1). Le chiffre initial de 51 023 est celui des individus nés vivants; les chiffres qui suivent sont ceux des survivants aux diverses époques de la vie :

Nombre des survivants.	On compte.	Décès par phthisie.	Sur 1000 par an.
Sur 51023	De 0 à 5 ans,	967	3,78
34358	5 à 10 ans,	232	1,34
32623	10 à 15 ans,	148	0,90
31904	15 à 20 ans,	106	2,54
30878	20 à 30 ans,	1438	4,66
28099	30 à 40 ans,	1198	5,33
24443	40 à 50 ans,	1611	6,59
19635	50 à 60 ans,	1321	6,72
13539	60 à 70 ans,	576	4,25
6973	70 à 80 ans,	88	1,26
1779	80 à 90 ans,	12	0,67

(1) Voir notre mémoire intitulé : *Lois pathologiques de la mortalité* (*Ann. d'hyg. publ.*, t. XXXIX, p. 77 et 364).

On voit qu'au moins pour le sexe masculin le minimum du danger de mourir de phthisie correspond à l'âge de 5 à 15 ans et à celui de 70 à 90 ans. Le maximum correspond à l'âge de 40 à 60 ans. Il faut convenir que de tels faits ne s'accordent guère avec les idées qui ont cours dans la science. Une des plus intéressantes applications de ce genre de table consisterait peut-être à évaluer la vie probable de personnes prédisposées à mourir d'une maladie déterminée. Ainsi, en Angleterre, toutes les Compagnies d'assurance, à l'exception d'une seule, refusent d'assurer les individus offrant une prédisposition soit héréditaire, soit accidentelle, à la tuberculisation pulmonaire; mais il est évident que la vie des tuberculeux, bien que nécessairement plus courte que la vie moyenne, n'en est pas moins réglée, elle aussi, par des lois tout aussi constantes que celles qui règlent la vie des individus appelés à mourir d'autres maladies. « A quel titre dès lors refuserait-on, dit M. Farr, de comprendre dans une compagnie d'assurance, une personne (non malade actuellement), par ce seul motif que le genre de mort auquel elle paraîtrait en définitive devoir succomber, s'appellerait phthisie pulmonaire. Dans la construction d'une table de mortalité adaptée à la tuberculisation pulmonaire, il suffit, pour obtenir le nombre total des individus tuberculeux vivants à 0 âge de faire, d'après le tableau qui précède, l'addition de tous les décès survenus par suite de phthisie aux diverses périodes de la vie; cette addition donne le chiffre de 8 297. En défalquant de ce nombre le chiffre de 1199 décès causés par la même maladie, et survenus dans la période de 0 à 10 ans, on obtient le nombre de 7 098, représentant le chiffre des survivants à l'âge de 10 ans accomplis. Sur ce dernier nombre 554 décès ont lieu dans l'âge de 10 à 20 ans. En poursuivant, on arrive aux documents résumés par M. Farr dans le tableau qui suit :

Tableau de la mortalité et de la vie probable, appliqué à des individus dont la mort aurait pour cause la phthisie pulmonaire.

MORTALITÉ.			VIE PROBABLE	
Ages.	Vivants.	Morts.	Des tuberculeux.	De tous les individus mâles.
0	8297	1199	35	35
10	7098	554	30	44
20	6514	1438	23	36
30	5106	1198	47	29
40	3608	1611	13	22
50	1997	1321		
60	676	576		
70	100	100		

Des professions. — Les ravages exercés par la phthisie pulmonaire varient d'intensité avec les diverses professions. Il résulte des recherches de M. de Neufville, médecin à Francfort-sur-Mein, recherches basées sur huit années d'observation, que, sur 100 décès appartenant à chacune des professions ci-après, on compte (1) :

1°	39,9	décès par phthisie parmi les	tailleurs,
2°	38,4	—	cordonniers,
3°	35,9	—	menuisiers,
4°	32,9	—	peintres en bâtiments,
5°	30,9	—	serruriers et forgerons,
6°	29,7	—	professeurs,
7°	28,7	—	jardiniers,
8°	26,3	—	brasseurs,
9°	23,3	—	boulangers,
10°	22,9	—	négociants,
11°	18,2	—	méd. et chirurg. de 1re classe,
12°	17,1	—	maçons,
13°	8,2	—	bouchers,
14°	6,8	—	jurisconsultes et magistrats.
Moyenne..	25,6		

On voit que près des deux cinquièmes des décès des tailleurs, cordonniers et menuisiers, ont pour cause la phthisie, tandis que cette affection ne figure pas même pour un dixième dans la mortalité des bouchers. Il est regrettable que M. de Neufville n'ait pas donné la mortalité par phthisie, d'après l'effectif des individus de chaque profession, seul élément capable de donner une idée de la prédisposition respective des diverses carrières pour la maladie qui nous occupe.

Influence de la race. — Les diverses variétés humaines ont-elles une tendance égale à contracter les maladies de l'appareil respiratoire en général et la phthisie en particulier? Il eût été difficile de répondre à cette question avant la publication des comptes rendus statistiques sur l'état sanitaire de l'armée anglaise. Grâce à ces documents, mine inépuisable au point de vue administratif et médical, la solution du problème de l'influence de la race n'offre plus de difficultés (2). En effet, de 1817 à 1836, c'est-à-dire pendant une période de vingt années, les pertes annuelles moyennes

(1) W. C. de Neufville, *Lebensdauer und Todesursachen 22 versch. Stände, mit vergl. Statist. der christl. und Israëlit. Bevölkerung Frankfurts.* Francfort-sur-Mein, 1855, in-8°, p. 92.

(2) Voy. Boudin, *Études de géographie médicale.* Paris, 1846.

parmi les troupes blanches et nègres occupant les mêmes colonies se sont présentées ainsi qu'il suit :

	NOMBRE ANNUEL DES DÉCÈS SUR 1000 HOMMES.	
	Troupes blanches.	Troupes nègres.
Jamaïque	7,5	10,3
Bahama	6,0	9,7
Honduras	3,0	8,1
Sierra-Leone	6,0	6,3
Maurice	4,0	12,9
Ceylan	4,9	10,5
Gibraltar	5,3	43,0

Pendant la même période, la proportion des décès a été, dans le commandement des Antilles et de la Guyane :

	Troupes blanches.	Troupes nègres.
Guyane anglaise	6,4	17,9
Trinité	11,5	16,4
Tabago	11,0	12,0
Grenade	6,6	9,5
Saint-Vincent	10,5	13,0
Barbade	15,8	18,7
Sainte-Lucie	12,5	14,8
Dominique	8,3	16,7
Antigoa	8,0	16,8
Saint-Christophe	9,5	23,9
Moyenne	10,4	16,5

On voit que dans toutes les colonies, sans aucune exception, le nègre est soumis à des pertes par maladies de poitrine, plus considérables que celles qui pèsent sur les troupes blanches. A Saint-Christophe et à Maurice, les pertes des troupes nègres sont à celles des blancs : : 3 : 1 ; à Gibraltar, elles sont même : : 8 : 1.

Cette prédisposition du nègre pour les affections de l'appareil respiratoire existe à un plus haut degré encore, si on le compare avec des races autres que les troupes d'origine européenne. Ainsi, dans l'île de Ceylan où se trouvent, comme nous l'avons déjà dit précédemment, des corps de cinq provenances différentes, les décès causés par maladies de l'appareil respiratoire se trouvent répartis ainsi qu'il suit :

	Décès annuels sur 1000 hommes.
Troupes indigènes	1,6
Troupes recrutées dans l'Inde	1,9
Pionniers, même origine	2,5
Malais	3,6
Troupes anglaises	4,1
Troupes nègres	10,5

Ainsi, les pertes des troupes nègres qui sont à celles des troupes anglaises à peu près : : 2 : 1, sont à celles des Malais : : 3 : 1, à celles des cipayes : : 5,5 : 1, enfin à celles des troupes indigènes : : 6,5 : 1.

En ce qui regarde la phthisie pulmonaire en particulier, nous trouvons les pertes causées par cette affection réparties ainsi qu'il suit pendant une période de 19 à 20 années :

	NOMBRE ANNUEL DES DÉCÈS SUR 1000 H.	
	Troupes nègres.	Troupes blanches.
Côte occidentale d'Afrique.........	4,0	?
Honduras....................	6,6	?
Bahama....................	7,0	?
Jamaïque....................	7,5	7,4
Maurice....................	6,4	3,9
Antilles....................	9,8	6,4
Gibraltar....................	33,5	6,1

Ainsi, à mesure que le nègre s'éloigne de son pays d'origine, non-seulement dans le sens de la latitude, mais même dans la simple direction de l'est à l'ouest ou de l'ouest à l'est, sa prédisposition pour la phthisie tend à prendre des proportions plus élevées. Les pertes par phthisie ont atteint à Gibraltar le chiffre énorme de 33,5 décès sur 1000 hommes, chiffre qui, à lui seul, suffirait pour établir l'incompatibilité de la race nègre même avec le midi de l'Europe.

Rien de semblable ne se révèle parmi les autres variétés humaines. Ainsi, les pertes par phthisie sont respectivement dans les troupes cipayes et dans les troupes anglaises de la province de Madras :

	DÉCÈS ANNUELS PAR PHTHISIE SUR 1000 HOMMES.	
	Anglais.	Cipayes.
Littoral....................	1,4	0,6
Plaine....................	0,7	0,6
Plateaux....................	0,9	0,6

Au cap de Bonne-Espérance, les pertes par phthisie pulmonaire sont pour le soldat hottentot comme pour le soldat anglais de 2,4 décès annuels sur 1000 hommes. A Malte, on compte à la vérité :

Parmi la garnison anglaise...........	1,34	décès par phthisie sur 1000 h.
Parmi les troupes maltaises (*fencibles*)..	2,6	—

Mais il ne serait pas impossible que la différence des pertes fût ici, influencée par la durée du service, qui n'est que de sept ans pour le soldat maltais.

ART. III. — Influence de la navigation sur la phthisie pulmonaire.

Tous les statisticiens anglais qui se sont livrés à l'étude comparative de la fréquence de la phthisie pulmonaire dans la marine et dans l'armée de terre, se sont prononcés en faveur de la rareté relative de cette affection chez les gens de mer. Nous nous bornerons à rappeler ici les comptes rendus officiels sur l'état sanitaire de la marine (1), ainsi que les recherches du colonel Tulloch (2) et celles du docteur Gr. Balfour (3). Voici en quels termes s'exprimait sur la même question un excellent observateur, le docteur Gregory : « Mea autem sententia, quicquid boni ex navigatione percipitur, ipsi exercitationi præcipue imputandum... Ad hunc motum perficiendum, omnium fere corporis musculorum exercitatio medica, crebra, et vix sensibilis requiritur, et hæc exercitatio sine ulla intermissione perficitur ; ita, ut quandocumque aliquis navigationem facit, etiamsi in lecto decumbat, vel dormiat, exercitatione vel gestatione saltem utitur. Quicquid igitur boni ab exercitatione æquali, moderata, et continua, in morbo aliquo percipitur, a navigatione, præ omnibus aliis exercitationibus, jure expectandum est (4). »

(1) *These reports establish the important fact, that sea-life has sanatory influence on non inflammatory affections of the lungs, at least on the most destructive tone of them, the phthisical.* (*Statist. reports on the health of the navy*, t. II, P. 207.)

(2) Voici comment s'exprime le colonel Tulloch dans un remarquable mémoire lu par lui devant la Société statistique de Londres, le 15 février 1841, mémoire publié dans le journal de cette Société : « There seems little doubt that either the sea air or the excitement produced by the voyage, do sometimes operate very materially in alleviating the symptoms of phthisis. Many soldiers, sent home from Malta with the apparent symptoms of confirmed phthisis, have arrived in this country in renovated health, and speedily returned to their duty. Thus, while the faculty in this country are sending their consumptive patients to Malta, the medical officers in that island are sending soldiers labouring under the same disease to England. And, as benefit is supposed to be derived from the change in both cases, it seems much more likely to arise from the influence of the voyage than mere change of residence, especially as the proportion of deaths among those labouring under consumption is remarkably low on shipboard. » (*Comparaison of the sickness, mortality and prevailing disease of seamen and soldiers, as shewn by the naval and military statistical reports.*)

(3) Dans un mémoire communiqué à la Société de statistique de Londres le 18 novembre 1844, M. Gr. Balfour dit formellement que le marin anglais, comparé au soldat, jouit, à l'endroit de la phthisie, d'une immunité remarquable (*the sailor enjoys a considerable exemption*).

(4) Gregory, *De morbis cœli mutatione medendis*.

Marine anglaise (1). — Dans la période de 1830 à 1836 inclusivement, la marine anglaise a compté, sur un effectif total de 157 770 marins (p. 213) :

	Phthisiques.	Hémoptoïques.
Malades	683	443
Malades sur 1000 hommes	4,3	2,9
Réformés	186	52
Réformés sur 1000 hommes	1,2	0,3
Morts	266	20
Morts sur 1000 hommes	1,6	0,1

Ces faits démontrent non-seulement des pertes très faibles comparées à celles de l'armée de terre, mais les documents officiels font même remarquer que le mot *phthisis* a été souvent employé par les officiers de santé de la flotte pour désigner d'autres affections moins graves (2). Ces mêmes documents font encore remarquer (p. 214) que, par suite de la préférence accordée par les marins à la marine marchande, force a été de recruter souvent les équipages de la marine royale parmi des hommes de qualité inférieure sous le double point de vue du physique et des aptitudes professionnelles (3). En ce qui concerne les diverses stations navales, voici les pertes par phthisie constatées dans chacune d'elles pendant la période de 1830 à 1836 inclusivement :

	Malades sur 1000 h.	Décès sur 1000 h.	Réformés sur 1000 h.
Royaume-Uni (Home)	8,1	1,7	0,7
Méditerranée et Péninsule (Esp. et Portugal.)	7,7	1,9	1,5
Missions et correspondance (*various*)	8,0	1,9	0,7
Côte occid. d'Afrique et cap de B.-Espérance	5,4	1,7	1,2
Indes orientales	4,4	1,4	1,6
Indes occid. et Amérique du nord	7,4	1,9	3,0
Amérique du sud	5,9	1,7	1,4
Tous les commandements réunis	7,2	1,7	1,5

(1) Voir les documents officiels ayant pour titre : *Statist. reports on the health of the navy for the years* 1830-1836. London, 1840; et 2e partie, London, 1841, 2 vol. in-fo. — Les documents relatifs à la période de 1837 à 1843 ont été publiés dans deux autres volumes, dont l'un en 1849, et un demi-volume en juin 1853. En tout 4 vol in-fo.

(2) *Comparing this with the loss sustained by the troops and the general population of the United-Kingdom, it is low* (p. 215). — *There is little doubt that in some cases the term phthisis has been applied to other, not so fatal affections of the lungs* (p. 215).

(3) *Of inferior physical as well as of professional qualities.*

On voit que dans aucune des stations, les décès par phthisie n'ont atteint la proportion de 2 sur 1000 marins. Il y a plus, en réunissant les réformes aux décès, les pertes annuelles moyennes n'excèdent pas 3,2 sur 1000 hommes. Si de la période de 1830 à 1836 nous passons à celle de 1837 à 1843, la dernière sur laquelle le gouvernement anglais ait publié des renseignements, les faits se présentent ainsi qu'il suit :

Tableau des admissions, des renvois et des décès ayant pour cause la phthisie pulmonaire et l'hémoptysie (1), *pendant la période de* 1837 *à* 1843.

Désignation des stations ou commandements	Effectif.	Malades.	Malades sur 1000 h.	Renvois.	Renvoyés sur 1000 h.	Morts.	Morts. sur 1000 h.
Amérique du sud (Côte orientale)....	19049	55	5,3	17	1,6	13	1,2
Amérique du sud (Côte occidentale) ..		39	4,6	9	1,1	9	1,1
Amér. du nord et Indes occidentales..	25516	132	5,1	60	2,4	37	1,5
Méditerranée ...	97081	388	5,6	157	2,3	132	1,9
Indes orientales.	27573	132	4,8	39	1,4	56	2,0

Ici encore, comme dans la période précédente, les pertes par phthisie pulmonaire se montrent remarquablement faibles, et sont au-dessous de celles que l'on constate dans l'armée de terre. Une seule station navale fait exception à la règle : c'est celle des Indes-Orientales. Toutefois, cette exception isolée, loin d'indiquer un accroissement notable dans la proportion des phthisiques (les décès n'atteignent pas 2 sur 1000 hommes); cette exception, disons-nous, résulte uniquement de l'extrême abaissement du chiffre des phthisiques dans l'armée de terre en garnison dans l'Inde.

Les pertes sont-elles les mêmes à bord de tous les navires considérés au point de vue de leur rang, de leur forme? Les opinions sont très partagées sur ce point dans la marine. Voici toutefois quelques documents qui pourront aider à élucider la question. Pendant la période de 1834, 1835 et 1836, 28 908 marins appartenant au commandement de la Méditerranée et de la *Péninsule* (2) ont donné les résultats ci-après (3) :

(1) *Phthisis and hæmoptysis.*

(2) L'administration anglaise désigne ainsi l'Espagne et le Portugal.

(3) *Statist. reports on the health of the navy*, t. I, p. 230. — *Influence of forms of ships on health.*

Sur 1000 hommes.

	Toutes causes réunies.			Phthisie pulmonaire.		
	Malades.	Renvoyés (1).	Morts.	Malades.	Renvoyés.	Morts.
Vaisseaux de ligne de 72 canons et au-dessus.......	1032	22,1	7,6	9,1	3,3	2,4
Frégates.................	892	17,5	9,0	10,6	2,1	2,0
Corvettes................	1157	20,1	8,1	18,6	3,3	1,0
Bateaux à vapeur.........	1132	13,0	5,4	23,9	»	1,1

On voit qu'au point de vue de l'affection qui nous occupe, la mortalité croît avec l'importance des navires, à telles enseignes qu'à bord des vaisseaux de ligne et des frégates la proportion des décès par phthisie est deux fois plus considérable que sur les corvettes et les bateaux à vapeur. Si une observation plus prolongée venait à confirmer la fixité de tels résultats, il y aurait lieu de se demander si les grands attroupements d'hommes ne jouent pas un rôle important dans l'accroissement des pertes par phthisie à bord des navires de haut rang. Pour le moment nous devons nous borner à signaler le fait sans l'interpréter.

Le docteur Gr. Balfour résume ainsi qu'il suit les admissions à l'hôpital et les décès causés par maladies de l'appareil respiratoire, 1° dans la marine britannique en station dans les mers des Indes-Orientales (*East-India command*) ; 2° parmi les troupes de l'armée de terre en garnison à Ceylan :

Période de 1830 à 1836 inclusivement.

	MARINE. Effectif gén. 12942 h.		ARMÉE DE TERRE. Effectif gén. 14590 h.	
	Malades.	Décès.	Malades.	Décès.
Pneumonie et pleurésie..........	210	4	167	13
Hémoptysie (*sic*)................	20	2	52	6
Phthisie......................	39	16	78	51
Catarrhe......	2211	2	818	13
Asthme et dyspnée (*sic*)..........	21	»	43	»
Totaux.............	2501	24	1158	83
Proportion annuelle sur 1000 hom.	193	1,8	79	5,6

On voit que si le simple *catarrhe*, ou ce que nous appelons aujourd'hui la bronchite, est infiniment plus rare dans l'armée de terre que dans la marine ; en d'autres termes, si le marin s'enrhume beaucoup plus souvent que le soldat, en revanche la phthisie proprement dite est incomparable-

(1) C'est-à-dire renvoyés en Angleterre pour se rétablir ou pour y être réformés.

ment plus fréquente et plus meurtrière dans l'armée de terre que parmi les hommes de la flotte. Cette proposition est confirmée par le tableau suivant qui a trait à la Méditerranée, et que nous empruntons au dernier volume des documents officiels publiés sur l'état sanitaire de l'armée anglaise (1).

Tableau des admissions à l'hôpital et des décès causés par maladies de l'appareil respiratoire dans la marine et dans l'armée anglaises, pendant une période de douze années (1830 *à* 1839, *et* 1842 *à* 1843).

	MARINE. Effectif : 100 464 h.		ARMÉE DE TERRE. Effectif : 102 214 h.	
	Malades.	Morts.	Malades.	Morts.
Pneumonie, pleurésie, et pleur. pneum..	2598	86	2281	92
Hémoptysie	234	12	269	8
Phthisie............................	437	180	629	419
Catarrhe	21971	27	11314	83
Asthme et dyspnée (*sic*)..............	161	7	213	6
Totaux..................	25401	312	14706	608
Proportion sur 1000 hommes.	253	3,1	144	5,9

On voit 1° que si la marine compte un plus grand nombre de malades atteints d'affections aiguës des organes respiratoires que l'armée de terre, en revanche ces affections doivent être plus graves dans cette dernière si l'on en juge par le chiffre plus élevé des décès ; 2° que les malades atteints de phthisie sont beaucoup moins nombreux dans la marine que dans l'armée de terre (: : 43 : 62) ; 3° enfin que la proportion des décès causés par phthisie pulmonaire, qui s'élève pour l'armée de terre à 4,09 sur 1000 hommes, n'est dans la marine que de 1,79 et de 1,9 en comprenant les décès causés par hémoptysie.

Les documents qui précèdent démontrent à la vérité seulement que les ravages de la phthisie sont beaucoup plus nombreux dans l'armée de terre *de l'Angleterre* que parmi les marins. On pourrait donc objecter que la phthisie est peut-être moins fréquente dans les autres armées, et que, dans ce cas, la maladie dont il s'agit pourrait aussi être moins fréquente dans certaines armées que dans la marine britannique. Poursuivons donc notre examen.

Dans l'armée des États-Unis d'Amérique, nous trouvons les malades phthisiques et les décès par phthisie ainsi répartis :

(1) Voy. *Statist. reports on the sickness, mortality and invaliding of the troops in the Mediterranean.* London, 1853, p. 117.

	SUR 1000 HOMMES.	
	Malades.	Décès.
Région du nord	7,0	2,1
Région du centre	11,1	5,8
Région du sud	8,7	2,4
Toute l'armée	?	3,4

Ajoutons toutefois que ce renseignement perd une partie de sa valeur, si l'on considère que la cause d'un très grand nombre de décès n'est point signalée dans les documents officiels. Dans l'armée prussienne, les décès causés par phthisie sont de 3,1 sur un effectif de 1000 hommes; mais il ne faut pas oublier que le soldat prussien ne sert guère que de 20 à 23 ans. En ce qui regarde l'armée française, nous ne possédons jusqu'ici aucun document capable de nous fixer sur les véritables pertes par phthisie pulmonaire. Il est évident que le chiffre donné par M. Benoiston de Châteauneuf (1,5 décès par phthisie sur 1000 h.) est fort au-dessous de la réalité. On peut admettre que, dans l'intérieur, les pertes par phthisie pulmonaire représentent, en moyenne, au moins le cinquième de la mortalité générale. Or, celle-ci étant de 20 décès annuels sur 1000 hommes, il est permis de croire que les pertes par phthisie pulmonaire sont, pour le moins, de 4 sur 1000 hommes. A l'hôpital du Roule, quatre années d'observation nous ont donné 152 décès par phthisie sur 1073 décès généraux, choléra non compris (voyez p. 282), ou 1 décès par phthisie sur 7,06 décès généraux. Mais il ne faut pas perdre de vue que, dans tout service médical bien administré, l'immense majorité des tuberculeux est éloignée des hôpitaux soit par la réforme, soit au moins par des congés de convalescence, d'où il suit que la mortalité causée par phthisie dans les hôpitaux mêmes, est nécessairement fort au-dessous du chiffre des pertes réelles. Quoi qu'il en soit, voici quelques autres documents destinés à élucider le rapport des pertes par phthisie à la mortalité générale dans diverses armées :

Armée suédoise, garnison de Stockholm	1	phthisique sur	2,6 décès.
Armée bavaroise, garnison de Munich	1	—	3,8
Armée prussienne	1	—	4,2
Armée piémontaise	1	—	10,5

D'après ce qui précède, on peut dire que tous les faits connus, aussi bien que le raisonnement, autorisent à conclure que la phthisie cause infiniment moins de pertes dans la marine que dans les diverses armées de terre; 2° que si l'action *curative* du séjour en mer reste à étudier, son action *préventive* est aujourd'hui incontestable. Sans doute, cette proposition se trouve en contradiction avec les conclusions d'un travail de M. Rochard publié récemment dans les *Mémoires de l'Académie de médecine*. Mais notre proposition s'appuie, comme on vient de le voir, sur l'évidence la plus palpable les faits les plus concluants. Cette divergence d'appréciation nous oblige à examiner séparément chacune des conclusions du travail dont il vient d'être question.

1re *conclusion :* « Les voyages sur mer, dit M. Rochard, accélèrent la marche de la tuberculisation beaucoup plus souvent qu'ils ne la ralentissent. » Cette proposition manque peut-être d'une base expérimentale scientifiquement établie. — 2e *conclusion :* « La phthisie est beaucoup plus fréquente chez les marins que dans l'armée de terre. » Les documents nombreux que nous avons cités prouvent précisément le contraire. En ce qui concerne la France, M. Rochard adopte pour l'armée de terre comme base de son argumentation le chiffre de M. Benoiston de Châteauneuf, de 1,5 décès par phthisie pulmonaire sur 1000 hommes, chiffre qui ne représente guère que le tiers des pertes réelles de l'armée de terre ; en second lieu, rien ne prouve que la phthisie pulmonaire fasse plus de victimes dans la marine française que dans la marine anglaise. Or, les pertes par phthisie de la marine anglaise sont incomparablement moins élevées que celles de notre armée de terre. — 3e *conclusion :* « La phthisie marche à bord des navires avec plus de rapidité qu'à terre. » Cette proposition nous paraît manquer également d'une démonstration scientifique. — 4e *conclusion* : « Les professions navales doivent être interdites aux jeunes gens menacés de phthisie. » Les règlements ont prononcé depuis longtemps cette interdiction, mais il n'est point démontré que les tuberculeux *peu avancés*, embarqués à bord des navires pour ne s'occuper que de leur santé, aient eu à s'en repentir. — 6e *conclusion :* « Les pays chauds, envisagés dans leur ensemble, exercent une influence fâcheuse sur la marche de la tuberculisation pulmonaire et en accélèrent le cours. » Nous avons montré que, dans le Royaume-Uni, les pertes annuelles par phthisie pulmonaire sont de 8,9 décès pour la ligne et de 12,5 décès pour l'infanterie de la garde. Or, dans aucune des colonies britanniques situées dans les pays chauds la mortalité par phthisie n'atteint une si haute proportion ; cette mortalité s'abaisse même :

A Malte, au-dessous de....................	5	décès annuels sur 1000 h.
A Gibraltar, au-dessous de	4	—
A Maurice et à Ceylan, au-dessous de	4	—
Au cap de Bonne-Espérance, au-dessous de ...	3	—
Dans la province de Madras, au-dessous de ...	1	—

D'où il résulte qu'il suffit au soldat anglais de quitter le sol du Royaume-Uni et d'aller tenir garnison dans des possessions britanniques situées dans les pays chauds, pour que la mortalité annuelle par phthisie subisse une diminution qui, dans certains cas, peut aller au delà de 90 pour 100. — 7e *conclusion :* « Les pays situés sous la zone torride (les pays chauds proprement dits) jouissent surtout de cette fâcheuse prérogative, et le séjour doit être formellement interdit aux phthisiques. » On vient de voir que Maurice, Ceylan et Madras, toutes colonies situées dans la zone torride, donnent des résultats diamétralement opposés à cette proposition. — 8e *conclusion :* « La plupart des pays chauds situés en dehors de la zone équatoriale sont également préjudiciables aux tuberculeux ; quelques points placés sur les confins de cette région et concentrés dans un étroit espace font exception. » Les documents exposés plus haut montrent : 1° que tous les pays chauds, sans exception, situés en dehors de la région tropicale, donnent lieu à une mortalité par phthisie inférieure à celle qui pèse sur l'armée dans le Royaume-Uni ; 2° que le minimum de mortalité correspond à la province de Madras, située précisément dans la zone torride.

Nous concluons de l'ensemble des faits qui précèdent, et contrairement aux opinions de M. Rochard : 1° que dans tous les pays chauds, sans aucune exception, les pertes par phthisie ont été plus faibles qu'en Angleterre ; 2° que les pertes par phthisie dans la marine anglaise sont à celles de l'armée anglaise dans le Royaume-Uni : : 1 : 4, et même : : 1 : 6 en ce qui concerne la garde royale.

ART. IV. — Des maladies de poitrine considérées comme motif d'exemption du service militaire en France.

Dans quelle proportion les maladies de poitrine concourent-elles en France aux exemptions de service prononcées annuellement par les conseils de révision ? Voici la réponse que nous ont fournie les comptes rendus sur le recrutement. Pendant la période de 1831 à 1853 inclusivement (23 années), les conseils de révision ont exempté 11 892 jeunes gens pour cause de *maladies de poitrine* sur un total de 4 036 372 examinés, soit 294 exemptions sur 100 000 examinés. Pendant cette période, la proportion des exemptions a varié ainsi :

Années 1831......	327 exemptés.	Années 1833......	208 exemptés.
1832......	254 —	1834......	242 —

Années			Années		
1835......	285	exemptés.	1845......	278	exemptés.
1836......	378	—	1846......	334	—
1837......	412	—	1847......	231	—
1838......	435	—	1848......	264	—
1839......	285	—	1849......	241	—
1840......	277	—	1850......	264	—
1841......	249	—	1851......	293	—
1842......	263	—	1852......	269	—
1843......	442	—	1853......	271	—
1844......	250	—			

Ainsi, pendant cette période de 23 ans, le nombre des exemptions par maladies de poitrine ne s'est jamais abaissé au-dessous de 208, et il ne s'est point élevé au delà de 442 sur 100 000 examinés. En ce qui concerne la phthisie proprement dite, ce n'est qu'à dater de 1850 que les comptes rendus du ministère de la guerre ont commencé à séparer, dans les motifs d'exemption, la phthisie pulmonaire des autres maladies des organes respiratoires. Or, de 1850 à 1853 inclusivement, on a compté un total de 540 exemptions pour phthisie et 1493 exemptions pour autres maladies des organes respiratoires sur 741 170 jeunes gens examinés. Ces exemptions se trouvent réparties ainsi qu'il suit :

Années.	Nombre des jeunes gens examinés.	EXEMPTIONS Pour phthisie.	Pour autres maladies des organes respiratoires.	Pour les deux causes réunies.
1850.......	164,405	102	333	435
1851.......	161,077	118	354	472
1852.......	159,939	106	325	431
1853.......	255,749	214	481	695
Totaux.....	741,170	540	1493	2033

Ces chiffres donnent pour 100 000 examinés les nombres d'exemptions ci-après :

Années.	Pour phthisie.	Pour autres maladies des organes resp.	Pour les deux causes réunies.
1850...............	62	203	264
1851...............	73	219	293
1852...............	66	203	269
1853...............	83	188	271
Moyennes.........	72	201	274

Il résulte de ce dernier document que l'on compterait annuellement sur 1000 jeunes gens examinés :

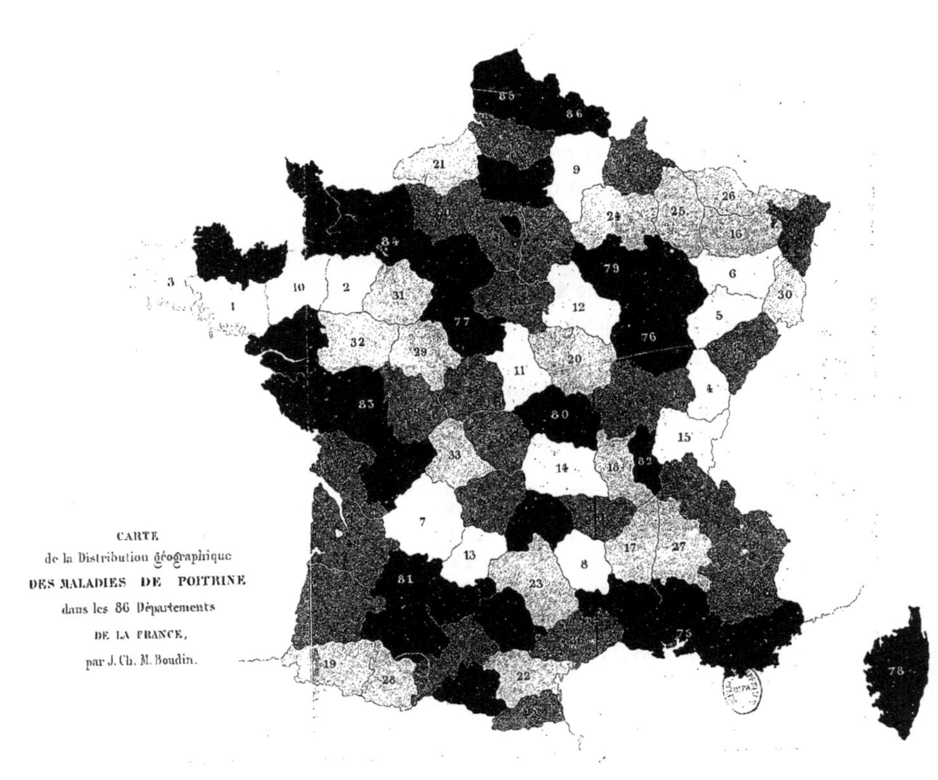
CARTE
de la Distribution géographique
DES MALADIES DE POITRINE
dans les 86 Départements
DE LA FRANCE,
par J. Ch. M. Boudin.
85
86
21
9
26
25
24
16
84
79
6
30
3
1
10
2
31
12
5
77
76
32
29
20
11
4
83
80
15
33
14
18
82
7
17
27
13
8
81
23
75
19
28
22
78

2,01 exemptions pour maladies de poitrine,
0,72 exemptions pour phthisie pulmonaire.

C'est-à-dire que sur 1000 jeunes gens âgés de vingt ans accomplis, on ne compterait en France pas même 1 exemption pour cause de phthisie. Si l'on considère la proportion élevée des tuberculeux que le médecin militaire constate chaque jour dans l'armée, et qui se traduit par le chiffre élevé des congés de convalescence et de réforme, et par des admissions fréquentes aux hôpitaux, il semble rationnel de conclure que la vie militaire, que la vie de caserne favorise le développement de la phthisie.

Voici quelle a été pendant une période de 13 années, de 1837 à 1849 inclusivement, la proportion des exemptions sur 100 000 jeunes gens examinés dans chacun des 87 départements de la France.

Exemptions pour maladies de poitrine. — Proportion sur 100000 *examinés.*

Numéros d'ordre.	Départements.		Numéros d'ordre.	Départements.	
1	Morbihan	51	35	Doubs	215
2	Mayenne	60,2	36	Hérault	216
3	Finistère	60,8	37	Seine-et-Marne	219
4	Jura	64	38	Creuse	223
5	Haute-Saône	67	39	Corrèze	226
6	Vosges	69	40	Loiret	227
7	Dordogne	73,2	41	Charente-Inférieure	229
8	Lozère	73,9	42	Pyrénées-Orientales	230
9	Aisne	75	43	Saône-et-Loire	231
10	Ille-et-Vilaine	79	44	Indre	232
11	Cher	81	45	Ardennes	235
12	Yonne	82	46	Hautes-Alpes	237
13	Lot	89	47	Landes	241
14	Puy-de-Dôme	90	48	Seine-et-Oise	261
15	Ain	96	49	Gironde	262
16	Meurthe	105	50	Eure	273
17	Ardèche	108	51	Haute-Loire	280
18	Loire	111	52	Basses-Alpes	284
19	Basses-Pyrénées	115	53	Somme	290,0
20	Nièvre	118	54	Bas-Rhin	290,3
21	Seine-Inférieure	124,1	55	Vienne	293
22	Aude	124,7	56	Isère	295
23	Aveyron	129	57	Manche	301
24	Marne	138	58	Calvados	302
25	Meuse	148	59	Cantal	336
26	Moselle	157	60	Seine	348
27	Drôme	158	61	Charente	355
28	Hautes-Pyrénées	160	62	Haute-Marne	362
29	Indre-et-Loire	163	63	Vendée	379
30	Haut-Rhin	164	64	Côtes-du-Nord	380
31	Sarthe	173	65	Tarn-et-Garonne	403
32	Maine-et-Loire	193	66	Gers	405
33	Haute-Vienne	198	67	Ariége	416
34	Haute-Garonne	202	68	Gard	437

Numéros d'ordre.	Départements.		Numéros d'ordre.	Départements.	
69	Tarn	441	78	Corse	541
70	Oise	453	79	Aube	579
71	Eure-et-Loir	468	80	Allier	594
72	Var	477	81	Lot-et-Garonne	608
73	Vaucluse	494,8	82	Rhône	627
74	Loire-Inférieure	494,9	83	Deux-Sèvres	678
75	Bouches-du-Rhône	510	84	Orne	682
76	Côte-d'Or	529	85	Pas-de-Calais	1030
77	Loir-et-Cher	534	86	Nord	1116

La carte ci-jointe est destinée à mettre en lumière l'inégale répartition des exemptions pour maladies de poitrine en France. Les 86 départements y sont classés en cinq séries qui se distinguent par des teintes graduées, dont les plus claires correspondent aux départements qui comptent la plus faible proportion d'exemptions. Le chiffre inscrit au centre de chaque département indique son numéro d'ordre dans le classement général. Les séries se composent ainsi :

1re série,	15	départements comptant	moins de 100	exemptions.
2e —	18	—	de 100 à 200	—
3e —	23	—	de 200 à 300	—
4e —	18	—	de 300 à 500	—
5e —	12	—	de 500 à 1116	—
Total.....	86	départements.		

Cette carte montre combien les maladies de poitrine, considérées comme cause d'inaptitude au service, sont inégalement et irrégulièrement réparties en France. Bien que les bons départements soient souvent placés immédiatement à côté des départements les plus mal partagés, néanmoins la carte fait voir quelques groupes qui méritent de fixer l'attention, d'autant qu'ils pourraient mettre le médecin sur la trace du séjour le plus favorable à assigner aux phthisiques obligés de rester en France. Ainsi, n'est-il pas surprenant que sur les 86 départements, les numéros d'ordre 1, 2, 3 et 10 appartiennent à la péninsule de la Bretagne, tandis que l'on trouve en Provence les numéros d'ordre 72, 73 et 75, et en Corse le numéro 78? N'est-il pas permis d'inférer de ce simple rapprochement que les poitrines délicates, et les personnes disposées à la phthisie et peut-être même les personnes déjà atteintes de cette affection se trouveraient mieux dans la portion de la Bretagne dont il s'agit que du séjour en Provence? Nous insistons d'autant plus sur cette observation qu'elle se trouve en opposition avec la théorie et la pratique ordinaires des médecins. Notre carte montre encore que la portion occidentale des Pyrénées (Hautes et Basses), pourrait aussi offrir des avantages aux poitrines délicates. Trois autres départements montagneux appellent une attention plus sérieuse encore; ils s'enchaînent du sud au nord, et ils ont pour numéros d'ordre 4, 5 et 6. Ce sont les départements du Jura, de la Haute-Saône, des Vosges, qui n'ont en moyenne que 65 exemptions pour maladies de poitrine sur 100 000 examinés, tandis que le chiffre proportionnel des exemptions s'élève, dans le Var, à 477 ; dans Vaucluse, à 494 ; dans les Bouches-du-Rhône, à 510.

Nous terminerons ces considérations pratiques par le tableau suivant, dans lequel nous résumons les températures moyennes de chacune des saisons de sept localités sur lesquelles sont souvent dirigés les tuberculeux (1) :

Lieux.	Hiver.	Printemps.	Été.	Automne.	Mois le plus froid.	Mois le plus chaud.
	°	°	°	°	°	°
Toulon	6,1	12,1	23,4	15,0	4,6 janv.	25,9 août.
Florence	6,8	14,7	24,0	15,7	5,3 janv.	15,2 juill.
Montpellier	5,8	12,6	22,0	14,3	?	
Rome	8,1	14,1	22,9	16,4	7,3 janv.	23,9 juill.
Naples	9,8	15,2	23,8	16,8	9,2 janv.	24,5 août.
San-Miguel	14,0	15,9	22,5	18,4	13,5 janv.	25,8 août.
Funchal	16,3	17,5	21,1	19,8	15,7 janv.	22,3 août.

CHAPITRE XLVIII.

DU PIAN, YAWS DES ANGLAIS, BOBAS DES PORTUGAIS ET DES ESPAGNOLS (2).

Le pian est endémique sur la côte occidentale de l'Afrique, au Brésil, à la Guyane, et dans les Antilles où il a peut-être été introduit par la traite des nègres. On le rencontre particulièrement parmi les noirs, et surtout chez les nègres importés de la côte d'Afrique ; il est rare chez les mulâtres, plus rare encore chez les blancs ; cependant M. Guyon dit l'avoir

(1) Voir aussi notre *Carte physyque et météorol. du globe terrestre*, 3e édition.

(2) Le mot *pian*, en irlandais, signifie peine, douleur, châtiment. Il a peut-être le même radical que le mot latin *pœna*, le mot anglais *pain*, le mot arménien *pan*. (Voy. Bullet, *Dictionn. de la langue celtique*, 2 vol. in-4°. Besançon, 1760.) Peut-être le mot *yaws*, adopté par les Anglais, est-il lui-même d'origine celtique. En effet, *ias*, en langue celtique, signifie ardeur, chaleur ; c'est peut-être aussi le *yago* des Égyptiens. Selon Bullet, *bubii* signifie goujats, garnements; *boba*, en langue malaise, signifie pustules. (Voy. Levacher, *Guide méd. des Antilles*, 2e édit., p. 283.)

observé quelquefois, en Algérie, chez des Maures, des Arabes et des Kabyles. On trouve le pian signalé déjà par Pison dans le passage suivant : « Lues quædam (dit Pison), ex coitu non tantum per contagium, vel pa- » rentum hæreditario malo in liberos, sed ex leviori attactu atque per » se contrahitur, orta potissimum ex alimento fœtido et salso, potu ex » rancido et corrupto. Inter Afros non solum atque Indos, sed Lusitanos » et Belgas quoque sævit, tumoribusque squirrhosis et virulentis ulceribus » totum corpus infectat. Quæ quidem lues huic regioni est endemia, et » *bubas* ab Hispanis et Brasilianis appellatur. Et sicuti citius sanatur à » solis remediis indigenis, ita citius contaminat quam illa quæ *lues gal-* » *lica* vulgo vocatur et ad incolas huc defertur. Ne quis autem fallatur, » hæc lues, sive ex Hispania mixta ut sæpe fit, sive simplex endemia, » Europæis præsertim, non adeo parvi facienda sive in principio, sive in » progressu, neque enim, ut quidam estimarunt, intra tropicos levior ob ha- » lituum a sole perpetuam extractionem, gravior tantum in septentrionali- » bus regionibus datur, etc. (1). » Le pian se présente sous plusieurs formes dont M. Levacher donne la description suivante (2) : — *Pian squameux.* Les pustules qui passent à l'état d'induration revêtent un caractère indolent et existent ainsi sous la forme de bubons solides. Les parties qui en sont le siége deviennent squameuses et furfuracées ; ces pustules tuberculeuses s'élèvent, se bourgeonnent et s'effleurent, en offrant une teinte blafarde et hideuse ; quelquefois un pus séreux suinte de leurs gerçures. — *Pian déprimé.* Dans une autre variété, le sommet des pustules s'enflamme, s'ulcère et donne lieu à un écoulement jaunâtre et sanieux. Lorsqu'elles passent à l'état de suppuration, leur centre ne s'affaisse qu'au bout de quelque temps ; leur pourtour est pâle, tendu, élevé ; le rebord qui limite le centre est légèrement animé, tandis que la partie moyenne est d'un blanc gris. Le pus qui en découle présente la même couleur. Quelquefois les pustules apparaissent plus larges, plus plates et moins confluentes ; ce caractère néanmoins ne change rien à leur marche ; elles s'ulcèrent et suppurent aussi. — *Pian tuberculeux des enfants.* Dans certains cas, particulièrement chez les enfants et dans les éruptions bénignes, les pustules passées à l'état d'induration ne forment plus que de véritables tubercules ; leur volume et leur forme varient, depuis ceux d'une lentille jusqu'à ceux d'une grosse fève ; blafardes dans

(1) *Guillelmi Pisonis, de medicina Brasiliensi libri II*, cap. XIX, fol. 35).

(2) *Guide médical des Antilles*. Paris, 1840, 2ᵉ édit., p. 295.

toute leur étendue, elles suppurent sans s'affaisser. Le pian offre, comme la variole, quelquefois, une pustule plus développée que les autres, à base large et tuberculeuse, qui rappelle le *maître grain* de la variole, et que l'on nomme *maman-pian*, ce qui veut dire, dans le langage créole, la *mère-pian*. Le pian est rarement accompagné de beaucoup de fièvre ; son apparition est précédée de douleurs contuses dans les articulations, de gastralgie, d'embarras dans les voies digestives, de céphalalgie passagère, de sueurs dans les parties qui doivent être le siége de l'éruption et de la prostration des forces. Sous son influence, la peau du nègre, ordinairement noire et lisse, pâlit toujours et perd de son brillant. Ces accidents disparaissent en partie, et quelquefois totalement après l'éruption. Le pian, s'il n'est point combattu, peut persister longtemps ; il peut même disparaître et se reproduire plusieurs fois durant la vie. Dans ce cas, il détermine souvent, chez quelques tempéraments, d'énormes ulcères, le malacia, l'anasarque et la mort. La guérison du pian est longue et tardive ; elle exige toujours pour s'accomplir un traitement de deux à trois mois. Les traces que laisse la cicatrisation des pustules passées à l'état tuberculeux, et surtout celles du *maman-pian*, s'effacent difficilement. Les nègres conservent, sur les parties les plus maltraitées par l'éruption, des taches ou des mouchetures blanches qui font un contraste singulier avec la coloration noire du reste de la peau.

« Le pian, dit M. Levacher, guéri par un traitement sévère, ne se contracte plus pendant la vie ; mais éminemment contagieux dans les conditions primitives, le moindre contact suffit à sa transmission. Les nourrices le transmettent aux enfants confiés à leurs soins, et les valets à leurs maîtres ; c'est encore ainsi que des cavaliers l'ont contracté pour avoir immédiatement fait route sur la selle où quelque domestique infecté venait de s'asseoir. La contagion peut également, d'après Swediaur, se propager par de petites mouches que l'on rencontre en quantité dans les pays chauds, et surtout au Brésil : « Elles paraissent en grand nombre, le matin de bonne » heure, et se montrent beaucoup moins pendant le jour et au grand soleil. » Elles peuvent communiquer le virus à une personne saine, après qu'elles » se sont reposées sur une personne infectée, en venant se placer sur le » coin des paupières, ou sur les angles de la bouche, ou sur une partie lé» gèrement écorchée. » (Swediaur, t. II, p. 322.) Les jeunes dindes, les poulets et les pigeons contractent des pustules tuberculeuses, exactement semblables au pian squameux. L'éruption a lieu autour des yeux, sur le cou, sur les barbes et sur la crête des gallinacés. Lorsqu'ils en sont affectés, leurs plumes se hérissent; ils sont tristes, se tiennent à l'écart, et meurent en grand nombre. »

CHAPITRE XLIX.

DE LA PINTA.

D'après M. Clellan, cette maladie a été observée dans le voisinage du volcan de Zoralla; elle s'est propagée ensuite au midi, jusqu'à la ville de Mascola, sur la route de Mexico à Aisquella. Elle atteignait spécialement les gens du peuple. La pinta débute par de légers frissons et des nausées suivis d'une fièvre légère. Les symptômes ne durent que peu de jours; lorsqu'ils diminuent, on aperçoit sur la face, la poitrine et les membres, des plaques décolorées, pâles et jaunâtres, qui se transforment en blanc, et dans un état plus avancé en une teinte noire tout à fait analogue à celle de la peau du nègre. Les téguments sont en outre rudes et écailleux, légèrement enflammés; ils s'ulcèrent facilement. La transpiration des malades est fétide, mais leur santé générale n'est pas affectée. Selon M. Clellan, il y avait à Mexico un régiment entier d'individus dont la peau avait subi ce singulier changement de couleur, et qu'on appelle le régiment des *pinta*. Des personnes nées et élevées dans des districts où cette maladie n'est connue que de nom, ont été, dit-on, affectées après avoir vécu quelques années dans le pays où elle règne, et des nourrices l'ont communiquée à leurs nourrissons. Des personnes appartenant à des classes élevées ont néanmoins habité pendant toute leur vie dans le pays de pinta et employé chez eux, comme domestiques, des individus qui étaient atteints de ces taches, sans la contracter. Quoique les malades se répandent dans tous les environs du Mexico pour la vente de leurs marchandises, la pinta n'est connue que de nom sur les côtes de l'océan Pacifique et dans les contrées adjacentes, séparées par les montagnes de la Tierra Caliente. Les médecins du pays regardent cette affection comme une maladie spécifique et incurable (1).

CHAPITRE L.

DE LA PLAIE DE L'YÉMEN.

L'Yémen, province S.-O. de l'Arabie, et partie principale de l'Arabie Heureuse des anciens, par 39°—44° long. E., 12°—20° lat. N., a pour

(1) M. Clellan, *An account of the pinta or blue stain, a singular cutaneous disease prevailing in Mexico* (*Edinb. Journ. of medical science*, 1826, n° 4).

bornes, à l'ouest la mer Rouge, au sud le golfe d'Aden, à l'est l'Hadramaout, au nord l'Hedjaz (1). La population de cette province est évaluée à environ 2 500 000 habitants. On y rencontre une maladie endémique connue sous le nom de plaie de l'Yémen, depuis Aden jusqu'à Yambo. Plus commune sur le littoral, de plus en plus rare et bénigne à mesure qu'on s'avance dans l'intérieur, elle a été remarquée pour la première fois il y a une vingtaine d'années, sur les montagnes du haut Hedjaz, où elle était inconnue jusqu'ici. Le théâtre le plus ordinaire des ravages de cette affection est à Konfondah, pays très bas, au-dessous du niveau de la mer, et dans l'île voisine de Kamiran. Elle atteint particulièrement les nègres venant du Sennaar, du Kordofan, du Darfour et d'autres contrées voisines, moins souvent les indigènes de la classe misérable ; elle a peu frappé les soldats de Syrie nouvellement arrivés et soumis à de nombreuses fatigues, ou qui avaient souffert des maladies du pays. Elle est plus rare encore chez les Égyptiens et chez les officiers turcs employés dans les régiments égyptiens ; les Turcs attachés à la cavalerie ou aux régiments irréguliers ont offert un grand nombre de victimes, mais tous avaient eu quelque maladie antérieure et appartenaient à la classe malheureuse. Les Européens n'en ont jamais été atteints. « Le siége le plus constant de cette affection, dit M. Petit (2), est la face interne de la jambe, le dos du pied et la malléole interne. Les conditions générales sans lesquelles la plaie n'existe presque jamais, et qui semblent en favoriser le développement, sont, dans l'ordre de leur fréquence : la diathèse scorbutique ; l'adynamie, suite d'une maladie chronique ou d'une maladie aiguë prolongée au delà de quinze à vingt jours, durée suffisante dans ces contrées pour produire cet état et amener l'œdème des membres inférieurs qui favorise singulièrement le développement de la plaie ; la nostalgie, les chagrins, les privations, les fatigues, etc. La cause occasionnelle est toute égratignure, même la plus légère en apparence. »

Une fois déclarée, la plaie offre trois degrés. 1er *degré :* La petite plaie présente au bout de deux ou trois jours de l'inflammation à son pourtour avec gonflement, tandis qu'au centre on remarque une petite eschare. Deux ou trois jours plus tard, il se forme un second cercle inflammatoire, tandis que le premier passe à l'état gangréneux, et que la première eschare

(1) *Carte phys. et météorol. du globe terrestre.*

(2) A. Petit, *Maladies de l'Arabie et plaie de l'Yémen* (*Revue méd.*, 1839, t. IV). — C. Harris, *The highlands of Æthiopia*. London, 1842. — Aubert-Roche, *Essai sur l'acclimat. des Européens dans les pays chauds* (*Ann. d'hyg. publ.*, 1845).

étant tombée, laisse à sa place une dépression par perte de substance, qui augmente rapidement, jusqu'à acquérir la grandeur d'une pièce de cinq francs. — 2e *degré :* En cinq ou six jours, la plaie s'agrandit rapidement, jusqu'à égaler la grandeur de la paume de la main, en même temps qu'elle creuse et va attaquer les muscles et les tendons. Sa surface, devenue inégale, présente des piliers, des colonnes charnues entre lesquelles se forment de nouvelles eschares. Les bords se relèvent de plus en plus et se renversent en dehors, deviennent de plus en plus douloureux, et s'entourent d'un cercle grisâtre qui se trouve bientôt envahi et confondu dans les nouveaux progrès de l'ulcère. Il n'est pas rare alors de voir la plaie se cicatriser, malgré la destruction des muscles et des tendons ; mais au moment où la cicatrice semble complète et durable, à la suite d'un changement dans la direction des vents ou d'une cause interne, cette large cicatrice se parsème de points enfoncés qui la rongent et ramènent en deux ou trois jours l'état primitif. Dans ce degré, les douleurs insupportables ne sont plus bornées à la plaie, elles s'étendent le long des membres, des tendons, des os, et s'opposent par leur continuité au moindre repos. L'os, non encore découvert, est cependant déjà carié et le périoste détruit. — 3e *degré :* La plaie, continuant à s'agrandir en surface et en profondeur, met à nu les articulations et les os qui se nécrosent, et on les voit s'exfolier ; les phalanges, si le mal est au pied, tombent successivement lorsque le malade résiste au progrès du mal ; la plaie, pendant tout ce temps, est recouverte d'eschares gangréneuses, humides ou sèches. La suppuration, au premier degré, sanguinolente, âcre et enflammant les parties sur lesquelles elle coule, tachant le linge d'une manière indélébile, devient dans le second degré une sérosité grisâtre, très abondante, et revêt dans le troisième les modifications ordinaires que donnent la gangrène et la nécrose ; elle est en petite quantité dans les cas de gangrène sèche ; elle offre, dans le troisième degré, l'odeur caractéristique de la gangrène. Dans tous les cas et à tous les degrés, à moins de diarrhée colliquative ou de dysentérie, le pouls est toujours normal, l'appétit développé, les digestions parfaites ; la peau est sèche, décolorée, malgré les douleurs et l'insomnie. La marche et la durée sont très variables : une plaie peut ne mettre que quinze jours pour arriver au troisième degré ou mettre plusieurs années. La plaie de l'Yémen peut exister à un seul membre, être multiple, ou même attaquer les deux membres à la fois. Le pronostic varie selon l'état général du sujet. Dans le troisième degré, la guérison est rare, et laisse toujours les individus estropiés par suite de la destruction des muscles, des portions d'os, etc.

Dans le deuxième degré, la majeure partie des malades peuvent guérir avec d'énormes cicatrices qui gênent plus ou moins les mouvements des membres. La récidive, assez fréquente quelquefois après la cicatrisation complète, n'arrive guère pourtant que dans le deuxième ou le troisième degré, et peut se montrer huit à dix fois de suite ; quand elle a lieu dans le premier degré, la plaie se reproduit rarement dans le point cicatrisé. « Le traitement, dit M. Petit, est basé sur la nature adynamique de la cause générale, et doit être essentiellement tonique et général. Le traitement local n'est que secondaire. Aussi, jusqu'à ces derniers temps, les applications locales, *non* combinées avec le traitement tonique général, ont la plupart du temps échoué. Tels ont été les caustiques, le cautère actuel, les solutions chlorurées, le quinquina, etc. Tous ces moyens locaux ne faisaient le plus souvent qu'aggraver la maladie et les douleurs. Le contact de l'air est toujours funeste ; de là l'habitude des indigènes de recouvrir l'ulcération avec des plaques métalliques et de ne la panser que tous les trois ou quatre jours. Il faut donc avoir recours aux toniques usités dans les pays chauds, et surtout à une bonne nourriture, et surtout au changement d'air, en s'éloignant des bords de la mer. Dans le troisième degré, l'amputation est quelquefois nécessaire quand on a mis le malade dans les conditions nécessaires au succès de l'opération. La réunion immédiate est, surtout dans les pays chauds, un précepte rigoureux à suivre. L'absence souvent complète et toujours le peu d'intensité de la fièvre traumatique, le danger de la diète et la nécessité de nourrir promptement les malades, et à partir du jour même de l'opération, sont des faits importants à noter, et qui prouvent l'influence débilitante de ces climats, source de la fréquence des formes adynamiques dans les maladies. La cicatrisation de toute plaie, même très étendue, quand elle est convenablement traitée, s'opère très rapidement. »

CHAPITRE LI.

DE LA PLIQUE.

Pendant le XVIe siècle et sous les règnes de Jagellon et de Casimir IV, lorsque la Pologne entretenait un commerce étendu avec l'Allemagne, la plique passe pour avoir étendu ses ravages en Autriche et en Bohême. D'autres auteurs soutiennent que cette maladie, avant de se montrer en Pologne, était déjà connue en Alsace, à Fribourg en Brisgaw et en Suisse sous des noms différents (1). Néanmoins on ne possède pas de données certaines sur l'apparition de la plique en Allemagne avant l'année 1564. Même en Pologne, le premier document un peu complet et scientifique sur la plique ne remonte qu'à l'année 1599, époque à laquelle Laurent Starnigel, recteur de l'Académie de Zamosk, consulta la Faculté de médecine de Padoue au sujet d'une maladie nouvelle (2).

On rencontre la plique depuis la source de la Vistule (d'où elle a probablement tiré son nom allemand de *Weichselzopf*) (3), jusque dans les monts Carpathes, en Lithuanie, dans la Russie blanche, la Russie rouge et en Tartarie. « Dans les gouvernements de Cracovie, de Sandomir, et dans le duché de Sévérie, dit Lafontaine (4), la plique attaque les paysans, les mendiants et les juifs dans la proportion de 2 à 3 sur 10 ; les nobles et les riches bourgeois dans celle de 2 sur 30 à 40. A Varsovie, et dans les gouvernements circonvoisins, on la voit chez les premiers dans la proportion de 4 sur 40-44 ; chez les seconds dans celle de 3 sur 90-100. En Lithuanie, la proportion est à peu près la même qu'à Varsovie ; en Wolhynie et dans l'Ukraine, elle est comme dans les environs de Cracovie. » La plique attaque aussi les animaux, les chevaux, les bœufs, les vaches, les moutons, les chiens, les loups, les renards, etc., mais principalement ceux d'entre eux qui ont de très longs poils ; les volatiles en sont exempts. Les cheveux d'un brun clair sont les plus sujets à la plique. Lafontaine ne l'a pas rencontrée une seule fois chez les vieillards à cheveux blancs. Plus les cheveux sont doux, plus ils sont facilement atteints. Quand la plique est tombée, les nouveaux cheveux peuvent garder la couleur qu'ils avaient avant l'invasion de la maladie ; quelquefois ils deviennent complétement blancs.

La plique n'épargne aucun âge, et Lafontaine dit l'avoir rencontrée chez des enfants (5) qui n'avaient pas encore atteint leur première année et des vieillards décrépits. Mais ces exemples sont très rares, et en général la plique se montre ordinairement dans cette période de la vie intermédiaire à la jeunesse et à la vieillesse. Les femmes et les hommes sont également

(1) *Marenflecht*, *Marenwirkung*, *Schrottlinszopf*.

(2) Frank, *Pathologie interne*. Paris, 1837, t. II, p. 351.

(3) Mot à mot : *queue de la Vistule*.

(4) L. de Lafontaine, premier chirurgien du dernier roi de Pologne, *Traité de la plique polonaise*, traduit de l'allemand par Jourdan. Paris, 1808, in-8°, p. 9 et 14.

(5) J.-Chr. Hert, *De plica polonica in infante quatuor annorum* (*Misc. Acad. nat. cur.*, dec. II, ann. 4, 1685, p. 204).

affectés de cette maladie, et aucun tempérament ne met à l'abri de ses atteintes. La couleur des cheveux n'a aucune influence sur le développement de la plique. Les paysans et les Tartars paraissent être particulièrement exposés à cette maladie ; après eux viennent, selon S. Frank, les mendiants et les juifs (1). Dans quelque classe de la société que cette maladie se montre, elle est le plus ordinairement héréditaire, et se trouve souvent transmise des aïeux à leurs petits-fils. On la rencontre surtout dans les régions humides et marécageuses, et dans les lieux où la Vistule ou d'autres cours d'eau donnent naissance à des marais, par suite de leurs fréquentes inondations ; on l'observe aussi dans les lieux où les eaux pluviales, ainsi que les eaux résultant de la fonte des neiges, s'accumulent et sont difficilement absorbées (2) par un sol qui n'est pas sablonneux. Il n'est donc pas étonnant que l'on ait cherché autrefois (3) la cause de la plique dans les qualités malfaisantes des eaux des fleuves qui, provenant du pays des Tartars, traversent la Pologne. La plique a été observée à l'état sporadique en Silésie, en Bohême (4), en Souabe (5), en Prusse (6), en Saxe (7) et dans d'autres parties de l'Allemagne (8), et même, dit-on, dans l'île de Ceylan (9).

Dans le Milanais, la queue de quelques chevaux présente une espèce de plique, que l'on désigne sous le nom de *foletto*. Selon Lafontaine, un grand nombre de chiens sont mis à mort, parce que la plique leur donnerait presque tous les symptômes de la rage. En effet, dit-il, ils traînent la queue entre les pattes ; leur bouche écume, ils n'aboient point, ils mordent tout le monde, même leur maître, qu'ils méconnaissent ; ils perdent l'appétit, paraissent être aveugles, et se jettent contre les murs ;

(1) A. Stegmann, *De plica Judæorum* (*Misc. Acad. nat. cur.*, dec. III, ann. 7 et 8, 1699 et 1700, p. 57). Cette proposition n'est pas confirmée par les recherches modernes. Voy. plus haut, t. II, p. 141.

(2) En Lithuanie, la plique est commune dans les districts de Luck et de Pinsk.

(3) Pistorius, *Florus polonicus, seu polonicæ historiæ epitome nova*. Dantzick et Francfort, 1679, in-12, p. 96.

(4) J. Frank a vu à Vienne une juive de la ville de Collin, près de Praga, affectée d'une plique véritable.

(5) *Gockelius, Gallicin.*, cent. II, n° 16.

(6) *Hennings Genius der Zeit.*, 1799, avril.

(7) Vogler, *Hufeland's Journal der prakt. Heilkunde*, t. XI, p. 40.

(8) Holst, *ibid.*, 7 B., 4 St.

(9) J.-C. Metzlar, *Bericht aangaande een Singalees, die op het eiland Ceilon, iets van dat geene aan zyn hoofd hadt, het welk naar de plica Polonica, of Poolsche vlecht geleek* (*Verhandel. van het Maatsch. te Haarlem*. Deel 24, Bl. 459).

mais ils boivent à cette époque de la maladie beaucoup plus que de coutume, et leur morsure n'est point suivie de la rage. La même chose arrive pour les renards, les loups et les brebis, etc. Les chevaux deviennent paresseux, faibles, perdent toute leur ardeur, ne mangent presque pas, mais boivent beaucoup ; la plique chez eux n'attaque que la crinière et la queue.

En général, l'homme n'est atteint de plique qu'une seule fois dans sa vie, néanmoins il est des individus qui en ont été frappés plusieurs fois. Il en est même, au dire de Lafontaine, qui en éprouvent de nouvelles attaques toutes les trois, quatre, cinq, dix années, ou même au bout d'un plus long temps, et qui se portent parfaitement bien dans l'intervalle ; d'autres sont pendant ce temps constamment valétudinaires. La plique paraît être plus commune pendant les chaleurs de l'été qu'en hiver. (*Op. cit.*, p. 10.)

Souvent la plique se déclare sans avoir été précédée de la plus légère indisposition; d'autres fois, elle ne se manifeste qu'après plusieurs semaines, plusieurs mois ou même plusieurs années. Une colère violente, une grande frayeur l'ont produite souvent d'une manière inopinée. Les signes précurseurs de la plique les plus ordinaires sont des douleurs en apparence rhumatismales, qui, dans le plus grand nombre des cas, parcourent toutes les parties du corps, et, après s'être fixées, causent des accidents plus ou moins graves. Le principe morbifique, au lieu de se déposer dans les cheveux, se jette-t-il sur une partie essentielle à la vie, par exemple sur le cerveau, les poumons, l'estomac, les intestins, etc., aussitôt il en résulte apoplexie, paralysie, attaques épileptiques, palpitations, inflammation des poumons, de l'estomac ou des intestins, dysentérie, mélancolie, manie, etc. Si l'on ne réussit point à le détourner sur les cheveux ou si la nature elle-même n'opère pas cette déviation, le malade court le plus grand danger, car la crise de la plique ne se porte que sur les cheveux et sur les ongles. Peterson Huin (*Mémoires des curieux de la nature*, ann. 3, chap. CCXXI) dit avoir observé une femme qui avait les poils du pubis affectés d'une plique d'une aune et demie de long, et qui était obligée de la rouler autour de sa cuisse pour l'empêcher de traîner à terre. Quelques jours après que la plique s'est manifestée, elle acquiert une odeur désagréable. En même temps il se produit des poux en telle quantité, que le malade a souvent plus à souffrir de ce fléau que de la maladie même.

Parmi les symptômes de cette maladie, J. Frank signale particulièrement les suivants : Douleurs dans les os et surtout dans les vertèbres, céphalalgie continuelle ; douleurs qui suivent le trajet des nerfs de la face, étourdissements, songes effrayants, lipothymies, sensation d'un vide dans les cavités ; frayeurs, ennui, mélancolie, manie, difficulté à supporter la lumière ; larmoiement, sécheresse des yeux, sensation de traits de lumière qui passent devant les yeux, héméralopie (1), diplopie, amaurose, cataracte ; pesanteur de tête, occlusion des paupières et immobilité des yeux, strabisme, ophthalmie, psorophthalmie accompagnée de trichiasis et de distichiasis, hypopyon ; bourdonnements et tintements d'oreilles, sensation d'un grillon qui se serait introduit dans l'oreille, ou de la sortie d'une certaine quantité d'air qui s'échapperait du conduit auditif externe ; duplicité de l'ouïe, surdité, sécheresse des narines et ozène; carie des dents, qui se dépouillent de leur émail, quoique les gencives soient d'ailleurs souvent dans un très bon état ; fétidité de l'haleine, sécheresse de la langue, sa coloration noire ; tuméfaction des glandes sublinguales, qui sont entourées de veines variqueuses ; gonflement souvent énorme des glandes sous-maxillaires ; ulcérations de la gorge, et surtout de la luette ; sentiment de tension qui part de l'occiput et qui s'étend au cou ; oppression, catarrhe chronique, qui simule la phthisie et qui s'accompagne quelquefois de crachats purulents, blanchâtres ; palpitations fréquentes, sentiment de tension derrière le sternum, faiblesse du pouls, refroidissement et pâleur des extrémités ; douleurs au-dessous des ongles, sentiment de démangeaison au-dessous de la peau ; dépravation du goût, pica, désir insatiable de liqueurs fermentées ; pesanteur d'estomac, cardialgie, vomissements ; tension des hypochondres et surtout de la région du foie, hoquet, borborygmes, rapports, sensation d'une boule qui se meut dans le ventre ; constipation, hémorrhoïdes, varices des extrémités inférieures ; flueurs blanches, irrégularité de la menstruation, fétidité et état séreux du sang des menstrues ; aspect trouble des urines, qui sont chargées d'un sédiment abondant tantôt briqueté et tantôt puriforme, qui, d'autres fois, sont abondantes comme dans le diabète, ou bien supprimées dans d'autres cas ; odeur spécifique de la transpiration ; anesthésie, tuméfaction des dernières phalanges des doigts, exostoses, tophus, spina-ventosa, ostéosarcomes, érysipèle constant, surtout aux cuisses ; spasmes, mouvements convulsifs et paralysie des différentes parties, contractures des membres ; déformation, incurvation des ongles, qui sont affectés de carie sèche et qui finissent par tomber ; affections cutanées de diverse nature, surtout la couperose, porrigo, vitiligo,

(1) L'héméralopie accompagne plus souvent la plique d'une manière fortuite dans quelques provinces où elle règne endémiquement, comme dans certains endroits de la Volhynie et de l'Ukraine ; cependant on l'observe de temps en temps comme un symptôme propre de la plique. (Jos. Frank, *Op. cit.*)

squames, tubercules, dartre rongeante et ulcères phagédéniques de la peau, et surtout des lèvres et des mamelles.

La période de la maladie pendant laquelle on observe plusieurs des symptômes dont il vient d'être question dure quelquefois dix ou quinze ans ; mais, le plus souvent, elle se termine au bout de la première ou de la troisième année. La plique se forme ordinairement de la manière suivante : Une sueur visqueuse qui s'écoule de la portion de la tête couverte de cheveux, colle ceux-ci à leur base et les recouvre d'un enduit épais. Cette tendance des cheveux à s'agglutiner est telle, que J. Frank dit avoir vu un juif dont le bonnet s'était collé si fortement à ses cheveux qu'il lui fut impossible de l'en séparer. Il arrive quelquefois que, même sans qu'il y ait de sueur, les cheveux se mêlent par leur extrémité libre. Ils ont une telle tendance à se mêler ainsi, que lors même qu'on pourrait, au commencement de la maladie, les séparer le soir, on les retrouverait le lendemain matin dans le même état d'intrication. Quand la plique existe dans toute son intensité, on ne peut plus séparer les cheveux les uns des autres. La forme de la plique est assez variée. Tantôt elle consiste dans une sorte de corde solitaire qui occupe un seul côté ou les deux côtés de la tête ; l'extrémité de cette corde est pointue, tantôt recourbée, tantôt épaisse. D'autres fois, elle affecte la forme de plusieurs cordes déchirées ou tournées en spirale. Quelquefois enfin, elle a la forme d'un nid d'oiseau ou d'une tiare. Ces espèces de cordes sont adhérentes aux téguments du crâne comme des cheveux sains. Son poids varie depuis celui de 120 jusqu'à celui de 1500 grammes et même plus. Toute la surface du crâne, quand la plique date de peu de temps, est très sensible aux attouchements brusques, mais jamais les cheveux eux-mêmes n'acquièrent de sensibilité ; jamais ils ne versent du sang, comme on l'a avancé. Les bulbes des cheveux se tuméfient quelquefois et s'enflamment, mais le diamètre des cheveux reste le même. La surface des téguments du crâne présente çà et là de petites ulcérations. Il n'est pas commun de voir la plique se montrer d'abord sur la barbe, sur les poils des aisselles, du pubis ou sur les parties qui ne sont pas ordinairement couvertes de poils (1). Dans ces cas, elle affecte toujours la forme d'une corde. La plique récente, et qui s'accompagne d'une sécrétion abondante, offre une odeur fétide particulière ; quand elle dure déjà depuis longtemps, cette odeur n'existe plus.

(1) On parle d'une plique de *plusieurs aune* qui semblait sortir par l'ombilic d'un homme. (Rzaczynski, *Actuarium hist. nat. polon.*, p. 470.)

Dans ces derniers temps, le microscope a abordé à son tour l'étude étiologique de cette affection, et Günsburg (1) est arrivé à la découverte du trichomaphite ou mycoderme de la plique, végétal parasite qui siége dans la racine des cheveux, et dont M. Ch. Robin donne la description suivante : « Les fibres articulées sont très rares, étroites, et n'ont, dans leur intérieur, aucune trace d'espaces intercellulaires. Les spores sont très nombreuses, rondes ou allongées, à surface lisse, quelquefois articulées par des points qui paraissent ombiliqués. Le plus souvent ces cellules sont isolées ou accumulées en gros groupes; quelquefois elles sont suspendues à un hypothallus très finement fibreux. Les spores isolées ont de 0^{m},002 à 0^{m},005. Elles contiennent des granules moléculaires punctiformes et rarement des noyaux développés. Quant à la matière agglutinative des cheveux, elle est composée : 1° d'un grand nombre de cellules épithéliales, grandes et à noyaux volumineux, et de petits globules granuleux comme ceux de l'inflammation; 2° de cheveux plus minces qu'à l'état normal et dont la gaîne est soulevée en quelques points par des spores; 3° de quelques cellules de matière sébacée; 4° des mycodermes qui, naissant dans la racine des fibres, restent collés à leur partie la plus voisine du bulbe, et le plus souvent sortent de la gaîne vers la base du cheveu (2). » Nous admettons complétement l'existence de productions parasitiques chez les individus atteints de plique; mais, les parasites sont-ils cause ou effet de cette affection, ou même d'une simple coïncidence? Telle est la véritable question sur laquelle nous appelons l'attention des observateurs.

Nous passerons sous silence ce qui a été dit du traitement de la plique, aucune médication n'ayant justifié l'opportunité de son emploi. On peut pratiquer l'ablation, si la plique est entièrement sortie, si elle est ancienne, sèche, inodore, à une certaine distance de la tête, et si au-dessous d'elle on voit croître des cheveux sains; dans toute autre circonstance, l'ablation (3) de la plique présente des dangers, et l'on observe souvent à sa suite le strabisme, l'amaurose, les contractures des muscles, la suppression de l'urine, les convulsions, la gêne de la parole, la folie (4) et la mort. Ce-

(1) J. Müller, *Archiv für Anat.*, etc., 1845, p. 34. — Voir aussi : G. Simon, *Die Krankheiten durch anat. Untersuchungen erläutert*, 2e édit. Berlin, 1851, p. 386.

(2) *Des végétaux qui croissent sur l'homme et les animaux.* Paris, 1847, p. 26.

(3) J.-J. Neuhold, *De damnis ex plica polonica abscissa* (*Acta acad. nat. cur.*, vol. III. Append., 158).

(4) G.-Chr.-P. d'Hartefels, *De mania ex plica abscissa* (*Ephem. acad. nat. cur.*, cent. 1 et 2, p. 102). — Fr. Hechel, *Przypadek pomieszania smystow po zdietym koltunie* (*Pamietnikow Towarzystwa Lekarskiego Wilenskiego*, t. II, p. 336).

pendant, il faut le dire, souvent les accidents que l'on attribue à la résection de la plique devraient être considérés comme appartenant à la maladie elle-même (1).

CHAPITRE LII.

DE LA RADESYGE.

Cette affection, dont le nom signifie en langue norwégienne *maladie impure*, est considérée par plusieurs auteurs comme n'ayant fait sa première apparition en Norwége que vers 1710 et en Suède vers 1787 (2). Elle règne spécialement sur le littoral, et elle diminue sensiblement à mesure que l'on pénètre davantage dans l'intérieur. Son domaine particulier se compose des trois arrondissements de Tjörn, Oroust et Lahne, qui à eux seuls ont fourni pendant une période récente de sept années à l'hôpital d'Uddevalla 55 malades atteints de radesyge sous-cutanée, alors que les 14 autres arrondissements du pays n'en ont fourni que 50 (3). M. Kjerrulf estime que dans les trois arrondissements dont il s'agit, le rapport des malades à la population est d'environ 1 sur 5000 habitants. En comprenant dans la radesyge un certain nombre d'autres affections cutanées analogues, le docteur Hjort, de Christiania, trouve la proportion de 1 malade sur 1500 habitants (4). Au reste, le nombre des malades paraît tendre à diminuer depuis quelques années. La radesyge sous-cutanée s'observe à tous les âges, mais celui de 30 à 40 ans paraît y être plus particulièrement exposé. Les femmes y sont plus sujettes que les hommes dans le rapport de 6 : 4. D'après M. Magnus Huss, cette affection n'est ni héréditaire, ni contagieuse. La radesyge a été attribuée à une alimentation trop exclusivement composée de poissons, mais il nous semble plus rationnel d'avouer que les causes échappent à l'appréciation médicale comme celles de presque toutes les maladies endémiques. D'après M. Kjerrulf, on n'est jamais atteint deux fois de la radesyge, et cette affection ne s'observerait ni chez les bossus,

(1) « Les juifs, dit Lafontaine, ne permettent jamais qu'on coupe leur plique ; ils la portent jusqu'à ce qu'elle tombe d'elle-même, ou ils la gardent jusqu'à la mort. Pour hâter sa chute, ils se procurent une vieille queue tombée naturellement ; ils la font infuser dans de l'eau-de-vie, et ils boivent plusieurs fois par jour un petit verre de cette solution. »

(2) Hünefeld, *Die Radesyge oder die Scandinav. Syphiloid*. Leipzig, 1828. — Boeck, *In Norsk. Magazin, anden Række*, t. VI, p. 203.

(3) Kjerrulf, *Monographie sur la radesyge*. Hygiea, 1850.

(4) Magnus Huss, *Om Sverges endemiska Sjukdomar*. Stockholm, 1852, p. 45.

ni chez les personnes qui souffrent de maladies cancéreuses ; d'autre part la radesyge garantirait de la rougeole, de la scarlatine et de la fièvre typhoïde. Nous donnons ces assertions, bien entendu, sous toute réserve. Les prodromes de la radesyge peuvent se prolonger pendant pluplusieurs mois et même pendant une année ; ils consistent en des douleurs plus ou moins intenses dans diverses parties du corps et notamment dans la région dorsale, et qui finissent par se fixer dans le système osseux, chez les femmes dans les os du crâne, chez les hommes dans les os longs. Ces douleurs acquièrent ordinairement leur plus grande intensité vers le soir, et tendent à diminuer le matin. Quand les os longs sont le siége des douleurs, le périoste se tuméfie, il se forme un abcès après le percement duquel la tuméfaction et la douleur cessent. Il se produit alors dans le tissu cellulaire sous-cutané des nodosités qui acquièrent souvent le volume de noisettes ; elles se ramollissent, contractent des adhérences avec la peau qui rougit dans le lieu correspondant et finit par s'ulcérer. L'ulcère produit, de forme circulaire, s'agrandit graduellement tout en conservant sa forme initiale ; ses bords sont indurés, et son fond offre un aspect lardacé. Après un temps plus ou moins long, l'ulcère se ferme et laisse après lui une cicatrice blanchâtre. Comme chaque nodosité parcourt les mêmes périodes, il s'ensuit que lorsqu'un ulcère se cicatrise, souvent un autre se produit sur un autre point. Des phénomènes analogues s'observent sur la muqueuse du nez, de la bouche et du pharynx ; le voile du palais et la luette en sont le siége très fréquent (1).

« La radesyge se déclare dans les temps froids et nébuleux, par un sentiment de pesanteur, des lassitudes dans les membres et des démangeaisons à la peau. Les malades éprouvent de la roideur dans les jointures, avec céphalalgie frontale et dyspnée. La face présente une couleur pâle, plombée, livide, suivie d'une rougeur pléthorique, d'un coryza humide qui rend le passage de l'air difficile dans les fosses nasales. Le nez rougit, se gonfle, la voix devient rauque, la luette s'allonge, il survient des douleurs vagues dans les membres ; elles se calment vers le matin, à la faveur d'une sueur abondante, visqueuse et un peu fétide. Quelques mois, ou quelques années plus tard, il se forme à la surface des téguments une éruption sèche, blanchâtre, farineuse ou furfuracée dont les écailles tombent, puis se renouvellent plus épaisses. Chez d'autres on voit se développer une large éruption humide, qui excite un

(1) Hacker, *Die Ansteckungsfähigkeit syphilitischer Secundärleiden ; Schmidt's Jahrbücher*. 1851, t. LXXII, p. 103.

prurit fatigant. Il est des malades qui présentent d'abord sur la face, puis sur tout le corps, une foule de petites taches de diverses couleurs de la dimension d'une morsure de puce, un peu plus élevées sur leurs bords, disparaissant quelquefois, puis revenant, surtout sous l'influence d'une température humide. Ces taches sont le plus souvent complétement insensibles. Lorsqu'elles s'ulcèrent, elles répandent une humeur visqueuse, se recouvrent bientôt de croûtes et d'écailles, ou laissent échapper une sérosité dont le contact enflamme et ulcère les parties voisines. Ces éruptions sont accompagnées ou suivies de tubercules cuivreux ou plombés, qui se développent sur diverses régions de la face et ensuite sur le reste du corps. Peu à peu la peau du front s'épaissit et se ride, les paupières se tuméfient, les joues se gonflent et prennent une couleur rouge foncé, les lèvres enflées et retirées donnent à la bouche une largeur démesurée; la conque des oreilles se roule et se replie; les yeux sont environnés d'un cercle rouge, le regard est oblique et menaçant; en un mot la face est tellement hideuse, qu'elle inspire l'horreur et l'effroi. Les tubercules, une fois formés, présentent à leur sommet des écailles, des croûtes, des ulcérations. En examinant l'arrière-bouche, on distingue sur la luette, les amygdales, le voile du palais, des tubercules auxquels succèdent de petits ulcères sordides. Les violentes douleurs des membres s'apaisent et quelquefois même cessent entièrement aussitôt qne la peau s'affecte. Parvenu à ce degré, le mal continue à faire des progrès. Les ulcères, après avoir rongé les téguments et les parties molles, étendent leurs ravages jusqu'aux os; le pus est très abodaunt et d'une fétidité insupportable. Des lambeaux de chair fongueuse se détachent du fond de ces ulcères, la carie s'empare de la voûte palatine, du vomer et des os du nez, la voix change et s'affaiblit, la parole s'articule avec la plus grande difficulté, les cheveux, les sourcils et tous les poils tombent, ainsi que les phalanges des doigts. En même temps les malades ont une faim canine et une soif inextinguible (1). »

Nous terminerons en donnant un extrait d'une notice publiée sur la radesyge, dans l'*Edinburgh medical Journal*, par M. E. Charlton : « Ce n'est pas seulement à la peau, dit ce médecin, que l'on rencontre des altérations. A l'hôpital de Christiania, les affections les plus communes étaient celles des membranes muqueuses du nez, de la bouche et de la gorge. Les ulcérations étaient nombreuses et profondes; elles occupaient souvent tout le voile du palais et s'avançaient fort avant dans la

(1) P. Rayer, *Op. cit.*, t. II, p. 848.

bouche. Ces ulcères n'offraient aucun caractère particulier, sinon qu'ils ressemblaient assez bien aux ulcères syphilitiques de nos pays. On montra au docteur Charlton un homme chez lequel il n'y avait rien autre chose de visible qu'un petit tubercule de couleur cuivreuse sur le nez. Le docteur Hjort lui dit que ce symptôme était trop marqué pour qu'il lui restât quelques doutes sur la nature de la maladie qui ne tarderait pas à se présenter chez cet homme avec tout son cortége habituel, et qu'il avait déjà vu très souvent la radesyge commencer par ces sortes de tubercules. Les altérations de la peau étaient moins communes. Les ulcères semblaient s'étendre à la manière de la lèpre, conservant toujours la forme circulaire. On les observait spécialement sur les grandes articulations, les jambes et l'avant-bras. La couleur des tubercules était d'un rouge brunâtre; M. Hjort surtout insista sur la forme tout à fait particulière des cicatrices qui succèdent aux ulcérations : elles étaient toutes parfaitement circulaires, ou au moins leurs bords étaient composés de plusieurs segments de cercle d'une nuance brillante, et offrant de nombreuses lignes qui irradiaient du centre à la circonférence. La radesyge peut se diviser en quatre périodes. La première est celle de la fièvre et des accidents inflammatoires de la face et des cavités faciales, savoir : douleur à la gorge, altération de la muqueuse des fosses nasales, etc. La seconde période est caractérisée par l'apparition, sur la peau et surtout à la face, de taches ou de légères saillies dont la grandeur varie, mais qui ressemblent à la rougeole, avec des symptômes inflammatoires plus tranchés du côté de la gorge, et gonflement souvent considérable des amygdales, du voile du palais, de la luette et de la paroi postérieure du pharynx. La troisième période est caractérisée par la coloration terreuse et cachectique de la face, par la formation d'ulcères dans le nez et la gorge, et par la transition de l'éruption sur divers points du corps en ulcères avec gonflement douloureux des articulations. Enfin la quatrième période est celle où le malade est complétement hectique avec un état de faiblesse, de sueur nocturne, un amaigrissement et tous les symptômes qui annoncent une destruction rapide ; quelquefois, cependant, les sujets sont longtemps encore dans un état d'amaigrissement remarquable. La plupart des médecins norwégiens considèrent la radesyge comme un état entièrement différent de la spedalskhed que quelques auteurs regardent comme une simple variété de la première. Souvent des tubercules se développent sous la peau, dans l'intérieur des organes, dans les articulations, qui gênent ou empêchent complétement les mouvements, occasionnent des douleurs atroces et finissent par s'ulcérer. C'est ainsi qu'il se développe quelquefois des grosseurs sur le trajet du canal de l'urèthre ou dans le pénis, qui opposent un obstacle à la sortie des urines. L'opinion autrefois généralement admise que la radesyge était une espèce de transformation de la syphilis, paraît être à peu près abandonnée aujourd'hui, bien que les préparations mercurielles soient le moyen dont on paraît obtenir le plus de succès, surtout quand on les associe à un régime hygiénique convenable. »

CHAPITRE LIII.

DE LA RAGE.

Contradictoirement à l'hypothèse qui tend à considérer le froid extrême ou une chaleur excessive comme causes de la rage chez le chien, il est d'observation que cette maladie domine au contraire dans la région tempérée de l'Europe, et qu'elle est incomparablement moins fréquente dans la zone torride et dans les régions polaires. Parmi les pays les plus épargnés par la rage, on cite le Kamtchatka et le Groënland, et même la Suède et le Danemarck; d'autre part, la portion tropicale de l'Asie, de l'Afrique et de l'Amérique. Au reste, on comprend qu'en présence de la transmissibilité de la rage, le pays qui en est exempt aujourd'hui peut en être infesté demain, sous l'influence des communications avec d'autres contrées, ou plutôt par suite de l'arrivée du dehors d'animaux de la race canine, dont le danger peut se dérober à l'observation et par la durée souvent fort longue de la période d'incubation, et par les symptômes parfois très obscurs de la rage. Ainsi pourrait s'expliquer l'opinion de Prosper Alpin et de Larrey qui ont nié l'existence de la rage canine en Égypte, alors que cette affection y a été constatée dans ces derniers temps par le docteur Pruner (1). C'est ainsi encore que pourrait s'expliquer la fréquence actuelle de la rage en Algérie, où son extrême rareté pendant les dix premières années qui ont suivi notre conquête avait fait admettre son absence complète. Il est très probable que la fréquence et la rapidité des communications entre les divers pays du globe est appelée à étendre le domaine géographique d'une foule de maladies transmissibles, et à modifier certaines limites dont la fixité apparente n'avait souvent d'autre raison d'être que l'exiguïté des relations entre les pays atteints et les pays précédemment épargnés.

D'après Ulloa, la rage était inconnue de son temps dans toute l'étendue du continent de l'Amérique du sud; selon Unanue, Stevenson et Smith,

(1) *Die Krankheiten des Orientes.* Erlangen, 1847, p. 431.

elle se montra pour la première fois en 1803 sur la côte du Pérou, et en 1807 à Lima. On assure que la rage fut importée à Maurice par un navire anglais venu du Bengale (1). En 1852, la rage fit, selon M. Schrader (2), de grands ravages sur la rive gauche et sur la rive droite de l'Elbe, tandis que les îles de ce fleuve restèrent complétement épargnées. L'étude géographique de la rage fournit même quelques arguments contre l'origine spontanée de cette affection ; Hunter rapporte que Meynell, un des plus célèbres sportsmen de l'Angleterre, parvint à garantir de la rage pendant très longtemps une meute nombreuse de chiens en n'y admettant jamais un nouvel animal sans une quarantaine préalable. Blaine, le chef de la médecine vétérinaire en Angleterre, ne reconnaît à la rage d'autre origine que celle de la contagion ; Youatt approuve cette opinion qui, en Allemagne, a été également soutenue par Ribbe et nous croyons, pour notre part, qu'elle ne se trouve infirmée par aucune observation scientifique rigoureuse.

La bave du chien enragé conserve sa puissance pendant vingt-quatre heures après la mort de l'animal ; cependant le comte Salm, qui s'est livré à des essais d'inoculation au moyen de bave desséchée, affirme avoir encore produit la rage. Sur 59 chiens inoculés par M. Hertwig, 14 ont contracté la rage, ou 23,7 pour 100. Selon Faber, de 144 chiens mordus par des chiens enragés 77, ou 53,3 pour 100, ont contracté la maladie. Un chien mops a résisté pendant des années entières à toutes les tentatives d'inoculation de M. Hertwig, alors que 7 autres chiens inoculés en même temps et avec la même bave succombaient tous à la rage. Dans la période décennale de 1827 à 1837 (3), sur 224 chiens amenés aux hôpitaux de l'école d'Alfort après avoir été mordus dans les rues par des chiens enragés ou regardés comme tels, et qui y sont restés plus de deux mois en observation sans y subir aucun traitement : 74 (le tiers à peu près) sont devenus enragés ; 130 (les deux tiers) n'ont rien éprouvé. Mais on conçoit, dit M. Renault, que ces chiffres ne sauraient donner la mesure d'activité ou de puissance du virus rabique en ce sens : 1° Que la certitude de l'existence de la rage sur les chiens qui ont mordu n'a pas toujours existé ; 2° que la trace des morsures n'a pas toujours été recherchée et reconnue sur tous les chiens déposés à l'école, et que dès lors il n'est pas démontré qu'ils aient été mordus ; 3° qu'ils ont pu être mordus dans des

(1) *Froriep's Notizen*, 1822, août, n° 48.

(2) *Hering's Jahresbericht für* 1853, p. 53.

(3) Renault, *Rapport sur la rage* (*Bulletin de l'Académie de médecine*, Paris, 1852, t. XVII, p. 281).

régions où l'abondance des poils aurait empêché la salive de pénétrer jusqu'à la plaie. Depuis 1830 jusqu'en 1851, à des époques différentes et dans des vues diverses, tantôt M. Renault a fait mordre à plusieurs reprises par des chiens complétement enragés qu'il avait sous les yeux et sur des parties où la peau est fine et dépourvue de poils, des chiens et des herbivores; tantôt il a puisé dans la gueule de ces chiens enragés, au moment de leurs plus forts accès, une certaine quantité de salive qu'il a inoculée sur plusieurs régions sous l'épiderme d'autres animaux. Quelques individus (chiens, chevaux ou moutons), ont été mordus ou inoculés. Sur ce nombre, 67 sont devenus enragés; les 32 autres, restés en observation pendant plus de 100 jours, n'ont rien éprouvé. Ainsi, dans ces cas où se sont trouvées réunies toutes les conditions favorables à la transmission, le nombre des individus mordus ou inoculés est à celui des individus qui ont contracté la rage : : 4 : 3, c'est-à-dire que les trois quarts des animaux soumis à des expériences sont devenus enragés; un quart, sans avoir été soumis à aucun traitement ou régime préventif quelconque, a échappé à la rage. Or, d'après les registres de l'école de Lyon, le rapport des animaux mordus accidentellement dans les rues et mis en observation à l'école à ceux qui deviennent enragés serait : pour les chiens : : 5 : 1, pour les chevaux : : 4 : 1. Pour les animaux qu'on a fait mordre expérimentalement ou qu'on a inoculés, le rapport est semblable à celui que M. Renault a constaté à Alfort. A Toulouse, selon M. Lafosse, sur 16 animaux (chiens, bêtes bovines ou chevaux), mordus, 5 seulement, un peu moins du tiers, sont devenus enragés. Cette proportion est à peu près la même que celles constatées dans les mêmes circonstances à Lyon et à Alfort. Voici maintenant ce qui a été observé à la clinique de l'école vétérinaire de Berlin, par le professeur Hertwig : sur 137 chiens mordus dans les rues de la ville et amenés aux hôpitaux de l'école, de 1823 à 1837, pour être mis en surveillance, 16 seulement sont devenus enragés ; 121 n'ont rien éprouvé, c'est-à-dire que le nombre des chiens devenus enragés a été au nombre de ceux qui ont été mordus, à peu près dans le rapport de 8 à 1. Sur 25 chiens que M. Hertwig a fait mordre expérimentalement ou qu'il a inoculés avec de la salive recueillie sur des chiens enragés, pendant leurs accès, 10 ont contracté la rage, 15 n'ont éprouvé aucun accident. Ainsi, à Berlin, le nombre des cas où la rage s'est développée dans l'une et dans l'autre catégorie a été sensiblement moindre qu'à Alfort, à Lyon et à Toulouse. Il résulte de ces observations faites dans des lieux divers, par différents observateurs et à des époques qui ne sont pas les mêmes, que les deux tiers au moins des individus mordus accidentellement par des chiens de rue, enragés ou supposés tels, échappent à la rage même sans aucun traitement. Il en résulte également, toujours en prenant la proportion la plus forte parmi celles qui ont été constatées, que dans les circonstances les plus favorables à la transmission, c'est-à-dire quand de la salive de chiens manifestement enragés a été déposée par morsure à nu ou par inoculation dans des plaies d'autres animaux, le tiers au moins de ces derniers abandonnés à eux-mêmes ne contracte pas la maladie. Toutefois, dit M. Renault, il ne faudrait pas croire que cette moyenne des résultats obtenus sur un grand nombre d'observations se représenterait pour les conséquences qu'on serait appelé à constater des morsures de chaque chien enragé ; car il arrive souvent qu'un chien, bien évidemment enragé, mord un certain nombre d'autres animaux ou fournit de la salive pour les inoculer, et, que sur ce nombre, le sixième ou le septième seulement contracte la rage ; tandis que, à la suite de morsures ou d'inoculations de la salive d'un autre chien qui paraîtra dans les mêmes conditions de maladie, presque tous les individus mordus ou inoculés (les cinq sixièmes ou les six septièmes par exemple) deviendront enragés. En général, il est admis que les morsures faites par les loups sont plus souvent suivies de rage que celles qui sont faites par des chiens. Ainsi, sur 254 personnes mordues par des loups, dont M. Renault a relevé les observations dans différents auteurs, 164, c'est-à-dire les deux tiers à peu près, seraient devenues enragées. Or, on a vu que, à la suite des morsures accidentelles faites par des chiens, cette proportion n'était que d'un tiers. Cette différence peut tenir à ce que les loups mordent très souvent leurs victimes à la face, au cou ou à la tête.

Parmi les signes les plus importants de la rage chez le chien, M. Hertwig signale un aboiement particulier, mélange de sons aigus et de sons graves, et qui tiendrait le milieu entre l'aboiement proprement dit et le hurlement (1). L'hydrophobie paraît ne pas exister dans l'espèce canine. Selon M. le professeur Hertwig, *tous* les chiens enragés boivent, seulement la déglutition est souvent difficile ; on a même vu des chiens enragés nager parfaitement dans l'eau. Même chez l'homme, l'hydrophobie n'est peut-être pas aussi générale qu'on le croit communément. Au mois d'août 1846, nous avons vu à Versailles un militaire, mordu depuis six semaines par un chien enragé, refuser de boire, alors qu'il man-

(1) Hertwig, *Beiträge zur nahern Kenntniss der Wuthkrankheit oder Tollheit der Hunde*. Berlin, 1829, p. 40.

geait avec beaucoup d'appétit ; cependant il resta très calme dans un bain depuis trois jusqu'à quatre heures de l'après-midi, six heures avant la mort qui eut lieu à dix heures du soir (1).

FRANCE. — M. Lélut évaluait, en 1855 (2), à environ trois millions le nombre des chiens en France, et la valeur annuelle de leur consommation à 80 millions de francs, à raison de 7 à 8 centimes par jour, enfin à 200 le nombre annuel moyen des personnes mordues par des chiens enragés. Nous croyons nous rapprocher davantage de la réalité en admettant en France un demi-million de chiens, chiffre qui donne encore un chien pour 36 personnes du sexe masculin. En ce qui regarde le nombre des victimes humaines, 48 cas de rage ont été signalés en 1852 à l'administration (3). Le sexe donne 36 hommes et 12 femmes. La même proportion s'était offerte les années précédentes, et en réunissant tous les résultats obtenus, on a pour un nombre total de 136, 101 hommes et 32 femmes. L'âge des 136 personnes s'est trouvé ainsi réparti :

Au-dessous de 5 ans	7
De 5 à 15 ans	30
De 15 à 20 ans	15
De 20 à 30 ans	12
De 30 à 60 ans	54
De 60 à 70 ans	8
Au-dessus de 70 ans	6
Non indiqués	4

Sur les 48 personnes signalées en 1852, une seule avait été mordue par un chat ; sur 14 individus mordus par des chiens, ces animaux sont ainsi spécifiés :

Chien de berger	5
Chien braque	2
Chien griffon	2
Chien caniche	1
Chienne épagneule allaitant	1
Chien, petite espèce, d'appartement	2
Chien dogue, forte taille	1

Les plaies par lesquelles a pu avoir lieu l'inoculation, siégeaient :

(1) Ce malade mourut *en aboyant.*

(2) Voir le Rapport de M. Lélut, présenté au corps législatif (*Moniteur* du 5 juillet 1855).

(3) A. Tardieu, *Dictionn. d'hygiène et de salubrité*, Paris, 1854, art. RAGE.

Au visage	13 fois.
Aux membres inférieurs	15
Aux membres supérieurs	12
Le siége n'a pas été indiqué	8
	48 fois.

Chez deux personnes atteintes, la rage fut communiquée par de petits chiens habitués à lécher leur maître au visage. Dans 85 cas signalés précédemment, les animaux auteurs de la rage étaient : des chiens, 58 fois ; des loups, 20 fois ; des chats, 7 fois. Pour 97 décès causés par la rage, les dates se trouvaient ainsi réparties :

Mars, avril, mai	25 cas.
Juin, juillet, août	42
Septembre, octobre, novembre	13
Décembre, janvier, février	17

On remarque ici une prédominance prononcée dans les mois les plus chauds. Sur un total de 69 cas de rage, on trouve :

Une incubation	de moins de 1 mois	dans	14 cas.
—	de 1 à 3 mois	—	41
—	de 3 à 6 mois	—	8
—	de 6 à 12 mois	—	6

La durée de la maladie indiquée pour 20 cas seulement, a été :

De 2 jours dans	6 cas.
De 3 jours dans	8
De 4 jours dans	5
De 6 jours dans	1

Dans 32 autres cas signalés précédemment, la durée de la maladie avait été :

De 1 jour dans	3 cas.	De 6 jours dans	3 cas.
2 jours	2	7 —	1
3 —	20	8 —	3
4 —	13	10 —	1
5 —	2	15 à 20 jours	5

ANGLETERRE. — Pour l'Angleterre et le pays de Galles les comptes rendus annuels du *Registraire général* donnent les résultats suivants :

1838	24	décès par la rage.
1839	15	—
1840	12	—
1841	7	—
1842	15	—

PRUSSE. — En Prusse, on a compté, d'après M. Dieterici, les nombres ci-après de décès par suite de rage :

En 1844	20 décès.
1845	15
1846	28

BAVIÈRE. — On a compté dans ce pays, de 1844 à 1850 inclusivement, d'après M. Hermann, 39 décès par suite de rage. Dans ce nombre, 21 personnes étaient du sexe masculin, 18 du sexe féminin. Sous le rapport de l'âge, ils se répartissent ainsi :

Age.	Sexe. Masculin.	Sexe. Féminin.
De 0 à 1 an	2	1
De 1 à 5 ans	7	10
De 5 à 10 ans	»	1
De 10 à 20 ans	3	»
De 20 à 30 ans	1	3
De 30 à 40 ans	»	1
De 40 à 50 ans	2	1
De 50 à 60 ans	1	»
De 60 à 70 ans	1	»
De 70 à 80 ans	4	1
	21	18

Voici la répartition des décès au point de vue des mois de l'année :

Janvier	4	Août	9
Février	4	Septembre	»
Mars	5	Octobre	»
Avril	5	Novembre	1
Mai	2	Décembre	1
Juin	1		39
Juillet	7		

GRAND-DUCHÉ DE BADE. — Nous lisons dans un rapport fait en 1850 à l'Assemblée législative par M. Resal que, dans ce pays où existe l'impôt sur les chiens, le nombre de ces animaux était de 26 000, en 1832 sous l'influence d'une taxe d'environ 6 francs. En 1833, cette taxe ayant été abaissée à 3 francs, le nombre des chiens s'éleva à 45 000. En 1845, la taxe fut portée à 8 fr. 60 cent., et le chiffre de ces animaux serait redescendu à 26 000.

EMPIRE D'AUTRICHE. — Nous empruntons à M. Springer le tableau suivant qui résume les décès causés par la rage dans toute l'étendue de la monarchie autrichienne pendant une période de 18 années :

	De 1830 à 1838.	De 1839 à 1847.
Basse Autriche................	22	29
Haute Autriche...............	7	6
Salzbourg...................	»	2
Styrie.......................	7	4
Carinthie....................	»	1
Carniole.....................	»	5
Gœrtz, Gradis, Istrie...........	33	20
Trieste......................	»	1
Tyrol et Vorarlberg............	8	9
Bohême......................	48	34
Moravie.....................	18	8
Silésie......................	5	3
Galicie......................	63	81
Bukowine....................	12	24
Dalmatie....................	122	14
Lombardie...................	107	85
Venise......................	54	66
Frontière militaire.............	83	57
Totaux pour l'empire.....	589	449

CHAPITRE LIV.

DE LA SCARLATINE.

Rien ne prouve que cette maladie ait été connue des anciens. On trouve la première mention certaine de la scarlatine dans les œuvres de Sennert, qui avait eu occasion de l'observer à Wittenberg (1), vers 1619, et qui

(1) Voici le passage de Sennert : « Præter has differentias (*variolas et morbillos*) adhuc alia est, sed rarior quidem, quam aliquoties observavi; quo nomine tamen ab aliis discernerem, hactenus dubius fui. Etsi enim instar erysipelatis totum ferè corpus prehendat, tamen non vidi quod adultos, quod in erysipelate fieri ferè solet, sed infantes solum corripiat. Malo ergo ad morbillos referre. Et forsan malum est, quod Forestus lib. IV observ. 59, purpuram ac rubores ac ἐρυθρήματα appellat. Joann. Philipp. Ingrassias Rossaniam et Rossaliam et Neapolitanis nominari scribit : maculæ rubræ et quasi ignitæ cum vix effatu digno tumore per universum corpus quasi quædam parva erysipelata erumpunt in principio seu morbi die quarto vel quinto. In statu vero universum corpus rubrum et quasi ignitum apparet, ac si universali erysipelate laboraret. In declinatione rubor ille imminui et maculæ rubræ latæ, ut in principio, iterum apparent, quæ tandem septimo vel nono die evanescunt, epidermide squammarum instar decidente. Malum vero hoc grave ac periculosum et sæpe lethale est. Nam calor est ferventissimus, sitis inextinguibilis et plerumque pulmonum (unde tusses excitantur) faucium, et aliorum viscerum inflammationes, deliria et alia mala urgent. In

rapporte, d'autre part, l'épidémie observée à Breslau, en 1627, par Dœring, son parent (1). Depuis cette époque, la scarlatine a été observée à l'état épidémique sur des théâtres variés dont le tableau ci-après peut donner une idée (2) :

Tableau synoptique et chronologique du théâtre des principales épidémies de scarlatine, depuis le commencement du XVIIe *siècle jusqu'au commencement du* XIXe.

Lieux d'observation.	Époques.	Autorités.
Varsovie et Breslau	1627	Dœring.
Silésie..................	1642	Winsler.
Saxe....................	1652	Fehr.
Thorn (Pologne)..........	1664	Schultz, act. acad. cur. dec. 1.
Londres	1661-1689	Sydenham et Morton.
Edimbourg..............	1680	R. Sibbald.
Dresde, Wurtemberg, Ulm..	1690-1696	
Berlin..................	1716-1720	Gohl.
Eisenach................	1717-1741	Stœrck.
Londres	1747	Fothergill.
La Haye................	1748	
France et Espagne........	1751	Navier.
Plymouth...............	1751-1753	Huxham.
Vienne (Autriche)........	1757-1759	Stoerck.
Amérique...............	1760-1770	
Suisse..................	1761	Tissot.
Céphalonie (îles Ioniennes)..	1763	Zulatti.
Stockholm...............	1763	
Vienne (Autriche)	1770	De Haen.
Montpellier..............	1765	Sauvages.
Rotterdam	1777	Bicker.
Copenhague	1777	De Meza.
Gênes..................	1784	Covecelli.
Magdebourg	1795	Sachte.
Langres.................	1820	Robert.
Wittenberg..............	1801	Kreysig.
Aschaffenbourg...........	1812	Reuss.
Prague	1822	Böhme.
Marseille................	1822	Robert.

» declinatione tandem materia ad articulos extremorum transfertur, ac dolorem et » ruborem, ut in arthriticis, excitat : cutis squammarum instar decidit, mox pedes » ad talos et suras usque intumescunt, hypochondria læduntur, respiratio diffi- » cilior redditur, tandemque abdomen intumescit, ægrique, non sine magno labore » et post longum tempus, pristinæ sanitati restituuntur, sæpe etiam moriuntur. » (An. Sennert, *Opera medica*, t. VI, lib. IV, cap. 12, p. 483 seq.)

(1) Hæser, *Histor. pathol. Untersuchungen*. Dresde, 1839, t. I, p. 311. — Hecker, *Geschichte der neueren Heilkunde*. Berlin, 1839, t. I, p. 221.

(2) Canstatt, *Handbuch der mediz. Klinik*. Erlangen, 1847, t. II, p. 140.

En Angleterre, la scarlatine prend aujourd'hui une large part dans la mortalité. En effet, cette maladie a produit, d'après les comptes rendus annuels du *Registraire général*, les nombres de décès ci-après pendant la période de 1838 à 1842 :

PROPORTION ANNUELLE DES DÉCÈS.

	Nombre des décès.	Sur un million d'habitants.
1838................	5,802	393
1839................	10,937	683
1840................	19,816	1289
1841................	14,161	908
1842................	12,807	809

CHAPITRE LV.

DU SCHERLIEVO (1).

Cette affection s'est montrée pour la première fois en 1800, dans les districts de Scherlievo et de Fiume. On l'attribua, dit le docteur Moulon, à quatre matelots venus de Turquie, quoiqu'elle ne se fût manifestée que quelques années après leur retour dans leur patrie. D'autres auteurs admettent qu'elle fut importée à Kukulianova, par un paysan nommé Kumsut, revenant de Turquie en 1790. Peu de temps après, ses père et mère, âgés de soixante-dix ans, en furent atteints les premiers, et la propagèrent ensuite à Scherlievo. Ce qu'il y a de certain, c'est que ce fut pendant le mois de juin 1800, que les accidents graves et nombreux de ce mal nouveau excitèrent la sollicitude du gouvernement de Fiume. Il se propagea avec tant de rapidité, au commencement de 1801, dans les provinces de Buccari, de Fiume, de Viccodol et de Fuccini, dans une population de 14 à 15 000 habitants, que plus de 4500 en furent affectés. Au mois de septembre de la même année, plus de 13 000 personnes sur

(1) Cette maladie porte aussi le nom de maladie de Fiume ; en Grèce, elle est désignée sous le nom de spyrocolon ; en Carniole, on la connaît sous le nom de Grobnigger, d'après le village de Grobnigg, en Carniole, où elle est endémique. — Voy. l'article SCHERLIEVO, par Percy et Laurent, *Dictionn. des sciences méd.*, t. XXX, p. 264 à 269. — Michaelles, *Das Malo di Scarlievo, in histor. und pathol. Hinsicht beschrieben*. Nürnberg, 1833. — Moulon, *Nouvelles observations sur la nature et le traitement du scherlievo des environs de Fiume*. Milan. 1834. — Wibmer, *Das Spyrocolon, eine neue Krankheit im nördl. Griechenland*. Schmidt's Jahrb., t. XXX.

une population de 38 000 individus, furent atteintes du scherlievo. En 1809 et 1810, on observait un très grand nombre de malades, principalement dans le village de Scherlievo : la maladie s'étendit ensuite à Buccari, Portori et Lovrana. La maladie paraît cependant avoir été beaucoup plus répandue, et avoir sévi avec plus de violence à Scherlievo que partout ailleurs, circonstance que l'on attribua à la malpropreté des habitants de la basse classe du peuple. On a trouvé à cette maladie une certaine ressemblance avec l'affection vénérienne du Canada, le sibbens d'Écosse, la radesyge de Norwége et le pian (1). Le 1er mars 1818, une visite générale dans toute la population constata l'existence de 4168 malades, nombre qui diminua graduellement sans cependant que la maladie ait jamais cessé complétement. Cette affection est endémique sur le littoral de Fiume et dans quelques régions de l'Istrie. Comme beaucoup d'autres maladies, dit Moulon, elle s'accroît avec les circonstances physiques et morales, et elle abandonne parfois son caractère sporadique pour prendre celui d'une épidémie. La malpropreté des habitants peut faciliter le développement de l'épidémie, mais la maladie vénérienne avec laquelle on a voulu la confondre, n'est qu'une complication du scherlievo qui rend ce dernier plus difficile à guérir, et cette complication est toujours la suite d'un commerce avec une personne atteinte de maladie vénérienne. Il est vrai que beaucoup de malades éprouvent des douleurs pendant la nuit, mais elles sont différentes de celles que provoque l'infection vénérienne, quant à l'époque de l'apparition, à la durée et au temps dans lequel ces phénomènes se présentent. Quelques-uns souffrent des douleurs dans les os pendant plusieurs mois et pendant des années avant d'avoir le moindre ulcère sur le corps ; il faudrait donc dire que chez eux le scherlievo suit une marche tout à fait opposée à celle de la syphilis. Il n'existe pas d'exemple de contagion, comme il n'y a pas d'exemple qu'un infirmier ou tout autre employé de l'hôpital de Scherlievo ait pris la maladie. Dans les villages, où la maladie exerçait ses plus grands ravages c'étaient toujours les plus pauvres qui en étaient les victimes, et un paysan aisé n'en était que très rarement attaqué. Beaucoup de femmes, quoique atteintes de scherlievo depuis des années, sont devenues enceintes et ont donné naissance à des enfants qui continuaient à se bien porter, quoique nourris par leurs mères. On a prétendu que la maladie appelée facaldine (2), qui se développa sur

(1) Voy. t. II, p. 563, 661, 674.
(2) Voir cette maladie, t. II, p. 453.

la fin du siècle passé dans la commune d'Agordo (province de Bellano), y fut apportée par une femme qui arrivait des environs de Fiume, et que cette maladie n'est qu'une modification du scherlievo. Mais par la description de la facaldine, il est facile de voir qu'elle se présente avec des symptômes qui lui sont propres et qui diffèrent de ceux qui s'observent dans le scherlievo. Cette dernière maladie se trouve surtout dans les villages où l'eau manque pendant quatre à cinq mois de l'année et où l'on est obligé de se servir pendant l'été d'une eau corrompue et bourbeuse; il n'est pas rare de trouver des familles qui passent des semaines entières sans rien prendre de chaud. Leurs vêtements sont d'une extrême malpropreté. Les habitations se trouvent en général sur les collines ou sur le bord de la mer, dans le voisinage des forêts, et consistent en des cabanes de bois et de terre, avec une seule porte qui sert à la fois de cheminée et de fenêtre. Les individus y vivent pêle-mêle, hommes, femmes, enfants et bestiaux, dans le même trou et sur des lits de feuilles sèches. Les habitants moins pauvres ont des maisons d'un étage, construites en pierres sans mortier, couvertes de paille et avec plusieurs trous en guise de fenêtres et de cheminée.

« Les malades éprouvent d'abord dans tous les membres une lassitude qui augmente plus ou moins rapidement et qui finit par être très douloureuse. Ils sentent ordinairement des douleurs dans les os, qui sont plus sensibles la nuit que le jour, mais qui ne cessent jamais. Chez quelques personnes, les douleurs sont musculaires. Ces premiers symptômes, propres au premier stade, ont une durée indéterminée. Chez quelques malades, il n'y a pendant le premier stade, ni gonflement, ni aucun autre signe d'altération organique; chez d'autres, les articulations sont gênées; chez d'autres enfin les glandes du cou, des aisselles et des aines commencent à gonfler. Ceux qui ont des douleurs dans les muscles présentent généralement, dès le début, un petit gonflement dans les parties les plus douloureuses, sans aucun signe de rougeur. Malgré ces douleurs, toutes les fonctions digestives sont très régulières. Il n'y a pas de fièvre, ce qui fait que les malades continuent leurs occupations comme à l'ordinaire et qu'ils se présentent rarement au médecin pendant ce stade. Les jeunes gens qui souffrent depuis des années ne maigrissent presque point, tandis que, chez les vieillards, le dépérissement marche avec une rapidité telle, qu'au bout de quelque temps on les prendrait pour des momies; chez ces derniers le premier stade est le plus long. Le passage du premier au second stade se distingue par la cessation des douleurs et par l'apparition de différents symptômes qui, chez quelques individus, se trouvent tous réunis, tandis que chez d'autres ils sont isolés. Il y a gonflement des amygdales, du voile du palais, de tout le pharynx, du larynx, de la partie postérieure des fosses nasales, des paupières, dont les supérieures sont plus souvent affectées que les inférieures; toutes les parties malades sont couvertes d'un enduit blanc plus ou moins étendu sous lequel se forme une ulcération ordinairement peu profonde et visible au troisième stade, c'est-à-dire quand cet endroit, qui avait pris une certaine consistance, se dessèche tout à fait et tombe. Les glandes sublinguales, celles du cou, des aisselles, des aines et de la partie interne des cuisses, se gonflent, s'accroissent jusqu'à la grosseur d'un œuf de pigeon, sans que les fonctions de la génération en soient dérangées. La grosseur la plus considérable de ces glandes dépend du passage au second stade. La blennorrhagie, très fréquente chez les femmes, est beaucoup plus rare chez les hommes. La peau est parsemée d'une quantité de petites tumeurs sous-cutanées, de la grosseur d'un pois, et cela arrive surtout aux pieds, aux jambes, aux cuisses, sur les fesses, sur le dos et sur la partie interne des bras. Leur couleur, dès le début d'un rouge pâle, devient plus foncée et finit par être violette; le violet est plus prononcé en s'avançant de la circonférence au sommet de la tumeur. La peau qui les recouvre est toujours plus luisante, ce qui facilite l'appréciation de l'époque de leur apparition. Sur certaines parties, comme au cou-de-pied, ces tumeurs sont très rapprochées et changent tout à fait la forme naturelle de la partie malade et lui donnent même un aspect dégoûtant. Chez d'autres, il y a des taches de forme irrégulière qui ressemblent à celles du scorbut, mais qui en diffèrent par la grandeur et par l'élévation. Leur siége principal est aux cuisses, aux lombes, au dos, aux épaules et à la nuque; elles croissent en largeur et l'on en voit souvent de très douloureuses. On en a vu qui avaient plus d'un pouce de circonférence et l'on n'a jamais observé que la peau qui les recouvre fût devenue luisante comme celle des tumeurs dont nous venons de parler. On observe finalement un gonflement dans les os longs et dans ceux des articulations, et cette altération organique est capable de les recourber et de leur donner les différentes formes si communes au rachitisme. Quand les os du carpe et plus particulièrement ceux du tarse en sont attaqués, les mains et les pieds se montrent contrefaits et souvent monstrueux. C'est à cette altération de configuration du pied qu'on donne le nom de *pied d'éléphant*. L'altération des os est en général la seule de toutes celles du second stade qui soit douloureuse, aussi est-elle la plus rebelle au traitement, et le médecin s'estime heureux quand il est arrivé à faire cesser les douleurs, quoique la déformation reste la même. L'altération des os ne se voit que rarement chez les enfants. Les os des jambes présentent aussi des gonflements partiels, comme les exostoses syphilitiques, qui ont une grande dimension. La durée du second stade varie beaucoup, mais elle n'est jamais aussi longue que celle du premier. La guérison s'effectue ici plus difficilement qu'au premier stade, à moins que le malade n'ait aussi une dyscrasie scrofuleuse ou quelque complication vénérienne ; car alors il n'est pas dans la puissance de l'art de s'opposer au passage de la maladie au troisième stade. Des suppurations dans une ou plusieurs des parties qui présentaient quelques gonflements ou quelques taches annoncent au médecin que la maladie s'est développée dans toute sa force et qu'elle a atteint le troisième stade. C'est à cette époque que les malades réclament les secours de l'art, non parce qu'ils y sont sollicités par les douleurs, mais plutôt par la crainte de rester estropiés ou monstrueux, au point de ne pouvoir plus sortir le jour. La plupart de ceux qui ont parlé du scherlievo l'ont observé quand il était arrivé à ce degré ; et comme ils n'avaient pu alors observer que les effets de la maladie, il leur fut facile de se tromper dans leurs descriptions. De là peut-être l'opinion généralement adoptée, qu'il ne s'agit que d'une maladie vénérienne ; les ulcères du scherlievo ressemblent en effet assez aux ulcères vénériens. Ce qui a contribué à renforcer cette opinion, c'est que souvent ces ulcères guérissent par le mercure. Beaucoup de malades, avec la complication syphilitique, guérissent de cette dernière maladie, mais restent affectés du scherlievo. Ce troisième stade est donc marqué par l'augmentation de tous les symptômes du second stade et par l'apparition de nouveaux phénomènes. Nous voyons l'ulcération plus ou moins vaste du voile du palais, des tonsilles, du pharynx et du larynx, des paupières, etc. Des croûtes s'établissent sur la pointe du nez, sur les joues, sur toute la partie frontale de la tête. Ces croûtes, entourées d'une auréole rouge, ressemblent, à celles de la lèpre crustacée, mais elles en diffèrent par l'étendue et l'irrégularité des formes. Elles sont précédées de petits boutons rouges pointus qui grossissent et se couvrent d'une croûte. Celles du visage avaient de l'analogie avec la *melitagra*, tandis que les croûtes des épaules, des bras, du dos, des fesses, de la partie interne des cuisses, des jambes et du cou-de-pied, constituent des plaques qui sont quelquefois plus larges que la main. Elles sont très fréquentes à l'articulation du pied avec la jambe. Il sort de la base de ces croûtes une matière claire, jaunâtre dans les commencements, beaucoup plus jaune et plus épaisse ensuite; quand elles tombent, il reste un ulcère large peu profond, de forme souvent régulière avec des bords un peu relevés et un fond lardacé. Ces ulcères s'accroissent beaucoup en largeur et peu en profondeur. Il est des individus dont la face et les cuisses sont recouverts par un seul ulcère. Après la chute des croûtes du visage, les malades prennent un aspect hideux qui va en augmentant à mesure que les ulcères s'élargissent, quelquefois les ulcères s'étendent sur toute la face, détruisent tous les téguments et les muscles, et finissent par séparer la mâchoire supérieure de l'inférieure. » M. Moulon dit avoir vu une femme de soixante-cinq ans qui vécut encore neuf mois, après avoir perdu la mâchoire supérieure avec ses téguments et ses muscles; il ne lui restait qu'une portion de la peau au-dessous de la mâchoire. Elle ne pouvait avaler que des matières liquides qu'elle était obligée de porter avec la cuiller jusqu'au pharynx. Il y avait vingt-trois ans qu'elle souffrait, et elle ne présenta de symptômes fébriles que dans les derniers mois. Le troisième stade surpasse en durée tous les autres. M. Moulon dit avoir soigné plusieurs malades qui avaient des ulcères aux jambes et aux cuisses depuis plus de vingt ans. Quand les ulcères sont anciens, ils présentent l'aspect ordinaire des ulcères chroniques qui s'observent aux jambes des vieillards.

« Quelques médecins, dit M. Moulon, admettent autant d'espèces de scherlievo qu'il y a de variétés dans les dermatoses qu'il produit. C'est ainsi qu'ils distinguent le *vitiligo ulcerosa superficialis*, le *vitiligo ulcerosa profunda*, *vitiligo cum tubere et nodis*, *ulcera cancerosa et fungosa*, etc.; mais comme toutes ces formes sont l'effet de la même cause, et que leur variété ne dépend souvent que de l'ancienneté de la maladie et de la différence des parties du corps qui en sont attaquées ; qu'elles doivent d'ailleurs toutes être traitées par la même méthode thérapeutique, ces distinctions sont exagérées. » M. Moulon a vu souvent la suppuration des glandes inguinales, des condylomes à l'anus, mais il n'a trouvé des condylomes dans l'intérieur du vagin que chez les femmes qui avaient une complication vénérienne. Celles qui ont la maladie depuis longtemps ont toujours un écoulement jaunâtre du vagin d'odeur très prononcée. De toutes les difformités produites par le scherlievo, les plus communes consistent dans la perte d'une portion ou de la totalité du nez et dans la perte du voile du palais.

« Pour que l'affection devienne mortelle, il faut qu'elle ait réduit le malade au marasme, chose qui ne s'observe que chez les individus qui ont de vastes ulcérations depuis plusieurs années. Je n'ai vu qu'un seul cas de consomption produite par des douleurs d'os, qui duraient depuis cinq ans, sans qu'il y eût aucun symptôme de scherlievo. Quand cette affection est associée à une autre maladie, comme la scrofule, le scorbut, la gale, la vérole, etc., le traitement est très difficile ; et si le scorbut et la scrofule ont précédé le scherlievo, la guérison est rarement complète. Le mal passe alors à l'état chronique, et sa durée ne peut être déterminée. Les récidives, très fréquentes, semblent dépendre de ce que les malades s'exposent tout de suite aux mêmes causes morbifiques ; ceux qui peuvent s'établir dans les villes échappent par un régime substantiel plus sain à cet inconvénient. Les préparations mercurielles sont d'une très grande utilité dans le traitement du scherlievo ; le deutochlorure de mercure, quoiqu'il eût été sans résultat à l'hôpital de Porto-Ré, a été dans le nôtre la préparation la plus utile. Ayant remarqué que les charbonniers n'étaient point sujets au scherlievo, j'ai donné la poudre de charbon végétal à quelques malades et j'ai appliqué la même poudre sur les ulcères, mais je n'en ai eu aucun bon effet. Les individus qui vont toutes les semaines à la ville, où ils vendent le charbon, se garantissent du mal en se nourrissant mieux que les autres (1). »

CHAPITRE LVI.

DU SCORBUT.

Le scorbut règne d'une manière endémique sur tout le littoral de la mer du Nord, et notamment sur les rives de la Baltique. En 1486, il s'est répandu à l'état d'épidémie dans tout le nord de l'Europe, comme le montre le passage suivant de Gregorius Fabricius : « Grassatus est hoc anno novus » et innæditus in his terris morbus quem nautæ Saxoniæ vocant *den* » *Scharbock*, qui est inflammatio in membris partium carnosarum, cui » quò celerius adhibetur medicina, eò citius malum restinguitur. Sin mora « accedit paullo tardior, sequitur membri affecti mortificatio, quam si- » derationem nostri, Græci σφάκελον dicunt, ultimum gangrænæ malum. » Nam caro ab ossibus defluit et continua quoque a lue corrumpuntur. » Fuit idem morbus contagiosus, multorum mortalium gravi periculo (2). »

Baudouin Ronsseus signale une autre épidémie de scorbut, observée en Flandre et en Hollande en 1556 et en 1562 : « Anno enim a redempto

(1) Moulon, *loc. cit.*
(2) Gr. Fabricius Chemnicencis, *Ann. urbis Misnicæ anni* 1486.

» mundo 1556, cum toto anni decursu pluviæ imbresque essent, flaretque » Auster ac Favonius, insequente anno plurimus Scelotyrbe et Stomocace » invasit, atque ita invasit, ut multos in vitæ discrimen redegerit; et ne » longius petuntur exempla, anno superiore (1562), cum pluvium esset » cœlum, hoc anno frequentissimas et molestissimas vidimus Scelotyrbas » et Stomocaces. Ut hinc manifestum prorsus sit, morbum hunc semper qui- » dem esse endemium (voco autem endemium, sicuti solet Galenus, eum, qui » ex aere patrio, vel aquis, quibus tota regio utitur, provenire solet) inter- » dum etiam epidemium, non tamen pestilentem. Videmus siquidem, hu- » mida præcedente cœli constitutione, passim grassari et contagem aliis » levissima etiam de caussa immittere : adeo recte quidam aerem et victus » orationem potissimas morbi caussas appellavit (1). »

On considère ordinairement le gonflement et l'état fongueux des gencives comme un des principaux symptômes du scorbut. Selon M. Shapter, auteur d'un travail remarquable sur cette maladie (2), l'état des gencives ne serait que la preuve de l'affection confirmée. Au nombre des symptômes de la première période ce médecin cite particulièrement : la faiblesse, l'apathie, un besoin de repos; le malade est irritable, a quelque difficulté à respirer, est frileux, se plaint de douleurs légères et superficielles dans les membres, au travers des lombes; le teint est pâle et jaune, les lèvres pâles, les gencives pâles et contractées, la langue nette, humide, pâle, l'appétit bon, les selles régulières, l'urine rare, opaque, faiblement acide, le pouls petit, mou, sans fréquence. Dans la seconde période, il y a faiblesse plus prononcée, accablement, respiration légèrement accélérée, un peu oppressée, syncopes quelquefois, teint opaque et terreux, air abattu. Les douleurs sont plus fortes et plus profondes, les gencives sont livides, gonflées, mais dures; elles saignent facilement; l'haleine a une odeur particulière fétide qui se rapproche de celle de la stomatite mercurielle; des taches pétechiales se montrent sur les jambes, les bras; pouls petit, faible, légèrement accéléré; disposition aux accès de fièvre, roideur et gonflement des articulations, quelquefois indurations douloureuses sur la clavicule, le sternum, le tibia. Dans la troisième période, respiration lente, suspirieuse, opprimée; expectoration sanguinolente ou sanieuse provenant des poumons; gencives gonflées et douloureuses; respiration fétide, tendance aux hémor-

(1) H. Hæser, *Histor. pathol. Untersuchungen*. Dresden und Leipzig, 1839, t. I, p. 178.

(2) Th. Shapter, *On the recent occurrence of scurvy in Exeter and the neighbourhood*.

rhagies par les gencives et les surfaces muqueuses du vagin et du rectum (1).

Le scorbut est une des maladies les plus communes parmi les marins, circonstance qui est loin de se rattacher toujours à la privation d'aliments frais. « Beaucoup de bâtiments, dit M. Dutroulau (2), munis de bœufs et de végétaux frais, n'en ont pas moins vu se déclarer le scorbut, par une grande humidité et par le seul fait de leur éloignement de terre, et il a suffi du débarquement des malades pour faire disparaître la maladie et guérir promptement ceux qui en étaient atteints, quel que fût d'ailleurs leur régime. L'altération particulière de la nutrition et de l'hématose, d'où dépend l'altération des liquides, du sang en particulier, et des solides, dans le scorbut, est donc plutôt due aux influences fonctionnelles qu'aux qualités des matières assimilables elles-mêmes, air ou aliments. Autrement, c'est à l'humidité excessive du bord, qu'elle soit chaude ou froide, et à l'ennui d'une campagne longue ou désagréable, qu'il faut attribuer le scorbut, plutôt qu'à l'insuffisance de l'alimentation, à la privation de végétaux frais ou de viande fraîche, à la qualité des vêtements, à l'entassement, à la privation de lumière, etc., qui agissent, il est vrai, très puissamment pour l'aggraver, mais secondairement pour le produire. L'immense majorité des navires qui ont essuyé les épidémies de scorbut naviguaient sous les latitudes intertropicales. N'est-ce pas sur les bâtiments stationnés à la côte ouest d'Afrique, dont les croisières sont si longues et si mortellement ennuyeuses par la privation de relâches agréables et d'un régime varié, dans les parages de Madagascar et de Bourbon, pendant ces éternelles campagnes de l'Inde, où les quatre cinquièmes du temps se passent à la mer, tout autant et peut-être plus que sur les navires qui font les campagnes d'exploration vers les pôles, que s'observent ces épidémies? L'humidité chaude a donc autant d'influence que l'humidité froide. A bord de la *Belle-Poule*, à Bourbon et à Madagascar, en 1846 et 1847, le scorbut s'est déclaré épidémiquement deux fois dans l'espace de sept mois, et M. Grimal a toujours remarqué chez ses malades une période d'incubation facile à reconnaître, sinon à limiter, par la pâleur du visage, la diminution des forces, la nonchalance, la répugnance invincible pour tout exercice, la tristesse. L'héméralopie qui avait précédé ces deux épidémies était considérée par lui comme un symptôme précurseur de la maladie; cette observation a été répétée par quelques autres chirurgiens navi-

(1) *Gaz. méd. de Paris*, 1855, p. 501.

(2) *Études sur les maladies maritimes* (*Gaz. méd. de Paris*, 1853, p. 671).

gateurs. Plus que tout autre, ce médecin insiste sur l'insuffisance des végétaux frais et des viandes fraîches pour préserver du scorbut, attendu que, dans la prévision d'une épidémie, il avait embarqué, à Madagascar, force bœufs, citrons, etc., et que néanmoins, par l'éloignement de terre et à la suite de pluies abondantes, le scorbut se déclara, et l'épidémie atteignit en quelques jours 150 malades, malgré les tisanes et les frictions citriques, le régime composé de bœuf froid, de volailles, d'œufs, dont on avait embarqué une grande quantité. On arrive à Bourbon, les conditions hygrométriques changent, les malades sont débarqués, et l'air de la terre, ainsi que les promenades, font disparaître épidémie et maladie, d'héméralopie comme de scorbut. Ici le gonflement gingival a manqué chez presque tous les malades, chez ceux mêmes dont les symptômes étaient graves et dont les suffusions sanguines s'étendaient à toute la surface des membres inférieurs. Le symptôme le plus fréquent fut l'aspect tigré de la peau par l'éruption des taches ou des boutons scorbutiques sur les jambes, les bras, le dos ; les symptômes graves furent les douleurs musculaires très-vives, les suffusions sanguines étendues, l'embarras de la respiration, les palpitations, la syncope. M. Rolland, sur l'*Héroïne*, de 1841 à 1843, a vu se développer le scorbut à la Nouvelle-Zélande ; pour lui, c'est l'humidité et l'élévation de la température qui ont été les causes aggravantes ; l'héméralopie a existé sur ce navire, concurremment avec le scorbut. »

CHAPITRE LVII.

DES SCROFULES.

Les scrofules se rencontrent dans la région tempérée et tropicale de l'un et de l'autre hémisphère, mais leur absence complète a été signalée dans la région polaire par plusieurs observateurs. En Sibérie, on rencontre les scrofules encore à Irkoutsk (1), par 52° de latitude nord, et même jusqu'à 58°, à Iaroslaw. Dans la portion plus septentrionale de la Sibérie, cette affection n'est plus mentionnée. En Suède, la limite septentrionale des scrofules serait tracée, selon M. Magnus Huss, par le 63e degré de latitude nord. Cette affection n'est endémique, d'après les recherches de M. Berg (2),

(1) Voy. *Carte phys. et météorol. du globe terrestre.*

(2) F. Th. Berg, *Sundh. collegii underdanige Berättelse am Medicinal-Verket i Riket* 1851. Stockholm, 1853. — Voir aussi l'ouvrage du même auteur, intitulé : *Bidrag til Sveriges medicinska Topographi och Statistik.* Stockholm, 1853.

que dans les arrondissements d'Upland et de Schonen. Il est difficile de dire, dans l'état actuel de la science, quelle est l'influence des lieux élevés sur les scrofules : leur extrême rareté a été signalée en Suisse, dans le Davos-Thal, situé à 4 600 pieds au-dessus du niveau de la mer, dans le pays des Grisons. En ce qui regarde le rapport des scrofules avec la phthisie, on constate la fréquence des deux affections aux Antilles, leur rareté dans la province de Madras, leur absence simultanée en Islande, aux Feroë, dans le nord de la Suède au delà du 63e degré de latitude nord (1), enfin dans les steppes des Kirghis, près d'Orenbourg (2). Dans quelques circonstances, les affections scrofuleuses seules manquent, mais la phthisie se rencontre. M. Philipps a fait, le 18 mai 1846, à la Société de statistique de Londres, une communication relative à la fréquence des scrofules dans plusieurs contrées ; voici les principaux passages (3) : Sur 133 721 enfants examinés dans divers districts de l'Angleterre, 33 271, ou plus de 24 sur 100, présentaient des marques certaines de scrofule ; mais elles n'étaient appréciables à la vue que chez 4 127. Sur 255 297 individus traités dans les hôpitaux ou dans les dispensaires, 3 187, ou 1,2 sur 100, étaient signalés comme scrofuleux. Sur 95 586 jeunes hommes qui se sont présentés à la visite des bureaux de recrutement de l'armée, 800, ou 1 sur 100, ont été refusés pour cause de scrofule. En 1840, M. Baly a examiné 1052 détenus de la prison de Millbank ; 14, soit 13,3 sur 1000, étaient atteints de scrofules. En 1844, sur 3 249 détenus du sexe masculin, il en trouva 44, soit 13,5 sur 100. A Lisbonne, le docteur Rozas a constaté dans la maison des Orphelins 279 scrofuleux sur 800 enfants examinés, soit 35 sur 100. A Amsterdam, le nombre des scrofuleux était de 209 sur 395 enfants de l'asile des Orphelins, ou 42 sur 100. Parmi les orphelins de Munich, cette proportion était des deux tiers, à Berlin, de 53 pour 100, ou 185 sur 353 ; à

(1) Voy. Schleiner, Panum, et Magnus Huss, *loc. cit.*

(2) Les Kirghis ou Kaisaks, peuple du Turkestan, sont divisés en trois hordes : la grande, dans les steppes au sud et à l'est de l'Oural, entre la mer Caspienne et celle d'Aral ; la moyenne, au nord de la mer d'Aral et à l'est de la suivante ; la petite, au delà de la mer d'Aral, sur le Djihoun. Chaque horde est elle-même subdivisée en tribus de 3 à 5000 tentes, et régie chacune par un sultan. Les Kirghis sont pasteurs et chasseurs. Ils professent l'islamisme. Ceux de la petite et de la moyenne horde sont sujets russes depuis 1731 ; ceux de la grande horde ne le sont que depuis 1819 ; encore y en a-t-il une partie nominalement soumise à la Chine, et qui de fait est indépendante. Ces derniers errent aux environs du lac Balkachi et du lac Dzaïssang.

(3) *The prevalence and alledged increase of scrofula.*

Saint-Pétersbourg de 343 sur 840, ou près de 41 pour 100. Sur 15515 enfants trouvés de l'hospice Impérial de Moscou, 1294 présentent des traces visibles de scrofule. A Boston (États-Unis), sur 146 enfants examinés, 106, ou 70 pour 100, étaient scrofuleux. A Beyrout, au Caire, à Alexandrie et en Grèce, sur 607 enfants, 132, ou plus de 21 sur 100. A Calcutta, le docteur Stewart a trouvé 300 scrofuleux dans une école de 504 enfants indigènes. A Madère, sur 405 enfants, 60.

Pour la France en particulier, les comptes rendus du ministère de la guerre sur le recrutement de l'armée fournissent les renseignements suivants. Pendant la période de 1831 à 1853 inclusivement, sur un total de 4 036 372 jeunes gens examinés, il a été prononcé par les conseils de révision 40 065 exemptions pour cause de scrofules, soit, en moyenne, 992 sur 100 000 examinés. Pendant la même période, la proportion des exemptions se présente ainsi pour chaque année en particulier :

Années.	Exemptés.	Années.	Exemptés.
1831	1008	1843	1134
1832	925	1844	1056
1833	737	1845	1114
1834	734	1846	1085
1835	961	1847	1106
1836	991	1848	962
1837	868	1849	1021
1838	1024	1850	999
1839	1066	1851	916
1840	966	1852	1112
1841	1065	1853	916
1842	1114		

On voit qu'à dater de 1838 le nombre proportionnel des exemptions, qui, depuis 1832, variait de 734 à 991 sur 100 000 examinés, subit tout à coup un certain accroissement, lequel cependant ne dénote pas rigoureusement une augmentation du nombre de scrofuleux en France, car il pourrait exprimer simplement le résultat d'un recrutement fait avec plus de sévérité. Quoi qu'il en soit, on peut dire, d'après l'ensemble de ces documents, que, dans la population masculine de la France âgée de 20 ans, on rencontre 1 scrofuleux sur 100 individus. Le tableau suivant résume la proportion des exemptions dans chacun des départements pendant la période de 1837 à 1849 inclusivement :

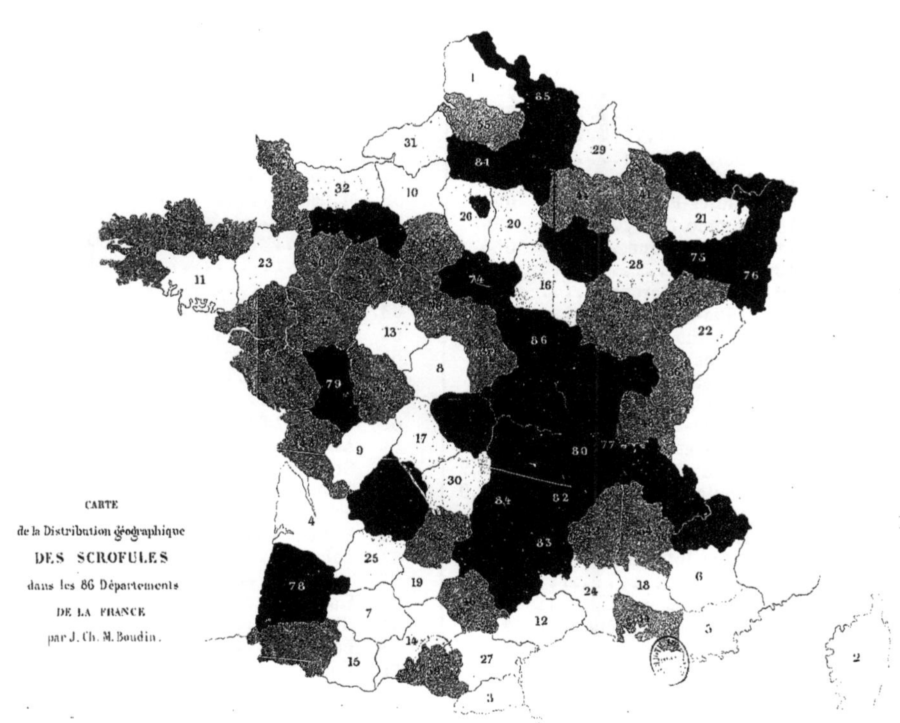
CARTE
de la Distribution géographique
DES SCROFULES
dans les 86 Départements
DE LA FRANCE
par J. Ch. M. Boudin.

Exemptions pour scrofules. — Proportion sur 100000 examinés.

Numéros d'ordre.	Départements.		Numéros d'ordre.	Départements.	
1	Pas-de-Calais........	118	44	Marne..............	855
2	Corse..............	452	45	Côte-d'Or...........	866
3	Pyrénées-Orientales...	460	46	Tarn...............	886
4	Gironde............	484	47	Maine-et-Loire......	887
5	Vendée............	506	48	Ain................	902
6	Basses-Alpes.........	523	49	Finistère...........	905
7	Gers...............	572	50	Yonne..............	909
8	Indre..............	591	51	Eure-et-Loir........	928
9	Charente...........	598,5	52	Lot................	930
10	Eure...............	598,9	53	Vienne.............	931
11	Morbihan...........	605	54	Drôme..............	958
12	Hérault............	623	55	Var................	959
13	Indre-et-Loire.......	629	56	Loir-et-Cher........	968
14	Haute-Garonne.......	650	57	Basses-Pyrénées......	978
15	Hautes-Pyrénées......	653	58	Manche.............	984
16	Somme.............	656	59	Ariége.............	990
17	Haute-Vienne........	663	60	Allier.............	1000
18	Vaucluse...........	669	61	Isère..............	1004
19	Tarn-et-Garonne.....	687	62	Creuse.............	1006
20	Seine-et-Marne.......	693	63	Bas-Rhin...........	1018
21	Meurthe............	699	64	Dordogne...........	1023
22	Doubs..............	704	65	Saône-et-Loire.......	1027
23	Ille-et-Vilaine.......	711	66	Moselle............	1047
24	Gard...............	718	67	Seine..............	1076
25	Lot-et-Garonne......	760	68	Puy-de-Dôme.......	1097
26	Seine-et-Oise........	761	69	Aisne..............	1112
27	Aude..............	770,2	70	Orne...............	1114
28	Haute-Marne........	770,9	71	Aube...............	1140
29	Ardennes...........	784	72	Aveyron............	1153
30	Corrèze............	786	73	Hautes-Alpes........	1158
31	Seine-Inférieure......	794	74	Loiret.............	1309
32	Calvados...........	796	75	Vosges.............	1315
33	Haute-Saône........	800	76	Haut-Rhin..........	1485
34	Bouches-du-Rhône....	806	77	Rhône..............	1512
35	Sarthe.............	819	78	Landes.............	1591
36	Jura...............	824	79	Deux-Sèvres.........	1689
37	Cher...............	826	80	Loire..............	1720
38	Loire-Inférieure......	828	81	Oise...............	1809
39	Côtes-du-Nord.......	832	82	Haute-Loire.........	1999
40	Mayenne...........	838	83	Lozère.............	2051
41	Meuse.............	848	84	Cantal.............	2683
42	Ardèche............	849	85	Nord...............	2809
43	Charente-Inférieure..	852	86	Nièvre.............	2901

Ainsi, le minimum des exemptions est au maximum comme 118 : 2 901 ; en d'autres termes, les affections scrofuleuses se montrent 23 fois plus nombreuses dans la Nièvre que dans le Pas-de-Calais. Nous devons noter aussi le brusque passage du minimum des exemptions 118 (sur 100000 examinés) à 452.

Pour mieux mettre en lumière la répartition géographique des scrofules dans l'ensemble du territoire de la France, nous donnons la carte ci-jointe dans laquelle les 86 départements sont disposés en cinq séries, distinguées par des teintes de plus en plus foncées, à mesure que l'affection scrofuleuse devient plus fréquente. Le chiffre placé au centre de chaque département indique le numéro d'ordre du tableau ci-dessus. Les cinq séries sont ainsi constituées :

1re série,	10	départements, comptant	de 118 à 600	exemptions.
2e —	22	—	de 600 à 800	—
3e —	27	—	de 800 à 1000	—
4e —	14	—	de 1000 à 1158	—
5e —	13	—	de 1309 à 2901	—
Total..	86			

Malgré l'irrégularité de la distribution géographique des scrofules, la carte fait néanmoins ressortir certains groupes qui méritent d'être notés. Ainsi l'on remarque un groupe de maxima composé de 6 départements qui se suivent sans interruption du N.-E. au S.-O, et qui comptent de 1153 à 2683 exemptions sur 100 000 examinés. Ces départements sont : le Rhône, la Loire, la Haute-Loire, le Cantal, la Lozère et l'Aveyron. Les scrofules ont atteint leur plus haute expression dans la Nièvre. Un groupe de minima est représenté par les départements qui forment le littoral de la Méditerranée. Enfin, immédiatement à côté du département du Pas-de-Calais, qui a le numéro 1 dans le classement, et qui ne compte que 118 scrofuleux sur 100 000 examinés, on voit le département du Nord qui a le numéro 85 et dont la proportion des scrofuleux est 2 809. La comparaison de la carte des scrofules avec celle des maladies de poitrine est loin de révéler le parallélisme géographique des deux affections, et l'on comprend l'importance de cette remarque au point de vue de l'étiologie. Ainsi, par exemple, le Pas-de-Calais, qui, pour les scrofules, a le numéro 1, prend pour les maladies de poitrine le numéro 85. Des contrastes analogues se font encore remarquer dans d'autres départements; nous nous bornerons à en citer quelques-uns :

Départements.	NUMÉROS D'ORDRE. Pour les maladies de poitrine.	Pour les scrofules.
Pas-de-Calais	85	1
Corse	78	2
Pyrénées-Orientales	42	3
Haute-Saône	5	33

Départements.	NUMÉROS D'ORDRE. Pour les maladies de poitrine.	Pour les scrofules.
Mayenne	2	40
Finistère	3	49
Dordogne	7	64
Aisne	9	69
Vosges	6	75
Lozère	8	83

Toutefois, ce qui prouve que le parallélisme des deux affections n'est point impossible, c'est l'analogie de classement d'un certain nombre de départements dont voici quelques exemples :

Départements.	NUMÉROS D'ORDRE. Pour maladies de poitrine.	Pour scrofules.
Nord	86	85
Deux-Sèvres	83	79
Seine	60	67
Manche	57	58
Vienne	55	53

Les affections scrofuleuses, dont la géographie médicale démontre l'inégale distribution à la surface du globe, sont-elles de nature à se modifier d'une manière favorable par un changement de climat ? Il est permis de le supposer, mais cette opinion manque jusqu'ici d'une démonstration scientifique. Pour 2 357 personnes atteintes d'affections scrofuleuses, qui ont fait usage de diverses eaux minérales, M. Herpin a trouvé les résultats ainsi répartis (1) :

	SUR 100 MALADES. Guérisons.	Améliorations.
Eaux chlorosulfatées (Bourbonne, Balaruc-Mer)	27,46	50,43
Eaux chlorocarbonatées (Wiesbaden, Bourbon-l'Archambault	23,77	50,43
Eaux chlorurées (en général)	25,61	57,57
Eaux sulfur. (Baréges, Luchon, Ax, Uriage, Eaux-Chaudes, Bagnols)	22,97	47,06
Eaux carbochlorurées (Mont-Dor)	18,75	40,09
Eaux légères (Néris, Bains)	1,50	46,00

Ces résultats reposent peut-être sur une base trop fragile pour pouvoir constituer un argument scientifique sérieux en faveur de l'action thérapeutique des eaux minérales.

(1) J. Ch. Herpin, de Metz, *Étud. méd. scientif. et statist. sur les principales sources d'eaux minérales en France.* Paris, 1855, p. 357.

CHAPITRE LVIII.

DU SENKI.

Cette affection est endémique au Japon parmi les indigènes ; les étrangers en sont quelquefois attaqués après un court séjour dans l'île. Elle s'annonce par des douleurs abdominales et des spasmes, et produit un sentiment de suffocation par la tension qu'elle fait éprouver depuis la région pubienne jusqu'aux fausses côtes et à l'appendice sternal. Après la disparition du senki, on voit se manifester des tumeurs sur diverses parties du corps. Chez les hommes, elle produit un engorgement très prononcé des sourcils ; chez les femmes, elle forme aux grandes lèvres un amas considérable de gros tubercules. Au reste, ces tumeurs sont elles-mêmes endémiques au Japon, et elles s'y observent aussi sans être le produit d'accidents abdominaux (1).

CHAPITRE LIX.

DU SIBBENS D'ÉCOSSE (2).

Il règne ou il a régné autrefois en Écosse, et notamment dans les comtés d'Ayr, de Galloway et de Dumfries, une maladie spéciale, offrant des analogies avec le pian, et décrite par les auteurs sous le nom de *sibbens* ou *sirvens*. Cette affection offre plusieurs formes. « Quelquefois, dit Gilchrist, on remarque une inflammation du voile du palais, accompagnée ou non d'ulcérations et d'aphthes de la muqueuse buccale, d'une végétation charnue comparable à une framboise. » Une autre forme de la maladie est celle de l'ulcération destructive qui peut produire la perte complète du voile du palais, et la mort par inanition des enfants à la mamelle, la déglutition étant devenue impossible. D'autres fois le sibbens se montre à la peau et sous des apparences différentes. Tantôt toute la surface du corps est tachetée et nuancée de teintes cuivreuses ou d'un rouge sale. D'autres fois on remarque des groupes de pustules sur lesquelles s'opèrent plusieurs desquama-

(1) Kæmpfer, *Amœnitatum exoticarum politico-physico-medicarum*, 1712, in-4°, p. 552.

(2) Gilchrist, *An account of an infectious distemper prevailing in many places* (*Physical and liter. Ess. of Edinb.*, 1754).

tions successives de l'épiderme. Des éruptions croûteuses dans le cuir chevelu, sur le front, à la face interne des cuisses, etc., sont accompagnées de petites duretés dans l'épaisseur de la peau et d'un sentiment de démangeaison désagréable. D'autres fois on voit, spécialement sur les bras, les épaules, la face, les jambes et les pieds, des tumeurs semblables à des furoncles, donnant lieu à des ulcères qui perforent toute l'épaisseur de la peau et dénudant les muscles qu'ils corrodent quelquefois. Il est une dernière apparence de la maladie, celle de tumeurs framboisées, molles et spongieuses (d'où le nom de *sibbens* ou *sirvens* qui signifie *frambœsia*), laquelle ne paraît pas exister dans toutes les localités où d'autres formes de cette maladie s'observent (1).

CHAPITRE LX.

DE LA SPEDALSKHED, DU MAL DE CRIMÉE ET DU MAL ROUGE DE CAYENNE.

La spedalskhed, qui n'est autre chose que l'éléphantiasis des Grecs, règne à l'état endémique sur la côte occidentale de la Norwége, depuis le 60e jusqu'au 70e degré de latitude boréale ; en deçà et au delà de cette limite, la spedalskhed ne se rencontre plus qu'à l'état sporadique ; elle est rare dans l'intérieur des terres. En 1846, le nombre des habitants de la Norwége atteints de cette affection était de 1122, mais leur proportion variait selon les provinces. Ainsi, on comptait, à l'époque dont il s'agit, 1 malade :

Dans l'arrondissement	septentrional de Trondjem, sur	1530	habitants.
—	de Finmarken	1391	—
—	méridional de Trondjem	968	—
—	de Stavanger	871	—
—	de Nordland	582	—
—	méridional de Bergen	508	—
—	septentrional de Bergen	272	—

Dans quelques localités situées près de la mer, la maladie acquiert des proportions affligeantes : ainsi, dans la petite commune d'Askevold, on compte 42 malades sur 3993 habitants, ou 1 sur 95 (2).

(1) P. Rayer, *Traité des maladies de la peau*, t. III, p. 866.

(2) Danielssen et Boeck, *Traité de la spedalskhed*, avec un atlas de 24 planches coloriées. Paris, 1848, p. 23, 93, 185, 193, 372.

Mal de Crimée, ou mal taurique. — Pallas, Gmelin et de Martius ont décrit, sous ce nom, une maladie très répandue parmi les habitants de la Crimée où elle aurait été importée par les troupes russes qui avaient fait la guerre en Perse. Selon Martius, cette affection, avec ou sans fièvre, s'annonce par un grand nombre de taches livides ou de tubercules plats, indolents, sur la face, sur le tronc ou sur les extrémités, principalement sur le côté radial du carpe. L'année suivante, les taches augmentent en nombre et en dimension, deviennent d'une couleur brune ou noirâtre; toutes les parties du corps, hors la peau des mains et les plis des articulations, peuvent être envahies par ces taches; à cette période, les taches sont non douloureuses, quelquefois la voix est rauque et le malade abattu. Dans la troisième année, il survient sur les points affectés de la peau un sentiment de démangeaison semblable à celui que cause la morsure des fourmis. Les tubercules se transforment en tumeurs aplaties, dont quelques-unes sont indolentes, tandis que d'autres sont le siége d'un prurit intolérable. La forme du corps et du visage est altérée, la face se gonfle, les glandes lymphatiques se tuméfient. Dans la quatrième année, il survient des douleurs intenses dans les membres, et surtout dans les articulations; le sommeil et l'appétit commencent à se perdre; les forces diminuent, les taches et les tumeurs prennent une teinte rouge brun, deviennent dures, rudes, et se couvrent de squames. On observe des duretés comme squirrheuses sous la peau de la face, des membres et sous la langue. Dans la cinquième année, les tumeurs commencent à se rompre et produisent, surtout aux pieds, des ulcères de mauvais caractère qui rendent une sanie fétide ou sont couverts de croûtes épaisses. On a vu ces ulcères déterminer successivement la chute de toutes les phalanges des doigts. Tourmentés par un sentiment de brûlure insupportable sur d'autres points, les malades, en se grattant, donnent lieu à des ulcères souvent plus étendus que les premiers. Dans la sixième année, les joues, les lèvres, le palais et la langue sont corrodés par des ulcères qui se forment quelquefois aussi dans l'intérieur du nez, dans la gorge et dans la trachée; on observe l'alopécie et la déformation des ongles; les affections des organes internes se prononcent de plus en plus et déterminent enfin la mort (1).

Mal rouge de Cayenne (2). — Sous ce nom, Bajon et Bergeron ont décrit une affection, commune à Cayenne, qui commence par des taches

(1) De Martius, *De lepra taurica specimen medico-practicum*. Lipsiæ, 1806.

(2) Dazille, *Observ. sur les maladies des nègres*. In-8, Paris, 1742, t. I, p. 300. — Bajon, *Mémoires pour servir à l'histoire de Cayenne et de la Guyane française*.

rouges, jaunes; ces taches, qui sont d'une insensibilité complète sur la face, les oreilles, le cou, et sur le corps entier; elles disparaissent presque aussitôt qu'elles se montrent; l'épiderme se détache, et elles se couvrent d'une sorte de farine; l'urine est trouble et presque oléagineuse; la peau de la face et les oreilles deviennent épaisses et les lèvres augmentent de volume; il survient en même temps des éruptions pustuleuses qui dégénèrent bientôt en ulcères hideux, fétides, d'un rouge obscur et couverts de fongosités; dans la dernière période de la maladie, une carie qui marche avec rapidité, ramollit les os et les change en une substance charnue. Les Européens sont ordinairement affectés de cette maladie à un moindre degré, c'est-à-dire qu'ils n'ont ni les ulcères ni la carie.

CHAPITRE LXI.

DE LA SUETTE.

La suette paraît n'avoir été observée jusqu'ici qu'entre le 43e et le 59e degré de latitude nord, et les localités humides et ombragées semblent favoriser son développement. En France, elle a été observée particulièrement en Picardie, dans le Languedoc, en Normandie, dans le Berry, l'Alsace. Elle sévit ordinairement d'une manière épidémique. Les épidémies de Londres (1486, 1506, 1507, 1528), de Beauvais (1750), d'Hardevilliers (1773), etc., ont offert de notables différences sous le rapport de leur durée et de leur gravité. En 1821, le théâtre de l'épidémie, borné presque de toutes parts par des forêts, formait un plan incliné du nord-ouest au sud-ouest, direction dans laquelle l'épidémie se propagea. L'élévation de la température, une surcharge électrique de l'atmosphère, ont quelquefois précédé l'apparition de la maladie. Elle est endémique dans quelques localités; elle peut être sporadique dans les lieux où elle a régné épidémiquement; elle n'a jamais régné à Paris, où elle est peu connue. D'après M. Menière, plusieurs personnes qui avaient été atteintes de l'épidémie en 1821, en ont été frappées de nouveau et en sont mortes dans l'épidémie de 1832. Dans l'épidémie de 1821, la plus grande mortalité fut observée chez des individus âgés

Paris, 1777-1778, in-8, 2 vol. — *Rapport des commissaires de la Société royale de médecine sur le mal rouge de Cayenne ou éléphantiasis*, in-8, Paris, 1786. — Bergeron, *Mal rouge observé à Cayenne* (Diss. inaug.). Paris, 1823. — P. Rayer, *Traité théor. et prat. des maladies de la peau*, t. III, p. 848.

de trente-deux, vingt-quatre et vingt-six ans; chez les hommes, la mortalité a été de 1 sur 13,3, et elle ne s'est élevée chez les femmes qu'à 1 sur 28,7. Les chances de mort furent plus considérables au début et à la fin de l'épidémie qu'au summum de son développement. La mort frappa spécialement certaines professions, les matelassiers, les boulangers, les postillons et les maréchaux ferrants. La mortalité fut très inégale dans les diverses communes ; la proportion des morts aux malades fut de 1 sur 2 à la Chapelle, tandis qu'elle ne fut que de 1 sur 118 à Neuilly-en-Thelle (1).

La première épidémie de suette éclata en Angleterre immédiatement après la bataille de Bosworth (2), et la maladie, paraissant suivre l'armée victorieuse, se dirigea de l'est à l'ouest, du pays de Galles vers Londres, où elle se déclara le 21 septembre (3). Une seconde épidémie, moins meurtrière que la première, se manifesta en Angleterre en 1507 ; la troisième, qui eut lieu en 1518, offrit cette circonstance particulière, que les Irlandais et les Écossais en furent complétement épargnés, alors que les Anglais, au dire des historiens du temps, en étaient frappés à Calais, en Flandre et même en Espagne (4). Une quatrième épidémie éclata en 1529; cette fois la maladie quitta l'Angleterre pour envahir l'Europe continentale dans une direction prononcée du nord-ouest au sud-est. Les pays atteints furent le Danemarck, la Suède, la Prusse, la Pologne, la Russie, l'Autriche et la Suisse (5). Enfin, une cinquième et dernière épidémie se manifesta en

(1) P. Rayer, *Traité théor. et prat. des maladies de la peau*, t. I, p. 473.

(2) Livrée le 22 août 1486.

(3) *Grafton's chronicles, or history of England, from the year* 1189 *to* 1558. London, 1809, in-4°, t. II, p. 147-155.

(4) « And it so folowed the Englishmen, that such merchants of England, as were in Flounders and Spaine, and other countries beyond the sea, were visited therewithall, and no other nation infected therewith. » (Caius, p. 30.)

(5) On trouve les épidémies de 1525 à 1530 signalées par Fernel dans le passage suivant : « His finitimæ et quidam similitudine conjunctæ sunt febres sudorificæ, » quæ insolentes magno terrore in omnem inferiorem Germaniam, in Galliam » Belgicam et in Britanniam, ab anno Christi 1525 in annum 1530, autumno » potissimum pervagatæ sunt. Ut primum lues hæc in civitatem quamdam invaserat, » derepente supra trecentos aut quingentos in dies corripiebat, dum hinc alio » commigrasset. Perculsi mox, quasi essent languore dissoluti, animi defectione » corruebant, occumbentesque perpetuo sudore diffluebant, cum febre, cum pulsu » crebro, celeri et inæquali, neque sudori modus erat ante morbi solutionem. » Solvebatur autem uno aut summum altero die, quanquam liberati diu postea » languebant. Omnibus cordis palpitatio conquisita, alios quidem duos tresve » annos, alios omnem vitam comitata. Initio multos sustulit, quum nondum illius

Angleterre en 1551, ayant son point de départ à Shrewsbury (1). Les historiens ont insisté sur l'immunité des enfants et des vieillards (2). La méthode sudatoire était presque seule employée, et on allait jusqu'à coudre les draps de lit des malades (3).

L'examen comparatif des diverses épidémies de suette anglaise et de suette picarde porte à croire qu'il s'agit au fond de la même maladie, ne différant que par le degré d'intensité. L'absence et la présence de l'éruption miliaire, dit M. J. Guérin (4), d'une importance abusive au point de vue nosologique, disparaît devant cette considération étiologique que, dans le premier cas, l'intoxication est telle, qu'elle foudroie pour ainsi dire les malades et prévient toute réaction de l'organisme, tandis que, dans le second, elle laisse à l'action éliminatoire de la peau le temps et le moyen de se manifester, comme elle le fait dans toutes les affections fébriles éruptives. Une étude attentive des cas de suette anglaise, dans lesquels un amoindrissement de l'action toxique a permis au cortége des symptômes de se produire, semble montrer que la plupart d'entre eux n'étaient qu'une manifestation exagérée de ceux qu'on retrouve dans les cas les plus accentués de la suette picarde. Les taches rouges qui précèdent l'éruption miliaire, les symptômes de constriction gastrique et de strangulation, les phénomènes nerveux les plus intenses, ont été fréquemment observés dans la suette anglaise. Par contre, l'extrême rapidité de la mort, survenue en deux ou trois heures, l'absence de l'éruption miliaire et même de la sueur, ont, dans quelques cas de suette picarde ou périgourdine, nivelé toute différence.

Pour M. Rayer, la suette doit être rangée au nombre des maladies réputées contagieuses; selon M. Gaillard (de Poitiers), il est sans exemple que la suette se soit transmise par voie de contagion. M. Parrot (de Périgueux), après s'être inoculé la maladie et l'avoir fait reconnaître par les yeux les

» vis erat percepta ; at postea admodum paucos, ubi exercitatione et usu deprehensum est, eosque sudores exciperent prolicerentque et se cardiacis munirent, » omnes restitui. » (*Fernelius, de abdit. rerum causis*, lib. II, c. 12.)

(1) J.-F.-C. Hecker, *Der Englische Schweiss*. Berlin, 1834, p. 132; 2° H. Hæser, *Lehrbuch der Geschichte der Medicin*. Jena, 1845, t. I, p. 328.

(2) *Junge und alte Leut seyn freyer davon gewesen dann andere.* (Wierus.)

(3) Straphorstius (*Hist. eccles. hamburgensis diplomat.*, Hambourg, 1724 à 1729, t. I, p. 83) s'exprime ainsi : « Wenn das versehen würde, dat se de Hände » oder Vothen uth der Decken steckende, so waren se dodt und schwart,... und » stuncken so, dat man se fort tho der Erden bestaten muste. »

(4) Voir le rapport lu à l'Acad. de méd. le 9 septembre 1853. (*Mém. de l'Acad. imp. de méd.* Paris, t. XVII, p. 1.

moins exercés, préfère le doute ; pour lui, les éléments capables d'éclairer la question de la contagion sont trop insuffisants ou trop contradictoires pour que l'on puisse résoudre le problème dans un sens plutôt que dans un autre. M. Foucart nie la contagion proprement dite, pour admettre la transmission infectieuse. M. Neucourt voudrait qu'on créât un mot pour exprimer quelque chose qui ne fût ni la contagion ni l'épidémicité absolues. Suivant M. Caillat, un long séjour au milieu des pays où la suette s'est montrée serait nécessaire pour rendre apte à contracter cette maladie. Il dit avoir vu un très grand nombre d'étrangers demeurer plusieurs semaines, plusieurs mois au milieu des populations envahies par l'épidémie, et rester tous complétement inaccessibles à ses atteintes. « J'ai donné mes soins, dit ce médecin, à plusieurs familles habitant la campagne dans la belle saison et Paris l'hiver ; elles avaient un personnel nombreux d'employés et de domestiques. Chacune de ces familles a eu bon nombre de malades parmi les employés à poste fixe, dans leur maison de campagne, tandis qu'*aucun* des domestiques n'a payé ce tribut à la maladie. » Sur 600 malades traités par M. Caillat, aucun n'était étranger au pays. M. Caillat n'a pas rencontré de malades au-dessous de 10 ans, ni au-dessus de 60 ans. Pour M. Foucart, la suette est une affection septique ; la rapidité de la putréfaction après la mort serait telle, qu'au bout de sept ou huit heures il est impossible de rester dans la chambre où gît le cadavre. Il a fallu, dans toutes les localités où a sévi la maladie, renoncer à présenter les morts à l'église, et les autorités ont dû abréger de plus de moitié les délais légaux pour les inhumations.

M. Dubun (de Peyrelongue) insiste sur les funestes effets des pertes de sang, pour préconiser l'émétique. Dans l'épidémie où M. Parrot (de Périgueux) a cru reconnaître le génie pernicieux rémittent et guérissait avec le sulfate de quinine (1), M. Gaillard (de Poitiers) n'admettait pas plus de rémittence à la maladie que d'efficacité à la méthode ; et dans la même épidémie de Poitiers, presque sur les mêmes malades, MM. Caillard et Loreau obtenaient, avec les émétiques, des résultats complétement opposés. Entre les mains du premier, ils tuaient ; ils guérissaient presque à coup sûr entre les mains du second. La même divergence existe entre les médecins qui ont observé l'épidémie de 1849. Sur plus de 600 cas traités principalement par la saignée, M. Caillat affirme n'avoir perdu aucun malade. M. Neucourt (de Verdun) déclare, au contraire, qu'entre

(1) *Histoire de l'épidémie de suette miliaire qui a régné dans la Dordogne* (*Mém. de l'Acad, de méd.* Paris, 1843, t. X, p. 386 à 473).

ses mains la saignée a été plus nuisible qu'utile ; enfin, M. Foucart dit avoi guéri tous ses malades, au nombre de plus de mille, en les faisant vomir avec l'ipécacuanha. Partant de l'idée que les constitutions robustes étaient atteintes de préférence, quelques médecins avaient conseillé la saignée comme préservatif de la suette ; mais l'expérience n'a que trop prouvé l'inanité de cette induction. Selon M. Foucart, jamais un sujet prophylactiquement saigné n'a été épargné par la maladie ; et toujours, chez tous, la maladie a été plus grave, sinon mortelle. Ce médecin cite entre autres quatre jeunes gens, forts, vigoureux, qui s'étaient fait faire le matin même des saignées de précaution ; ils furent pris de la maladie quelques heures après, et ils éprouvèrent des accidents beaucoup plus graves que les malades non saignés. Il cite encore le cas d'un gendarme en bonne santé qui, s'étant fait faire une saignée de précaution, succomba le lendemain, après vingt-quatre heures d'une suette des plus intenses. Des cas de ce genre avaient déjà été observés dans des épidémies antérieures. M. Foucart affirme que la plupart des malades qu'il a vus mourir de la suette avaient été saignés. Il cite, entre autres, l'exemple d'un petit village de la Somme, la commune de Gugny, où la mortalité fut très forte, 35 morts sur 382 malades, pour lesquels la commune avait dépensé la somme de 500 fr. de sangsues, sans compter les saignées générales. En second lieu, les malades qui avaient perdu du sang étaient généralement pris d'accidents plus graves ; quelques-uns même passaient d'un état de suette bénigne à un état déplorable, caractérisé souvent par l'étouffement, la constriction épigastrique, des accidents nerveux formidables, et même un délire effrayant (1).

CHAPITRE LXII.

DE LA SURDI-MUTITÉ.

Cette infirmité est très inégalement répartie dans les diverses contrées du globe. D'après M. Hain (2), voici quelle serait la proportion des sourds-muets sur 10 000 habitants :

Bavière, 1840	6	Suisse, cantons de Zurich et Waadt	10
Prusse, 1837	8	Suisse, Bâle	18
Saxe (royaume)	6	Suisse, Argau	25
Saxe-Weymar	7	Suisse, Berne	28

(1) J. Guérin, *Rapport à l'Acad. de méd.*, *loc. cit.*

(2) *Statist. des OEsterreich. Kaiserstaates*, t. I, p. 316.

Quelle peut être la cause de cette répartition inégale? Jusqu'ici la science manque de faits positifs capables de résoudre le problème. On peut admettre cependant que la surdi-mutité congénitale a souvent pour cause le mariage entre parents. « Quelle loi dans la nature entière, dit le comte de Maistre (1), est plus évidente que celle qui a statué que tout ce qui germe dans l'univers désire un sol étranger? La graine se développe à regret sur ce même sol qui porta la tige dont elle descend : il faut semer sur la montagne le blé de la plaine, et dans la plaine celui de la montagne; de tous côtés on appelle la semence lointaine. La loi dans le règne animal devient plus frappante; aussi tous les législateurs lui rendaient hommage par des prohibitions plus ou moins étendues. Chez les nations dégénérées qui s'oublièrent jusqu'à permettre le mariage entre des frères et des sœurs, ces unions infâmes produisirent des monstres. La loi chrétienne, dont l'un des caractères les plus distinctifs est de s'emparer de toutes les idées générales pour les réunir et les perfectionner, étendit beaucoup les prohibitions; s'il y eut quelquefois de l'excès dans ce genre, c'était l'excès du bien, et jamais les canons n'égalèrent sur ce point la sévérité des lois chinoises (2). Dans l'ordre matériel les animaux sont nos maîtres. Par quel aveuglement déplorable l'homme qui dépensera une somme énorme pour unir, par exemple, le cheval d'Arabie à la cavale normande, se donnera-t-il néanmoins, sans la moindre difficulté, une épouse de son sang? »

FRANCE. — D'après le recensement fait en 1851, on compterait en France 29512 sourds et muets, soit 82 sur 100000 habitants. Cette proportion s'abaisse à 47 dans le Tarn, et à 40 dans la Seine; elle s'élève à 134 dans le Bas-Rhin, à 145 dans le Haut-Rhin, et à 146 en Corse (3). Il est à regretter que le recensement n'ait point distingué la surdi-mutité de naissance de celle qui est accidentelle. Quant aux comptes rendus du ministère de la guerre sur le recrutement de l'armée, ils n'ont commencé à faire cette importante distinction qu'à dater de l'année 1850. Pendant la période de 1850 à 1853 inclusivement, il a été exempté :

693 jeunes gens pour surdi-mutité de naissance, ou 0,9 sur 1000 examinés;
1092 jeunes gens pour surdi-mutité accidentelle, ou 1,4 sur 1000 examinés.

(1) Du Pape, 12e édit., Lyon et Paris, 1854, p. 202.

(2) « Il n'y a que cent noms à la Chine, et le mariage y est prohibé entre toutes personnes qui portent le même nom, quand même il n'y a plus de parenté. »

(3) Voy. plus haut, t. II, p. 235-237, le tableau des sourds-muets dans les 86 départements de la France.

En supposant ces chiffres exacts, les deux genres de surdi-mutité seraient dans le rapport de 69 : 109 ou de 2 : 3. Les documents que nous allons exposer ont trait aux deux affections réunies, surdité et mutisme. Sur 4 036 372 jeunes gens examinés pendant la période de 1831 à 1853 inclusivement, les conseils de révision ont prononcé 12 304 exemptions pour cause de surdité et de mutisme, ou 348 sur 100 000 examinés. La proportion des exemptions de chaque année est représentée par les nombres ci-après :

Année	Exemptés	Année	Exemptés
Année 1831	483 exemptés.	Année 1843	278 exemptés.
— 1832	441 —	— 1844	311 —
— 1833	420 —	— 1845	268 —
— 1834	338 —	— 1846	291 —
— 1835	291 —	— 1847	375 —
— 1836	301 —	— 1848	313 —
— 1837	303 —	— 1849	321 —
— 1838	321 —	— 1850	256 —
— 1839	301 —	— 1851	254 —
— 1840	315 —	— 1852	228 —
— 1841	296 —	— 1853	229 —
— 1842	270 —		

On voit que la proportion des exemptions a varié de 228 à 483 sur 100 000 examinés. Le tableau ci-après donne pour la surdité et le mutisme la répartition suivante par département.

Exemptions pour surdité et mutisme. — Proportion sur 100 000 examinés.

Numéros d'ordre.	Départements.		Numéros d'ordre.	Départements.	
1	Seine	122	19	Charente-Inférieure	209
2	Var	136	20	Ille-et-Vilaine	211
3	Rhône	155	21	Mayenne	215
4	Vendée	164	22	Gers	223
5	Oise	169	23	Tarn	226
6	Manche	170,2	24	Calvados	230
7	Indre	170,9	25	Aveyron	233
8	Seine-et-Marne	178	26	Haute-Saône	237
9	Meurthe	178,9	27	Puy-de-Dôme	238,7
10	Hérault	181	28	Deux-Sèvres	238,7
11	Basses-Alpes	192	29	Vosges	243
12	Gironde	199	30	Aisne	243
13	Aude	200	31	Vienne	253
14	Doubs	201	32	Ardennes	256,4
15	Cher	202	33	Haute-Marne	256,9
16	Loiret	202	34	Morbihan	261
17	Nièvre	204	35	Maine-et-Loire	263
18	Haute-Vienne	204	36	Vaucluse	264

Numéros d'ordre.	Départements.		Numéros d'ordre.	Départements.	
37	Loir-et-Cher........	269	62	Aube..............	359
38	Sarthe.............	270,6	63	Loire..............	360
39	Creuse.............	270,7	64	Cantal.............	362
40	Charente...........	273,1	65	Corse..............	363
41	Côte-d'Or..........	273,2	66	Pas-de-Calais........	364,2
42	Seine-Inférieure......	279	67	Landes.............	364,8
43	Eure-et-Loir.........	287	68	Haute-Garonne.......	365
44	Moselle............	291	69	Somme.............	366
45	Dordogne...........	293	70	Hautes-Pyrénées.....	371
46	Yonne.............	297	71	Seine-et-Oise........	371
47	Allier..............	300	72	Corrèze............	380
48	Drôme.............	302	73	Tarn-et-Garonne	416
49	Pyrénées-Orientales..	307	74	Jura...............	436
50	Ain...............	308	75	Haute-Loire.........	439
51	Côtes-du-Nord.......	309	76	Hautes-Alpes........	447
52	Ariége.............	309	77	Loire-Inférieure......	460
53	Haut-Rhin..........	322	78	Lot-et-Garonne.......	469
54	Gard..............	326	79	Saône-et-Loire.......	474
55	Nord..............	334	80	Bas-Rhin...........	479
56	Lot...............	341	81	Orne..............	551
57	Basses-Pyrénées......	342	82	Meuse.............	562
58	Isère..............	343	83	Marne.............	592
59	Finistère...........	344	84	Lozère.............	609
60	Ardèche............	351	85	Bouches-du-Rhône....	636
61	Eure..............	355	86	Indre-et-Loire.......	713

On voit combien l'infirmité qui nous occupe est inégalement répartie entre les divers départements, à telles enseignes qu'elle se montre six fois plus fréquente dans l'Indre-et-Loire que dans la Seine. Quelques départements montagneux paraissent offrir la surdité et le mutisme dans une très forte proportion; mais cette règle présente de nombreuses exceptions.

ANGLETERRE, ÉCOSSE ET IRLANDE (1). — La Grande-Bretagne comptait, d'après le recensement de 1851, 12 553 sourds-muets, dont 6 884 hommes et 5 669 femmes; 10 000 appartenaient à l'Angleterre, 10 155 à l'Écosse et 84 aux îles des mers britanniques. Ces chiffres donnent, pour la Grande-Bretagne, 1 infirme sur 1670 habitants; en Angleterre, 1 sur 1738; en Écosse, 1 sur 1340, et dans les îles, 1 sur 1704.

En Irlande, le recensement de 1851 a fourni les résultats suivants (2) :

(1) *Morning Advertiser*, septembre 1854.

(2) *The census of Ireland for the year* 1851, part. III. *Report on the status of disease, presented to both Houses of Parliament by command of Her Majesty*. Dublin, 1854, pages 1 à 39.

	Sexe masculin.	Sexe féminin.
Sourds-muets de naissance	2030	1504
Sourds-muets par accidents	216	203
Sourds-muets par cause incertaine	186	141
Sourds-muets paralytiques { de naissance	193	158
Sourds-muets paralytiques { par accidents	63	53
Totaux	2688	2059
Muets non sourds	85	58
Muets paralytiques	29	19
Muets idiots	97	71
Muets paralytiques et idiots	48	26
Totaux	259	174
Totaux généraux	2947	2233
	5180	

	Population urbaine.	Population rurale.
Sourds et muets de naissance,	1 sur 1872 habit.	1 sur 1517 habit.
Sourds et muets par accidents,	1 sur 119666 —	1 sur 14961 —

Parmi les sourds-muets de naissance, on compte 100 individus du sexe masculin contre 76,6 du sexe féminin ; pour la surdi-mutité acquise, la proportion est de 100 contre 93,3. Pour 3465 sourds-muets de naissance, le recensement a fourni, en ce qui regarde leur nombre par rapport au nombre total des enfants de chaque famille, les résultats ci-après :

NOMBRE D'ENFANTS ATTEINTS DE SURDI-MUTITÉ CONGÉNITALE.

Total du nombre d'enfants par famille.	Un.	Deux.	Trois.	Quatre.	Cinq.	Six.	Sept.	Huit.	Totaux.
Un	121	»	»	»	»	»	»	»	121
Deux	146	8	»	»	»	»	»	»	154
Trois	224	20	8	»	»	»	»	»	252
Quatre	308	35	12	2	»	»	»	»	357
Cinq	338	41	14	1	1	»	»	»	395
Six	364	44	12	7	»	»	»	»	427
Sept	377	43	17	8	2	1	1	»	449
Huit	320	58	22	4	3	1	»	1	409
Neuf	233	27	20	5	1	1	»	»	287
Dix	152	28	9	5	»	»	»	»	194
Onze	93	13	11	3	»	»	»	»	120
Douze	63	5	4	1	1	»	»	»	74
Treize	29	1	1	»	1	1	»	»	32
Quatorze	14	2	1	2	»	»	»	»	19
Quinze	5	2	3	»	»	»	»	»	10
Seize	7	1	1	»	»	»	»	»	9

NOMBRE D'ENFANTS ATTEINTS DE SURDI-MUTITÉ CONGÉNITALE.

Total du nombre d'enfants par famille.	Un.	Deux.	Trois.	Quatre.	Cinq.	Six.	Sept.	Huit.	Totaux.
Dix-sept........	2	»	»	»	»	»	»	»	2
Dix-huit........	1	»	»	»	»	»	»	»	1
Dix-neuf........	1	»	1	»	»	»	»	»	2
Vingt..........	2	1	»	»	»	»	»	»	3
Vingt et un.....	»	1	»	»	»	»	»	»	1
Nombre inconnu.	92	4	1	»	»	»	»	»	97
	2892	334	137	38	9	3	1	1	3415

Voici la signification de ce tableau que nous avons reproduit textuellement : parmi les familles ayant un seul enfant, on a compté 121 fois un seul sourd-muet de naissance. Parmi les familles ayant chacune 2 enfants, on a compté 146 fois 1 sourd-muet, et 8 fois 2 sourds-muets ; dans les familles ayant 6 enfants, il s'est trouvé 364 fois un seul sourd-muet, 44 fois 2, 12 fois 3, et 7 fois 4 sourds-muets, etc.

Parmi les causes de surdi-mutité, le recensement de l'Irlande signale particulièrement : 1° une frayeur éprouvée par la mère pendant la grossesse ; 2° les mariages entre individus consanguins ; 3° une certaine prédisposition héréditaire. 170 sourds-muets avaient pour père et mère des cousins au premier, au second et au troisième degré. En ce qui regarde l'hérédité, voici les renseignements fournis par le recensement (p. 19) :

DU CÔTÉ PATERNEL.

Nombre de muets par famille.	Grand-père.	Grand'-mère.	Grand-oncle.	Grand'-tante.	Père.	Oncles.	Tantes.	Cousins.	Total des parents.
Un.........	1	2	8	3	1	15	6	77	113
Deux........	1	»	2	»	»	6	1	16	26
Trois.......	1	»	1	»	»	4	»	11	17
Quatre......	1	»	1	»	»	1	»	4	7
Cinq........	»	»	»	»	1	»	»	»	1
Total....	4	2	12	3	2	26	7	108	164

DU CÔTÉ MATERNEL.

Nombre de muets par famille.	Grand-père.	Grand'-mère.	Grand-oncle.	Grand'-tante.	Mère.	Oncles.	Tantes.	Cousins.	Total des parents.
Un.........	1	1	7	6	4	13	10	83	125
Deux.......	»	»	1	2	»	3	2	16	24
Trois......	»	»	1	1	»	2	1	10	15
Quatre.....	»	»	»	»	»	1	»	»	1
Cinq.......	»	»	»	»	»	»	»	»	»
Total....	1	1	9	9	4	19	13	109	165

Sur 535 cas de surdi-mutité accidentelle, nous trouvons l'indication des causes ci-après :

Variole	13 fois.	Frayeur	43 fois.
Rougeole	14	Chute d'une certaine hauteur	22
Scarlatine	37	Immersion subite dans l'eau.	5
Fièvre (*sic*)	74	Froid	25

Belgique. — D'après un recensement opéré en 1835, on comptait en Belgique 1746 sourds-muets. Ce chiffre était en 1850 de 1265, moins les provinces de la Flandre-Orientale et du Hainaut, qui n'avaient pas fourni de renseignements. Le recensement de 1835 donnait 963 individus du sexe masculin et 783 du sexe féminin. Les sourds-muets étaient ainsi répartis par provinces :

Anvers	102	Liége	195
Brabant	242	Limbourg	80
Flandre-Occidentale	281	Luxembourg	60
Flandre-Orientale	315	Namur	140
Hainaut	331	Total	1746

Autriche. — Dans la période de 1831 à 1840 on a compté, sur 10000 habitants, les nombres ci-après de sourds-muets :

	Sexe masculin.	Sexe féminin.
Basse-Autriche	9	7
Autriche supérieure et Salzbourg	16	14
Styrie	26	18
Carinthie et Carniole	15	11
Littoral (*Küstenland*)	9	3
Tyrol et Vorarlberg	9	8
Bohême	6	4
Moravie et Silésie	8	6
Gallicie et Bakuwina	9	5
Dalmatie	5	2
Lombardie	12	7
Venise	7	5
Transylvanie	14	10
Frontière militaire	12	8

Sur 100 sourds-muets du sexe féminin, on trouve en moyenne 139 individus du sexe masculin. Selon M. Hain, la moitié seulement des sourds-muets l'étaient de naissance. Une plus grande fréquence de la surdi-mutité a été constatée dans les provinces montagneuses.

BAVIÈRE.—D'après M. de Hermann, la Bavière comptait 1529 sourds-muets du sexe masculin et 1368 du sexe féminin; les 4/5es étaient sourds-muets de naissance.

398	l'étaient devenus avant l'âge de 5 ans.	
79	—	de 5 à 10 ans.
13	—	de 10 à 20 ans.
4	—	de 20 à 30 ans.
2	—	après la 30e année.

SAXE (1). — Lors du recensement, en 1849, le royaume de Saxe comptait :

1 894 431 habitants, parmi lesquels
923 264 individus du sexe masculin,
971 167 individus du sexe féminin.

Au point de vue de l'âge, cette population se décomposait ainsi :

Personnes au-dessous de 14 ans.......	596 010
Personnes au-dessus de 14 ans.......	1 298 421

La population flottante était de 49 217 personnes. Le nombre des sourds-muets était :

Individus du sexe masculin..................	662
Individus du sexe féminin..................	553

PRUSSE. — En 1849, on comptait en Prusse 11 973 sourds-muets, soit 73 sur 100 000 habitants, dont 41 du sexe masculin, 32 du sexe féminin. Mais la répartition de cette infirmité variait d'une manière notable selon les arrondissements. Ainsi, dans celui d'Aix-la-Chapelle, la population des sourds-muets n'est pas de 43 sur 100 000 habitants, tandis qu'il s'élevait à 127 dans celui de Gumbinnen.

AMÉRIQUE, ÉTATS-UNIS.—D'après le recensement de 1850, on comptait aux États-Unis 1 sourd-muet sur :

2057 habitants dans la population blanche (2),
2617 habitants dans la population libre de couleur,
6552 habitants dans la population esclave.

(1) *Journal de la Soc. de statist. de Londres*, t. XV, p. 85.

(2) 9422 sourds-muets sur une population de 19 581 585 habitants blancs. Renseignement fourni par M. J.-C.-G. Kennedy, Esq., surintendant du recensement (*The census of Ireland*. Dublin, 1854, in-f°, p. 32).

CHAPITRE LXIII.

DU TARA DE SIBÉRIE.

Gmelin (1) a désigné ainsi une maladie épidémique contagieuse qui règne ordinairement, aux mois de juin et de juillet, dans la ville de Tara et sur les bords de l'Irtisch en Sibérie. Cette affection s'annonce par des boutons pâles, durs au toucher, qui surviennent en différentes parties du corps. Dans l'espace de quatre à cinq jours, ils acquièrent la grosseur du poing sans changer de couleur ni diminuer de dureté; les malades éprouvent une grande faiblesse, avec soif ardente, perte d'appétit, somnolence, vertige, anxiété précordiale, respiration difficile, haleine fétide, pâleur du visage, douleurs atroces internes, angoisses inexprimables, et, s'il ne survient pas une sueur copieuse, la mort est inévitable du neuvième au onzième jour. Le traitement est ordinairement dirigé par un Cosaque, qui y plonge une aiguille jusqu'à ce que les malades en ressentent de la douleur. Il y applique ensuite du tabac mastiqué et du sel ammoniac qu'il renouvelle trois à quatre fois dans vingt-quatre heures; en six à sept jours la guérison est parfaite. On ne permet d'autres boissons que du quuas chaud, liqueur faite avec du levain ou de la farine fermentée avec de l'eau, ou bien on donne du bouillon de poulet avec du raifort. On interdit le lait, la viande, le poisson et les légumes secs. Gmelin traitait ces tumeurs en les incisant et en y introduisant du précipité rouge de mercure; il faisait prendre intérieurement du mercure doux. Les chevaux paraissent contracter cette maladie (2).

CHAPITRE LXIV.

DE L'ULCÈRE DE MOZAMBIQUE (3).

On désigne ainsi un ulcère spécial, endémique sur la côte de Mozambique et dans l'île de Madagascar, et qui paraît avoir été importé plusieurs

(1) *Reise in Sibirien*, von 1733 *bis* 1743. Gœttingen, 1772, 4 vol. in-8.

(2) P. Rayer, *Traité théor. et prat. des maladies de la peau*, t. III, p. 847.

(3) On donne le nom de côte de Mozambique à la portion du littoral oriental de l'Afrique qui s'étend de 10° à 25° 14' lat. S., en face de l'île de Madagascar.

fois dans l'île de la Réunion, où il a été l'objet d'une étude spéciale de la part de M. Vinson (1). L'ulcère dont il s'agit siége habituellement aux membres inférieurs ; on l'a vu plusieurs fois nécessiter l'amputation et même causer la mort par l'épuisement des malades. « Lors de la dernière importation de l'ulcère dans l'île de la Réunion, en mai 1856, dit M. Vinson, une vieille femme malgache avait deux larges ulcères situés chacun à la face externe de chaque jambe, à un travers de doigt au-dessus de la malléole ; l'ulcère avait envahi toute la jambe, et montait jusqu'à l'union du tiers inférieur du membre avec les deux tiers supérieurs. Cette femme avait importé le mal dans l'établissement, et elle-même en était atteinte depuis Madagascar. Tous les individus atteints de la contagion étaient des Indiens ; les employés blancs étaient préservés. Il était évident (et cela n'échappa à personne) que la matière contagieuse était transportée et transmise par les mouches qui abondaient dans l'établissement, où les retiennent les bœufs de charroi et les mules, toujours en nombre dans les manufactures de sucre. Tous les Indiens qui se blessaient aux jambes, quelque légères que fussent leurs blessures, les voyaient rapidement se transformer en ulcères. Ceux-ci sont de grandes surfaces circulaires, saignantes, blafardes, semées de granulations charnues, relevées sur les bords, déprimées au centre, sécrétant un ichor sanieux, fétide et abondant. On observe ordinairement l'extension rapide de ces ulcères, qui débutent par une petite plaie souvent imperceptible, leur résistance à la médication, leur facilité à se transmettre par contagion. Les ulcères ont le plus souvent une forme ronde, quelquefois ovale ; ils simulent, pour l'aspect fongueux, un vésicatoire ancien, moins la couleur vermeille de ce dernier. Ils sont entourés d'une espèce d'ourlet blanchâtre, plus élevé que leur centre, qui s'abaisse au-dessous du niveau de la peau. Tous les ulcères de cette nature avaient pour siége les jambes, surtout au voisinage des malléoles ; quelques-uns naissaient d'entre les doigts du pied et s'étalaient sur sa face dorsale ; ils n'existaient sur aucune autre partie du corps. Cette affection est remarquable par sa résistance à toute médication ; chez quelques personnes qui paraissaient guéries, les cicatrices étaient noueuses, élevées, irrégulières. Cette guérison n'était cependant point certaine : la plupart de ces ulcères se rouvraient par quelque endroit de la cicatrice, et le mal recommençait de nouveau et avec une violence surprenante. Plusieurs modes de traitement avaient été mis en usage et

(1) Voy. *Union méd.* des 8 et 10 janvier 1857.

notamment les pansements à l'aide de l'acide acétique : on y avait vu l'avantage d'éloigner les *mouches contagieuses*. Chez les sujets atteints, il n'y avait aucune disposition antérieure : c'étaient pour la plupart de beaux hommes, forts, bien nourris et en général assez propres, tous Indiens, particularité intéressante, car cette maladie, qui existe sur la côte de Mozambique et à Madagascar, est inconnue dans l'Inde.

» Le bateau à vapeur *le Mascareigne*, parti de Mozambique pour l'île de la Réunion, avec 366 engagés cafres avait été contraint, pour cause d'avaries, de déposer ses passagers sur une des îles des Séchelles. Deux Cafres atteints d'ulcères contagieux s'étaient glissés dans cette cargaison. Pendant le séjour aux Séchelles, qui ne fut que d'un mois, douze individus furent atteints de cette affection ; les quatorze malades arrivèrent à l'île de la Réunion. L'un des deux Cafres malades depuis Mozambique portait un vaste ulcère, qui occupait les parties antérieure, interne et externe de la cuisse gauche, et qui était limité en bas par le genou, en haut par l'épine iliaque antérieure : la plaie était fétide, plane, d'un aspect légèrement fongueux et verdâtre ; elle avait son ourlet circulaire plus élevé et plus pâle. Quelques fibres musculaires détruites flottaient çà et là dans la plaie. Le sujet était maigre, émacié ; la peau du visage (quoique noire) avait une teinte blafarde ; il avait un tremblement général, distinct du frisson. La température du corps était plus froide que dans l'état normal ; le pouls petit, fréquent, concentré. Le malade se traînait cependant sur ses mains. Dans la nuit même de son arrivée, il succomba à l'étendue de sa plaie, à l'affaiblissement, à l'infection générale. Le second Cafre, atteint depuis Mozambique, avait toute la face dorsale du pied droit envahie par un ulcère qui débordait en dedans, en arrière, et s'étalait en dehors jusqu'à la plante du pied ; chacun des orteils était compris dans cet ulcère ; au talon, la désorganisation des tissus rongés mettait à nu le calcanéum, ainsi que l'insertion du tendon d'Achille. Cette vaste plaie, comme toutes celles du même genre, avait un bord relevé en ourlet blanchâtre, la surface déprimée. Dans la plaie, et à travers des interstices plus excavés, apparaissaient certaines portions des tendons des extenseurs avec leur éclat et dénudés de leur gaîne. L'amputation fut jugée nécessaire comme ressource suprême, mais l'affaiblissement du sujet laissait peu d'espoir de réussite. Ce même malade offrait aussi un ulcère de même nature sur un des angles du sacrum ; une plaie faite en se traînant avait sans doute produit ce deuxième ulcère hors des lieux où il survient habituellement. Les douze autres sujets atteints étaient malades à un moindre degré, et cependant chez quelques-uns l'affection avait progressé avec une rapidité surprenante ; les ulcères avaient acquis de larges surfaces. Toujours situé aux membres pelviens, l'ulcère occupait des lieux différents : c'était à la face dorsale du pied chez les uns, sur un orteil chez les autres ; chez d'autres encore, il était situé à la partie interne du genou ou bien aux malléoles, soit externe, soit interne, enfin à tous les points de l'étendue de la jambe. Il n'existait qu'un ulcère chez la majeure partie des malades ; chez quelques autres, mais rarement, on en rencontrait deux, situés soit au même membre, soit un à chacun d'eux. Il est digne de remarque que, sur trente et une femmes comprises dans cette immigration, aucune ne présentait d'ulcères.

» Cette maladie a été improprement désignée sous le nom de *pian*. Dans sa forme élémentaire, le pian est une affection tuberculeuse qui se termine par suppuration. Dans l'ulcère contagieux, le point initial, lorsqu'il est donné de le saisir, est une simple élevure, au centre de laquelle naît une excoriation légère. Cette petite plaie, insignifiante d'abord, acquiert en quelques jours une étendue considérable. Le premier début échappe souvent au sujet qui rapporte à une blessure inaperçue l'origine de sa maladie. Quelquefois aussi c'est sur une plaie de cette nature, accidentelle et simple, que la matière contagieuse a été déposée. Dès ce moment, la rapidité de l'extension de la plaie et ses caractères indiquent que c'est un ulcère de cette nature. En peu de temps, en effet, la plaie s'étend, et en trois jours elle a pris des dimensions remarquables. On note, dans le pian, une fièvre d'invasion (forme de fièvre éruptive); dans l'ulcère contagieux, la fièvre manque, ou elle n'arrive que lorsque les tissus profonds viennent à être affectés ; l'étendue des désordres donne lieu à des accidents consécutifs graves et inflammatoires auxquels la fièvre se mêle nécessairement. Le pian apparaît sur le front, sur les bras, sur la poitrine, ainsi que l'indiquent les observations des auteurs. L'ulcère contagieux ne se montre communément qu'aux membres pelviens. Le pian présente plusieurs tubercules qui s'ulcèrent et parmi lesquels il existe une ulcération dominante qui prend le nom de *maman-pian*. L'ulcère de Mozambique est presque toujours unique ; quelquefois cependant il existe deux ulcères chez le même individu ; mais ces cas se montrent pour un tiers au plus. Le vrai pian se rencontre à l'île de la Réunion, importé de la côte d'Afrique ou de Madagascar ; mais il diffère de l'ulcère de Mozambique. Ce dernier est éminemment contagieux ; comme pour le pian, il suffit du transport de l'élément contagieux par les mouches, pour le transmettre à un grand nombre d'individus. On a dit pour le pian *mouches pianiques;* on peut dire, pour l'ulcère contagieux, qu'il existe des *mouches contagieuses.* La forme de ce dernier a l'apparence de l'*ulcère pianique* et une grande ressemblance avec le gros pian, le pian blanc ou avec la variété désignée sous le nom de *pian déprimé.* Son aspect est souvent granulé comme dans cette affection. Cependant cet ulcère n'est point précédé d'une éruption générale à laquelle il survit; il n'est suivi d'aucune éruption du même genre. On n'éprouve aucun fâcheux accident de sa suppression dès qu'on peut le guérir. L'ulcère contagieux de Mozambique a une grande analogie avec les grands ulcères syphilitiques; il se comporte de la même manière et présente les mêmes caractères : les bords élevés, le centre déprimé, le fond grisâtre comme pour les mêmes ulcères; le traitement efficace s'effectue par les mêmes agents. Mais chez les sujets frappés de ces ulcères, on ne retrouve aucun indice ancien, récent ou concomitant d'affection vénérienne.

» Cette maladie est originaire de la côte orientale d'Afrique; elle a pénétré de là aux îles Comores, à Madagascar; elle existe aussi chez les Arabes de Zanzibar. A l'île de la Réunion, elle se transmet des Cafres aux Indiens. Ni le sexe ni l'âge ne sont des conditions de préservation : la plupart des malades avaient de douze à trente-cinq ans. A moins que l'ulcère n'existe depuis longtemps, il agit peu d'abord sur la constitution des sujets; l'embonpoint n'est pas diminué, mais bientôt les proportions que prend la plaie, l'abondance de la matière sanieuse qui s'écoule, affaiblissent le malade et le font tomber dans le marasme. La station verticale et la marche deviennent douloureuses, les malades se traînent, assis, à l'aide des mains pour se transporter d'un lieu dans un autre. Les expériences ont prouvé que l'inoculation sur un individu produit un ulcère semblable qu'il faut se hâter d'arrêter; c'est le même phénomène que l'inoculation du chancre. Une brûlure se transforme en cet ulcère, quand il est touché par de la matière contagieuse; si un malade, déjà porteur de cet ulcère, se blesse, un second ulcère apparaît dans sa blessure. Dans le même établissement où l'ulcère contagieux existait, les animaux, bœufs, chevaux, mulets, même portant des plaies, n'ont point été sujets à la contagion, bien que les mouches qui fréquentaient ces ulcères vinssent les toucher. Déjà, pour le pian, la même immunité avait été remarquée pour les animaux. La mort ne survient que rarement chez les malades atteints de cet ulcère; il faut, pour qu'elle arrive, que la maladie ait été livrée à elle-même, qu'elle ait gagné une vaste surface des membres, que l'absorption de l'ichor sanieux ait produit une infection générale et une perturbation profonde de l'économie. Alors l'émaciation survient, la diarrhée se montre ; un tremblement général saisit le malade, et il succombe. Autrement l'ulcère, après un temps variable, mais toujours long, se limite ; son aspect devient meilleur, les chairs prennent une couleur vermeille ; l'ourlet circulaire se rétrécit en laissant derrière lui une cicatrice bleuâtre. La cicatrisation marche de la circonférence au centre ; en même temps la sécrétion sanieuse se tarit. Le traitement indiqué pour le pian et pour la syphilis a paru le plus héroïque contre l'ulcère de Mozambique : à l'extérieur, les cautérisations à l'aide d'un agent énergique (nitrate acide de mercure, liqueur de Plenck, nitrate d'argent, etc.); à l'intérieur, les pilules de Belloste, ou la liqueur de Van-Swieten ; enfin, des pansements avec le miel ou l'onguent égyptiac, qui a l'avantage aussi d'éloigner les *mouches contagieuses*. L'amputation, plusieurs fois tentée à l'époque de la traite pour remédier à l'extension ou aux désordres de l'ulcère contagieux, n'a pas toujours donné des résultats heureux (1). »

CHAPITRE LXIX.

DE LA VARIOLE.

Il est très douteux que cette maladie ait été connue des médecins grecs et romains. On la trouve signalée d'une manière certaine vers la fin du sixième siècle de notre ère, sous le nom de *lues cum vesicis*, de *pusulæ* ou *pustulæ*, de *morbus dysentericus cum pustulis*, de *coralis* (2). A l'exception de la terre de Diemen (3), on peut admettre que la variole s'est montrée sur tous les points du globe. Voici la date de la première manifestation de la maladie dans plusieurs contrées (4) :

Années.		Années.	
1518.....	Saint-Domingue.	1748.....	Cap de Bonne-Espérance.
1520.....	Mexique.	1732.....	Groënland.
1578.....	Suède.	1767.....	Sibérie.
1707.....	Islande.	1775.....	Australie.

(1) Vinson, *loc. cit.*

(2) On lit dans Grégoire de Tours, lib. V, cap. 32 : *Rusticiores vero* corales *has pustulas nominabant.* — Voy. Hecker, *Geschichte der Heilkunde*. Berlin, 1829, t. II, p. 149.

(3) Hufeland, *Journal der prakt. Heilkunde*, 1825, octobre, p. 7.

(4) Canstatt, *Handbuch der mediz Klinik.*, Erlangen, p. 43.

Nous nous sommes demandé si, *tout étant égal d'ailleurs*, la variole affectait dans les divers pays la même fréquence et la même gravité. Pour répondre à cette double question, nous n'avons trouvé que les documents suivants relatifs à l'armée de terre et à la marine de la Grande-Bretagne, et résumés dans un mémoire intéressant par M. Gr. Balfour (1).

ARMÉE ANGLAISE.

Tableau des admissions aux hôpitaux pour cause de variole et des décès.

	Lieux de stations.	Période d'observation.	Effectif total.	Malades varioleux.	Décès.
Royaume Uni	Cavalerie...............	10 années, 1837-46	54,374	52	2
	Garde, Infanterie........	— —	40,120	133	8
	Ligne, Infanterie.........	— —	160,103	372	46
Colonies de la région tempérée.	Gibraltar	29 — 1818-46	93,400	14	1
	Malte...................	30 — 1817-46	61,998	30	3
	Iles Ioniennes...........	— —	96,494	6	1
	Bermudes...............	— —	22,945	1	»
	N.-Écosse et N.-Brunswick.	— —	73,248	12	1
	Canada.................	— —	154,736	96	23
	Cap de Bonne-Espérance..	29 — 1818-46	54,291	1	»
Colonies de la région tropicale.	Antilles et Guyane.......	30 — 1817-46	121,750	7	1
	Jamaïque...............	— —	67,714	3	»
	Sierra-Leone	18 — 1819-36	1,843	»	»
	Maurice................	29 — 1818-46	47,848	4	»
	Ceylan..................	30 — 1817-46	58,397	12	7
	Moelmyne	10 — 1827-36	6,818	2	»
	Madras, troupes européennes.	5 — 1834-38	45,378	7	2
	Totaux...............		1,161,457	752	95

MARINE BRITANNIQUE.

Tableau des malades atteints de variole et des décès.

Stations.	Période d'observation.	Effectif total.	Malades varioleux.	Décès.
Royaume-Uni...............	14 années, 1830-43	57,293	83	2
Missions et correspondances...	Id. —	20,440	22	1
Méditerranée et ports d'Espagne	Id. —	135,014	161	10
Antilles et Amérique du Nord.	Id. —	49,047	22	3
Cap et côte occid. d'Afrique...	Id. —	24,761	57	10
Inde......................	Id. —	40,512	43	9
Amérique du Sud...........	Id. —	36,303	29	1
Totaux...............		363,370	417	36
Moyenne annuelle sur 100,000 habit.....			114,8	9,9

(1) *On the protection against smallpox afforded by vaccination; in Medico-chir. transact.*, t. XXXV, London, 1852.

Il ressort, de ces documents, que dans l'armée de terre on a compté sur un effectif de 100,000 hommes :

	Malades.	Décès.
Dans le Royaume-Uni.................	218,8	22,0
Colonies des régions tempérées..........	28,7	5,8
Colonies tropicales....................	8,9	2,5
Moyenne..............	66,2	8,3

On voit que les ravages de la variole sont beaucoup plus considérables dans le Royaume-Uni que dans les diverses colonies, circonstance qu'il est permis d'attribuer au séjour habituel des troupes dans les grandes villes du Royaume-Uni, où la variole est pour ainsi dire permanente dans la population civile. On a souvent avancé que l'efficacité de la vaccination tendait à perdre de sa puissance. Selon M. Balfour, cette opinion se trouverait confirmée par la répartition des décès selon l'âge. Ainsi, les 56 décès par variole constatés dans le Royaume-Uni se trouvent ainsi répartis :

Age.	Nombre des décès.	Proportion sur 1000 h.
Au-dessous de 20 ans.......	15	0,342
De 20 à 25 ans........	28	0,311
De 25 à 30 ans.......	3	0,061
De 30 à 35 ans........	8	0,2
De 35 à 40 ans.......	1	0,0
De 40 ans et au delà...	»	»
Age inconnu..........	1	»
Totaux........	56	0,22

M. Balfour pense que, si la puissance de la vaccination tendait à diminuer, les vieux soldats auraient dû fournir une mortalité plus considérable que celle des soldats moins anciens. Nous ferons observer que cette déduction ne saurait être admise comme rigoureusement exacte, qu'autant qu'il serait prouvé que la tendance à contracter la variole serait la même aux diverses périodes de la vie, chez des hommes *non vaccinés.*

Il est digne de remarque que, dans plusieurs circonstances, la variole n'a exercé ses ravages que sur les troupes noires, sans atteindre les troupes blanches. Voici un résumé des faits observés dans quelques colonies :

		DÉCÈS PAR VARIOLE SUR 1000 H.	
Colonies.	Espagne.	Troupes nègres.	Troupes blanches.
Trinité...........	1819	96,2	0
Sainte-Lucie.......	1819	53,8	0
Bahama...........	1829	16,0	0

CHAPITRE LXIV.

DU WAREN DE WESTPHALIE (1).

Il a régné en Westphalie une maladie héréditaire dans plusieurs familles, s'annonçant par des douleurs vagues et très vives par tout le corps, et particulièrement au dos et aux lombes. Elle attaquait d'abord une partie et se portait rapidement sur une autre. Tout à coup elles se déclarent aux pieds, qu'elles quittent brusquement pour se fixer aux épaules, et de là aux bras et aux mains. Les malades comparaient ces douleurs à celles qu'occasionneraient des vers qui rongeraient et perceraient les muscles. L'affection présentait deux variétés : dans la première, aux douleurs succédaient des tumeurs dans les articulations où elle subsistait longtemps. La peau se couvrait de taches livides qui dégénéraient en ulcères, surtout aux pieds, et il s'y produisait de petits vers semblables aux ascarides. Ces ulcères, au lieu de se fermer, devenaient souvent fistuleux. La deuxième variété était sans tumeurs ; mais elle produisait l'émaciation du corps, le marasme et parfois l'atrophie et la paralysie des parties. En général les douleurs étaient plus violentes la nuit que le jour. Elles étaient sans fièvre ou avec une petite fièvre lente. Il y avait constipation ; souvent on apercevait de petits vers dans les excréments.

(1) Henri de Bra, *De morbo quodam novo et incognito, in Westphalia, Geldris et Frisiis quasi endemio. Epist. ad Petrum Forestum exhibita circa finem*, lib. XX, *Obs. ejusdem Foresti.* — Schenk cite un autre travail important sur cette maladie : *Obs. med.*, lib. II, *De novis aliquot morbis.* — P. Rayer, *Traité théor. et prat. des maladies de la peau*, t. III, p. 913.

APPENDICE.

NOTES RELATIVES A DIVERSES QUESTIONS TRAITÉES DANS LE TOME DEUXIÈME.

DE LA CALENTURE (1).

La calenture n'a été observée jusqu'ici qu'à bord des navires, et particulièrement dans la région tropicale. Parmi les marins, ceux qui naviguent pour la première fois en sont plus spécialement atteints. On a admis, comme cause de la calenture, l'action prolongée d'une chaleur excessive, et sa concentration dans l'entrepont des bâtiments ; M. Beisser considère cette opinion comme peu fondée. D'après M. Gaulthier, une trentaine d'hommes embarqués sur un navire qui essayait de pénétrer dans la rivière du Sénégal furent tous frappés de la calenture, qui n'épargna pas même le chirurgien du bord; tous se précipitèrent dans la mer, où ils périrent (2). M. Beisser, chirurgien de la marine, rapporte (3) qu'en août 1823, le brick *le Lynx* étant de croisière en face de l'entrée de la rade de Cadix, 18 marins sur 75 hommes d'équipage furent pris de calenture; tous étaient âgés de dix-huit à vingt-cinq et trente ans, et naviguaient pour la première fois. Le thermomètre centigrade marquait régulièrement de 33 à 37 degrés, chaleur que des calmes fréquents rendaient étouffante. En outre, le bâtiment, très petit, offrait peu d'espace pour le coucher de l'équipage, et le manque de tentes exposait à toute l'ardeur des rayons solaires les hommes que le service obligeait de rester sur le pont. Le même auteur a été témoin d'une épidémie qui se manifesta, en janvier 1829, sur le vaisseau *le Duquesne*, pendant sa station à Rio-Janeiro. Le thermomètre variait habituellement de 34 à 39 degrés. Les calmes étaient fréquents, la chaleur suffocante. Plusieurs jours après l'arrivée dans la rade, les premiers symptômes se déclarèrent et se multiplièrent rapidement : il y eut jusqu'à vingt individus affectés à la fois, et sur un équipage

(1) Voy. t. II, p. 143.
(2) *Dict. des sc. méd.*, art. CALENTURE.
(3) *Dissertation sur la calenture*. Thèse de Paris, 1832.

de 600 hommes, près de 100 en furent successivement atteints. Les soins hygiéniques eurent peu de résultats jusqu'au mois de mai ; la température s'étant alors rafraîchie par des pluies et des coups de vent, on vit la maladie cesser pour ne plus reparaître. Le début de la maladie avait lieu le matin, le soir ou la nuit, particulièrement après une journée brûlante et l'exposition à un soleil ardent ; l'invasion était presque toujours instantanée. Dans quelques circonstances, cependant, elle est précédée de malaise, d'anxiété, d'agitation extrême, de vertiges, de tintements d'oreilles, de douleurs vagues dans la tête, de frissons irréguliers dans diverses parties du corps, alternant avec des bouffées de chaleur à la face, symptômes dont l'ensemble se montrait rarement chez le même sujet, et qui duraient une, deux ou trois heures le plus ordinairement, quelquefois pendant douze ou quinze. « Dans tous les cas, les symptômes caractéristiques se déclaraient avec une instantanéité extraordinaire, et souvent pendant le sommeil ; les malades se réveillaient en sursaut, privés de l'usage de leur raison ; ils devenaient incohérents dans leurs discours, poussaient des cris, menaçaient du geste et du regard, entraient en fureur, et semblaient mettre tous leurs soins à découvrir une issue qui leur permît de s'élancer à la mer pour se soustraire, selon leurs expressions, à la poursuite d'êtres qui les menaçaient. » Quelques malades vociféraient et menaçaient ceux qui cherchaient à les retenir ; d'autres, et c'était le plus grand nombre, s'écriaient qu'ils sentaient un feu brûlant qui les dévorait, qu'ils étaient en enfer, et que des spectres et des fantômes les poursuivaient avec des torches et des tisons ardents. Si, dans cette circonstance, on parvenait, sans qu'ils s'en aperçussent, à leur passer un lien autour du corps, et qu'on les abandonnât à eux-mêmes, on les voyait s'avancer sur le bord du bâtiment pour se jeter à la mer. Par contre, dès qu'on s'opposait à leur dessein, ils étaient pris de convulsions ; ils maltraitaient, mordaient leurs camarades, et s'abandonnaient aux plus violents accès de fureur. M. Beisser rapporte un cas où l'affection se montra sous le type intermittent ; les symptômes, pendant trois jours, survinrent à minuit et durèrent jusqu'à quatre heures du matin, avec invasion et cessation subites. Pendant l'intermittence, le malade, faible, abattu, ne se rappelait rien de ce qui s'était passé durant l'accès. La guérison était toujours annoncée par des sueurs ou par un écoulement d'urines claires et abondantes. La perte des malades n'a jamais été causée que par les accidents de leur délire, qui les porte à se jeter dans la mer. La convalescence était longue.

Nous sommes redevable à l'obligeance de M. Sénard, chirurgien principal de la marine, de la note suivante : « En 1842, j'étais embarqué sur la frégate *la Vénus*, dont le commandant, M. D. fut frappé le 16 mars, le lendemain de notre départ des îles d'Hyères, d'une apoplexie cérébrale qui devint immédiatement mortelle. Nous rentrâmes à Toulon, et le 18 eut lieu la cérémonie funèbre de l'inhumation, à laquelle une grande partie de l'équipage et l'état-major assistèrent. Ce commandant de l'école d'artillerie navale était fort aimé des hommes de l'équipage. L'un de ceux-ci se fit remarquer par l'exaltation de ses regrets : au cimetière, il voulut prononcer quelques paroles sur la tombe du commandant; mais il ne put maîtriser son émotion, et, après quelques expressions énergiques, il fondit en larmes, voulut se précipiter sur le cercueil, et dut être entraîné par ses camarades. Le 22, la frégate appareillait de Toulon pour aller continuer au large ses exercices. La chaleur était accablante, la brise très faible, et le navire ne fut sous voiles que vers onze heures. Ce matelot, dont rien ne faisait présumer la maladie, avait travaillé avec une ardeur extrême. Vers midi nous sortions de la rade, lorsque je fus appelé dans la batterie, où ce même matelot-canonnier avait voulu subitement se jeter à la mer; plusieurs fois il avait essayé de passer par les sabords, et, toujours retenu par ses camarades, il s'était saisi d'une hache d'armes et menaçait quiconque s'opposerait à son projet. Il fallut autant d'adresse que de force pour le désarmer, le terrasser et le maîtriser. Sa fureur était extrême, ses yeux étaient brillants, la bouche écumeuse, le pouls vibrant, dur et très précipité, la respiration difficile et l'intelligence égarée. On mit en panne, et l'homme, attentivement surveillé et garrotté, fut descendu dans un canot qui le transporta à l'hôpital Saint-Mandrier. Une saignée, le repos et quelques laxatifs amenèrent bientôt la cessation complète des accidents, qui furent considérés comme dus à une calenture. »

DU DISTOME D'ÉGYPTE (1).

On rencontre en Égypte, à l'état endémique, un état catarrhal spécial de la vessie, qui a été attribué par MM. Reyer et Bilharz à la présence, dans le tissu même de la muqueuse, d'une masse d'œufs du *Distomum hæmatobium*. Ces œufs ont été constatés six fois par M. Bilharz sur huit

(1) Voy. t. II, p. 433. — Voy. aussi Lebert, *Traité d'anatomie pathologique générale et spéciale*. Paris, 1856, t. I, p. 393.

cas de catarrhe vésical. Plusieurs fois M. Reyer a rencontré le distome vivant dans la vessie. Les œufs sont enveloppés de mucus purulent ou de concrétions sanguines; quelquefois on les trouve recouverts d'acide urique ou d'oxalate de chaux, ou on les rencontre, dans l'urine, à l'état de graviers. M. Reyer a trouvé, dans un ancien calcul de sa collection, une masse considérable d'œufs de distome. L'ensemble de ces faits autorise à croire que la fréquence du catarrhe vésical et des calculs vésicaux en Égypte pourrait bien se lier à l'endémicité du distome dans ce pays et à son séjour de prédilection dans la vessie, où il peut favoriser la formation de cellules par une action directe, en produisant préalablement le catarrhe vésical (1).

DE LA PHTHISIE PULMONAIRE (2).

Rapport de la phthisie pulmonaire avec les localités marécageuses.— « Je n'ai vu chez les Arabes, dit M. Grellois, aucun cas de phthisie pulmonaire... Ce qui mérite toute notre attention, c'est l'absence à peu près complète de la fièvre typhoïde. Je n'en ai pas rencontré un seul cas ni chez les Européens, ni chez les indigènes... Je ne puis m'empêcher de dire que mon observation personnelle, durant cinq années de séjour en Algérie, confirme pleinement les opinions de M. Boudin en ce qui regarde la phthisie et la fièvre typhoïde (3). »

« Pour qui connaît la carte médicale de l'Algérie, dit le docteur Feuillet, d'Alger, la phthisie et le miasme paludéen sont exactement les deux plateaux d'une balance : si l'un baisse, l'autre s'élève; Alger, Bone, Bouffarick, Maghnia, sont sous l'influence marématique : peu ou pas de phthisiques; Constantine et Tlemcen n'ont que peu d'accès de fièvres autochthones; elles comptent bon nombre d'accidents tuberculeux. — Cette loi est inflexiblement suivie en Algérie. Si le climat était seul la cause de ce privilége, pourquoi d'autres climats semblables, et ils sont plus nombreux, ne le partageraient-ils pas (4). »

« Dans le canton de Rabastens (Tarn), dit M. Berenguier, les fièvres intermittentes deviennent tous les ans plus fréquentes, et les personnes qui observent attentivement déclarent qu'autrefois on y rencontrait plus

(1) A. Reyer, *Ueber Harnsteine in Ægypten. Wien. med. Wochenschrift*, 1856, p. 14-17.

(2) Voy. t. II, p. 628.

(3) *Rec. de mém. de méd., de chir. et de pharm. milit.*, t. LV, p. 367.

(4) *Note sur la phthisie pulmonaire en Algérie.* Paris, 1856; in-8°.

de phthisiques qu'aujourd'hui. En ce qui concerne la fièvre typhoïde, j'ai lieu de la croire très rare dans le canton (1). »

Madère et son importance au point de vue médical, par le docteur Mittelmayer (2). — « L'île de Madère me paraît, plus qu'aucun autre point du globe, offrir aux poitrinaires des chances de soulagement ou de guérison. Un séjour de plus de deux ans et demi que j'ai fait dans cette île m'a permis de recueillir de nombreuses observations sur l'excellence de son climat et sur l'influence bienfaisante qu'il exerce sur beaucoup de malades, et particulièrement sur les poitrinaires. Au moment où j'arrivais en vue de Funchal, cette île me parut avoir été créée dans un but sanitaire : le malade trouve dans les jardins délicieux de Madère une tranquillité qu'il chercherait en vain au milieu du tumulte et de l'agitation des villes ; on y jouit sans cesse d'un air doux et pur qui n'est altéré ni par la poussière ni par les miasmes. La température y est d'une égalité remarquable : elle est en effet, en moyenne, de 18°,3 cent. ; elle s'élève au maximum jusqu'à 29°,4 cent., et ne descend jamais au-dessous de 9°,4 cent. Les malades peuvent y passer l'hiver sans ressentir les rigueurs de cette saison, sans avoir jamais besoin de faire chauffer les appartements. Pendant la saison d'été, il suffit, pour trouver une fraîcheur délicieuse, d'aller habiter une des nombreuses maisons de campagne situées sur le penchant des montagnes environnantes. Le temps est presque toujours beau ; la pluie et le vent ne durent jamais plus de deux ou trois jours de suite, et ne forcent que très rarement les malades à garder la maison. Pendant les trois hivers que j'ai passés à Madère, je n'ai noté que vingt-quatre jours où un mauvais temps décidé (pluie et vent) empêchât les malades délicats de sortir. L'automne, époque de la grande affluence des étrangers, dure en général depuis la mi-septembre jusqu'au commencement de décembre. Pendant ces trois mois, la température ne diffère que de quelques degrés de celle des mois d'été. En décembre, les jours sereins alternent avec les jours pluvieux. La neige, après de courtes apparitions, ne se montre permanente sur les hauts sommets qu'en janvier et février ; elle ne descend jamais au-dessous de 2500 mètres d'altitude. Le thermomètre marque généralement, pendant les mois d'hiver, de 15° à 15°,5 cent. Au mois de mars, la température s'élève : de temps en temps, il tombe un peu de pluie ; on voit encore quelques traces de neige sur les hauteurs ; en avril, le temps est moins variable et la chaleur augmente, le mois de mai forme

(1) *Ann. d'hyg. publique et de médecine légale*, t. XXXVIII, p. 254.

(2) *Gaz. hebdom. de méd. et de chir.* Du 9 janv. 1857.

la transition du printemps à l'été proprement dit. De légers nuages se forment au-dessus des montagnes ; mais, s'ils ternissent un peu la pureté du ciel, ils ont l'avantage d'affaiblir l'intensité des rayons brûlants du soleil. Juin, juillet et août se distinguent par une grande égalité de température ; la chaleur, qui ne dépasse que rarement 23° centigrades, fait émigrer les habitants de Funchal sur les hauteurs environnantes. La pluie est fort rare, et ce n'est qu'en septembre que la pluie disparaît peu à peu. Voici quelques rapprochements qui feront mieux ressortir l'égalité de la température : le maximum de température de Funchal est de 29°,4 cent., le minimum de 9°,3 cent. ; à Malaga, le thermomètre varie de 35°, 36° à 6°, 7° cent. ; à Palerme, de 39° à 2° cent., et au Caire de 41° à 4° cent. Ajoutons que la différence entre le maximum et le minimum de la température atteint rarement dans le même jour 7° cent. C'est un peu avant le lever du soleil que le thermomètre est le plus bas ; il monte lentement jusque vers onze heures ou midi, pour retomber assez promptement sous l'influence rafraîchissante de la brise de mer. Avec une telle température, le malade peut passer presque toute la journée en plein air, et respirer à pleins poumons l'air pur et fortifiant de la mer. Le ciel est, en général, pur ; j'ai compté, dans l'année 1853, 167 jours sans nuages, 110 où le ciel était plus ou moins couvert, et 88 jours plus ou moins pluvieux.

» Les nuits sont presque toujours magnifiques : le brouillard n'atteint presque jamais Funchal ; mais il descend souvent jusqu'à 1000 pieds au-dessous de la mer. Il va de soi que le climat de Madère est humide, en raison de l'immense nappe d'eau dont cette île est entourée. L'air est le plus sec vers le milieu de la journée, et l'humidité augmente après le coucher du soleil. Le vent du nord prédomine à Madère, après lui vient le vent d'ouest, puis celui de l'est, enfin celui du sud y est le plus rare. Funchal, entouré de montagnes de trois côtés, est complétement à l'abri des trois premiers de ces vents. Ce sont les vents locaux qui soufflent surtout sur la ville et ses environs. Le vent de mer vient du S.-O., rarement du S.-E. ; il commence à souffler vers neuf heures du matin, et tombe vers quatre heures de l'après-midi. Le vent de terre vient du nord-est, s'élève vers huit heures du soir, et dure généralement jusqu'au lever du soleil. Ainsi, le soir et le matin, l'air est parfaitement tranquille. Ces vents sont rarement violents, et à quelques rares exceptions, les malades n'en éprouvent aucun désagrément. Je ne puis passer sous silence un vent particulier que les Portugais appellent *leste*, et qui vient de l'E.-S.-S.-E. Quand il souffle, le ciel est sans nuages ; son azur est comme voilé par une légère couche de vapeurs jaunâtres, et l'air devient plus chaud et plus sec ; il ne s'élève, du reste, que fort rarement. Il n'y a guère d'orages qu'en hiver et à de rares intervalles; il n'est tombé de la grêle qu'une fois pendant les deux ans et demi que j'ai passés dans l'île. Voici le résultat des observations sur l'ozone faites l'hiver dernier : Le papier amido-ioduré se colora d'une manière prononcée toutes les fois que l'humidité de l'air était grande (d'après le psychromètre); tandis que par un air sec c'est à peine s'il se colorait légèrement, et que, pendant que le *leste* soufflait, il ne subissait aucun changement. L'influence du climat de Madère sur diverses maladies est des plus satisfaisantes, comme le prouve l'expérience. Nul doute que les médecins des pays septentrionaux n'y envoient en foule leurs malades, quand les *brillants* (*sic*) résultats obtenus jusqu'à ce jour seront plus connus. Il est cependant de la plus grande importance, avant de faire entreprendre à un malade un pareil voyage, de connaître non-seulement le genre de sa maladie, mais surtout son degré actuel.

» Le climat de Madère, qui appartient à la zone tempérée, tenant le milieu entre celui des pays chauds et celui des pays à température moyenne, est tel, que les malades n'auront point à craindre les désagréments qu'entraîne généralement l'acclimatation. Je ne puis attribuer au changement de climat les légères diarrhées qu'on observe chez les malades, au commencement de leur séjour : car elles ont leur source soit dans une faute de régime, soit dans une affection tuberculeuse déjà avancée du canal intestinal. On peut conseiller le climat de Madère à tous les malades à qui il est nécessaire de respirer constamment un air frais et pur, et qui doivent craindre les brusques changements de température. Madère exerce une influence aussi salutaire que la grande majorité des stations médicales du midi de la France, de l'Italie, de l'Espagne et de l'Égypte, sur les malades atteints de scrofules, de rhumatisme, de goutte, de dérangements des voies digestives, etc. ; mais elle est sans rivales pour l'influence bienfaisante de son climat, plutôt humide que sec, sur la presque totalité des maladies du larynx et de la poitrine, où prédominent l'irritation et l'inflammation. J'ai observé une guérison rapide, ou, du moins, une sensible amélioration, chez les sujets atteints de laryngite franche, de bronchite chronique, de pneumonie chronique, d'épanchements anciens dans la plèvre. Presque tous les malades qui séjournent à Madère sont des tuberculeux. Le climat de cette île exerce une influence salutaire, non-seulement sur les phénomènes pathologiques propres au poumon, mais encore sur la santé générale des malades. Le reproche qu'on lui fait de troubler la digestion et d'affaiblir le corps est, d'après mes observations, sans aucun fondement. Presque tous les malades, au contraire, très peu de temps après leur arrivée, voient leur appétit s'améliorer et sentent revenir leurs forces. J'ai observé généralement une augmentation dans le poids de leur corps, au bout de quelques mois de séjour ; une transpiration trop forte disparaît promptement au moyen d'ablutions fortifiantes d'eau de mer.

» La majorité des tuberculeux qui se trouvaient à Madère, pendant mon séjour dans l'île, présentaient les signes pathologiques ou de cavernes ou d'un ramollissement de tubercules. Une observation attentive et prolongée de ce genre de malades m'a montré que, sous l'influence du climat de Madère, le travail de ramollissement suit plus ou moins lentement son cours et se termine par la cicatrisation des cavernes et la disparition des crachats. J'ai vu des guérisons complètes de ce genre arriver au bout d'un ou deux ans. Les guérisons par ramollissement sont plus fréquentes que celles qui ont lieu par la transformation crétacée. On ne peut, du reste, déterminer la cause de ces deux moyens de guérison. Il est possible que l'évaporation plus ou moins grande du sang dans les poumons, suivant le degré d'humidité ou de sécheresse de l'air respiré, influe sur les dépôts tuberculeux de manière à les mouiller ou les sécher, et à activer ainsi soit leur ramollissement, soit leur crétification. Il va de soi que les cas où l'infiltration tuberculeuse était très étendue et où les cavernes étaient nombreuses, de même que ceux qui présentaient les phénomènes d'une phthisie aiguë, se terminaient plus ou moins rapidement par la mort. La mortalité est en rapport avec l'excellence du climat. Sur 200 malades environ (la plupart tuberculeux) qui viennent chaque année à Madère, il n'en est mort, dans ces dernières années, que la dixième partie, résultat fort satisfaisant, si l'on considère que bien des malades arrivent dans l'île sinon mourants, du moins dans les dernières périodes de la phthisie. Les phénomènes qui accompagnent la mort des tuberculeux y sont, comme ailleurs, ceux de la colliquation ; cependant il arrive souvent que les sujets s'éteignent dans un état très supportable, sans avoir à souffrir ni de transpiration ni de diarrhée colliquative. Il y a donc des tuberculeux à qui le climat de Madère, quelque excellent qu'il soit, ne peut apporter les soulagements qu'ils désirent. Le médecin ne doit pas exposer de pareils malades à un voyage si long, avec des chances de guérison presque nulles. A cette catégorie appartiennent des phthisiques dont l'affection montre un caractère aigu très prononcé, ceux chez qui l'infiltration a atteint une grande étendue, comme lorsqu'elle a envahi près de la moitié des poumons, ceux chez qui la phthisie est compliquée d'autres maladies graves, telles que la maladie de Bright; enfin, ceux à qui une trop grande faiblesse ne permet pas d'entreprendre un pareil voyage. Je dois cependant dire ici, en passant, qu'*un voyage par mer est plutôt bienfaisant que pernicieux pour les tuberculeux.* Je n'ai jamais observé chez eux d'accidents inquiétants pendant la traversée; j'ai vu, au contraire, dans plusieurs cas, des hémorrhagies pulmonaires disparaître complétement avec le mal de mer, ce qui rappelle l'action efficace des vomitifs dans les cas désespérés d'hémorrhagies des poumons. Les tubercules pulmonaires se développent aussi chez les habitants de Madère, la maladie marche chez eux aussi lentement que chez les étrangers, fait qui mérite d'être cité, puisqu'il est l'opposé de ce qui se passe dans les pays plus chauds, comme le Brésil, l'Égypte, etc. La maladie attaque ici presque exclusivement ou les pauvres, dont la misère est au-dessus de toute description, ou les riches, à la suite d'excès de tout genre. Du reste, la phthisie est moins fréquente à Madère que partout ailleurs. L'autopsie ne montre que très rarement des dépôts de tubercules dans le cerveau, signe pathologique très fréquent dans les pays chauds. Ainsi le climat de Madère convient surtout à ceux des tuberculeux chez qui la maladie présente le caractère de la congestion et penche à l'inflammation. Tous ceux chez qui l'infiltration ne sera pas trop avancée, chez qui les cavernes ne seront ni trop grandes ni trop nombreuses, chez qui la fièvre ne sera pas trop forte, peuvent espérer y trouver leur guérison. Mais pour arrêter les progrès de la maladie, pour l'anéantir complétement, un seul hiver passé à Madère n'est pas suffisant; un séjour d'une année ou deux n'est certes pas trop long. Aussi conseillerai-je aux malades de rester au moins une année dans l'île; ils feront bien de demeurer en hiver à Funchal ou dans ses environs, et de passer l'été soit sur les montagnes, soit dans le nord de l'île.

» On fera bien d'entreprendre le voyage de Madère en été ou au commencement de l'automne; on évitera ainsi les tempêtes de l'équinoxe, qui ont lieu vers la fin de septembre ou au commencement d'octobre; le malade arrivera à sa destination avant les pluies d'automne, et pourra plus facilement choisir un logement à sa convenance, le nombre des étrangers étant, à cette époque, peu considérable. Il existe deux moyens de se rendre à Madère, soit par l'Angleterre, soit par Cadix, en traversant la Méditerranée. La première de ces routes, préférable à la seconde, est aussi la plus fréquentée; on peut s'embarquer à Southampton, sur un des grands bateaux à vapeur brésiliens qui partent chaque mois pour Rio-Janeiro, et qui touchent à Lisbonne et à Madère. Le prix de la traversée est de 22 ou 30 livres sterling (650 à 750 francs). Si les malades ne trouvent pas de distractions assez variées dans les sites pittoresques de Madère, ils pourront, en été, faire un voyage en Portugal, ou dans la Méditerranée, ou dans les îles Canaries. En résumé, Madère est une station médicale des plus remarquables par la grande égalité de la température et l'excellence de son climat, qui permet d'y séjourner toute l'année. L'air n'y est altéré ni par la poussière (terrain de basalte), ni par les miasmes, avantages que Madère a sur l'Égypte, Malte, Naples, Nice, Malaga, etc. ; enfin un malade peut y vivre plus commodément et plus agréablement que partout ailleurs. Un côté désavantageux de Madère, peut-être le seul, c'est le manque de bonnes voies de communications et de chemins plats et unis. Du reste, cette île réunit au plus haut degré les conditions nécessaires au rétablissement de la santé. Le climat des îles Canaries est le seul qui puisse être comparé à celui de Madère, cependant je ne puis le conseiller aux poitrinaires ; Orotava, au nord de Ténériffe, est complétement exposé aux vents du nord ; Santa-Cruz, au sud-est de cette ville, n'a point de promenades ombragées ; las Palmas, capitale de la Grande-Canarie, est de même privée d'ombre et trop exposée aux vents du nord-est. En conseillant aux poitrinaires le séjour de Madère, je suis loin de vouloir atténuer le mérite des sites délicieux de l'Italie et des Alpes, et de leur climat si pur et si doux ; je crois seulement qu'il est de la plus haute importance que les malades du nord s'habituent par degrés au changement de la température, et je pense que les médecins doivent diriger leurs malades d'abord à Madère, où ils les feront séjourner de deux à trois ans ; puis, pour les habituer graduellement à la température de leurs pays, ils pourront leur faire passer un hiver en Italie, et enfin les envoyer en Suisse (Righi, bords du lac de Genève). L'important est de commencer par le climat le plus doux, et j'aime à croire que, lorsqu'on connaîtra mieux Madère et l'excellence de son climat, on s'empressera de profiter des avantages extraordinaires (*sic*) de cette île, que la Providence a placée dans une situation si favorable pour servir de refuge aux organisations délicates et maladives. »

FIN DU SECOND ET DERNIER VOLUME.

TABLE DES MATIÈRES

DU TOME SECOND.

LIVRE DIXIÈME. — DE LA LUMIÈRE ET DE SON INFLUENCE.

CHAPITRE PREMIER. — Distribution de la lumière; influence de la couleur 1

Art. Ier. — *Distribution de la lumière* 1
Art. II. — *De l'absorption et du dégagement du calorique selon la couleur des objets* 2
Art. III. — *De l'absorption des odeurs selon la couleur des corps* 6

CHAP. II. — De l'influence de la lumière sur les êtres organisés 7

Art. Ier. — *Action de la lumière sur les végétaux* 7
Art. II. — *Action de la lumière sur le règne animal* 9
Art. III. — *Influence de la lumière sur la production de l'acide carbonique des animaux* 10
Art. IV. — *Influence de la lumière sur l'évolution du corps* 13
Art. V. — *Influence indirecte de la lumière sur l'organisme, par suite de son action sur les yeux* 16
Art. VI. — *Influence attribuée à la lumière de la lune* 16
Art. VII. — *Étiolement, albinisme et mélanisme* 18

CHAP. III. — De l'héméralopie ou cécité nocturne 20

CHAP. IV. — Du mirage et du ragle ou hallucination du désert 24

Art. Ier. — *Du mirage* 24
Art. II. — *Du ragle ou hallucination du désert* 25

CHAP. V. — Fréquence relative du suicide selon les heures et selon la longueur du jour 25

DEUXIÈME PARTIE.

DE L'HOMME CONSIDÉRÉ AU POINT DE VUE GÉOGRAPHIQUE.

LIVRE PREMIER. — LOIS STATISTIQUES DU SOL ET DE LA POPULATION.

CHAP. I. — Cadastre; densité et groupement de la population. 33

Art. Ier. — *Du cadastre* 33

Art. II. — *Description de la population*.......... 34
Art. III. — *Groupement de la population*.......... 36

CHAP. II. — Des recensements de la population.......... 38

Art. Ier. — *Historique des recensements et sources à consulter*.......... 38
Art. II. — *Du recensement dans les principaux États*.......... 40

CHAP. III. — Composition des populations selon l'âge.......... 43

Art. Ier. — *Population des divers États*.......... 43
Art. II. — *Population de la France en particulier*.......... 44

CHAP. IV. — Composition de la population selon le sexe.......... 48
CHAP. V. — Des mariages et de l'état civil.......... 51

Art. Ier. — *Du nombre annuel des mariages et de sa fixité*.......... 51
Art. II. — *Répartition mensuelle des mariages*.......... 53
Art. III. — *Des populations selon l'état civil*.......... 54
Art. IV. — *Du mariage chez les divers peuples; polygamie, polyandrie*. 54

CHAP. VI. — De la fécondité.......... 56

Art. Ier. — *Fécondité dans le règne végétal et dans le règne animal*.......... 56
Art. II. — *De la fécondité chez la femme*.......... 59

CHAP. VII. — Des naissances.......... 61

Art. Ier. — *Rapport des naissances à la population*.......... 61
Art. II. — *Mort-nés*.......... 62
Art. III. — *Des naissances multiples*.......... 62
Art. IV. — *Du sexe des enfants*.......... 63
Art. V. — *Rapport des naissances naturelles aux naissances légitimes*.... 64

CHAP. VIII. — De l'accroissement de la population.......... 65
CHAP. IX. — Vie probable, vie moyenne, tables de mortalité. 67

Art. Ier. — *Vie probable; vie moyenne et longévité*.......... 67
Art. II. — *Des tables de mortalité*.......... 70

CHAP. X. — Tables de mortalité.......... 74

Art. Ier. — *De la mortalité selon les lieux*.......... 74
Art. II. — *Mortalité selon les mois*.......... 76
Art. III. — *Mortalité selon l'âge et le sexe*.......... 77
Art. IV. — *Mortalité selon la race*.......... 78
Art. V. — *Morts accidentelles, exécutions*.......... 80
Art. VI. — *Du suicide et des moyens employés par l'homme pour se donner la mort*.......... 81
Art. VII. — *De l'influence de l'art médical sur la mortalité*.......... 83

CHAP. XI. — Recensement des professions.......... 86

Art. Ier. — *Des professions en général*.......... 86
Art. II. — *Profession médicale et pharmaceutique*.......... 88

CHAP. XII — Statistique des cultes........ 89

ART. Ier. — *Statistique générale des cultes*........ 89
ART. II. — *Répartition des cultes dans quelques États en particulier.* — France. — Belgique. — Pays-Bas. — Suisse. — Irlande. — Empire d'Autriche. — Russie........ 91

CHAP. XIII. — Statistique morale........ 93

ART. Ier. — *Statistique morale selon les départements*........ 93
ART. II. — *Statistique morale selon les sexes*........ 95
ART. III. — *Statistique morale selon les âges*........ 97
ART. IV. — *Statistique morale selon l'état civil*........ 98
ART. V. — *Statistique morale selon les villes et les campagnes*........ 101
ART. VI. — *Statistique morale selon les professions et le degré d'instruction*........ 101
ART. VII. — *Résultat des poursuites*........ 103
ART. VIII. — *Motifs des crimes*........ 106

LIVRE DEUXIÈME. — ETHNOGRAPHIE DE L'EUROPE.

CHAP. I. — Statistique de la population du globe et des divers États de l'Europe........ 107
CHAP. II. — Ethnographie de l'Europe........ 110

ART. Ier. — *Basques, Celtes et Kimri*........ 110
ART. II. — *Peuples teutons*........ 112
ART. III. — *Peuples scandinaves*........ 115
ART. IV. — *Peuples latins*........ 116
ART. V. — *Peuples slaves*........ 117
ART. VI. — *Grecs et Turcs*........ 120
ART. VII. — *Des Lettons*........ 120
ART. VIII. — *Peuples tschoudes ou finnois*........ 121

CHAP. III. — Des Bohémiens........ 123
CHAP. IV. — Des Juifs........ 128

ART. Ier. — *Considérations générales*........ 128
ART. II. — *Cosmopolitisme et statistique*........ 131
ART. III. — *Mouvement de la population*........ 137
ART. IV. — *Maladies et immunités pathologiques*........ 140

LIVRE TROISIÈME. — DE L'ACCLIMATEMENT.

CHAP. Ier. — Importance et définition de l'acclimatement.... 142
CHAP. II. — De l'acclimatement des plantes et des animaux. 144
CHAP. III. — De l'acclimatement de l'homme........ 147
CHAP. IV. — De l'acclimatement dans les localités palustres. 149

CHAP. V. — De l'acclimatement de l'individu et de l'acclimatement de la race. Considérations générales 150

CHAP. VI. — Acclimatement de l'individu. État sanitaire des armées servant hors de leur pays natal 151

ART. Ier. — *Armée française.* — Martinique, Guadeloupe, Guyane. — Sénégal. — Réunion. — Océanie. — Mortalité de plusieurs armées de l'Europe et de l'Amérique 151
ART. II. — *Armée anglaise.* — Mortalité des officiers comparée à celle des sous-officiers, caporaux et soldats 155

CHAP. VII. — De l'influence de la prolongation du séjour dans les pays chauds sur la mortalité 161

ART. Ier. — *Armée française* 161
ART. II. — *Armée anglaise.* — Méditerranée. — Cap de Bonne-Espérance. — Maurice. — Antilles et Guyane. — Jamaïque. — Ceylan. — Madras. — Bengale 162

CHAP. VIII. — Essai de colonisation européenne dans les pays chauds 167

CHAP. IX. — Colonisation française en Algérie 171

ART. Ier. — *Examen des opinions* 171
ART. II. — *Examen des faits* 178
ART. III. — *Mouvement de la population en Algérie* 182
ART. IV. — *Population indigène à résidence fixe dans les villes* 191

CHAP. X. — Possessions européennes en Asie 194

CHAP. XI. — Établissements européens en Amérique 196

ART. Ier. — *Région tropicale* 196
ART. II. — *De quelques particularités du climat des États-Unis* 197

CHAP. XII. — Du nègre exporté dans les pays chauds et de l'esclavage 203

ART. Ier. — *Du nègre exporté dans les pays chauds* 203
ART. II. — *De la traite et de l'esclavage des nègres* 207

CHAP. XIII. — Moyens capables de diminuer la mortalité hors du pays natal 213

ART. Ier. — *Considérations générales* 213
ART. II. — *De la mortalité des troupes auxiliaires* 214
ART. III. — *Du choix des lieux* 216

CHAP. XIV. — Du croisement des races 217

ART. Ier. — *Espèce humaine* 217
ART. II. — *Croisement des animaux* 221
ART. III. — *Influence exercée par le premier mâle fécondant sur les produits des fécondations ultérieures* 223

LIVRE QUATRIÈME. — GÉOGRAPHIE ET STATISTIQUE DES MALADIES ET DES INFIRMITÉS DE L'HOMME.

CHAP. Ier. — Des lois de l'endémicité 226

Défaut de taille. — Faiblesse de constitution. — Perte de dents. — Surdité et mutisme. — Goître. — Claudication. — Myopie. — Scrofules. — Maladies de poitrine. — Hernies. — Épilepsie. — Répartition mensuelle des décès causés par fièvre jaune, peste, choléra..... 226

CHAP. II. — Statistique et distribution géographique des infirmités apparentes, en France 232

ART. Ier. — *Des infirmités apparentes dans l'ensemble de la population.* — Aveugles. — Borgnes. — Sourds et muets. — Aliénés. — Goîtreux. — Bossus. — Pertes de membres. — Pieds bots................ 232

ART. II. — *Infirmités considérées dans leurs rapports avec les opérations du recrutement de l'armée*.......................... 238

CHAP. III. — Statistique des maladies considérées comme cause de décès dans divers pays 243

ART. Ier. — *Des maladies causes de décès dans le Royaume-Uni.* — Londres. — Édimbourg. — Leith. — Glasgow. — Paisley. — Greenoch. — Aberdeen. — Perth. — Irlande, maladies recensées pendant la nuit du 30 mars 1851 243

ART. II. — *Maladies causes de décès en France.* — Paris............. 253

ART. III. — *Maladies causes de décès en Allemagne.* — Bavière. — Prusse 254

ART. IV. — *Maladies causes de décès dans le nord de l'Europe.* — Suède. — Copenhague. — Islande.......................... 256

ART. V. — *Maladies causes de décès dans les pays chauds.* — Malte. — Alger. — Sainte-Hélène 262

CHAP. IV. — Maladies considérées comme cause de décès dans les armées 265

ART. Ier. — *Importance du sujet et sources diverses*................. 265

ART. II. — *Statistique des maladies de l'armée anglaise.* — Méditerranée. — Amérique du Nord et Nouvelle-Zélande.................. 266

ART. III. — *Statistique des maladies causes de décès parmi les troupes auxiliaires de l'armée anglaise*.......................... 270

§ Ier. — *Pathologie comparée du soldat nègre et du soldat anglais.* — Sierra-Leone. — Gibraltar. — Maurice. — Antilles et Guyane. — Jamaïque. — Bahama. — Honduras. — Maurice. — Ceylan...... 271

§ II. — *Pathologie comparée ; troupes hottentotes et troupes anglaises.* — Cap de Bonne-Espérance.......................... 276

§ III. — *Pathologie comparée des troupes d'origine asiatique et des troupes anglaises.* — Inde anglaise. — Ile de Ceylan.................. 276

Art. IV. — *Armée française.* — Hôpital militaire du Roule. — Hôtel des Invalides........ 281
Art. V. — *Armée piémontaise*........ 284
Art. VI. — *Armée belge*........ 285
Art. VII. — *Armée prussienne*........ 286
Art. VIII. — *Armée suédoise*........ 287
Art. IX. — *Armée des États-Unis d'Amérique*........ 288
Art. X. — *Armée russe*........ 289

LIVRE CINQUIÈME. — ENDÉMIES, GÉOGRAPHIE ET STATISTIQUE DE QUELQUES MALADIES ET INFIRMITÉS.

INTRODUCTION........ 293

CHAP. Ier. — De l'acrodynie........ 295
CHAP. II. — De l'aliénation mentale........ 297

France. — Belgique. — Hollande. — Angleterre, Écosse, Irlande. — États divers........ 297

CHAP. III. — Aveugles et borgnes........ 303
CHAP. IV. — Du beriberi ou barbiers........ 306
CHAP. V. — Du bicho........ 314
CHAP. VI. — Du bouton d'Alep et du bouton de Biskara........ 315

Art. Ier. — *Du bouton d'Alep*........ 315
Art. II. — *Du bouton de Biskara, bouton des Ziban, chancre du Sahara, Frina, hhabb des Arabes*........ 325

CHAP. VII. — Du bouton d'Amboine........ 333
CHAP. VIII. — Des calculs biliaires et des calculs urinaires... 334

Art. Ier. — *Calculs biliaires*........ 334
Art. II. — *Calculs urinaires.* — Islande. — Norwége. — Danemark. — Angleterre. — Bavière. — France. — Autriche. — États sardes. — Bengale........ 335

CHAP. IX. — De la calenture........ 343
CHAP. X. — Du cancer........ 344
CHAP. XI. — Du choléra-morbus asiatique........ 347

Art. Ier. — *Marche générale du choléra depuis l'année* 1817 *jusqu'en* 1849. 347
Art. II. — *Du choléra en France et en Belgique*........ 352
Art. III. — *Du choléra en Suisse et en Bavière*........ 360
Art. IV. — *Du choléra en Angleterre, en Danemark, en Suède, en Russie.* 362
Art. V. — *Du choléra en Amérique*........ 371
Art. VI. — *Résumé de quelques faits relatifs au mode de propagation du choléra*........ 373

CHAP. XII. — De la claudication........ 375
CHAP. XIII. — De la colique végétale ou colique sèche........ 377

CHAP. XIV. — De la congélation 393
CHAP. XV. — Du crabe 401
CHAP. XVI. — Du crétinisme et du goitre 405

ART. Ier. — *Considérations générales* 405
ART. II. — *Pathologie du crétinisme* 408
ART. III — *Du crétinisme dans les États sardes* 413
ART. IV. — *Du crétinisme et du goitre en France* 422
ART. V. — *Du crétinisme et du goitre en Allemagne et en Suisse* 428

CHAP. XVII. — De la perte de dents 431
CHAP. XVIII. — Du distome et de l'ancylostome d'Égypte 433
CHAP. XIX. — Du dragonneau 437
CHAP. XX. — De la dysentérie 441
CHAP. XXI. — De l'éléphantiasis des Arabes 445
CHAP. XXII. — De l'épilepsie 449
CHAP. XXIII. — De la facaldine 453
CHAP. XXIV. — Faiblesse de constitution 454
CHAP. XXV. — Des fièvres continues du nord et du centre de l'Europe 456

ART. Ier. — *Des fièvres continues de la Grande-Bretagne.* — Febricula. — Fièvre à rechute. — Fièvre typhoïde. — Typhus fever 456
ART. II. — *Du typhus et de la fièvre typhoïde en Suède* 476
ART. III. — *Du typhus observé à Toulon en 1829 et en 1833* 484
ART. IV. — *Du typhus de Crimée en 1856* 486
ART. V. — *De la contagion de la fièvre typhoïde en France* 489
ART. VI. — *De la contagion de la fièvre puerpérale en Autriche* 492

CHAP. XXVI. — De la fièvre jaune 495

ART. Ier. — *Limites géographiques et étiologie* 495
ART. II. — *Transmission et importation* 497
ART. III. — *Symptômes.* — Anatomie pathologique, pronostic, traitement. 502
ART. IV. — *Mesures prophylactiques pour les navires* 504
ART. V. — *Considérations générales sur quelques épidémies récentes.* — Fièvre jaune à la Nouvelle-Orléans, à Rio-Janeiro, à la Guadeloupe. 510

CHAP. XXVII. — Des fièvres paludéennes 514

ART. Ier. — *Distribution et limites géographiques* 514
ART. II. — *Changements constatés dans les manifestations pathologiques sous l'influence du dessèchement des marais* 519
ART. III. — *Statistiques des types ; du type continu en particulier* 521
ART. IV. — *Distribution des fièvres et des accès selon les mois et selon les heures du jour* 526
ART. V. — *Distribution des fièvres paludéennes selon la race* 528
ART. VI. — *Faits généraux concernant la médication arsenicale* 530

CHAP. XXVIII. — De la gale bédouine et de la gale des Illinois 536

CHAP. XXIX. — De l'hæmophilie 537
CHAP. XXX. — De l'hépatite 545

Hépatite selon les pays, la race, la durée du séjour 545

CHAP. XXXI. — Des hernies 551
CHAP. XXXII. — De l'hydrocèle endémique 554
CHAP. XXXIII. — De l'hydropisie avec narcotisme chez le nègre 555
CHAP. XXXIV. — De l'hystérie 555
CHAP. XXXV. — De l'idiotisme 559
CHAP. XXXVI. — Du labri sulcium d'Irlande 560
CHAP. XXXVII. — De la maladie de Brunn 560
CHAP. XXXVIII. — De la maladie de Melada 562
CHAP. XXXIX. — Du mal de la baie de Saint-Paul 563
CHAP. XL. — De la méningite cérébro-spinale épidémique ou typhus cérébro-spinal 564

Genève, 1805. — Pont-à-Mousson, 1813 à 1814. — Grenoble, 1814. — Landes et Basses-Pyrénées.— Rochefort.—Versailles.— Avignon. — Marseille. — Aigues-Mortes. — Strasbourg. Schéiestadt. — Philippeville. — Lyon. — Orléans. — Metz. — Manifestation de la maladie dans diverses villes de garnison formant groupe. — Reproduction de la maladie dans divers corps, malgré les changements de garnison. — Localisation par quartiers. — Théâtre de la maladie. — Sexe. — Age. — Acclimatement. — Secondes atteintes.— Constitution. — Population civile et militaire. — Aisance. — Voisinage. — Isolement. — Saisons. — Mois. — Température. — Symptomatologie. — Anatomie pathologique. — Pronostic. — Traitement...

CHAP. XLI. — De la morve 587
CHAP. XLII. — De la myopie 588
CHAP. XLIII. — Du nome de Suède 591
CHAP. XLIV. — Des œstres 591
CHAP. XLV. — De l'ophthalmie et de quelques autres maladies de l'organe de la vue 593

ART. Ier. — *Considérations générales* 593
ART. II. — *De la cécité.* — Couleur de l'iris. — Hérédité. — Cataracte. — Hydrophthalmie. — Strabisme. — Influence de la cécité sur les fonctions 598

CHAP. XLVI. — De la peste 604

ART. Ier. — *Considérations générales* 604
ART. II. — *Pathologie de la peste* 609
ART. III. — *Mode de propagation* 611
ART. IV. — *Mesures quarantenaires* 615

CHAP. XLVII. — De la phthisie pulmonaire 628

ART. Ier. — *De la phthisie pulmonaire selon les lieux et les temps.* — Islande. — Feroë. — Norwége. — Bourbon. — Taïti. — Madère. —

Égypte. — Ravages de la phthisie parmi les troupes anglaises. — Royaume-Uni. — Colonies britanniques. — Villes et campagnes en Angleterre. — États-Unis d'Amérique. — Paris. — Naples........ 628
Art. II. — *De la phthisie selon le sexe, l'âge, la profession, la race*..... 643
Art. III. — *Influence de la navigation*.............................. 650
Art. IV. — *Des maladies de poitrine considérées comme motif d'exemption du service militaire en France*.............................. 657

CHAP. XLVIII. — Du pian, yaws des Anglais, bobas des Portugais et des Espagnols.............................. 661
CHAP. XLIX. — De la pinta.............................. 664
CHAP. L. — De la plaie de l'Yémen.............................. 664
CHAP. LI. — De la plique.............................. 667
CHAP. LII. — De la radesyge.............................. 674
CHAP. LIII. — De la rage.............................. 678
CHAP. LIV. — De la scarlatine.............................. 685
CHAP. LV. — Du scherlievo.............................. 687
CHAP. LVI. — Du scorbut.............................. 693
CHAP. LVII. — Des scrofules.............................. 696
CHAP. LVIII. — Du senki.............................. 702
CHAP. LIX. — Du sibbens d'Écosse.............................. 702
CHAP. LX. — De la spedalskhed, du mal de Crimée, du mal rouge de Cayenne.............................. 703
CHAP. LXI. — De la suette.............................. 705
CHAP. LXII. — De la surdi-mutité.............................. 709
CHAP. LXIII. — Du tara de Sibérie.............................. 717
CHAP. LXIV. — De l'ulcère de Mozambique.............................. 717
CHAP. LXV. — De la variole.............................. 722
CHAP. LVI. — Du waren de Westphalie.............................. 725

Appendice.............................. 726
De la calenture.............................. 726
Du distome d'Égypte.............................. 728
De la phthisie pulmonaire.............................. 729

FIN DE LA TABLE DES MATIÈRES DU SECOND ET DERNIER VOLUME.

www.ingramcontent.com/pod-product-compliance
Ingram Content Group UK Ltd.
Pitfield, Milton Keynes, MK11 3LW, UK
UKHW020611230726
13926UKWH00005B/2337